全国中医药行业高等教育经典老课本

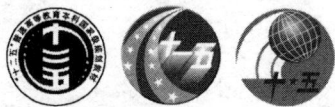

普通高等教育"十二五""十一五""十五"国家级规划教材

新世纪（第二版）全国高等中医药院校规划教材

新世纪全国高等中医药优秀教材

中医内科学

（供中医类专业用）

主　编　周仲瑛（南京中医药大学）
副主编　金　实（南京中医药大学）
　　　　李明富（成都中医药大学）
　　　　罗云坚（广州中医药大学）
　　　　余小萍（上海中医药大学）
　　　　郭伟星（山东中医药大学）

中国中医药出版社
·北京·

图书在版编目（CIP）数据

中医内科学/周仲瑛主编 . —北京：中国中医药出版社，2017. 3（2019.11重印）

全国中医药行业高等教育经典老课本

ISBN 978 - 7 - 5132 - 4038 - 3

Ⅰ. ①中… Ⅱ. ①周… Ⅲ. ①中医内科学 - 中医学院 - 教材 Ⅳ. ①R25

中国版本图书馆 CIP 数据核字（2017）第 035818 号

中国中医药出版社出版

北京经济技术开发区科创十三街31号院二区8号楼

邮政编码 100176

传真 010 64405750

山东润声印务有限公司印刷

各地新华书店经销

开本 850×1168 1/16 印张 33.75 字数 783 千字

2017 年 3 月第 1 版 2019年11月第 3 次印刷

书 号 ISBN 978 - 7 - 5132 - 4038 - 3

定价 84.00 元

网址 www.cptcm.com

如有印装质量问题请与本社出版部调换（010–64405510）
社长热线 010 64405720

购书热线 010 64065415 010 64065413

微信服务号 zgzyycbs

书店网址：csln. net/qksd/

官方微博 http://e. weibo. com/cptcm

淘宝天猫网址 https://zgzyycbs. tmall. com

全国高等中医药教材建设
专家指导委员会

普通高等教育"十一五"国家级规划教材
新世纪全国高等中医药院校规划教材

《中医内科学》（新世纪第二版）编委会

出版说明

"新世纪全国高等中医药院校规划教材"是全国中医药行业规划教材,由"政府指导,学会主办,院校联办,出版社协办",即教育部、国家中医药管理局宏观指导,全国中医药高等教育学会和全国高等中医药教材建设研究会主办,全国26所高等中医药院校各学科专家联合编写,中国中医药出版社协助管理和出版。本套教材包含中医学、针灸推拿学和中药学三个专业共46门教材。2002年相继出版后,在全国各高等中医药院校广泛使用,得到广大师生的好评。

"新世纪全国高等中医药院校规划教材"出版后,国家中医药管理局、全国中医药高等教育学会、全国高等中医药教材建设研究会高度重视,多次组织有关专家对教材进行评议。2005年,在广泛征求、收集全国各高等中医药院校有关领导、专家,尤其是一线任课教师的意见和建议基础上,对"新世纪全国高等中医药院校规划教材"进行了全面的修订。"新世纪(第二版)全国高等中医药院校规划教材"(以下简称"新二版"教材)语言更加精炼、规范,内容准确,结构合理,教学适应性更强,成为本学科的精品教材,多数教材至今已重印数十次,有16门教材被评为"'十二五'普通高等教育本科国家级规划教材"。

当今教材市场"百花齐放""百家争鸣",新版教材每年层出不穷,但仍有许多师生选用"新二版"教材。其中有出于对老主编、老专家的敬仰和信任,当时的编者,尤其是主编,如今已经是中医学术界的泰斗;也有些读者认为"新二版"教材的理论更为经典;还有部分读者对"绿皮书"有怀旧情结,等等。为更好地服务广大读者,经国家中医药管理局教材建设工作委员会、中国中医药出版社研究决定,选取"新二版"中重印率较高的25门教材,组成"全国中医药行业高等教育经典老课本"丛书,在不改动教材内容及版式的情况下,采用更优质的纸张和印刷工艺,以飨读者,并向曾经为本套教材建设贡献力量的专家、编者们致敬,向忠诚的读者们致敬。

热忱希望广大师生对这套丛书提出宝贵意见,以使之更臻完善。

国家中医药管理局教材建设工作委员会
中国中医药出版社
2017 年 2 月

再版前言

　　"新世纪全国高等中医药院校规划教材"是全国唯一的行业规划教材。由"政府指导，学会主办，院校联办，出版社协办"。即：教育部、国家中医药管理局宏观指导；全国中医药高等教育学会及全国高等中医药教材建设研究会主办，具体制定编写原则、编写要求、主编遴选和组织编写等工作；全国26所高等中医药院校学科专家联合编写；中国中医药出版社协助编写管理工作和出版。目前新世纪第一版中医学、针灸推拿学和中药学三个专业46门教材，已相继出版3～4年，并在全国各高等中医药院校广泛使用，得到广大师生的好评。其中34门教材遴选为教育部"普通高等教育'十五'国家级规划教材"，41门教材遴选为教育部"普通高等教育'十一五'国家级规划教材"（有32门教材连续遴选为"十五"、"十一五"国家级规划教材）。2004年本套教材还被国家中医药管理局中医师资格认证中心指定为执业中医师、执业中医助理医师和中医药行业专业技术资格考试的指导用书；2006年国家中医、中西医结合执业医师、执业助理医师资格考试和中医药行业专业技术资格考试大纲，均依据"新世纪全国高等中医药院校规划教材"予以修改。

　　新世纪规划教材第一版出版后，国家中医药管理局高度重视，先后两次组织国内有关专家对本套教材进行了全面、认真的评议。专家们的总体评价是："本次规划教材，体现了继承与发扬、传统与现代、理论与实践的结合，学科定位准确，理论阐述系统，概念表述规范，结构设计合理，印刷装帧格调健康，风格鲜明，教材的科学性、继承性、先进性、启发性及教学适应性较之以往教材都有不同程度的提高。"同时也指出了存在的问题和不足。全国中医药高等教育学会、全国高等中医药教材建设研究会也投入了大量的时间和精力，深入教学第一线，分别召开以学校为单位的座谈会17次，以学科为单位的研讨会15次，并采用函评等形式，广泛征求、收集全国各高等中医药院校有关领导、专家，尤其是一线任课教师的意见和建议，为本套教材的进一步修订提高做了大量工作，这在中医药教育和教材建设史上是前所未有的。这些工作为本套教材的修订打下了坚实的基础。

　　2005年10月，新世纪规划教材第二版的修订工作全面启动。修订原则是：①有错必纠。凡第一版中遗留的错误，包括错别字、使用不当的标点符号、不规范的计量单位和不规范的名词术语、未被公认的学术观点等，要求必须纠正。②精益求精。凡表述欠准确的观点、表达欠畅的文字和与本科教育培养目的不相适应的内容，予以修改、精练、删除。③精编瘦身。针对课时有限，教材却越编越厚的反应，要求精简内容、精练文字、缩编瘦身。尤其是超课时较多的教材必须"忍痛割爱"。④根据学科发展需要，增加相应内容。⑤吸收更多院校的学科专家参加修订，使新二版教材更具代表性，学术覆盖面更广，能够全面反应全国高等中医药教学的水平。总之，希冀通过修订，使教材语言更加精炼、规范，内容准确，结构合理，教学适应性更强，成为本学科的精品教材。

　　根据以上原则，各门学科的主编和编委们以极大的热情和认真负责的态度投入到紧张的修订工作中。他们挤出宝贵的时间，不辞辛劳，精益求精，确保了 46 门教材的修订按时按质完成，使整套教材内容得到进一步完善，质量有了新的提高。

　　教材建设是一项长期而艰巨的系统工程，此次修订只是这项宏伟工程的一部分，它同样要接受教学实践的检验，接受专家、师生的评判。为此，恳请各院校学科专家、一线教师和学生一如既往关心、关注新世纪第二版教材，及时提出宝贵意见，从中再发现问题与不足，以便进一步修政完善或第三版修订提高。

全国中医药高等教育学会

全国高等中医药教材建设研究会

2006 年 10 月

修订说明

一、关于编写

本书为普通高等教育"十五"国家级规划教材，由中华人民共和国教育部委托国家中医药管理局统一规划、宏观指导，全国中医药高等教育学会、全国高等中医药教材建设研究会具体负责，南京中医药大学等八所中医院校编写的中医内科学本科教材。本教材供全国高等医药院校中医及相关专业学习中医内科学课程使用。

中医内科学是临床学科的一门主课，是临床各科的基础，已出版的多版中医内科学教材积累了大量宝贵的经验。但时代在发展，科技在进步，中医内科学教材亦要与时俱进，努力适应我国高等中医药教育发展、培养21世纪高素质创新人才的需要。本教材以前六版教材为基础，吸取各自的长处，又在内容与形式上做了较大的改进，努力做到既有继承性、连续性，又体现21世纪的改革创新。

全书分总论和各论两部分。总论分二章，第一章导言介绍中医学科理论的起源和发展，中医内科疾病分类、命名及特点；第二章中医内科疾病辨证论治纲要，分别介绍中医内科疾病辨治原则及外感六淫、内生五气、脏腑病证及气血津液的辨治概要。各论分七章，按肺系、心系、脾胃系、肝胆、肾系、气血津液、肢体经络病证顺序排列，各个病证分设概述、病因病机、诊查要点、辨证论治、预防调护、结语、临证备要、医案选读、文献摘要等栏目。书末附常用方剂、参考书目，以备查阅。

本书是中医内科的规划教材，因此编写力图保持中医特色。总论以辨证论治为核心，通过总论的学习，使学员能初步掌握中医内科学的辨证论治纲要。各论分七个系统介绍52个中医常见病证及其附病。中医病证是否分系统论述，历来见仁见智。我们认为，脏腑辨证是中医内科辨证论治的核心，围绕脏腑辨治划分病证系统，突出了中医内科理论的系统性，对教学、医疗、科研具有重要指导意义。气血津液、肢体经络与脏腑密切相关，又具有自身特点，将其另立章节更加符合临床实际。必须说明的是，系统的划分主要是依据病证的特点，但从脏腑整体相关性而言，又有其相对性，不可能面面俱到。对病因病机，我们采取分别论述，有机联系。首先明确致病原因（如外感六淫、疫毒、花粉烟尘、内伤情志、饮食、劳欲、禀赋遗传及它病所致、跌仆外伤等），继而探讨疾病发生发展变化的机理及其规律，避免了某些教材病因病机混杂、叙述不清的弊端。

中医内科学是基础理论联系临床实践的桥梁，为此，教材必须突出临床实用性。本书以辨证论治为重点，提出辨证要点、治疗原则及证治分类，证治方药贴近临床，尽量选用临证切实可行、中医优势明显的内容。增列证机概要项目，使学生掌握该证候的病机特点，有利于提高书写病历的辨证分析能力。增设诊查要点栏目，其中诊断依据、病证鉴别突出中医辨证特色，相关检查部分，针对有关西医病的诊断、鉴别诊断，列举常用检查方法，既有临床实用价值，又避免了中西医概念的模糊混杂。临证备要栏目将正文中不便安排，而临床中又具实用性、指导性的内容分段叙述。医案选读列举古今名医病案，以供临床参考。

本书的编写强调科学性，尽力保持中医特色，吸取现代科学知识，力求在内容、体例、选词用语上严谨规范，舍弃不符合现实的内容，如明确肺痨病因为"痨虫"，疟疾病因为"疟虫"，而风寒、饮食等仅为诱发加重因素。此外，基于教材的特殊性，在内容取舍上，主张积极、稳妥、谨慎，对个人经验或争议较大的内容，一般不列入正文。

　　本书的编写分工，总论、肺系病证及黄疸、积聚、鼓胀、中风、痰饮、疟疾，由南京中医药大学周仲瑛、金实、王志英、薛博瑜编写；心系病证的心悸、胸痹、不寐、癫狂、痫病，由安徽中医学院周宜轩编写；脾胃病证胃痛、痞满、呃逆、腹痛、泄泻、痢疾，由广州中医药大学罗云坚编写；肾系病证水肿、淋证、癃闭、阳痿、遗精，由上海中医药大学蔡淦、周家俊编写；气血津液病证郁证、血证、消渴、自汗盗汗、内伤发热、癌病、虚劳及心病证的厥证，由成都中医药大学李明富、李胜涛编写；肢体经络病证痹证、痿证、腰痛、痉证、颤证，由山东中医药大学张洪斌编写；痴呆、肥胖、瘿病，由山西中医学院白兆芝编写；噎膈、便秘、呕吐，由河南中医学院赵文霞编写；胁痛、眩晕、头痛，由中国中医科学院张宁编写。全书由主编单位南京中医药大学负责统稿审修。在筹划、审定过程中，曾邀请南京中医药大学王旭老师参加，教研室多位老师亦参与部分编写工作，在此一并表示感谢。

二、关于修订

　　新世纪全国高等中医药院校规划教材《中医内科学》于 2003 年出版以来，先后 10 次印刷，发行 8 万余册，在全国高等中医药院校广泛使用中，得到海内外许多专家、学者的好评。本教材【病因病机】的论述，【诊查要点】中"诊断依据"、"病证鉴别"、"相关检查"栏目的设置，【辨证论治】中"证机概要"的增设，【临证备要】栏目的确立，其严谨的内容和创新的形式得到中医药界同行广泛认可。2005 年本书被国家中医药管理局中医师资格认证中心列为全国执业中医师、执业助理中医师资格考试的指定教材。

　　经过 3 年多的教学实践，我们发现本教材尚存在某些不足，如内容还需要适当精炼、完善、充实，全书还要进一步规范统一，字句及标点符号等方面还要斟酌。为进一步提高规划教材的质量，更好地服务于教学和临床，本书必须进行全面的修订。按照全国高等中医药教材建设研究会的安排，本书编委会 2006 年 4 月 2 日在南京召开了第一次修订会议，讨论并确定了本门课程的教学大纲、修订意见及修订工作具体分工。同年 7 月 14 日在成都召开了第二次修订会议，审阅稿件，对有异义的问题反复讨论，力求完善。会后主编单位南京中医药大学又组织人力进行了审校定稿。

　　关于编写人员的安排，按照主编不变，适当调整编委会成员的原则，遵循本人申请，所在单位同意，主编审查，教材建设研究会核准的程序，本书编委会人员略有变动。上海中医药大学编写人员调整为余小萍教授，担任本书副主编；山东中医药大学张洪斌教授病故，改换为郭伟星教授，担任本书副主编；增补广州中医药大学黄穗平教授担任本书编委。

　　新世纪全国高等中医药院校规划教材《中医内科学》修订版（新二版）经过多方努力终于出版，由于学识所限，错误及不足之处在所难免，恳请广大读者及专家、学者不吝指正。

《中医内科学》编委会

2006 年 10 月

目　录

附　录

上篇　总论

第一章

导　　言

中医内科学是运用中医学理论，阐述内科所属病证的病因病机及其证治规律，并采用中医药治疗为主的一门临床学科。它以中医脏腑、经络、气血津液等病理生理学说为指导，系统地反映了辨证论治的特点，是中医学学科的主干课程，是必须学好的一门临床专业课，也是临床其他各科的基础。

第一节　中医内科学术理论的起源与发展

中医内科学的形成和发展，经历了漫长的过程。早在殷商的甲骨文中，已有关于疾病方面的记载，开始认识"疾首"、"疾腹"、"疾言"、"疟疾"、"蛊"等内科疾病，并采用按摩和药物等治疗方法，而作为治疗疾病方法之一的"汤液"，传说由商代的伊尹创制。西周时期则有"食医"、"疾医"、"疡医"、"兽医"的分科，其中疾医可谓最早的内科医师。春秋战国时期，出现了《脉法》、《五十二病方》、《治百病方》、《足臂十一脉灸经》、《阴阳十一脉灸经》等医学著作。始于战国而成书于西汉的《黄帝内经》是一部划时代的医学巨著，全面地总结了秦汉以前的医学成就，其最显著的特点是体现了整体观念和辨证论治，对内科疾病分别从脏腑、经络、气血津液等生理系统，风、寒、暑、湿、燥、火等病因，以及疾病的临床表现特点来加以认识，为后世内科疾病的分类与命名打下了基础。东汉张仲景总结前人的经验，并结合自己的临床体会，著成《伤寒杂病论》，以六经论伤寒，以脏腑论杂病，提出了包括理、法、方、药比较系统的辨证论治的理论体系，创造性地发展了《内经》的医学理论，使《内经》辨证论治的思维方法与临床实践密切结合起来。《伤寒杂病论》已经散失，曾经王叔和整理，到宋代成为现存的《伤寒论》和《金匮要略》两书。前者以六经辨证来概括、辨识外感时病，对外感病证的发生、发展、预后、治疗作了精辟的论述；后者以脏腑病机来概括、辨识内伤杂病，对五十多种杂病的病因、病机、证候、治法作了论述。张仲景首创"六经辨证"辨治外感疾病，"脏腑经络辨证"辨治内伤杂病的方法，确立了辨证论治的体系，为中医内科学的发展奠定了基础。

晋代王叔和著《脉经》十卷，使脉学理论与方法系统化，对内科的诊断起了很大的作用。葛洪著《肘后方》，记载了许多简便有效的方药，如用海藻、昆布治疗瘿病，用槟榔驱寸白虫，用青蒿治疗疟疾，该书对肺痨、天花、麻风等病亦有较深认识。隋代巢元方编著的

《诸病源候论》是一部世人公认的最早的中医病因病理学专著，其中记载内科疾病一千余种，且对其病因病机多有阐述，形成了病源学说。如明确提出"寸白虫"的感染途径是饮食不当，瘿病的发生与水土和情志有关，指出各种淋证的病因是"由肾虚而膀胱热故也"等。唐代的《千金要方》和《外台秘要》是两部大型临床医学全书，所载内科病证的治疗方法更是丰富多彩。如《千金要方》肯定了《神农本草经》用常山、蜀漆治疗疟疾，继《金匮要略》之后提出用苦参治疗痢疾、用谷皮煎汤煮粥治疗脚气病等，而温脾汤、苇茎汤、犀角散则是治疗内科疾病常用的名方良剂。宋代的《太平圣惠方》、《圣济总录》是国家颁行的大型方书，收载了大量的内科方药。陈无择的《三因极一病证方论》对病因学说有所发展，在病因上首分内因、外因、不内外因三类。金元时期是中医学术发展史上成绩卓著、影响深远的一个时代，其中最突出的医学家代表是刘完素、张从正、李东垣、朱丹溪，被后世称为"金元四大家"。刘完素倡火热而主寒凉；张从正治病力主攻邪，善用汗、吐、下三法；李东垣论内伤而重脾胃，首创脾胃内伤学说；朱丹溪创"阳常有余，阴常不足"之说，而主养阴。他们在医学理论的某个领域都有独到的阐发和精深的认识，创制了诸多行之有效的方剂，为中医内科学提供了丰富的理论和实践经验。至此，中医内科学体系已初步形成。

明清以来，中医内科学日益充实、发展，如明代薛己所著《内科摘要》，是首先用内科命名的医书。王纶著《明医杂著》，提出"外感法仲景，内伤法东垣，热病用元素，杂病用丹溪"，是对当时内科学术思想的一个很好总结。王肯堂的《证治准绳》、张介宾的《景岳全书》、秦景明的《症因脉治》等著作，对内科的许多病证都有深刻的认识，尤其是《景岳全书》，更有自己的独特见解，如提出"阳非有余，真阴不足"、阴阳互补学说等，对内科的辨证论治做出了重要贡献。清代对丛书的编著，更是琳琅满目，以内科为主体的书籍，有《古今图书集成·医部全录》、《医宗金鉴》、《张氏医通》、《沈氏尊生书》等。此外，简洁实用的《证治汇补》、《医学心悟》、《类证治裁》、《医林改错》、《血证论》等，对中医内科学的发展起了很大作用。如王清任著的《医林改错》，论述了血瘀证和其他有关杂证，创用血府逐瘀汤、补阳还五汤等补气活血的方剂，这些理论和方药，至今仍有很大的实用价值。温病学说的形成和发展是中医内科学的一个巨大成就。继明代吴又可《温疫论》提出戾气致病的病因学说之后，清代叶天士著《温热论》，创立了温病卫气营血的辨证纲领；薛雪的《湿热条辨》专论湿热之邪所致温病；吴鞠通的《温病条辨》，提出温病的三焦辨证，充实了内科热病体系；王孟英的《霍乱论》，对霍乱病的认识卓有新见。温病学家的理论和实践的成果，标志着温病学已具备完整的理论体系，使温病学在中医内科范围内，形成了一个与伤寒不同的又一个外感热病体系。

近五十余年来，中医内科学的发展进入了一个崭新的历史时期。国家组织了中医理论整理研究工作，对历代古典医籍和内科文献进行了搜集、整理、研究，出版了大批有价值的医学典籍。同时，注重总结古今中医内科学的理论和实践，编写出版了《实用中医内科学》等一批中医内科学专著。诸多中医名家著书立说，如秦伯未的《谦斋医学讲稿》，蒲辅周的《蒲辅周医案》和《蒲辅周医话》，任应秋的《任应秋论医集》等，都颇有见解，有力地促进了中医内科学术理论的继承和发展。在保持中医特色、发挥中医优势这一思想的指导下，积极开展中医内科学科的研究工作。临床研究以现代难治病为重点，通过对胸痹、心痛、疟疾、肾病、肝病、脾胃病、肿瘤等疾病的研究，深化了病因病机认识，在诊断、辨证规范化和防治方法等方面也有较大的发展，提高了临床疗效；对中医内科急症如高热、中风、厥脱、血证、急腹痛等疾病的研究，在治疗方法和剂型改革方面成绩显著，肯定了通里攻下、活血化瘀、清热解毒、扶正祛邪等治疗方法对急症救治的疗效，研制出一批高效、速效、低毒、安全的急救中成药。近来，运用现代科学理论和技术对中医内科学理论的研究，已从细胞水平向更微观的分子水平和宏观的系统论、控制论两个方向发展，如对肾本质、脾胃、气血阴阳及证的研究等，都取得了一定的进展，为实现中医现代化做了有益的探索。

综上所述，中医内科学随着历史进程和医学实践的发展而逐步形成和完善。

第二节　中医内科疾病分类、命名及其特点

内科疾病的病种多、范围广。最早对内科病证进行分类的是《内经》，如按病机、病位分类，其中"病机十九条"便是典型的例子。《伤寒杂病论》则按病因病机分为伤寒、杂病两大类，一直为后世医家沿用。《诸病源候论》按病因、病位、症状分类，把各种疾病分门别类。《三因极一病证方论》以病因为分类依据，试图把疾病归属于内因、外因、不内外因三类。从指导临床实际应用来看，内科疾病的分类主要是以病因为依据，分为外感病和内伤病两大类。外感疾病包括伤寒六经病证，温病卫气营血病证、三焦病证，分别按六经、卫气营血、三焦的病理变化进行证候归类。内伤杂病包括脏腑经络病证、气血津液病证，分别以脏腑、经络、气血津液的病理变化进行证候归类。本书是在病因分类的基础上，立足脏腑分类，将伤寒、温病以外的外感病证和内伤杂病分为七大类即肺系病证、心系病证、脾胃系病证、肝胆病证、肾系病证、气血津液病证、肢体经络病证。以脏腑分类为主导，将与气血津液的生成、运行、输布失常密切相关的疾病，如郁证、血证、痰饮、消渴等归属于气血津液病证，与肢体经络相关的疾病，如痹证、痿证、痉证等归属于肢体经络病证。

中医内科病证的命名原则主要是以病因、病机、病理产物、病位、主症、体征为依据。如以病因命名的中风、中暑、虫证等；以病机命名的郁证、痹证、厥证等；以病理产物命名的痰饮等；以病位命名的胸痹、肝着、肾着、肺痿等；以主症命名的咳嗽、喘证、呕吐、泄泻、眩晕等；以主要体征命名的黄疸、积聚、水肿、鼓胀等。由于中医对疾病的认识方法不同，对疾病的命名有其自身的固有特点，大部分是以临床症状和体征来命名，与西医学有明显的差异。但在几千年的医疗实践过程中，这种传统的命名方法已具有确定的含义，在中医内科学术理论的指导下，逐步形成了与病名相应的病因病机、临床特点、类证鉴别、发展演变、转归预后的系统认识，以及辨证论治的具体治法、方药和预防调护，迄今仍有效地指导着临床。

中医内科外感疾病的病因为六淫、疠气等外邪，发病常与季节有关，起病较急，病邪多由皮毛、口鼻而入，由表传里。多具有季节性、传变性，若兼夹疠气、疫毒，则具有传染性、流行性。急黄病因为外感湿热疫毒，发病急骤，初起虽有短暂表证经过，但邪毒迅即由

表入里，而致热毒炽盛，充斥三焦，甚则深入营血，内陷心肝，其来势凶猛，传变迅速，可呈区域性流行，互相传染。内伤杂病饮食、劳倦、情志所伤，其特点是多因素相加、多脏腑相关、多病性复合、多病证杂见，其基本病机为脏腑气血阴阳失调。在病情演变过程中，往往脏病及脏，脏病及腑，因复感外邪，或多种病理因素的产生，而出现寒热虚实错杂的证候，并可多病重叠。如肺痨初起病位在肺，久则肺损及肾，肺脾同病，终至肺脾肾三脏交亏，病情重笃；喘证病因有外感、内伤两端，病理性质有虚实两类，可由多种因素诱发和加重，在反复发作过程中，常因正虚感邪、寒郁化热，而表现表寒里热、上盛下虚的证候；咳嗽久延，可以致喘，亦可因肺虚气不布津，停而为饮，聚而成痰，导致痰饮伏肺，而见咳、痰、喘并存。

第二章

中医内科疾病辨证论治纲要

第一节　中医内科疾病辨治原则

一、辨证原则

1．全面分析病情

首先要收集符合实际的"四诊"材料，参考相关理化检查结果，取得对疾病客观情况的完整认识，这是全面分析病情，确保辨证正确的前提。

然后要将中医的整体观运用到内科的临床辨证，就是说在辨证时，不仅要看到病证，还必须重视病人的整体和不同病人的特点，以及自然环境对人体的影响。只有从整体观念出发，全面考虑问题，分析问题，才能取得比较符合实际的辨证结论。

2．掌握病证病机特点

内科病证，都各有自己的临床特点和病机变化，掌握不同病证的特点和病机，就有利于对各种不同的病证进行鉴别。

中医内科病证，可分为外感时病（包括伤寒和温病）和内伤杂病两大类，二者各有其不同的临床特点和病机变化。外感时病主要应按六经、卫气营血和三焦进行证候归类。内伤杂病中肺系病证主要按肺气失于宣发肃降之病机特点进行辨证论治，以复肺主气、司呼吸的生理功能。脾（胃）系病证主要按中焦气机升降失常之病机特点进行辨证论治，以复脾（胃）主运化、升清降浊的生理功能。心系病证应按血脉运行障碍和神明失司之病机特点进行辨证论治，以复心主血脉和心主神明的生理功能。肝系病证主要按肝气疏泄不畅、肝阳升发太过、肝风内动等病机特点进行辨证论治，以复肝主疏泄、藏血濡筋等生理功能。肾系病证主要按肾阴、肾阳不足的病机特点进行辨证论治，以复肾主生长、发育、生殖、主骨、生髓等生理功能。气血津液病证、肢体经络病证应按其寒热虚实、隶属脏腑的不同进行辨证。

3．辨证与辨病相结合

病和证的关系，表现在同一疾病可以有不同的证，而不同的疾病又可以有相同的证，前者称"同病异证"，后者称"异病同证"。如感冒一病，有因风寒束表和风热袭表的差异，从而有风寒证与风热证的不同；同属风寒束表，由于体质差异，又有表实证与表虚证的不同。又如水肿、腰痛、癃闭等不同的病证，均可出现"肾阳虚弱"的相同证候。

中医内科临证时既要辨证，亦要辨病。其中辨病论治，是认识和解决某一疾病过程中基本矛盾的手段；辨证论治，是认识和解决某一疾病过程中主要矛盾的手段。因此辨病与辨证是相辅相成的，在辨证的基础上辨病，在辨病的同时辨证，辨证与辨病相结合，有利于对疾病性质的全面准确认识。

中医内科学对许多疾病的诊断均以证为名，反映了辨证论治的诊疗体系和"同病异治"、"异病同治"的基本精神，体现了中医治病的基本指导思想。证在横的方面涉及许多中医和西医的病，如咳嗽，就是感冒、哮病、肺痨、肺胀等多种肺系疾病常见的主症；胃脘痛是消化性溃疡、胃炎、胃痉挛、胃下垂等病的主症。通过辨证就能突出疾病的主要矛盾，给予相应施治。尤其是在辨病较为困难的情况下，有时可通过辨证取得疗效，解决问题。因此，辨证论治是中医认识疾病和治疗疾病的根本手段。

辨病是对中医辨证的必要和有益补充，有利于进一步对疾病性质的认识，有助于掌握不同疾病的特殊性及发展、转归。但在临证时切忌将辨病与辨证简单地对号入座，生搬硬套，如胃脘痛不单见于消化性溃疡，也可见于胃炎等病。而消化性溃疡也不仅以胃脘痛为主症，也可表现为吐血、呕吐等主症。

临证时还应注意中医也有病，必要时要辨清其中医的病种归属。如肺痨就是一个中医病的概念，虽有肺阴亏损、阴虚火旺、气阴耗伤等不同病证，但感染痨虫是其共同病因，补虚杀虫是治疗肺痨的根本原则，在抗痨杀虫的基础上再结合辨证，分别予以滋阴润肺、滋阴降火、益气养阴诸法，辨病与辨证相结合，才能取得较好的治疗效果。

二、治疗原则

1. 调节整体平衡

人体是以五脏为中心，配合六腑，通过经络系统，联合五体、五官、九窍、四肢百骸而组成的有机联系的整体系统，局部病变是整体病理反应的一部分，因此立法选方，既要注意局部，更须重视整体，应通过整体调节以促进局部病变的恢复，使阴阳达到相对平衡，这就是调节整体平衡原则。

调节整体平衡，可以从调整阴阳入手。《素问·至真要大论》说："谨察阴阳所在而调之，以平为期"，这里的"以平为期"，就是通过调整阴阳，以达到恢复整体平衡的方法。

调节整体平衡，恢复和建立相对平衡的阴阳关系，不外去其有余、补其不足两个方面。去其有余，即去其阴阳之偏盛。阴或阳的过盛和有余，或为阴盛，或为阳盛。阴盛则寒，阳盛则热，阴盛还可转化为水湿痰饮，阳盛也可转化为瘀滞燥结。故去其有余，有温、清、利、下等各种具体治法；补其不足，即补其阴阳之偏衰，有补阴与补阳之不同。

调节整体平衡，还要求对各种治疗措施和方药的运用都适可而止，不可矫枉过正，以防机体出现新的不平衡。如攻邪时须注意勿伤正，补虚时注意勿留邪，清热注意不要伤阳，散寒注意不要伤阴，补脾注意不要碍胃等。

2. 审证求机论治

审证求机以往一般称为审证求因，但进而言之，所谓求因实是求机，就是要从整体和动态去分析疾病的各种复杂的征象，综合归纳推论出疾病发生发展的原因、病变的机理。这种病因观点，实际是和病机融为一体的，而其本质仍在于求机。证与病机，都是疾病本质的反映，是疾病的主要矛盾，治疗疾病应遵从审证求机论治的原则，从疾病的本质入手，从根本上加以治疗。只要解决了疾病的主要矛盾和关键环节，一切复杂问题就会迎刃而解。

"同病异治"与"异病同治"是审证求机论治在临证中的基本应用，"证同治亦同，证异治亦异"，说明"证"是决定治法方药的最可靠依据。

同病异治，是指同一种疾病，由于发生在不同的患者身上，或处在疾病发展的不同阶段，所形成的病理变化不同，所表现的证候不同，因而治法也不相同。例如头痛有外感头痛与内伤头痛的区分。外感头痛又有风寒头痛、风热头痛、风湿头痛的不同。内伤头痛亦有肝阳上亢头痛、痰浊头痛、血瘀头痛之差异。治疗时应分别予以辛温解表、辛凉解表、祛风胜湿、平肝潜阳、化痰息风、活血通窍等不同治法，才会有较好的疗效。反之，若一见头痛，不求其本，不识其"证"，不究病机，概施川芎、白芷、吴萸、藁本诸止头痛药物，则难取得满意疗效。可知同病异治是同中求异辨证法思想的具体应用。

异病同治，是指不同的疾病，若出现相同的病理变化，即形成相同的证候时，可以采取相同的治法。如癃闭和遗尿虽系两种临床表现截然不同的疾病，但皆可因肾虚引起，故皆可予金匮肾气丸温肾助阳，癃闭病可借金匮肾气丸恢复膀胱气化功能，遗尿病则可借金匮肾气丸恢复肾气的固摄作用。可知异病同治是异中求同辨证法思想的具体应用。

每一种疾病都有其独特的病理特点，因此，每一种疾病也有其基本的治疗原则或治疗大法。除辨证选用不同的药物外，头痛可适当地配合应用川芎、白芷等止痛药物；癃闭病按照"六腑以通为用"的原则，应着重于通利为主；遗尿应按照"固摄止遗"的原则去配伍组方。也就是说，在同病异治时，不要忘记同一种病，证虽异但仍有"同"的一面。在异病同治时，不要忘记不同疾病，证虽同但仍有"异"的一面。惟有如此，方不失中医辨证论治之要求。

3. 明辨标本缓急

标和本是一个相对的概念，它主要说明病变过程中矛盾的主次关系。本是事物的主要矛盾，标是事物的次要矛盾。张景岳说："标，末也；本，源也。"如正气与邪气，则正气为本，邪气为标；病因与症状，则病因为本，症状为标；先病与后病，则先病为本，后病为标；表病与里病，则里病为本，表病为标；病情的缓急，则急者为标，缓者为本。

疾病的发生发展过程极其复杂，常常有邪正盛衰、病因病证缓急、旧病未愈新病又起、表证与里证同在等问题，在临证时必须分清疾病的标本主次、轻重缓急，而采取"甚者独行，间者并行"，也就是"急则治其标，缓则治其本"和"标本同治"的方法进行治疗，这就是明辨标本缓急治疗原则。

急则治其标，是指在疾病的发展过程中，如果出现了紧急危重的证候，影响到病人的安危时，就必须先行解决，而后再治疗其本的原则。如鼓胀病人，重度腹水，致呼吸喘促，难以平卧，二便不利，若正气可支，就应攻水利水，以治其标。待水消病缓，再予补脾养肝，以图其本。

缓则治其本，是指在病情缓和的情况下，应从根本上治疗疾病。因为标病产生于本病，本病解决了，标病自然随之而解。如阴虚咯血，则咯血为标，阴虚为本，在咯血量不多，标症不急的情况时，当滋阴润燥以从根本上治疗咯血，阴虚之本得治，则咯血之标自除。

在标本俱急的情况下，必须采取标本同治的原则。如水肿见咳喘、胸满、腰痛、小便不利、一身尽肿、恶寒等症，其本为肾虚水泛，标为风寒束肺，乃标本均急之候，必须用温肾助阳、发汗、利小便的治法，温里解表。

4．把握动态变化

疾病的过程是邪正斗争，此消彼长，不断变化发展的过程，疾病的每一个阶段都有不同的病理特点，因此必须把握其动态变化，分阶段进行治疗。

外感病证，初期邪气未盛，正气未衰，病较轻浅，可急发散祛邪；进入中期，病邪深入，病情加重，更当着重祛邪，减其病势；迫至后期，邪气渐衰，正气未复，既要继续祛除余邪，又要扶正以祛邪，使邪去正复。这是把握动态变化治疗原则在外感病证方面的应用。

内伤病证，初病之时，一般不宜用峻猛药物；进入中期，大多正气渐虚，治当轻补；或有因气、血、痰、火郁结而成实证，需用峻剂而治者，亦只宜暂用；及至末期，久虚成损，则宜调气血，养五脏，兼顾其实。如癥瘕，病之初起，其积未坚，治宜消散之；进入中期，所积渐坚，治宜软化之；转入后期，正气已虚，则宜攻补兼施，审其主次处理。

5．顺应异法方宜

疾病的发生、发展受多方面因素影响，如时令气候、地理环境等，尤其是患者的个体体质因素对疾病影响更大。因此，在治疗疾病时，必须根据季节、气候、地区、病人的体质、年龄等不同特点而选用适宜治疗方法，这就是顺应异法方宜的治疗原则，具体包括因时制宜、因地制宜、因人制宜三个方面。

四时气候的变化对人体的生理功能、病理变化均会产生一定影响。即使一日之内，人体的气血也依经络循行有一定的流注次序，因此在病理状态下会出现"旦慧、昼安、夕加、夜甚"的时辰变化规律。治疗应结合不同季节、不同时辰的特点，考虑用药的原则，称为"因时制宜"。如春夏季节，气候由温渐热，阳气升发，人体腠理疏松开泄，即便此时外感风寒，治疗时一般也不可过用辛温发散之品，以防止开泄太过，耗气伤阴；而秋冬季节，气候由凉逐渐变寒，阴盛阳衰，腠理致密，阳气敛藏于内，此时若非大温大热之证，寒凉之品断当慎用，以防苦寒伤阳。

根据不同地区的地理环境特点，考虑治疗用药的原则，称"因地制宜"。如我国西北地区，地势高而寒冷少雨，故其病多燥寒，治宜辛润；东南地区地势低而温热多雨，故其病多湿热，治宜清化。地区不同，患病亦异，治法应当有别。即使患者有相同病证，治疗用药亦应考虑不同地区的特点而区别对待。如辛温发表药治外感风寒证，在西北地区，药量可以稍重；而东南温热地区，药量则宜稍轻，或改用辛平宣泄之剂。

根据病人年龄、体质、性别、生活习惯等不同特点，来考虑治疗用药的原则，称为"因人制宜"。如妇女患者，由于有月经、怀孕、产后等特殊情况，治疗用药必须加以考虑，慎用或忌用峻下、破血、滑利等药物。年龄不同，生理机能及病变特点亦不同，老年人气血衰少，生机减退，患病多虚证或正虚邪实，虚证宜补，而有邪实须攻者应慎重，以免损伤正气。在体质方面，由于每个人的先天禀赋和后天调养不同，个人素质有强有弱，还有偏寒偏热以及素有宿疾的不同，所以虽患同一疾病，但治疗用药亦应有所区别，阳热之体慎用温补，阴寒之体慎用寒凉等。

6. 据证因势利导

同一疾病有不同的治疗方案，如何制订最佳方案，须遵守因势利导的原则。因势利导要求顺其病势，就近去邪，以获得最佳治疗效果。如饮食积滞，应积极驱除，但须注意食在膈下（亦即入肠）方用泻法；若食尚在胃，又当选用探吐或用消食药，才能取得理想的效果，否则反伤正气，贻误病情。

7. 先期治疗未病

先期治疗未病包括未病先防和既病防变两个方面。

未病先防，是指对有可能发生疾病的个体和人群，及早提出预防措施，运用药物培补人体的正气，预防疾病发生的方法。如16世纪前后针对当时天花流行的情况，采取人痘接种法来预防天花的发生，就是未病先防治则的具体应用。在流感肆虐季节，给体质差、气虚者服用玉屏风散补气固表，预防流感的侵袭，也是未病先防治则的具体应用。

既病防变，是指医者可根据疾病传变规律，防其传变，对可能受到传变的脏腑和可能受到影响的气血津液，采取预防措施，阻断和防止病变的发展和传变，把病变尽可能控制在较小的范围，以利于疾病的彻底治疗，取得最好的疗效。如《金匮要略》中说："见肝之病，知肝传脾，当先实脾"，其意是说治疗肝病时，须要应用调补脾胃法，使脾气旺盛而不受邪，以防止肝病传脾。

8. 重视调摄护理

恰当的调护，有利于正气的恢复、邪气的祛除和促进病人早日康复。忽视调摄护理，不仅会延误康复时间，还会出现"食复"、"劳复"等情况，以致病情反复。因此，必须重视调摄护理。

调摄护理的内容十分丰富，如饮食护理、生活护理、精神护理、服药护理等。这些护理措施同样是以辨证论治为指导的，因此也当辨证施护，随证而异。如对风寒表证，在应用解表发汗时，护理上不仅应避免病人再受风寒外袭，而且还要酌加衣被，给予热汤、热粥，促其发汗。若属里实热证，在调护上则要注意多给清凉冷饮，保持室内通风，衣着宜薄，且使大便通畅，或以温浴降温。此外，还应重视精神护理，使病人保持心情舒畅；在饮食护理方面要注意忌宜；在配合药物治疗时，可加用如针灸、推拿、拔火罐、熨法等其他治疗护理方法，以增强治疗效果。

第二节　外感六淫病证辨治概要

六淫是指风、寒、暑、湿、燥、火六种邪气。"淫"是淫乱、太过的意思。在正常情况下，它们是自然界六种不同的气候变化，统称为"六气"。在异常情况下，如气候突变，或人体抵抗力下降，机体不能及时应变，六气就成为外感病的致病因素，统称为六淫病邪。

六淫引起的疾病，具有一定的季节性，如夏季多暑病，冬季多寒病。但由于气候变化的复杂性，以及人体的个体差异，虽在同一季节里，也可感受不同的病邪而发生不同的疾病。如夏令虽多发暑病，但如素体阳虚，又贪凉饮冷，也可发生寒病（古人称之为"阴暑"）。

秋令为燥病的多发季节，然早秋燠热，感邪多发温燥；而晚秋清凉，感邪多发为凉燥。

六淫致病，既可以是单一的，更多是混合的，如风、寒、湿三气杂至合而为痹之类。而六淫之邪侵入人体后，在一定条件下亦可发生转化，如寒可郁而化热，温热可以化燥等。故辨证时必须根据不同的临床表现，审证求因，然后确立治法和选方用药。

【辨证论治】

一、风

风为六淫之首，虽属春令主气，但四季皆有。一般外感为病，常以风为先驱，其他邪气多依附于风而侵犯人体，如风湿、风寒、风热、风燥之类，故《素问·骨空论》云："风为百病之始。"《素问·风论》云："风者，百病之长也。"为此，古人亦有把风邪当作外感致病因素的总称。

风性轻扬，易于侵犯人体的上部和肌表，故临床常见头痛、感冒、风疹等病证。如《素问·太阴阳明论》说："伤于风者，上先受之"。风性疏泄，其侵袭人体，可使肌腠开泄，故多见恶风、自汗等症状。

风性善动，其临床表现多见动摇不定，所谓"风胜则动"（《素问·阴阳应象大论》）。如痉证的四肢抽搐，颈项强直，甚至角弓反张，即属于风。风性善行而数变，其症多游走不定，变化迅速，如痹证中风邪偏盛的行痹，常见游走性关节肌肉疼痛等。

1. 风寒

症状：恶寒，发热，无汗，头痛身痛，鼻流清涕，咳嗽，痰稀。舌苔白润，脉浮而紧。

病机：风寒束表，肺卫不宣。

治法：疏风散寒。

方药：荆防达表汤加减。本方功能疏风散寒解表，用于风寒袭表，肺卫失和等证。

药用荆芥、防风、羌活、苏叶、白芷、豆豉、葱白疏散风寒，发汗解表。

如寒邪偏胜，可加用麻黄、桂枝以辛温发汗；咳嗽，加杏仁、桔梗宣畅肺气。

2. 风热

症状：发热，微恶风寒，少汗或无汗，头痛，咳嗽，痰黏或痰黄，鼻流浊涕，咽痛，口渴。苔薄，舌边尖红，脉浮数。

病机：风热袭表，肺失清肃。

治法：疏风清热。

方药：桑菊饮加减。本方辛凉解表，疏散风热，用于风热袭于肺卫，卫表不和等证。

药用桑叶、菊花、薄荷疏散风热；杏仁、桔梗宣肺止咳；连翘清热达表；葛根解表清热。

如风热较甚，改用银翘散。药用银花、连翘清热疏风；豆豉、荆芥辛散透表；牛蒡子、桔梗、甘草清利咽喉；芦根、竹叶清热生津。

3. 风入经络

症状：肢体关节游走疼痛，或拘急不利，项强，口眼歪斜，甚则四肢抽搐，角弓反张，牙关紧闭。舌苔薄白，脉浮弦。

病机：风邪入络，络脉痹阻。

治法：祛风通络。

方药：防风汤、牵正散、玉真散。三方均有祛风功能，但防风汤祛风通络宣痹，用于痹证偏于风胜者；牵正散祛风化痰通络，用于风痰入于经络而有口眼歪斜、半身不遂者；玉真散搜风化痰解痉，用于破伤风见有牙关紧闭、角弓反张、肢体拘挛、抽搐等症。

药用羌活、防风、白芷散风祛邪；僵蚕、全蝎、白附子搜风化痰通络。

肌肤不仁，手足麻木，加当归、白芍等养血祛风。

二、寒

寒为冬令主气，寒邪为冬令常见病因，但也可在其他季节引起疾病。如盛夏贪凉，寒邪即可侵袭人体而发病，即前人所谓"阴暑"或"夏日伤寒"之类。

寒为阴邪，易伤阳气。寒邪由外而入，致病又有伤寒与中寒之别。寒邪伤于肌表，卫阳被遏，称为伤寒；寒邪直中脏腑，导致阴盛阳伤，称为中寒。

寒主收引，其性凝滞。所谓"收引"，是指寒邪入侵经络关节而致筋脉拘急挛缩，伸屈困难，如痹证中的痛痹；或寒邪袭表，使毛窍收缩，腠理闭塞，从而出现恶寒、无汗、头痛等症。此即《素问·举痛论》所云"寒则气收"。所谓"凝滞"，是指凝结、阻滞之义。血得温则行，得寒则凝，如寒邪入侵人体，损伤阳气，使气血凝结，阻滞不通，不通则痛，而引起胸痹、胃痛、腹痛等痛证。

1. 寒邪侵表

症状：恶寒，发热，无汗，头痛项强，身痛或骨节疼痛，痛处不移，得热痛减，遇冷痛剧，筋脉拘急不利。舌苔薄白，脉浮紧。

病机：寒邪伤表，肺卫不宣。

治法：辛温发汗，散寒解表。

方药：麻黄汤加减。本方功能辛温散寒，发汗解表，用于外感寒邪致病者。

药用麻黄、苏叶、白芷、生姜发汗解表，外散风寒；桂枝发汗解肌，温经通络；杏仁宣畅肺气。

2. 中寒

症状：恶寒战栗，肢体麻木，四肢冰冷挛痛，腹中冷痛，面青，咬牙，反应迟钝，昏迷僵直，呼吸缓慢，口鼻气冷，皮肤隐紫。舌苔白滑，脉象沉伏。

病机：寒邪直中，伤及阳气。

治法：温里祛寒，助阳破阴。

方药：四逆汤加味。本方功能温中散寒，回阳救逆，治阴盛阳衰之病证。

药用附子、干姜、肉桂回阳救逆；红参、炙甘草、当归温养气血。

三、暑

暑为夏令主气，系火热所化，暑邪致病有明显的季节性，暑病多发于夏季，故《素问·热论》云："后夏至日为病暑"。

暑为阳邪，其性炎热，善发散，暑邪致病可致人体阳气亢盛，腠理开泄，而致汗液过度外泄，津伤气耗。

暑气通心，若暑热内犯心营，心神被扰，可出现高热、昏迷、不省人事等症。

暑多夹湿，由于盛暑时节，天暑下迫，地湿上蒸，湿热蒸腾，故常见暑热夹湿的症状。

1. 中暑

症状：头昏胀痛，胸闷，恶心欲吐，身热烦渴，短气，四肢无力，或皮肤干燥，色红而热，少汗，或汗多肤冷，尿短赤，甚则突然昏倒，谵语，抽搐。舌干少津，脉细数无力。每发生于盛暑，或高温作业。又称"中热"、"中暍"。

病机：暑热蒙心，气阴两伤。

治法：清暑生津。

方药：人参白虎汤加减。本方清热益气护津，治阳明热盛，伤津耗气，高热，烦渴，多汗等症。

药用生石膏、知母清泄暑热；银花、连翘清暑透表；麦冬、芦根泄热生津。

如无汗，加薄荷、青蒿透热外达；兼见汗多，气短，脉虚，加人参益气生津；心烦心悸者，加益元散清暑安神；如伴见神昏谵妄、抽搐者，可加黄连、犀角（用水牛角代）清心营之热，加生地、玄参、麦冬清营热而护营阴，加石菖蒲、郁金清心开窍；如暑热伤正，出现面色苍白，呼吸浅促，四肢厥冷，躁扰不安，神糊呓语，或脉细无力，至数不清者，此为气阴大伤，治当益气养阴，救逆固脱，可用生脉散合参附龙牡汤加减。

2. 暑热

症状：入夏时常发热，肌肤灼热，汗少，或午后热甚，口渴引饮，食少，倦怠无力。舌苔薄白或薄黄，舌质微红，脉细数。

病机：暑热亢盛，耗气伤津。

治法：清暑益气，养阴生津。

方药：王氏清暑益气汤加减。本方清热解暑，益气生津，治暑热耗伤津气。

药用西瓜翠衣、麦冬、石斛、竹叶、荷梗清热解暑；西洋参益气生津；黄连、知母、竹叶清热除烦；甘草、粳米益胃和中。

热盛加生石膏辛寒泄热；低热不退者，可加入青蒿、白薇等清退虚热。

3. 暑湿

症状：身热不扬，恶风，少汗，胸闷腹胀，恶心，纳少，口苦黏或淡，肢体酸困，大便溏薄。舌苔腻，脉濡数。

病机：暑邪夹湿，郁于肌表。

治法：清暑化湿。

方药：藿香正气散加减。本方解暑化湿，用于暑湿外感，肠胃不和，胸闷恶心，腹胀便溏者。

药用香薷、豆卷、荷叶清暑化湿；藿香、苏叶、陈皮、白芷芳香化湿；半夏、厚朴、白术苦温燥湿；大腹皮、赤茯苓淡渗利湿。

若口甜黏甚者，加佩兰芳香化浊；身热不退，加青蒿清热透邪。

四、湿

湿是长夏（夏秋之交）的主气。湿病多由气候潮湿，或涉水淋雨，或伤于雾露，或水中作业，久居湿地等原因，使湿邪侵袭人体而引起。

湿为阴邪，黏滞而固着，不易速去，所以湿邪为病，往往起病缓慢，病程较长，缠绵难愈。

湿性重浊，"重"即沉重、重着。湿邪困遏，阻滞气机的升降出入，清阳不升，在上则为头重如裹，昏蒙眩晕；在中则胸脘痞闷，胃纳不香；湿滞经络则四肢沉重，倦怠乏力。"浊"即秽浊。湿邪伤阳，气化不利，易出现水湿浊秽的病证，症见面垢眵多，大便黏滞不爽，小便混浊，妇女带下稠浊，舌苔垢腻等。

湿性趋下，湿邪致病与风性轻扬上浮有别，所谓"伤于风者，上先受之；伤于湿者，下先受之"（《素问·太阴阳明论》），故湿邪为病，多见淋浊、带下、脚气、足肿等下部病证。但外湿伤人，又可与风邪相合，郁遏卫表，而致肢体酸重、肿痛。如湿毒浸淫肌肤，可出现多种皮肤病。

湿邪侵犯人体，最易伤害脾胃，因"脾恶湿"，湿盛则伤脾，故外湿与内湿有一定的联系，可以互为因果。

1. 湿困卫表

症状：身热不甚，迁延缠绵，微恶风寒，汗少而黏，头痛如裹，肢体酸重疼痛，或兼见胸膈闷胀，脘痞泛恶，口中黏腻，大便稀溏，面色淡黄。舌苔白腻，脉浮濡。

病机：湿邪困表，卫气被郁。

治法：芳香化湿。

方药：藿朴夏苓汤加减。本方芳香宣表，化湿和中，用于感受暑湿，身困神倦，纳减脘胀等症。

药用藿香、蔻仁芳香化湿；杏仁、苡仁、猪苓、茯苓、厚朴、泽泻开宣气机，渗利水湿；半夏止呕；豆豉透表。

2. 湿滞经络

症状：关节酸痛重着，固定不移，或腿膝关节漫肿，转侧屈伸不利，或下肢肿胀。舌苔白滑或白腻，脉濡缓。

病机：湿邪袭络，留着关节。

治法：祛湿通络。

方药：薏苡仁汤加减。本方疏风祛湿通络，治痹痛以湿为主，关节酸痛重着者。

药用苡仁、苍术运脾利湿；羌活、防风、桂枝祛风胜湿而通络；木瓜、五加皮、晚蚕砂除湿活络。

腰背和下半身酸重疼痛，加独活、木防己祛风除湿。

3. 湿毒浸淫

症状：皮肤疥癣、疮疖、疱疹，脚生湿气，局部瘙痒，流黄水，或见尿浊，女子带下腥臭。舌苔黄腻，脉滑数。

病机：湿毒郁表，浸淫肌肤。

治法：化湿解毒。

方药：二妙丸加味。本方功能清热燥湿，用于湿热走注，筋骨疼痛，或湿热下注者。

药用黄柏苦寒清热，苍术苦温燥湿，苡仁运脾化湿，土茯苓利湿解毒。

若为疥癣、疮毒等皮肤病者，又当加入地肤子、白鲜皮、苦参、黄连、忍冬藤等清解湿毒之品。

五、燥

燥为秋令主气，故燥邪为病，多发生于气候干燥、湿度较低的秋季。外感燥邪有温燥和凉燥之别。初秋有夏火之余气，燥与热合，出现类似风热的症状，则为温燥；深秋有近冬之寒气，燥与寒合，出现类似风寒的症状，则为凉燥。

外感燥邪，既具有外感病临床表现的一般特征，又有燥邪上犯上焦肺经，耗伤津液的症状，正如《素问·阴阳应象大论》所云："燥胜则干。"

1. 温燥

症状：头痛，发热，微恶风寒，咳嗽少痰，咳痰不畅或痰中带血，口渴喜饮，唇干咽燥，心烦，大便干结。舌红少苔，脉细数。

病机：燥邪袭肺，肺津受伤。

治法：清宣凉润。

方药：桑杏汤加减。本方清润宣肺，治燥热伤肺之感冒、咳嗽。

药用桑叶、杏仁、豆豉宣肺透邪；贝母化痰；栀子清热；沙参、天花粉、芦根、梨皮养阴保津。

燥邪化火，伤及肺阴者，治当清肺润燥，可用清燥救肺汤。药用杏仁、桑叶、枇杷叶疏邪利肺止咳；石膏、麦冬清火生津；人参补益气阴；阿胶、麻仁滋阴润燥。

若为肠液干燥而大便干结者，可用鲜生地、鲜石斛、鲜首乌等以滋液润肠。

2. 凉燥

症状：头痛，鼻塞，恶寒，发热，无汗，咽干唇燥，干咳痰少，痰质清稀。舌干苔薄，脉象浮弦。

病机：凉燥束表，肺气不利。

治法：宣肺达表，化痰润燥。

方药：杏苏散加减。本方温散润燥，治凉燥咳嗽。

药用苏叶、前胡辛散透表；杏仁宣肺润燥；陈皮、半夏、茯苓化痰止咳。

如恶寒重，可加葱白、淡豆豉解表；咳嗽痰多，或素有痰饮者，可加紫菀温润化痰；咳痰不多，可去半夏、茯苓。

六、火

外感之火由直接感受温热邪气所致，火邪甚于温热，两者性质相似，所以有"温为热之渐，火乃热之极"的说法。而风、寒、暑、湿、燥入里皆可化火，称为"五气化火"，如四时感邪之春伤风、夏伤暑、长夏伤湿、秋伤燥、冬伤寒，蕴结不解，均可化火。

火为阳邪，发病急骤，变化较多，病势较重，表现为热证、实证，且最易耗伤阴津，可见高热面赤，口渴引饮，烦躁不寐。火性阳热，易生风动血，如火热燔灼肝经，耗伤阴液，使筋脉失养，而致肝风内动，称热极生风，可见高热、抽搐、项强、角弓反张等症状；火热炽盛，灼伤脉络，迫血妄行，可引起各种出血证，如吐血、衄血、咯血等。

火性躁动，可扰乱神明，如内陷心包可见神昏谵妄、不省人事等症；火热内扰，心神失守，可出现烦躁不安等精神失常症状。正如《素问·至真要大论》所说："诸躁狂越，皆属于火"。

火热炽盛

症状：高热烦躁，面红目赤，气粗，口渴饮冷，口臭，便秘，溲赤，或斑疹吐衄，或神昏谵语，直视，痉厥。舌尖红绛，舌苔黄腻，或燥黄起刺，脉滑数或滑实。

病机：火毒壅盛，充斥三焦。

治法：泻火解毒。

方药：黄连解毒汤加减。本方清热泻火，凉血解毒，用于火热邪毒炽盛之病证。

药用黄连、黄芩、山栀苦寒泻火解毒；生地、玄参滋阴凉血；丹皮、紫草清热凉血。

神昏，可用牛黄清心丸清热解毒，清心开窍；热甚动风，加羚羊角粉、钩藤清热息风；热甚动血者，加白茅根、紫珠、茜草清热凉血止血；如火热内闭而腑实便秘者，用牛黄清心丸配合调胃承气汤以清心开窍，通腑泄热。

【临证备要】

外感风邪的治疗原则为疏风解表，但由于风邪往往兼夹其他外邪而致病，故应针对兼夹的病邪采取不同的治疗方法，如属风寒者宜疏风散寒，风热者宜疏风清热，风湿者宜祛风除湿。临床还应注意寒热之间的转化兼夹。风寒侵表，久而化热，应转用疏风清热法；寒包热者宜清解里热，散寒透表。卫气通于肺，治疗风邪感冒，配合使用桔梗、杏仁宣肺达表，可以提高疗效。

寒邪为病，治疗的原则是辛热散寒。寒在表者，宜发汗解表，用麻黄汤。寒邪直中于里者，宜温中散寒。因寒邪伤及阳气，故还应注意回阳救逆。

暑邪主要由外感受，发病有明显的季节性。暑邪伤人，常易耗气伤津，故在清解暑热的同时，须顾护津气，用西洋参、麦冬等甘寒益气养阴之品。暑易夹湿，如兼见身热不解、困倦疲乏等症，宜合用芳香化湿之品，否则暑热难解。

外湿致病当分清湿在卫表还是在经络，在卫表者宜芳香化湿解表，并注意配伍宣达气机药，使气行湿化；湿在经络关节者，往往兼夹风邪，注意配合使用祛风胜湿药。湿无定体，每因与寒、热相合而异性。

外燥重在辛散宣肺。其中温燥重在辛凉，适当加用沙参、梨皮等养阴生津药；凉燥重在辛散透表，不宜多用甘寒养阴药。

外感六淫之火多为火毒相并，充斥三焦，治宜泻火解毒，兼清三焦之火，配合通腑泄热药，则可导热下行。火毒之邪传变迅速，易于内闭心包，入血动血，故当密切注意病情演变转化，及早使用清心凉血开窍药物。

第三节　内生五气病证辨治概要

内生五气，是指内风、内寒、内湿、内燥、内火，是在疾病过程中由于人体气、血、津、液和脏腑生理功能的异常，从而产生类似风、寒、湿、燥、火外邪致病的病理现象。这五种病理因素所表现的证候，与外感证候似是而实非，故予专节叙述。

【辨证论治】

一、内　风

内风主要是肝经病变的一类证候表现，如《素问·至真要大论》云："诸风掉眩，皆属于肝"。肝为风木之脏，主藏血，主筋。肝病则风从内生，称为"肝风内动"。肝风常夹痰火为患，若风、痰、火相互搏结，随气上逆，轻则头晕目眩，四肢麻木，抽搐或震颤；重则突然昏倒，不省人事，口眼歪斜，半身不遂。如《素问·调经论》云："血之与气，并走于上，则为大厥"，即是指此证候而言。内风的病理属性当分虚、实两端。属虚者为阴虚血少，筋脉失养，或水不涵木，以致虚风内动；属实者为肝阳化风，或热极生风。但虚实每多兼夹，因阳亢与阴虚可以互为因果，引动内风。

1. 肝阳化风

症状：头晕目眩，肢体麻木，肌肉瞤动，震颤，或头痛如掣，言语不利，步履不实，面赤，甚则突然昏仆，口眼歪斜，不省人事。舌红，苔薄，脉弦。

病机：肝阳上旋，阳亢化风。

治法：平肝息风潜阳。

方药：天麻钩藤饮、镇肝息风汤加减。前方功能平肝息风；后方以育阴潜阳、镇肝息风为主。

药用天麻、钩藤、白蒺藜、菊花平肝息风；石决明、生龙骨、生牡蛎潜阳息风；生地、白芍养阴柔肝；黄芩、山栀清肝泄热。

阴虚明显，口干，舌红少苔，脉细弦，加龟板、玄参、麦冬滋养阴液。

2. 热极生风

症状：壮热如焚，头痛，两目上视，手足抽搐，项强，甚则角弓反张，神志不清。舌红，苔黄，脉弦数有力。

病机：邪热亢盛，伤及营血，内陷心肝，扇动内风。

治法：清热凉肝息风。

方药：羚角钩藤汤加减。本方清肝息风止痉，治热动肝风之高热、抽搐等症。

药用羚羊角、石决明、钩藤、丹皮凉肝息风；黄连、山栀、龙胆草清泄三焦火热。

痰多加天竺黄、胆星、川贝母清化痰热；抽搐甚加全蝎、地龙息风止痉；大便燥结，宜配合调胃承气汤，加大黄、芒硝攻下泄热，釜底抽薪；若神昏，另服安宫牛黄丸清热开窍。

3. 阴虚风动

症状：颜面潮红，精神疲倦，手足心热，四肢瘛疭，肌肉眴动，口干舌燥。舌红绛，少苔，脉大无力。

病机：阴血不足，筋脉失养，虚风内动。

治法：滋阴养血，柔肝息风。

方药：大定风珠、补肝汤加减。前方滋阴息风，治热灼真阴，虚风内动之证；后方以补肝养血为主，治肝肾不足，阴血亏损之证。

药用生地、熟地、白芍、当归养血滋阴柔肝；木瓜、麦冬、甘草酸甘化阴；生牡蛎、石决明、鳖甲、龟板潜阳息风。

如真阴亏耗可加阿胶、鸡子黄滋填阴液。

二、内 寒

内寒是机体阳气不足，寒从内生的一种表现，由脾肾阳虚而生，属虚证，故又称为"虚寒"。其中尤其以肾阳虚衰为主，故《素问·至真要大论》说："诸寒收引，皆属于肾"。

脾主运化水谷精微，其运化功能的发挥，主要依赖肾阳的温煦。若肾阳亏虚，命门之火衰微，则"釜底无薪"，脾阳亦不能健运，表现为脾肾阳虚的证候。

1. 阴寒内盛

症状：形寒怕冷，四末不温，甚则四肢逆冷，呕吐清水，或腹中冷痛，下利清谷，或呼吸缓慢，口鼻气冷，或神志迟钝，面肢浮肿。舌淡，苔白滑，脉沉细。

病机：阴寒内盛，阳气虚衰。

治法：助阳祛寒。

方药：四逆汤加减。本方有回阳救逆的功效，治寒盛阳衰之证。

药用熟附子大辛大热，温阳散寒，回阳救逆；干姜、高良姜、荜茇、吴萸、肉桂温中散寒。

若伴见下利清谷，手足厥冷，脉微欲绝，症情较险者，可选用通脉四逆汤为主方，重用干姜以温阳守中。

2. 脾肾阳虚

症状：面色苍白，腰膝酸冷，或呕恶频作，脘腹冷痛，畏寒喜暖，或五更泄泻，小便清长。舌淡胖，边有齿印，脉沉细无力。

病机：脾肾阳虚，阴寒凝结。

治法：温补脾肾。

方药：附子理中汤加减。本方温补脾肾以祛阴寒，治脾肾阳虚所致胃痛、腹痛、呕吐、大便溏泄等症。

药用人参、干姜补益脾气，温运脾阳；附子温肾散寒；白术燥湿健脾。

伴呕吐者加吴萸、生姜；伴五更泄泻者加破故纸、肉豆蔻；脘腹冷痛者加肉桂。

三、内　湿

内湿系指内生之湿，与脾有密切关系，故有"脾虚生湿"及"湿困脾运"等说。内湿的形成，多因素体肥胖，痰湿过盛；或因饮食失节，恣食生冷，过食肥甘，纵饮酗酒；或饥饱不节，内伤脾胃，以致脾的运化、输布津液的功能障碍，聚而成湿，且可随病因及体质的不同，而有寒化、热化之分。故《素问·至真要大论》说："诸湿肿满，皆属于脾"。

内湿既是病理产物，又是致病因素。内湿与外湿虽有不同，但在发病过程中又常相互影响。外湿发病，多犯脾胃，导致脾失运化，湿从内生；而脾失健运，又容易招致外湿的侵袭。

内湿与外湿在病理特点方面具有相同之处，如黏滞而固着，不易速去，湿性重浊、趋下等。但内湿黏腻，更易阻滞气机，导致中焦气机不利，脾胃升降失常。若湿郁化热，或湿热内生，则可形成湿热证候。由于湿热阻滞的部位不同，因而出现不同的病证。例如湿热蕴结胸膈，上蒸于口，可见口舌生疮、糜烂，或口干、口苦等；湿热郁结肝胆，胆汁泛溢肌肤，可发为黄疸；湿热阻滞大肠，清浊不分或脂络受损者，可出现泄泻与痢疾；湿热下注膀胱，气化不利，可出现淋浊、尿血；湿热损伤冲任，女子可见赤白带下。

1. 寒湿中阻

症状：脘腹痞满作胀，或恶心欲吐，不思饮食，或头重如裹，身重或肿，或腹痛，肠鸣，泄泻。苔白腻，脉濡缓。

病机：寒湿内郁，困遏脾运。

治法：温中化湿。

方药：胃苓汤、实脾饮加减。两方均为祛湿利水剂，治疗水肿、尿少。但胃苓汤燥湿通阳利水，以治水湿标实为主；实脾饮温阳健脾，化气利水，以治本虚脾阳不振，水湿无制为主。

药用苍术、白术、陈皮、厚朴燥湿除满；猪苓、茯苓、泽泻淡渗利湿；肉桂温化寒气。寒湿之邪较著者，可加附片、干姜、草豆蔻温中散寒。

2. 湿热内蕴

症状：发热，倦怠，脘腹痞闷，呕恶厌食，胁痛，口苦，口黏，口渴而不欲饮水，大便泻利，小便短赤、频急、疼痛，或见目睛、肌肤黄染，周身瘙痒。舌苔黄腻，脉濡数。

病机：湿热蕴中，脾胃气滞。

治法：清热化湿。

方药：甘露消毒丹加减。本方功能清热化湿泄浊，用于湿热阻于气分之证。

药用茵陈、滑石、木通清热利湿；连翘、黄芩苦寒泄热；藿香、薄荷、石菖蒲、白蔻仁芳化湿浊，行气醒脾。

如湿热郁结肝胆，肌肤、巩膜发黄，宜清热利湿退黄，用茵陈蒿汤；湿热郁滞大肠，泄泻、痢疾，用葛根芩连汤或芍药汤加减；湿热下注膀胱，病发淋浊、尿血，用八正散加减。

3. 脾虚湿困

症状：面色萎黄不华，神疲乏力，脘腹胀满，纳谷欠香，多食则胀，大便溏软，甚或濡泻，肢体困重。舌质淡胖，或边有齿痕，舌苔白腻，脉濡细。

病机：脾虚不运，湿邪内停。

治法：健脾化湿。

方药：香砂六君子汤加减。本方健脾理气和胃，治脾胃气滞，腹胀，纳差，便溏等症。药用党参、白术、甘草补气健脾；茯苓、苡仁运脾渗湿；半夏、陈皮燥湿运脾，理气和胃；木香、砂仁化湿行气。

如脾阳不足，阴寒内盛，伴见腹中冷痛，手足不温者，加肉桂、干姜温脾散寒。

四、内　燥

内燥是津液耗伤的一种表现，多由热盛津伤，或汗、吐、下后伤亡津液，或失血过多，或久病精血内夺等原因引起。主要病机是津液耗伤，阴血亏耗，病变可涉及肺、胃、肝、肾。内燥的临床表现以口咽干燥、皮肤干涩粗糙、毛发干枯不荣、肌肉消瘦、大便干结等津伤血少的症状为主，故又称为"津亏"或"血燥"。

1. 肺胃津伤

症状：时发低热，干咳无痰，口渴欲饮，大便干结，小便短少。舌红，少苔，脉细而数。

病机：肺胃燥热，津液亏耗。

治法：滋养肺胃，生津润燥。

方药：沙参麦冬汤加减。本方甘寒生津，滋养肺胃。治燥伤肺胃，口干咽燥，干咳痰少者。

药用北沙参、麦冬、天花粉、玉竹润养肺胃之阴；桑叶清宣肺热；扁豆、甘草和养胃气。

津伤为主，内热不甚者，可用五汁安中饮，取梨、藕、荸荠、麦冬、芦根汁，以生津养液。

2. 肝肾阴亏

症状：口干咽燥，头晕目眩，或耳鸣耳聋，或五心烦热，或腰脊酸软，盗汗遗精，或骨蒸潮热。舌红、少苔，脉沉细而数。

病机：肝肾不足，阴虚内热。

治法：滋补肝肾，养阴润燥。

方药：六味地黄丸加减。本方滋养肾阴，治肾阴不足，虚火上炎，腰酸，口干咽燥，眩晕耳鸣等。

药用地黄、枸杞子、制首乌、山萸肉养阴益肾；麦冬、玄参滋养阴液；黑芝麻、桑椹子、女贞子、知母润燥生津。

虚火偏亢，烦热、遗精、盗汗，加知母、龟板滋阴清火。

五、内　火

内火多由情志抑郁，劳欲过度，导致脏腑阴阳失调，内热炽盛而引起，称为"五志之火"。内火有虚实之分，如《素问·调经论》说："阴虚生内热……阳盛生外热"。实火多属心肝气郁化火，或胃热火盛，有火旺的一系列症状；虚火多为肺肾阴虚火旺，表现阴虚特点。但火旺每易伤阴，与阴虚有互为因果的关系。辨证应以虚实为纲，结合脏腑病位，采取相应治法。

1. 实火

症状：头痛，面红目赤，心烦躁怒，不寐，口苦口干，口舌生疮，齿龈肿痛，吐衄出血，尿赤便秘。舌苔黄腻，舌质红，脉数或弦数。

病机：心肝火旺，胃热火盛。

治法：清热泻火。

方药：泻心汤、龙胆泻肝汤加减。前方苦寒清热泻火，治心胃火盛，烦热、面赤、吐衄出血、便秘等症；后方清肝泻火利湿，治肝胆湿热实火，头痛、目赤、胁痛等症。

药用大黄、黄芩苦寒清热泻火；黄连、竹叶清心泄热；龙胆草、山栀清泻肝胆实火；泽泻、木通、车前子清利湿热，导火下行。

火盛伤阴加麦冬、生地、天花粉、石斛。

2. 虚火

症状：五心烦热，潮热骨蒸，颧红，盗汗，口干咽燥，头晕目涩，腰膝酸软，干咳痰少带血，形体消瘦。舌红、少苔或花剥，脉细数。

病机：肺肾阴虚，虚火内灼。

治法：滋阴降火。

方药：百合固金汤、知柏地黄丸加减。前方滋阴清热，润肺化痰，治肺肾阴亏，虚火上炎，咽燥干咳、低热等症；后方治肾阴亏虚，相火偏亢，潮热骨蒸、头晕、腰酸、遗精等症。

药用百合、沙参、麦冬滋养肺阴；生地、玄参、山萸肉滋养肝肾之阴；黄柏、知母苦寒坚阴，清热降火。

咳嗽加百部、贝母清润止咳；骨蒸潮热，加鳖甲、地骨皮、丹皮育阴清热降火。

【临证备要】

内风、外风的治疗用药是相对的，治疗内风病证，也可配合使用治外风药，如治肝风入络，肢体麻木不遂，用全蝎、蜈蚣、僵蚕、地龙等，可以提高疗效。内风往往夹痰夹火，故用平肝息风法宜兼顾化痰清火法，病属虚风者当以滋肾柔肝法为主。内寒多因脾肾阳虚，当区分是寒邪偏盛为主，还是以阳气虚衰为主。内湿致病重浊腻滞，易壅塞气机，辨证应分虚实，审寒热；临床还应掌握外湿与内湿的类证鉴别，以及内外湿邪的相互影响。内燥治以养阴生津为主，但有肺胃、肝肾之分，阴虚火炎者，适当配合清热泻火之品。内火，当区分虚实，结合不同脏腑用药。心肝之火多属实，心火宜用黄连、栀子清心泻火，肝火宜用龙胆草、黄芩清泻肝胆；肺肾之火多属虚，宜用滋肾润肺、养阴清火法。

第四节　脏腑病证辨治概要

脏腑病证，是指脏腑在发生病理变化时反映于临床的症状和体征。由于各个脏腑的生理功能和病理变化有所不同，故表现的病证也多种多样。根据各个脏腑不同的生理病理辨析病证，这就是脏腑辨证。临床的辨证方法虽然很多，且各有特点，但要辨明病证的部位、性质，并指导治疗，都必须落实到脏腑上。因此，脏腑辨证是辨证论治的核心。

脏腑是构成人体的一个有密切联系的整体，五脏之间有生克乘侮的关系，脏腑之间有互为表里的联系，因此，在进行脏腑辨证时一定要从整体观念出发，不仅要考虑一脏一腑的病理变化，还必须注意脏腑间的联系和影响，只有这样，才能把握某一脏腑病的本证，又抓住病变全局。

五脏六腑通过各自所属的经络，将四肢百骸、五官九窍、皮肉筋脉等联结成一个有机的统一整体，所以脏腑的病证，与十二经脉又密切相关，因此，脏腑的病证应联系经脉的循行部位，综合分析。

气血津液由脏腑化生、输布，而脏腑又赖之以进行正常的生理活动，脏腑发生病变则可影响气血津液的化生和输布，而气血津液的病变也可影响脏腑的功能活动，所以气血津液的病变不能离开脏腑的病变而孤立存在。

脏腑病证，既涉及气血津液，又与经络密切相关，虽然错综复杂，但归纳其证候性质，仍不出八纲辨证的范围，因此，脏腑辨证，还必须以八纲辨证为基础，进行分析研究，才能全面地认识病证的本质。

肺

肺居胸中，其位最高，对其他脏腑有覆盖、保护作用，所谓"肺为五脏华盖"。肺叶娇嫩，其性情虚而喜煦润，喜润恶燥，易受内外之邪侵袭而致病，故又称"娇脏"。

【脏象与病能】

一、主气

肺主一身之气，为生气之源，与人体元气的生成密切相关。元气、真气，是肺吸入的清气，与谷气相并而成的"宗气"，再结合肾中之精气组成，其气贯血脉而充养全身。肺的病理生理具体表现如下：

1. 司呼吸，开窍于鼻。肺为宗气出入之所，气机升降之枢，吸入清气，呼出浊气。肺气通于鼻，肺气不利，升降失司，则可出现咳嗽，气喘，鼻塞流涕，嗅觉不利等症。

2. 司声音。肺为"声音之门"，与喉相连，声由气而发，病则声音失常，发为失音。

3. 合皮毛而卫外。肺主一身之表，调节卫气，输布阳气于体表皮毛，煦泽肌肤以卫外。若肺卫调节失常，卫外功能减退，可出现自汗，易于感冒，或皮肤憔悴、干槁等。

二、通调水道

"肺为水之上源"，肺气宣发、肃降则能布散津液，下输肾与膀胱。如通调失常，水液停滞，可发为痰饮、水肿等症。

三、主治节

肺气能辅佐心脏，治理调节血脉的营运，百脉皆朝会于肺。若肺气不利，治节失常，气病及血，心气虚弱，血脉不利，血瘀水停，可见咳血，紫绀，心悸，肢肿等症。

【辨证论治】

一、辨证原则

肺系疾病的辨证应分虚实。虚证有阴虚、气虚、气阴两虚；实证有风、寒、热、痰、饮、瘀等证。

二、辨主症

1. 辨咳嗽

由于邪阻于肺，肺失宣肃，肺气上逆而作。据其病程的久暂，可分为暴咳与久咳两类。暴咳：病程短，外感所致，每多夹有表证。一般可分风寒、风热、风燥等不同证型。久咳：病程长，内伤所致，多伴它脏形证，常因感受外邪发作或加重。一般可分为痰湿、气火、阴虚、气虚等不同证型。

2. 辨喘

以呼吸喘促，甚则张口抬肩为特征。主要病机为肺气升降出入失常。临床辨证可分为虚实两大类。实喘：由外邪、痰浊壅肺，肺气失于宣降所致。多呈急性发作，呼吸深长有力，气粗声高，脉数有力。虚喘：由于久病体虚，精气亏损，肺不主气，肾不纳气所致。病程迁延不已，病情时轻时重，呼吸短浅难续，气怯声低，脉来微弱。

3. 辨痰

此指有形之痰液。由于肺气失于敷布，津液停聚而成。可从痰的色、质、量、气味等，辨其病理性质。外感时邪所成之痰，病程短，多伴表证，有风寒、风热、痰热、风燥等不同。内伤之痰，多属久病，反复缠绵，有肝火、脾湿、寒饮、气虚、阴虚之别。

4. 辨咳血

多为火盛伤络，络损血溢，或阴虚火旺，灼伤肺络所致。常分虚实两类。属实热证者，咳痰带血，血色深红，或咯血量多。属于虚者，常为阴虚所致，症见干咳痰少，痰中带血，血色鲜红，时作时止。

5. 辨失音

语声嘶哑，或暗而不能出声者为失音。临床失音可分可虚实两类。实证，属外感时邪阻遏肺气，会厌开合不利所致。多为猝发，亦称为"暴喑"。常伴有风寒、风热表证。虚证，属内伤，因阴精内耗，咽喉、声道失于滋润，以致发音不利。大多由渐而成，又称为"久喑"。

三、治疗原则

肺实者，宜疏邪祛痰利气。偏于寒者宜温宣，偏于热者宜清肃。肺虚者，应辨其阴虚、气虚而培补之。阴虚者，滋阴养肺；气虚者，补益肺气；气阴并虚者，治当兼顾。

四、证治分类

（一）虚证

1．肺气亏虚

咳嗽气短，痰涎清稀，倦怠懒言，声低气怯，面色㿠白，自汗畏风。舌淡苔白，脉细弱。

治法：补肺益气法。适用于肺虚气弱，升降无权之病证。

例方：补肺汤加减。本方功能益气敛肺，止咳平喘。

常用药：黄芪、党参补元气，益肺气；五味子收敛耗散之气；熟地黄滋阴养血；桑皮、紫菀止咳化痰平喘。

若肺气上逆，喘咳较著者，伍以沉香、苏子降气止咳；肾虚不能纳气，动则喘甚者，加补骨脂、胡桃肉、脐带补肾纳气；若寒痰内盛，咳痰稀薄量多，可加钟乳石、苏子、款冬、半夏温肺化痰。

2．肺阴亏耗

呛咳气逆，痰少质黏，痰中带血，口干咽痛，发音嘶哑，午后颧红，潮热盗汗，心烦少寐，手足心热。舌红少苔，脉细而数。

治法：滋养肺阴法。适用于肺阴不足，虚火内灼之病证。

例方：沙参麦冬汤、百合固金汤加减。两方功能清养肺阴，但前方以润肺养胃生津为主，后方侧重于养肺滋肾化痰。

常用药：北沙参、麦冬、百合润肺生津；天花粉、玉竹滋养肺胃，生津止渴；川贝母、桔梗清肺化痰。

若阴虚火旺，低热明显者，可配鳖甲、青蒿、地骨皮养阴清热；兼肾阴不足者，加生地、玄参滋养肾阴；阴血不足者，加当归、白芍养血和营。

3．气阴两虚

喘促短气，咳呛痰少，质黏，烦热口干。舌红苔剥，脉细兼数。

治法：益气养阴润肺。

例方：生脉饮加减。本方益气养阴，用于肺气阴亏耗。

常用药：人参、黄芪、白术补益气；麦冬、生地、熟地滋养肺阴；五味子益气敛肺；紫菀、百部、桑白皮化痰清热利肺。

肺阴虚甚，舌红少苔，口干咽燥，加沙参、玉竹、百合等。

（二）实证

1．风寒束肺

恶寒发热，无汗，头痛，肢节酸楚，鼻塞流涕，或咳嗽频频，气急喘促，咳痰稀白，痰黏量多。舌苔薄白,脉浮而紧。

治法:疏风宣肺散寒。

例方:三拗汤、麻黄汤加减。两方均有宣肺解表、止咳化痰功能,适用于风寒束表、肺气失宣的病证。前方作用较弱,用于风寒轻证;后方散寒作用强,用于风寒重证。

常用药:麻黄、桂枝、苏叶、生姜宣肺解表散寒;法半夏、陈皮、桔梗、枳壳止咳平喘,化痰理气;前胡、杏仁、甘草宣肺止咳化痰。

如表寒重,恶寒无汗而不发热者,加重麻黄、桂枝用量;鼻塞流涕较著,加荆芥、防风、苍耳子;喉中痰鸣有声,喘哮发作,加苏子、莱菔子、五味子、细辛;咳声嘶哑或失音者,加蝉衣、胖大海等。

2. 风热袭肺

恶风,发热汗出,鼻流浊涕,咳声洪亮,咳痰黄稠,大便干结,小便黄赤。苔薄黄,脉浮数。

治法:疏风清热肃肺。

例方:桑菊饮、银翘散加减。两方共具辛凉解表、轻清宣肺的功能,适用于风热袭肺,肺失清肃之病证。前方擅于疏散风热,宣肺止咳;后方则重在清热解毒。

常用药:桑叶、菊花疏散风热;银花、连翘清热解毒;前胡、桔梗、象贝母、牛蒡子宣肺化痰;黄芩、石膏清泄肺热。

如表寒未解,入里化热,可加麻黄、石膏,清宣并用;热邪伤津,口干舌红,加天花粉、芦根,清热生津。

3. 风燥伤肺

咳嗽痰少,或带血丝,咳时胸部隐痛,口干而渴,唇燥咽痛。舌质红,脉细数。多发于秋季。

治法:疏风清肺润燥。

例方:清燥救肺汤加减。本方清燥润肺,生津止渴,适用于燥邪伤肺,肺津不足之病证。

常用药:桑叶、石膏轻宣肺热;阿胶、麻仁养阴润肺;太子参、甘草益气生津;杏仁、枇杷叶止咳化痰下气。

如津伤较甚者,配麦冬、玉竹滋养肺阴;热重者酌加石膏、知母清肺泄热;痰中夹血配白茅根清热止血。

4. 痰湿蕴肺

咳嗽反复发作,痰黏色白,稠厚量多,或胸闷气短。舌苔浊腻,脉濡缓或濡滑。

治法:健脾燥湿化痰。

例方:二陈汤加减。本方功能燥湿化痰,理气健脾,适用于痰湿蕴肺,肺气上逆之病证。

常用药:姜半夏、陈皮燥湿化痰,和胃止呕;川朴、苍术健脾燥湿,理气化痰;茯苓、甘草健脾利湿,和中化痰。

若咳嗽气喘,喉中痰鸣,脘痞苔腻者,加苏子、白芥子、莱菔子化痰降气;伴见脾气虚弱者,伍以党参健脾,亦可用六君子汤加味。

5．痰热郁肺

咳嗽气粗，痰黄质稠量多，咯吐不爽，或有腥味，或吐血痰，胸胁胀满，咳时痛著，或有身热，口干欲饮。舌苔薄黄而腻，脉滑数。

治法：清热化痰肃肺。

例方：清金化痰汤加减。本方功能清热生津，肃肺化痰，适用于痰热壅肺，肺失肃降之病证。

常用药：黄芩、山栀清泄肺热；麦冬、知母清热生津；桑皮、瓜蒌仁泻肺化痰；象贝母、橘红、桔梗、甘草化痰止咳。

若热伤血络，咳血咯血者，可加丹皮、茜根、白茅根以凉血止血；如阴伤口渴者，可配北沙参、天花粉以养阴生津。

6．气火犯肺

咳呛气逆，咳甚咯血，面赤咽干，常感痰滞咽喉，咯之难出，胸胁胀痛，口干且苦。舌苔薄黄少津，脉来弦数。

治法：清肺降火平肝。

例方：泻白散加减。本方功能泻肺清热，降火止咳，适用于肝火犯肺，肺失清肃之病证。

常用药：桑白皮润肺清热，下气止咳；地骨皮、黄芩、知母清肺中伏火；生甘草清热润肺止咳。

咳而气逆者，加金沸草、苏子、枇杷叶降气止咳；痰黏难咯，加瓜蒌皮、川贝母、黛蛤散清金化痰；伴咯血者，加黛蛤散、丹皮炭、黑山栀清热止血；气火耗灼肺阴者，加北沙参、麦冬、天花粉养阴生津。

7．寒饮伏肺

咳嗽气喘，喉中痰鸣，咳痰稀薄多沫，胸闷气短，形寒怕冷。舌苔白滑，脉沉弦或沉紧。

治法：温肺化饮。适用于寒饮停肺，肺气不利之病证。

例方：小青龙汤加减。本方功能解表化饮，止咳平喘。

常用药：麻黄、桂枝发汗解表，止咳平喘；半夏、干姜、细辛温中化饮，散寒降逆；五味子敛肺止咳。

若喘息不得卧，配白芥子、葶苈子泻肺；饮邪化热，咳而烦躁，配生石膏清热化饮。

8．痰瘀阻肺

咳嗽痰多，色白或黄，质稠，喉间痰鸣，喘息不能平卧，胸部膨满，憋闷如塞，面色灰白而暗，心悸不宁，唇甲紫绀。舌质暗，或暗紫，苔腻或浊腻，脉结滑。

治法：涤痰祛瘀，泻肺平喘。

例方：千金苇茎汤合桃仁红花煎加减。千金苇茎汤功能清热泄浊，通瘀和络，用于热壅络瘀，痰阻于肺等病证；桃仁红花煎功能活血理气，行瘀通络，用于气滞血瘀，阻于心肺等病证。

常用药：芦根、苡仁、冬瓜仁、黄芩、鱼腥草、半夏化痰泄浊；桑白皮、葶苈子清热泻肺；桃仁、红花、川芎、赤芍、当归活血化瘀。

若腑气不利，大便不畅者，加大黄、厚朴通腑泄壅。

（三）兼证

1. 肺脾气虚

咳嗽日久，气短，痰多稀白，面色㿠白，倦怠无力，食少腹胀，大便溏，甚则面浮足肿。舌苔淡白，脉细软。

治法：补肺健脾益气。

例方：参苓白术散加减。本方补益肺脾之气，健脾渗湿，用于肺脾气虚，湿痰内蕴之证。

常用药：党参、白术、山药、白扁豆、炙甘草健脾补肺；茯苓、苡仁健脾利湿；陈皮、半夏、木香健脾行气化湿。

气虚痰湿偏盛，咳痰量多色白，加炙苏子、莱菔子、白芥子；气虚及阳，畏寒怯冷，尿少肢肿，加附子、干姜、桂枝、泽泻。

2. 肺肾阴虚

咳嗽气逆，动则气促，反复咯血，失音，口干，潮热，盗汗，遗精，腰酸腿软，形瘦。舌质红，脉细数。

治法：滋养肺肾，清降虚热。

例方：百合固金汤。本方滋养肺肾之阴而清虚热，用于肺肾阴虚，虚火妄动等病证。

常用药：百合、麦冬、玄参、生地、熟地滋补肺肾而生津；鳖甲、知母滋阴清热；秦艽、银柴胡、地骨皮清热除蒸。

肾阴虚明显，目糊，眩晕，加杞子、北沙参；阴虚阳亢，头目昏眩而肢颤，加天麻、钩藤、珍珠母。

【临证备要】

1. 肺主气，药宜轻，味宜辛。清·吴鞠通《温病条辨》说："治上焦如羽，非轻不举。"故选方用药宜轻扬而忌重浊，多用苦甘辛平肃降肺气，或用苦辛温开肺气，或用微辛而酸以敛肺气，一般不用血分药。倘肺气虚而不能摄纳，则又当佐以和营养血之品，有利于肺气之肃降。如痰浊夹有瘀血阻滞，苔腻舌紫，则当使用化痰祛瘀之法。

2. 由于肺主皮毛而开窍于鼻，因此皮肤干燥，或痛或痒，或麻木不仁，或风疹瘙痒，甚至皮肤变硬等症，辨治均可参用宣肺润降之品。经常鼻塞流涕或鼻孔干燥、衄血等，也可参用清肺气、养肺阴之类药物。

3. 肺与大肠相表里，临床治疗肺经实热证，可以通过泻下通腑法，使肺热下行。若因肺虚不能布津，大肠失润，燥屎干结难行者，当于润肠通腑药中，增入开提肺气之品，使肠润便通。

4. 它脏病及肺者，或肺病及它脏者，应重视其他脏腑的治疗。如肺实火证，出现气火咳逆时，可用泻肝而达到清肺的目的；肺气虚弱之久咳、痰多、纳差者，可用培土生金法健脾以补肺。若外感风邪，肺气不宣，不能通调水道，肺病及肾，开合不利而成"风水"证者，治当宣肺利水，犹如提壶揭盖，使小便畅而浮肿消。

心

心居胸中，心包围护其外，为五脏六腑之大主，人体生命活动的中心。主血脉，藏神，心不受邪，外邪入侵，多为心包所受，而本脏之病，多起于内伤。

【脏象与病能】

一、主血脉

《素问·痿论》云："心主身之血脉"。心是血液运行的动力，脉为血液循行的隧道，营血行于脉道之中，全赖心气心阳的推动，使之周流全身，濡养机体。心病则可致血脉运行失畅，气血瘀阻，而出现心悸、怔忡、真心痛等。心主血脉的另一个表现为"其华在面"，故当心血不足时，则面白少华。又《素问·宣明五气》篇云："五脏化五液，心为汗。"汗液的生成源于津液，且与血液的蒸化有关。故汗出过多，每易耗伤心的营血。

二、藏神

《素问·调经论》云："心藏神"。《素问·灵兰秘典论》云："心者，君主之官也，神明出焉"。说明心是人体生命活动的中心，主宰人的精神意识和思维活动。在正常情况下，心的气血旺盛，则精神充沛，思维敏捷；若心有病变时，则可导致精神神志异常，而出现失眠、健忘、昏迷、癫狂、痫、厥等病证，同时也可引起其他脏腑功能活动的紊乱。

三、开窍于舌

《素问·阴阳应象大论》云："心主舌"。《灵枢·经脉》云："手少阴之别……入于心中，系舌本。"舌为心之苗，故心病可反映在舌体和舌功能的异常。如舌色淡白无华，红绛少津，紫瘀不泽等变化，或舌体强硬，口舌糜烂肿痛等症，均与心的病变有关。

附　心包络

心包络相当于膻中，张琦《素问释义》云："膻中即心包络，为心主之宫城也。"其功能活动是"臣使之官"而主"喜乐"，亦是外邪侵犯心脏的外卫防线，犹如心脏的屏障，故《灵枢·邪客》云："诸邪之在于心者，皆在于心之包络"。

【辨证论治】

一、辨证原则

心病的辨证应分虚实。虚证有阳虚（包括气虚）和阴虚（包括血虚）两类，亦可阴阳两虚并见。实证为痰、火、水饮、瘀血等病邪的阻滞，也可相兼为病。

二、辨主症

1. 辨心悸、怔忡

两者均指心慌、心中悸动的症状，是"心脏之气不得其正"。辨证当分虚实。虚证由气血阴阳亏虚，不能濡养心脏，而致心神失宁。实证多因痰火、水饮、血瘀等邪导致心神不安。

2. 辨真心痛

《灵枢·厥病》云："真心痛，手足青至节，心痛甚，旦发夕死。"说明真心痛是一个严重的病证。此证由气血瘀滞，心脉痹阻不通所致。病理性质多属本虚标实，但以实证为主。临床应辨清寒邪、痰浊、瘀滞、阳虚的不同。

3. 辨昏迷、虚脱

昏迷是指意识消失，神志不清的症状，多属邪实闭证，可见于温热病、真心痛等疾患的严重阶段，临床应辨清热闭、痰闭、寒闭。虚脱表现为神志烦躁不安而意识尚清，面色苍白，四肢逆冷，大汗淋漓，呼吸短促，甚者神志昏昧不清，脉细微欲绝，多为阴阳衰竭，尤以亡阳为主。

4. 辨水肿

由于心阳不振，而致脾失转输，肾失蒸化，气不化水，水液内停而为饮，或泛溢于肢体形成水肿，其肿以下肢为甚，并可延及腹部，甚至全身皆肿，面唇紫绀，颈脉动，胸闷心慌，短气不足以息。

5. 辨失眠、健忘

两症常相兼见，多因心脾两虚，心肾不交，或痰热上扰，导致阳不能入于阴。

三、治疗原则

虚证分别用温阳、补气、滋阴、养血法。实证宜予清火、涤痰、化饮、行瘀法。若热陷心包者，当清心开窍。心神不安者，宜镇心安神。虚实夹杂者，又需兼顾调治。

四、证治分类

（一）虚证

1. 心气虚

心悸气短，动则为甚，自汗，面色㿠白，神疲乏力，胸部闷痛。舌淡红，苔薄白，脉细弱。

治法：益气养心。

例方：养心汤加减。本方功能益气宁心，养血安神，适用于心气不足，心神失养之病证。

常用药：黄芪、党参、茯苓、炙甘草补益心气；当归、丹参、红花、川芎活血通脉；酸枣仁、柏子仁、五味子、茯神养心宁神；陈皮调中健脾。

若心肾气虚，动则短气喘促，加紫石英、五味子兼纳肾气。

2. 心阳虚

心悸而有空虚感，惕然而动，喘促阵发，面浮肢肿，形寒肢冷，或心痛暴作，脉来迟弱或结代。若阳虚欲脱，则可出现面色苍白，唇青肢厥，甚或汗出；脉沉微细欲绝等危候。

治法：温补心阳。

例方：参附汤、四逆汤加减。两方共具回阳救逆功能，适用于心阳衰弱，及心阳欲脱之危重证。参附汤治气随阳脱，重在回阳益气，以汗多脉微，心阳欲脱者为宜；而四逆汤重在回阳救逆，以四肢厥冷，阳脱者为宜。

常用药：附子、肉桂温补心阳；人参、黄芪、白术、炙甘草补益心气，以宁心神。

出现心阳欲脱者，急用参附、四逆合方，并加龙骨、牡蛎、山萸肉以回阳益气，救逆固脱；若因阴竭阳亡，酌配麦冬、五味子救阴以扶阳。

3. 心血虚

心悸怔忡，虽静卧亦不减轻，健忘，失眠多梦，面色㿠白无华，头昏目眩，神疲乏力。舌质淡红，脉细弱或结代。

治法：养血宁心。

例方：归脾汤加减。本方功用健脾益气，养血宁心，适用于心脾两虚或心血不足，血不养心等病证。

常用药：当归、白芍、熟地、桂圆肉补血养心；党参、黄芪、白术益气生血；远志、酸枣仁养心安神；木香理气醒脾。

如不寐较重者，酌加五味子、柏子仁，有助养心宁神，或加合欢花、夜交藤、龙骨、牡蛎，以镇静安神。

4. 心阴虚

悸烦不宁，寐少梦多，惊惕不安，口干舌燥，或舌疮频发，面赤升火，手足心热，盗汗。舌红少苔，脉来细数。

治法：滋养心阴。

例方：天王补心丹加减。本方功能滋阴清热，养心安神，适用于心阴不足，阴虚火旺，心神不宁等病证。

常用药：天冬、麦冬、玉竹滋养心阴；玄参、生地滋肾养心；丹参、当归补血养心；远志、柏子仁养心宁神；酸枣仁、五味子敛心气，宁心神。

若心火偏旺，心烦不寐，口舌生疮者，加黄连、山栀清心泄热；伴肾阴虚，腰酸耳鸣，咽燥者，加首乌、枸杞、龟板、鳖甲滋养肾阴以济心阴。

（二）实证

1. 心火炽盛

心悸阵作，烦热躁动不安，寐多噩梦，面赤目红，口干苦，喜凉饮，口舌糜烂肿痛，小便黄赤灼热。舌尖红绛，苔黄或起芒刺，脉数有力。

治法：清心泻火。

例方：朱砂安神丸、导赤散加减。朱砂安神丸功能镇心安神，养阴清热，用于阴虚火旺之心悸、失眠等症。导赤散功能清心泻火，导热下行，用于心火上炎之心烦、舌糜、尿赤热等症。

常用药：黄连、山栀、竹叶清心泻火；朱砂镇心安神；当归、生地补养阴血；甘草梢清热泻火，导热下行。

心神不安，心悸甚者加珍珠母、龙齿镇心安神；火郁伤阴者，伍滋养心阴药；火盛灼津成痰者，当配温胆汤以化痰宁心。

·

2．痰浊闭阻

胸中窒闷而痛，或胸痛放射至肩背，咳喘，痰多，气短，形体偏胖。苔浊腻，脉滑。

治法：通阳泄浊，豁痰开结。

例方：瓜蒌薤白半夏汤加味。瓜蒌薤白半夏汤功能开胸化痰，降逆通阳，适用于痰浊壅阻之胸闷痛，气短，喘促等症。

常用药：瓜蒌、半夏、郁金化痰泄浊；薤白、桂枝、甘草通阳；桔梗、枳壳行气宽胸。

本方如再加入干姜、陈皮、厚朴等以通阳豁痰，温中理气，则效果更佳。如兼见瘀血，可加当归、赤芍、川芎、红花等活血祛瘀之品。

3．痰迷心窍

神志呆钝，表性淡漠，或神识失常，胡言乱语，哭笑无常，或呈现一时性昏厥，甚或昏迷。舌苔腻或黄腻，脉弦滑。

治法：豁痰开窍。

例方：温胆汤加减。本方功能清热化痰，和中除烦，用于痰热扰心，心惊，烦躁，失寐等症。

常用药：郁金、黄连、竹茹清化痰热；竹沥、半夏、胆星、远志、石菖蒲豁痰开窍；茯苓、陈皮理气化痰。

若痰热内盛，舌苔黄腻，大便秘结，加礞石、大黄下其痰火。痰浊闭窍，神识不清者，宜加服苏合香丸。

4．心血瘀阻

心悸，胸闷而痛，多为钝痛或绞痛，痛引肩背及臂臑内侧，口唇及指甲紫绀。舌质暗红，或见紫斑点，脉细涩，或三五不调，或促结。

治法：活血通脉。

例方：血府逐瘀汤加减。本方功能活血通脉，理气通络，适用于心血瘀阻，心脉不畅等病证。

常用药：当归、丹参、川芎养血和络；红花、桃仁化瘀通络；郁金、枳壳、沉香行气活血。

心神不安，心悸甚者加珍珠母、龙齿镇心安神。

5．水饮凌心

心悸，眩晕，胸闷，肢冷，尿少，下肢浮肿，咳喘，恶心吐涎。舌苔白滑，脉弦滑。

治法：化饮（利水）宁心。

例方：苓桂术甘汤加味。本方功能温阳化饮利水，适用于水饮凌心，心阳不振等病证。

常用药：桂枝、干姜温阳化饮；茯苓、白术、泽泻健脾利水；红花、丹参、泽兰活血化瘀以助行水；半夏、甘草化痰和中。

水肿甚，小便短少者，加附子、黄芪、党参温阳益气利水。水饮去后，用温补心阳、健脾益肾等法，从本图治。

6．热陷心包

高热烦躁，神昏谵语，直视狂乱，面赤，斑疹，口渴。舌质红绛，苔黄，脉数。

治法：清心开窍。

例方：安宫牛黄丸。本方清热解毒开窍，适用于高热昏迷、神识不清等温热邪入心包的病证。

常用药：黄连、山栀、银花、连翘、大青叶清热解毒；生地、玄参、丹皮、麦冬养阴清热。

如有抽搐，可加全蝎、蜈蚣、僵蚕；痰多者，可加竹沥、天竺黄、胆南星；如痰多昏睡者，可加郁金、菖蒲以增强豁痰透窍之力。

（三）兼证

1. 心脾两虚

心悸气短，头昏目眩，睡眠不熟或失眠，面色萎黄，精神疲倦，饮食减少，大便或溏，妇女月经不调。舌苔薄白，质淡红，脉细。

治法：补益心脾。

例方：归脾汤加减。本方益气养血，用于心脾气血两虚之证。

常用药：当归、熟地、白芍补血养心；党参、茯苓、黄芪、白术益气补血；远志、酸枣仁养心安神；木香、香附理气醒脾。

气虚血少，血不养心，心动悸，脉结代，可用炙甘草汤加减；血虚阴伤，心悸，虚烦不寐，舌红口干，可加生地、麦冬、五味子。

2. 心肾不交

心悸健忘，虚烦少寐，颧红面赤，头晕目花，耳鸣，梦遗，腰腿酸软，口干。舌质红，脉细数。

治法：交通心肾。

例方：交泰丸加味。本方交通心肾，用于心肾失交，阴阳失调之证。

常用药：黄连、山栀、知母清泄心火；生地、玄参、麦冬、杞子滋阴以清热。

心神不宁，心悸不寐，加朱茯神、磁石、龙骨、牡蛎镇心安神；相火偏旺，加黄柏、地骨皮清泄郁热。

【临证备要】

1. 注意心之气血阴阳虚弱的侧重。心气虚与心阳虚：在其发生和发展过程中，两证虽有区别，仍亦有一定的联系。如心气虚日久，可发展为心阳虚；而心阳虚必兼有心气虚的症候。故心气虚病轻而势缓，心阳虚则病重而势急。心血虚与心阴虚的区别：心阴虚可包括心血虚，心血虚进一步发展耗伤心阴，可成为心阴虚。心血虚一般无热象，常与脾虚证并见，故又称为心脾两虚。心阴虚大多兼有热象，每影响肝肾之阴，而出现阴虚内热证。故心阴虚比心血虚病情深重，累及脏腑较多。

2. 注意证与证之间的转化与合病。心系病证除了虚实之间的转化外，实证之痰、火、瘀，虚证之气血阴阳亏虚，均可相互兼夹与转化。如火盛灼津为痰，则痰火互结；痰浊久留，气滞血瘀，则痰瘀又每互兼；心阳虚弱与水饮凌心可互为因果；心阴虚又可与痰火扰心相兼同病。气血阴阳的不足亦常同时并见。因而在治疗上应予兼顾。若气血阴阳俱虚者，应调和阴阳，培补气血，如炙甘草汤、十全大补汤等均可随证选用；心血瘀阻证伴有气滞者，适当加行气药；夹有痰浊者，需伍以通阳泄浊化痰之品等。

3. 注意心与其他脏腑之间的关系。在辨清心系病证的同时，还需注意心与其他脏腑之间的关系。如心脾同病，可表现为心脾气血两虚；心肾同病可表现为心肾阳虚、心肾阴虚、心肾不交。心火亢盛者每易引动肝火上亢，表现为心肝火旺；心血瘀阻者与肺的治节有关，可表现为心肺同病等。在选方用药时应统筹兼顾。

4. 酌配安神之品。心藏神，心病则心神不宁，故心系病证一般可加入宁心安神之品。虚证可佐养心安神如酸枣仁、柏子仁、茯神等，或参入酸枣仁汤意；实证均可加入重镇安神之品，如龙骨、牡蛎、磁石等。

5. 注意心系病的危重证候。心阳虚或阴伤及阳者，可导致心阳浮越，发生心阳欲脱之变。心血瘀阻证，若卒感寒邪，寒瘀闭阻心窍，可以骤然发生真心痛，或心阳暴脱的险证。再如痰火闭心证，若病情进一步加重，则可出现内闭外脱的危候。

脾

脾为后天之本，气血津液生化之源，其特性是喜燥恶湿，脾病运化不健，则湿蕴不化，故脾病多与湿有关。

【脏象与病能】

一、脾主运化

所谓"运化"，是指脾有转输和消化吸收的功能。其具体可分为运化水谷和运化水湿两个方面。

运化水谷：指对饮食物的消化和吸收。饮食入胃必须依赖脾的运化，将水谷精微转化为气血津液，转输供养全身。如《素问·厥论》说："脾为胃行其津液者也。"若脾失健运，则消化吸收功能失调，出现食欲不振，腹胀便溏，形体消瘦，倦怠无力等症。

运化水湿：又称运化水液，指脾将水谷中多余的水分转输到肺肾，通过肺肾的气化功能，化为汗和尿而排泄于体外。若脾之运化失司，就会导致水液内停，形成湿、痰、饮等病理产物，甚至发生水肿。

二、脾主升清

"升"指上升，是脾气运动的特点；"清"是水谷精微和营养物质。所谓"升清"，是指脾能将水谷精微营养物质吸收后上输心肺，濡养脏腑经脉、四肢百骸。若脾虚不能升清，水谷精微失于输化，则气血乏源，产生头昏、神疲、乏力、腹胀、便溏，甚至发生内脏下垂、脱肛等症。

三、脾统血

脾有统摄血液的功能，能使血行脉道之中。《难经·二十四难》云："脾裹血，温五脏。"就是指脾主统血的功能。若脾气虚弱，统摄失常，可以导致出血，如便血、血尿、崩漏、紫癜等。

四、脾合肌肉，主四肢

脾为气血生化之源。人体的肌肉组织、四肢都要依靠气血的濡养，才能使肌肉丰满，四肢活动有力，身体健壮。若脾的运化功能障碍，气血化源不足，则肌肉瘦削，软弱无力，肢体倦怠，甚则发生痿软不用等症。

五、脾开窍于口，其华在唇

《灵枢·脉度》篇说："脾气通于口，脾和则口能知五味也。"脾的功能正常，则口味正常，食欲旺盛；反之，脾虚气弱，则口中乏味，食欲减退，甚或不思谷味。若脾经湿热交蒸，则口舌生疮，或口甜口黏。其华在唇者，脾气旺盛，气血充足，唇色红润；反之，则唇淡无华。

【辨证论治】

一、辨证原则

脾病辨证有虚、实、寒、热的不同。虚证，主要有脾气虚、脾阳虚；实证有寒湿困脾、湿热蕴脾等。脾与湿的关系非常密切，脾虚可以生湿，湿盛可以导致脾虚，而为本虚标实之证。

二、辨主症

1. 辨泄泻

症见大便次数增多，粪质稀薄，甚或泻如水状。病机为脾运不健，肠腑传导失常。病程有久暴之分，性质有虚实之别。急性暴泻多因湿盛伤脾，或食滞内停，伤及脾胃，水谷清浊难分，病属实证。慢性久泻多为脾虚生湿，健运无权，或在脾虚基础上肝气乘脾，或肾阳虚不能暖脾，难以腐熟水谷，病属虚证，或虚实夹杂。

2. 辨脘腹痛

腹痛虽有虚实两类，但总以实证居多。实证病因为寒邪、湿热、积滞，导致腑气通降不利，气血运行受阻，腹痛来势急剧，痛时拒按；虚证则以脏气虚寒，气血不能温养所致，腹部绵绵作痛，痛时喜按。

3. 辨便秘

便秘由脾胃肠腑功能失常引起。应区别其病机为脾胃燥热内结，或气滞不行，或因气虚传送无力，或因血虚肠道失濡，或因脾阳虚而阴寒凝结等。

三、治疗原则

虚证可用温中祛寒、补中益气法；实证宜用清化湿热或温化寒湿法；若虚实夹杂，又当祛邪与补脾兼顾。

四、证治分类

（一）虚证

1. 脾阳虚衰

面色苍白，畏寒肢凉，腹胀有冷感，或泛吐清水，胃纳不佳，或纳后不易消化，喜热饮，大便溏薄，小便清长。舌淡苔白，脉来沉细。

治法：温中健脾。

例方：理中汤加减。本方功能温中祛寒，补气健脾，适用于脾阳虚而运化失健的病证。

常用药：干姜温中祛寒；党参补脾益气；白术、茯苓健脾渗湿；甘草益气和中，调和诸药。

若形寒肢冷，腹部冷痛者，加熟附子、肉桂振奋脾阳；肿甚尿少，再加桂枝、泽泻、车前子通阳利水消肿；腹泻日久，出现心烦少寐者，加川连、肉桂；腹部胀满者，加枳实、大腹皮消导行气。

2. 脾气不足

面色萎黄，少气懒言，纳少便溏，久泻脱肛，四肢乏力，肌肉瘦瘦，脘腹腰胯坠胀，或齿衄、吐血、便血，妇女月经过多，白带清稀，小便淋漓不尽，或尿混浊如米泔水。舌质淡，脉濡弱等。

治法：补中益气。

例方：补中益气汤加减。本方功能健补脾胃，升阳益气，适用于中气不足，气虚下陷的病证。

常用药：黄芪、党参、甘草补气培中；白术健脾；当归养血；陈皮理气；升麻、柴胡以升举清阳。

黎明洞泻，火不生土者，加破故纸、五味子、熟附子温肾暖土；脾不统血而致出血，皮肤有紫癜者，加熟地、阿胶、仙鹤草养血止血；若脾阴虚或气阴两虚，则当取用甘淡补脾法，方用参苓白术散加减。

（二）实证

1. 寒湿困脾

胸闷口黏，纳谷不馨，脘腹痞胀，头昏身倦，泛恶呕吐，大便溏薄，皮肤晦暗发黄，四肢浮肿，小便短少。苔薄腻，脉濡滑等。

治法：燥湿运脾。

例方：胃苓汤加减。本方功能燥湿运脾，通阳利水，适用于寒湿困脾，脾运不健的病证。

常用药：苍术、白术燥湿运脾；厚朴、陈皮除湿散满，理气化滞；猪苓、茯苓、泽泻甘淡渗湿，通利小便；桂枝温阳化气而利小便。

若寒湿较甚，腹痛，水泻频剧，可加藿香、草果、干姜温脾燥湿祛寒；如浮肿尿少，加大腹皮、生姜皮、生苡仁等渗湿利水消肿。

2. 湿热蕴脾

肌肤黄染如橘色，两胁及脘腹作胀，食少厌油，恶心呕吐，口干苦，大便秘结，或便溏不爽，小便黄赤短少，或有发热。舌红，苔黄腻，脉濡数等。

治法：清利湿热。

例方：茵陈蒿汤合四苓散加减。两方均有清利湿热功能，适用于湿热蕴脾，健运无权，熏蒸肌肤，发为黄疸的病证。但前方兼有通腑退黄作用，后方则以淡渗利湿为长。

常用药：茵陈、山栀清利湿热，消退黄疸；大黄通泻瘀热而疏利胆道；白术、泽泻、猪苓、茯苓渗湿而利小便。

若湿盛，胃气上逆，呕恶频作者，酌加藿香、佩兰、法半夏、陈皮、竹茹等芳香化浊，和胃降逆。

（三）兼证

1. 脾肾阳虚

面色苍白，神倦，少气懒言，形寒肢冷，喜温，大便溏泻或黎明即泻，腹痛，下肢浮肿，或有腹水。舌苔淡白，脉沉迟而细。

治法：温补脾肾。

例方：附子理中汤加减。本方健脾温肾，用于脾肾阳虚，腹痛泄泻，肢冷，便溏等症。

常用药：附子、干姜、肉桂温补脾肾之阳；白术、党参、甘草健脾益气；仙灵脾、补骨脂温肾。

脾虚气陷，久泻，脱肛，加黄芪、升麻、葛根益气升清；阳虚饮停，尿少，肢肿，加泽泻、茯苓利水渗湿。

2. 肝脾不和

胁胀或痛，纳少，嗳气，腹部胀满，肠鸣，泄泻，矢气多，性情急躁。苔薄白，脉弦细。

治法：疏肝健脾。

例方：逍遥散加减。

常用药：柴胡、枳壳、木香、香附疏肝理气；白术、陈皮、茯苓健脾益气；当归、生地养阴和血。

肝气犯胃，胃痛，呕逆，加玄胡、川楝子理气止痛；肠鸣，腹痛泄泻，泄后痛减，加防风、白芍抑肝扶脾。

3. 脾胃不和

胃脘部饱闷发胀，隐痛，食少，食后不易消化，嗳气，甚则呕吐，腹胀，大便溏薄。舌苔薄白，脉细。

治法：健脾和胃。

例方：香砂六君子汤加减。本方益气运中，调和脾胃，用于脾运失健，胃失和降等病证。

常用药：党参、白术、茯苓补脾益气；陈皮、半夏燥湿健脾；木香、佛手和胃理气。

食滞胃脘，加山楂、神曲、炙内金；脾虚明显，气短倦怠，加黄芪补气。

【临证备要】

1. 脾胃同居中焦，以膜相连，互为表里。在生理功能上，脾主运，胃主纳；脾主升，胃主降，两者相辅相成，共同维持人体正常的消化吸收及排泄功能。在病理情况下，脾胃常常同病。一般来说，脾病多虚多寒，胃病多实多热，古人曾概括为"实则阳明，虚则太阴"，即指此意。治疗上应注意"脾宜升则健，胃宜降则和"，以及治脾毋忘调胃，治胃毋忘健脾的原则。

2. 脾病多湿，常参入祛湿之法。脾为湿土，喜燥恶湿。湿盛可以导致脾虚，脾虚也可以生湿，往往互为因果。脾虚失运，水湿内留，多属本虚标实之证。本虚为主者，治多健脾，佐以化湿；标实为主者，则应以祛湿为主，兼以运脾。

3. 脾病亦可导致气滞。脾失健运，往往影响气机的升降，出现腹胀、纳少等脾气壅阻之证。在治疗中，应配合使用理气消导法，有助于脾的健运。

4. 脾阴不足，当予滋润。脾虚一般以气虚、阳虚为多，但亦可出现脾阴证。如面白颧红，虚烦，口干，唇红，厌食不饥，或能食而不运，大便干结或泻下如酱，黏滞不爽，腹胀隐痛，口舌生糜，舌干红，苔少无津，脉细数无力等，当予甘润养阴，以参苓白术散、麦门冬汤加减，可适当重用甘草，即"甘守津还"之意。但注意养阴不可过于滋腻，或酌配甘淡实脾之品，如白扁豆、苡仁、白术等。

5. 脾的病变不但与胃肠有关，和其他脏腑亦有联系。如脾病久而不愈，常可影响其他脏腑，它脏有病亦会影响及脾，常见的有脾胃、脾肾、肝脾、心脾、肺脾同病等，通过治脾或治它脏，均有利于疾病的恢复。

肝

肝为刚脏，体阴用阳，喜条达而恶抑郁，郁则化火、生风，故肝病以阳亢为多见；且其性易动而难静，病即延及它脏，故曰："肝为五脏之贼"，为病最杂而治法最广。

【脏象与病能】

一、肝主疏泄

肝主疏泄，表现有三：一指肝具有调畅气机的功能。疏泄正常时，气血调畅，经络通利。若疏泄功能失常，可使肝气郁结，胁肋胀痛；或因疏泄升发太过，而致肝阳偏亢，头胀，目赤，易怒。二指肝有疏土助运的功能。肝气能助胆汁泄注于胃肠而促进脾胃的消化。若疏泄失常，肝木乘土，则脾胃运化不健。三指肝有调节情志活动的功能。疏泄功能正常，则心情爽朗，精神愉快，思维敏捷。若疏泄失常，则性情急躁，或优柔寡断，甚则发生脏躁、郁证、癫狂等疾患。此外，妇女的月经与孕育，也与肝气之疏泄功能有关，故有"女子以肝为先天"之说。

二、肝藏血，主筋

肝有储藏血液和调节血量的功能。肝藏血，有利于维持人体阴阳的平衡，使肝气冲和条达，勿使过亢而升腾。且肝对人体血量的调节起着重要作用。《素问·五脏生成》篇云："人卧则血藏于肝。"王冰解释说："肝藏血，心行之，人动则血行于诸筋，人静则血归于肝脏。"若肝的藏血功能失常，就会出现血虚证候。如肝血不足，不能上注于目，则目涩眼花；血不养筋，则肢体拘挛或麻木；冲任失养，则月经量少、延期、经闭。

肝主筋，是指筋脉有赖肝血的濡养才能主持全身关节的屈伸转侧活动，故筋与肝密切相关。若肝血虚不能养筋，则发生肢体麻木，手足振颤，甚则瘛疭。

三、开窍于目

肝的经脉上连目系，故目的视力有赖于肝的疏泄和肝血的濡养。故《灵枢·脉度》云："肝气通于目，肝和则目能辨五色矣。"若肝血不足，则泪少，两目干涩，视物不清甚或夜盲；肝经风火上扰，则目赤痒痛，羞明流泪；肝阳上亢，则头晕目眩；肝风内动，则目睛上视。

四、肝藏魂，主谋虑

《灵枢·本神》云："随神往来者，谓之魂。"魂是精神活动的一部分。魂以血为其物质基础，故《灵枢·本神》云："肝藏血，血舍魂"。若肝血不足，营血亏损，则魂不守舍，从而发生惊骇多梦、睡眠不安等症状。

谋虑也属于精神意识活动的范畴，为肝所主。肝主谋虑，胆主决断，肝谋胆断，则筹划周全。若过于谋虑，损伤肝体，影响肝用，则出现精神抑郁，优柔寡断。

【辨证论治】

一、辨证原则

肝脏病证，可分为虚证和实证两大类。实证有肝气郁结，肝火上炎，肝风内动；虚证有肝阴（血）不足，血燥生风等证；兼证有肝肾阴虚，心肝火旺，肝胃不和等。

二、辨主症

1. 辨头痛

肝病头痛多系内伤，但有虚实之分。实证头痛，多为情志所伤，肝阳亢盛，风阳痰火上扰头目，清阳失展所致。可见头部筋脉跳动，抽掣胀痛，面颧红赤，或伴头眩等症。虚证头痛（或为本虚标实）多为阴血不足，肝失所养，虚阳上扰所致。可见头痛隐隐，缠绵不已，常伴眩晕，目涩畏光，舌红口干等。

2. 辨眩晕

眩晕与头痛常相兼见。头痛的病因有外感和内伤，而眩晕则以内伤为主。临床应分辨虚实。属实者，病程短，呈发作性，易因情志过激而诱发。属虚者，病程长，反复持续发作，烦劳加剧，头昏眩晕，两目干涩，视物模糊。

3. 辨痉、抽搐

痉是以项背强急，四肢抽搐，甚至角弓反张为主症；抽搐，亦称瘛疭，指肢体抽动。瘛为筋脉拘急，疭为筋脉弛纵。抽搐既可单独为病，亦可为痉证症状之一，两者有一定的联系。辨证需分虚实。实证多为热动肝风所致，可见高热神昏，颈项强直，肢体抽动，甚则角弓反张，摇头戴眼等。虚证多为阴虚风动，时时发痉，手足蠕动，或微抽搐，四肢麻木。

4. 辨麻木

麻指皮肤感觉异常，非痛非痒，如虫蚁行，按之不止，搔之愈甚；木指皮肤感觉迟钝或消失，不痛不痒，按之不知，掐之不觉。一般而言，麻属气血不运，木为顽痰死血。若肝血不足，不能濡养筋脉，则肢体麻木；肝风夹痰瘀阻于经脉，则肢体木而不仁。

5. 辨昏厥

昏厥是指猝然昏倒，不省人事的病证。辨证应分虚实。实证多因气血上逆或痰随气升所致，虚证多为气血亏虚不能上承所致。

6. 辨黄疸

黄疸是以面目及全身皮肤发黄为特征，因湿邪阻滞肝胆，胆汁外溢，泛于肌肤所致。可分为阴黄与阳黄两证。阳黄湿热证，肤目鲜黄如橘子色，伴小便黄赤，身热，苔黄腻，脉象濡数；阴黄寒湿证，面目肌肤晦黄如烟熏，身热不著，伴便溏，苔白腻，脉濡缓。

7. 辨胁痛

两胁为肝之分野，故胁痛多属于肝。一般偏于实证为多，有气滞、血瘀、肝火等不同；虚证则为肝阴不足。

8. 辨癥瘕、积聚

癥积是指腹内结块，有形可征，或胀或痛，固定不移的病证。病在血分，皆因气滞血瘀所致。辨证有湿热、寒湿、痰瘀之不同。

9. 辨鼓胀

鼓胀是以腹大胀满，绷急如鼓，皮色苍黄，脉络显露为特征。多属本虚标实，虚实错杂，标实者当辨气、血、水的偏盛，本虚当辨阴虚与阳虚之不同。

三、治疗原则

实证治宜疏肝理气、清肝泻火、平肝息风；虚证治宜用滋阴潜阳、养血柔肝、养血祛风等法。若兼见它脏症状时，分别标本主次，兼顾治疗。

四、证治分类

（一）实证

1. 肝气郁结

情绪抑郁不畅，胁肋胀痛，甚则涉及腰背肩胛等处，或胸闷，咽部有异物感，嗳气泛恶，纳食减少，或乳房胀痛有核，少腹痛等。舌苔薄白，脉细弦。

治法：疏肝理气。

例方：柴胡疏肝饮加减。本方功能疏肝解郁，理气和络，适用于肝郁气滞之病证。

常用药：柴胡疏肝解郁；枳壳行气消痞；芍药柔肝敛阴；香附、青皮、陈皮、厚朴理气宽中；川楝子、郁金泄肝通络。

若气郁化火者，加黑山栀、黄芩清肝泄热；气滞络阻者配红花、延胡索理气活血通络；夹痰者，加法半夏、茯苓、苏梗化痰理气解郁。

2．肝火上炎

头痛眩晕，额部跳痛，耳鸣，面红目赤，急躁多怒，口干口苦，胁痛如灼，呕吐黄苦水，甚或吐血、衄血，大便干结或秘。舌苔黄，脉弦数。

治法：清肝泻火。

例方：龙胆泻肝汤加减。本方泻肝火，清湿热，适应于肝经湿热壅滞，或肝火上炎等证。

常用药：龙胆草泻肝经实火，除下焦湿热；黄芩、山栀清中上焦火；车前子、泽泻、甘草清利下焦湿热。

肝火上炎，头痛目赤，加夏枯草、苦丁茶、决明子清肝明目；火盛伤阴，酌加生地、当归滋阴养血。

3．肝风内动

头痛眩晕，痛如抽掣，甚或口眼歪斜，肢麻震颤，或舌强，舌体偏斜抖动，言语不清，甚则猝然昏倒，手足抽搐或拘急。舌红苔薄，脉弦。

治法：平肝潜阳。

例方：天麻钩藤饮加减。本方功能平肝息风潜阳，适用于肝阳亢盛，内风上旋的病证。

常用药：天麻、钩藤、石决明平肝息风潜阳；黄芩、山栀清肝泻火；杜仲、桑寄生滋养肝肾；茯神、夜交藤养心安神；牛膝引药下行，增强其潜阳镇摄之力。

肝风偏盛，头晕目眩明显者，加生龙骨、牡蛎、珍珠母等；风痰入络，口眼抽动，肢麻搐搦者，加全蝎、僵蚕、蜈蚣等搜风祛痰通络。

至于热极生风，证治详见"内风"一节。

（二）虚证

1．肝阴（血）不足

头痛眩晕，面部烘热，两目干涩，雀目夜盲，肢麻肉瞤，虚烦不寐，口干。舌红少苔，脉细弦。

治法：养血柔肝。

例方：归芍地黄汤加减。本方功能养阴补血柔肝，适用于阴血不足，肝失涵养之病证。

常用药：当归、白芍、枸杞、首乌补养肝血；生熟地、女贞子、墨旱莲滋养肝肾之阴以荣肝体。

兼有气虚者，酌加太子参、炒白术补气健脾；气滞显著者，酌加玫瑰花、佛手片、橘叶等理气和络。

2．血燥生风

皮肤干燥，瘙痒脱屑，瘾疹时发，肢体麻木，甚则爪甲枯槁，毛发脱落。

治法：养血祛风。

例方：当归饮子加减。本方功能养血和营，散风止痒，适用于肝血不足，血燥生风之病证。

常用药：当归、赤芍、白芍养血润燥；生地、麦冬滋肝阴而清肺火；白蒺藜、蝉衣、防风、地肤子散风清热，祛湿止痒；生甘草清热解毒。

毛发脱落较甚，加黑芝麻、胡桃肉、黑豆、制首乌，补养肝肾阴血；头痛久发不已，加蔓荆子、白芷，增强祛风止痛作用。

（三）兼证

1. 肝肾阴虚

眩晕耳鸣，两目干涩，颧红咽干，五心烦热，盗汗，腰膝酸软，或男子梦遗，女子月经不调。舌红少苔，脉细弦数。

治法：滋养肝肾。

例方：杞菊地黄汤加减。本方功能滋养肝肾，平潜虚阳，适应于肝肾阴虚阳亢的病证。

常用药：枸杞、熟地、山萸肉滋补肝肾之阴；菊花平肝息风；丹皮、泽泻、茯苓清利湿热；怀山药脾肾双补，且能调养胃气。

肝阳亢盛者，配石决明、牡蛎平肝潜阳；阴虚者，加首乌、龟板滋养肝肾。

2. 心肝火旺

头痛，面红目赤，胁痛，性情急躁易怒，惊悸少寐，甚则精神失常，狂躁不安，语无伦次。舌尖红，苔黄，脉弦数。

治法：清心泻肝。

例方：龙胆泻肝汤、泻心汤加减。两方皆能清热泻火，用于心肝火旺之证。但前方以清泻肝胆实火为长，用于肝火旺盛，目赤性躁，头痛等症；后方清心泻火为主，用于心火炽盛，心烦心悸等症。

常用药：龙胆草、山栀、黄芩、黄连清泻心肝之火；泽泻、车前子利湿而引气火下行；生地、当归养阴和血；代赭石、磁石镇心而降逆。

心肝火旺，扰乱神明，狂躁不安，可用生铁落饮镇心泻热清肝；心肝火旺，炼液为痰，舌红苔黄腻，可加陈胆星、竹沥、半夏、郁金清热祛痰；心火移热，口舌生疮而小便短赤，可加竹叶、灯心草、莲子心；火热伤津，口干，加沙参、玄参、天花粉等养阴清热生津。

3. 肝胃不和

胁肋胀痛，脘部满闷隐痛，纳少，嗳气吞酸，呕吐或嘈杂，吐苦水，舌苔薄黄，脉弦。

治法：疏肝和胃理气。

例方：四逆散合左金丸。前方疏肝理气和胃，用于肝气犯胃胁痛，脘痛等症；后方清肝泄热，用于肝郁化热，嗳气吞酸等症。

常用药：柴胡、枳壳、佛手、香附疏肝和胃；青皮、陈皮、厚朴花理气宽中；芍药、甘草柔肝养阴；黄连配吴萸清肝泄热。

4. 土败木贼

腹大胀满，形如蛙腹，撑胀不甚，胸闷纳呆，胁下胀痛，小便短少，大便易溏，或见下肢浮肿。舌质淡，苔白腻，脉沉细弦。

治法：补脾柔肝，行气利水。

例方：归芍六君汤、五苓散加减。前方柔肝健脾，用于肝郁脾虚之胁痛；后方健脾利水，用于脾虚水湿内停，腹大胀满等症。

常用药：当归、白芍补血活血，柔肝缓急；白术、茯苓、党参健脾补虚，使土能制水；厚朴、苍术、陈皮燥湿健脾，湿化水行。

脾阳虚弱，四肢不温，腹胀便溏者，加黄芪、山药、苡仁、制附子、干姜等温补脾气，消胀利水；脘闷纳呆，加砂仁、藿香行气和胃；小便短少，下肢肿甚，加猪苓、泽泻、车前子以利水气；胁下痞块加大黄䗪虫丸化瘀软坚。

【临证备要】

1. 肝为刚脏，性喜升发，临床以实证、热证较多见。至于肝的寒证，多为寒凝厥阴之脉而致少腹冷痛及寒疝，可用暖肝煎、橘核丸加减。它如肝气虚、肝阳虚证，因阳气不足，升发无力，又须用温养法，虽属变治，但不可不知。其中肝阳虚常兼肾阳虚，肝气虚则与肺脾气虚关系密切。

2. 肝气、肝火、肝风三者在病机变化上有密切联系。如病初为肝气郁结，继则郁而化火，发展为肝火上炎；火盛又可生风，发展为肝风内动。在转化过程中每多相互兼夹，临床应掌握主次，随证施治。

3. 肝阳化风和阴虚阳亢的临床表现虽然大致相同，但前者偏于实，治宜平肝息风为主；后者则属本虚标实，以育阴潜阳为宜。盖肝阴虚者，肾水亦亏；肝阳旺者，相火不潜，故常用肝肾并治之法。

4. 肝系病证，在病机发展方面有上升、下注、横窜、侵脾、侮肺等不同。如肝阳偏亢，可上窜清空而为头痛、眩晕，甚则卒中昏倒；肝风、肝气，可横窜经络，肢体出现麻木、震颤、抽搐；肝经湿热下注，可发生阴囊湿疹，奇痒难忍，或带下淋浊；肝木克犯脾胃，而为呕呃、腹痛、泄泻；肝火侮肺，发为呛咳、咯血。故诊治肝系病证，应注意整体情况，随证处理。

5. 肝体阴而用阳，气郁每易化火伤阴，阳亢易于动风，故治肝应掌握"理气还防伤阴"之旨，辛燥香窜之品，不宜多用久用，必要时可配合轻清疏透之品，如厚朴花、玫瑰花、月季花、佛手、香橼皮等。

肾

肾为先天之本，肾阴肾阳是其他脏腑阴阳的根本，为生命活动之根。人之生长、发育、生殖、衰老，均关系到肾，因此肾病本质多属于虚。

【脏象与病能】

一、藏精

《素问·上古天真论》云："肾者主水，受五脏六腑之精而藏之。"肾所藏的精气，是脏腑阴阳之本，它包括"先天之精"和"后天之精"。肾的精气有肾阴、肾阳之分。肾阴又称真阴、元阴；肾阳又称真阳、元阳，亦称"命门之火"。两者相互为用，是维持脏腑功能活动的物质基础和动力。若肾的精气衰减，常表现为阴虚或阳虚之证。

二、主水

人体水液的代谢与肺、脾、肾、三焦、膀胱等脏腑密切相关，但肾为水脏，主津液，是调节水液代谢的主要脏器，其调节功能赖肾阴肾阳的相互作用。如阴阳偏胜，关门不利，开合失常，则发生小便异常，尿少，水肿，或多尿，遗尿等症。

三、主骨，生髓，充脑

肾的精气充养骨骼，生髓，上通于脑，故称脑为髓海。肾的精气充盈，则骨骼轻劲有力，思维敏捷。若肾精不足，则骨髓空虚，在小儿则囟门迟闭，骨软行迟；在老人则骨质脆弱，易于骨折。若髓海失养，可发生胫酸眩冒，目无所见，懈怠安卧等症状。

四、主纳气

《类证治裁·喘证》云："肺为气之主，肾为气之根，肺主出气，肾主纳气。"故呼吸虽然属肺所司，但肾有助肺纳气的功能，肺吸入的清气，必须下纳于肾，使呼吸均匀，以保证体内外清浊气体的正常交换。若肾的纳气功能减退，摄纳无权，即见动则气喘，呼多吸少。

五、开窍于耳

耳的听觉灵敏与否，与肾的精气盈亏密切相关。肾精充盈，髓海得养，听觉灵敏，故《灵枢·脉度》云："肾气通于耳，肾和则耳能听五音矣。"反之，若肾的精气虚衰，髓海失养，则听力减退，或见耳鸣、耳聋。

【辨证论治】

一、辨证原则

肾为先天之本，藏真阴而寓元阳，故肾病有虚证和本虚标实证之分。虚证辨证应辨别阴虚还是阳虚，阳虚包括肾气虚弱、肾阳不振、肾不纳气，阴虚为肾阴（精）亏虚。本虚标实证则有肾虚水泛、阴虚火旺等。

二、辨主症

1. 辨腰膝酸痛

腰为肾之府，督脉循脊隶属于肾，故腰脊酸痛、腿膝酸软等症与肾有关。若肾之精气虚弱，则腰痛绵绵，活动欠利，胫酸腿软，足跟疼痛，甚则骨痿足弱不能行走。寒湿侵肾，腰痛酸重。

2. 辨耳鸣、耳聋、眩晕

肾开窍于耳，脑为髓之海。若肾精亏虚，不能上充于耳，则耳鸣耳聋，日益加重，头昏目眩。

3. 辨阳痿、遗精、月经失常

肾藏精，主生殖。若肾虚不能固藏精气，可见遗精，精少不育；女子则冲任不固，引起崩漏，或化源衰少，导致经少、延期、经闭、不孕。肾阳虚者，则有滑精或阳痿、早泄等证；肾阴虚者，则易导致梦遗。

4. 辨淋浊、尿血

膏淋与尿浊，均为小便混浊如泔浆。但膏淋初发，多伴尿频急灼痛，属湿热下注，日久转虚，灼痛消失，症同尿浊。尿血为小便中混有血液，轻者如洗肉水，重者色殷红夹血块，多因肾阴亏虚，虚火伤络，或阳气虚衰，不能摄血所致。

5. 辨小便异常

肾司二便，尿量的多少以及排尿的畅通与否，均由肾的气化功能调节主持。肾阳主开，肾阴主合，阴阳开合协调，则排尿正常。如肾病，开合不利，可引起小便异常。阳虚阴盛，开少合多，不能化气行水，则尿少不畅，排出无力，甚至癃闭；若阳虚不能蒸水化气，肾气不能固摄，反为小便清长量多，尿意不尽或遗尿。

6. 辨水肿

水液潴留，泛溢肌肤，引起头面全身浮肿者，称为水肿。如肾阳虚，导致水液内停，形成水肿者，属阴水，症见水肿迁延，日久不退，腰以下为甚，按之凹陷难起。

三、治疗原则

一般来说，肾病以虚证为多，按照"虚者补之"的原则，当以补肾为主。但需辨别肾阳虚和肾阴虚，分别采用温补肾阳或滋养肾阴的方法，并掌握阴阳互根这一规律，予以兼顾。本虚标实者，宜补泻兼施。必要时可以泻实为主。

四、证治分类

（一）虚证

1. 肾气虚弱

腰膝酸软，耳鸣重听，眩晕健忘，溺有余沥，小便频数或失禁，遗精，女子带下稀白，面色㿠白，气短乏力。舌质淡胖，有齿印，苔薄白，脉细弱。

治法：补肾益气。

例方：大补元煎加减。本方补益肾元，用于肾气亏虚，腰酸，耳鸣，头晕，头痛等症。

常用药：人参、山药、杜仲补益肾气；杞子、熟地、当归、山萸肉滋养肾阴；白术、茯苓、黄芪补脾以滋肾。

腰酸明显，加川断、桑寄生补肾强腰；气虚及阳，形寒肢冷，加附子、肉桂温肾；肾虚冲气上逆，脐下悸动，加桂枝、磁石、龙骨。

2. 肾阳不振

腰膝酸冷，尿少，肢体浮肿，或夜尿频多色清，畏寒肢冷，面色㿠白，头昏耳鸣，阳痿滑精，黎明腹泻，便溏。舌淡胖嫩，苔白润，脉沉细。

治法：温补肾阳。

例方：金匮肾气丸、右归丸加减。适用于肾阳不足，命门火衰之证。两方均能温补肾阳，但前者补中寓泻，后方则扶阳配阴。

常用药：附子、肉桂（桂枝）温补命门真火；熟地、山萸肉、山药滋养肾阴，本阴阳互根之旨，补阳而不伤阴；泽泻、丹皮、茯苓利水泄浊。

命门火衰，阳痿早泄，加仙茅、仙灵脾、海狗肾、韭菜子、阳起石、雄蚕蛾等温肾壮阳。

3. 肾不纳气

少气不足以息，动则喘甚，或喘而汗出，小便不禁，或见胸闷心悸。舌苔淡白，脉虚弱。

治法：补肾纳气。

例方：人参胡桃汤、参蛤散加减。适用于肾不纳气的虚喘证。两方均有补肾纳气平喘功能，后者胜于前者，用于喘急汗多者。

常用药：人参大补元气；北五味、冬虫夏草、脐带、山萸肉、胡桃肉纳气归肾；蛤蚧补肺纳肾而益精血；沉香纳气入肾。

冲气上逆，喘促显著者，可加紫石英、磁石、熟地，使阴气能归原，不致冲逆上奔。证情严重，喘咳痰涌，头汗足冷，面色苍白，烦躁不安，脉浮大无根，或至数不清者，为阳衰欲脱，急用参附汤吞服黑锡丹，回阳救急。

4. 肾阴（精）亏虚

形体羸瘦，头昏健忘，失眠，梦遗，耳鸣耳聋，腰腿酸软，男子精少，女子经闭，低热虚烦，尿浊或尿多如脂。舌红少苔，脉来细数。

治法：滋养肾阴。

例方：六味地黄丸、左归丸加减。适用于肾阴亏虚的病证。两方均能滋养肾阴，但前方功能壮水制火，后方则为育阴涵阳。

常用药：熟地、山萸肉补养肾阴；泽泻泄肾火；丹皮清肝热；茯苓渗脾湿。

阴虚较甚，加首乌、女贞子、枸杞子、桑椹子滋养肾阴；或配菟丝子、巴戟天、鹿角等助阳生阴。

（二）本虚标实证

1. 肾虚水泛

全身浮肿，下肢尤甚，脐腹胀满，小便短少，或咳嗽气喘，痰多清稀，心悸目眩，畏寒肢冷。舌淡苔白，脉象沉滑。

治法：温肾利水。

例方：真武汤、济生肾气丸加减。适用于肾阳虚所致的水肿。两方均有温肾利水功能，但前方用于水肿甚，标实明显者，后方则用于本虚为著者。

常用药：附子、桂枝、细辛温肾通阳，祛寒散邪；白术、茯苓健脾燥湿利水；生姜辛温散水消肿。

尿少肿剧，加泽泻、车前子渗湿利水；水肿消退后，酌减利水药，以温补肾阳治其本。

2. 肾虚火旺

潮热盗汗，五心烦热，虚烦少寐，头晕目眩，颧红唇赤，腰膝酸痛，口干咽燥，阳兴即遗，尿赤便秘。舌红苔少，脉来细数。

治法：滋肾（阴）降火。

例方：知柏地黄丸、大补阴丸加减。适用于肾阴不足，虚火偏亢之病证。两方均有滋阴降火功能，前者功专滋阴降火，后方兼有填补精髓的作用。

常用药：黄柏、知母苦寒坚阴，清泄相火；熟地、山萸肉、山药填补肾阴；龟板滋阴潜阳，益肾壮骨；猪脊髓益精补髓。

下焦湿热内蕴，标实明显者，加车前子、泽泻清利湿热；相火亢盛者，加丹皮、龙胆草。

【临证备要】

1. 肾虚当阴阳分治。治疗肾阴虚者，宜投甘凉益肾之剂，使虚火降而阴自复，忌用辛燥耗津，苦寒伤阴。此即王冰所说"壮水之主，以制阳光"。属肾阳虚者，忌凉润、辛散，宜用甘温助阳之品，使沉寒散而阳纲振，也就是"益火之源，以消阴翳"之意。

2. 酌加血肉有情之品。治疗肾精亏损者，应加血肉有情之品以填补精髓，可用河车大造丸加减治疗，选用部分味重的动物类滋补药。属肾阴虚者，宜选阿胶、龟板、鳖甲等；肾阳虚者，宜选鹿角胶、紫河车、脐带等，此亦即"下焦如权，非重不沉"之意。但需注意保护脾胃运纳功能，可适当配合苍术、木香等运脾之品。

3. 注意阴阳兼顾。肾之阴阳为元阴元阳，偏之之时常易互相影响，出现阴损及阳，阳损及阴，阴阳两虚，精气两伤，治当统筹兼顾，阴阳并补。如阴阳偏衰不显，以肾虚为主时，当平补肾元，用女贞子、墨旱莲、杜仲、川断、菟蒺藜子等。

4. 肾虚日久，配用固摄之法。肾气肾元亏虚，封藏失司，固摄无权，常易出现遗精、久泻等症，应应用补肾固摄法，可用金锁固精丸、缩泉丸之类加减，亦可在辨证方药中加入潼蒺藜、益智仁、龙骨、牡蛎等，但应注意有实邪留恋者慎用。

5. 肾与其他脏腑的关系颇为密切。如肺气虚弱的咳逆上气，久则肾气亦虚，出现肾不纳气，喘促尤甚，当敛肺止咳与温肾纳气并施；脾虚不运之久泻，久则命门火衰，五更泄泻，当温运脾阳和"釜底添薪"齐进；又如肾阴不足，水不涵木，肝阳上亢，治当育阴潜阳；肾阴不足，心火偏旺等致心肾不交，治当清心滋肾，引火归原。

胆

胆附于肝，其经脉属胆络肝，两者相为表里。它的主要生理功能是主决断，贮藏和传送胆汁，泄注于胃肠，协助水谷的消化。胆病表现为少寐，易惊胆怯，或胁痛、黄疸等症。肝胆疾病有密切联系，在辨证、立法、选方上有许多相同之处，因此胆病可与肝系病证互参。

【辨证论治】

一、辨治原则

胆病的辨证治疗须分虚实。虚证为胆气虚怯，治以补益；实证以湿热为主，治以清利。虚实相兼者，分别主次，兼顾治疗。

二、证治分类

1. 胆虚证

胆怯易惊，精神恍惚，眩晕呕吐，口苦，胸闷，痰多。舌苔白滑，脉小弦或细滑。

治法：靖胆化痰。

例方：安神定志丸合温胆汤加减。两方相合适用于胆虚夹有痰热之病证。前方益气安神，镇惊化痰；后方清胆化痰和中。

常用药：人参益气安神；半夏、陈皮燥湿化痰，理气和胃；茯苓、茯神、石菖蒲、远志化痰宁心；龙齿镇惊；竹茹清热化痰，除烦止呕；枳实下气散结。

伴见心烦少寐、多梦者，加黄连清心。

2. 胆实证

胁痛时发，或突发剧痛，胸脘烦闷，呕恶频频，泛吐酸苦黄水，口干苦，伴寒热往来，目黄，身黄，尿黄，黄色鲜明。舌红，苔黄腻，脉濡滑而数。

治法：清泄胆热。

例方：蒿芩清胆汤加减。本方功能清胆利湿，和胃化痰。适用于湿热蕴结，胆失疏泄之证。

常用药：青蒿、黄芩、竹茹清透少阳邪热；陈皮、半夏、枳壳和胃降逆化痰；赤茯苓、碧玉散清热利湿。

身发黄疸，湿热甚者，加茵陈、蒲公英、黑山栀、黄柏、生大黄等，加强清热利湿以退黄。伴有寒热往来，加柴胡，配黄芩和解清热。

【临证备要】

1. 胆虚注意心胆同治。胆虚每多兼有心虚，而为心胆虚怯，可见胆怯不寐、心悸不安等症，治疗宜同时补益心气。胆实每与肝同病，而为肝胆湿热。若蕴久不化，胆汁结成砂石，阻滞气机，疏泄失常，往往突发胁痛、黄疸、呕吐，且伴寒热等症。治当用清热化湿、利胆消石、理气行瘀、通腑等法。

2. 胆实证在饮食上须禁忌动物脂肪、油煎鸡蛋等，以免助湿生热，影响胆汁的疏泄，加重胁痛与呕吐。

胃

胃居中焦，在上腹部。整个胃体所在部位称为胃脘，胃脘又分为上脘、中脘、下脘三个部分。胃和脾同属于土，然胃为阳土，脾为阴土，构成表里关系。胃的主要功能是主受纳，腐熟水谷。其性宜降，喜润恶燥。若胃气郁滞，受纳和腐熟水谷功能失调，便发生胃脘疼痛，纳少；胃失和降，胃气上逆则见恶心、呕吐、呃逆、嗳气等。

【辨证论治】

一、辨治原则

胃病的辨证，首辨胃痛、痞满、呕吐、呃逆等主症，分别寒、热、虚、实的不同。由于胃为阳腑，喜润恶燥，以和降为顺，故其治疗原则应以理气和胃，滋润胃阴（与脾相对而言），和降胃气为主。然因胃与脾在生理、病理上的相互影响，故论治应参合进行。

二、证治分类

（一）胃热证

胃脘阵痛，痛势急迫，心中烦热，嘈杂易饥，吞酸呕吐，甚或食入即吐，或伴呕血，口渴，喜冷饮，或口臭，牙龈肿痛糜烂，便秘。舌苔黄，脉数。

治法：清胃泻火。

例方：清胃散加减。本方功能清胃泻火，适用于胃火炽盛，血热妄行之证。

常用药：黄连、黄芩、山栀、大黄清胃泻火；生地、丹皮凉血清热；石膏、知母、芦根清胃生津。

可加茅根、大蓟、小蓟、藕节之类凉血止血；阴伤较甚，口渴，舌红苔少，脉细数者，加天花粉、石斛、玉竹养胃生津。

（二）胃寒证

胃痛绵绵，泛吐清水，或脘胀疼痛，持续不已，感寒或饮冷后加重，怕冷喜热，得温稍舒，或见呃逆。舌苔薄白而滑，脉来沉弦。

治法：温胃散寒。

例方：温胃饮加减。本方功能温中散寒，益气健胃，适用于胃寒停饮之证。

常用药：附子、干姜、吴茱萸温中散寒和胃；党参、白术补益胃气；丁香、柿蒂祛寒降逆止呕；桂枝、茯苓化饮利水；沉香降气和中。

胃痛绵绵，泛吐清水者，可加半夏；兼有气滞者加高良姜、香附温胃理气。

（三）胃实证

脘腹胀痛拒按，呕吐酸腐，嗳气泛酸，或口臭龈肿，大便不爽，厌食。舌苔厚腻，脉濡而滑。

治法：消食导滞。

例方：保和丸加减。本方功能消导积滞，化湿和胃，适用于食滞胃脘之胃实证。

常用药：神曲、山楂、莱菔子消积导滞，宽畅胸腹之气；枳壳、厚朴、陈皮理气宽中；半夏、茯苓化湿健脾和胃。

脘腹气多胀甚者，可加枳实、砂仁、槟榔等以行气导滞。

（四）胃虚证

1．胃气虚寒

胃脘隐痛，饥饿时明显，食后减轻，喜温喜按，多食则不易消化，泛吐清水，大便溏软。舌淡苔白，脉细软无力。

治法：温胃建中。

例方：黄芪建中汤加减。适用于胃气虚寒之证。本方功能温胃益气，缓中补虚。

常用药：黄芪补中益气；桂枝、白芍、甘草、饴糖温中补虚；生姜、大枣健脾胃而和营卫。

若泛酸者，可加吴茱萸暖肝温胃以制酸，另可再加瓦楞子；泛吐清水较多者，可加干姜、陈皮、半夏、茯苓等以温胃化饮。

2．胃阴不足

脘部灼痛，嘈杂似饥，或杳不思谷，稍食即胀，干呕恶心，口干咽燥，大便干结，形体消瘦。舌淡红少苔，脉细数。

治法：滋养胃阴。

例方：沙参麦冬汤加减。本方功能养胃生津，适用于胃阴不足之证。

常用药：北沙参、麦冬、石斛、天花粉、芦根滋养胃阴，生津止渴；白芍、甘草酸甘敛阴。

如津伤过甚，则半夏宜轻用，可再加玉竹、知母、竹茹之类以生津养胃。

【临证备要】

1．胃为阳土，为病多偏于热，治当苦寒泄热；但热甚伤津，胃阴耗损者，应予甘寒养阴。如过用苦寒，则阴津愈伤，热邪愈炽。虚实夹杂，胃热盛而津液伤者，又当于苦寒泄热的同时，佐以顾护胃阴之品。

2．胃喜润而恶燥，故胃病见阴虚特点者，一般宜用甘润养阴为主。若兼有气滞者，当投理气而不伤阴之品，如绿梅花、佛手花、玫瑰花等。如过用香燥，则易耗伤胃阴。

3．胃与肠相连，故胃病还须与肠病相参，进行辨证治疗。

大肠、小肠

小肠上接幽门，与胃相连，下达阑门，接于大肠，其经脉与心经相互络属，故与心为表里。小肠的功能，一为受盛、化物；二为分清泌浊。若小肠功能失调，可引起腹胀、腹痛、呕吐、便溏等症。大肠包括回肠和广肠。回肠上接阑门，下接广肠，广肠下端为魄门（肛门）。其经脉与肺经相互络属，故与肺为表里。大肠的功能是传导糟粕，排出体外。若大肠有病，传导失司，可表现为腹泻或便秘。

由于小肠、大肠和胃一样，同属于饮食消化、吸收、排泄器官的组成部分，故其生理、病理关系密切，且多与脾胃有关。其病证多属脾胃疾病范围，在辨证与治疗方面，应与之互参。

【辨证论治】

一、辨治原则

小肠、大肠病证的辨证，以虚实为纲。实证多属寒、热、气、瘀；虚证以虚寒为主。治疗分别采用温通、清热、理气、通瘀、泻下通腑、固肠、润燥等法。如与其他脏腑兼夹为病者，则应结合具体情况，分清标本缓急而处理。

二、证治分类

(一) 实证

1. 湿热滞留

腹痛，腹泻，大便溏黏，有热臭气味，或便下赤白脓血，里急后重，肛门灼热，或伴发热。舌苔黄腻，脉滑数。

治法：清化湿热。

例方：葛根芩连汤加减。本方功能解表清热，清肠化湿。适用于湿热阻滞，肠腑传导失常的病证。

常用药：葛根解肌退热，升清降浊；黄连、黄芩、秦皮苦寒清热燥湿，厚肠胃而止泻痢；厚朴理气宽中，化湿除满；白芍、甘草缓急止痛，且能协调诸药。

痢下赤白黏冻，便次频多者，加白头翁、辣蓼、马齿苋清肠化湿，解毒止痢。

2. 腑实热结

大便干结不通，小便短赤，身热心烦，甚或谵语，腹胀腹满而痛，口干，口臭。舌红，苔黄燥，脉沉实有力。

治法：通腑泄热。

例方：调胃承气汤、麻子仁丸加减。两方均有清热通腑之效，用于腑实热结证，但前方通下腑实以泄热，后方则能清热润下。

常用药：大黄、芒硝通腑泄热；麻仁、杏仁泄热润肠通便；枳实、厚朴行气除满；芍药、当归养阴和血。

腑热上扰，心神不安，可加石菖蒲、郁金；腑热夹有顽痰，大便不通，苔腻，用礞石滚痰丸加减。

3. 瘀热阻滞

腹痛拒按，或局限于右下腹，便秘或腹泻，或有发热。苔黄腻，脉滑数或弦数。

治法：清热化瘀通腑。

例方：大黄牡丹皮汤加减。本方功能活血化瘀，清肠散结，适用于瘀热内结，肠痈初起等病证。

常用药：大黄泻热通腑，凉血化瘀；桃仁、红花、丹皮、乳香化瘀消肿止痛；败酱草、紫花地丁、蒲公英清热解毒，消痈散结。

津液已伤，可加生地、玄参、麦冬之类以养阴生津。

4. 寒邪内蕴

肠鸣辘辘,脐腹冷痛且胀,得温则舒,大便溏泻,小便清长。舌苔白滑,脉缓或迟。

治法:温肠散寒。

例方:香砂平胃散加减。本方功能和中化湿,温肠散寒,适用于寒湿内蕴,肠腑不调之病证。

常用药:木香、砂仁、陈皮理气化湿和中;苍术、厚朴燥湿理气;炮姜温脾祛寒;茯苓渗湿健脾;甘草调和脾胃。

年老体衰,久泻不止,中气下陷,宜加黄芪、党参、白术益气健脾;脾阳虚衰,可加附子、吴茱萸、肉桂以温中散寒。

5. 小肠实热

心烦失眠,口舌生疮,小便灼热刺痛,或见尿血。舌红苔黄,脉滑数。

治法:清心导热。

例方:导赤散加减。本方清心通利,适用于心火下移,小肠实热的病证。

常用药:生地、山栀、竹叶、生甘草清心火;通草、小蓟清小肠而导热下行。

尿血鲜红,可加白茅根、蒲黄、藕节之类凉血止血;热甚伤津,可加天花粉、玉竹等清热生津。

6. 小肠气滞

小腹疼痛如绞,腹胀肠鸣,得矢气稍舒,或疼痛连及睾丸、腰胯等处,坠重不舒,行走不便,或在胯腹部(腹股沟)有软的肿块突起,甚则一侧阴囊肿胀,或睾丸偏坠,形寒怯冷。舌苔白滑,脉沉弦。

治法:行气散结。

例方:天台乌药散加减。本方功能疏肝行气,散寒止痛,适用于肝气横逆,小肠气滞的病证。

常用药:乌药、木香辛香行气;高良姜、肉桂、吴茱萸、茴香温脾暖肝散寒;青皮、枳实、槟榔疏肝理气,破结止痛;川楝子、延胡索理气活血;荔枝核、橘核疏调肝气,缓急止痛。

气郁日久化火,症见口苦咽干,苔黄,脉弦数者,可加黄芩、山栀。

(二)虚证

1. 虚寒滑脱

久泻久痢,滑脱不禁,延久不已,甚则脱肛,小腹隐痛,肠鸣,喜按喜温,四肢不温,倦怠乏力。

治法:涩肠固脱。

例方:真人养脏汤加减。本方功能补虚温中,涩肠固脱,适用于肠腑虚寒,滑脱难禁的病证。

常用药:党参、白术、甘草益气健脾;肉桂、肉豆蔻温脾厚肠;诃子、罂粟壳固涩止泻;当归、白芍和血止痛;木香调畅气机。

虚中夹实者,固涩后虽大便次数减少,而腹胀或痛,纳减不适,而有血瘀者可加当归、川芎、赤芍等养血和血。

2. 津枯肠燥

大便秘结干燥，艰于排出，数日一行，或口臭，咽燥，头昏，腹胀。舌红少津，苔黄燥，脉细。

治法：润肠通便。

例方：润肠丸加减。本方功能养血润燥，理气通便，用于血虚津少，肠腑失润的病证。

常用药：当归、生地滋阴养血；火麻仁、桃仁润肠通便；枳壳引气下行。

血虚有热，兼见口干，心烦，脉细数，加生首乌、玉竹、知母等以生津清热，或用增液承气汤加减。

【临证备要】

1. 小肠病虚证多偏于寒，与脾阳虚而寒从内生有关；实证多偏于热，邪热多由心经传来，故有"心移热于小肠"之说。大肠病，虚证多与脾气虚而运迟，或脾气陷而不举，或为脾肾阳虚而釜底无薪有关；实证多由肺气不肃，肠燥便秘，或为胃火灼津，燥矢不得下行引起。

2. 大肠、小肠尚与肝、肾两脏有关。小肠位于脐腹，而小腹、前阴为肝经所布，所以肝寒而致的阴囊或睾丸肿大，以及在腹股沟处出现的"狐疝"等病证，习惯称为"小肠气痛"；大肠又与肾有关，故凡年老肾气虚衰，肠腑燥结而大便多日不解，可根据《素问·金匮真言论》所谓"北方黑色，入通于肾，开窍于二阴"之旨，采用温肾益气，濡润肠腑之药而取效。

3. 大肠、小肠与心、肺在发生疾病的过程中，也能相互影响。如心火亢盛，小肠实热，症见心烦口渴，口舌生疮，小便赤涩，尿道涩痛或尿血者，是心火下移于小肠所致；又如肺阴不足，大肠液亏，症见口唇干燥，咽喉失润，大便日久不解，甚则口臭头痛等，乃肺津亏虚，累及大肠失濡之故。

膀　胱

膀胱位于小腹，其经脉络肾，与肾相通，互为表里。其主要生理功能为贮藏尿液和排出小便，而这些功能有赖肾的气化作用，故膀胱病变每与肾脏密切相关。《素问·灵兰秘典论》云："膀胱者，州都之官，津液藏焉，气化则能出矣。"若膀胱有病，气化功能失常，可导致尿量、尿次、排尿和尿液的色、质发生变化。

【辨证论治】

一、辨治原则

膀胱病证，有虚有实。实证多由于湿热，治宜清利湿热为主；虚证常见寒象，每与肾虚并见，治宜温肾固摄；若肾虚而膀胱有热者，则属虚实夹杂，治当益肾清利，分别主次，虚实同治。

二、证治分类

1. 膀胱实（湿）热

尿频尿急，尿道灼热涩痛，小腹胀满，小溲不利，或点滴不畅，甚则癃闭不通，尿色深黄，混浊，或伴脓血、砂石。舌苔黄腻，脉数。

治法：清利湿热。

例方：八正散加减。本方功能清热泻火，利水通淋，适用于膀胱湿热，气化不利之证。

常用药：车前子、灯心草、栀子降火利水；萹蓄、瞿麦清热利湿通淋；滑石利窍散结；甘草梢清热，缓急止痛。

大便秘结、腹胀者，可重用生大黄，并加用枳实，以通腑泻热；湿热伤阴者，加生地、知母、白茅根。

2. 膀胱虚寒

小便频数清长，或不禁，尿有余沥，遗尿，尿浊，甚或小便不爽，排出无力。舌润苔白，脉沉细。

治法：温肾固摄。

例方：桑螵蛸散加减。本方功能调补心肾，固精止遗，适用于肾虚气不固摄之证。

常用药：桑螵蛸、覆盆子、金樱子、菟丝子、龙骨补肾固涩止遗；益智仁、乌药化气固肾。

肾阳虚者，可加巴戟天、菟丝子、苁蓉等以温补肾阳；脾虚气陷，少腹坠胀，小便点滴而出者，可配合黄芪、党参、白术、柴胡、升麻等益气举陷。

【临证备要】

1. 膀胱湿热蕴结日久，可损及肾脏，首为伤阴，继则阴伤及气，或为阴阳两虚。肾虚之体，易兼膀胱湿热，两者相互影响。治疗需分缓急主次而治之。

2. 膀胱虚寒证，多与肾阳不足，气化失职有关，治疗则以温肾化气为法。

第五节　气血津液病证辨治概要

气的含义有二，一是指构成人体和维持人体生命活动的精微物质，如水谷之气、呼吸之气等，二是指脏腑组织的生理功能，如脏腑之气、经络之气等。气的分类较多，如元气、宗气、营气、卫气和五脏之气等。机体内各种不同的气，其功用概括起来有五，即推动作用、温煦作用、防御作用、气化作用、固摄作用。这五个方面的功能虽各有不同，然又是密切关联，相互配合，相辅相成的。

血循行于脉道，是人体基本物质之一。血液的生成，虽然主要来源于水谷精微，但和营气的参与及精髓的化生也有着密切的关系。血的主要功能是充养全身，使脏腑、四肢、九窍能各司其职。

气和血，是供养脏腑的物质基础，又是脏腑功能活动的产物。气为阳，血为阴，阴阳互根，气血相互滋生、相互依存。气对血有温煦、化生、推动、统摄的作用；血对气有濡养和运载的功能。在病理上往往也相互影响。《素问·调经论》云："血气不和，百病乃变化而生。"气血病变可以反映于脏腑经络的每一种疾病中，各种疾病的不同阶段，又都能反映出气血盛衰的不同变化。治疗疾病，重在调整气血，平衡阴阳。正如王清任所强调的"治病之要诀，在明白气血"。

津与液都由饮食所化生，三焦所布散，出入于肌肤腠理，流行于筋骨关节。津的作用是温养肌肉、充润皮肤；液的作用是滑润关节、补益脑髓、溉濡耳目口鼻。津无固定之所，随气化出于腠理则为汗液，随气化下达则为尿液；液有固定之所，在关节腔则为滑液，在脑髓则为脑池内液。一般而言，津在表，质清而稀；液在里，质浊而稠。由于津液为人体水液的总称，所以津与液常不作严格区分而统称津液。津液病证即津液的代谢失常。津液的代谢是由各个脏腑相互协作来完成的复杂的生理过程。其生成、输布、排泄任何一个代谢环节失常，都会引起相应的病变，而出现种种证候。津液的代谢失常主要表现为津液的亏损不足和津液的输布障碍、停滞潴留体内两大方面。津液不足属于燥证范畴，而津液输布障碍则形成痰证与饮证，故本节主要着眼于痰病和饮病的讨论。

气血与津液有相互滋生、相互转化的关系。气血能化为津液，津液也能化为气血。气血津液的相互关系主要表现为气能生津，津能化气，气能摄津，津能化血，血含津液，故有津血同源之说。津液为人体体内水液的总称，其流通和输布要依赖气的推动，随血运行全身，而气血要散布全身，也必须依赖津液的流通和运载。如果气血运行失常，可致津液停积，津液停积，又可影响气血的运行。另一方面，气血和津液的不足，也常互相影响，如血脱津伤，气随液脱等。

总之，机体的病变无不涉及到气血津液；气血津液的病变又往往反映脏腑功能的失调。认识和分析气血津液的病因、病机、病证，就能深入地探讨脏腑的病理变化，对指导临床实践有重要的意义。

【辨证论治】

一、气病

气的病变很多，临床辨证当分虚、实。虚证为气虚、气陷、气脱；实证为气滞、气逆。虚者治以补气、升提、固脱；实者治以理气、降逆。

1. 气虚

症状：神疲乏力，少气懒言，头晕目眩，不思饮食，大便溏软，舌淡胖有齿痕，脉虚无力。

病机：饮食劳倦，久病失养，或年老体衰，或素体禀赋不足，脏腑机能衰退，元气亏虚而致。

治法：益气补中。

方药：四君子汤加味。本方功能补气健脾，主治脾胃气虚，食少便溏等症。

药用党参甘温益气；白术健脾助运；茯苓健脾渗湿；甘草甘缓和中。

偏于肺气虚者，加黄芪、五味子；偏于脾气虚者，加扁豆、莲肉；偏于心气虚者，加红参、五味子；偏于肾气虚者，加熟地、淮山药；偏于卫气虚者，加黄芪、防风。

2．气陷

症状：倦怠乏力，少气懒言，头目昏眩，脘腹坠胀，纳谷不香，或内脏下垂，或久泻久利，或脱肛、阴挺，或月经量多，或带下绵绵不断，舌淡苔薄，脉细弱无力。

病机：脏腑虚损，中气下陷，升举无力。

治法：益气升提。

方药：补中益气汤加减。本方功能补中益气，升阳举陷，主治中气下陷，清阳不升之证。

药用黄芪补中益气；人参、白术、甘草益气健脾；陈皮理气和胃；当归补血；升麻、柴胡升举下陷之阳气。

脾虚胃痞，加枳壳、鸡内金；肾失固藏，加山萸肉、菟丝子、覆盆子；久漏不止，加熟地、淮山药、鹿角霜；子宫脱垂，去陈皮，加枳壳、乌梅、山萸肉。

3．气脱

症状：气息微弱，神情淡漠，面色灰白，大汗淋漓，四肢厥冷，舌质白润，脉微欲绝。

病机：脏腑衰极，阴竭阳亡，元气欲脱。

治法：益气固脱，回阳救逆。

方药：参附龙牡汤加减。本方益气固脱，回阳救逆，用于元气衰惫，气血不荣脏腑，阳气欲脱证。

药用人参大补元气，振奋生机；附子回阳救逆，温通气血；生龙骨、生牡蛎收敛神机，固摄元气。

肺气虚脱，见呼吸困难、喘促息数者，合生脉散、胡桃肉敛肺定喘；肝气虚脱，见昏仆手撒者，加黄芪、白芍、山萸肉益肝气、敛肝阴；脾气虚脱，见久利滑脱者，合《时病论》补中收脱方温脾止泻；肾气欲脱，见喘促痰鸣、鼻扇唇黑者，加黑锡丹、蛤蚧温肾纳气，定喘固脱。

4．气滞

症状：脘胁胀痛，攻窜不定，时轻时重，嗳气，或腹痛腹胀，矢气则胀满减轻，其病情常随情绪波动而增减，苔薄，脉弦。

病机：肝失条达，气机郁滞。

治法：行气止痛。

方药：柴胡疏肝散加减。本方疏肝解郁，行气和血，用于肝郁气滞所致脘、胁、腹部胀痛，嗳气等症。

药用柴胡、枳实疏肝理气；白芍、甘草缓急止痛；香附、川芎、陈皮行气活血止痛。

兼有痰气郁结者，加法半夏、厚朴花、茯苓、苏梗；心胸气滞者，加瓜蒌、薤白、降香；脘胁痛著者，加延胡索、川楝子；泛吐酸水者，加乌贼骨、瓦楞子。

5．气逆

症状：肺气不降则咳嗽喘逆；胃失和降而嗳气呃逆，呕吐恶心；肝气升发太过而头痛，眩晕，咳呛胁痛，咽中如窒。

病机：或痰壅于肺，肺气不降；或病邪犯胃，胃气上逆；或肝失条达，肝气上逆。

治法：属肺者，降气化痰；属胃者，降逆和胃；属肝者，镇逆平肝。

方药：肺气上逆者，用苏子降气汤加减。

药用苏子、半夏降气化痰，止咳平喘；前胡、厚朴肃降肺气；肉桂温肾纳气；生姜降逆和胃。

胃气上逆者，用旋覆代赭汤加减。

药用旋覆花降逆；代赭石重镇；党参补其胃气；半夏降逆和胃。

肝气上逆者，用五磨饮子、四七汤加减。

药用代赭石、牡蛎、白蒺藜平肝镇逆；沉香、槟榔、厚朴花顺气开郁；半夏、苏子、旋覆花、茯苓降气化痰。

二、血病

血的病证较多，一般可概括为血虚、血热、血寒、血瘀、血溢五种。除血虚外，血热、血寒、血瘀属实，血溢有虚有实。虚者当补血养血，实者当凉血、散寒、化瘀。

1．血虚

症状：头晕目花，心悸少寐，四肢发麻，唇爪无华，面色苍白或萎黄，舌淡，脉细无力。

病机：血虚不荣脏腑经络，四肢百骸失养。

治法：补血养血。

方药：四物汤加味。本方功专养血补血，主治营血亏虚所致的病证。

药用熟地甘温滋阴养血；当归补血和血；白芍养血和营；川芎和血调气。诸药伍用，补中有通，补而不滞。

若心血虚者，可用养心汤；肝血虚者，可用补肝汤；心脾血虚者，可用归脾汤。

2．血热

症状：身热，神昏谵语，烦扰不安，口渴，吐、衄、下血，斑疹紫黑，面红目赤，舌红绛起刺，脉细数。

病机：火热炽盛，入营动血。

治法：凉血清热。

方药：犀角地黄汤加味。本方功专清热解毒，凉血散瘀，主治血分热盛证。

药用水牛角、生地黄清热凉血；赤芍、丹皮凉血化瘀，使血止而无留瘀之弊。

气分热盛者，宜合泻心汤；营分热盛者，宜合清营汤；胃热炽盛而肾阴不足，宜用玉女煎。

3．血寒

症状：手足厥冷，口唇皮肤青紫，筋脉拘急，肢体麻木，腹中冷痛，面色苍白，舌苔淡白，脉沉紧。

病机：血为寒凝，运行不畅。

治法：温经散寒，养血通脉。

方药：当归四逆汤或温经汤加减。两方均有温经散寒之功，主治血寒络痹证。但前方散寒之力较强，主要用于寒凝经脉病证；后方温经之力较强，主要用于冲任受寒病证。

药用桂枝、细辛、吴茱萸温通经脉，鼓舞血行；当归、白芍、川芎养血活血，和营调经；人参、甘草、生姜、大枣益气和胃，以资生化之源，阳长阴生，血源可充。

4. 血瘀

症状：痛处固定不移，或刺痛拒按，或血瘀积而不散，结成肿块（如肝脾肿大、腹腔肿块、肠覃、石瘕等），面色黧黑，肌肤甲错，或有紫斑，或红痣赤缕等。如瘀血乘心，扰乱心神，又可出现谵语、发狂等。舌质青紫或有瘀点，脉细涩。

病机：血行不畅，停滞为瘀。

治法：活血化瘀。

方药：桃核承气汤或抵当汤加减。两方均有活血祛瘀之功，主治蓄血证。但前方破瘀力较弱，用于蓄血程度较轻，其人如狂者；后方逐瘀力强，用于蓄血重证，其人发狂者。

药用桃仁、水蛭、虻虫、䗪虫活血破瘀；大黄攻逐瘀结；芒硝软坚散结；甘草调胃安中，缓和药性。

兼气滞者，可加香附、旋覆花、郁金、降香；血热者，加凉血药，如生地、赤芍、丹皮等；寒凝者，加桂枝、当归、细辛。

5. 血溢

症状：凡血溢脉外，即谓血溢。阳络伤的临床表现为咳血、吐血、鼻衄、齿衄和肌衄之类；阴络伤的表现为便血、尿血、月经量多等。

病机：火热迫血妄行，或阴虚火旺，灼伤血络，络伤而溢，或气虚不能摄血，溢出脉外。

治法：总的法则，出血者宜止血，但应辨证求因。血热妄行者，宜清热凉血；阴虚火旺者，则滋阴降火而宁血；气不摄血者，宜补气摄血。

方药：属于火热迫血妄行者，宜清热泻火，可用三黄泻心汤加减。

药用大黄导热下行，釜底抽薪，使血止而不留瘀；黄连、黄芩清胃泻火，使胃气下泻，气顺而血不上逆。

属于阴虚火旺者，宜用茜根散加减。

药用茜根化瘀止血；生地、玄参滋阴降火；白茅根、藕节炭、仙鹤草养阴止血。

属于气虚失摄者，宜用归脾汤加减。

药用党参、黄芪益气摄血；当归、龙眼肉养血和营；白术、木香健脾理气，使补血而不呆滞。

若血寒不得归经，又当温经止血，用附子、肉桂、炮姜、艾叶。

附　气血合病

气血合病的辨证，应分清虚实。虚证有气血亏虚，气不摄血，气随血脱；实证有气滞血瘀等。

1. 气血亏虚

症状：短气懒言，四肢倦怠，自汗少寐，心悸怔忡，面色苍白或萎黄无华，纳谷较差，舌淡或胖，边有齿印，苔薄白，脉细弱无力。

病机：多因久病气血耗伤，或慢性失血而致气血双亏，脏腑失养。

治法：补气养血。

方药：八珍汤加减。本方补益气血，治气血两虚所致的病证。

药用党参、熟地甘温补养气血；白术、茯苓健脾助运；当归、白芍养血和营；甘草和中益气；川芎和血调气；加生姜、大枣调和脾胃，促进水谷精微化生血气。

2. 气随血脱

症状：出血量多，面色㿠白，大汗淋漓，四肢厥冷，神情淡漠，甚则昏厥，脉微细欲绝，或见芤脉。

病机：血脱而气无所依，随血欲脱。

治法：补气固脱。

方药：独参汤。

药用人参，益气固脱。

如四肢厥冷，汗出淋漓，阳气将暴脱者，急用参附汤益气回阳，救逆固脱。

3. 气滞血瘀

症状：胸胁胀满疼痛，或头痛、腹痛，其痛如刺，痛处固定，疼痛持续，或腹部有痞块，刺痛拒按，舌暗红，有紫气或瘀斑，脉细涩。

病机：情志不畅，肝气郁结，气滞血瘀。

治法：理气活血。

方药：血府逐瘀汤加减。本方功能理气活血通络，主治气滞血瘀而致胸胁疼痛，痛如针刺等症。

药用当归须、赤芍、桃仁、红花活血化瘀；川牛膝祛瘀通脉，并导血下行；柴胡疏肝解郁，升达清阳；桔梗、枳壳开胸行气，使气行血行；生地凉血滋阴；当归养血润燥，化瘀而不伤阴血；甘草调和诸药。

三、痰病

痰是体内水津不归正化所形成的病理产物，又是导致疾病的病理因素之一。

痰的形成途径，概而言之有四：①外感六淫，阻碍气化，津液凝结为痰；②七情内伤，郁结不畅，气不布津，液聚为痰；③饮食不节，过食肥甘酒醴，积湿生痰；④劳欲体虚，脾肾亏虚，水谷不能化生精微，变为痰浊。

痰的产生，与肺、脾、肾三脏功能失调有关。肺居上焦，主治节，敷布津液。如肺气郁滞，治节无权，则津液停聚而成痰。脾居中焦，主运化，升清降浊。若脾运不健，则津液停积而生痰。肾处下焦，属水，职司开合，蒸化排泄。若火衰水亏，蒸化无权，津液亦可转化为痰。此外，肝气郁结，失于疏泄，津液亦可停滞而成痰。痰成之后，留于体内，随气升降，无处不到，或阻于肺，或停于胃，或蒙心窍，或郁于肝，或动于肾，或流窜经络而变生诸证。

由于痰的成因不同，在性质上有湿、燥、热、寒、风、气、郁等多种。

痰的临床表现颇为复杂，约言之有三：①痰涎：指排出于体外的液体物质，如咳嗽咳痰。②痰核、痰块：指凝集于躯体局部，呈有形之粒块状物。③痰征：指流注于内脏或经络之间，主要症状上表现痰象，如关节疼痛，拘挛麻木，精神失常等。

痰的病证以本虚标实为多见。辨证应掌握脏腑虚实，标本缓急。急则先治其痰，以化痰、祛痰为基本大法。根据痰的性质，采用不同法则：热痰宜清之，寒痰宜温之，燥痰宜润之，湿痰宜燥之，风痰宜散之，郁痰宜开之，顽痰宜软之。缓则求其本，治在肺、脾、肾。

1. 痰阻于肺

症状：咳嗽痰多色白，易于咯出，或伴有气急喘促，喉间痰鸣有呀呷之声，或伴有恶寒发热，苔薄白，脉浮或濡。

病机：肺失宣肃，聚津为痰。

治法：利肺化痰。

方药：止嗽散加减。本方止咳化痰，主治外感咳嗽，咳痰不爽者。

药用百部、紫菀、白前、陈皮疏利肺气，化痰止咳；荆芥、紫苏疏风宣肺解表；甘草润肺化痰，又能调和诸药。

如属风寒初起，加麻黄、桂枝；若为燥热伤肺者，加川贝母、全瓜蒌；若为湿痰内蕴者，加半夏、茯苓；如肺气不降，上气而喘咳者，可加苏子、莱菔子、旋覆花等。

2. 痰蒙心窍

症状：神识昏糊，或昏倒于地，不省人事，咽喉痰鸣，或胸闷心痛，苔白腻，脉缓。

病机：痰蒙心窍，神明失用。

治法：开窍化痰。

方药：导痰汤合苏合香丸加减。前方功专化痰，主治痰浊内壅，头昏目眩，胸膈痞塞，喘嗽痰多等症；后方功专温通开窍，主治寒痰内闭心窍，神志不清等症。

药用半夏、陈皮、胆星、枳实燥湿化痰；远志、菖蒲行气开郁。

如属寒痰闭阻心窍，可选用苏合香丸温通开窍，行气化痰。

3. 痰蕴脾胃

症状：脘痞纳少，纳谷欠香，伴恶心呕吐，倦怠无力，苔白腻，舌质胖淡，脉濡缓。

病机：脾失健运，痰浊内生。

治法：健脾化痰。

方药：六君子汤加减。本方健脾醒胃，化痰和中，主治脾虚生痰，脘闷纳差等症。

药用党参、白术健脾补气；茯苓、半夏健脾化痰；陈皮、甘草理气和胃。脾气健而胃气和，乃杜其生痰之源。

若苔腻较著者，加苍术、厚朴以燥湿化痰。

4. 痰郁于肝

症状：咽中似有物阻，吞之不下，吐之不出，胸胁隐痛，嗳气频频，易怒善郁，苔薄腻，脉弦滑。

病机：肝肺气郁，痰气阻滞。

治法：解郁化痰。

方药：四七汤加减。本方理气解郁，化痰开结，主治痰气交阻，胸闷咽塞等症。

药用半夏化痰开结；厚朴化湿行气解郁；陈皮、苏叶宽胸理气；茯苓化痰渗湿；生姜、大枣和中。

气郁较著者，加柴胡、郁金、香附、青皮，以疏理肝气；气郁化火，炼津成痰者，可改用加减泻白散，药用桑白皮、地骨皮、丹皮、山栀、橘皮、苏子、枇杷叶等，以泻肺清热。

5. 痰动于肾

症状：喘逆气短，咳唾痰沫，或遍身浮肿，形体畏寒，腰膝冷痛，尿频，五更泄泻，舌淡无华，脉沉细。或头晕耳鸣，腰膝酸软，口干，舌红少苔，脉象弦数。

病机：肾虚水泛为痰，或阴虚虚火灼津为痰。

治法：补肾化痰。

方药：阳虚用济生肾气丸加减。本方温阳利水，主治肾虚水泛为肿为痰者。用八味丸温补肾阳，增入车前子、怀牛膝消肿利尿，兼化痰浊。若肾不纳气者，可加五味子、蛤蚧、沉香以益肾纳气。

阴虚用金水六君煎加减。药用半夏、陈皮、茯苓、甘草燥湿化痰；当归、熟地养血滋阴，固本化痰。若火旺较著者，加麦冬、知母、五味子等以滋养肾阴。

6. 痰留胸胁

症状：胸闷如窒，痛引后背，咳嗽气逆，痰多黏腻色白，舌苔浊腻，脉濡缓。

病机：痰浊壅塞，胸阳痹阻。

治法：通阳泄浊，豁痰降逆。

方药：瓜蒌薤白半夏汤。本方功能豁痰开痹散结，主治胸痹证之痰浊痹阻胸阳者。

药用瓜蒌祛痰散结开胸；薤白通阳行气止痛；半夏化痰止咳平喘。

若痰浊化热，苔黄腻，脉滑数者，加胆星、黄连；如胸闷气滞较甚者，多夹气郁，可增入苏梗、香附、绿萼梅等。

7. 痰阻骨节、经络

症状：骨节酸痛，关节肿胀，肢体麻木不仁，舌苔白腻，脉弦滑。

病机：痰浊流窜，气机阻滞。

方药：指迷茯苓丸。本方燥湿行气，化痰软坚，主治顽痰入络，臂痛麻木等症。

药用半夏、茯苓、风化硝化痰软坚；枳壳行气通络。亦可加入南星、苡仁、白芥子、僵蚕等化痰通络。

8. 痰气互结

症状：颈部肿块，按之坚硬，历久不消，或伴有胸胁胀痛，急躁易怒，舌苔薄腻，脉弦滑。

病机：气机郁滞，聚而成痰。

治法：理气化痰，软坚散结。

方药：四海舒郁丸、海藻玉壶汤。前方重在理气解郁化痰，主治痰气交结，颈部肿块等症；后方以化痰软坚散结为主，主治痰瘀互结、颈部肿块坚硬等症。

药用海藻、昆布、海带、海蛤粉、海螵蛸软坚化痰；青皮、陈皮、象贝母理气化痰散结。

若急躁善怒，口干苦，为肝郁化热，可加黄芩、山栀、夏枯草清肝泄热。

四、饮病

饮是指脏腑功能失调，水液输布运化失常，停积于体内某些部位的病理产物，并常可转为致病因素。张仲景在《金匮要略》中列有专篇，并作了具体分类，谓："有痰饮，有悬饮，有溢饮，有支饮。"

饮邪的产生，或因外感寒湿，如遇气候湿冷，或冒雨涉水，或经常坐卧湿地，水湿之邪侵袭肌表，肺气不及输布，水津停滞，积而成饮；或因饮食不当，如暴饮过量，或贪食生冷，而致中阳被遏，脾失健运，津液停聚而为痰饮；或因劳欲所伤，如劳倦伤脾，纵欲伤肾，脾肾阳虚，水津失于输化，停而为饮。

饮病辨证，总属阳虚阴盛、本虚标实证。并应根据饮停部位、症状特点，分别虚实主次。治疗原则以温化为主，正虚者宜补，邪实者当攻。

1. 水饮壅盛

症状：脘腹坚满胀痛，水走肠间沥沥有声，咳唾胸胁引痛，或喘咳不能平卧，舌苔白或腻，脉沉弦或弦滑。

病机：饮留肠胃，支撑胸肺。

治法：攻逐水饮。

方药：己椒苈黄丸、十枣汤加减。两方均可逐水祛饮。前方用于水饮在肠，饮郁化热，水走肠间沥沥有声，腹满，便秘；后方用于饮停胸胁，咳唾引痛，胸闷气急。

药用甘遂、大戟、芫花、大黄泻下逐水；防己、椒目辛宣苦泄，导水利尿；桑白皮、葶苈子泻肺逐饮。

饮邪上逆，胸满者，加枳实、厚朴以泄满；胁痛，胸闷，气急，苔浊腻，加白芥子、莱菔子、苏子以降气化痰。

若寒饮伏肺，遇寒触发，喘咳不能平卧，痰多白沫，伴有寒热者，又当温肺化饮，用小青龙汤加减。

2. 脾肾阳虚

症状：喘促，动则为甚，气短，或咳而气怯，痰多，胸闷，胃部痞痛，呕吐清水，背寒，大便或溏，头昏，心慌，足跗浮肿，舌苔白滑，舌体胖大，脉沉细而滑。

病机：脾阳不运，肾阳衰微，阳虚饮停。

治法：温阳化饮。

方药：金匮肾气丸、苓桂术甘汤加减。两方均能温阳化饮，但前方补肾，后方温脾，主治有异。

药用附子、桂枝助阳化饮；白术、苍术、山药、茯苓、泽泻健脾利水；干姜、川椒壳温中降逆。

食少痰多，呕吐涎沫，加半夏、陈皮、吴茱萸温中和胃；心下胀满，加枳实、厚朴开痞除满；神疲短气，配党参、黄芪补气健脾；动则气短，加熟地、山萸肉、补骨脂、沉香补肾纳气。

【临证备要】

1. 许多疾病的发生，与气血不能协调有关。属于气病者有气滞、气逆、气虚、气陷、气脱等；属于血病者有血虚、血热、血寒、血瘀、血溢等。至于气滞血瘀、气血俱虚、气随血脱等，均为气血俱病引起。

2. 《素问·调经论》云："百病之生，皆有虚实。"故气血病的辨证，也应从虚实着眼，同时还应辨其发病脏腑。如同一气虚，属于肺气虚者，当补肺益气；属于脾气虚者，当补中益气；属于肾气虚者，当温肾纳气。同一血虚，属于心脾血虚者，当用补益心脾；属于肝血不足者，治当养血柔肝；属于精血亏损者，当养血益精。只有把辨证落实到具体的脏腑，才能使治疗丝丝入扣。

3. 血虚虽以补血为法，但气为血帅，两者互为资生，故失血较多当采用补气以生血的方法。血瘀者，以活血化瘀为治疗大法，但须配合行气药，使"气行则血行"。一般活血化瘀药，随用量大小而功用不同。如桃仁、红花小量则养血和血，大量则破血化瘀。临床应根据不同的血瘀类型，分别采取行气化瘀、通络化瘀、温阳化瘀、凉血化瘀、益气化瘀、养血化瘀等法。若为孕妇，虽有瘀证，亦应忌用破血逐瘀类药。

4. 内生的湿、痰、饮三邪是"一源而三歧"，同属阴邪，其发生多与肺、脾、肾三脏功能失调，水津不归正化有关。肺主气而布津，能通调水道，若肺失通调宣降，水津不能输布，则津留为湿，或停聚为痰、为饮。脾主运化水湿，若外湿困脾或脾虚不运，则湿邪阻滞，或停聚为痰、为饮。肾主蒸化水津，若肾阳不足，蒸化无力，水不化气，关门不利，或导致水湿潴留，或聚而成为痰饮。它们之间的关系虽然相当密切，但在临床上却有不同的特点：湿性重浊腻滞，为病每多迁延难愈；痰多稠厚，为病无处不到；饮多清稀，常停聚于胸腹四肢。其发病机理一般多属由虚致实，即脾肾亏虚为本，水湿痰饮停聚为标。临证之际，应分清标本虚实。标实为主者，亟宜祛湿、化痰、蠲饮；本虚为主者，需用理肺、健脾、温肾等法进行治疗。

5. 痰虽是体内水津凝聚的病理产物，但其临床表现较为复杂。有咳嗽咯吐之痰涎；又指引起某些特殊症状的病理因素；有结于局部，肿如梨枣的痰核痰块；有流窜经络的挛痛；有阻滞于内脏的痰蒙心窍等病证。证候分类也复杂多端，临床上应根据痰的部位和性质，采取相应的治疗措施。

6. 饮病的辨证总属阳虚阴盛、本虚标实，并应根据饮停部位、症状特点，分别虚实主次。治疗原则以温化为主，需分别标本缓急、表里虚实的不同，采取相应措施。在表者宜温散发汗，在里者宜温化利水；正虚者宜补，邪实者当攻。虚实夹杂者，当消补兼施；寒热错杂者，又当温凉并用。

下篇　各论

第一章
肺系病证

　　肺主气，司呼吸，开窍于鼻，外合皮毛，故风、寒、燥、热等六淫外邪易从口鼻、皮毛而入，首先犯肺。又因肺居胸中，其位最高，覆盖诸脏之上，其气贯百脉而通它脏，故内伤诸因，除肺脏自病外，它脏有病亦可影响到肺。因此其发病原因有外感、内伤两方面。主要病理变化为肺气宣降失常，实者由于邪阻于肺，肺失宣肃，升降不利；虚者由于肺脏气阴不足，肺不主气而升降无权。如六淫外侵，肺卫受邪则为感冒；内、外之邪干肺，肺气上逆则病咳嗽；瘵虫蚀肺则病肺痨；痰邪阻肺，肺失宣降则为哮、为喘；肺热生疮则成肺痈；久病伤肺，肺气不能敛降则为肺胀；肺叶痿而不用则为肺痿。

　　此外，肺有通调水道的功能，与大肠为表里，可助心主治节，肝肺升降相因，脾为金母，金水相生，故其为病可涉及心、脾、肝、肾、膀胱、大肠等脏腑，与其他多个相关病证有密切的关系，临证应予联系处理。

第一节　感　冒

　　感冒是感受触冒风邪，邪犯卫表而导致的常见外感疾病，临床表现以鼻塞、流涕、喷嚏、咳嗽、头痛、恶寒、发热、全身不适、脉浮为其特征。

　　本病四季均可发生，尤以春冬两季为多。病情轻者多为感受当令之气，称为伤风、冒风、冒寒；病情重者多为感受非时之邪，称为重伤风。在一个时期内广泛流行、病情类似者，称为时行感冒。

　　早在《内经》即已有外感风邪引起感冒的论述，如《素问·骨空论》说："风者百病之始也……风从外入，令人振寒，汗出头痛，身重恶寒。"《素问·风论》也说："风之伤人也，或为寒热。"汉代张仲景《伤寒论·辨太阳病脉证并治》篇论述太阳病时，以桂枝汤治表虚证，以麻黄汤治表实证，提示感冒风寒有轻重的不同，为感冒的辨证治疗奠定了基础。感冒病名出自北宋《仁斋直指方·诸风》篇。元·朱丹溪《丹溪心法·中寒二》提出："伤风属肺者多，宜辛温或辛凉之剂散之。"明确本病病位在肺，治疗应分辛温、辛凉两大法则。及至明清，多将感冒与伤风互称，并对虚人感冒有进一步的认识，提出扶正达邪的治疗原则。至于时行感冒，隋·巢元方《诸病源候论·时气病诸候》中即已提示其属"时行病"之类，具有较强的传染性。如所述："时行病者，春时应暖而反寒，冬时应寒而反温，非其时而有其气。是以一岁之中，病无长少，率相近似者，此则时行之气也。"即与时行感冒密切相关。至清代，不少医家进一步强化了本病与感受时行之气的关系，林佩琴在《类证治裁·伤风》中明确提出了"时行感冒"之名。徐灵胎《医学源流论·伤风难治论》说："凡人偶感风寒，头痛发热，咳嗽涕出，俗谓之伤风……乃时行之杂感也。"指出感冒乃属触冒时气所致。

凡普通感冒（伤风）、流行性感冒（时行感冒）及其他上呼吸道感染而表现感冒特征者，皆可参照本篇内容进行辨证论治。

【病因病机】

感冒是因六淫、时行之邪，侵袭肺卫，以致卫表不和，肺失宣肃而为病。

一、病因

感冒是由于六淫、时行病毒侵袭人体而致病。以风邪为主因，因风为六淫之首，流动于四时之中，故外感为病，常以风为先导。但在不同季节，每与当令之气相合伤人，而表现为不同证候，如秋冬寒冷之季，风与寒合，多为风寒证；春夏温暖之时，风与热合，多见风热证；夏秋之交，暑多夹湿，每又表现为风暑夹湿证候。但一般以风寒、风热为多见，夏令亦常夹暑湿之邪。至于梅雨季节之夹湿，秋季兼燥等，亦常可见之。

若四时六气失常，非其时而有其气，伤人致病者，一般较感受当令之气为重。而非时之气夹时行疫毒伤人，则病情重而多变，往往相互传染，造成广泛的流行，且不限于季节性。正如《诸病源候论·时气病诸候》所言："夫时气病者，此皆因岁时不和，温凉失节，人感乖戾之气而生，病者多相染易。"

二、病机

外邪侵袭人体是否发病，关键在于卫气之强弱，同时与感邪的轻重有关。《灵枢·百病始生》曰："风雨寒热不得虚，邪不能独伤人"。若卫外功能减弱，肺卫调节疏懈，外邪乘袭卫表，即可致病。如气候突变，冷热失常，六淫时邪猖獗，卫外之气失于调节应变，即每见本病的发生率升高。或因生活起居不当，寒温失调以及过度疲劳，以致腠理不密，营卫失和，外邪侵袭为病。若体质虚弱，卫表不固，稍有不慎，即易见虚体感邪。它如肺经素有痰热、痰湿，肺卫调节功能低下，则更易感受外邪，内外相引而发病。如素体阳虚者易受风寒，阴虚者易受风热、燥热，痰湿之体易受外湿。正如清·李用粹《证治汇补·伤风》篇说："肺家素有痰热，复受风邪束缚，内火不得疏泄，谓之寒暄。此表里两因之实证也。有平昔元气虚弱，表疏腠松，略有不慎，即显风证者。此表里两因之虚证也。"

外邪侵犯肺卫的途径有二，或从口鼻而入，或从皮毛内侵。风性轻扬，为病多犯上焦。故《素问·太阴阳明论》篇说："伤于风者，上先受之。"肺处胸中，位于上焦，主呼吸，气道为出入升降的通路，喉为其系，开窍于鼻，外合皮毛，职司卫外，为人身之藩篱。故外邪从口鼻、皮毛入侵，肺卫首当其冲，感邪之后，随即出现卫表不和及上焦肺系症状。因病邪在外、在表，故尤以卫表不和为主。

由于四时六气不同，以及体质的差异，临床常见风寒、风热、暑湿三证。若感受风寒湿邪，则皮毛闭塞，邪郁于肺，肺气失宣；感受风热暑燥，则皮毛疏泄不畅，邪热犯肺，肺失清肃。如感受时行病毒则病情多重，甚或变生它病。在病程中亦可见寒与热的转化或错杂。

一般而言，感冒预后良好，病程较短而易愈，少数可因感冒诱发其他宿疾而使病情恶化。对老年、婴幼儿、体弱患者以及时感重症，必须加以重视，防止发生传变，或同时夹杂其他疾病。

【诊查要点】

一、诊断依据

1. 临证以卫表及鼻咽症状为主，可见鼻塞、流涕、多嚏、咽痒、咽痛、周身酸楚不适、恶风或恶寒，或有发热等。若风邪夹暑、夹湿、夹燥，还可见相关症状。

2. 时行感冒多呈流行性，在同一时期发病人数剧增，且病证相似，多突然起病，恶寒、发热（多为高热）、周身酸痛、疲乏无力，病情一般较普通感冒为重。

3. 病程一般 3~7 日，普通感冒一般不传变，时行感冒少数可传变入里，变生它病。

4. 四季皆可发病，而以冬、春两季为多。

二、病证鉴别

1. 感冒与风温

本病与诸多温病早期症状相类似，尤其是风热感冒与风温初起颇为相似，但风温病势急骤，寒战发热甚至高热，汗出后热虽暂降，但脉数不静，身热旋即复起，咳嗽胸痛，头痛较剧，甚至出现神志昏迷、惊厥、谵妄等传变入里的证候。而感冒发热一般不高或不发热，病势轻，不传变，服解表药后，多能汗出热退，脉静身凉，病程短，预后良好。

2. 普通感冒与时行感冒

普通感冒病情较轻，全身症状不重，少有传变。在气候变化时发病率可以升高，但无明显流行特点。若感冒 1 周以上不愈，发热不退或反见加重，应考虑感冒继发它病，传变入里。时行感冒病情较重，发病急，全身症状显著，可以发生传变，化热入里，继发或合并它病，具有广泛的传染性、流行性。

三、相关检查

本病通常可作血白细胞计数及分类检查，胸部 X 线检查。部分患者可见白细胞总数及中性粒细胞升高或降低。有咳嗽、痰多等呼吸道症状者，胸部 X 线摄片可见肺纹理增粗。

【辨证论治】

一、辨证要点

本病邪在肺卫，辨证属表、属实，但应根据证情，区别风寒、风热和暑湿兼夹之证，还需注意虚体感冒的特殊性。

二、治疗原则

感冒的病位在卫表肺系，治疗应因势利导，从表而解，遵《素问·阴阳应象大论》"其在皮者，汗而发之"之义，采用解表达邪的治疗原则。风寒证治以辛温发汗；风热证治以辛凉清解；暑湿杂感者，又当清暑祛湿解表。

三、证治分类

1. 风寒束表证

恶寒重，发热轻，无汗，头痛，肢节酸疼，鼻塞声重，或鼻痒喷嚏，时流清涕，咽痒，咳嗽，咳痰稀薄色白，口不渴或渴喜热饮，舌苔薄白而润，脉浮或浮紧。

证机概要：风寒外束，卫阳被郁，腠理闭塞，肺气不宣。

治法：辛温解表。

代表方：荆防达表汤或荆防败毒散加减。两方均为辛温解表剂，前方疏风散寒，用于风寒感冒轻证；后方辛温发汗，疏风祛湿，用于时行感冒，风寒夹湿证。

常用药：荆芥、防风、苏叶、豆豉、葱白、生姜等解表散寒；杏仁、前胡、桔梗、甘草、橘红宣通肺气。

若表寒重，头痛身痛，憎寒发热，无汗者，配麻黄、桂枝以增强发表散寒之功用；表湿较重，肢体酸痛，头重头胀，身热不扬者，加羌活、独活祛风除湿，或用羌活胜湿汤加减；湿邪蕴中，脘痞食少，或有便溏，苔白腻者，加藿香、苍术、厚朴、半夏化湿和中；头痛甚，配白芷、川芎散寒止痛；身热较著者，加柴胡、薄荷疏表解肌。

2. 风热犯表证

身热较著，微恶风，汗泄不畅，头胀痛，面赤，咳嗽，痰黏或黄，咽燥，或咽喉乳蛾红肿疼痛，鼻塞，流黄浊涕，口干欲饮，舌苔薄白微黄，舌边尖红，脉浮数。

证机概要：风热犯表，热郁肌腠，卫表失和，肺失清肃。

治法：辛凉解表。

代表方：银翘散或葱豉桔梗汤加减。两方均有辛凉解表，轻宣肺气功能，但前者长于清热解毒，适用于风热表证热毒重者，后者重在清宣解表，适用于风热袭表，肺气不宣者。

常用药：银花、连翘、黑山栀、豆豉、薄荷、荆芥辛凉解表，疏风清热；竹叶、芦根清热生津；牛蒡子、桔梗、甘草宣利肺气，化痰利咽。

若风热上壅，头胀痛较甚，加桑叶、菊花以清利头目；痰阻于肺，咳嗽痰多，加贝母、前胡、杏仁化痰止咳；痰热较盛，咳痰黄稠，加黄芩、知母、瓜蒌皮；气分热盛，身热较著，恶风不显，口渴多饮，尿黄，加石膏、鸭跖草清肺泄热；热毒壅阻咽喉，乳蛾红肿疼痛，加一枝黄花、土牛膝、玄参清热解毒利咽；时行感冒热毒较盛，壮热恶寒，头痛身痛，咽喉肿痛，咳嗽气粗，配大青叶、蒲公英、草河车等清热解毒；若风寒外束，入里化热，热为寒遏，烦热恶寒，少汗，咳嗽气急，痰稠，声哑，苔黄白相兼，可用石膏合麻黄内清肺热，外散表寒；风热化燥伤津，或秋令感受温燥之邪，伴有呛咳痰少，口、咽、唇、鼻干燥，苔薄，舌红少津等燥象者，可酌配南沙参、天花粉、梨皮清肺润燥，不宜再伍辛温之品。

3. 暑湿伤表证

身热，微恶风，汗少，肢体酸重或疼痛，头昏重胀痛，咳嗽痰黏，鼻流浊涕，心烦口渴，或口中黏腻，渴不多饮，胸闷脘痞，泛恶，腹胀，大便或溏，小便短赤，舌苔薄黄而腻，脉濡数。

证机概要：暑湿遏表，湿热伤中，表卫不和，肺气不清。

治法：清暑祛湿解表。

代表方：新加香薷饮加减。本方功能清暑化湿，用于夏月暑湿感冒，身热心烦，有汗不畅，胸闷等症。

常用药：银花、连翘、鲜荷叶、鲜芦根清暑解热；香薷发汗解表；厚朴、扁豆化湿和中。

若暑热偏盛，可加黄连、山栀、黄芩、青蒿清暑泄热；湿困卫表，肢体酸重疼痛较甚，加豆卷、藿香、佩兰等芳化宣表；里湿偏盛，口中黏腻，胸闷脘痞，泛恶，腹胀，便溏，加苍术、白蔻仁、半夏、陈皮和中化湿；小便短赤加滑石、甘草、赤茯苓清热利湿。

附　虚体感冒

体虚之人，卫外不固，感受外邪，常缠绵难愈，或反复不已。其病邪属性仍不外四时六淫。但阳气虚者，感邪多从寒化，且易感受风寒之邪；阴血虚者，感邪多从热化、燥化，且易感受燥热之邪。临床表现肺卫不和与正虚症状并见。治疗不可过于辛散，单纯祛邪，强发其汗，重伤正气，当扶正达邪，在疏散药中酌加补正之品。

1. 气虚感冒

恶寒较甚，发热，无汗，头痛身楚，咳嗽，痰白，咳痰无力，平素神疲体弱，气短懒言，反复易感，舌淡苔白，脉浮而无力。

证机概要：气虚卫弱，风寒乘袭，气虚无力达邪。

治法：益气解表。

代表方：参苏饮加减。本方益气解表，化痰止咳。主治气虚外感风寒，内有痰湿，恶寒发热，无汗，头痛，咳嗽，气短，脉弱等症。

常用药：党参、甘草、茯苓补气扶正以祛邪；苏叶、葛根、前胡疏风解表；半夏、陈皮、枳壳、桔梗宣肺化痰止咳。

若表虚自汗，易伤风邪者，可常服玉屏风散益气固表，以防感冒；若见恶寒重，发热轻，四肢欠温，语音低微，舌质淡胖，脉沉细无力，为阳虚外感，当助阳解表，用再造散加减，药用党参、黄芪、桂枝、附子、炙甘草温阳益气，细辛、防风、羌活解表散寒。

2. 阴虚感冒

身热，微恶风寒，少汗，头昏，心烦，口干，干咳少痰，舌红少苔，脉细数。

证机概要：阴亏津少，外受风热，表卫失和，津液不能作汗。

治法：滋阴解表。

代表方：加减葳蕤汤化裁。本方滋阴解表，适用于体虚感冒，头痛身热，微恶风寒，汗少，咳嗽咽干，舌红，脉数等症。

常用药：玉竹滋阴，以资汗源；甘草、大枣甘润和中；豆豉、薄荷、葱白、桔梗疏表散邪；白薇清热和阴。

阴伤较重，口渴、咽干明显，加沙参、麦冬以养阴生津；血虚，面色无华，唇甲色淡，脉细，加地黄、当归，滋阴养血。

【预防调护】

本病在流行季节须积极防治。生活上应慎起居，适寒温，在冬春之际尤当注意防寒保暖，盛夏亦不可贪凉露宿。注意锻炼，增强体质，以御外邪。常易患感冒者，可坚持每天按摩迎香穴，并服用调理防治方药。冬春风寒当令季节，可服贯众汤（贯众、紫苏、荆芥各 10 克，甘草 5 克）；夏令暑湿当令季节，可服藿佩汤（藿香、佩兰各 5 克，薄荷 1.5 克，鲜者用量加倍）；如时邪毒盛，流行广泛，可用贯众、板蓝根、生甘草煎服。此外，在流行季节，应尽量少去人口密集的公共场所，防止交叉感染。室内可用食醋熏蒸，每立方米空间用食醋 5 ~ 10 毫升，加水 1 ~ 2 倍，加热熏蒸 2 小时，每日或隔日 1 次，作空气消毒，以预防传染。

治疗期间应注意护理，发热者须适当休息。饮食宜清淡。对时感重症及老年、婴幼儿、体虚者，须加强观察，注意病情变化，如高热动风、邪陷心包、合并或继发其他疾病等。

注意煎药和服药方法。汤剂煮沸后 5 ~ 10 分钟即可，过煮则降低药效。趁温热服，服后避风覆被取汗，或进热粥、米汤以助药力。得汗、脉静、身凉为病邪外达之象，无汗是邪尚未祛。出汗后尤应避风，以防复感。

【结　语】

感冒是临床常见的外感疾病，主症为鼻塞、流涕、喷嚏、咳嗽、头痛、恶寒发热、全身不适等。

病因为外感六淫，时行病毒，在人体卫外功能减弱，不能调节应变之时，从皮毛、口鼻入侵，邪犯肺卫，卫表不和而致病。

辨证属于表实，但必须根据证情，辨其病邪的性质，区别风寒、风热和暑湿兼夹之证。治疗以解表发汗为主，风寒宜予辛温，风热当用辛凉，暑湿则当清暑祛湿。

【临证备要】

1. 临床当辨清病邪之性质。若风寒之证误用辛凉，汗不易出，病邪难以外达，反致不能速解，甚或发生变证；而风热之证误用辛温，则有助热燥液动血之弊，或引起传变。除虚体感冒兼顾扶正补虚外，一般均忌用补敛之品，以免留邪。

2. 感冒轻证，或初起偏寒偏热俱不明显，仅稍有恶风、微热、头胀、鼻塞者，可予辛平轻剂，疏风解表，药用桑叶、薄荷、防风、荆芥等微辛轻清透邪。咽痒咳嗽者，酌配前胡、牛蒡子、贝母、橘红、桔梗、甘草等清宣肺气。

3. 若风寒外感，表尚未解，内郁化热，或肺有蕴热，复感风寒之证，可取温清并施，辛温与辛凉合用之法，解表清里，宣肺清热。并须根据寒热的主次及其演变，适当配伍，如麻杏石甘汤、大青龙汤，即属此类方剂。

4. 有并发症和夹杂症者应适当兼顾。感冒病在卫表，一般无传变，但老人、婴幼儿、体弱或感受时邪较重者，可见化热入里犯肺，逆传心包（如并发肺炎，流感的肺炎型、中毒型）的传变过程，当以温病辨治原则处理。

原有宿疾，再加新感，当据其标本主次，适当兼顾。小儿感冒易夹惊夹食。夹惊者酌配钩藤、薄荷、蝉衣、僵蚕、石决明等息风止痉；夹食者加神曲、山楂、莱菔子、谷麦芽等消导之品。

5. 一般而言，感冒属轻浅之疾，只要能及时而恰当地治疗，可以较快痊愈。但对老人、婴幼、体弱患者及时感重症，必须加以重视，防止发生传变，或夹杂其他疾病。此外，病情之长短与感邪的轻重和正气强弱有关。风寒易随汗解；风热得汗，未必即愈，须热清方解；暑湿感冒较为缠绵；而虚体感冒则可迁延或易复感。

【医案选读】

病案一

薛某，男，60 岁，1963 年 3 月 8 日初诊。

感冒两周，尚发烧，鼻塞流涕，咳嗽，咽痒且痛，大便干燥，小便正常。脉浮微数，舌淡，苔白黄腻。属感冒夹湿，治宜疏解。

处方：苏叶 4.5g　杏仁 6g　桔梗 3g　炒枳壳 3g　前胡 3g　制香附 3g　陈皮 3g　荆芥 3g　炒莱菔子 4.5g　甘草 1.5g　薄荷（后下）3g　葱白（后下）3 寸

3 剂，一剂两煎，共取 160 ml，分早晚两次温服。

3 月 16 日复诊：体温正常，咳嗽已止，咽已不痒痛，鼻塞减轻，流黄黏鼻涕，大便软，量少，脉浮滑，秽苔未净。病势虽减，外邪未尽，治宜疏解，兼理肠胃。

处方：苏叶 6g　杏仁 6g　桔梗 3g　炒枳壳 4.5g　前胡 3g　制香附 4.5g　陈皮 3g　僵蚕 4.5g　炒莱菔子 4.5g　炒神曲 6g　甘草 1.5g　豆豉 9g　葱白（后下）3 寸

2 剂，煎服法同前。

4 月 2 日三诊：药后鼻塞减，不流涕，食纳尚可，腹胀，大便不畅，量少，脉沉滑，秽苔未尽。治宜和脾消滞，清利湿热。

处方：制苍术 6g　厚朴 4g　陈皮 4.5g　炙甘草 1.5g　法半夏 6g　藿香梗 6g　槟榔 4.5g　炒枳实 3g　炒神曲 6g　大黄（分包后下）3g　生姜 3 片

2 剂，煎服法同前。

继用香砂平胃丸 3 袋，早晚各服 6 g，白开水下，调理而愈。

（中国中医研究院编. 蒲辅周医疗经验. 人民卫生出版社. 1979）

病案二

郑某，男，29 岁，住院号 11896。

症状：病经一天，突然恶寒发热，无汗，头痛，骨节酸痛，咳嗽，咽痒，咳痰色白，口干不欲饮，舌苔白滑，脉浮紧而数。

辨证施治：风寒夹湿，客于卫表，肺气失宣。治予辛温解表，仿荆防败毒散之意。

处方：荆芥一钱五分　防风二钱　羌独活各一钱五分　薄荷一钱（后下）　光杏仁三钱　前胡二钱　桔梗一钱五分　炒枳壳一钱五分　法半夏二钱　陈皮二钱　生姜三片　葱白三支　一剂。

药后得汗，寒热得解，头疼身痛好转，脉静，惟咳嗽未平。再予宣肺化痰，原方去荆芥、防风、羌独活、薄荷等解表之品，加苏梗三钱，大贝母三钱，甘草八分，连服二天，痊愈出院。

（周仲瑛等编著. 中医内科学. 江苏人民出版社. 1977）

【文献摘要】

《伤寒论·辨太阳病脉证并治》："太阳中风，阳浮而阴弱。阳浮者，热自发；阴弱者，汗自出。啬啬恶寒，淅淅恶风，翕翕发热，鼻鸣干呕者，桂枝汤主之。"

《景岳全书·伤风》："皮毛为肺之合，而上通于鼻，故其在外则为鼻塞身重，甚者并连少阳、阳明之经，而或为头痛，或为憎寒发热；其在内则多为咳嗽，甚则邪实在肺而为痰、为喘。有寒胜而受风者，身必无汗而多咳嗽，以阴邪闭郁皮毛也；有热胜而受风者，身必多汗恶风而咳嗽，以阳邪开泄肌腠也。有气强者，虽见痰嗽，或五六日，或十余日，肺气疏则顽痰利，风邪渐散而愈也；有气弱者，邪不易解，而痰嗽日甚，或延绵数月，风邪犹在，非用辛温必不散也。有以衰老受邪，而不慎起居，则旧邪未去，新邪继之，多致终身受其累，此治之尤不易也。"

《类证治裁·伤风》："其症恶风有汗，脉浮，头痛，鼻塞声重，咳嗽痰多，或憎寒发热。惟其人卫气有疏密，感冒有浅深，故见症有轻重。……凡体实者，春夏治以辛凉，秋冬治以辛温，解其肌表，风从汗散。体虚者，固其卫气，兼解风邪。……如初起风兼寒，宜辛温发表。郁久成热，又宜辛凉疏解。忌初用寒凉，致外邪不得疏散，郁热不得发越，重伤肺气也。"

《证治汇补·伤风》："如虚人伤风，屡感屡发，形气病气俱虚者，又当补中，而佐以和解。倘专泥发散，恐脾气益虚，腠理益疏，邪乘虚入，痛反增剧也。"

《医学心悟·论汗法》："汗者，散也。……风寒初客于人也，头痛发热而恶寒，鼻塞声重而体痛，此皮毛受病，法当汗之……凡一切阳虚者，皆宜补中发汗。一切阴虚者，皆宜养阴发汗。"

第二节　咳　嗽

咳嗽是指肺失宣降，肺气上逆作声，咯吐痰液而言，为肺系疾病的主要证候之一。分别言之，有声无痰为咳，有痰无声为嗽，一般多为痰声并见，难以截然分开，故以咳嗽并称。

咳嗽病名最早见于《内经》，该书对咳嗽的成因、症状、证候分类、病理转归及治疗等问题作了较系统的论述。如《素问·宣明五气》篇说："五气所病……肺为咳"。指出咳嗽的病位在肺。对咳嗽病因的认识，《素问·咳论》篇指出咳嗽系由"皮毛先受邪气，邪气以从其合也"，"五脏六腑，皆令人咳，非独肺也。"五脏六腑之咳"皆聚于胃，关于肺"，说明外邪犯肺可以致咳，其他脏腑受邪，功能失调而影响于肺者亦可致咳，咳嗽不只限于肺，也不离乎肺。该篇依据咳嗽的不同表现，将其分为肺、肝、心、脾、肾、胃、大肠、小肠、胆、膀胱、三焦诸咳，从而确立了以脏腑分类的方法，为后世医家对咳嗽病证的研究奠定了理论基础。隋·巢元方《诸病源候论·咳嗽候》有十咳之称，除五脏咳外，尚有风咳、寒咳、胆咳、厥阴咳等，虽然体现了辨证思想，但名目繁多，临床难以掌握。明·张介宾执简驭繁，将咳嗽分为外感、内伤两大类，《景岳全书·咳嗽》篇指出："咳嗽一证，窃见诸家立论太繁，皆不得其要，多致后人临证莫知所从，所以治难得效。以余观之，则咳嗽之要，止惟二证。何为二证？一曰外感，一曰内伤而尽之矣。……但于二者之中当辨阴阳，当分虚实耳"。至此，咳嗽的辨证分类渐趋成熟，切合临床实用。

咳嗽的治法方药历代均有论述，如汉代张仲景治虚火咳逆的麦门冬汤，至今仍为临床应用。后世在张仲景的基础上，对咳嗽的治法方药提出了许多新的见解。如《景岳全书·咳嗽》指出："外感之邪多有余，若实中有虚，则宜兼补以散之。内伤之病多不足，若虚中夹实，亦当兼清以润之"，提出外感咳嗽宜"辛温"发散为主，内伤咳嗽宜"甘平养阴"为主的治疗原则，丰富了辨证论治的内容。清·喻昌《医门法律》论述了燥的病机及其伤肺为病而致咳嗽的证治，创立温润、凉润治咳之法；针对新久咳嗽治疗中常见的问题，提出"凡邪盛咳频，断不可用劫涩药。咳久势衰，其势不锐，方可涩之"等六条治咳之禁，对后世颇多启迪。叶天士《临证指南医案·咳嗽》指出："若因于风者，辛平解之。因于寒者，辛温散之。因于暑者，为熏蒸之气，清肃必伤，当与微辛微凉，苦降甘淡……若因于湿者，有兼风、兼寒、兼热之不同，大抵以理肺治胃为主。若因秋燥，则嘉言喻氏之议最精。若因于火者，即温热之邪，亦以甘寒为主……至于内因为病，不可不逐一分之。有刚亢之威，木叩而金鸣者，当清金制木，佐以柔肝和络。若土虚而不生金，真气无所禀摄者，有甘凉、甘温二法，合乎阴土阳土以配刚柔为用也。又因水虚痰泛，元海竭而诸气上冲者，则有金水双收，阴阳并补之治，或大剂滋填镇摄，保固先天一气元精。"这些论述，堪为治疗咳嗽的基本规律，至今对临床仍有参考价值。

咳嗽既是独立性的病证，又是肺系多种疾病的一个症状。西医学中急慢性支气管炎、部分支气管扩张症、慢性咽炎等以咳嗽为主要表现者可参考本节辨证论治。其他疾病如肺痈、肺痿、风温、肺痨等兼见咳嗽者，须参阅有关章节辨证求因，进行处理，亦可与本节互参。部分慢性咳嗽经久反复，可发展至喘，称为咳喘，多表现为寒饮伏肺或肺气虚寒的证候，属痰饮病中的"支饮"或"喘证"，当参阅有关章节辨证论治。

【病因病机】

咳嗽的病因有外感、内伤两大类。外感咳嗽为六淫外邪侵袭肺系；内伤咳嗽为脏腑功能失调，内邪干肺。不论邪从外入，或自内而发，均可引起肺失宣肃，肺气上逆作咳。

一、病因

1. 外感六淫

外感咳嗽为六淫之邪，从口鼻或皮毛而入，侵袭肺系，或因吸入烟尘、异味气体，肺气被郁，肺失宣降。多因起居不慎，寒温失宜，或过度疲劳，肺的卫外功能减退或失调，以致在天气冷热失常，气候突变的情况下，外邪入客于肺导致咳嗽。故《河间六书·咳嗽论》谓："寒、暑、燥、湿、风、火六气，皆令人咳。"即是此意。由于四时主气不同，因而人体所感受的致病外邪亦有区别。风为六淫之首，其他外邪多随风邪侵袭人体，所以外感咳嗽常以风为先导，或夹寒，或夹热，或夹燥，表现为风寒、风热、风燥相合为病。张景岳曾倡："六气皆令人咳，风寒为主"，认为以风邪夹寒者居多。

2. 内邪干肺

内伤咳嗽总由脏腑功能失调、内邪干肺所致，可分其他脏腑病变涉及于肺和肺脏自病两端。它脏及肺由于饮食不调者，可因嗜烟好酒，烟酒辛温燥烈，熏灼肺胃；或因过食肥甘辛辣炙煿，酿湿生痰；或因平素脾运不健，饮食精微不归正化，变生痰浊，肺脉连胃，痰邪上干，乃生咳嗽；或由情志不遂，郁怒伤肝，肝失条达，气机不畅，日久气郁化火，因肝脉布胁而上注于肺，故气火循经犯肺，发为咳嗽。肺脏自病者，常因肺系疾病迁延不愈，阴伤气耗，肺的主气功能失常，以致肃降无权，肺气上逆作咳。

二、病机

咳嗽的病变主脏在肺，与肝、脾有关，久则及肾。主要病机为邪犯于肺，肺气上逆。因肺主气，司呼吸，上连气道、喉咙，开窍于鼻，外合皮毛，内为五脏华盖，其气贯百脉而通它脏，不耐寒热，称为"娇脏"，易受内外之邪侵袭而致宣肃失司。肺脏为了祛除病邪外达，以致肺气上逆，冲激声门而发为咳嗽。诚如《医学心悟》所说："肺体属金，譬若钟然，钟非叩不鸣，风、寒、暑、湿、燥、火六淫之邪，自外击之则鸣；劳欲情志，饮食炙煿之火，自内攻之则亦鸣"。《医学三字经·咳嗽》篇亦说："肺为脏腑之华盖，呼之则虚，吸之则满，只受得本脏之正气，受不得外来之客气，客气干之则呛而咳矣；只受得脏腑之清气，受不得脏腑之病气，病气干之，亦呛而咳矣"。提示咳嗽是内外病邪犯肺，肺脏祛邪外达的一种病理反应。

外感咳嗽属于邪实，为六淫外邪犯肺，肺气壅遏不畅所致。因于风寒者，肺气失宣，津液凝滞；因于风热者，肺气不清，热蒸液聚为痰；因于风燥者，燥邪灼津生痰，肺气失于润降，则发为咳嗽。若外邪未能及时解散，还可发生演变转化，如风寒久郁化热，风热灼津化燥，肺热蒸液成痰等。

内伤咳嗽，病理因素主要为"痰"与"火"。而痰有寒热之别，火有虚实之分。痰火可互为因果，痰可郁而化火（热），火能炼液灼津为痰。因其常反复发作，迁延日久，脏气多虚，故病理性质属邪实与正虚并见。虚实之间尚有先后主次的不同。它脏有病而及肺者，多因实致虚。如肝火犯肺者，每见气火炼液为痰，灼伤肺津。痰湿犯肺者，多因湿困中焦，水谷不能化为精微上输以养肺，反而聚生痰浊，上干于肺，久延则肺脾气虚，气不化津，痰浊更易滋生，此即"脾为生痰之源，肺为贮痰之器"的道理。甚则病及于肾，以致肺虚不能主气，肾虚不能纳气，由咳致喘。如痰湿蕴肺，遇外感引触，痰从热化，则易耗伤肺阴。肺脏自病者，多因虚致实。如肺阴不足每致阴虚火炎，灼津为痰；肺气亏虚，气不化津，津聚成痰，甚则痰从寒化为饮。

外感咳嗽与内伤咳嗽可相互为病。外感咳嗽如迁延失治，邪伤肺气，更易反复感邪，而致咳嗽屡作，肺脏益伤，逐渐转为内伤咳嗽。内伤咳嗽，肺脏有病，卫外不强，易受外邪引发或加重，在气候转冷时尤为明显。久则肺脏虚弱，阴伤气耗，由实转虚。于此可知，咳嗽虽有外感、内伤之分，但两者又可互为因果。

影响本病转归及预后的因素较多。一般而言，外感咳嗽其病尚浅而易治，但燥与湿二者较为缠绵。因湿邪困脾，久则脾虚而致积湿生痰，转为内伤之痰湿咳嗽。燥伤肺津，久则肺阴亏耗，成为内伤阴虚肺燥之咳嗽，故有"燥咳每成痨"之说。内伤咳嗽多呈慢性反复发作过程，其病较深，治疗难取速效。如痰湿咳嗽之部分老年患者，由于反复病久，肺脾两伤，可出现痰从寒化为饮，病延及肾的转归，表现为"寒饮伏肺"或"肺气虚寒"证候，成为痰饮咳喘。至于肺阴亏虚咳嗽，虽然初起轻微，但如延误失治，则往往逐渐加重，成为劳损。部分患者病情逐渐加重，甚至累及于心，最终导致肺、脾、肾诸脏皆虚，痰浊、水饮、气滞、血瘀互结而演变成为肺胀。

【诊查要点】

一、诊断依据

临床以咳嗽、咳痰为主要表现。应询查病史的新久，起病的缓急，是否兼有表证，判断外感和内伤。外感咳嗽，起病急，病程短，常伴肺卫表证。内伤咳嗽，常反复发作，病程长，多伴其他兼证。

二、病证鉴别

1. 咳嗽特点的鉴别

包括时间、节律、性质、声音以及加重的有关因素。

咳嗽时作，白天多于夜间，咳而急剧，声重，或咽痒则咳作者，多为外感风寒、风热或风燥引起；若咳声嘶哑，病势急而病程短者，为外感风寒、风热或风燥，病势缓而病程长者，为阴虚或气虚；咳声粗浊者，多为风热或痰热伤津所致；早晨咳嗽，阵发加剧，咳嗽连声重浊，痰出咳减者，多为痰湿或痰热咳嗽；午后、黄昏咳嗽加重，或夜间有单声咳嗽，咳声轻微短促者，多属肺燥阴虚；夜卧咳嗽较剧，持续不已，少气或伴气喘者，为久咳致喘的虚寒证；咳而声低气怯者属虚，洪亮有力者属实；饮食肥甘、生冷加重者多属痰湿；情志郁怒加重者因于气火；劳累、受凉后加重者多为痰湿、虚寒。

2. 咳痰特点的鉴别

包括痰的色、质、量、味等。

咳而少痰者多属燥热、气火、阴虚；痰多者常属湿痰、痰热、虚寒；痰白而稀薄者属风、属寒；痰黄而稠者属热；痰白质黏者属阴虚、燥热；痰白清稀，透明呈泡沫样的属虚、属寒；咯吐血痰者，多为肺热或阴虚；如脓血相兼者，为痰热瘀结成痈之候；咳嗽，咯吐粉红色泡沫痰，咳而气喘，呼吸困难者，多属心肺阳虚，气不主血；咳痰有热腥味或腥臭气者为痰热，味甜者属痰湿，味咸者属肾虚。

3. 咳嗽与咳喘的鉴别

咳嗽仅以咳嗽为主要临床表现，不伴喘证；咳喘则咳而伴喘，常因咳嗽反复发作，由咳致喘，临床以咳喘并作为特点。

三、相关检查

外感咳嗽，常见于上呼吸道感染、急性支气管炎、肺炎等；慢性咳嗽常见于慢性支气管炎、肺结核、肺心病、肺癌等。可结合病史、病情、体检作相关检查，如血常规、血沉、痰培养、胸部 X 线透视或摄胸片，以资协助诊断。

【辨证论治】

一、辨证要点

1. 辨外感内伤

外感咳嗽，多为新病，起病急，病程短，常伴恶寒、发热、头痛等肺卫表证。内伤咳嗽，多为久病，常反复发作，病程长，可伴它脏见症。

2. 辨证候虚实

外感咳嗽以风寒、风热、风燥为主，一般均属邪实。而内伤咳嗽多为虚实夹杂，本虚标实，其中痰湿、痰热、肝火多为邪实正虚；肺阴亏耗则属正虚，或虚中夹实。应分清标本主次缓急。

二、治疗原则

咳嗽的治疗应分清邪正虚实。外感咳嗽，多为实证，应祛邪利肺，按病邪性质分风寒、风热、风燥论治。内伤咳嗽，多属邪实正虚。标实为主者，治以祛邪止咳；本虚为主者，治以扶正补虚。并按本虚标实的主次酌情兼顾。同时除直接治肺外，还应从整体出发，注意治脾、治肝、治肾等。

三、证治分类

（一）外感咳嗽

1. 风寒袭肺证

咳嗽声重，气急，咽痒，咳痰稀薄色白，常伴鼻塞，流清涕，头痛，肢体酸楚，或见恶寒发热，无汗等表证，舌苔薄白，脉浮或浮紧。

证机概要：风寒袭肺，肺气失宣。

治法：疏风散寒，宣肺止咳。

代表方：三拗汤合止嗽散加减。两方均能宣肺止咳化痰，但前方以宣肺散寒为主，用于风寒闭肺；后方以疏风润肺为主，用于咳嗽迁延不愈或愈而复发者。

常用药：麻黄宣肺散寒；杏仁、桔梗、前胡、甘草、橘皮、金沸草等宣肺利气，化痰止咳。

胸闷、气急等肺气闭实之象不著，而外有表证者，可去麻黄之辛散，加荆芥、苏叶、生姜以疏风解表；若夹痰湿，咳而痰黏，胸闷，苔腻，加半夏、川朴、茯苓以燥湿化痰；咳嗽迁延不已，加紫菀、百部温润降逆，避免过于温燥辛散伤肺；表寒未解，里有郁热，热为寒遏，咳嗽音哑，气急似喘，痰黏稠，口渴，心烦，或有身热，加生石膏、桑皮、黄芩以解表清里。

2. 风热犯肺证

咳嗽频剧，气粗或咳声嘶哑，喉燥咽痛，咳痰不爽，痰黏稠或黄，咳时汗出，常伴鼻流黄涕，口渴，头痛，身楚，或见恶风，身热等表证，舌苔薄黄，脉浮数或浮滑。

证机概要：风热犯肺，肺失清肃。

治法：疏风清热，宣肺止咳。

代表方：桑菊饮加减。本方功能疏风清热，宣肺止咳，用于咳嗽痰黏，咽干，微有身热者。

常用药：桑叶、菊花、薄荷、连翘疏风清热；前胡、牛蒡子、杏仁、桔梗、大贝母、枇杷叶清肃肺气，化痰止咳。

肺热内盛，身热较著，恶风不显，口渴喜饮，加黄芩、知母清肺泄热；热邪上壅，咽痛，加射干、山豆根、挂金灯、赤芍清热利咽；热伤肺津，咽燥口干，舌质红，加南沙参、天花粉、芦根清热生津；夏令夹暑加六一散、鲜荷叶清解暑热。

3. 风燥伤肺证

干咳，连声作呛，喉痒，咽喉干痛，唇鼻干燥，无痰或痰少而黏，不易咯出，或痰中带有血丝，口干，初起或伴鼻塞，头痛，微寒，身热等表证，舌质红干而少津，苔薄白或薄黄，脉浮数或小数。

证机概要：风燥伤肺，肺失清润。

治法：疏风清肺，润燥止咳。

代表方：桑杏汤加减。本方清宣凉润，用于风燥伤津，干咳少痰，外有表证者。

常用药：桑叶、薄荷、豆豉疏风解表；杏仁、前胡、牛蒡子肃肺止咳；南沙参、浙贝母、天花粉、梨皮、芦根生津润燥。

津伤较甚，干咳，咳痰不多，舌干红少苔，配麦冬、北沙参滋养肺阴；热重不恶寒，心烦口渴，酌加石膏、知母、黑山栀清肺泄热；肺络受损，痰中夹血，配白茅根清热止血。

另有凉燥证，乃燥证与风寒并见，表现干咳少痰或无痰，咽干鼻燥，兼有恶寒发热，头痛无汗，舌苔薄白而干等症。用药当以温而不燥，润而不凉为原则，方取杏苏散加减。药用苏叶、杏仁、前胡辛以宣散；紫菀、款冬花、百部、甘草温润止咳。若恶寒甚，无汗，可配荆芥、防风以解表发汗。

（二）内伤咳嗽

1. 痰湿蕴肺证

咳嗽反复发作，咳声重浊，痰多，因痰而嗽，痰出咳平，痰黏腻或稠厚成块，色白或带灰色，每于早晨或食后则咳甚痰多，进甘甜油腻食物加重，胸闷脘痞，呕恶食少，体倦，大便时溏，舌苔白腻，脉象濡滑。

证机概要：脾湿生痰，上渍于肺，壅遏肺气。

治法：燥湿化痰，理气止咳。

代表方：二陈平胃散合三子养亲汤加减。二陈平胃散燥湿化痰，理气和中，用于咳而痰多，痰质稠厚，胸闷脘痞，苔腻者。三子养亲汤降气化痰，用于痰浊壅肺，咳逆痰涌，胸满气急，苔浊腻者。两方同治痰湿，前者重点在胃，痰多脘痞者适用；后者重点在肺，痰涌气急者较宜。

常用药：法半夏、陈皮、茯苓、苍术、川朴燥湿化痰；杏仁、佛耳草、紫菀、款冬花温肺降气。

咳逆气急，痰多胸闷，加白前、苏子、莱菔子化痰降气；寒痰较重，痰黏白如沫，怯寒背冷，加干姜、细辛、白芥子温肺化痰；久病脾虚，神疲，加党参、白术、炙甘草。症状平稳后可服六君子丸以资调理，或合杏苏二陈丸标本兼顾。

2．痰热郁肺证

咳嗽，气息粗促，或喉中有痰声，痰多质黏厚或稠黄，咯吐不爽，或有热腥味，或咯血痰，胸胁胀满，咳时引痛，面赤，或有身热，口干而黏，欲饮水，舌质红，舌苔薄黄腻，脉滑数。

证机概要：痰热壅肺，肺失肃降。

治法：清热肃肺，豁痰止咳。

代表方：清金化痰汤加减。本方功在清热化痰，用于咳嗽气急，胸满，痰稠色黄者。

常用药：黄芩、山栀、知母、桑白皮清泄肺热；杏仁、贝母、瓜蒌、海蛤壳、竹沥、半夏、射干清肺化痰。

痰热郁蒸，痰黄如脓或有热腥味，加鱼腥草、金荞麦根、浙贝母、冬瓜子、苡仁等清热化痰；痰热壅盛，腑气不通，胸满咳逆，痰涌，便秘，配葶苈子、大黄、风化硝泻肺通腑逐痰；痰热伤津，口干，舌红少津，配北沙参、天冬、花粉养阴生津。

3．肝火犯肺证

上气咳逆阵作，咳时面赤，咽干口苦，常感痰滞咽喉而咯之难出，量少质黏，或如絮条，胸胁胀痛，咳时引痛，症状可随情绪波动而增减，舌红或舌边红，舌苔薄黄少津，脉弦数。

证机概要：肝郁化火，上逆侮肺。

治法：清肺泻肝，顺气降火。

代表方：黛蛤散合加减泻白散加减。黛蛤散清肝化痰，加减泻白散顺气降火，清肺化痰，二方相合，使气火下降，肺气得以清肃，咳逆自平。

常用药：桑白皮、地骨皮、黄芩清肺热；山栀、丹皮泻肝火；青黛、海蛤壳化痰热；粳米、甘草和胃气，使泻肺而不伤脾胃；苏子、竹茹、枇杷叶降逆气。

肺气郁滞，胸闷气逆，加瓜蒌、桔梗、枳壳、旋覆花利气降逆；胸痛，加郁金、丝瓜络理气和络；痰黏难咯，加海浮石、知母、贝母清热豁痰；火郁伤津，咽燥口干，咳嗽日久不减，酌加北沙参、麦冬、天花粉、诃子养阴生津敛肺。

4．肺阴亏耗证

干咳，咳声短促，痰少黏白，或痰中带血丝，或声音逐渐嘶哑，口干咽燥，或午后潮热，颧红，盗汗，日渐消瘦，神疲，舌质红少苔，脉细数。

证机概要：肺阴亏虚，虚热内灼，肺失润降。

治法：滋阴润肺，化痰止咳。

代表方：沙参麦冬汤加减。本方有甘寒养阴、润燥生津之功，可用于阴虚肺燥，干咳少痰。

常用药：沙参、麦冬、花粉、玉竹、百合滋养肺阴；甘草甘缓和中；川贝母、甜杏仁润肺化痰；桑白皮、地骨皮清肺泄热。

肺气不敛，咳而气促，加五味子、诃子以敛肺气；阴虚潮热，酌加功劳叶、银柴胡、青蒿、鳖甲、胡黄连以清虚热；阴虚盗汗，加乌梅、瘪桃干、浮小麦收敛止涩；肺热灼津，咯吐黄痰，加海蛤粉、知母、黄芩清热化痰；热伤血络，痰中带血，加丹皮、山栀、藕节清热止血。

【预防调护】

预防的重点在于提高机体卫外功能，增强皮毛腠理御寒抗病能力。若有感冒应及时诊治。若久咳自汗出者，可酌选玉屏风散、生脉饮服用。

对于咳嗽的预防，首应注意气候变化，防寒保暖，饮食不宜甘肥、辛辣及过咸，嗜酒及吸烟等不良习惯尤当戒除，避免刺激性气体伤肺。适当参加体育锻炼，以增强体质，提高抗病能力。平素易于感冒者，配合防感冒保健操，面部迎香穴按摩，夜间足三里艾熏。外感咳嗽，如发热等全身症状明显者，应适当休息。内伤咳嗽多呈慢性反复发作，尤其应当注意起居饮食的调护，可据病情适当选食梨、莱菔、山药、百合、荸荠、枇杷等。注意劳逸结合。缓解期应坚持"缓则治本"的原则，补虚固本以图根治。

【结　语】

咳嗽是肺系疾病的主要证候之一，病因有外感、内伤之分。外感咳嗽为六淫外邪犯肺，有风寒、风热、风燥等不同。内伤咳嗽为脏腑功能失调，有肝火、痰湿、痰热、肺虚等区别。病机为邪气干肺，肺失宣降，肺气上逆，发为咳嗽。病位在肺，与肝、脾、肾等脏器有关。辨证当辨外感内伤。外感新病多属邪实，治当祛邪利肺；内伤多属邪实正虚，治当祛邪止咳，扶正补虚，分别主次处理。咳嗽的治疗，除直接治肺外，还应注意治脾、治肝、治肾等整体治疗。

【临证备要】

1. 外邪犯肺发生演变转化者应随证变法。风寒客肺化热，而表未解，见外寒内热者，应解表清里（内有痰热而兼风寒表证者，也可用此法）。风寒化热者，转用清法。风热化燥者，当用润法。

2. 内伤咳嗽邪实正虚者须妥善处理。气火咳嗽每易耗伤肺津，应适当配合清养肺阴之品；痰湿咳嗽，常易伤及肺脾之气，应配合补脾益肺之品，以免久延导致肺气虚寒，寒饮伏肺的咳喘；肺阴亏耗咳嗽，每致阴虚火炎，灼津为痰，必要时还当兼以清火化痰。

3. 注意外感咳嗽与内伤咳嗽的关系。外感咳嗽反复不愈可成内伤咳嗽，其中夹湿夹燥者较为缠绵，应彻底治疗，以杜其迁延转化。内伤咳嗽每易感受外邪使发作加重，治疗应权衡标本的主次缓急，或先后分治，或标本兼顾。

4. 治疗禁忌：外感忌用敛肺、收涩的镇咳药。误用则致肺气郁遏不得宣畅，不能达邪外出，邪恋不去，反而久咳伤正。必须采用宣肃肺气，疏散外邪治法，因势利导，肺气宣畅则咳嗽自止。内伤忌用宣肺散邪法。误用每致耗损阴液，伤及肺气，正气愈虚。必须注意调护正气，即使虚实夹杂，亦当标本兼顾。

5. 注意审证求因，切勿见咳止咳。咳嗽是人体祛邪外达的一种病理表现，治疗决不能单纯见咳止咳，必须按照不同的病因分别处理。一般说来，咳嗽的轻重可以反映病邪的微甚，但在某些情况下，因正虚不能祛邪外达，咳虽轻微，但病情却重，应加警惕。

6. 病有治上、治中、治下的区分。治上者，指治肺，主要是温宣、清肃两法，是直接针对咳嗽主病之脏施治。治中者，指治脾，即健脾化痰和补脾养肺等法。健脾化痰法适用于痰湿偏盛，标实为主，咳嗽痰多者；补脾养肺法适用于脾虚肺弱，脾肺两虚，咳嗽，神疲食少者。治下者，指治肾，咳嗽日久，咳而气短，则可考虑用治肾（益肾）的方法。总之，治脾、治肾是通过治疗它脏以达到治肺目的的整体疗法。

【医案选读】

病案一

程某，肺素有热，风寒外束，腠理闭塞，恶寒发热，无汗，咳呛气急，喉痛音哑，妨于咽饮，痰声辘辘，烦躁不安。脉象滑数，舌边红，苔薄腻黄。邪郁化热，热蒸于肺，肺炎叶举，清肃之令不得下行。阅前服之方，降气通腑，病势有增无减，其邪不得外达，而反内逼，痰火愈亢，肺气愈逆，症已入危，急拟麻杏石甘汤加味，开痹达邪，清肺化痰，以冀弋获为幸。

净麻黄五分　生石膏（打）三钱　光杏仁三钱　生甘草五分　薄荷叶八分　轻马勃八分　象贝母三钱　连翘壳三钱　淡豆豉三钱　黑山栀二钱　马兜铃一钱　冬瓜子三钱　活芦根（去节）一尺　淡竹沥一两（冲服）

二诊：服药后得畅汗，寒热已退，气逆痰声亦减，佳兆也。惟咳呛，咳痰不出，音哑咽痛，妨于咽饮。舌质红，苔黄，脉滑数不静。外束之邪，已从外达，痰火内炽，肺炎叶举，清肃之气，仍未下行。肺为娇脏，位居上焦，治上焦如羽，非轻不举，仍拟轻开上焦，清肺化痰，能无意外之虞，可望出险入夷。

净蝉衣八分　薄荷叶八分　前胡五分　桑叶皮各二钱　光杏仁三钱　象贝母三钱　生甘草八分　轻马勃八分　炙马兜铃一钱　冬瓜子三钱　胖大海三个　连翘三钱　活芦根（去节）一尺　淡竹沥（冲服）一两

三诊：音渐开，咽痛减，咳痰难出，入夜口干，加天花粉三钱，连服四剂而瘥。

（武进县医学会编. 丁甘仁医案. 江苏科学技术出版社. 1988）

病案二

耿某，女性，34 岁，住院号 16863。

病史：咳嗽已经四周，近旬复增寒热，汗少，咳剧胸痛，咳痰黏白夹黄。口服清热宣肺剂不效。故予入院治疗。

症状：恶寒甚著，身热起伏不定，汗少，头项痛，身痛，肢末欠温，咳嗽频剧，咽痒，气急，咳引胸痛，胸闷，心下疼痛，按之更甚，咳痰黏白，呈泡沫状，混有黄稠块，口干不欲饮水，大便数日未行，舌苔薄黄而润，质淡，脉细。

诊断：外感咳嗽。

辨证施治：风寒客于卫表，痰浊郁闭于肺，肺气失于宣畅，治予辛温解表，宣肺化痰，仿麻黄汤合桂枝厚朴杏子汤加减。药用炙麻黄一钱，桂枝一钱，光杏仁三钱，甘草八分，川朴一钱，炒苏子、炒莱菔子各三钱，法半夏二钱，全瓜蒌五钱，炒枳实三钱，陈皮一钱五分。药后汗出量多，热退，身痛缓解，咳减而仍阵作，咳引脘痛，咳痰质黏量多，色白夹黄。原方继服三天咳止，大便通畅，仅脘部微有压痛，巩固二日，痊愈出院。

（周仲瑛编著．中医内科学．江苏科学技术出版社．1977）

【文献摘要】

《保命集·咳嗽论》："咳谓无痰而有声，肺气伤而不清也；嗽是无声而有痰，脾湿动而为痰也；咳嗽谓有痰而有声，盖因伤于肺气，动于脾湿，咳而为嗽也。"

《医学入门·咳嗽》："新咳有痰者外感，随时解散；无痰者便是火热，只宜清之。久咳有痰者燥脾化痰，无痰者清金降火。盖外感久则郁热，内伤久则火炎，俱宜开郁润燥。……苟不治本而浪用兜铃、粟壳涩剂，反致缠绵。"

《医约·咳嗽》："咳嗽毋论内外寒热，凡形气病气俱实者，宜散宜清，宜降痰，宜顺气。若形气病气俱虚者，宜补宜调，或补中稍佐发散清火。"

《医门汇补·咳嗽》："肺居至高，主持诸气，体之至清至轻者也。外因六淫，内因七情，肺金受伤，咳嗽之病从兹作矣。"

《慎斋遗书·咳嗽》："咳嗽不一，所因不同也。因于风，宜辛凉以散之，前胡、紫苏、防风、葛根之属。因于寒，宜辛温以发之，麻黄、羌活、细辛之属。因于湿，宜燥之，六君子汤，或半夏、桑皮之属，或二陈汤。因于火，宜清润之，麦冬、紫菀、花粉、元参之属。因于虚，宜补之，人参、黄芪之属，或保元、四君、六君。因于气逆，宜清而降之，杏仁、苏子、陈皮、百合之属。因于痰，实则疏之，虚则补之，水泛则温而敛之。盖肺属金，金受火炼，则煎熬津液而成痰，宜清其火，火息则痰消。寒则肺不下降，肺液壅而成痰，宜温其肾，水暖则肺金下降之令行而痰消。此治咳之大略也。若夫神而明之，在乎辨脉证之寒热虚实也。"

第三节　哮　病

哮病是一种发作性的痰鸣气喘疾患。发时喉中有哮鸣声，呼吸气促困难，甚则喘息不能平卧。

《内经》虽无哮病之名，但在许多篇章里，都有有关哮病症状、病因病机的记载。如《素问·阴阳别论》所说之"阴争于内，阳扰于外，魄汗未藏，四逆而起，起则熏肺，使人喘鸣"即包括哮病症状在内。汉·张仲景《金匮要略·肺痿肺痈咳嗽上气病脉证并治》篇曰："咳而上气，喉中水鸡声，射干麻黄汤主之。"明确指出了哮病发作时的特征及治疗，并从病理上将其归属于痰饮病中的"伏饮"证。在《痰饮咳嗽病脉证并治》篇中指出："膈上病痰，满喘咳吐，发则寒热，背痛腰疼，目泣自出，其人振振身瞤剧，必有伏饮"。此后还有呷嗽、哮吼、齁鼾等形象性的命名。元·朱丹溪首创哮喘病名，在《丹溪心法》一书中作为专篇论述，并认为"哮喘必用薄滋味，专主于痰"，提出"未发以扶正气为主，既发以攻邪气为急"的治疗原则。明·虞抟《医学正传》则进一步对哮与喘作了明确的区别，指出"哮以声响言，喘以气息言"。后世医家鉴于"哮必兼喘"，故一般统称"哮喘"，而简名"哮证"、"哮病"。

本节所论哮病为一种发作性疾病，属于痰饮病的"伏饮"证，包括西医学的支气管哮喘、喘息性支气管炎、嗜酸性粒细胞增多症（或其他急性肺部过敏性疾患）引起的哮喘。若因肺系或其他多种疾病引起的痰鸣气喘症状，则属于喘证、肺胀等病证范围，但亦可与本节辨证论治内容联系互参。

【病因病机】

哮病的发生为痰伏于肺，每因外邪侵袭、饮食不当、情志刺激、体虚劳倦等诱因引动而触发，以致痰壅气道，肺气宣降功能失常。

一、病因

1．外邪侵袭

外感风寒或风热之邪，未能及时表散，邪蕴于肺，壅阻肺气，气不布津，聚液生痰。如《临证指南医案·哮》说："若夫哮证，亦由初感外邪，失于表散，邪伏于里，留于肺俞"。或因吸入烟尘、花粉、动物毛屑、异味气体等，影响肺气的宣降，津液凝聚，痰浊内生而致哮。

2．饮食不当

过食生冷，寒饮内停，或嗜食酸咸甘肥，积痰蒸热，或进食海膻发物，以致脾失健运，痰浊内生，上干于肺，壅塞气道，而致诱发。《医碥·哮喘》曰："哮者……得之食味酸咸太过，渗透气管，痰入结聚，一遇风寒，气郁痰壅即发。"故古又有称为"食哮"、"鱼腥哮"、"卤哮"、"糖哮"、"醋哮"者。

3．体虚病后

素质不强，则易受邪侵。如幼儿哮病往往由于禀赋不足所致，故有称"幼稚天哮"者。若病后体弱，如幼年患麻疹、顿咳，或反复感冒、咳嗽日久等导致肺虚。肺气不足，阳虚阴盛，气不化津，痰饮内生，或阴虚阳盛，热蒸液聚，痰热胶固，均可致哮。一般而言，素质不强者多以肾为主，而病后所致者多以肺为主。

二、病机

病理因素以痰为主，如朱丹溪说："哮喘专主于痰"。痰的产生主要由于人体津液不归正化，凝聚而成，如伏藏于肺，则成为发病的潜在"夙根"，因各种诱因如气候、饮食、情志、劳累等诱发，这些诱因每多错杂相关，其中尤以气候变化为主。《景岳全书·喘促》曰："喘有夙根，遇寒即发，或遇劳即发者，亦名哮喘。"《症因脉治·哮病》亦指出："哮病之因，痰饮留伏，结成窠臼，潜伏于内，偶有七情之犯，饮食之伤，或外有时令之风寒束其肌表，则哮喘之症作矣。"进而论之，哮喘"夙根"论的实质，主要在于脏腑阴阳失调，素体偏盛偏虚，对津液的运化失常，肺不能布散津液，脾不能输化水精，肾不能蒸化水液，而致凝聚成痰，若痰伏于肺则成为潜在的病理因素。

发作时的基本病理变化为"伏痰"遇感引触，痰随气升，气因痰阻，相互搏结，壅塞气道，肺管狭窄，通畅不利，肺气宣降失常，引动停积之痰，而致痰鸣如吼，气息喘促。《证治汇补·哮病》说："哮即痰喘之久而常发者，因内有壅塞之气，外有非时之感，膈有胶固之痰，三者相合，闭拒气道，搏击有声，发为哮病。"若病因于寒，素体阳虚，痰从寒化，属寒痰为患，则发为冷哮；病因于热，素体阳盛，痰从热化，属痰热为患，则发为热哮；如"痰热内郁，风寒外束"引起发作者，可以表现为外寒内热的寒包热哮；痰浊伏肺，肺气壅实，风邪触发者则表现为风痰哮；反复发作，正气耗伤或素体肺肾不足者，可表现为虚哮。

若长期反复发作，寒痰伤及脾肾之阳，痰热耗灼肺肾之阴，则可从实转虚，在平时表现肺、脾、肾等脏气虚弱之候。肺虚不能主气，气不化津，则痰浊内蕴，肃降无权，并因卫外不固，而更易受外邪的侵袭诱发；脾虚不能化水谷为精微，上输养肺，反而积湿生痰，上贮于肺，则影响肺气的升降；肾虚精气亏乏，摄纳失常，则阳虚水泛为痰，或阴虚虚火灼津成痰，上干于肺，加重肺气之升降失常。由于三脏之间的相互影响，可致同病，表现肺脾气虚或肺肾两虚之象。在平时亦觉短气，疲乏，并有轻度喘哮，难以全部消失。一旦大发作时，每易持续不解，邪实与正虚错综并见。肺肾两虚而痰浊又复壅盛，严重者肺不能治理调节心血的运行，肾虚命门之火不能上济于心，则心阳亦同时受累，甚至发生喘脱危候。

总之，哮病是一种反复发作，缠绵难愈的疾病。部分青少年患者，随着年龄的增长，正气渐充，肾气日盛，再辅以药物治疗，可以终止发作，而中老年及体弱患者，肾气渐衰，发作频繁，则不易根除。或在平时亦有轻度哮鸣气喘，若大发作时持续不已，可出现喘急鼻扇，胸高气促，张口抬肩，汗出肢冷，面色青紫，肢体浮肿，烦躁昏昧等喘脱危候。如长期不愈，反复发作，病由肺脏影响及脾、肾、心，可导致肺气胀满，不能敛降之肺胀重证。

【诊查要点】

一、诊断依据

1. 呈反复发作性。发时常多突然，可见鼻痒、喷嚏、咳嗽、胸闷等先兆。喉中有明显哮鸣声，呼吸困难，不能平卧，甚至面色苍白，唇甲青紫，约数分钟、数小时后缓解。

2. 平时可一如常人，或稍感疲劳、纳差。但病程日久，反复发作，导致正气亏虚，可常有轻度哮鸣，甚至在大发作时持续难平，出现喘脱。

3．多与先天禀赋有关，家族中可有哮病史。常由气候突变，饮食不当，情志失调，劳累等诱发。

二、病证鉴别

1．哮病与喘证

哮病和喘证都有呼吸急促、困难的表现。哮必兼喘，但喘未必兼哮。哮指声响言，喉中哮鸣有声，是一种反复发作的独立性疾病；喘指气息言，为呼吸气促困难，是多种肺系急慢性疾病的一个症状。如《医学正传·哮喘》指出："哮以声响言，喘以气息言，夫喘促喉间如水鸡声者谓之哮，气促而连续不能以息者谓之喘"。《临证指南医案·哮》认为喘证之因，若由外邪壅遏而致者，"邪散则喘亦止，后不复发；……若因根本有亏，肾虚气逆，浊阴上冲而喘者，此不过一二日之间，势必危笃……若夫哮证……邪伏于里，留于肺俞，故频发频止，淹缠岁月"。分别从症状特点及有无复发说明两者的不同。

2．哮病与支饮

支饮亦可表现痰鸣气喘的症状，大多由于慢性咳嗽经久不愈，逐渐加重而成咳喘，病情时轻时重，发作与间歇的界限不清，以咳嗽和气喘为主，与哮病之间歇发作，突然起病，迅速缓解，喉中哮鸣有声，轻度咳嗽或不咳有明显的差别。

三、相关检查

血中嗜酸性粒细胞增高，如并发感染可有白细胞总数增高，中性粒细胞比例增高。外源性者血清 IgE 值增加显著，痰检有大量嗜酸性粒细胞。肺功能检查，发作期有关呼吸流速的全部指标均显著下降，重症哮喘气道阻塞严重，可使二氧化碳潴留，$PaCO_2$ 上升，表现为呼吸性酸中毒。胸部 X 线检查，发作时可见两肺透亮度增加，呈过度充气状态。并发呼吸道感染可见肺纹理增加及炎性浸润阴影。

【辨证论治】

一、辨证要点

哮病总属邪实正虚之证。发时以邪实为主，当分寒、热、寒包热、风痰、虚哮五类，注意是否兼有表证。而未发时以正虚为主，应辨阴阳之偏虚，肺、脾、肾三脏之所属。若久发正虚，虚实错杂者，当按病程新久及全身症状辨别其主次。

二、治疗原则

当宗丹溪"未发以扶正气为主，既发以攻邪气为急"之说，以"发时治标，平时治本"为基本原则。发时攻邪治标，祛痰利气，寒痰宜温化宣肺，热痰当清化肃肺，寒热错杂者，当温清并施，表证明显者兼以解表，属风痰为患者又当祛风涤痰。反复日久，正虚邪实者，又当兼顾，不可单纯拘泥于祛邪。若发生喘脱危候，当急予扶正救脱。平时应扶正治本，阳气虚者应予温补，阴虚者则予滋养，分别采取补肺、健脾、益肾等法，以冀减轻、减少或控制其发作。如《景岳全书·喘促门》说："扶正气者，须辨阴阳，阴虚者补其阴，阳虚者补其阳。攻邪气者，须分微甚，或散其风，或温其寒，或清其痰火。然发久者，气无不虚，故于消散中宜酌加温补，或于温补中宜量加消散，此等证候，当惓惓以元气为念，必致元气渐充，庶可望其渐愈。若攻之太过，未有不致日甚而危者"，堪为哮病辨治的要领，临证应用的准则。

三、证治分类

（一）发作期

1. 冷哮证

喉中哮鸣如水鸡声，呼吸急促，喘憋气逆，胸膈满闷如塞，咳不甚，痰少咯吐不爽，色白而多泡沫，口不渴或渴喜热饮，形寒怕冷，天冷或受寒易发，面色青晦，舌苔白滑，脉弦紧或浮紧。

证机概要：寒痰伏肺，遇感触发，痰升气阻，肺失宣畅。

治法：宣肺散寒，化痰平喘。

代表方：射干麻黄汤或小青龙汤加减。两方皆能温肺化饮，止哮平喘。前者长于降逆平哮，用于哮鸣喘咳，表证不著者；后方解表散寒力强，用于表寒里饮，寒象较重者。

常用药：麻黄、射干宣肺平喘，化痰利咽；干姜、细辛、半夏温肺化饮降逆；紫菀、款冬化痰止咳；五味子收敛肺气；大枣、甘草和中。

表寒明显，寒热身疼，配桂枝、生姜辛散风寒；痰涌气逆，不得平卧，加葶苈子、苏子泻肺降逆，并酌加杏仁、白前、橘皮等化痰利气；咳逆上气，汗多，加白芍以敛肺。

2. 热哮证

喉中痰鸣如吼，喘而气粗息涌，胸高胁胀，咳呛阵作，咳痰色黄或白，黏浊稠厚，排吐不利，口苦，口渴喜饮，汗出，面赤，或有身热，甚至有好发于夏季者，舌苔黄腻，质红，脉滑数或弦滑。

证机概要：痰热蕴肺，壅阻气道，肺失清肃。

治法：清热宣肺，化痰定喘。

代表方：定喘汤或越婢加半夏汤加减。两方皆能清热宣肺，化痰平喘。前者长于清化痰热，用于痰热郁肺，表证不著者；后者偏于宣肺泄热，用于肺热内郁，外有表证者。

常用药：麻黄宣肺平喘；黄芩、桑白皮清热肃肺；杏仁、半夏、款冬、苏子化痰降逆；白果敛肺，并防麻黄过于耗散；甘草调和诸药。

若表寒外束，肺热内郁，加石膏配麻黄解表清里；肺气壅实，痰鸣息涌，不得平卧，加葶苈子、广地龙泻肺平喘；肺热壅盛，痰吐稠黄，加海蛤壳、射干、知母、鱼腥草以清热化痰；兼有大便秘结者，可用大黄、芒硝、全瓜蒌、枳实通腑以利肺；病久热盛伤阴，气急难续，痰少质黏，口咽干燥，舌红少苔，脉细数者，当养阴清热化痰，加沙参、知母、天花粉。

3. 寒包热哮证

喉中哮鸣有声，胸膈烦闷，呼吸急促，喘咳气逆，咳痰不爽，痰黏色黄，或黄白相兼，烦躁，发热，恶寒，无汗，身痛，口干欲饮，大便偏干，舌苔白腻罩黄，舌尖边红，脉弦紧。

证机概要：痰热壅肺，复感风寒，客寒包火，肺失宣降。

治法：解表散寒，清化痰热。

代表方：小青龙加石膏汤或厚朴麻黄汤加减。前方用于外感风寒，饮邪内郁化热，而以表寒为主，喘咳烦躁者；后方用于饮邪迫肺，夹有郁热，咳逆喘满，烦躁而表寒不显者。

常用药：麻黄散寒解表，宣肺平喘，石膏清泄肺热，二药相合，辛凉配伍，外散风寒，内清里热；厚朴、杏仁平喘止咳；生姜、半夏化痰降逆；甘草、大枣调和诸药。

表寒重者加桂枝、细辛；喘哮，痰鸣气逆，加射干、葶苈子、苏子祛痰降气平喘；痰吐稠黄胶黏加黄芩、前胡、瓜蒌皮等清化痰热。

4. 风痰哮证

喉中痰涎壅盛，声如拽锯，或鸣声如吹哨笛，喘急胸满，但坐不得卧，咳痰黏腻难出，或为白色泡沫痰液，无明显寒热倾向，面色青黯，起病多急，常倏忽来去，发前自觉鼻、咽、眼、耳发痒，喷嚏，鼻塞，流涕，胸部憋塞，随之迅即发作，舌苔厚浊，脉滑实。

证机概要：痰浊伏肺，风邪引触，肺气郁闭，升降失司。

治法：祛风涤痰，降气平喘。

代表方：三子养亲汤加味。本方涤痰利窍，降气平喘，用于痰壅气实，咳逆息涌，痰稠黏量多，胸闷，苔浊腻者。

常用药：白芥子温肺利气涤痰；苏子降气化痰，止咳平喘；莱菔子行气祛痰；麻黄宣肺平喘；杏仁、僵蚕祛风化痰；厚朴、半夏、陈皮降气化痰；茯苓健脾化痰。

痰壅喘急，不能平卧，加用葶苈子、猪牙皂泻肺涤痰，必要时可暂予控涎丹泻肺祛痰；若感受风邪而发作者，加苏叶、防风、苍耳草、蝉衣、地龙等祛风化痰。

5. 虚哮证

喉中哮鸣如鼾，声低，气短息促，动则喘甚，发作频繁，甚则持续喘哮，口唇、爪甲青紫，咳痰无力，痰涎清稀或质黏起沫，面色苍白或颧红唇紫，口不渴或咽干口渴，形寒肢冷或烦热，舌质淡或偏红，或紫黯，脉沉细或细数。

证机概要：哮病久发，痰气瘀阻，肺肾两虚，摄纳失常。

治法：补肺纳肾，降气化痰。

代表方：平喘固本汤加减。本方补益肺肾，降气平喘，适用于肺肾两虚，痰气交阻，摄纳失常之喘哮。

常用药：党参、黄芪补益肺气；胡桃肉、沉香、脐带、冬虫夏草、五味子补肾纳气；苏子、半夏、款冬、橘皮降气化痰。

肾阳虚加附子、鹿角片、补骨脂、钟乳石；肺肾阴虚，配沙参、麦冬、生地、当归；痰气瘀阻，口唇青紫，加桃仁、苏木；气逆于上，动则气喘，加紫石英、磁石镇纳肾气。

附：喘脱危证

哮病反复久发，喘息鼻扇，张口抬肩，气短息促，烦躁，昏蒙，面青，四肢厥冷，汗出如油，脉细数不清，或浮大无根，舌质青黯，苔腻或滑。

证机概要：痰浊壅盛，上蒙清窍，肺肾两亏，气阴耗伤，心肾阳衰。

治法：补肺纳肾，扶正固脱。

代表方：回阳急救汤合生脉饮加减。前者长于回阳救逆，后者重在益气养阴。

常用药：人参、附子、甘草益气回阳；山萸肉、五味子、麦冬固阴救脱；龙骨、牡蛎敛汗固脱；冬虫夏草、蛤蚧纳气归肾。

如喘急面青，躁烦不安，汗出肢冷，舌淡紫，脉细，另吞黑锡丹镇纳虚阳，温肾平喘固脱，每次服用 3～4.5 克，温水送下。

阳虚甚，气息微弱，汗出肢冷，舌淡，脉沉细加肉桂、干姜回阳固脱；气息急促，心烦内热，汗出粘手，口干舌红，脉沉细数加生地、玉竹养阴救脱，人参改用西洋参。

（二）缓解期

1. 肺脾气虚证

气短声低，喉中时有轻度哮鸣，痰多质稀，色白，自汗，怕风，常易感冒，倦怠无力，食少便溏，舌质淡，苔白，脉细弱。

证机概要：哮病日久，肺虚不能主气，脾虚健运无权，气不化津，痰饮蕴肺，肺气上逆。

治法：健脾益气，补土生金。

代表方：六君子汤加减。本方补脾化痰，用于脾虚食少，痰多脘痞，倦怠少力，大便不实等症。

常用药：党参、白术健脾益气；山药、苡仁、茯苓甘淡补脾；法半夏、橘皮燥湿化痰；五味子敛肺气；甘草补气调中。

表虚自汗加炙黄芪、浮小麦、大枣；怕冷，畏风，易感冒，可加桂枝、白芍、附片；痰多者加前胡、杏仁。

2. 肺肾两虚证

短气息促，动则为甚，吸气不利，咳痰质黏起沫，脑转耳鸣，腰酸腿软，心慌，不耐劳累。或五心烦热，颧红，口干，舌质红少苔，脉细数；或畏寒肢冷，面色苍白，舌苔淡白，质胖，脉沉细。

证机概要：哮病久发，精气亏乏，肺肾摄纳失常，气不归原，津凝为痰。

治法：补肺益肾。

代表方：生脉地黄汤合金水六君煎加减。两者都可用于久哮肺肾两虚，但前者以益气养阴为主，适用于肺肾气阴两伤，后者以补肾化痰为主，适用于肾虚阴伤痰多。

常用药：熟地、山萸肉、胡桃肉补肾纳气；人参、麦冬、五味子补益肺之气阴；茯苓、甘草益气健脾；半夏、陈皮理气化痰。

肺气阴两虚为主者加黄芪、沙参、百合；肾阳虚为主者，酌加补骨脂、仙灵脾、鹿角片、制附片、肉桂；肾阴虚为主者加生地、冬虫夏草。另可常服紫河车粉补益肾精。

临证所见，上述各类证候，就同一患者而言，在其多次发作中，也可先后交叉出现，故既应辨证，又不能守证。

【预防调护】

注意保暖，防止感冒，避免因寒冷空气的刺激而诱发。根据身体情况，作适当的体育锻炼，以逐步增强体质，提高抗病能力。饮食宜清淡，忌肥甘油腻，辛辣甘甜，防止生痰生火，避免海膻发物；避免烟尘异味；保持心情舒畅，避免不良情绪的影响；劳逸适当，防止过度疲劳。平时可常服玉屏风散、肾气丸等药物，以调护正气，提高抗病能力。

【结　语】

哮病是一种发作性的痰鸣气喘疾患，以喉中哮鸣有声，呼吸急促困难为特征。病理因素以痰为主，痰伏于肺，遇感诱发。发病机理为痰气搏结，壅阻气道，肺失宣降。发时以邪实为主，治当祛痰利气，攻邪治标。寒痰者温化宣肺，热痰者清化肃肺，寒热错杂者，当温清并施，表证明显者兼以解表，属风痰为患者又当祛风涤痰。反复发作，则由实转虚，且虚实之间常常互为因果，邪实与正虚错杂为患，而见痰气瘀阻，肺肾两虚，摄纳失常之虚哮，治当补正祛邪兼施。若发生喘脱危证，又当以扶正固脱为主。平时以正虚为主者，当区别肺脾气虚和肺肾两虚，分别予以补肺健脾或补肺益肾。

【临证备要】

1. 临证须注意寒证与热证的互相兼夹与转化。寒痰冷哮久郁也可化热，尤其在感受外邪引发时，更易如此。小儿、青少年阳气偏盛者，多见热哮，但久延而至成年、老年，阳气渐衰，每可转从寒化，表现冷哮。虚实之间也可在一定条件下互相转化。一般而言，新病多实，发时邪实，久病多虚，平时 正虚，但实证与虚证可以因果错杂为患。实证包括寒热两证在内，如寒痰日久耗伤肺、脾、肾的阳气，可以转化为气虚、阳虚证；痰热久郁耗伤肺肾阴液，则可转化为阴虚证。虚证属于阳气虚的，因肺、脾、肾不能温化津液，而致津液停积为饮，兼有寒痰标实现象；属于阴虚的，因肺肾阴虚火炎，灼津成痰，兼有痰热标实现象。兼腑实者，又当泻肺通腑，以恢复肺之肃降功能。因肝气侮肺，肺气上逆而致者，治当疏利肝气，清肝肃肺。

2. 临证所见，发作之时，虽以邪实为多，亦有以正虚为主者，缓解期常以正虚为主，但其痰饮留伏的病理因素仍然存在，因此对于哮病的治疗，发时未必全从标治，当治标顾本，平时亦未必全恃扶正，当治本顾标。尤其是大发作有喘脱倾向者，更应重视回阳救脱，急固其本，若拘泥于"发时治标"之说，则坐失救治良机。平时当重视治本，区别肺、脾、肾的主次，在抓住重点的基础上，适当兼顾，其中尤以补肾为要着，因肾为先天之本，五脏之根，肾精充足则根本得固。但在扶正的同时，还当注意参入降气化痰之品，以祛除内伏之顽痰，方能减少复发。

3. 风邪致病者，为痰伏于肺，外感风邪触发，具有起病多快，病情多变等风邪"善行而数变"的特性，治当祛风解痉，药用麻黄、苏叶、防风、苍耳草等，特别是虫类祛风药尤擅长于入络搜邪，如僵蚕、蝉衣、地龙、露蜂房等，均为临床习用治哮之药，可选择应用。如见喘急痰涌，胸满不能平卧，咳痰黏腻，舌苔厚浊者，又属以痰为主，当用三子养亲加厚朴、杏仁、葶苈子、猪牙皂等。

【医案选读】

病案一

刘某，男，34岁，工人。初诊1990年11月7日。

哮喘反复发作4年余，近一月来持续频繁发作，喉中作水鸡声，痰鸣喘咳，气急，咯黄色黏痰，排吐不利，胸部闷痛，咳则尤甚，咽干作痒，口干，烦热，面赤自汗，口唇、指端微绀，舌苔黄腻，质红，脉滑数。证属痰热壅肺，肺失清肃。治宜清热宣肺，化痰平喘。

处方：蜜炙麻黄6克，炒黄芩10克，知母10克，桑白皮10克，光杏仁10克，法半夏10克，海浮石10克，芦根20克，射干6克，广地龙10克，金荞麦根15克，南沙参10克。7剂，水煎服。

二诊：11月14日。药服3日哮喘即告减轻，痰易咳出，连服1周，喘平，咽痒，面赤自汗，胸部闷痛俱见消失。但有干咳，咳痰质黏，咽部干燥，唇红。痰热郁蒸，耗伤阴津。治宜清化痰热，养阴生津。

处方：蜜炙麻黄5克，炒黄芩10克，知母10克，桑白皮10克，光杏仁10克，海浮石10克，芦根30克，金荞麦根15克，天麦冬各10克，南沙参10克，生甘草3克，地龙10克。7剂，水煎服。药后症状消失，继续调治巩固半月。

（周仲瑛著. 周仲瑛临床经验辑要. 中国医药科技出版社. 1998）

病案二

周某，男，34岁。

初诊：1976年1月24日。

主诉：婴儿时期曾患奶癣。4年前开始哮喘，每逢春秋必发，且逐年加重，常持续两三个月不见缓解。平时特别怕冷，易感冒，不欲饮水。此次发病起于去秋，迄今时轻时重，曾用多种西药包括激素等治疗未能控制。

诊查：半夜后哮鸣气急，舌苔薄白，脉细弦。

辨证：证属外寒内饮，久病体虚，气阳不足。

治法：治当助阳解表蠲饮，标本并图。

处方：生麻黄6克，桂枝6克，生白芍9克，生甘草6克，苏子12克，姜半夏9克，陈皮6克，炙细辛3克，熟附片12克（先煎），磁石3克（先煎）。14剂。

另方：黄芪片100片，每日3次，每次5片。

二诊：2月7日。药后哮喘缓解，日来喉间稍有哮喘，胸闷气短，有痰。原方改生麻黄9克，加局方黑锡丹6克分吞。7剂。

另方：胆荚片（猪胆汁、皂荚、草河车）两包，每日3次，每次5片。

上方药服后哮喘基本控制，咳痰亦轻，嗣后改用丸药，予附桂八味丸温肾扶阳为主，并加用黄芪片、地龙片吞服。3月后随访，未见复发。

（董建华等编. 中国现代名中医医案精华·徐仲才医案. 北京出版社. 1990）

【文献摘要】

《症因脉治·哮病》："哮病之症，短息倚肩，不能仰卧，伛偻伏坐，每发六七日，轻则三四时，或一月或半月，起居失慎，则旧病复发，此哮病之症也。"

《医宗必读·喘》："喘者，促促气急，喝喝痰声，张口抬肩，摇身撷肚。短气者，呼吸虽急，而不能接续，似喘而无痰声，亦不抬肩，但肺壅而不能下。哮者与喘相类，但不似喘开口出气之多，而有呀呷之音。……三证极当详辨。"

《医学统旨》："大抵哮喘，未发以扶正为主，已发以攻邪气为主。亦有痰气壅盛壮实者，可用吐法，大便秘结，服定喘药不效，而用利导之药而安者。必须使薄滋味，不可纯用凉药，亦不可多服砒毒劫药，倘若受伤，追悔何及。"

《张氏医通·哮》："凡哮证见胸凸背驼者，此肺络散，为痼疾，不治。"

《王旭高医案·痰喘》："喘哮气急……治之之法，在上治肺胃，在下治脾肾，发时治上，平时治下。"

第四节　喘　证

喘即气喘、喘息。喘证是以呼吸困难，甚至张口抬肩，鼻翼扇动，不能平卧为临床特征的病证。

喘证的症状轻重不一，轻者仅表现为呼吸困难，不能平卧；重者稍动则喘息不已，甚则张口抬肩，鼻翼扇动；严重者，喘促持续不解，烦躁不安，面青唇紫，肢冷，汗出如珠，脉浮大无根，甚则发为喘脱。

喘证的名称、症状表现和病因病机最早见于《黄帝内经》。如《灵枢·五阅五使》篇说："肺病者，喘息鼻张"。《灵枢·本脏》篇："肺高则上气，肩息咳"。提出肺为主病之脏，并描述了喘证的症状表现。《素问·五邪》篇说："邪在肺，则病皮肤痛，寒热，上气喘，汗出，喘动肩背。"《素问·举痛论》又说："劳则喘息汗出。"指出喘证病因既有外感，也有内伤，病机亦有虚实之别。此外，《素问·痹论》云："心痹者，脉不通，烦则心下鼓，暴上气而喘。"《素问·经脉别论》云："有所坠恐，喘出于肝。"提示喘虽以肺为主，亦涉及它脏。汉·张仲景《金匮要略·肺痿肺痈咳嗽上气病脉证治》中所言"上气"即是指气喘、肩息、不能平卧的证候，亦包括"喉中水鸡声"的哮病和"咳而上气"的肺胀。金元时期的医家对喘证的论述各有补充。如刘河间论喘因于火热，他说"病寒则气衰而息微，病热则气甚而息粗……故寒则息迟气微，热则息数气粗而为喘也。"元·朱丹溪认识到七情、饱食、体虚等皆可成为内伤致喘之因，在《丹溪心法·喘》中说："六淫七情之所感伤，饱食动作，脏气不和，呼吸之息，不得宣畅而为喘急。亦有脾肾俱虚，体弱之人，皆能发喘"。明代张景岳把喘证归纳成虚实两大证。《景岳全书·喘促》："实喘者有邪，邪气实也；虚喘者无邪，元气虚也。"指出了喘证的辨证纲领。清·叶天士《临证指南医案·喘》提出："在肺为实，在肾为虚"。林佩琴《类证治裁·喘证》认为："喘由外感者治肺，由内伤者治肾。"这些论点，对指导临床实践具有重要意义。

喘证虽是一个独立的病证，但可见于多种急慢性疾病过程中，所涉及的范围很广，不仅多见于肺系疾病，且可因其他脏腑病变影响于肺所致，因此应结合辨病，西医学中如肺炎、喘息性支气管炎、肺气肿、肺源性心脏病、心源性哮喘、肺结核、矽肺以及癔症等发生以呼吸困难为主要表现时，均可参照本节辨证施治。

【病因病机】

喘证常由多种疾患引起，病因复杂，概言之有外感、内伤两大类。外感为六淫外邪侵袭肺系；内伤为饮食不当、情志失调、劳欲久病等导致肺气上逆，宣降失职；或气无所主，肾失摄纳而成。

一、病因

1. 外邪侵袭

常因重感风寒，邪袭于肺，外闭皮毛，内遏肺气，肺卫为邪所伤，肺气不得宣畅，气机壅阻，上逆作喘。若表邪未解，内已化热，或肺热素盛，寒邪外束，热不得泄，则热为寒遏，肺失宣降，亦气逆作喘。或因风热外袭，内犯于肺，肺气壅实，清肃失司；或热蒸液聚成痰，痰热壅阻肺气，升降失常，发为喘逆。如《景岳全书·喘促》说："实喘之证，以邪实在肺也，肺之实邪，非风寒则火邪耳。"

2. 饮食不当

过食生冷、肥甘，或因嗜酒伤中，脾运失健，水谷不归正化，反而聚湿生痰，痰浊上干，壅阻肺气，升降不利，发为喘促。《仁斋直指方》说："惟夫邪气伏藏，凝涎浮涌，呼不得呼，吸不得吸，于是上气促急。"即是指痰涎壅盛的喘证而言。如复加外感诱发，可见痰浊与风寒、邪热等内外合邪的错杂证候。若痰湿久郁化热，或肺火素盛，痰受热蒸，则痰火交阻于肺，痰壅火迫，肺气不降，上逆为喘。若湿痰转从寒化，可见寒饮伏肺，常因外邪袭表犯肺，引动伏饮，壅阻气道，发为喘促。

3. 情志所伤

情志不遂，忧思气结，肺气痹阻，气机不利，或郁怒伤肝，肝气上逆于肺，肺气不得肃降，升多降少，气逆而喘。《医学入门·喘》所说"惊忧气郁，惕惕闷闷，引息鼻张气喘，呼吸急促而无痰声者"，即属此类。

4. 劳欲久病

慢性咳嗽、肺痨等肺系病证，迁延未愈，久病肺虚，气失所主，气阴亏耗，不能下荫于肾，肾元亏虚，肾不纳气而短气喘促，故《证治准绳·喘》说："肺虚则少气而喘"。或劳欲伤肾，精气内夺，肾之真元伤损，根本不固，不能助肺纳气，气失摄纳，上出于肺，出多入少，逆气上奔为喘。正如《医贯·喘》所言："真元损耗，喘出于肾气之上奔……乃气不归原也。"若肾阳衰弱，肾不主水，水邪泛滥，凌心犯肺，肺气上逆，心阳不振，亦可致喘，表现虚中夹实之候。此外，如中气虚弱，肺气失于充养，亦可因气虚而喘。

二、病机

喘证的发病机理主要在肺和肾，涉及肝脾。因肺为气之主，司呼吸，外合皮毛，内为五脏华盖，为气机出入升降之枢纽。肺的宣肃功能正常，则吐浊吸清，呼吸调匀。肾主摄纳，有助于肺气肃降，故有"肺为气之主，肾为气之根"之说。若外邪侵袭，或它脏病气上犯，皆可使肺失宣降，肺气胀满，呼吸不利而致喘。如肺虚气失所主，亦可少气不足以息而为喘。肾为气之根，与肺同司气体之出纳，故肾元不固，摄纳失常则气不归原，阴阳不相接续，气逆于肺而为喘。另外，如脾经痰浊上干，以及中气虚弱，土不生金，肺气不足；或肝气上逆乘肺，升多降少，均可致肺气上逆而为喘。

喘证的病理性质有虚实之分。实喘在肺，为外邪、痰浊、肝郁气逆，邪壅肺气，宣降不利所致；虚喘责之肺、肾两脏，因阳气不足，阴精亏耗，而致肺肾出纳失常，且尤以气虚为主。实喘病久伤正，由肺及肾；或虚喘复感外邪，或夹痰浊，则病情虚实错杂，每多表现为邪气壅阻于上，肾气亏虚于下的上盛下虚证候。

喘证的严重阶段，不但肺肾俱虚，在孤阳欲脱之时，每多影响到心。因心脉上通于肺，肺气治理调节心血的运行，宗气贯心肺而行呼吸；肾脉上络于心，心肾相互既济，心阳根于命门之火，心脏阳气的盛衰，与先天肾气及后天呼吸之气皆有密切关系。故肺肾俱虚，亦可导致心气、心阳衰惫，鼓动血脉无力，血行瘀滞，面色、唇舌、指甲青紫，甚至出现喘汗致脱，亡阴、亡阳的危重局面。

喘证的预后与病程的长短、病邪的性质、病位的深浅有关。一般而论，实喘易治，虚喘难疗。实喘由于邪气壅阻，祛邪利肺则愈，故治疗较易；虚喘为气失摄纳，根本不固，补之未必即效，且每因体虚易感外邪，诱致反复发作，往往喘甚而致汗脱，故难治。《临证指南医案·喘》曾言："若由外邪壅遏而致者，邪散则喘亦止，后不复发，此喘证之实者也；若因根本有亏，肾虚气逆，浊阴上冲而喘者，此不过一二日之间，势必危笃，用药亦难奏效，此喘证之属虚者也。"若实喘邪气闭肺，喘息上气，胸闷如窒，呼吸窘迫，身热不得卧，脉急数；虚喘下虚上盛，阴阳离决，孤阳浮越，冲气上逆，见足冷头汗，如油如珠，喘息鼻扇，摇身撷肚，张口抬肩，胸前高起，面赤躁扰，直视便溏，脉浮大急促无根者，均属危候，必须及时救治。

【诊查要点】

一、诊断依据

1. 以喘促短气，呼吸困难，甚至张口抬肩，鼻翼扇动，不能平卧，口唇发绀为特征。
2. 多有慢性咳嗽、哮病、肺痨、心悸等病史，每遇外感及劳累而诱发。

二、病证鉴别

1. 喘证与气短

两者同为呼吸异常。喘证呼吸困难，张口抬肩，摇身撷肚，实证气粗声高，虚证气弱声低；短气亦即少气，主要表现呼吸浅促，或短气不足以息，似喘而无声，亦不抬肩撷肚。如《证治汇补·喘病》说："若夫少气不足以息，呼吸不相接续，出多入少，名曰气短。气短者，气微力弱，非若喘证之气粗奔迫也。"可见气短不若喘证呼吸困难之甚。但气短进一步加重，亦可呈虚喘表现。

2.喘证与哮病

喘指气息而言，为呼吸气促困难，甚则张口抬肩，摇身撷肚。哮指声响而言，必见喉中哮鸣有声，亦伴呼吸困难。正如《医学心悟》曰："夫喘促喉间如水鸡声者谓之哮，气促而连续不能以息者谓之喘"。喘未必兼哮，而哮必兼喘。

三、相关检查

喘证发作时当结合听诊，注意肺部有无干湿性啰音或哮鸣音。胸部X片及CT检查、心电图检查，可协助鉴别喘证出现的原因是肺源性的诸如支气管肺炎、肺炎、肺气肿、肺结核、矽肺等，或为心源性的如心衰。同时可配合血常规、检测血白细胞总数、中性粒细胞数、痰培养、血气分析、肺功能测定等检查。

【辨证论治】

一、辨证要点

喘证的辨证首当分清虚实。实喘者呼吸深长有余，呼出为快，气粗声高，伴有痰鸣咳嗽，脉数有力，病势多急；虚喘者呼吸短促难续，深吸为快，气怯声低，少有痰鸣咳嗽，脉象微弱或浮大中空，病势徐缓，时轻时重，遇劳则甚。

实喘又当辨外感内伤。外感起病急，病程短，多有表证；内伤病程久，反复发作，无表证。虚喘应辨病变脏器。肺虚者劳作后气短不足以息，喘息较轻，常伴有面色㿠白，自汗，易感冒；肾虚者静息时亦有气喘，动则更甚，伴有面色苍白，颧红，怯冷，腰酸膝软；心气、心阳衰弱时，喘息持续不已，伴有紫绀，心悸，浮肿，脉结代。

二、治疗原则

喘证的治疗应分清虚实邪正。实喘治肺，以祛邪利气为主，区别寒、热、痰、气的不同，分别采用温化宣肺、清化肃肺、化痰理气的方法。虚喘以培补摄纳为主，或补肺，或健脾，或补肾，阳虚则温补，阴虚则滋养。至于虚实夹杂，寒热互见者，又当根据具体情况分清主次，权衡标本，辨证选方用药。此外，由于喘证多继发于各种急慢性疾病中，所以还应当注意积极地治疗原发病，不能见喘治喘。

三、证治分类

（一）实喘

1.风寒壅肺证

喘息咳逆，呼吸急促，胸部胀闷，痰多稀薄而带泡沫，色白质黏，常有头痛，恶寒，或有发热，口不渴，无汗，苔薄白而滑，脉浮紧。

证机概要：风寒上受，内舍于肺，邪实气壅，肺气不宣。

治法：宣肺散寒。

代表方：麻黄汤合华盖散加减。麻黄汤宣肺平喘，散寒解表，用于咳喘，寒热身痛者；华盖散功能宣肺化痰，用于喘咳胸闷，痰气不利者。两方比较，前者解表散寒力强，后方降气化痰功著。

常用药：麻黄、紫苏温肺散寒；半夏、橘红、杏仁、苏子、紫菀、白前化痰利气。

若表证明显，寒热无汗，头身疼痛，加桂枝配麻黄解表散寒；寒痰较重，痰白清稀，量多起沫，加细辛、生姜温肺化痰；若咳喘重，胸满气逆者，加射干、前胡、厚朴、紫菀宣肺降气化痰；如寒饮伏肺，复感客寒而引发者，可用小青龙汤发表温里。

2. 表寒肺热证

喘逆上气，胸胀或痛，息粗，鼻扇，咳而不爽，吐痰稠黏，伴形寒，身热，烦闷，身痛，有汗或无汗，口渴，苔薄白或罩黄，舌边红，脉浮数或滑。

证机概要：寒邪束表，热郁于肺，肺气上逆。

治法：解表清里，化痰平喘。

代表方：麻杏石甘汤加减。本方有宣肺泄热、降气平喘的功效，适用于外有表证，肺热内郁，咳喘上气，目胀睛突，恶寒发热，脉浮大者。

常用药：麻黄宣肺解表；黄芩、桑白皮、石膏清泄里热；苏子、杏仁、半夏、款冬花降气化痰。

表寒重加桂枝解表散寒；痰热重，痰黄黏稠量多，加瓜蒌、贝母清化痰热；痰鸣息涌加葶苈子、射干泻肺消痰。

3. 痰热郁肺证

喘咳气涌，胸部胀痛，痰多质黏色黄，或夹有血色，伴胸中烦闷，身热，有汗，口渴而喜冷饮，面赤，咽干，小便赤涩，大便或秘，舌质红，舌苔薄黄或腻，脉滑数。

证机概要：邪热蕴肺，蒸液成痰，痰热壅滞，肺失清肃。

治法：清热化痰，宣肺平喘。

代表方：桑白皮汤加减。本方有清热肃肺化痰之功，适用于喘息，胸膈烦闷，痰吐黄浊。

常用药：桑白皮、黄芩清泄肺热；知母、贝母、射干、瓜蒌皮、前胡、地龙清化痰热定喘。

如身热重，可加石膏辛寒清气；如喘甚痰多，黏稠色黄，可加葶苈子、海蛤壳、鱼腥草、冬瓜仁、苡仁，清热泻肺，化痰泄浊；腑气不通，痰涌便秘，加瓜蒌仁、大黄或风化硝，通腑清肺泻壅。

4. 痰浊阻肺证

喘而胸满闷塞，甚则胸盈仰息，咳嗽，痰多黏腻色白，咯吐不利，兼有呕恶，食少，口黏不渴，舌苔白腻，脉象滑或濡。

证机概要：中阳不运，积湿生痰，痰浊壅肺，肺失肃降。

治法：祛痰降逆，宣肺平喘。

代表方：二陈汤合三子养亲汤加减。二陈汤燥湿化痰，理气和中，用于咳而痰多，痰质稠厚，胸闷脘痞，苔腻者；三子养亲汤降气化痰，用于痰浊壅肺，咳逆痰涌，胸满气急，苔滑腻者。两方同治痰湿，前者重点在脾胃，痰多脘痞者适用；后者重点在肺，痰涌气急者较宜。

常用药：法半夏、陈皮、茯苓化痰；苏子、白芥子、莱菔子化痰下气平喘；杏仁、紫菀、旋覆花肃肺化痰降逆。

痰湿较重，舌苔厚腻，可加苍术、厚朴燥湿理气，以助化痰定喘；脾虚，纳少，神疲，便溏，加党参、白术健脾益气；痰从寒化，色白清稀，畏寒，加干姜、细辛；痰浊郁而化热，按痰热证治疗。

5．肺气郁痹证

每遇情志刺激而诱发，发时突然呼吸短促，息粗气憋，胸闷胸痛，咽中如窒，但喉中痰鸣不著，或无痰声。平素常多忧思抑郁，失眠，心悸。苔薄，脉弦。

证机概要：肝郁气逆，上冲犯肺，肺气不降。

治法：开郁降气平喘。

代表方：五磨饮子加减。本方行气开郁降逆，适用于肝气郁结之胸闷气憋，呼吸短促。

常用药：沉香、木香、川朴花、枳壳行气解郁；苏子、金沸草、代赭石、杏仁降逆平喘。

肝郁气滞较著，加用柴胡、郁金、青皮疏理肝气；若有心悸、失眠者加百合、合欢皮、酸枣仁、远志等宁心安神；若气滞腹胀，大便秘结，可加用大黄以降气通腑，即六磨汤之意。

在本证治疗中，宜劝慰病人心情开朗，配合治疗。

（二）虚喘

1．肺气虚耗证

喘促短气，气怯声低，喉有鼾声，咳声低弱，痰吐稀薄，自汗畏风，或见咳呛，痰少质黏，烦热而渴，咽喉不利，面颧潮红，舌质淡红或有苔剥，脉软弱或细数。

证机概要：肺气亏虚，气失所主。或肺阴亏虚，虚火上炎，肺失清肃。

治法：补肺益气养阴。

代表方：生脉散合补肺汤加减。生脉散益气养阴，以气阴不足者为宜。补肺汤重在补肺益肾，适用于喘咳乏力，短气不足以息等肺肾气虚之证。

常用药：党参、黄芪、冬虫夏草、五味子、炙甘草补益肺气。

若咳逆，咳痰稀薄者，合紫菀、款冬花、苏子、钟乳石等温肺止咳定喘；偏阴虚者加补肺养阴之品，如沙参、麦冬、玉竹、百合、诃子；咳痰稠黏，合川贝母、百部、桑白皮化痰肃肺。病重时常兼肾虚，喘促不已，动则尤甚，加山萸肉、胡桃肉、脐带等补肾纳气。

兼中气虚弱，肺脾同病，清气下陷，食少便溏，腹中气坠者，配合补中益气汤，补脾养肺，益气升陷。

2．肾虚不纳证

喘促日久，动则喘甚，呼多吸少，气不得续，形瘦神惫，跗肿，汗出肢冷，面青唇紫，舌淡苔白或黑而润滑，脉微细或沉弱；或见喘咳，面红烦躁，口咽干燥，足冷，汗出如油，舌红少津，脉细数。

证机概要：肺病及肾，肺肾俱虚，气失摄纳。

治法：补肾纳气。

代表方：金匮肾气丸合参蛤散加减。前方温补肾阳，用于喘息短气，形寒肢冷，跗肿。后方补气纳肾，用于咳喘乏力，动则为甚，吸气难降。前者偏于温阳，后者长于益气；前方用于久喘而势缓者，后方适于喘重而势急者。

常用药：附子、肉桂、山萸肉、冬虫夏草、胡桃肉、紫河车温肾纳气；熟地、当归滋阴助阳。

若脐下筑筑跳动，气从少腹上冲胸咽，为肾失潜纳，加紫石英、磁石、沉香等镇纳之；喘剧气怯，不能稍动，加人参、五味子、蛤蚧以益气纳肾。

肾阴虚者，不宜辛燥，宜用七味都气丸合生脉散加减以滋阴纳气。药用生地、天门冬、麦门冬、龟板胶、当归养阴；五味子、诃子敛肺纳肾。

本证一般以阳气虚者为多见，若阴阳两虚者应分清主次处理。若喘息渐平，善后调理可常服紫河车、胡桃肉以补肾固本纳气。

3．正虚喘脱证

喘逆剧甚，张口抬肩，鼻扇气促，端坐不能平卧，稍动则咳喘欲绝，或有痰鸣，心慌动悸，烦躁不安，面青唇紫，汗出如珠，肢冷，脉浮大无根，或见歇止，或模糊不清。

证机概要：肺气欲绝，心肾阳衰。

治法：扶阳固脱，镇摄肾气。

代表方：参附汤送服黑锡丹，配合蛤蚧粉。前方扶阳固脱，后方用以镇摄肾气，而蛤蚧可温肾阳，散阴寒，降逆气，定虚喘。

常用药：人参、黄芪、炙甘草补益肺气；山萸肉、冬虫夏草、五味子、蛤蚧（粉）摄纳肾气；龙骨、牡蛎敛汗固脱。

若阳虚甚，气息微弱，汗出肢冷，舌淡，脉沉细，加附子、干姜；阴虚甚，气息急促，心烦内热，汗出粘手，口干舌红，脉沉细数，加麦冬、玉竹，人参改用西洋参；神昧不清，加丹参、远志、菖蒲安神祛痰开窍；浮肿加茯苓、炙蟾皮、万年青根强心利水。

【预防调护】

对于喘证的预防，平时要慎风寒，适寒温，节饮食，少食黏腻和辛热刺激之品，以免助湿生痰动火；已病则应注意早期治疗，力求根治，尤需防寒保暖，防止受邪而诱发，忌烟酒，适房事，调情志，饮食清淡而富有营养。加强体育锻炼，增强体质，提高机体的抗病能力，但活动量应根据个人体质强弱而定，不宜过度疲劳。

【结　语】

喘证以呼吸困难，甚则张口抬肩，鼻翼扇动，不能平卧为其临床特征，严重者可致喘脱。病因外感六淫，内伤饮食，情志不舒以及久病体虚所致。病变主要在肺和肾，而与肝、脾、心有关。病理性质有虚实之分。实喘在肺，为邪气壅盛，气失宣降；虚喘主要在肾，为精气不足，肺肾出纳失常。辨证治疗以虚实为纲。实喘有邪，其治在肺，当祛邪利肺，分别邪气的不同，予以温宣、清泄、化痰、降气。虚喘正虚，其治主要在肾，当培补摄纳，须辨所病脏器，予以补肺纳肾，或兼养心健脾。喘脱危症应予急救，当扶正固脱，镇摄潜纳。

【临证备要】

1. 注意寒热的转化互见。喘证的证候之间，存在着一定的联系。临床辨证除分清实喘、虚喘之外，还应注意寒热的转化。如实喘中的风寒壅肺证，若风寒失于表散，入里化热，可出现表寒肺热；痰浊阻肺证，若痰郁化热，或痰阻气壅，血行瘀滞，又可呈现痰热郁肺，或痰瘀阻肺证。

2. 掌握虚实的错杂。本病在反复发作过程中，每见邪气尚实而正气已虚，表现肺实肾虚的"上盛下虚"证。因痰浊壅肺，见咳嗽痰多，气急，胸闷，苔腻；肾虚于下，见腰酸，下肢欠温，脉沉细或兼滑。治疗宜化痰降逆，温肾纳气，以苏子降气汤为代表方，并根据上盛下虚的主次分别处理。上盛为主加用杏仁、白芥子、莱菔子，下虚为主加用补骨脂、胡桃肉、紫石英。另外可因阳虚饮停，上凌心肺，泛溢肌肤，而见喘咳心悸，胸闷，咳痰清稀，肢体浮肿，尿少，舌质淡胖，脉沉细。治当温肾益气行水，用真武汤加桂枝、黄芪、防己、葶苈子、万年青根等。若痰饮凌心，心阳不振，血脉瘀阻，致面、唇、爪甲、舌质青紫，脉结代者，可加用活血化瘀之丹参、桃仁、红花、川芎、泽兰等。

3. 虚喘尤重治肾，补正当辨阴阳。虚喘有补肺、补肾及健脾、养心的不同治法，且每多相关，应结合应用，但肾为气之根，故必须重视治肾，纳气归原，使根本得固。扶正除辨别脏器所属外，须进一步辨清阴阳。阳虚者温养阳气，阴虚者滋阴填精，阴阳两虚者根据主次酌情兼顾。一般而论，以温阳益气为主。

4. 对于喘脱的危重证候，尤当密切观察，及时采取应急措施。

【医案选读】

病案一

夏某，58岁，女。喘证已历多年，既往每届冬令发作加甚。今年自冬至夏，发作持续不已，呼吸困难，动则喘甚，稍有咳嗽，痰少，喉中少有痰鸣，心慌，舌质淡，脉沉细。证属肺肾两虚，痰浊阻气。治拟苏子降气汤加减：肉桂2.5克（后下），炙黄芪12克，当归、钟乳石、炒苏子、法半夏、胡桃肉各10克，橘皮5克，沉香2.5克（后下），生姜2片。7剂，日1剂。

二诊：补肺纳肾，降气化痰，气喘减轻，但动则仍甚，咳少无痰，舌苔白，脉沉细，面色无华，仍当从肾虚水泛为痰作喘进治。肉桂2.5克（后下），炙黄芪12克，当归、钟乳石、炒苏子、法半夏、胡桃肉各10克，紫石英、熟地各12克，诃子5克，沉香2.5克（后下），生姜2片。14剂，日1剂。

三诊：补肺纳肾，降气平喘，气喘减轻，咳少，痰不多，惟头昏不适，苔脉如前。原法再进，原方去钟乳石，加枸杞子10克。

患者服上方后，病情缓解，持续4个月气喘未作，是年冬季轻度发作2次，经用上方迅即控制。

（周仲瑛著．周仲瑛临床经验辑要．中国医药科技出版社．1998）

病案二

患者某，男，60 岁，湖北枣阳某乡镇，经商。1950 年某日就诊。素有咳血病史，今日突发喘气，呼吸痰促，胸闷不舒，烦躁，口咽干燥，苔薄少津，脉无力。乃肺阴不足，燥热内郁，治宜滋养肺阴，润燥清热，拟方清燥救肺汤：麦门冬 12 克，巨胜子 10 克，党参 10 克，冬桑叶 10 克，炙甘草 10 克，石膏 10 克，枇杷叶（去毛，炙）10 克，杏仁（去皮、尖，炒，打）10 克，阿胶 10 克（烊化）。以上 9 味，以水先煎 8 味，待其水减半，取汁，去渣，入阿胶烊化，日 1 剂，分 2 次，温服。药服 1 剂而喘减，2 剂而喘平。

（李今庸著．李今庸临床经验辑要．中国医药科技出版社．1998）

【文献摘要】

《素问·至真要大论》："诸气膹郁，皆属于肺。"

《素问·痹论》："肺痹者，烦满喘而呕。"

《济生方·喘》："将理失宜，六淫所伤，七情所感，或因坠堕惊恐，渡水跌仆，饱食过伤，动作用力，遂使脏气不和，荣卫失其常度，不能随阴阳出入以成息，促迫于肺，不得宣通而为喘也。"

《丹溪心法·喘》："肺以清阳上升之气，居五脏之上，通荣卫，合阴阳，升降往来，无过不及，六淫七情之所感伤，饱食动作，脏气不和，呼吸之息，不得宣畅而为喘急。亦有脾肾俱虚，体弱之人，皆能发喘。又或调摄失宜，为风寒暑湿邪气相干，则肺气胀满，发而为喘。又因痰气皆能令人发喘。治疗之法，当究其源。如感邪气，则驱散之，气郁则调顺之，脾肾虚者温理之，又当于各类而求。"

《仁斋直指附遗方论·喘嗽》："有肺虚夹寒而喘者，有肺实夹热而喘者，有水气乘肺而喘者……如是等类，皆当审证而主治之。"

《医宗必读·喘》："治实者攻之即效，无所难也。治虚者补之未必即效，须悠久成功，其间转折进退，良非易也。故辨证不可不急，而辨喘证为尤急也。"

《景岳全书·喘促》云："实喘者，气长而有余；虚喘者，气短而不续。实喘者，胸胀气粗，声高息涌，膨膨然若不能容，惟呼出为快也；虚喘者，慌张气怯，声低息短，惶惶然若气欲断，提之若不能升，吞之若不能及，劳动则甚，而惟急促似喘，但得引长一息为快也。"

《医学衷中参西录·医论》："心有病可以累肺作喘，此说诚信而有证……由是言之，心累肺作喘之证，亦即肾虚不纳之证也。"

第五节　肺　痈

肺痈是肺叶生疮，形成脓疡的一种病证，属内痈之一。临床以咳嗽、胸痛、发热、咯吐腥臭浊痰，其则脓血相兼为主要特征。

肺痈病名首见于汉·张仲景《金匮要略·肺痿肺痈咳嗽上气病脉证治》，该篇有"咳而胸满振寒，脉数，咽干不渴，时出浊唾腥臭，久久吐脓如米粥者，为肺痈"的记载，认为其发病原因是"风中于卫，呼气不入，热过于营，吸而不出；风伤皮毛，热伤血脉……热之所过，血为之凝滞，蓄结痈脓"。未成脓时，治以泻肺去壅，用葶苈大枣泻肺汤，已成脓者，治以排脓解毒，用桔梗汤，并提出"始萌可救，脓成则死"的预后判断和强调早期治疗的重要性。后世医家在此基础上续有发展，如隋·巢元方《诸病源候论》强调正虚是发病的重要内因；唐·孙思邈《备急千金要方》创用苇茎汤以清热排脓、活血消痈，成为后世治疗本病之要方；清·张璐《张氏医通·肺痈》强调"肺痈危证乘初起时，极力攻之，庶可救疗"；清·沈金鳌《杂病源流犀烛》力主"清热涤痰"为原则；清·喻昌《医门法律》倡议"以清肺热，救肺气"为要着。明·陈实功《外科正宗》根据病机演变及证候表现，提出初起在表者宜散风清肺，已有里热者宜降火抑阴，成脓者宜平肺排脓，脓溃正虚者宜补肺健脾等治疗原则，对后世分期论治影响较大。近代，大多按肺痈的病机演变分期论治，着重加强清热解毒消痈之力，提高了临床疗效。

根据肺痈的临床表现，与西医学所称肺脓肿基本相同。它如化脓性肺炎、肺坏疽及支气管扩张、支气管囊肿、肺结核空洞等伴化脓感染而表现肺痈证候者，亦可参考本节辨证施治。

【病因病机】

肺痈发病的主要原因为感受外邪，内犯于肺，或因痰热素盛，蒸灼肺脏，以致热壅血瘀，蕴酿成痈，血败肉腐化脓。

一、病因

1. 感受风热

多为风热上受，自口鼻或皮毛侵犯于肺。或因风寒袭肺，未得及时表散，内蕴不解，郁而化热。《张氏医通·肺痈》曾说："肺痈者由感受风寒，未经发越，停留胸中，蕴发为热"。肺脏受邪热熏灼，肺气失于清肃，血热壅聚所致。

2. 痰热素盛

平素嗜酒太过，或恣食辛辣煎炸炙煿厚味，酿湿蒸痰化热，熏灼于肺。或肺脏宿有痰热，以及它脏痰浊瘀热蕴结日久，上干于肺，形成肺痈。《张氏医通·肺痈》说："或夹湿热痰涎垢腻，蒸淫肺窍，皆能致此。"

如宿有痰热蕴肺，复加外感风热，内外合邪，则更易引发本病。《医宗金鉴·外科心法要诀》即曾指出："此症系肺脏蓄热，复伤风邪，郁久成痈。"尤其是劳累过度，正气虚弱，则卫外不固，外邪容易侵袭，导致原有内伏之痰热郁蒸，成为致病的重要内因。如《寿世保元·肺痈》说："盖因调理失宜，劳伤血气，风寒得以乘之。寒生热，风亦生热，壅积不散，遂成肺痈。"

二、病机

本病病位在肺。总属邪热郁肺,蒸液成痰,邪阻肺络,血滞为瘀,而致痰热与瘀血互结,蕴酿成痈,血败肉腐化脓,肺损络伤,脓疡溃破外泄。其病理主要表现为邪盛的实热证候,脓疡溃后方见阴伤气耗之象。成痈化脓的病理基础,主要在于血瘀。血瘀则热聚,血败肉腐酿脓。正如《灵枢·痈疽》篇所说:"荣卫稽留于经脉之中,则血泣而不行,不行则卫气从之而不通,壅遏而不得行,故热。大热不止,热胜则肉腐,肉腐则为脓。"《医门法律·肺痿肺痈门》亦谓:"肺痈属在有形之血"。《柳选四家医案·环溪草堂医案》明确指出"瘀热"的病理概念:"肺痈之病,皆因邪瘀阻于肺络,久蕴生热,蒸化成脓。"

肺痈的病理演变过程,可以随着病情的发展、邪正的消长,表现为初(表证)期、成痈期、溃脓期、恢复期等不同阶段。初期(表证期)因风热(寒)之邪侵袭卫表,内郁于肺,或内外合邪,肺卫同病,蓄热内蒸,热伤肺气,肺失清肃,出现恶寒、发热、咳嗽等肺卫表证;成痈期为邪热壅肺,蒸液成痰,气分热毒浸淫及血,热伤血脉,血为之凝滞,热壅血瘀,蕴酿成痈,表现高热、振寒、咳嗽、气急、胸痛等痰瘀热毒蕴肺的证候;溃脓期,痰热与瘀血壅阻肺络,肉腐血败化脓,继则肺损络伤,脓疡内溃外泄,排出大量腥臭脓痰或脓血痰;恢复期,脓疡溃后,邪毒渐尽,病情趋向好转,但因肺体损伤,故可见邪去正虚,阴伤气耗的病理过程。随着正气的逐渐恢复,病灶趋向愈合。溃后如脓毒不净,邪恋正虚,每致迁延反复,日久不愈,病势时轻时重,而转为慢性。《张氏医通·肺痈》曾说:"肺痈溃后,脓痰渐稀,气息渐减,忽然臭痰复盛,此余毒未尽,内气复发……但虽屡发,而势渐轻,可许收功,若屡发而痰秽转甚,脉形转疾者,终成不起也。"

凡患本病如能早期确诊,及时治疗,在初期即可阻断病情的发展不致成痈;若在成痈期能使痈肿得到部分消散,则病情较轻,疗程较短。老人、儿童、体弱和饮酒成癖者患之,因正气虚弱,或肺有郁热,须防其病情迁延不愈或发生变化。

溃脓期是病情顺与逆的转折点:①顺证:溃后声音清朗,脓血稀而渐少,腥臭味转淡,饮食知味,胸胁稍痛,身体不热,坐卧如常,脉象缓滑。②逆证:溃后音嗄无力,脓血如败卤,腥臭异常,气喘,鼻扇,胸痛,坐卧不安,饮食少进,身热不退,颧红,爪甲青紫带弯,脉短涩或弦急,为肺叶腐败之恶候。

【诊查要点】

一、诊断依据

1. 临表表现

发病多急,常突然寒战高热,咳嗽胸痛,咯吐黏浊痰,经旬日左右,咯吐大量腥臭脓痰,或脓血相兼,身热遂降,症情好转,经数周逐渐恢复。如脓毒不净,持续咳嗽,咯吐脓血臭痰,低烧,消瘦,则为转成慢性。

2. 验痰法

肺痈病人咳吐的脓血浊痰腥臭,吐在水中,沉者是痈脓,浮者是痰。如《医学入门·

痈疽总论》说："肺痈……咳唾脓血腥臭，置之水中即沉"。《医灯续焰·肺痈脉证》谓："凡人觉胸中隐隐痛，咳嗽有臭痰，吐在水中，沉者是痈脓，浮者是痰。"

3. 验口味

肺痈病人吃生黄豆或生豆汁不觉其腥。《寿世保元·肺痈》曾说："用黄豆一粒，予病人口嚼，不觉豆之气味，是肺痈也。"《张氏医通·肺痈》也说："肺痈初起，疑似未真，以生大豆绞浆饮之，不觉腥味，便是真候。"

4. 体征

可见舌下生细粒，《外科全生集·肺痈肺疽》曾载："舌下生一粒如细豆者……且此一粒，患未成脓，定然色淡，患愈亦消，患笃其色紫黑。"迁延之慢性患者，还可见指甲紫而带弯，指端形如鼓槌。脓肿接近胸壁部位者，叩诊可呈浊音，听诊呼吸音减弱，或闻及湿啰音。

二、病证鉴别

1. 肺痈与痰热蕴肺证

肺系其他疾患表现痰热蕴肺，热伤血络证候时，亦可见发热、咳嗽、胸痛、咳痰带血等症状，但一般痰热证为气分邪热动血伤络，病情较轻；肺痈则为瘀热蕴结成痈酿脓溃破，病情较重。在病理表现上有血热与血瘀的区别，临床特征亦有不同，前者咳吐黄稠脓痰、量多，夹有血色；肺痈则咯吐大量腥臭脓血浊痰。

若痰热蕴肺迁延失治，邪热进一步瘀阻肺络，也可发展形成肺痈。

2. 肺痈与风温

由于肺痈初期与风温极为类似，故应注意两者之间的区别。风温起病多急，以发热、咳嗽、烦渴或伴气急胸痛为特征，与肺痈初期颇难鉴别，但肺痈之振寒，咯吐浊痰明显，喉中有腥味是其特点，特别是风温经正确及时治疗后，多在气分而解，如经一周身热不退，或退而复升，咯吐浊痰，应进一步考虑肺痈之可能。

三、相关检查

血液白细胞计数及中性粒细胞均显著增加。痰液涂片革兰染色检查，痰培养有助于确定病原体。如为血源性肺脓肿，血培养可发现致病菌。胸部 X 线检查可见肺野大片浓密阴影，其中有脓腔及液平面，或见两肺多发性小脓肿。

【辨证论治】

一、辨证要点

根据其临床表现，辨证总属实热之证。初起及成痈阶段，为热毒瘀结在肺，邪盛证实。溃脓期，大量腥臭脓痰排出后，因痰热久蕴，肺之气阴耗伤，表现虚实夹杂之候。恢复期，则以阴伤气耗为主，兼有余毒不净。

二、治疗原则

治疗当以祛邪为原则，采用清热解毒、化瘀排脓的治法，脓未成应着重清肺消痈，脓已成需排脓解毒。按照有脓必排的要求，尤以排脓为首要措施。具体处理可根据病程，分阶段施治。初期风热侵犯肺卫，宜清肺散邪；成痈期热壅血瘀，宜清热解毒，化瘀消痈；溃脓期血败肉腐，宜排脓解毒；恢复期阴伤气耗，宜养阴益气；若久病邪恋正虚者，则应扶正祛邪。

三、证治分类

1.初期

恶寒发热，咳嗽，咯白色黏痰，痰量日渐增多，胸痛，咳则痛甚，呼吸不利，口干鼻燥，舌苔薄黄，脉浮数而滑。

证机概要：风热外袭，卫表不和，邪热壅肺，肺失清肃。

治法：疏风散热，清肺化痰。

代表方：银翘散加减。本方疏散风热，轻宣肺气，用于肺痈初起，恶寒发热，咳嗽痰黏。

常用药：银花、连翘、芦根、竹叶疏风清热解毒；桔梗、贝母、牛蒡子、前胡、甘草利肺化痰。

表证重者加薄荷、豆豉疏表清热；热势较甚者，加鱼腥草、黄芩清肺泄热；咳甚痰多者，加杏仁、桑皮、冬瓜子、枇杷叶肃肺化痰；胸痛加郁金、桃仁活血通络。

2.成痈期

身热转甚，时时振寒，继则壮热，汗出烦躁，咳嗽气急，胸满作痛，转侧不利，咳吐浊痰，呈黄绿色，自觉喉间有腥味，口干咽燥，舌苔黄腻，脉滑数。

证机概要：热毒蕴肺，蒸液成痰，热壅血瘀，蕴酿成痈。

治法：清肺解毒，化瘀消痈。

代表方：用千金苇茎汤合如金解毒散加减。前方重在化痰泄热，通瘀散结消痈；后方则以降火解毒，清肺消痈为长。

常用药：苡仁、冬瓜仁、桃仁、桔梗化浊行瘀散结；黄芩、银花、鱼腥草、红藤、蒲公英、紫花地丁、甘草、芦根清肺解毒消痈。

肺热壅盛，壮热，心烦，口渴，汗多，尿赤，脉洪数有力，苔黄腻，配石膏、知母、黄连、山栀清火泄热；热壅络瘀，胸痛，加乳香、没药、郁金、赤芍以通瘀和络；痰热郁肺，咳痰黄稠，配桑白皮、瓜蒌、射干、海蛤壳以清化痰热；痰浊阻肺，咳而喘满，咳痰脓浊量多，不得平卧，配葶苈子、大黄泻肺通腑泄浊；热毒瘀结，咯脓浊痰，有腥臭味，可合用犀黄丸，以解毒化瘀。

3.溃脓期

咳吐大量脓痰，或如米粥，或痰血相兼，腥臭异常，有时咯血，胸中烦满而痛，甚则气喘不能卧，身热面赤，烦渴喜饮，舌苔黄腻，舌质红，脉滑数或数实。

证机概要：热壅血瘀，血败肉腐，痈肿内溃，脓液外泄。

治法：排脓解毒。

代表方：加味桔梗汤加减。本方清肺化痰，排脓泄壅，用于咳嗽气急，胸部闷痛，痰吐脓浊腥臭者。

常用药：桔梗、薏苡仁、冬瓜子排脓散结化浊；鱼腥草、金荞麦根、败酱草清热解毒排脓；银花、黄芩、芦根以清肺热。

络伤血溢，咯血，加丹皮、山栀、藕节、白茅根，另服三七、白及粉以凉血止血；痰热内盛，烦渴，痰黄稠，加石膏、知母、天花粉清热化痰；津伤明显，口干，舌质红，加沙参、麦冬养阴生津；气虚不能托脓，气短，自汗，脓出不爽，加生黄芪益气托毒排脓。

若形证俱实，咳吐腥臭脓痰，胸部满胀，喘不能卧，大便秘结，脉滑数有力，可予桔梗白散峻驱其脓。因本方药性猛烈，峻下逐脓的作用甚强，一般不宜轻用，体弱者禁用。如下不止，饮冷开水一杯。

4. 恢复期

身热渐退，咳嗽减轻，咯吐脓痰渐少，臭味亦淡，痰液转为清稀，精神渐振，食纳好转。或有胸胁隐痛，难以平卧，气短，自汗盗汗，低烧，午后潮热，心烦，口燥咽干，面色无华，形体消瘦，精神萎靡，舌质红或淡红，苔薄，脉细或细数无力。或见咳嗽，咯吐脓血痰日久不净，或痰液一度清稀而复转臭浊，病情时轻时重，迁延不愈。

证机概要：邪毒渐去，肺体损伤，阴伤气耗，或为邪恋正虚。

治法：清养补肺。

代表方：沙参清肺汤或桔梗杏仁煎加减。前者益气养阴，清肺化痰，为肺痈恢复期调治之良方。后者益气养阴，排脓解毒，用于正虚邪恋者较宜。

常用药：沙参、麦冬、百合、玉竹滋阴润肺；党参、太子参、黄芪益气生肌；当归养血和营；贝母、冬瓜仁清肺化痰。

阴虚发热，低烧不退，加功劳叶、青蒿、白薇、地骨皮以清虚热；脾虚，食纳不佳，便溏，配白术、山药、茯苓以培土生金；肺络损伤，咳吐血痰，加白及、白蔹、合欢皮、阿胶以敛补疮口；若邪恋正虚，咯吐腥臭脓浊痰，当扶正祛邪，治以益气养阴，排脓解毒，加鱼腥草、金荞麦根、败酱草、桔梗等。

【预防调护】

凡属肺虚或原有其他慢性疾患，肺卫不固，易感外邪者，当注意寒温适度，起居有节，以防受邪致病；并禁烟酒及辛辣食物，以免燥热伤肺。一旦发病，则当及早治疗，力求在未成脓前得到消散，或减轻病情。

对于肺痈患者的护理，应做到安静卧床休息，每天观察记录体温、脉象的变化和咳嗽情况，以及咳痰的色、质、量、味。注意室温的调节，做好防寒保暖。在溃脓后可根据肺部病位，予以体位引流。如见大量咯血，应警惕血块阻塞气道，或出现气随血脱的危症，当按"咯血"采取相应的护理措施。

饮食宜清淡，多食蔬菜，忌油腻厚味。高热者可予半流质饮食。多吃水果，如橘子、梨、枇杷、萝卜等，均有润肺生津化痰的作用。每天可用苡米煨粥食之，并取鲜芦根煎汤代茶。

【结　语】

肺痈的临床特征为咳吐大量腥臭脓血浊痰。病因为风热犯肺，或痰热素盛，以致热伤肺气，蒸液成痰，热壅血瘀，血败肉腐，成痈化脓。

病变部位主要在肺，属于实热证候。根据病理演变过程，可分初期、成痈期、溃脓期、恢复期。如邪恋正虚，则转成慢性。

治疗应以清热消痈，解毒排脓为主。针对不同病期，分别采取相应治法。未成脓前应予大剂清热消痈之品，以力求消散。已成脓者，按照"有脓必排"的原则，解毒排脓，尤以排脓为首要措施。脓毒消除后，再予补虚养肺。

【临证备要】

1. 在痈脓甫溃时，蓄结之脓毒尚盛，邪气仍实，决不能忽视脓毒的清除。脓液是否能畅利排出，是治疗成败的关键，当选桔梗为排脓的主药，且用量宜大。脓毒去则正自易复，不可早予补敛，以免留邪，延长病程，即使见有虚象，亦当分清主次，酌情兼顾。恢复期虽属邪衰正虚，阴气内伤，应以清养补肺为主，扶正以托邪，但仍需防其余毒不净，适当佐以排脓之品。若溃后脓痰一度清稀而复转臭浊，或腥臭脓血迁延日久不尽，时轻时重，此为邪恋正虚，脓毒未净，虚实错杂，提示邪毒复燃或转为慢性，更须重视解毒排脓之法。

2. 防止发生大咯血。本病在成痈溃脓时，若病灶部位有较大的肺络损伤，可以发生大量咳血、咯血，应警惕出现血块阻塞气道，或气随血脱的危象，当按照"血证"治疗，采取相应的急救措施。

3. 本病不可滥用温补保肺药，尤忌发汗损伤肺气；还应注意保持大便通畅，以利于肺气肃降，使邪热易解。

4. 痈脓流入胸腔者重。痈脓破溃流入胸腔，可形成脓胸的恶候，表现为持续高热，咳嗽困难，气促胸痛，面色㿠白，脉细而数，其预后较差。当予大剂清热解毒排脓，正虚者酌配扶正药。必要时可作胸腔穿刺引流。

此外，如迁延转为慢性，病程在3个月以上，经内科治疗，肺部脓腔仍然存在，有手术指征者，可转外科处理。

【医案选读】

病案一

左某，女，21岁。

间歇性寒热，咳嗽已一月。开始突发寒热，无汗，鼻塞，咳嗽，痰吐黏白，此后寒热断续不清，入暮为甚，至晨热平，延至两旬左右，左胸剧痛如刺，咳嗽及呼吸动作时加剧，语言不利，舌苔薄白，质偏红，脉象细滑。

辨证施治：风寒袭肺，郁而化热，蒸液成痰，热壅血瘀，势趋成痈之候。治拟清热解毒，散结消痈，仿苇茎汤合桔梗汤意。

处方：桃仁9g，生薏15g，冬瓜子15g，芦根30g，鱼腥草18g，合欢皮12g，桔梗6g，甘草3g，银花12g，连翘9g，天花粉9g，知母6g。

治疗结果：上药日服一帖，三天后热平，吐出脓血痰十多口，咳嗽渐止，胸痛缓解，……继续服药巩固，住院共15天出院。

（周仲瑛著. 周仲瑛临床经验辑要. 中国医药科技出版社. 1998）

病案二

张某，男，40余岁。

主诉：吐脓血三月后入某医院，住院两月无效果而出院，请中医治疗。

诊查：诊其脉，右寸虚数；问其症状，口燥咽干，胸胁隐痛，二便赤涩，咳腥臭脓血痰；验其痰，置水中则沉，以双箸挑之，断为两段。

辨证：诊为肺痈无疑。

治法：古人治肺痈，初起用桔梗汤。日久病重者，用桔梗白散。此症肺脉虚数，恐峻剂伤正，再三考虑，乃取千金苇茎汤，因它具有重不偏峻，缓不偏懈的优点。

处方：鲜苇茎（取在土中直上之茎，去软皮及节）30克　瓜瓣（即甜瓜子）15克　桃仁（去皮带尖）10克　薏苡仁24克

水5盅，先煮苇茎，去渣，取3盅，再入诸药，煮成2盅，分服。先服10剂。

二诊：药后口燥咽干见轻，二便稍清畅，吐臭脓血如故。嘱再照原方服药10剂。

三诊：脉数稍减，胸隐痛、吐臭痰如故。拟加强药力，以祛毒，排痰，补肺。

处方：川贝母12克　金银花10克　桔梗3克　薏苡仁15克　白及3克　陈皮3克甘草3克　甜葶苈3克　生姜1片　7剂。

四诊：前方药服5剂后，患者即来云：药后不仅无效，且症情急剧转重，胸部烦懑，臭痰加多，脉亦增数。是药不对证，故有这种现象，仍改用苇茎汤，服药10剂。

五诊：诸症又随药转轻，吐痰臭味几无。因嘱长期服苇茎汤，若逐步见好，则无须频诊。

六诊：月余后胸部畅适，痰基本无臭味。嘱再服药5~10剂，以巩固疗效。

半年后随访情况良好。

（董建华等编. 中国现代名中医医案精华·岳美中医案. 北京出版社. 1990）

【文献摘要】

《医门法律·肺痿肺痈门》："凡治肺痈病，以清肺热，救肺气，俾其肺叶不致焦腐，其生乃全。故清一分肺热，即存一分肺气。而清热必须涤其壅塞，分杀其势于大肠，令秽浊脓血日渐下移为妙。"

《杂病源流犀烛·肺病源流》："肺痈，肺热极而成病也。其症痰中腥臭，或带脓也。皆缘土虚金弱，不能生水，阴火铄金之败证，故补脾亦是要着。而其治之法，如初起，咳嗽气急，胸中隐痛，吐脓痰，急平之；或咳吐脓痰，胸膈胀满，喘气，发热，急清之；或病重不能卧，急安之；或已吐脓血，必以去脓补气为要。无论已成未成，总当清热涤痰，使无留壅，自然易愈。凡患肺痈，手掌皮粗，气急脉数，颧红鼻扇，不能饮食者，皆不治。"

《柳选四家医案·环溪草堂医案·咳喘门》："肺痈之病，皆因邪瘀阻于肺络，久蕴生热，蒸化成脓。……初用疏瘀散邪泻热，可冀其不成脓也。继用通络托脓，是不得散而托之，使速溃也。再用排脓泄热解毒，是既溃而用清泄，使毒热速化而外出也。终用清养补肺，是清化余热，而使其生肌收口也。"

第六节　肺　痨

　　肺痨是具有传染性的慢性虚弱疾患，以咳嗽、咯血、潮热、盗汗及身体逐渐消瘦为主要临床特征。病轻者，不一定诸症悉具，重者则每多兼见。对于本病的名称，历代变迁不一，归纳而言，大致有两大类：一类是以其具有传染性而定名的，如尸注、虫痊、传尸、鬼痊等；一类是以其症状特点而定名的，如痨瘵骨蒸、劳嗽、肺痿疾、伏连、急痨等。

　　早在《内经》，对本病的临床特点即有较具体的记载，认为本病属于"虚劳"范围的慢性虚损性疾病，如《素问·玉机真脏论》说："大骨枯槁，大肉陷下，胸中气满，喘息不便，内痛引肩项，身热，脱肉破腘……肩髓内消。"《灵枢·玉版》篇云："咳，脱形，身热，脉小以疾"，均生动地描述了肺痨的主症及其慢性消耗表现。汉代张仲景《金匮要略·虚劳病脉证并治》篇叙述了本病及其合并症，指出"若肠鸣、马刀、挟瘿者，皆为劳得之。"华佗《中藏经·传尸》已认识到本病具有传染的特点，认为"人之血气衰弱，脏腑虚羸，……或因酒食而迁，或问病吊丧而得……中此病死之气，染而为疾。"唐·王焘《外台秘要·传尸》则进一步说明了本病的危害："传尸之候……莫问老少男女，皆有斯疾……不解疗者，乃至灭门。"到唐宋晚清时期，明确了本病的病位、病机和治则。唐·孙思邈《千金要方》把"尸注"列入肺脏病篇，明确病位主要在肺。宋·许叔微《普济本事方·诸虫飞尸鬼注》提出本病是由"肺虫"引起，说："肺虫居肺叶之内，蚀人肺系，故成瘵疾，咯血声嘶。"元·朱丹溪倡"痨瘵主乎阴虚"之说，确立了滋阴降火的治疗大法。葛可久《十药神书》收载十方，为治疗肺痨我国现存的第一部专著。明·虞抟《医学正传·劳极》则提出"杀虫"和"补虚"的两大治疗原则。

　　根据本病临床表现及其传染特点，与西医学的肺结核基本相同。若因肺外结核引起的劳损，也可参照本节辨证论治。

【病因病机】

　　肺痨的致病因素，不外内外两端。外因系指痨虫传染，内因系指正气虚弱，两者往往互为因果。痨虫蚀肺，耗损肺阴，进而演变发展，可致阴虚火旺，或导致气阴两虚，甚则阴损及阳。

一、病因

（一）感染"痨虫"

　　与病人直接接触，致痨虫侵入人体为害。举凡酒食、问病、看护，或与患者朝夕相处，都是导致感染的条件。宋代前即有"痨证有虫，患者相继，诚有是理"的说法。《仁斋直指方》亦有"瘵虫食人骨髓"之论。《世医得效方》更指出"有骨肉亲属绵绵相传，以至于灭族"者。从互相感染的情况推断,本病有致病的特殊因子,在病原学说上,提出痨虫感染是形成本病的病因。

(二)正气虚弱

1.禀赋不足

由于先天素质不强,小儿发育未充,"痨虫"入侵致病。如唐《外台秘要·灸骨蒸法图》指出:"婴孺之流,传注更苦。"明·王纶《明医指掌》说:"小儿之劳,得之母胎。"

2.酒色劳倦

酒色过度,耗损精血,正虚受感。正如《名医杂著》所云:"男子二十前后,色欲过度,耗伤精血,必生阴虚火动之病。"指出青壮之年,摄生不当者,最易感染发病。或劳倦太过,忧思伤脾,脾虚肺弱,痨虫入侵。如清·沈金鳌《杂病源流犀烛·虚损痨瘵》说:"思虑过度,郁热熏蒸胸中,因而生热,而成痨瘵。"

3.病后失调

大病或久病后失于调治(如麻疹、哮喘等病);外感咳嗽,经久不愈;胎产之后失于调养(如产后劳)等,正虚受感。

4.营养不良

生活贫困,营养不充,体虚不能抗邪而致感受痨虫。正如明·汪绮石《理虚元鉴·虚证有六因》说:"或贫贱而窘迫难堪,皆能乱人情志,伤人气血。"

二、病机

从"痨虫"侵犯的病变部位而言,主要在肺。由于肺主呼吸,受气于天,吸清呼浊,若肺脏本体虚弱,卫外功能不强,或因其他脏器病变耗伤肺气,导致肺虚,则"痨虫"极易犯肺,侵蚀肺体,而致发病。《证治汇补·传尸痨》曾说:"虽分五脏见症,然皆统归于肺",均明确突出病位主要在肺,因而在临床表现上,多见干咳、咽燥、痰中带血,以及喉疮声嘶等肺系症状。故痨疾中以肺痨为最常见。

由于脏腑之间有互相滋生、制约的关系,因此在病理情况下,肺脏局部病变,也必然会影响到其他脏器和整体,故有"其邪辗转,乘于五脏"之说,其中与脾肾两脏的关系最为密切,同时也可涉及心肝。

肺肾相生,肾为肺之子,肺虚肾失滋生之源,或肾虚相火灼金,上耗母气,可致肺肾两虚。在肺阴亏损的基础上,伴见骨蒸、潮热、男子遗精、女子月经不调等肾虚症状。若肺虚不能制肝,肾虚不能养肝,肝火偏旺,上逆侮肺,可见性急善怒,胸肋掣痛等症。如肺虚心火乘之,肾虚水不济火,心火偏亢,还可伴见虚烦不寐、盗汗等症。

脾为肺之母。《素问·经脉别论》云:"脾气散精,上归于肺。"肺虚子盗母气则脾亦虚;脾虚不能化水谷精微,上输以养肺,则肺亦虚,终致肺脾同病,土不生金,肺阴虚与脾气虚两候同时出现,伴见疲乏、食少、便溏等脾虚症状。

肺痨久延而病重者,因精血亏损可以发展到肺、脾、肾三脏交亏。或因肺病及肾,肾虚不能助肺纳气;或因脾病及肾,脾不能化精以资肾,由后天而损及先天;甚则肺虚不能佐心治节血脉之运行,而致气虚血瘀,出现气短、喘息、心慌、唇紫、浮肿、肢冷等重症。

病理性质主要在阴虚，并可导致气阴两虚，甚则阴损及阳。肺喜润而恶燥，痨虫犯肺，侵蚀肺叶，肺体受病，阴分先伤，故见阴虚肺燥之候。故《丹溪心法·痨瘵》云："痨瘵主乎阴虚"。由于病情有轻重之分，病变发展阶段不同，病理也随之演变转化。一般而言，初起肺体受损，肺阴耗伤，肺失滋润，故见肺阴亏损之候；继则阴虚生内热，而致阴虚火旺；或因阴伤气耗，阴虚不能化气，导致气阴两虚，甚则阴损及阳，而见阴阳两虚之候。

一般而言，凡正气较强，病情轻浅，为时短暂，早期治疗者，可获康复。若正气虚弱，治疗不及时，迁延日久，每多演变恶化，全身虚弱症状明显。出现大骨枯槁，大肉尽脱，肌肤甲错，兼有多种合并症。如喉疮声哑，咯血浅红色，似肉似肺；久泻不能自制，腹部冷痛，或有结块；猝然胸痛，喘息胸高，不能平卧；喘息短气，口如鱼口，面浮足肿，面色青晦；内热不退，或时寒时热，汗出如水；脉小数疾者，俱属难治的恶候。

此外，少数患者可呈急性发病，出现剧烈咳嗽，喘促倚息，咳吐大量鲜血，寒热如疟等严重症状，俗称"急痨"、"百日痨"，预后较差。

【诊查要点】

一、诊断依据

1. 有与肺痨病人的长期密切接触史。
2. 以咳嗽、咯血、潮热、盗汗及形体明显消瘦为主要临床表现。
3. 初期病人仅感疲劳乏力、干咳、食欲不振，形体逐渐消瘦。

二、病证鉴别

1. 肺痨与虚劳

《内经》、《金匮要略》均将肺痨（痨瘵）归属于"虚劳"、"虚损"的范围，提示本病的发展每可导致患者身体日益消瘦，体虚不复，形成劳损。及至唐宋，因认识到本病具有传染性，乃进一步与虚劳明确区分开来，明清医籍有时将痨瘵附于虚劳之后论述，既认为两者有一定的联系，也说明又有不同之处。对比言之，肺痨具有传染特点，是一个独立的慢性传染性疾患，有其发生发展及传变规律；虚劳病缘内伤亏损，是多种慢性疾病虚损证候的总称。肺痨病位主要在肺，不同于虚劳的五脏并重，以肾为主；肺痨的病理主在阴虚，不同于虚劳的阴阳并重。

2. 肺痨与肺痿

肺痨与肺痿有一定的联系和区别。两者病位均在肺，但肺痿是肺部多种慢性疾患后期转归而成，如肺痈、肺痨、久嗽等导致肺叶痿弱不用，俱可成痿。正如《笔花医镜·虚劳》所说："肺金痿者，其受病不同，及其成劳则一也。"《外台秘要·传尸方》即曾指出："传尸之疾……气急咳者名曰肺痿疾。"提示肺痨后期可以转成肺痿，但必须明确肺痨并不等于就是肺痿，两者有因果、轻重的不同。若肺痨的晚期，出现干咳、咳吐涎沫等症者，即已转属肺痿之候。在临床上肺痿是以咳吐浊唾涎沫为主症，而肺痨是以咳嗽、咳血、潮热、盗汗为特征。

三、相关检查

X线检查不但可早期发现肺结核，而且可对病灶部位、范围、性质、发展情况和治疗效果作出判断。X线表现有浸润、干酪样变和空洞形成，均属于活动性病变。活动性肺结核痰中常可找到结核菌。条索状、结节状病变经一定时期观察稳定不变或已纤维硬结、痰培养结核杆菌阴性者，属于非活动性病灶。结核菌素试验呈强阳性者，常提示体内有活动性病灶，红细胞沉降率也可增快。

【辨证论治】

一、辨证要点

对于本病的辨证，当辨病变脏器及病理性质。其病变脏器主要在肺，以肺阴虚为主。久则损及脾肾两脏，肺损及脾，以气阴两伤为主；肺肾两伤，元阴受损，则表现阴虚火旺之象；甚则由气虚而致阳虚，表现阴阳两虚之候。同时注意四大主症的主次轻重及其病理特点，结合其他兼症，辨其证候所属。

二、治疗原则

治疗当以补虚培元和抗痨杀虫为原则，根据体质强弱分别主次，但尤需重视补虚培元，增强正气，以提高抗病能力。调补脏器重点在肺，并应注意脏腑整体关系，同时补益脾肾。治疗大法应根据"主乎阴虚"的病理特点，以滋阴为主，火旺的兼以降火，如合并气虚、阳虚见证者，则当同时兼顾。杀虫主要是针对病因治疗。《医学正传·劳极》提出"一则杀其虫，以绝其根本，一则补其虚，以复其真元"的两大治则。

三、证治分类

1. 肺阴亏损证

干咳，咳声短促，或咯少量黏痰，或痰中带有血丝，色鲜红，胸部隐隐闷痛，午后自觉手足心热，或见少量盗汗，皮肤干灼，口干咽燥，疲倦乏力，纳食不香，苔薄白，边尖红，脉细数。

证机概要：阴虚肺燥，肺失滋润，肺伤络损。

治法：滋阴润肺。

代表方：月华丸加减。本方养阴润肺止咳，化痰抗痨止血，用于阴虚咳嗽、咳血者，是治疗肺痨的基本方。

常用药：北沙参、麦冬、天冬、玉竹、百合滋阴补肺；白及补肺生肌止血；百部润肺止咳，抗痨杀虫。

咳嗽频而痰少质黏者，可合川贝母、甜杏仁以润肺化痰止咳，并可配合琼玉膏以滋阴润肺；痰中带血丝较多者，加蛤粉炒阿胶、仙鹤草、白茅根（花）等以润肺和络止血；若低热不退者，可配银柴胡、青蒿、胡黄连、地骨皮、功劳叶、葎草等以清热除蒸；若咳久不已，声音嘶哑者，于前方中加诃子、木蝴蝶、凤凰衣等以养肺利咽，开音止咳。

2.虚火灼肺证

呛咳气急，痰少质黏，或吐痰黄稠量多，时时咯血，血色鲜红，混有泡沫痰涎，午后潮热，骨蒸，五心烦热，颧红，盗汗量多，口渴心烦，失眠，性情急躁易怒，或胸胁掣痛，男子可见遗精，女子月经不调，形体日益消瘦，舌干而红，苔薄黄而剥，脉细数。

证机概要：肺肾阴伤，水亏火旺，燥热内灼，络损血溢。

治法：滋阴降火。

代表方：百合固金汤合秦艽鳖甲散加减。百合固金汤功能滋养肺肾，用于阴虚阳浮，肾虚肺燥，咳痰带血，烦热咽干者。秦艽鳖甲散滋阴清热除蒸，用于阴虚骨蒸，潮热盗汗等症。

常用药：南沙参、北沙参、麦冬、玉竹、百合养阴润肺止咳；百部、白及补肺止血，抗痨杀虫；生地、五味子、玄参、阿胶、龟板、冬虫夏草滋养肺肾之阴，培其本元。

火旺较甚，热象明显者，当增入胡黄连、黄芩苦寒泻火、坚阴清热；骨蒸劳热再加秦艽、白薇、鳖甲等清热除蒸；痰热蕴肺，咳嗽痰黏色黄，酌加桑皮、花粉、知母、海蛤粉以清热化痰；咯血较著者，加丹皮、黑山栀、紫珠草、醋制大黄等，或配合十灰丸以凉血止血；血色紫黯成块，伴有胸胁刺痛者，加参三七、血余炭、花蕊石、广郁金等以化瘀和络止血；盗汗较著，加乌梅、瘪桃干、浮小麦、煅龙骨、煅牡蛎等养阴止汗；咳呛而声音嘶哑者，合诃子肉、血余炭、白蜜等润肺肾而通声音。

3.气阴耗伤证

咳嗽无力，气短声低，咳痰清稀色白，量较多，偶或夹血，或咯血，血色淡红，午后潮热，伴有畏风，怕冷，自汗与盗汗可并见，纳少神疲，便溏，面色㿠白，颧红，舌质光淡，边有齿印，苔薄，脉细弱而数。

证机概要：阴伤气耗，肺脾两虚，肺气不清，脾虚不健。

治法：益气养阴。

代表方：保真汤或参苓白术散加减。前方功能补气养阴，兼清虚热，主治肺脾气阴耗伤，形瘦体倦，咳而短气，劳热骨蒸等；后方健脾补气，培土生金，主治食少腹胀，便溏，短气，面浮，咳痰清稀等。

常用药：党参、黄芪、白术、甘草、山药补肺益脾，培土生金；北沙参、麦冬滋养肺阴；地黄、阿胶、五味子、冬虫夏草滋肾水以润肺燥；白及、百合补肺止咳，抗痨杀虫；紫菀、冬花、苏子温润肺金，止咳化痰。

夹有湿痰者，可加姜半夏、橘红、茯苓等燥湿化痰；咯血量多者，可加山萸肉、仙鹤草、煅龙牡、参三七等，配合补气药，共奏补气摄血之功；若见劳热、自汗、恶风者，可宗甘温除热之意，取桂枝、白芍、红枣，配合党参、黄芪、炙甘草等和营气而固卫表；兼有骨蒸盗汗等阴伤症状者，酌加鳖甲、牡蛎、乌梅、地骨皮、银柴胡等以益阴配阳，清热除蒸；如纳少腹胀，大便溏薄者，加扁豆、苡仁、莲肉、橘白等健脾之品，忌用地黄、麦冬、阿胶等过于滋腻的药物。

4. 阴阳虚损证

咳逆喘息，少气，咳痰色白有沫，或夹血丝，血色暗淡，潮热，自汗，盗汗，声嘶或失音，面浮肢肿，心慌，唇紫，肢冷，形寒，或见五更泄泻，口舌生糜，大肉尽脱，男子遗精阳痿，女子经闭，苔黄而剥，舌质光淡隐紫，少津，脉微细而数，或虚大无力。

证机概要：阴伤及阳，精气虚竭，肺、脾、肾俱损。

治法：滋阴补阳。

代表方：补天大造丸加减。本方功在温养精气，培补阴阳，用于肺痨五脏俱伤，真气亏损之证。

常用药：人参、黄芪、白术、山药补益肺脾之气；麦冬、生地、五味子滋养肺肾之阴；阿胶、当归、枸杞、山萸肉、龟板培补阴精；鹿角胶、紫河车助真阳而填精髓。

肾虚气逆喘息者，配冬虫夏草、诃子、钟乳石摄纳肾气；心慌者加紫石英、丹参、远志镇心安神；五更泄泻，配煨肉蔻、补骨脂补火暖土，并去地黄、阿胶等滋腻碍脾药物。

总体而言，肺痨初期表现为肺阴亏损证，阴虚程度较轻，无明显火旺现象，病损主要在肺；而虚火灼肺证多见于肺痨中期，病程较长，阴虚程度较重，并有火象，病损由肺及肾；气阴耗伤证多见于肺痨中后期，病程较久，阴伤气耗，肺脾同病；阴阳虚损证则为肺脾同病、气阴耗损的进一步发展，因下损及肾，阴伤及阳，肺、脾、肾三脏交亏，病属晚期，病情重笃，预后多凶。

【预防调护】

对于本病应注意防重于治，接触患者时，应戴口罩，用雄黄擦鼻以避免传染。饮食适宜，不可饥饿，若体虚者，可服补药。既病之后，不但要耐心治疗，还应重视摄生，禁烟酒，慎房事，怡情志，适当进行体育锻炼，加强食养，忌食一切辛辣刺激动火燥液之物。

【结　语】

肺痨是具有传染性的慢性虚弱疾患，以咳嗽、咯血、潮热、盗汗及身体逐渐消瘦为主要临床特征。病由感染"痨虫"所致，病位主要在肺，并与脾、肾等脏有关。病理性质主在阴虚，进而可见阴虚火旺，或气阴两虚，甚则阴损及阳，在临床先后表现各个不同证候类型。治疗应以补虚培元和治痨杀虫为原则，调补脏器重点在肺，并应注意脏腑整体关系，同时补益脾肾。根据病理"主乎阴虚"的特点，应以滋阴为主法，火旺者兼以清火，如合并气虚、阳虚见证者，则当同时兼顾。

【临证备要】

1. 辨主症治疗。肺痨的证治分类已如上述，但临床有时表现以某一主症为突出，为了便于处理，故列"辨主症治疗"一节，叙述其辨证、选方、用药。

（1）咳嗽：用润肺宁嗽法，方取海藏紫菀散，药用紫菀、贝母、桔梗润肺化痰止咳，知母、五味子、阿胶滋阴补血而退虚热。或用加味百花膏，药用紫菀、冬花、百部止咳化痰，抗痨杀虫，百合、乌梅润肺而敛阴。属于气虚者，可用补肺汤，药用参芪益气，熟地、五味补肾而纳气，紫菀、桑皮化痰止咳。若痰浊偏盛者，可用六君子汤合平胃散治疗。

（2）咳血、咯血：一般常用补络止血法。取白及枇杷丸，药用白及、阿胶补肺止血，生地、藕节凉血止血，蛤粉与枇杷叶肃肺化痰而止咳。亦可采用补络补管汤，药用龙骨、牡蛎、山萸肉酸涩收敛，补络止血，佐以三七化瘀而止血。若咯血较著者，加代赭石以降气镇逆止血；夹瘀者加三七、郁金、花蕊石之类；有实火者，配大黄粉或赭石粉等；属于虚寒出血者，宜加炮姜。

（3）潮热、骨蒸：一般患者多为阴虚，当用清热除蒸法，如柴胡清骨散，药用秦艽、银柴胡、青蒿、地骨皮清热除蒸，鳖甲、知母滋阴清热，佐以猪脊髓、猪胆汁等坚阴填髓。至于气阴两虚而潮热骨蒸者，可用黄芪鳖甲散固护卫阳，清热养阴。

（4）盗汗、自汗：用和营敛汗法。一般以阴虚盗汗为多见，方取当归六黄汤，药用黄芪固表，当归和营，黄芩、黄柏、地黄清热养阴。若气虚自汗，可用牡蛎散、玉屏风散以补气实卫，固表止汗。此外，无论自汗或盗汗均可加用糯稻根、瘪桃干、麻黄根、浮小麦、煅龙牡等收涩敛汗，或用五倍子末敷填神阙。

（5）泄泻：一般当用培土生金法，选方如参苓白术散。但辨证属于肾阳不足之五更泄者，当用四神丸。脾肾双亏者二方合用之。

（6）遗精、月经不调：当用滋肾保肺法以滋化源，选取大补元煎为主方，补益元气阴血。见阳痿遗精者，酌加煅龙骨、煅牡蛎、金樱子、芡实、莲须、鱼鳔胶等固肾涩精；女子月经不调或经闭者，合入芍药、丹参、丹皮、益母草调其冲任。

2.　重视补脾助肺。因脾为生化之源，能输水谷之精气以养肺，故当重视补脾助肺，"培土生金"的治疗措施，以畅化源。脾为肺之母，"痨虫"伤肺，肺虚耗夺脾气以自养则脾亦虚；脾虚不能化水谷为精微上输以养肺，则肺更虚，终至肺脾同病，气阴两伤，伴见疲乏、食少、便溏等脾虚症状。治当益气养阴，补肺健脾，忌用地黄、阿胶、麦冬等滋腻药。进而言之，即使肺阴亏损之证，亦当在甘寒滋阴的同时，兼伍甘淡实脾之药，帮助脾胃对滋阴药的运化吸收，以免纯阴滋腻碍脾。但用药不宜香燥，以免耗气、劫液、动血，方宗参苓白术散意，药如橘白、谷芽、山药、白术、扁豆、莲肉、苡仁等。

3.　掌握虚中夹实的特殊性。本病虽属慢性虚弱疾病，但因感染"痨虫"致病，要根据补虚不忘治实的原则，同时"杀虫"抗痨。如阴虚导致火旺者，当在滋阴的基础上参以降火；若阴虚火旺，痰热内郁，咳嗽痰稠，色黄量多，舌苔黄腻，口苦，脉弦滑者，当重视清化痰热，配合黄芩、知母、花粉、海蛤壳、鱼腥草等。若气虚夹有痰湿，咳嗽，痰多色白，纳差，胸闷，舌苔白腻者，当在补益肺脾之气的同时，参以宣化痰湿，配合法半夏、橘红、茯苓、杏仁、苡仁之类。如咳血而内有"蓄瘀"，瘀阻肺络，咳血反复难止，血出鲜紫相杂，夹有黯块，胸胁刺疼或掣痛，舌质紫，脉涩者，当祛瘀止血，药用参三七、血余炭、花蕊石、广郁金、醋大黄等。此外，如病情急重，表现"急痨"、"百日痨"特殊情况，或出现类似"湿温"、"类疟"等证候者，亦不能囿于补虚一法，必须辨证结合辨病治疗。

4.　忌苦寒太过伤阴败胃。因本病虽具火旺之证，但本质在于阴虚，故当以甘寒养阴为主，适当佐以清火，苦寒之品不宜单独使用。即使内火标象明显者，亦只宜暂予清降，中病即减，不可徒持苦寒逆折，过量或久用，以免苦燥伤阴，寒凉败胃伤脾。若木火刑金，性急善怒，胸胁掣痛者，当在清金养肺的同时，清肝泻火，药用丹皮、山栀、夏枯草、胡黄连、白薇等；如肾虚水不济火，虚烦不寐者，可配黄连以泻心火；若相火灼金，骨蒸、梦遗者，可伍黄柏、知母以泻相火。

5. 在辨证基础上配合抗痨杀虫药物。根据药理实验结果分析和临床验证，很多中草药有不同程度的抗痨杀菌作用，如百部、白及、黄连、大蒜、冬虫夏草、功劳叶、葎草等，均可在辨证的基础上结合辨病，适当选用。

【医案选读】

病案一

宋某，男，27岁。咳嗽已半年，音哑近4个月。现症：咳嗽不多，音哑喉痛，食欲不振，腹痛便溏，日渐消瘦。舌苔白垢，脉象滑细。

辨证立法：久嗽不愈，伤及声带，遂致发音嘶哑。肺与大肠相表里，肺气不宣，则腹痛便溏。脾胃不强，则消化无力，食欲减退，营养缺少，身体消瘦。幸无过午潮热、夜间盗汗之象，阴分未见大伤，尚冀恢复可期。拟清肺健脾以治。

处方：炙白前5g，炙紫菀5g，半夏曲10g，炙百部5g，化橘红5g，枇杷叶6g，炒杏仁6g，野于术5g，土杭芍10g，焦苡仁6g，紫川朴5g，云茯苓10g，冬桑叶6g，苦桔梗（生炒各半）6g，凤凰衣6g，诃子肉（生煨各半）10g，粉甘草（生炙各半）3g。

二诊：服药2剂，大便好转，日只一次，食欲渐增，咳嗽甚少，喉痛减轻，音哑如旧，仍遵前法治之。前方去桑叶，加南北沙参各6g，炒苍术6g。

三诊：前方服4剂，大便已正常，食欲增强，精神甚好，咳嗽不多，音哑虽未见效，但喉间已不发紧。

处方：诃子肉（生煨各半）10g，苦桔梗（生炒各半）6g，粉甘草（生炙各半）3g，炙白前5g，化橘红5g，黛蛤散（马勃5g同布包）6g，炙百部5g，炒紫菀5g，炒苍术6g，云茯苓10g，白杏仁6g，炒白术6g，紫川朴5g，凤凰衣5g，土杭芍10g。

方服4剂，现症尚余音哑未见显效外，它症均消失，拟专用诃子亮音丸治之。

（祝谌予等编. 施今墨临床经验集. 人民卫生出版社. 1982）

病案二

杨某，女，36岁。

病史：肺痨病史已8年，长期服异烟肼治疗，病未见好。X线胸透：两上肺第二前肋间可见片状阴影，左肺病灶边缘清晰，意见：浸润型肺结核。症状：咳嗽痰黏，潮热，盗汗，胸痛，口干，月经延期，舌苔薄白，质红，脉象细数。

辨证施治：肺阴不足，营血日耗，虚热内生，治以滋阴清热。药用：沙参12g，麦冬、百部各9g，银柴胡3g，青蒿、贝母各9g，黄芩、知母各6g，橘皮4.5g，橘络3g，牡蛎18g，甘草3g。

连服6帖，咳嗽、潮热、盗汗诸症明显改善。乃用枇杷膏、养血膏、加味白及丸续服。

5 个月后胸透复查，结核病灶硬结，病情已愈。

（江苏新医学院编. 中医内科学. 江苏人民出版社. 1977）

【文献摘要】

《外台秘要·骨蒸方》："骨蒸之候，男子因五劳七伤，或因肺痈之后……因兹渐渐羸瘦。初著盗汗，盗汗后即寒热往来，寒热往来以后即渐加咳，咳后面色白，两颊微赤如胭脂色，团团如钱许大，左卧则右出，唇口非常鲜赤。"

《十药神书》："万病莫若痨证，最为难治。……医者不穷其本，或投之大寒之剂，或疗之大热之药。殊不知大寒则愈虚其中，大热则愈竭其内。……如呕吐咯嗽血者，先以十灰散劫住，如甚者再以花蕊石散主之。大抵血热则行，血冷则凝，见黑则止，此其理也。"

《明医杂著·痨瘵》："男子二十前后，色欲过度，损伤精血，必生阴虚火动之病，睡中盗汗，午后发热，哈哈咳嗽，倦怠无力，饮食少进，甚则痰涎带血，咯吐出血，或咳血、吐血、衄血，身热，脉沉数，肌肉消瘦，此名痨瘵。"

《医宗必读·虚劳》："大抵虚劳之证，疑难不少，如补脾保肺，法当兼行。然脾喜温燥，肺喜清润，保肺则碍脾，补脾则碍肺。惟燥热而盛，能食而不泻者，润肺当急，而补脾之药亦不可缺也。……脾有生肺之能，肺无扶脾之力，故补脾之药，尤要于保肺也。"

《理虚元鉴》："阴虚证统于肺，就阴虚成痨统于肺者言之，约有数种：曰劳嗽，曰吐血，曰骨蒸，极则成尸疰。……凡此种种，悉宰于肺治。所以然者，阴虚劳证，虽有五劳七伤之名，而要之以肺为极则。故未见骨蒸劳嗽吐血者，预宜清金保肺；已见骨蒸劳热吐血者，急宜清金保肺；曾经骨蒸劳嗽，吐血而愈者，终身不可忘护肺。此阴虚之治，所当悉统于肺也。"

第七节　肺　胀

肺胀是多种慢性肺系疾患反复发作，迁延不愈，导致肺气胀满，不能敛降的一种病证。临床表现为胸部膨满，憋闷如塞，喘息上气，咳嗽痰多，烦躁，心悸，面色晦暗，或唇甲紫绀，脘腹胀满，肢体浮肿等。其病程缠绵，时轻时重，经久难愈，严重者可出现神昏、痉厥、出血、喘脱等危重证候。

早在《内经》就有关于肺胀病名的记载，指出病因病机及证候表现，如《灵枢·胀论》篇说："肺胀者，虚满而喘咳。"《灵枢·经脉》篇又说："肺手太阴之脉……是动则病肺胀满膨膨而喘咳。"汉·张仲景《金匮要略·肺痿肺痈咳嗽上气病脉证治》篇指出："咳而上气，此为肺胀，其人喘，目如脱状"，书中所载治疗肺胀之越婢加半夏汤、小青龙加石膏汤等方至今仍被临床所沿用。此外在《痰饮咳嗽病脉证并治》篇中所述之支饮，症见"咳逆倚息，短气不得卧，其形如肿"，当亦属于肺胀范畴。隋·巢元方《诸病源候论·咳逆短气候》认为，肺胀的发病机理是由于"肺虚为微寒所伤则咳嗽，嗽则气还于肺间则肺胀，肺胀则气逆，而肺本虚，气为不足，复为邪所乘，壅痞不能宣畅，故咳逆，短乏气也。"后世医籍多将本病附载于肺痿、肺痈之后，有时亦散见于痰饮、喘促、咳嗽等门，在认识上不断有所充实发展。如元·朱丹溪提出肺胀的发生与痰瘀互结，阻碍肺气有关。清·张璐《张氏医通》认为肺胀以"实证居多"，李用粹《证治汇补·咳嗽》提出对肺胀的辨证施治当分虚实两端，"又有气散而胀者，宜补肺，气逆而胀者，宜降气，当参虚实而施治。"对肺胀的临床辨治有一定的参考价值。

　　根据肺胀的临床证候特点，与西医学中慢性支气管炎合并肺气肿、肺源性心脏病相类似，肺性脑病则常见于肺胀的危重变证，可参考本节内容进行辨治。但由于本病是临床常见的慢性疾病，病理演变复杂多端，还当与咳嗽、痰饮（支饮、溢饮）等互参，注意与心悸、水肿（喘肿）、喘厥等病证的联系。

【病因病机】

　　肺胀的发生，多因久病肺虚，痰浊潴留，而致肺不敛降，气还肺间，肺气胀满，每因复感外邪诱使病情发作或加剧。

一、病因

1. 久病肺虚

　　如内伤久咳、支饮、喘哮、肺痨等肺系慢性疾患，迁延失治，痰浊潴留，壅阻肺气，气之出纳失常，还于肺间，日久导致肺虚，成为发病的基础。

2. 感受外邪

　　肺虚久病，卫外不固，六淫外邪每易乘袭，诱使本病发作，病情日益加重。

二、病机

　　病变首先在肺，继则影响脾、肾，后期病及于心。因肺主气，开窍于鼻，外合皮毛，职司卫外，为人身之藩篱，故外邪从口鼻、皮毛入侵，每多首先犯肺，以致肺之宣降功能不利，气逆于上而为咳，升降失常则为喘。久则肺虚，肺之主气功能失常，影响呼吸出入，肺气壅滞，还于肺间，导致肺气胀满，不能敛降。若肺病及脾，子盗母气，脾失健运，则可导致肺脾两虚。肺为气之主，肾为气之根，若久病肺虚及肾，金不生水，致肾气衰惫，肺不主气，肾不纳气，则气喘日益加重，呼吸短促难续，吸气尤为困难，动则更甚。心脉上通于肺，肺气辅佐心脏治理、调节心血的运行，心阳根于命门真火，故肺虚治节失职，或肾虚命门火衰，均可病及于心，使心气、心阳衰竭，甚则可以出现喘脱等危候。

　　病理因素主要为痰浊、水饮与血瘀互为影响，兼见同病。痰的产生，病初由肺气郁滞，脾失健运，津液不归正化而成，渐因肺虚不能化津，脾虚不能转输，肾虚不能蒸化，痰浊愈益潴留，喘咳持续难已。久延阳虚阴盛，气不化津，痰从寒化为饮为水，饮留上焦，迫肺则咳逆上气，凌心则心悸气短；痰湿困于中焦，则纳减呕恶，脘腹胀满，便溏；饮溢肌肤则为水肿尿少；饮停胸胁、腹部而为悬饮、水臌之类。痰浊潴肺，病久势深，肺虚不能治理调节心血的运行，"心主"营运过劳，心气、心阳虚衰，无力推动血脉，则血行涩滞，可见心动悸，脉结代，唇、舌、甲床紫绀，颈脉动甚。肺脾气虚，气不摄血，可致咳血、吐血、便血等。心主血而肝藏血，肝主疏泄，为调血之脏，心脉不利，肝脏疏调失职，血郁于肝，瘀结胁下，则致癥积。

　　痰浊、水饮、血瘀三者之间又互相影响和转化。如痰从寒化则成饮；饮溢肌表则为水；痰浊久留，肺气郁滞，心脉失畅则血郁为瘀；瘀阻血脉，"血不利则为水"。但一般早期以痰浊为主，渐而痰瘀并见，终至痰浊、血瘀、水饮错杂为患。

　　病程中由于肺虚卫外不固，尤易感受外邪而使病情诱发或加重。若复感风寒，则可成为外寒内饮之证。感受风热或痰郁化热，可表现为痰热证。如痰浊壅盛，或痰热内扰，闭阻气道，蒙蔽神窍，则可发生烦躁、嗜睡、昏迷等变证。若痰热内郁，热动肝风，可见肉瞤、震颤，甚则抽搐，或因动血而致出血。

　　病理性质多属标实本虚，但有偏实、偏虚的不同，且多以标实为急。外感诱发时则偏于邪实，平时偏于本虚。早期由肺而及脾、肾，多属气虚、气阴两虚；晚期以肺、肾、心为主，气虚及阳，或阴阳两虚，但纯属阴虚者罕见。正虚与邪实每多互为因果。如阳虚卫外不固，易感外邪，痰饮难蠲；阴虚则外邪、痰浊易从热化，故虚实诸候常夹杂出现，每致愈发愈频，甚则持续不已。

　　本病多属积渐而成，病程缠绵，经常反复发作，难期根治。尤其是老年患者，发病后若不及时控制，极易发生变端。故《金匮要略·肺痿肺痈咳嗽上气病脉证治》说："上气，面浮肿，肩息，其脉浮大，不治，又加利，尤甚。"《证治汇补·咳嗽》说："若肺胀壅遏，不得卧眠，喘息鼻扇者难治。"如气不摄血，则见咳吐泡沫血痰，或吐血、便血；若痰迷心窍，肝风内动，则谵妄昏迷，震颤，抽搐；如见喘脱，神昧，汗出，肢冷，脉微欲绝者，乃阴阳消亡危重之候。

【诊查要点】

一、诊断依据

　　1. 有慢性肺系疾患病史多年，反复发作，时轻时重，经久难愈。多见于老年人。
　　2. 临床表现为咳逆上气，痰多，胸中憋闷如塞，胸部膨满，喘息，动则加剧，甚则鼻扇气促，张口抬肩，目胀如脱，烦躁不安，日久可见心慌动悸，面唇紫绀，脘腹胀满，肢体浮肿，严重者可出现喘脱。
　　3. 常因外感而诱发。其他如劳倦过度、情志刺激等也可诱发。

二、病证鉴别

　　肺胀与哮病、喘证：肺胀与哮病、喘证均以咳而上气、喘满为主症，有其类似之处。区别言之，肺胀是多种慢性肺系疾病日久积渐而成，除咳喘外，尚有心悸，唇甲紫绀，胸腹胀满，肢体浮肿等症状；哮是呈反复发作性的一个病种，以喉中哮鸣有声为特征；喘是多种急慢性疾病的一个症状，以呼吸气促困难为主要表现。从三者的相互关系来看，肺胀可以隶属于喘证的范畴，哮与喘病久不愈又可发展成为肺胀。此外，肺胀因外感诱发，病情加剧时，还可表现为痰饮病中的"支饮"证。凡此俱当联系互参，掌握其异同。

三、相关检查

1. X线检查：胸廓扩张，肋间隙增宽，肋骨平行，活动减弱，横膈降低且变平，两肺野透亮度增加，肺血管纹理增粗、紊乱，右下肺动脉干扩张，右心室增大。

2. 心电图检查表现为右心室肥大的改变，电轴右偏，顺钟向转位，出现肺型P波等。

3. 血气分析检查可见低氧血症或合并高碳酸血症。

4. 血液检查红细胞和血红蛋白可升高，全血黏度和血浆黏度可增加。白细胞总数可增高，中性粒细胞增加。后期可有肝、肾功能的改变，血清电解质紊乱。

【辨证论治】

一、辨证要点

辨证总属标实本虚，但有偏实、偏虚的不同，因此应分清其标本虚实的主次。一般感邪时偏于邪实，平时偏于本虚。偏实者须分清痰浊、水饮、血瘀的偏盛。早期以痰浊为主，渐而痰瘀并重，并可兼见气滞、水饮错杂为患。后期痰瘀壅盛，正气虚衰，本虚与标实并重。偏虚者当区别气（阳）虚、阴虚的性质，肺、心、肾、脾病变的主次。早期以气虚为主，或为气阴两虚，病在肺、脾、肾；后期气虚及阳，甚则可见阴阳两虚，病变以肺、肾、心为主。

二、治疗原则

治疗应抓住治标、治本两个方面，祛邪与扶正共施，依其标本缓急，有所侧重。标实者，根据病邪的性质，分别采取祛邪宣肺，降气化痰，温阳利水，甚或开窍、息风、止血等法。本虚者，当以补养心肺、益肾健脾为主，或气阴兼调，或阴阳两顾。正气欲脱时则应扶正固脱，救阴回阳。

三、证治分类

1. 痰浊壅肺证

胸膺满闷，短气喘息，稍劳即著，咳嗽痰多，色白黏腻或呈泡沫，畏风易汗，脘痞纳少，倦怠乏力，舌暗，苔薄腻或浊腻，脉小滑。

证机概要：肺虚脾弱，痰浊内蕴，肺失宣降。

治法：化痰降气，健脾益肺。

代表方：苏子降气汤合三子养亲汤加减。二方均能降气化痰平喘，但苏子降气汤偏温，以上盛兼有下虚，寒痰喘咳为宜；三子养亲汤偏降，以痰浊壅盛，肺实喘满，痰多黏腻为宜。

常用药：苏子、前胡、白芥子化痰降逆平喘；半夏、厚朴、陈皮燥湿化痰，行气降逆；白术、茯苓、甘草运脾和中。

痰多，胸满不能平卧，加葶苈子、莱菔子泻肺祛痰平喘；肺脾气虚，易出汗，短气乏力，痰量不多，酌加党参、黄芪、防风健脾益气，补肺固表。

若属外感风寒诱发，痰从寒化为饮，喘咳，痰多黏白泡沫，见表寒里饮证者，宗小青龙汤意加麻黄、桂枝、细辛、干姜散寒化饮；饮郁化热，烦躁而喘，脉浮，用小青龙加石膏汤兼清郁热；若痰浊夹瘀，唇甲紫暗，舌苔浊腻者，可用涤痰汤加丹参、地龙、桃仁、红花、赤芍、水蛭等。

2. 痰热郁肺证

咳逆，喘息气粗，胸满，烦躁，目胀睛突，痰黄或白，黏稠难咯，或伴身热，微恶寒，有汗不多，口渴欲饮，溲赤，便干，舌边尖红，苔黄或黄腻，脉数或滑数。

证机概要：痰热壅肺，清肃失司，肺气上逆。

治法：清肺化痰，降逆平喘。

代表方：越婢加半夏汤或桑白皮汤加减。前方宣肺泄热，用于饮热郁肺，外有表邪，喘咳上气，目如脱状，身热，脉浮大者；后方清肺化痰，用于痰热壅肺，喘急胸满，咳吐黄痰或黏白稠厚者。

常用药：麻黄宣肺平喘；黄芩、石膏、桑白皮清泄肺中郁热；杏仁、半夏、苏子化痰降气平喘。

痰热内盛，胸满气逆，痰质黏稠不易咯吐者，加鱼腥草、金荞麦、瓜蒌皮、海蛤粉、大贝母、风化硝清热滑痰利肺；痰鸣喘息，不得平卧，加射干、葶苈子泻肺平喘；痰热伤津，口干舌燥，加天花粉、知母、芦根以生津润燥；痰热壅肺，腑气不通，胸满喘逆，大便秘结者，加大黄、芒硝通腑泄热以降肺平喘；阴伤而痰量已少者，酌减苦寒之味，加沙参、麦冬等养阴。

3. 痰蒙神窍证

神志恍惚，表情淡漠，谵妄，烦躁不安，撮空理线，嗜睡，甚则昏迷，或伴肢体瞤动，抽搐，咳逆喘促，咳痰不爽，苔白腻或黄腻，舌质暗红或淡紫，脉细滑数。

证机概要：痰蒙神窍，引动肝风。

治法：涤痰，开窍，息风。

代表方：涤痰汤加减。本方可涤痰开窍，息风止痉，用于痰迷心窍，风痰内盛，神识昏蒙或嗜睡，痰多，肢体瞤动者。

常用药：半夏、茯苓、橘红、胆星涤痰息风；竹茹、枳实清热化痰利膈；菖蒲、远志、郁金开窍化痰降浊。另可配服至宝丹或安宫牛黄丸以清心开窍。

若痰热内盛，身热，烦躁，谵语，神昏，苔黄舌红者，加葶苈子、天竺黄、竹沥；肝风内动，抽搐，加钩藤、全蝎，另服羚羊角粉；血瘀明显，唇甲紫绀，加丹参、红花、桃仁活血通脉；如皮肤黏膜出血，咯血，便血色鲜者，配清热凉血止血药，如水牛角、生地、丹皮、紫珠草等。

4. 阳虚水泛证

心悸，喘咳，咳痰清稀，面浮，下肢浮肿，甚则一身悉肿，腹部胀满有水，脘痞，纳差，尿少，怕冷，面唇青紫，苔白滑，舌胖质黯，脉沉细。

证机概要：心肾阳虚，水饮内停。

治法：温肾健脾，化饮利水。

代表方：真武汤合五苓散加减。前方温阳利水，用于脾肾阳虚之水肿；后方通阳化气利水，配合真武汤可加强利尿消肿的作用。

常用药：附子、桂枝温肾通阳；茯苓、白术、猪苓、泽泻、生姜健脾利水；赤芍活血化瘀。

若水肿势剧，上凌心肺，心悸喘满，倚息不得卧者，加沉香、黑白丑、川椒目、葶苈子、万年青根行气逐水；血瘀甚，紫绀明显，加泽兰、红花、丹参、益母草、北五加皮化瘀行水。待水饮消除后，可参照肺肾气虚证论治。

5. 肺肾气虚证

呼吸浅短难续，声低气怯，甚则张口抬肩，倚息不能平卧，咳嗽，痰白如沫，咯吐不利，胸闷心慌，形寒汗出，或腰膝酸软，小便清长，或尿有余沥，舌淡或黯紫，脉沉细数无力，或有结代。

证机概要：肺肾两虚，气失摄纳。

治法：补肺纳肾，降气平喘。

代表方：平喘固本汤合补肺汤加减。前方补肺纳肾，降气化痰，用于肺肾气虚，喘咳有痰者；后方功在补肺益气，用于肺气虚弱，喘咳短气不足以息者。

常用药：党参（人参）、黄芪、炙甘草补肺；冬虫夏草、熟地、胡桃肉、脐带益肾；五味子收敛肺气；灵磁石、沉香纳气归原；紫菀、款冬、苏子、法半夏、橘红化痰降气。

肺虚有寒，怕冷，舌质淡，加肉桂、干姜、钟乳石温肺散寒；兼有阴伤，低热，舌红苔少，加麦冬、玉竹、生地养阴清热；气虚瘀阻，颈脉动甚，面唇紫绀明显，加当归、丹参、苏木活血通脉。如见喘脱危象者，急用参附汤送服蛤蚧粉或黑锡丹补气纳肾，回阳固脱。

病情稳定阶段，可常服皱肺丸。

【预防调护】

原发病的治疗。防止经常感冒、内伤咳嗽迁延发展成为慢性咳喘，是预防形成本病的关键。既病之后，更应注意保暖，秋冬季节，气候变化之际，尤需避免感受外邪。一经发病，立即治疗，以免加重。平时常服扶正固本方药增强正气，提高抗病能力，禁烟酒，忌恣食辛辣、生冷、咸、甜之品。有水肿者应进低盐或无盐饮食。

【结　语】

肺胀是多种慢性肺系疾病后期转归而成。临床以喘咳上气，胸闷胀满，心慌等为主症。病久可见面唇紫绀，身肿，甚或昏迷、抽搐以至喘脱等危重证候。根据其症状表现肺胀与咳喘、痰饮、心悸、水肿、喘厥等证有关。

病因以久病肺虚为主，由于反复感邪，而使病情进行性加重。病位在肺，继则影响脾、肾，后期及心。病理性质多由气虚、气阴两虚发展为阳虚，在病程中且可形成痰、饮、瘀等病理产物，标本虚实常相兼夹或互为影响，最后因邪盛正虚，而致发生气不摄血、痰蒙神窍，或喘脱等严重变端。

治疗当根据感邪时偏于邪实，平时偏于正虚的不同，有侧重地分别选用扶正与祛邪的不同治法。

【临证备要】

1. 掌握证候的相互联系。临床常见痰浊壅肺、痰热郁肺、痰蒙神窍、肺肾气虚、阳虚水泛五个证候。各证常可互相兼夹转化，夹杂出现。临证既需掌握其辨证常规，又要根据其错杂表现灵活施治，其中以痰蒙神窍、肺肾气虚、阳虚水泛尤为危重，如不及时控制则预后不良。

2. 老年、久病防止感邪恶化。老年、久病体虚的后期患者，每因感邪使病情恶化，但因正气衰竭，无力抗邪，正邪交争之象可不显著，故凡近期内咳喘突然加剧，痰色变黄，舌质变红，虽无发热恶寒表证，亦要考虑有外邪的存在，应注意痰的色、质、量等变化，结合全身情况，综合判断。

【医案选读】

病案一

邓某，女，48 岁。

入院日期：1963 年 6 月 15 日。

主诉：浮肿已半年，1 周来加重而入院。患者于 1961 年元月感冒后，开始咳嗽气喘，下肢浮肿，经治疗后好转，但常心悸。两月前症状又加重，动则心悸气短，下肢逐渐浮肿，心下痞满，咳嗽，吐白痰，尿少。经西医检查，诊断为慢性支气管炎、阻塞性肺气肿、慢性肺源性心脏病、心力衰竭Ⅲ度。

辨证：心肾阳虚，痰湿阻遏，肺气壅塞。

治法：宜温阳宣肺，豁痰利湿，真武汤加开鬼门法治之。

处方：附子 6 克　杭芍 9 克　白术 9 克　云苓 12 克　甘草 9 克　麻黄 3 克　生石膏 12 克　生姜 9 克　杏仁 9 克　白茅根 30 克　车前子（包）15 克　大枣（擘）5 枚

上方服药 3 剂后，尿量显著增加，每日达 1500～1900 毫升，下肢浮肿明显减退。用药至第五剂后肿退，仅小腿略肿，咳嗽减轻，故上方加入宽胸理气之品，厚朴 6 克，陈皮 6 克。服药至第六剂后浮肿消失，心率减慢，两肺底可闻及湿性啰音，考虑还有胸闷、咳嗽、气短等症，上方去白茅根、厚朴、车前子，加入止咳降气之苏子 9 克。再服药 5 剂后咳嗽已止，仅微有气喘，心下稍有痞满，又予厚朴麻黄汤清肺泄热，豁痰平喘之剂。服药 1 周后，诸症均除，心率 83 次/分，食纳正常，二便自调，故出院返家。

（董建华等编. 中国现代名中医医案精华·赵锡武医案. 北京出版社. 1990）

病案二

患者秦某，男，55 岁。

咳喘 5 年，冬夏易发，此次于 10 月复发，迁延两月，经用青、链霉素，平喘止咳药等，减不足言，上月因外感而加重，乃予入院。症见气急咳喘，不能平卧，胸膈满闷，喉间有水鸡声，痰多色黄，咯吐不易，汗多怕冷，大便溏薄，舌苔薄黄，脉细滑数。

辨证施治：先从痰浊阻肺，肾不纳气论治，予三拗汤、三子养亲汤、二陈汤加南沙参、熟地、沉香、脐带，同服黑锡丹，并予吸氧，配用氨茶碱等经治 9 天，病情尚无好转，喘甚时头汗较多，痰黄如脓，舌质红，舌苔黄，中后光脱，脉细滑数（110 次/分）。此属痰热伤阴，拟麻杏石甘汤加味，用麻黄3克，杏仁6克，石膏30克，甘草3克，黄芩10克，桑白皮10克，川贝10克，苏子10克，蛤粉12克，射干3克，竹茹5克。药后喘急缓而头汗少，越日能停止输氧。上方加鱼腥草、芦根，又经4天，脉静（90次/分），喘递减。仍服上方，1周后喘平。但咳痰稠黄难咯，口咽干，舌红少津，脉细滑。阴虚之象已露，转予养阴清化痰热，药用南北沙参、天冬、五味子、白芍、蛤蚧、知母、贝母、白前、杏仁、苏子、生甘草、瓜蒌皮。经治半月，病情得解，继予六味地黄汤加味，巩固后出院。

按：本例始起虽因感寒而作，并见汗多怕冷、便溏、动则喘甚等肾不纳气之症，但痰多色黄、舌苔薄黄、脉数等症，提示病有化热趋势，故投以温化寒痰、补肾纳气等法效均不显，后改予清化痰热，方合效机，终投滋养肾阴而使病情稳定。

（周仲瑛著. 周仲瑛临床经验辑要. 中国医药科技出版社. 1998）

【文献摘要】

《素问·大奇论》："肺之壅，喘而两胠满。"

《金匮要略·肺痿肺痈咳嗽上气病脉证治》："上气喘而躁者，属肺胀，欲作风水，发汗则愈。"

《诸病源候论·上气鸣息候》："肺主于气，邪乘于肺则肺胀，胀则肺管不利，不利则气道涩，故上气喘逆，鸣息不通。"

《丹溪心法·咳嗽》："肺胀而咳，或左或右不得眠，此痰夹瘀血碍气而病"。"有嗽而肺胀壅遏不得眠者，难治。"

《圣济总录·肺胀》："其证气胀满，膨膨而咳喘。"

《寿世保元·痰喘》："肺胀喘满，膈高气急，两胁扇动，陷下作坑，两鼻窍张，闷乱嗽渴，声嗄不鸣，痰涎壅塞。"

《证治汇补·咳嗽》："肺胀者，动则喘满，气急息重，或左或右，不得眠者是也。如痰夹瘀血碍气，宜养血以流动乎气，降火以清利其痰，用四物汤加桃仁、枳壳、陈皮、瓜蒌、竹沥。又风寒郁于肺中，不得发越，喘嗽胀闷者，宜发汗以祛邪，利肺以顺气，用麻黄越婢加半夏汤。有停水不化，肺气不得下降者，其症水入即吐，宜四苓散加葶苈、桔梗、桑皮、石膏。有肾虚水枯，肺金不敢下降而胀者，其症干咳烦冤，宜六味丸加麦冬、五味。"

第八节 肺 痿

肺痿，是指肺叶痿弱不用，临床以咳吐浊唾涎沫为主症，为肺脏的慢性虚损性疾患。《金匮要略心典·肺痿肺痈咳嗽上气病脉证治》说："痿者萎也，如草木之萎而不荣。"

肺痿病名，最早见于张仲景的《金匮要略》。该书将肺痿列为专篇，对肺痿的主症特征、病因、病机、辨证均做了较为系统的介绍。如《金匮要略·肺痿肺痈咳嗽上气病脉证治》说："寸口脉数，其人咳，口中反有浊唾涎沫者何？师曰：为肺痿之病"。唐·孙思邈《千金要方·肺痿门》将肺痿分为热在上焦及肺中虚冷二类，认为"肺痿虽有寒热之分，从无实热之例。"提出虚寒肺痿可用生姜甘草汤、甘草汤,虚热肺痿可用炙甘草汤、麦门冬汤等。历代医家均认识到肺痿是多种肺系疾病的慢性转归,肺痈、肺痨、久嗽、喘哮等伤肺,均有转化成为肺痿的可能,故常与相关疾病合并叙述。唐·王焘《外台秘要·咳嗽门》引许仁则论云:"肺气嗽经久将成肺痿,其状不限四时冷热,昼夜嗽常不断,唾白如雪,细沫稠黏,喘息气上,乍寒乍热,发作有时,唇、口、喉、舌干焦,亦有时唾血者,渐觉瘦悴,小便赤,颜色青白,毛耸,此亦成蒸。"说明久嗽劳嗽,劳热熏肺,肺阴大伤,进一步发展则成肺痿。明·王肯堂《证治准绳·诸气门》说:"久嗽咳血成肺痿"。陈实功《外科正宗·肺痈论》中说:"久嗽劳伤,咳吐痰血,寒热往来,形体消削,咯吐瘀脓,声哑咽痛,其候传为肺痿。"指出肺痈溃后,热毒不净,伤阴耗气,可以转为肺痿。清·张璐《张氏医通·肺痿》将其治疗要点概括为"缓而图之,生胃津,润肺燥,下逆气,开积痰,止浊唾,补真气……散火热"七个方面,旨在"以通肺之小管","以复肺之清肃。"理义精深,非常切合实用。沈金鳌《杂病源流犀烛·肺病源流》进一步对肺痿的用药忌宜等作了补充:"其症之发,必寒热往来,自汗,气急,烦闷多唾,或带红线脓血,宜急治之,切忌升散辛燥温热。大约此症总以养肺、养气、养血、清金、降火为主。"

凡某些慢性肺实质性病变如肺纤维化、肺硬变、肺不张等,临床表现肺痿特征者,均可参照本节辨证论治。

【病因病机】

本病病因可分久病损肺和误治津伤两个方面,而以前者为主。发病机理为肺虚津气失于濡养所致。

一、病因

1. 久病损肺

如痰热久嗽,热灼阴伤,或肺痨久嗽,虚热内灼,耗伤阴津,或肺痈余毒未清,灼伤肺阴,或消渴津液耗伤,或热病之后,邪热伤津,津液大亏,以致热壅上焦,消灼肺津,变生涎沫,肺燥阴竭,肺失濡养,日渐枯萎。若大病久病之后,耗伤阳气,或内伤久咳,冷哮不愈,肺虚久喘等,肺气日耗,渐而伤阳,或虚热肺痿日久,阴伤及阳,亦可致肺虚有寒,气不化津,津液失于温摄,反为涎沫,肺失濡养,肺叶渐痿不用。此即《金匮要略》所谓"肺中冷"之类。

2. 误治津伤

因医者误治,滥用汗、吐、下等治法,重亡津液,肺津大亏,肺失濡养,发为肺痿。如《金匮要略·肺痿肺痈咳嗽上气病脉证治》说:"热在上焦者,因咳为肺痿,肺痿之病……或从汗出,或从呕吐,或从消渴,小便利数,或从便难,又被快药下利,重亡津液,故得之。"

二、病机

本病发病机理,总缘肺脏虚损,津气严重耗伤,以致肺叶枯萎。因津伤则燥,燥盛则干,肺叶弱而不用则痿。清·喻嘉言《医门法律·肺痿肺痈门》说:"肺痿者,肺气萎而不振也"。"总由肾中津液不输于肺，肺失所养，转枯转燥"，"于是肺火日炽，肺热日深，肺中小管日窒。"指出肺脏虚损，津液亡失，则肺叶枯萎而不用。

病理性质有肺燥津伤、肺气虚冷之分。尤在泾在《金匮要略心典·肺痿肺痈咳嗽上气病脉证治》说："盖肺为娇脏，热则气灼，故不用而痿；冷则气沮，故亦不用而痿也。"是以其病理表现有虚热、虚寒两类：①虚热肺痿：一为本脏自病所转归，一由失治误治或它脏之病导致。因热在上焦，消亡津液，阴虚生内热，津枯则肺燥，肺燥且热，清肃之令不行，脾胃上输之津液转从热化，煎熬而成涎沫。或因脾阴胃液耗伤，不能上输于肺，肺失濡养，遂致肺叶枯萎。火逆上气则喘咳气促，虚火灼津炼液而成浊唾涎沫。②虚寒肺痿：肺气虚冷，不能温化、固摄津液，由气虚导致津亏；或阴伤及阳，气不化津，以致肺失濡养，渐致肺叶枯萎不用。肺气虚冷，不能温化、布散脾胃上输之津液则反而聚为涎沫；肺气失于治节，"上虚不能制下"，膀胱失于约束，则小便频数，或遗尿失禁。

综上所述，本病总由肺虚，津气大伤，失于濡养，以致肺叶枯萎。其病位在肺，但与脾、胃、肾等脏密切相关。脾虚气弱，无以生化、布散津液，或胃阴耗伤，胃津不能上输养肺，土不生金，均可致肺燥津枯，肺失濡养；久病及肾，肾气不足，气不化津，或因肾阴亏耗，肺失濡养，亦可发为肺痿。

肺痿属内伤虚证，病情较重而迁延难愈，如治疗正确，调理适宜，病情稳定改善，可带病延年，或可获愈。如治疗不当，或不注意调摄，则使病情恶化，以至不治。若见张口短气，喉哑声嘶，咯血，皮肤干枯，脉沉涩而急或细数无神者，预后多不良。

【诊查要点】

一、诊断依据

1. 临床以咳吐浊唾涎沫为主症。唾呈细沫稠黏，或白如雪，或带白丝，咳嗽，或不咳，气短，动则气喘。
2. 常伴有面色㿠白或青苍，形体瘦削，神疲，头晕，或时有寒热等全身症状。
3. 有多种慢性肺系疾病史，久病体虚。

二、病证鉴别

肺痿为多种慢性肺系疾病转化而来，既应注意肺痿与其他肺系疾病的鉴别，又要了解其相互联系。

1. 肺痿与肺痈

肺痿以咳吐浊唾涎沫为主症，而肺痈以咳则胸痛，吐痰腥臭，甚则咳吐脓血为主症。虽然多为肺中有热，但肺痈属实，肺痿属虚；肺痈失治久延，可以转为肺痿。

2. 肺痿与肺痨

肺痨主症为咳嗽、咳血、潮热、盗汗等，与肺痿有别。肺痨后期可以转为肺痿重症。

三、相关检查

X 线检查是最可靠的诊断方法，可观察病变程度和范围，且常可查出病变的某些原因。肺功能检查、血气分析能反映肺功能的状况，肺功能异常可出现在临床症状及 X 线改变出现以前，故有一定的诊断价值，如动态观察肺功能，对疗效评价、病情进展和判断预后有一定参考价值。其他如肺核素扫描、支气管肺泡灌洗、CT、磁共振成像（MRI）等检查有助于原发病的鉴别。

【辨证论治】

一、辨证要点

应辨虚热、虚寒。虚热证易火逆上气，常伴咳逆喘息；虚寒证常见上不制下，小便频数或遗尿。

二、治疗原则

治疗总以补肺生津为原则。虚热证，治当生津清热，以润其枯；虚寒证，治当温肺益气而摄涎沫。临床以虚热证为多见，但久延伤气，亦可转为虚寒证。治疗应时刻注意保护津液，重视调理脾肾。脾胃为后天之本，肺金之母，培土有助于生金；肾为气之根，司摄纳，温肾可以助肺纳气，补上制下。

三、证治分类

1. 虚热证

咳吐浊唾涎沫，其质较黏稠，或咳痰带血，咳声不扬，甚则音嘎，气急喘促，口渴咽燥，午后潮热，形体消瘦，皮毛干枯，舌红而干，脉虚数。

证机概要：肺阴亏耗，虚火内炽，灼津为痰。

治法：滋阴清热，润肺生津。

代表方：麦门冬汤合清燥救肺汤加减。前方润肺生津，降逆下气，用于咳嗽气逆，咽喉干燥不利，咳痰黏浊不爽。后方养阴润燥，清金降火，用于阴虚燥火内盛，干咳痰少，咽痒气逆。

常用药：太子参、甘草、大枣、粳米益气生津，甘缓补中；桑叶、石膏清泄肺经燥热；阿胶、麦冬、胡麻仁滋肺养阴；杏仁、枇杷叶、半夏化痰止咳，下气降逆。

如火盛，出现虚烦、咳呛、呕逆者，则去大枣，加竹茹、竹叶清热和胃降逆；咳吐浊黏痰，口干欲饮，加天花粉、知母、川贝母清热化痰；津伤甚者加沙参、玉竹以养肺津；潮热加银柴胡、地骨皮以清虚热，退骨蒸。

2. 虚寒证

咯吐涎沫，其质清稀量多，不渴，短气不足以息，头眩，神疲乏力，食少，形寒，小便数，或遗尿，舌质淡，脉虚弱。

证机概要：肺气虚寒，气不化津，津反为涎。

治法：温肺益气。

代表方：甘草干姜汤或生姜甘草汤加减。前方甘辛合用，甘以滋液，辛以散寒。后方则以补脾助肺，益气生津为主。

常用药：甘草、干姜温肺脾；人参、大枣、白术、茯苓甘温补脾，益气生津。

肺虚失约，唾沫多而尿频者加煨益智；肾虚不能纳气，喘息，短气者，可配钟乳石、五味子，另吞蛤蚧粉。

【预防调护】

预防的重点在于积极治疗咳喘等肺部疾患，防止其向肺痿转变。同时根据个人情况，加强体育锻炼。慎起居，生活有规律，视气候变化随时增减衣服。时邪流行时，尽量减少外出，避免接触病人。

本病治疗时间长，要劝说患者安心养病，不可急躁。注意耐寒锻炼，适应气候变化，增强肺卫功能。戒烟，减少对呼吸道刺激，以利肺气恢复。饮食宜甘淡，忌寒凉油腻。居处要清洁，避免烟尘刺激。

【结　语】

肺痿是指肺叶痿弱不用的病证，为肺脏的慢性虚损性疾患，临床以咳吐浊唾涎沫为主症。本病为多种慢性肺系疾病后期发展而成。发病机理主要为热在上焦，肺燥津伤；或肺气虚冷，气不化津，以致津气亏损，肺失濡养，肺叶枯萎。其病位在肺，但与脾、胃、肾等脏密切相关。辨证有肺脏虚热和肺气虚冷两大类，以虚热证较为多见。治疗总以补肺生津为原则。虚热证，润肺生津，清金降火；虚寒证，温肺益气。但虚热久延伤气，亦可转为虚寒证，治疗上也要法随证转。

【临证备要】

1. 重视调补脾胃。脾胃为后天之本，肺金之母，培土有助于生金。阴虚者宜补胃津以润燥，使胃津能上输以养肺；气虚者宜补脾气以温养肺体，使脾能转输精气以上承。另外，肾为气之根，司摄纳，补肾可以助肺纳气。

2. 不可妄投燥热，以免助火伤津，亦忌苦寒滋腻碍胃。肺痿病属津枯，故应时刻注意保护其津，无论寒热，皆不宜妄用温燥之药，消灼肺津。即使虚寒肺痿，亦必须掌握辛甘合用的原则。

3. 慎用祛痰峻剂。肺痿属虚，故一般忌用峻剂攻逐痰涎，犯虚虚实实之戒，宜缓图取效。

【医案选读】

病案一

咳嗽四年，曾经失血，今已音哑，脉形细弱，真阴元气皆亏，劳损根深，药难见效。犹幸胃气尚可，大便未溏。姑拟甘润养阴，希图苟安而已。

北沙参　麦冬　杏仁　川贝　玉竹　扁豆　生甘草　茯苓　橘饼　枇杷叶

再诊：咳嗽止而失血音哑，津液枯槁，劳损成矣。脉形细弱，精气两亏。《内经》于针药所不及者，调以甘药。《金匮》遵之，而用黄芪建中汤，急建其中气，俾得饮食增而津液旺，冀其津血渐充，复其真阴之不足，盖舍此别无良法也。

黄芪（秋石水炒）　　白芍（桂炒，去桂）　　北沙参　生炙甘草　玉竹　麦冬　川贝
茯苓　橘饼

（柳宝诒. 柳选四家医案·评选环溪草堂医案. 中国中医药出版社. 1997）

病案二

范某，女，57 岁，罗山县尤店人。1981 年 2 月 3 日初诊。

病史：近年来咳嗽，气喘不续，午后面部潮热，口干咽燥，喜饮水，夜睡时脊背正中有冷束感，盗汗，纳减，日趋消瘦。勉强支持，拖延未治，以致咳嗽频作，咳唾涎沫稀而量多，日咳盈碗，有时痰中夹带血丝。经 X 线检查，确诊为"肺结核伴肺不张"。

主症：除上症外，面色苍白，两目下陷，精神疲惫，语声低弱，头晕心慌，畏寒。舌质淡，少苔，脉细弱结代。

此为气血被夺，阴损及阳。急宜补气养血，救阴扶阳。投以炙甘草汤加味。

处方：炙甘草 15 克　阿胶 15 克　党参 15 克　生地 20 克　桂枝 10 克　麦冬 12 克　火麻仁 12 克　生姜 12 克　大枣 6 枚　藕节 5 个（打碎）　　血余炭 10 克　其中阿胶以蒲黄炒成胶珠，用药汤冲服。5 剂。

二诊：咯血渐止，余症仍在。系乃气血大伤，难以速补，阴阳俱虚，岂能立见回春。宗上方加沙参 12 克。续服 5 剂。

三诊：气血得补，阴阳相济，头晕、心慌好转，精神较前振作，咳唾涎沫减少，舌质淡，脉沉细结代。宗前方减藕节、血余炭，再进 5 剂。

四诊：半月后，诸症大减，殊收良功。

患者因有肺结核，配合抗痨之西药，治疗 4 个月。其间，多次来诊，若见咳唾涎沫量多时，以干姜易生姜加白术，意在温补脾肺，使气能化津。或见痰中带血丝，减桂枝，加藕节、血余炭。或感气力不及，加黄芪、山药，求培土生金之效。总之，不离炙甘草汤为主方，权衡变化，随证加减，先后经半年治疗，服药数十帖，X 线检查肺不张已愈，肺结核亦逐步好转。

（河南省卫生厅编. 河南省老中医经验集锦. 河南科学技术出版社. 1983）

【文献摘要】

《医门法律·肺痿肺痈门》："肺痿者，其积渐已非一日，其寒热不止一端，总由肾中津液不输于肺，肺失所养，转枯转燥，然后成之。……《金匮》治法，非不彰明，然混在肺痈一门，况难解其精义。大要缓而图之，生胃津，润肺燥，下逆气，开积痰，止浊唾，补真气以通肺之小管，散火热以复肺之清肃。""凡肺痿病，多不渴，以其不渴，漫然不用生津之药，任其肺日枯燥，医之罪也。以其不渴，恣胆用燥热之药，势必熇熇不救，罪加等也。""凡治肺痿病，淹淹不振……故行峻法，大驱涎沫，图速效，反速毙，医之罪也。"

《证治汇补·胸膈门》："久嗽肺虚，寒热往来，皮毛枯燥，声音不清，或嗽血线，口中

有浊唾涎沫，脉数而虚，为肺痿之病。因津液重亡，火炎金燥，如草木亢旱而枝叶萎落也。治宜养血润肺，养气清金，初用二十二冬汤以滋阴，后用门冬清肺饮以收功。"

《临证指南医案·肺痿门》："肺痿一症，概属津枯液燥，多由汗下伤正所致。夫痿者，萎也，如草木之萎而不荣，为津亡而气竭也。然致痿之因非止一端。《金匮》云：或从汗出，或从呕吐，或从消渴，小便利数，或从便难，又被快药下利，重亡津液，故令肺热干痿也。肺热干痿，则清肃之令不行，水精四布失度。脾气虽散，津液上归于肺，而肺不但不能自滋其干，亦不能内洒陈于六腑，外输精于皮毛也，其津液留贮胸中，得热煎熬，变为涎沫，侵肺作咳，唾之不已。故干者自干，唾者自唾，愈唾愈干，痿病成矣。《金匮》治法，贵得其精意。大意生胃津，润肺燥，补真气，以通肺之小管，清火热，以复肺之清肃。故《外台》用炙甘草汤，在于益肺气之虚，润肺金之燥。《千金》用甘草汤及生姜甘草汤，用参、甘以生津化热，姜、枣以宣上焦之气，胸中之阳不滞，而阴火自息也。及观先生之治肺痿，每用甘缓理虚，或宗仲景甘药理胃，虚则补母之义，可谓得仲景心法矣。"

《医述·肺痿肺痈》："汪蕴谷云：肺痿之形象，与肺痈似是而非。肺痿发生在病虚之后，肺痈发在无病之初也。肺痿咳白血而吐涎沫，肺痈咳臭脓而胸胁痛也。肺痿人肌瘦而神倦，肺痈人体实而强壮也。肺痿病久，始洒寒而潮热；肺痈初起，发则毛茸而恶风也。肺痿脉芤数而无神，肺痈脉浮数而有力也。大约从外因而成肺痈者，急宜调治，肺虽伤而尚可补救；从内因而成肺痿者，多方培补，肺枯而百法难疗。"

第二章

心系病证

心为十二官之主，主血脉，藏神明，其华在面，开窍于舌，与小肠相表里。心的阴阳气血是心进行生理活动的基础。心气心阳主要推动血液运行，心阴心血则可濡养心神。心的病理表现主要是血脉运行的障碍和情志思维活动的异常。

心的病理变化主要有虚实两个方面，虚证为气血阴阳的亏损，实证为痰、饮、火、瘀等阻滞。正虚邪扰，血脉不畅，心神不宁，则为心悸；寒、痰、瘀等邪痹阻心脉，胸阳不展，则为胸痹；阳盛阴衰，阴阳失调，心肾不交则为不寐；痰气痰火扰动心神，神机失灵，则为癫狂；痰凝气郁，蒙蔽清窍，则为痫病；髓海不足，心神失用，则为痴呆；气血逆乱，阴阳之气不能相接，则为厥证。根据心的生理功能和病机变化特点，我们将心悸、胸痹、不寐、癫狂、痫病、痴呆、厥证归属为心系病证。

此外，心为五脏六腑之大主，其他脏腑病变常累及于心，而血脉运行与神志失常亦与其他脏腑有关。如血不循经之血证，肺肾气竭，心阳虚衰之喘脱，心热下移之淋证等，亦均涉及到心，但因主次有异，故分别归于气血津液病、肺系病证和肾系病证，临证当联系互参。

第一节　心　悸

心悸是指病人自觉心中悸动，惊惕不安，甚则不能自主的一种病证，临床一般多呈发作性，每因情志波动或劳累过度而发作，且常伴胸闷、气短、失眠、健忘、眩晕、耳鸣等症。病情较轻者为惊悸，病情较重者为怔忡，可呈持续性。

《内经》虽无心悸或惊悸、怔忡之病名，但已认识到心悸的病因有宗气外泄，心脉不通，突受惊恐，复感外邪等。如《素问·平人气象论》曰："……左乳下，其动应衣，宗气泄也"。《素问·举痛论》云："惊则心无所倚，神无所归，虑无所定，故气乱矣。"《素问·痹论》亦云："脉痹不已，复感于邪，内舍于心"，"心痹者，脉不通，烦则心下鼓。"并对心悸脉象的变化有深刻认识，记载脉律不齐是本病的表现。《素问·平人气象论》说："脉绝不至曰死，乍疏乍数曰死。"这是认识到心悸时严重脉律失常与疾病预后关系的最早记载。心悸的病名，首见于汉代张仲景的《金匮要略》和《伤寒论》，称之为"心动悸"、"心下悸"、"心中悸"及"惊悸"等，并认为其主要病因有惊扰、水饮、虚劳及汗后受邪等，并记载了心悸时表现的结、代、促脉及其区别，提出了基本治则，并以炙甘草汤等为治疗心悸的常用方剂。《丹溪心法》认为心悸的发病应责之虚与痰，《丹溪心法·惊悸怔忡》："惊悸者血虚，惊悸有时，从朱砂安神丸"；"怔忡者血虚，怔忡无时，血少者多，有思虑便动属虚，时作时止者，痰因火动。"明代《医学正传·惊悸怔忡健忘证》对惊悸、怔忡的区别与联系有详尽的描述，曰："怔忡者，心中惕惕然动摇而不得安静，无时而作者是也；惊悸者，蓦然而跳跃惊动，而有欲厥之状，有时而作者是也。"《景岳全书·怔忡惊恐》认为怔忡由阴虚劳损所致。清代《医林改错》重视瘀血内阻导致心悸怔忡，记载了用血府逐瘀汤每多获效。

根据本病的临床特点，各种原因引起的心律失常，如心动过速、心动过缓、期前收缩、心房颤动或扑动、房室传导阻滞、病态窦房结综合征、预激综合征以及心功能不全、心肌炎、一部分神经官能症等，如表现以心悸为主症者，均可参照本病证辨证论治，同时结合辨病处理。

【病因病机】

心悸的发生多因体质虚弱、饮食劳倦、七情所伤、感受外邪及药食不当等，以致气血阴阳亏损，心神失养，心主不安，或痰、饮、火、瘀阻滞心脉，扰乱心神。

一、病因

1. 体虚劳倦

禀赋不足，素质虚弱，或久病伤正，耗损心之气阴，或劳倦太过伤脾，生化之源不足，气血阴阳亏乏，脏腑功能失调，致心神失养，发为心悸。如《丹溪心法·惊悸怔忡》所言："人之所主者心，心之所养者血，心血一虚，神气不守，此惊悸之所肇端也。"

2. 七情所伤

平素心虚胆怯，突遇惊恐，忤犯心神，心神动摇，不能自主而心悸。《济生方·惊悸论治》指出："惊悸者，心虚胆怯之所致也。"长期忧思不解，心气郁结，阴血暗耗，不能养心而心悸；或化火生痰，痰火扰心，心神失宁而心悸。此外，大怒伤肝，大恐伤肾，怒则气逆，恐则精却，阴虚于下，火逆于上，动撼心神亦可发为惊悸。

3. 感受外邪

风、寒、湿三气杂至，合而为痹。痹证日久，复感外邪，内舍于心，痹阻心脉，心血运行受阻，发为心悸。或风寒湿热之邪，由血脉内侵于心，耗伤心气心阴，亦可引起心悸。温病、疫毒均可灼伤营阴，心失所养，或邪毒内扰心神，如春温、风温、暑温、白喉、梅毒等病，往往伴见心悸。

4. 药食不当

嗜食醇酒厚味、煎炸炙煿，蕴热化火生痰，痰火上扰心神则为悸。正如清代吴澄《不居集·怔忡惊悸健忘善怒善恐不眠》所谓："心者，身之主，神之舍也。心血不足，多为痰火扰动。"或因药物过量或毒性较剧，耗伤心气，损伤心阴，引起心悸。如中药附子、乌头、雄黄、蟾酥、麻黄等，西药锑剂、洋地黄、奎尼丁、阿托品、肾上腺素等，或补液过快、过多等。

二、病机

心悸的病因虽有上述诸端，然病机不外乎气血阴阳亏虚，心失所养，或邪扰心神，心神不宁。其病位在心，而与肝、脾、肾、肺四脏密切相关。如心之气血不足，心失滋养，搏动紊乱；或心阳虚衰，血脉瘀滞，心神失养；或肾阴不足，不能上制心火，水火失济，心肾不交；或肾阳亏虚，心阳失于温煦，阴寒凝滞心脉；或肝失疏泄，气滞血瘀，心气失畅；或脾胃虚弱，气血乏源，宗气不行，血脉凝留；或脾失健运，痰湿内生，扰动心神；或热毒犯肺，肺失宣肃，内舍于心，血运失常；或肺气亏虚，不能助心以治节，心脉运行不畅，均可引发心悸。

心悸的病理性质主要有虚实两方面。虚者为气、血、阴、阳亏损，使心失滋养，而致心悸；实者多由痰火扰心，水饮上凌或心血瘀阻，气血运行不畅所致。虚实之间可以相互夹杂或转化。实证日久，病邪伤正，可分别兼见气、血、阴、阳之亏损，而虚证也可因虚致实，兼见实证表现。临床上阴虚者常兼火盛或痰热；阳虚者易夹水饮、痰湿；气血不足者，易兼气血瘀滞。

心悸初起以心气虚为常见，可表现为心气不足，心血不足，心脾两虚，心虚胆怯，气阴两虚等证。病久阳虚者则表现为心阳不振，脾肾阳虚，甚或水饮凌心之证；阴虚血亏者多表现为肝肾阴虚，心肾不交等证。若阴损及阳，或阳损及阴，可出现阴阳俱损之候。若病情恶化，心阳暴脱，可出现厥脱等危候。

心悸预后转归主要取决于本虚标实的程度、邪实轻重、脏损多少、治疗当否及脉象变化情况。如患者气血阴阳虚损程度较轻，未见瘀血、痰饮之标证，病损脏腑单一，呈偶发、短暂、阵发，治疗及时得当，脉象变化不显著者，病证多能痊愈；反之，脉象过数、过迟、频繁结代或乍疏乍数，反复发作或长时间持续发作者，治疗颇为棘手，预后较差，甚至出现喘促、水肿、胸痹心痛、厥证、脱证等变证、坏病，若不及时抢救治疗，预后极差，甚至猝死。

【诊查要点】

一、诊断依据

1. 自觉心中悸动不安，心搏异常，或快速，或缓慢，或跳动过重，或忽跳忽止，呈阵发性或持续不解，神情紧张，心慌不安，不能自主；可见数、促、结、代、涩、缓、沉、迟等脉象。

2. 伴有胸闷不舒，易激动，心烦寐差，颤抖乏力，头晕等症。中老年患者，可伴有心胸疼痛，甚则喘促，汗出肢冷，或见晕厥。

3. 常由情志刺激如惊恐、紧张，及劳倦、饮酒、饱食等因素而诱发。

二、病证鉴别

1. 惊悸与怔忡

心悸可分为惊悸与怔忡。大凡惊悸发病，多与情绪因素有关，可由骤遇惊恐，忧思恼怒，悲哀过极或过度紧张而诱发，多为阵发性，病来虽速，病情较轻，实证居多，可自行缓解，不发时如常人。怔忡多由久病体虚，心脏受损所致，无精神等因素亦可发生，常持续心悸，心中惕惕，不能自控，活动后加重，多属虚证，或虚中夹实。病来虽渐，病情较重，不发时亦可兼见脏腑虚损症状。惊悸日久不愈，亦可形成怔忡。

2．心悸与奔豚

奔豚发作之时，亦觉心胸躁动不安。《难经·五十六难》云："发于小腹，上至心下，若豚状，或上或下无时"，称之为肾积。故本病与心悸的鉴别要点为：心悸为心中剧烈跳动，发自于心；奔豚乃上下冲逆，发自少腹。

三、相关检查

心悸病人应做心电图检查。心电图是检测心律失常有效、可靠、方便的手段，必要时行动态心电图、食道心房调搏、阿托品试验等检查。临床配合测量血压、X 线胸部摄片、心脏超声检查等更有助于明确诊断。

【辨证论治】

一、辨证要点

心悸者首应分辨虚实，虚者系指脏腑气血阴阳亏虚，实者多指痰饮、瘀血、火邪上扰。

心悸的病位在心，心脏病变可以导致其他脏腑功能失调或亏损，其他脏腑病变亦可以直接或间接影响及心。故临床亦应分清心脏与它脏的病变情况，有利于决定治疗的先后缓急。

二、治疗原则

心悸应分虚实论治。虚证分别予以补气、养血、滋阴、温阳；实证则应祛痰、化饮、清火、行瘀。但本病以虚实错杂为多见，且虚实的主次、缓急各有不同，故治当相应兼顾。同时，由于心悸均有心神不宁的病理特点，故应酌情配合安神宁心或镇心之法。

三、证治分类

1．心虚胆怯证

心悸不宁，善惊易恐，坐卧不安，不寐多梦而易惊醒，恶闻声响，食少纳呆，苔薄白，脉细略数或细弦。

证机概要：气血亏损，心虚胆怯，心神失养。

治法：镇惊定志，养心安神。

代表方：安神定志丸加减。本方益气养心，镇惊安神，用于心悸不宁，善惊易恐，少寐多梦，食少，纳呆者。

常用药：龙齿、琥珀镇惊安神；酸枣仁、远志、茯神养心安神；人参、茯苓、山药益气壮胆；天冬、生地、熟地滋养心血；配伍少许肉桂，有鼓舞气血生长之效；五味子收敛心气。

气短乏力，头晕目眩，动则为甚，静则悸缓，为心气虚损明显，重用人参，加黄芪以加强益气之功；兼见心阳不振，用肉桂易桂枝，加附子，以温通心阳；兼心血不足，加阿胶、首乌、龙眼肉以滋养心血；兼心气郁结，心悸烦闷，精神抑郁，加柴胡、郁金、合欢皮、绿萼梅以疏肝解郁；气虚夹湿，加泽泻，重用白术、茯苓；气虚夹瘀，加丹参、川芎、红花、郁金。

2．心血不足证

心悸气短，头晕目眩，失眠健忘，面色无华，倦怠乏力，纳呆食少，舌淡红，脉细弱。

证机概要：心血亏耗，心失所养，心神不宁。

治法：补血养心，益气安神。

代表方：归脾汤加减。本方有益气补血，健脾养心的作用，重在益气，意在生血，适用于心悸怔忡，健忘失眠，头晕目眩之症。

常用药：黄芪、人参、白术、炙甘草益气健脾，以资气血生化之源；熟地黄、当归、龙眼肉补养心血；茯神、远志、酸枣仁宁心安神；木香理气醒脾，使补而不滞。

五心烦热，自汗盗汗，胸闷心烦，舌淡红少津，苔少或无，脉细数或结代，为气阴两虚，治以益气养血，滋阴安神，用炙甘草汤加减以益气滋阴，补血复脉。兼阳虚而汗出肢冷，加附子、黄芪、煅龙骨、煅牡蛎；兼阴虚，重用麦冬、地黄、阿胶，加沙参、玉竹、石斛；纳呆腹胀，加陈皮、谷芽、麦芽、神曲、山楂、鸡内金、枳壳健脾助运；失眠多梦，加合欢皮、夜交藤、五味子、柏子仁、莲子心等养心安神。若热病后期损及心阴而心悸者，以生脉散加减，有益气养阴补心之功。

3．阴虚火旺证

心悸易惊，心烦失眠，五心烦热，口干，盗汗，思虑劳心则症状加重，伴耳鸣腰酸，头晕目眩，急躁易怒，舌红少津，苔少或无，脉象细数。

证机概要：肝肾阴虚，水不济火，心火内动，扰动心神。

治法：滋阴清火，养心安神。

代表方：天王补心丹合朱砂安神丸加减。前方滋阴养血，补心安神，适用于阴虚血少，心悸不安，虚烦神疲，手足心热之症；后方清心降火，重镇安神，适用于阴血不足，虚火亢盛，惊悸怔忡，心神烦乱，失眠多梦等症。

常用药：生地、玄参、麦冬、天冬滋阴清热；当归、丹参补血养心；人参、炙甘草补益心气；黄连清热泻火；朱砂、茯苓、远志、酸枣仁、柏子仁安养心神；五味子收敛耗散之心气；桔梗引药上行，以通心气。

肾阴亏虚，虚火妄动，遗精腰酸者，加龟板、熟地、知母、黄柏，或加服知柏地黄丸；若阴虚而火热不明显者，可单用天王补心丹；若阴虚兼有瘀热者，加赤芍、丹皮、桃仁、红花、郁金等清热凉血，活血化瘀。

4．心阳不振证

心悸不安，胸闷气短，动则尤甚，面色苍白，形寒肢冷，舌淡苔白，脉象虚弱或沉细无力。

证机概要：心阳虚衰，无以温养心神。

治法：温补心阳，安神定悸。

代表方：桂枝甘草龙骨牡蛎汤合参附汤加减。前方温补心阳，安神定悸，适用于心悸不安、自汗盗汗等症，后方益心气，温心阳，适用于胸闷气短、形寒肢冷等症。

常用药：桂枝、附子温振心阳；人参、黄芪益气助阳；麦冬、枸杞滋阴，取"阳得阴助而生化无穷"之意；炙甘草益气养心；龙骨、牡蛎重镇安神定悸。

形寒肢冷者，重用人参、黄芪、附子、肉桂温阳散寒；大汗出者重用人参、黄芪、煅龙骨、煅牡蛎、山萸肉益气敛汗，或用独参汤煎服；兼见水饮内停者，加葶苈子、五加皮、车前子、泽泻等利水化饮；夹瘀血者，加丹参、赤芍、川芎、桃仁、红花；兼见阴伤者，加麦冬、枸杞子、玉竹、五味子；若心阳不振，以致心动过缓者，酌加炙麻黄、补骨脂，重用桂枝以温通心阳。

5．水饮凌心证

心悸眩晕，胸闷痞满，渴不欲饮，小便短少，或下肢浮肿，形寒肢冷，伴恶心，欲吐，流涎，舌淡胖，苔白滑，脉象弦滑或沉细而滑。

证机概要：脾肾阳虚，水饮内停，上凌于心，扰乱心神。

治法：振奋心阳，化气行水，宁心安神。

代表方：苓桂术甘汤加减。本方通阳利水，适用于痰饮为患，胸胁支满，心悸目眩等症。

常用药：泽泻、猪苓、车前子、茯苓淡渗利水；桂枝、炙甘草通阳化气；人参、白术、黄芪健脾益气助阳；远志、茯神、酸枣仁宁心安神。

兼见恶心呕吐，加半夏、陈皮、生姜以和胃降逆；兼见肺气不宣，肺有水湿者，咳喘，胸闷，加杏仁、前胡、桔梗以宣肺，葶苈子、五加皮、防己以泻肺利水；兼见瘀血者，加当归、川芎、刘寄奴、泽兰、益母草；若见因心功能不全而致浮肿、尿少、阵发性夜间咳喘或端坐呼吸者，当重用温阳利水之品，可以真武汤加减。

6．瘀阻心脉证

心悸不安，胸闷不舒，心痛时作，痛如针刺，唇甲青紫，舌质紫暗或有瘀斑，脉涩或结或代。

证机概要：血瘀气滞，心脉瘀阻，心阳被遏，心失所养。

治法：活血化瘀，理气通络。

代表方：桃仁红花煎合桂枝甘草龙骨牡蛎汤。前方养血活血，理气通脉止痛，适用心悸伴阵发性心痛，胸闷不舒，舌质紫暗等症；后方温通心阳，镇心安神，用于胸闷不舒，少寐多梦等症。

常用药：桃仁、红花、丹参、赤芍、川芎活血化瘀；延胡索、香附、青皮理气通脉止痛；生地、当归养血活血；桂枝、甘草以通心阳；龙骨、牡蛎以镇心神。

气滞血瘀，加用柴胡、枳壳；兼气虚加黄芪、党参、黄精；兼血虚加何首乌、枸杞子、熟地；兼阴虚加麦冬、玉竹、女贞子；兼阳虚加附子、肉桂、淫羊藿；络脉痹阻，胸部窒闷，加沉香、檀香、降香；夹痰浊，胸满闷痛，苔浊腻，加瓜蒌、薤白、半夏、广陈皮；胸痛甚，加乳香、没药、五灵脂、蒲黄、三七粉等祛瘀止痛。

7．痰火扰心证

心悸时发时止，受惊易作，胸闷烦躁，失眠多梦，口干苦，大便秘结，小便短赤，舌红，苔黄腻，脉弦滑。

证机概要：痰浊停聚，郁久化火，痰火扰心，心神不安。

治法：清热化痰，宁心安神。

代表方：黄连温胆汤加减。本方清心降火，化痰安中，用于痰热扰心而见心悸时作，胸闷烦躁，尿赤便结，失眠多梦等症状者。

常用药：黄连、山栀苦寒泻火，清心除烦；竹茹、半夏、胆南星、全瓜蒌、陈皮清化痰热，和胃降逆；生姜、枳实下气行痰；远志、菖蒲、酸枣仁、生龙骨、生牡蛎宁心安神。

痰热互结，大便秘结者，加生大黄；心悸重者，加珍珠母、石决明、磁石重镇安神；火郁伤阴，加麦冬、玉竹、天冬、生地养阴清热；兼见脾虚者加党参、白术、谷麦芽、砂仁益气醒脾。

【预防调护】

1．心悸每因情志内伤，恐惧而诱发，故患者应经常保持心情愉快，精神乐观，情绪稳定，避免情志为害，减少发病。尤其心虚胆怯、心火内动及痰火扰心等引起的心悸，应避免惊恐及忧思恼怒等不良刺激。

2．饮食有节。进食营养丰富而易消化吸收的食物，平素饮食忌过饱、过饥，戒烟酒、浓茶，宜低脂低盐饮食。心气阳虚者忌过食生冷，心气阴虚者忌辛辣炙煿，痰浊、瘀血者忌过食肥甘，水饮凌心者宜少食盐。

3．生活规律。注意寒暑变化，避免外邪侵袭而诱发或加重心悸。注意劳逸结合。轻证患者，可进行适当体力活动，以不觉疲劳，不加重症状为度，应避免剧烈活动及强体力劳动。重症患者，平时即有心悸、气短等症状，应卧床休息，待症状消失后，也应循序渐进地增加活动量。

4．心悸病势缠绵，应坚持长期治疗。获效后亦应注意巩固治疗，可服人参等补气药，改善心气虚症状，增强抗病能力。积极治疗原发证，如胸痹、痰饮、肺胀、喘证、痹证等，对预防心悸发作具有重要意义。还应及早发现变证、坏病的先兆症状，结合心电监护，积极准备并做好急救治疗。

【结　语】

心悸多因体虚劳倦（久病失养或劳伤过度），情志内伤，外邪侵袭等，导致心神失宁而发病。其病位在心，根据病证的临床表现，应分辨病变有无涉及肝、脾、肺、肾，是病及一脏，抑或病及多脏。心悸病机有虚实之分，虚为气、血、阴、阳亏损，心神失养；实为气滞、血瘀、痰浊、火郁、水饮扰动心神。两者常相互夹杂。虚证之中，常兼痰浊、水饮或血瘀为患；实证之中，则多有脏腑虚弱的表现。治疗上，其虚证者，或补气血之不足，或调阴阳之盛衰，以求气血调和，阴平阳秘，心神得养；其实证者，或行气祛瘀，或清心泻火，或化痰逐饮，使邪去正安，心神得宁。因心中动悸不安为本病的主要临床特点，故可配合安神之品。因虚者，常配以养血安神之品；因实者，则多配用重镇安神药物。

【临证备要】

1．中医脉象变化与心律失常的关系：脉象的异常是心悸病证的重要表现。临床常见脉象有：迟脉，见于窦性心动过缓、完全性房室传导阻滞；结脉，见于Ⅱ度以上窦房、房室传导阻滞，室内传导阻滞，及多数过早搏动；代脉，多见于Ⅱ度窦房、房室传导阻滞。迟脉、结脉、代脉多见于气血阴阳不足。数脉，见于窦性心动过速；疾脉，见于阵发性以及非阵发性室上性心动过速、房扑或房颤伴2∶1房室传导等；促脉，多见于过早搏动。数脉、促脉多见于正虚邪实之证。

2. 心悸应辨病辨证相结合：功能性心律失常多由自主神经功能失常所致，临床以快速型多见。辨证多为气阴两虚，心神不安，以益气养阴，重镇安神为法。器质性心律失常，临床以风心病、冠心病、病毒性心肌炎为多见。冠心病伴心律失常者以气虚血瘀为主，常用益气活血之法，兼有痰瘀者，配以豁痰化瘀之剂；风心病伴心律失常者，以"通"为主要治则，常以桂枝配赤芍加活血化瘀通络之品；病毒性心肌炎伴心律失常者，治疗不可忽视"病毒"因素，在益气养阴、活血通阳基础上加用清热解毒之剂，如大青叶、地丁草、苦参、黄连等。缓慢型心律失常病机主要为心气虚弱，推动气血运行无力；肾阳不足，不能助心阳搏动。治疗应以补心气、温肾阳为法，方以麻黄附子细辛汤、保元汤合生脉散加减为主。

3. 心律失常的急危重症及处理：临床上心律失常变化往往比较迅速。在猝死病人中有相当患者是由于心律失常所致。一般地说室性早搏较房性早搏病情严重，室性早搏中多源性室早、频发室早、两个室早联发以及早搏的R波落在前一个心动周期的T波上，均被认为是危险征象，必须严密观察，及时处理。室性心动过速及室性扑动是严重的心律失常，必须立即处理以防室颤。室颤是快速性心律失常中最为严重的情况，心脏已经失去泵血作用，必须争分夺秒给予除颤。对重症心律失常患者，应采用综合疗法，中西医结合，取长补短，协同作用，有助于疗效的提高。

【医案选读】

病案一

李某，患者患关节痛七八年，目前出现心悸，胸口压迫感，心电图示：窦性心动过速，不完全性右束支传导阻滞，Ⅰ度房室传导阻滞。就诊时症见：心悸，胸口压迫感，关节痛，面肿，疲乏无力，睡眠只有两三个小时，纳食一般，舌淡嫩，苔白，脉细数而涩促。

由风湿病引起的心悸，可见于风湿性心脏炎及慢性风湿性心脏病。此病除按痹证辨证外，还应重视心悸的辨证，注意邪与正的矛盾关系。此属标实而本虚之证，治以攻补兼施，以攻为补，寓攻于补，是治疗本病的关键。本虚为气阴亏虚，标实是风湿夹瘀。治宜益气养阴为主，兼以祛湿活血。方以生脉散加味。

太子参21克　麦门冬9克　五味子9克　桑椹子12克　女贞子15克　沙参12克　丹参15克　玉竹15克　甘草6克　枳壳4.5克　桑寄生30克

二诊：服药21剂，诸症改善，舌脉同前，因虚象有所改善，稍增治标之药。

桑寄生30克　白蒺藜12克　威灵仙12克　太子参24克　麦门冬9克　丹参12克　五味子9克　炙甘草4.5克　怀山药12克　茯苓9克　鸡血藤15克

三诊：服前药30剂，心悸一直未再发，精神食欲均佳，关节仍痛，舌嫩，舌上有针头样红点，苔薄，脉细数，已无促脉。治疗仍以祛风湿为主。

处方：桑寄生 30 克　白蒺藜 12 克　威灵仙 12 克　鸡血藤 18 克　太子参 24 克　麦门冬 9 克　五味子 9 克　炙甘草 6 克　茯苓 9 克　怀山药 9 克　宽筋藤 18 克

追踪 3 年，未再复发。

（邓铁涛著. 邓铁涛医集·临床研究. 人民卫生出版社. 1995）

病案二

白某，心悸伴头晕，胸闷 2 年。

患者 1992 年春不慎感冒，以后经常心悸，脉律不齐，严重时每分钟可停跳十几次，伴头晕，目昏，胸闷憋气，劳累或生气后易发。曾在北京医院内科查心电图示：室性早搏频发，二度Ⅰ型房室传导阻滞。疑诊为心肌炎后遗症，求中医治疗。

现症：心悸阵作，有时停跳感，乏力头晕，胸闷憋气，神疲纳差，睡眠不安，颜面晦暗不华，昨日月经来潮，诸症加重，且腰酸膝软，小腹隐痛。舌暗淡，脉沉细无力，脉律不整。证属心血亏损，心阳不足，心肾不交。治宜益心气，助心阳，补心血，交通心肾。方以生脉散合桂枝甘草汤加味。

党参 10 克　麦冬 10 克　五味子 10 克　柏子仁 10 克　桂枝 10 克　炙甘草 6 克　生黄芪 30 克　菖蒲 10 克　郁金 10 克　丹皮 10 克　川断 15 克　桑寄生 20 克　菟丝子 10 克　每日 1 剂，水煎服。

二诊：服药 14 剂，心悸减轻，自觉早搏明显减少，月经 1 周净，昨日因生气，今日早搏又增至每分钟五六次，伴乏力气短明显，舌脉同前。

前方去川断、桑寄生、菟丝子，加丹参 30 克，白术 10 克，白芷 10 克。

三诊：早搏基本控制。但 3 天前月经来潮，上午则头晕不能自持，视物旋转，大便溏薄，舌淡，脉细弦。证属气血不足，血不上荣，治用补中益气汤加减，以补气升阳，养血安神。

生黄芪 30 克　党参 10 克　白术 10 克　升麻 5 克　柴胡 10 克　当归 10 克　陈皮 10 克　炙甘草 6 克　川断 15 克　桑寄生 20 克　菟丝子 10 克　菖蒲 10 克　炒枣仁 15 克　五味子 10 克

四诊：服药 3 剂，头晕即愈，精力充沛，未再心悸，复查心电图大致正常。

以后每逢月经期前后，即有数天头晕心悸，早搏发作，均用上方控制，拟配丸药巩固。

半年后随访一直未发生早搏，精神体力均佳。

（董振华等编. 祝谌予临证验案精选·内科疾病. 学苑出版社. 1996）

【文献摘要】

《素问·平人气象论》："乳之下，其动应衣，宗气泄也"。

《素问·三部九候论》："参伍不调者病"。"中部乍疏乍数者死，其脉代而钩者，病在络脉。"

《伤寒论·辨太阳病脉证并治》："伤寒，脉结代，心动悸，炙甘草汤主之。"

《金匮要略·惊悸吐衄下血胸满瘀血病脉证治》："寸口脉动而弱，动则为惊，弱者为悸"。"心下悸，半夏麻黄丸主之。"

《丹溪手镜·悸》："有痰饮者，饮水多必心下悸，心火恶水，心不安也"。"有气虚者，由阳明内弱，心下空虚，正气内动，心悸脉代，气血内虚也，宜炙甘草汤补之"。"又伤寒二三日，心悸而烦，小建中汤主之。"

《证治准绳·惊悸恐》："人之所主者心，心之所养者血，心血一虚，神气失守，失守则舍空，舍空而痰入客之，此惊悸之所由发也"。"心悸之由，不越二种，一者虚也，二者饮也。气虚者由阳气内虚，心下空虚，火气内动而为悸也。血虚者亦然。其停饮者，由水停心下，心为火而恶水，水既内停，心不自安，故为悸也。"

《景岳全书·怔忡惊悸》："怔忡之病，心胸筑筑振动，惶惶惕惕，无时得宁者是也。……此证惟阴虚劳损之人乃有之，盖阴虚于下，则宗气无根，而气不归原，所以在上则浮振于胸臆，在下则振动于脐旁，虚微动亦微，虚甚动亦甚。凡患此者，速宜节欲、节劳，切忌酒色"。

《医林改错·血府逐瘀汤所治证目》："心跳心慌，用归脾、安神等方不效，用此方百发百中"。

《医学衷中参西录·论心病治法》："有其惊悸恒发于夜间，每当交睫于甫睡之时，其心中即惊悸而醒，此多因心下停有痰饮。心脏属火，痰饮属水，火畏水迫，故作惊悸也。宜清痰之药与养心之药并用。方用二陈汤加当归、菖蒲、远志煎汤送服朱砂细末三分，有热者加玄参数钱，自能安枕熟睡而无惊悸矣。"

第二节　胸　痹

胸痹是指以胸部闷痛，甚则胸痛彻背，喘息不得卧为主症的一种疾病，轻者仅感胸闷如窒，呼吸欠畅，重者则有胸痛，严重者心痛彻背，背痛彻心。

胸痹的临床表现最早见于《内经》。《灵枢·五邪》篇指出："邪在心，则病心痛"。《素问·脏气法时论》亦说："心病者，胸中痛，胁支满，胁下痛，膺背肩胛间痛，两臂内痛"。《素问·缪刺论》又有"卒心痛"、"厥心痛"之称。《灵枢·厥病》把心痛严重，并迅速造成死亡者，称为"真心痛"，谓："真心痛，手足青至节，心痛甚，且发夕死，夕发旦死。"汉代·张仲景《金匮要略》正式提出"胸痹"的名称，并进行了专门的论述。把病因病机归纳为"阳微阴弦"，即上焦阳气不足，下焦阴寒气盛，认为乃本虚标实之证。在治疗上，根据不同证候，制定了栝蒌薤白白酒汤等方剂，以取温通散寒，宣痹化湿之效，体现了辨证论治的特点。

宋金元时代有关胸痹的论述更多，治疗方法也十分丰富。如《圣济总录·胸痹门》有"胸痹者，胸痹痛之类也，……胸脊两乳间刺痛，甚则引背胛，或彻背膂"的症状记载。《太平圣惠方》将心痛、胸痹并列。在"治卒心痛诸方"、"治久心痛诸方"、"治胸痹诸方"等篇中，收集治疗本病的方剂甚丰，观其制方，芳香、温通、辛散之品，每与益气、养血、滋阴、温阳之品相互为用，标本兼顾，丰富了胸痹的治疗内容。

迨明清时期，对胸痹的认识有了进一步提高，如《玉机微义·心痛》对心痛与胃脘痛进行了明确的鉴别。后世医家总结了前人的经验，提出了活血化瘀的治疗方法，如《证治准绳·诸痛门》提出用大剂桃仁、红花、降香、失笑散等治疗死血心痛，《时方歌括》以丹参饮治心腹诸痛，《医林改错》以血府逐瘀汤治胸痹心痛等，至今沿用不衰，为治疗胸痹开辟了广阔的途径。

根据本证的临床特点，主要与西医学所指的冠状动脉粥样硬化性心脏病（心绞痛、心肌梗死）关系密切，其他如心包炎、二尖瓣脱垂综合征、病毒性心肌炎、心肌病、慢性阻塞性肺气肿、慢性胃炎等，出现胸闷、心痛彻背、短气、喘不得卧等症状者，亦可参照本节内容辨证论治。

【病因病机】

本病证的发生多与寒邪内侵、饮食失调、情志失节、劳倦内伤、年迈体虚等因素有关。其病机有虚实两方面，实为寒凝、血瘀、气滞、痰浊，痹阻胸阳，阻滞心脉；虚为气虚、阴伤、阳衰，肺、脾、肝、肾亏虚，心脉失养。在本病证的形成和发展过程中，大多因实致虚，亦有因虚致实者。

一、病因

1. 寒邪内侵

寒主收引，既可抑遏阳气，所谓暴寒折阳，又可使血行瘀滞，发为本病。《素问·调经论》曰："寒气积于胸中而不泻，不泻则温气去，寒独留，则血凝泣，凝则脉不通。"《医学正传·胃脘痛》："有真心痛者，大寒触犯心君。"素体阳衰，胸阳不足，阴寒之邪乘虚侵袭，寒凝气滞，痹阻胸阳，而成胸痹。诚如《医门法律·中寒门》所说："胸痹心痛，然总因阳虚，故阴得乘之。"《类证治裁·胸痹》也说："胸痹，胸中阳微不运，久则阴乘阳位，而为痹结也。"

2. 饮食失调

饮食不节，如过食肥甘厚味，或嗜烟酒而成癖，以致脾胃损伤，运化失健，聚湿生痰，上犯心胸清旷之区，阻遏心阳，胸阳失展，气机不畅，心脉闭阻，而成胸痹。如痰浊留恋日久，痰阻血瘀，亦成本病证。

3. 情志失节

忧思伤脾，脾运失健，津液不布，遂聚为痰。郁怒伤肝，肝失疏泄，肝郁气滞，甚则气郁化火，灼津成痰。无论气滞或痰阻，均可使血行失畅，脉络不利，而致气血瘀滞，或痰瘀交阻，胸阳不运，心脉痹阻，不通则痛，而发胸痹。《杂病源流犀烛·心病源流》曰："总之七情之由作心痛，七情失调可致气血耗逆，心脉失畅，痹阻不通而发心痛。"

4. 劳倦内伤

劳倦伤脾，脾虚转输失能，气血生化乏源，无以濡养心脉，拘急而痛。积劳伤阳，心肾阳微，鼓动无力，胸阳失展，阴寒内侵，血行涩滞，而发胸痹。

5. 年迈体虚

本病多见于中老年人，年过半百，肾气自半，精血渐衰。如肾阳虚衰，则不能鼓舞五脏之阳，可致心气不足或心阳不振，血脉失于温运，痹阻不畅，发为胸痹；肾阴亏虚，则不能濡养五脏之阴，水不涵木，又不能上济于心，因而心肝火旺，心阴耗伤，心脉失于濡养，而致胸痹；心阴不足，心火燔炽，下汲肾水，又可进一步耗伤肾阴；心肾阳虚，阴寒痰饮乘于阳位，阻滞心脉。凡此均可在本虚的基础上形成标实，导致寒凝、血瘀、气滞、痰浊，而使胸阳失运，心脉阻滞，发生胸痹。

二、病机

胸痹的主要病机为心脉痹阻，病位在心，涉及肝、肺、脾、肾等脏。心主血脉，肺主治节，两者相互协调，气血运行自畅。心病不能推动血脉，肺气治节失司，则血行瘀滞；肝病疏泄失职，气郁血滞；脾失健运，聚生痰浊，气血乏源；肾阴亏损，心血失荣，肾阳虚衰，君火失用，均可引致心脉痹阻，胸阳失旷而发胸痹。其临床主要表现为本虚标实，虚实夹杂。本虚有气虚、气阴两虚及阳气虚衰；标实有血瘀、寒凝、痰浊、气滞，且可相兼为病，如气滞血瘀、寒凝气滞、痰瘀交阻等。

胸痹轻者多为胸阳不振，阴寒之邪上乘，阻滞气机，临床表现胸中气塞，短气；重者则为痰瘀交阻，壅塞胸中，气机痹阻，临床表现不得卧，心痛彻背。同时亦有缓作与急发之异，缓作者，渐进而为，日积月累，始则偶感心胸不舒，继而心痹痛作，发作日频，甚则心胸后背牵引作痛；急作者，素无不舒之感，或许久不发，因感寒、劳倦、七情所伤等诱因而猝然心痛欲窒。

胸痹病机转化可因实致虚，亦可因虚致实。痰踞心胸，胸阳痹阻，病延日久，每可耗气伤阳，向心气不足或阴阳并损证转化；阴寒凝结，气失温煦，非惟暴寒折阳，日久寒邪伤人阳气，亦可向心阳虚衰转化；瘀阻脉络，血行滞涩，瘀血不去，新血不生，留瘀日久，心气痹阻，心阳不振。此三者皆因实致虚。心气不足，鼓动不力，易致气滞血瘀；心肾阴虚，水亏火炎，炼液为痰；心阳虚衰，阳虚外寒，寒痰凝络。此三者皆由虚而致实。

本病多在中年以后发生，如治疗及时得当，可获较长时间稳定缓解，如反复发作，则病情较为顽固。病情进一步发展，可见心胸卒然大痛，出现真心痛证候，甚则可"旦发夕死，夕发旦死"。

【诊查要点】

一、诊断依据

1. 胸痹以胸部闷痛为主症，患者多见膻中或心前区憋闷疼痛，甚则痛彻左肩背、咽喉、胃脘部、左上臂内侧等部位，呈反复发作性，一般持续几秒到几十分钟，休息或用药后可缓解。

2. 常伴有心悸、气短、自汗，甚则喘息不得卧，严重者可见胸痛剧烈，持续不解，汗出肢冷，面色苍白，唇甲青紫，脉散乱或微细欲绝等危候，可发生猝死。

3. 多见于中年以上，常因操劳过度、抑郁恼怒、多饮暴食或气候变化而诱发，亦有无明显诱因或安静时发病者。

二、病证鉴别

1. 胸痹与悬饮

悬饮、胸痹均有胸痛，但胸痹为当胸闷痛，并可向左肩或左臂内侧等部位放射，常因受寒、饱餐、情绪激动、劳累而突然发作，历时短暂，休息或用药后得以缓解。悬饮为胸胁胀痛，持续不解，多伴有咳唾，转侧、呼吸时疼痛加重，肋间饱满，并有咳嗽、咳痰等肺系证候。

2. 胸痹与胃脘痛

心在脘上，脘在心下，故有胃脘当心而痛之称，以其部位相近。胸痹之不典型者，其疼痛可在胃脘部，极易混淆。但胸痹以闷痛为主，为时极短，虽与饮食有关，但休息、服药常可缓解。胃脘痛与饮食相关，以胀痛为主，局部有压痛，持续时间较长，常伴有泛酸、嘈杂、嗳气、呃逆等胃部症状。

3. 胸痹与真心痛

真心痛乃胸痹的进一步发展，症见心痛剧烈，甚则持续不解，伴有汗出、肢冷、面白、唇紫、手足青至节、脉微或结代等的危重急症。

三、相关检查

心电图应作为必备的常规检查，必要时，可选用动态心电图、活动平板运动试验，有助于心肌缺血的诊断和评价治疗效果。超声心动图及心肌酶谱等检查，心脏冠脉造影检查是确诊心肌缺血、冠状动脉病变的重要方法。

【辨证论治】

一、辨证要点

1. 辨标本虚实

胸痹总属本虚标实之证，辨证首先辨别虚实，分清标本。标实应区别气滞、痰浊、血瘀、寒凝的不同，本虚又应区别阴阳气血亏虚的不同。标实者：闷重而痛轻，兼见胸胁胀满，善太息，憋气，苔薄白，脉弦者，多属气滞；胸部窒闷而痛，伴唾吐痰涎，苔腻，脉弦滑或弦数者，多属痰浊；胸痛如绞，遇寒则发，或得冷加剧，伴畏寒肢冷，舌淡苔白，脉细，为寒凝心脉所致；刺痛固定不移，痛有定处，夜间多发，舌紫暗或有瘀斑，脉结代或涩，由心脉瘀滞所致。本虚者：心胸隐痛而闷，因劳累而发，伴心慌，气短、乏力，舌淡胖嫩，边有齿痕，脉沉细或结代者，多属心气不足；若绞痛兼见胸闷气短，四肢厥冷，神倦自汗，脉沉细，则为心阳不振；隐痛时作时止，缠绵不休，动则多发，伴口干，舌淡红而少苔，脉沉细而数，则属气阴两虚表现。

2. 辨病情轻重

疼痛持续时间短暂，瞬息即逝者多轻；持续时间长，反复发作者多重；若持续数小时甚至数日不休者常为重症或危候。疼痛遇劳发作，休息或服药后能缓解者为顺症；服药后难以缓解者常为危候。

二、治疗原则

基于本病病机为本虚标实，虚实夹杂，发作期以标实为主，缓解期以本虚为主的特点。其治疗原则应先治其标，后治其本，先从祛邪入手，然后再予扶正，必要时可根据虚实标本的主次，兼顾同治。标实当泻，针对气滞、血瘀、寒凝、痰浊而疏理气机，活血化瘀，辛温通阳，泄浊豁痰，尤重活血通脉治法；本虚宜补，权衡心脏阴阳气血之不足，有无兼见肺、肝、脾、肾等脏之亏虚，补气温阳，滋阴益肾，纠正脏腑之偏衰，尤其重视补益心气之不足。

三、证治分类

1. 心血瘀阻证

心胸疼痛，如刺如绞，痛有定处，入夜为甚，甚则心痛彻背，背痛彻心，或痛引肩背，伴有胸闷，日久不愈，可因暴怒、劳累而加重，舌质紫暗，有瘀斑，苔薄，脉弦涩。

证机概要：血行瘀滞，胸阳痹阻，心脉不畅。

治法：活血化瘀，通脉止痛。

代表方：血府逐瘀汤加减。本方祛瘀通脉，行气止痛，用于胸中瘀阻，血行不畅，心胸疼痛，痛有定处，胸闷心悸之胸痹。

常用药：川芎、桃仁、红花、赤芍活血化瘀，和营通脉；柴胡、桔梗、枳壳、牛膝调畅气机，行气活血；当归、生地补养阴血；降香、郁金理气止痛。

瘀血痹阻重证，胸痛剧烈，可加乳香、没药、郁金、降香、丹参等，加强活血理气之功；若血瘀气滞并重，胸闷痛甚者，可加沉香、檀香、荜茇等辛香理气止痛之药；若寒凝血瘀或阳虚血瘀，伴畏寒肢冷，脉沉细或沉迟者，可加桂枝或肉桂、细辛、高良姜、薤白等温通散寒之品，或人参、附子等益气温阳之品；若气虚血瘀，伴气短乏力，自汗，脉细弱或结代者，当益气活血，用人参养营汤合桃红四物汤加减，重用人参、黄芪等益气祛瘀之品；若卒然心痛发作，可含化复方丹参滴丸、速效救心丸等活血化瘀、芳香止痛之品。

2. 气滞心胸证

心胸满闷，隐痛阵发，痛有定处，时欲太息，遇情志不遂时容易诱发或加重，或兼有脘宇胀闷，得嗳气或矢气则舒，苔薄或薄腻，脉细弦。

证机概要：肝失疏泄，气机郁滞，心脉不和。

治法：疏肝理气，活血通络。

代表方：柴胡疏肝散加减。本方疏肝理气，适用于肝气抑郁，气滞上焦，胸阳失展，血脉失和之胸胁疼痛等。

常用药：柴胡、枳壳疏肝理气；香附、陈皮理气解郁；川芎、赤芍活血通脉。

胸闷心痛明显，为气滞血瘀之象，可合用失笑散，以增强活血行瘀、散结止痛之作用；气郁日久化热，心烦易怒，口干便秘，舌红苔黄，脉弦数者，用丹栀逍遥散，以疏肝清热；便秘严重者加当归芦荟丸以泻郁火。

3. 痰浊闭阻证

胸闷重而心痛微，痰多气短，肢体沉重，形体肥胖，遇阴雨天而易发作或加重，伴有倦怠乏力，纳呆便溏，咯吐痰涎，舌体胖大且边有齿痕，苔浊腻或白滑，脉滑。

证机概要：痰浊盘踞，胸阳失展，气机痹阻，脉络阻滞。

治法：通阳泄浊，豁痰宣痹。

代表方：栝蒌薤白半夏汤合涤痰汤加减。两方均能温通豁痰，前方偏于通阳行气，用于痰阻气滞，胸阳痹阻者，后方偏于健脾益气，豁痰开窍，用于脾虚失运，痰阻心窍者。

常用药：瓜蒌、薤白化痰通阳，行气止痛；半夏、胆南星、竹茹清化痰热；人参、茯苓、甘草健脾益气；石菖蒲、陈皮、枳实理气宽胸。

痰浊郁而化热者，用黄连温胆汤加郁金，以清化痰热而理气活血；如痰热兼有郁火者，加海浮石、海蛤壳、黑山栀、天竺黄、竹沥化痰火之胶结；大便干结加桃仁、大黄；痰浊与瘀血往往同时并见，因此通阳豁痰和活血化瘀法亦经常并用，但必须根据两者的偏重而有所侧重。

4．寒凝心脉证

卒然心痛如绞，心痛彻背，喘不得卧，多因气候骤冷或骤感风寒而发病或加重，伴形寒，甚则手足不温，冷汗自出，胸闷气短，心悸，面色苍白，苔薄白，脉沉紧或沉细。

证机概要：素体阳虚，阴寒凝滞，气血痹阻，心阳不振。

治法：辛温散寒，宣通心阳。

代表方：枳实薤白桂枝汤合当归四逆汤加减。两方皆能辛温散寒，助阳通脉。前方重在通阳理气，用于胸痹阴寒证，见心中痞满，胸闷气短者；后方以温经散寒为主，用于血虚寒厥证，见胸痛如绞，手足不温，冷汗自出，脉沉细者。

常用药：桂枝、细辛温散寒邪，通阳止痛；薤白、瓜蒌化痰通阳，行气止痛；当归、芍药、甘草养血活血；枳实、厚朴理气通脉；大枣养脾和营。

阴寒极盛之胸痹重症，表现胸痛剧烈，痛无休止，伴身寒肢冷，气短喘息，脉沉紧或沉微者，当用温通散寒之法，予乌头赤石脂丸加荜茇、高良姜、细辛等；若痛剧而四肢不温，冷汗自出，即刻舌下含化苏合香丸或麝香保心丸，芳香化浊，理气温通开窍。

5．气阴两虚证

心胸隐痛，时作时休，心悸气短，动则益甚，伴倦怠乏力，声息低微，面色㿠白，易汗出，舌质淡红，舌体胖且边有齿痕，苔薄白，脉虚细缓或结代。

证机概要：心气不足，阴血亏耗，血行瘀滞。

治法：益气养阴，活血通脉。

代表方：生脉散合人参养荣汤加减。两者皆能补益心气。生脉散长于益心气，敛心阴，适用于心气不足，心阴亏耗者；人参养营汤补气养血，安神宁心，适用于胸闷气短，头昏神疲等证。

常用药：人参、黄芪、炙甘草大补元气，通经利脉；肉桂温通心阳；麦冬、玉竹滋养心阴；五味子收敛心气；丹参、当归养血活血。

兼有气滞血瘀者，可加川芎、郁金以行气活血；兼见痰浊之象者可合用茯苓、白术、白蔻仁以健脾化痰；兼见纳呆、失眠等心脾两虚者，可并用茯苓、茯神、远志、半夏曲健脾和胃，柏子仁、酸枣仁收敛心气，养心安神。

6. 心肾阴虚证

心痛憋闷，心悸盗汗，虚烦不寐，腰酸膝软，头晕耳鸣，口干便秘，舌红少津，苔薄或剥，脉细数或促代。

证机概要：水不济火，虚热内灼，心失所养，血脉不畅。

治法：滋阴清火，养心和络。

代表方：天王补心丹合炙甘草汤加减。两方均为滋阴养心之剂。天王补心丹以养心安神为主，治疗心肾两虚，阴虚血少者；炙甘草汤以养阴复脉见长，主要用于气阴两虚，心动悸，脉结代之症。

常用药：生地、玄参、天冬、麦冬滋水养阴，以降虚火；人参、炙甘草、茯苓益助心气；柏子仁、酸枣仁、五味子、远志交通心肾，养心安神；丹参、当归、芍药、阿胶滋养心血而通心脉。

阴不敛阳，虚火内扰心神，虚烦不寐，舌尖红少津者，可用酸枣仁汤，清热除烦以养血安神；若兼见风阳上扰，加用珍珠母、灵磁石、石决明、琥珀等重镇潜阳之品；若心肾阴虚，兼见头晕目眩，腰酸膝软，遗精盗汗，心悸不宁，口燥咽干，用左归饮以滋阴补肾，填精益髓。

7. 心肾阳虚证

心悸而痛，胸闷气短，动则更甚，自汗，面色㿠白，神倦怯寒，四肢欠温或肿胀，舌质淡胖，边有齿痕，苔白或腻，脉沉细迟。

证机概要：阳气虚衰，胸阳不振，气机痹阻，血行瘀滞。

治法：温补阳气，振奋心阳。

代表方：参附汤合右归饮加减。两方均能补益阳气，前方大补元气，温补心阳，后方温肾助阳，补益精气。

常用药：人参大补元气，附子温补真阳，肉桂振奋心阳，炙甘草益气复脉，熟地、山萸肉、仙灵脾、补骨脂温养肾气。

伴有寒凝血瘀标实症状者适当兼顾。若肾阳虚衰，不能制水，水饮上凌心肺，症见水肿、喘促、心悸，用真武汤加黄芪、汉防己、猪苓、车前子温肾阳而化水饮；若阳虚欲脱厥逆者，用四逆加人参汤，温阳益气，回阳救逆；或参附注射液40~60毫升加入5%葡萄糖注射液250~500毫升中静脉点滴，可增强疗效。

【预防调护】

1. 注意调摄精神，避免情绪波动。《灵枢·口问》篇云："心者，五脏六腑之大主也……故悲哀愁忧则心动"。说明精神情志变化可直接影响于心，导致心脏损伤。后世进而认为"七情之由作心痛"。故防治本病必须高度重视精神调摄，避免过于激动或喜怒忧思无度，保持心情平静愉快。

2. 注意生活起居，寒温适宜。《诸病源候论·心痛病诸候》记载："痛者，风凉邪气乘于心也"。指出本病的诱发或发生与气候异常变化有关，故要避免寒冷，居处除保持安静、通风，还要注意寒温适宜。

3. 注意饮食调节。中医认为，过食膏粱厚味易于产生痰浊，阻塞经络，影响气的正常运行，而发本病。故饮食宜清淡低盐，食勿过饱。多吃水果及富含纤维素食物。保持大便通畅。另外烟酒等刺激之品，有碍脏腑功能，应禁止。

4. 注意劳逸结合，坚持适当活动。发作期患者应立即卧床休息，缓解期要注意适当休息，保证充足的睡眠，坚持力所能及的活动，做到动中有静，正如朱丹溪所强调的"动而中节"。

5. 加强护理及监护。发病时应加强巡视，密切观察舌、脉、体温、呼吸、血压及精神情志变化，必要时给予吸氧，心电监护及保持静脉通道通畅，并做好抢救准备。

【结　语】

胸痹的临床特征为当胸闷痛，甚则胸痛彻背，短气，喘息，不得安卧。其病因与寒邪内侵、饮食失调、情志失节、劳倦内伤、年迈体虚等有关。其病位在心，但与肺、肝、脾、肾有关。其病机总属于本虚标实，发作期以标实为主，缓解期以本虚为主，本虚为阴阳气血的亏虚，标实为瘀血、寒凝、痰浊、气滞交互为患。辨证当分清标本虚实。本着补其不足，泻其有余的原则，实证宜用活血化瘀，辛温散寒，泄浊豁痰，宣通心阳等法；虚证宜以补养扶正为主，用益气通脉，滋阴益肾，益气温阳等法。但临证所见，多虚实夹杂，故必须严密观察病情，灵活掌握，辨证论治，按虚实主次缓急而兼顾同治，并配合运用有效的中成药，可取得较好的效果。

【临证备要】

1. 治疗应以通为补，通补结合：胸痹病机为本虚标实。临床治疗应以通为补，其"通"法包括芳香温通法，如苏合香丸、冠心苏合丸、速效救心丸、麝香保心丸等；宣痹通阳法，如栝蒌薤白半夏汤、枳实薤白桂枝汤等；活血化瘀法，如血府逐瘀汤、失笑散、复方丹参滴丸、冠心Ⅱ号等。临证可加用养血活血药，如鸡血藤、益母草、当归等，活血而不伤正。"补"法包括补气血，选用八珍汤、当归补血汤等；温肾阳选加仙灵脾、仙茅、补骨脂等；补肾阴选加首乌延寿丹、左归丸等。临床证明，通法与补法是治疗胸痹的不可分割的两大原则，应通补结合，或交替应用为妥。

2. 活血化瘀法的应用：胸痹瘀血的形成，多由正气亏损，气虚阳虚或气阴两虚而致，亦可因寒凝、痰浊、气滞发展而来，加之本病具有反复发作，病程日久的特点，属单纯血瘀实证者较少，多表现为气虚血瘀或痰瘀交阻、气滞血瘀等夹杂证候，故临床治疗应注意在活血化瘀中伍以益气、养阴、化痰、理气之品，辨证用药，加强祛瘀疗效。活血化瘀药物临床上主要选用养血活血之品，如丹参、鸡血藤、当归、赤芍、郁金、川芎、泽兰、牛膝、三七、益母草等。破血攻伐之品，虽有止痛作用，但易伤及正气，应慎用。若必用，切不可久用、多用，痛止后须扶正养营，方可巩固疗效。同时必须注意有无出血倾向或征象，一旦发现，立即停用，并予相应处理。

3. 芳香温通法的应用：寒邪内闭是导致胸痹发作的重要病机之一，临床以芳香走窜、温通行气类中药治疗胸痹源远流长，如桂心、干姜、吴茱萸、麝香、细辛、蜀椒、丁香、木香、安息香、苏合香油等芳香温通之品。近几年来，在此基础上各地研制的心痛舒喷雾剂、苏合香丸、麝香保心丸、麝香苏合丸、速效救心丸等速效、高效、无毒、无副作用的芳香温通制剂，较好地满足了临床需要，显示出良好的效果。实验研究证实，芳香温通类药大多含有挥发油，具有解除冠脉痉挛，增加冠脉流量，减少心肌耗氧量，改善心肌供血，同时对血液流变性、心肌收缩力均有良好的影响。

临床胸痹常伴有阳虚之象，故芳香温通药物宜配合温补阳气之剂，以取温阳散寒之功。且芳香温通药物具有辛散走窜之弊，应中病即止，以防耗伤阳气。

4. 注意益气化痰：痰浊不仅与胸痹的发病直接有关，而且与其若干易患因素（如肥胖、高脂血症）相关。痰阻心胸证多见于肥胖患者，每因过食肥甘，贪杯好饮，伤及脾胃，健运失司，湿郁痰滞，留踞心胸。痰性黏腻，易窒阳气，阻滞血运，造成气虚湿浊痰阻为患。治疗应着重健运脾胃，在祛痰的同时，适时应用健脾益气法，以消生痰之源，痰化气行，则血亦行。临床选温胆汤为基本方，痰浊阻滞明显者可酌加全瓜蒌、胆南星、石菖蒲、郁金等；气虚明显可酌加党参、黄芪、黄精，或西洋参另蒸兑服。注意补气之品用量不宜太大，多用反而补滞，不利于豁痰通脉。

5. 治本以补肾为主：胸痹本虚指心、肺、肝、脾、肾等脏腑气血阴阳亏虚。然脏腑亏虚，其本在肾。且胸痹好发于中老年人，此时人之肾气逐渐衰退，可见该病的发生与肾虚有着必然的内在关系。年老肾亏，肾阳不能蒸腾，可致心阳虚衰，行血无力，久而气滞血瘀，亦可致脾土失温，气血化源不足，营亏血少，脉道不充，血行不畅，发为胸痹。因此临证治疗应重视补肾固本，尤其在胸痹缓解期的治疗中。常以何首乌、枸杞子、女贞子、旱莲草、生地、当归、白芍等滋肾阴；用黄精、菟丝子、山萸肉、杜仲、桑寄生等补肾气；桂枝、仙灵脾、仙茅、补骨脂等温肾阳。

【医案选读】

病案一

某，胸闷不舒，心前区隐痛不适，纳食不甘，食后腹胀，口干嗳气，乏力气短，痰少，不易咯出，大便偏干。舌暗红，苔白，脉细弦。证属脾胃不和，痰湿内阻，心气不足。治宜健脾和胃、燥湿化痰、益气复脉，拟香砂六君子汤合生脉散加减。

处方：木香10克　砂仁6克（后下）　党参10克　白术10克　茯苓10克　半夏10克　陈皮10克　麦冬10克　五味子10克　丹参30克　菖蒲10克　郁金10克　羌活10克　菊花10克　黄芩10克　炙甘草6克

二诊：药后胸闷及心前区疼痛明显好转，纳食增加，大便通畅，但仍有进食多则腹胀，多梦易醒。舌暗红，脉细弦。效不更方，本方加厚朴10克，枣仁10克，再服。

三诊：心前区闷痛基本告愈，未再发作心绞痛，精神体力均佳，可从事一般工作，守方配制蜜丸常服，巩固疗效。

（董振华等编．祝谌予临证验案精选·内科疾病．学苑出版社．1996）

病案二

某，左胸前区憋闷，气短，不耐劳累，稍劳则心绞痛发作，精神欠佳，左侧体温低于右侧，左手握物发抖，汗少，腰酸无力，口干纳少，大便微干。脉弦细，沉取无力，舌苔薄。血压 130/90mmHg（服用降压药），血糖 237mg/dl。辨证：此属老年肾阴素亏，胸阳不振，血气不和。拟滋阴通阳，兼理气血。

瓜蒌 15 克　薤白 12 克　首乌 12 克　桑椹 15 克　桑寄生 12 克　当归 9 克　太子参 12 克　牛膝 9 克　枳壳 9 克　赤芍 9 克　川芎 4.5 克　三七粉 1 克（冲服）

上方药用 7 剂后，自觉精神转佳。继以此方为主，调治半年余，心绞痛基本未发作，血糖降至 118mg/dl，临床症状改善，血压稳定，并在治疗至 4 个月时恢复全日工作。只有在特别劳累时才出现胸闷，但稍事休息即可缓解。改服丸剂，以资巩固。

西洋参 30 克　首乌 45 克　桑椹 45 克　茯苓 30 克　生黄芪 30 克　瓜蒌 45 克　薤白 30 克　枣仁 30 克　桑寄生 45 克　牛膝 45 克　枳实 30 克　三七 30 克

共为细末，炼蜜为丸，每丸 10 克，日服 2 丸。

1 年后，患者来告知：上药服用 3 料，后因工作需要外出半年余，身体较为健康，虽有劳累，但不曾发生心绞痛。

（董建华主编．中国现代名中医医案精华·刘志明医案．北京出版社．1990）

【文献摘要】

《素问·痹论》："心痹者，脉不通，烦则心下鼓，暴上气而喘"。

《难经·六十难》："心之病，有厥痛，有真痛，何谓也？……其五脏气相干，名厥心痛。……其痛甚，但在心，手足青者，即名真心痛。其真心痛者，旦发夕死，夕发旦死"。

《金匮要略·胸痹心痛短气病脉证治》："胸痹，心中痞气，气结在胸，胸满，胁下逆抢心，枳实薤白桂枝汤主之，人参汤亦主之"。"心痛彻背，背痛彻心，乌头赤石脂丸主之"。"胸痹之病，喘息咳唾，胸背痛，短气，寸口脉沉而迟，关上紧数，栝蒌薤白白酒汤主之"。"胸痹，不得卧，心痛彻背者，栝蒌薤白半夏汤主之"。

《诸病源候论·久心痛候》："心为诸脏主，其正经不可伤，伤之而痛者，则朝发夕死，夕发朝死，不暇展治。其久心痛者，是心之支别络，为风邪冷热所乘痛也，故成疹，不死，发作有时，经久不瘥也。"

《太平圣惠方·治心痹诸方》："夫思虑烦多则损心，心虚故邪乘之，邪积而不去，则时害饮食，心中愊愊如满，蕴蕴而痛，是谓心痛。"

《玉机微义·心痛》："然亦有病久气血虚损及素劳作羸弱之人患心痛者，皆虚痛也"。

《类证治裁·胸痹》："胸痹，胸中阳微不运，久则阴乘阳位，而为痹结也，其症胸满喘息，短气不利，痛引心背。由胸中阳气不舒，浊阴得以上逆，而阻其升降，甚则气结咳唾，胸痛彻背。夫诸阳受气于胸中，必胸次空旷，而后清气转运，布息展舒。胸痹之脉，阳微阴弦，阳微知在上焦，阴弦则为心痛，以《金匮》、《千金》均以通阳主治也。"

附　真心痛

真心痛是胸痹进一步发展的严重病证，其特点为剧烈而持久的胸骨后疼痛，伴心悸、水肿、肢冷、喘促、汗出、面色苍白等症状，甚至危及生命。如《灵枢·厥论》谓："真心痛，手足青至节，心痛甚，旦发夕死，夕发旦死。"其病因病机和"胸痹"一样，与年老体衰、阳气不足、七情内伤、气滞血瘀、过食肥甘或劳倦伤脾、痰浊化生、寒邪侵袭、血脉凝滞等因素有关。本虚是发病基础，发病条件是标实。如寒凝气滞，血瘀痰浊，闭阻心脉，心脉不通，出现心胸疼痛（心绞痛），严重者部分心脉突然闭塞，气血运行中断，可见心胸猝然大痛，而发为真心痛（心肌梗死）。若心气不足，运血无力，心脉瘀阻，心血亏虚，气血运行不利，可见心动悸，脉结代（心律失常）；若心肾阳虚，水邪泛滥，水饮凌心射肺，可出现心悸、水肿、喘促（心力衰竭），或亡阳厥脱，亡阴厥脱（心源性休克），或阴阳俱脱，最后导致阴阳离决。总之，本病其位在心，其本在肾，总的病机为本虚标实，而在急性期则以标实为主。

心痛是真心痛最早出现、最为突出的症状，其疼痛剧烈，难以忍受，且范围广泛，持续时间长久，患者常有恐惧、濒死感。因此，在发作期必须选用有速效止痛作用之药物，以迅速缓解心痛症状。疼痛缓解后予以辨证施治，常以补气活血、温阳通脉为法，可与胸痹辨证互参。

心痛发作时应用宽胸气雾剂口腔喷雾给药，或舌下含化复方丹参滴丸，或速效救心丸，或麝香保心丸，缓解疼痛，并合理护理：卧床休息，低流量给氧，保持情绪稳定，大便通畅等。必要时采用中西医结合治疗。

1. 气虚血瘀

心胸刺痛，胸部闷窒，动则加重，伴短气乏力，汗出心悸，舌体胖大，边有齿痕，舌质黯淡或有瘀点瘀斑，舌苔薄白，脉弦细无力。

治法：益气活血，通脉止痛。

代表方：保元汤合血府逐瘀汤加减。

常用药：人参、黄芪补益心气；失笑散、桃仁、红花、川芎活血化瘀；赤芍、当归、丹参养血活血；柴胡、枳壳、桔梗行气豁痰宽胸；甘草调和诸药。

瘀重刺痛明显，加莪术、延胡索，另吞三七粉；口干，舌红，加麦冬、生地养阴；舌淡肢冷，加肉桂、仙灵脾温阳；痰热内蕴，加黄连、瓜蒌、法半夏。

2. 寒凝心脉

胸痛彻背，胸闷气短，心悸不宁，神疲乏力，形寒肢冷，舌质淡黯，舌苔白腻，脉沉无力，迟缓或结代。

治法：温补心阳，散寒通脉。

代表方：当归四逆汤加味。

常用药：当归补血活血；芍药养血和营；桂枝、附子温经散寒；细辛散寒，除痹止痛；人参、甘草益气健脾；通草、三七、丹参通行血脉。

寒象明显，加干姜、蜀椒、荜茇、高良姜；气滞加白檀香；痛剧急予苏合香丸之类。

3. 正虚阳脱

心胸绞痛，胸中憋闷或有窒息感，喘促不宁，心慌，面色苍白，大汗淋漓，烦躁不安或表情淡漠，重则神识昏迷，四肢厥冷，口开目合，手撒尿遗，脉疾数无力或脉微欲绝。

治法：回阳救逆，益气固脱。

代表方：四逆加人参汤加减。

常用药：红参大补元气；附子、肉桂温阳；山萸肉、龙骨、牡蛎固脱；玉竹、炙甘草养阴益气。

阴竭阳亡，合生脉散。并可急用独参汤灌胃或鼻饲，或参附注射液50毫升，不加稀释直接推注，每15分钟1次，直至阳气回复，四肢转暖，改用参附注射液100毫升继续滴注，待病情稳定后，改用参附注射液100毫升加入5%或10%葡萄糖注射液250毫升中静脉滴注，直至病情缓解。

真心痛系由于心脉阻塞心脏相应部位所致，由于阻塞部位和程度的不同，表现不同的临床症状。在治疗上除上述辨证施治外，尚可行辨病治疗，可选用蝮蛇抗栓酶、蚓激酶、丹参注射液、血栓通（三七制剂）、毛冬青甲素、川芎嗪等活血中药，具有一定程度的抗凝和溶栓作用，并可扩张冠状动脉。同时注意伴随症状的治疗，对真心痛的恢复也起着重要作用。

第三节　不　寐

不寐是以经常不能获得正常睡眠为特征的一类病证，主要表现为睡眠时间、深度的不足，轻者入睡困难，或寐而不酣，时寐时醒，或醒后不能再寐，重则彻夜不寐，常影响人们的正常工作、生活、学习和健康。

不寐在《内经》称为"不得卧"、"目不瞑"。认为是邪气客于脏腑，卫气行于阳，不能入阴所得。《素问·逆调论》记载有"胃不和则卧不安"。后世医家引申为凡脾胃不和，痰湿、食滞内扰，以致寐寝不安者均属此。汉代张仲景《伤寒论》及《金匮要略》中将其病因分为外感和内伤两类，提出"虚劳虚烦不得眠"的论述，至今临床仍有应用价值。《景岳全书·不寐》中将不寐病机概括为有邪、无邪两种类型。"不寐证虽病有不一，然惟知邪正二字则尽之矣。盖寐本乎阴，神其主也，神安则寐，神不安则不寐。其所以不安者，一由邪气之扰，一由营气不足耳。有邪者多实证，无邪者皆虚证。"明·李中梓结合自己的临床经验对不寐证的病因及治疗提出了卓有见识的论述："不寐之故，大约有五：一曰气虚，六君子汤加酸枣仁、黄芪；一曰阴虚，血少心烦，酸枣仁一两，生地黄五钱，米二合，煮粥食之；一曰痰滞，温胆汤加南星、酸枣仁、雄黄末；一曰水停，轻者六君子汤加菖蒲、远志、苍术，重者控涎丹；一曰胃不和，橘红、甘草、石斛、茯苓、半夏、神曲、山楂之类。大端虽五，虚实寒热，互有不齐，神而明之，存乎其人耳。"明·戴元礼《证治要诀·虚损门》又提出"年高人阳衰不寐"之论。清代《冯氏锦囊·卷十二》亦提出"壮年人肾阴强盛，则睡沉熟而长，老年人阴气衰弱，则睡轻微易知。"说明不寐的病因与肾阴盛衰及阳虚有关。

西医学的神经官能症、更年期综合征、慢性消化不良、贫血、动脉粥样硬化症等以不寐为主要临床表现时，可参考本节内容辨证论治。

【病因病机】

人之寤寐，由心神控制，而营卫阴阳的正常运作是保证心神调节寤寐的基础。每因饮食不节，情志失常，劳倦、思虑过度及病后、年迈体虚等因素，导致心神不安，神不守舍，不能由动转静而致不寐病证。

一、病因

1. 饮食不节

暴饮暴食，宿食停滞，脾胃受损，酿生痰热，壅遏于中，痰热上扰，胃气失和，而不得安寐。《张氏医通·不得卧》阐述其原因："脉滑数有力不得卧者，中有宿滞痰火，此为胃不和则卧不安也。"此外，浓茶、咖啡、酒之类饮料也是造成不寐的因素。

2. 情志失常

喜怒哀乐等情志过极均可导致脏腑功能的失调，而发生不寐病证。或由情志不遂，暴怒伤肝，肝气郁结，肝郁化火，邪火扰动心神，神不安而不寐；或由五志过极，心火内炽，扰动心神而不寐；或由喜笑无度，心神激动，神魂不安而不寐；或由暴受惊恐，导致心虚胆怯，神魂不安，夜不能寐，如《沈氏尊生书·不寐》云："心胆俱怯，触事易惊，梦多不祥，虚烦不眠"。

3. 劳逸失调

劳倦太过则伤脾，过逸少动亦致脾虚气弱，运化不健，气血生化乏源，不能上奉于心，以致心神失养而失眠。或因思虑过度，伤及心脾，心伤则阴血暗耗，神不守舍；脾伤则食少，纳呆，生化之源不足，营血亏虚，不能上奉于心，而致心神不安。如《类证治裁·不寐》说："思虑伤脾，脾血亏损，经年不寐"。《景岳全书·不寐》云："劳倦、思虑太过者，必致血液耗亡，神魂无主，所以不眠。"可见，心脾不足造成血虚，会导致不寐。

4. 病后体虚

久病血虚，年迈血少，引起心血不足，心失所养，心神不安而不寐，正如《景岳全书·不寐》中说："无邪而不寐者，必营气不足也，营主血，血虚则无以养心，心虚则神不守舍"。亦可因年迈体虚，阴阳亏虚而致不寐。若素体阴虚，兼因房劳过度，肾阴耗伤，阴衰于下，不能上奉于心，水火不济，心火独亢，火盛神动，心肾失交而神志不宁。如《景岳全书·不寐》所说："真阴精血不足，阴阳不交，而神有不安其室耳。"

二、病机

不寐的病因虽多，但其病理变化，总属阳盛阴衰，阴阳失交。一为阴虚不能纳阳，一为阳盛不得入于阴。其病位主要在心，与肝、脾、肾密切相关。因心主神明，神安则寐，神不安则不寐。而阴阳气血之来源，由水谷之精微所化，上奉于心，则心神得养；受藏于肝，则肝体柔和；统摄于脾，则生化不息；调节有度，化而为精，内藏于肾，肾精上承于心，心气下交于肾，则神志安宁。若肝郁化火，或痰热内扰，神不安宅者以实证为主。心脾两虚，气血不足，或由心胆气虚，或由心肾不交，水火不济，心神失养，神不安宁，多属虚证，但久病可表现为虚实兼夹，或为瘀血所致。

不寐的预后，一般较好，但因病情不一，预后亦各异。病程短，病情单纯者，治疗收效较快；病程较长，病情复杂者，治疗难以速效。且病因不除或治疗不当，易产生情志病变，使病情更加复杂，治疗难度增加。

【诊查要点】

一、诊断依据

1. 轻者入寐困难或寐而易醒，醒后不寐，连续3周以上，重者彻夜难眠。
2. 常伴有头痛、头昏、心悸、健忘、神疲乏力、心神不宁、多梦等症。
3. 本病证常有饮食不节，情志失常，劳倦、思虑过度，病后，体虚等病史。

二、病证鉴别

不寐应与一时性失眠、生理性少寐、它病痛苦引起的失眠相区别。不寐是指单纯以失眠为主症，表现为持续的、严重的睡眠困难。若因一时性情志影响或生活环境改变引起的暂时性失眠不属病态。至于老年人少寐早醒，亦多属生理状态。若因其他疾病痛苦引起失眠者，则应以祛除有关病因为主。

三、相关检查

临床可检测多导睡眠图：①测定其平均睡眠潜伏期时间延长（长于30分钟）；②测定实际睡眠时间减少（每夜不足6.5小时）；③测定觉醒时间增多（每夜超过30分钟）。

【辨证论治】

一、辨证要点

本病辨证首分虚实。虚证，多属阴血不足，心失所养，临床特点为体质瘦弱，面色无华，神疲懒言，心悸健忘。实证为邪热扰心，临床特点为心烦易怒，口苦咽干，便秘溲赤。次辨病位，病位主要在心。由于心神的失养或不安，神不守舍而不寐，且与肝、胆、脾、胃、肾相关。如急躁易怒而不寐，多为肝火内扰；脘闷苔腻而不寐，多为胃腑宿食，痰热内盛；心烦心悸，头晕健忘而不寐，多为阴虚火旺，心肾不交；面色少华，肢倦神疲而不寐，多属脾虚不运，心神失养；心烦不寐，触事易惊，多属心胆气虚等。

二、治疗原则

治疗当以补虚泻实，调整脏腑阴阳为原则。实证泻其有余，如疏肝泻火，清化痰热，消导和中；虚证补其不足，如益气养血，健脾补肝益肾。在此基础上安神定志，如养血安神，镇惊安神，清心安神。

三、证治分类

1. 肝火扰心证

不寐多梦，甚则彻夜不眠，急躁易怒，伴头晕头胀，目赤耳鸣，口干而苦，不思饮食，便秘溲赤，舌红苔黄，脉弦而数。

证机概要：肝郁化火，上扰心神。

治法：疏肝泻火，镇心安神。

代表方：龙胆泻肝汤加减。本方有泻肝胆实火，清下焦湿热之功效，适用于肝郁化火上炎所致的不寐多梦，头晕头胀，目赤耳鸣，口干便秘之症。

常用药：龙胆草、黄芩、栀子清肝泻火；泽泻、车前子清利湿热；当归、生地滋阴养血；柴胡疏畅肝胆之气；甘草和中；生龙骨、生牡蛎、灵磁石镇心安神。

胸闷胁胀，善太息者，加香附、郁金、佛手、绿萼梅以疏肝解郁；若头晕目眩，头痛欲裂，不寐躁怒，大便秘结者，可用当归龙荟丸。

2．痰热扰心证

心烦不寐，胸闷脘痞，泛恶嗳气，伴口苦，头重，目眩，舌偏红，苔黄腻，脉滑数。

证机概要：湿食生痰，郁痰生热，扰动心神。

治法：清化痰热，和中安神。

代表方：黄连温胆汤加减。本方清心降火，化痰安中，适用于痰热扰心，见虚烦不宁，不寐多梦等症状者。

常用药：半夏、陈皮、茯苓、枳实健脾化痰，理气和胃；黄连、竹茹清心降火化痰；龙齿、珍珠母、磁石镇惊安神。

不寐伴胸闷嗳气，脘腹胀满，大便不爽，苔腻脉滑，加用半夏秫米汤和胃健脾，交通阴阳，和胃降气；若饮食停滞，胃中不和，嗳腐吞酸，脘腹胀痛，再加神曲、焦山楂、莱菔子以消导和中。

3．心脾两虚证

不易入睡，多梦易醒，心悸健忘，神疲食少，伴头晕目眩，四肢倦怠，腹胀便溏，面色少华，舌淡苔薄，脉细无力。

证机概要：脾虚血亏，心神失养，神不安舍。

治法：补益心脾，养血安神。

代表方：归脾汤加减。本方益气补血，健脾养心，适用于不寐健忘，心悸怔忡，面黄食少等心脾两虚证。

常用药：人参、白术、甘草益气健脾；当归、黄芪补气生血；远志、酸枣仁、茯神、龙眼肉补心益脾安神；木香行气舒脾。

心血不足较甚者，加熟地、芍药、阿胶以养心血；不寐较重者，加五味子、夜交藤、合欢皮、柏子仁养心安神，或加生龙骨、生牡蛎、琥珀末以镇静安神；兼见脘闷纳呆，苔腻，重用白术，加苍术、半夏、陈皮、茯苓、厚朴以健脾燥湿，理气化痰。若产后虚烦不寐，或老人夜寐早醒而无虚烦者，多属气血不足，亦可用本方。

4．心肾不交证

心烦不寐，入睡困难，心悸多梦，伴头晕耳鸣，腰膝酸软，潮热盗汗，五心烦热，咽干少津，男子遗精，女子月经不调，舌红少苔，脉细数。

证机概要：肾水亏虚，不能上济于心，心火炽盛，不能下交于肾。

治法：滋阴降火，交通心肾。

代表方：六味地黄丸合交泰丸加减。前方以滋补肾阴为主，用于头晕耳鸣，腰膝酸软，潮热盗汗等肾阴不足证；后方以清心降火，引火归原，用于心烦不寐，梦遗失精等心火偏亢证。

常用药：熟地黄、山萸肉、山药滋补肝肾，填精益髓；泽泻、茯苓、丹皮健脾渗湿，清泄相火；黄连清心降火；肉桂引火归原。

心阴不足为主者，可用天王补心丹以滋阴养血，补心安神；心烦不寐，彻夜不眠者，加朱砂、磁石、龙骨、龙齿重镇安神。

5. 心胆气虚证

虚烦不寐，触事易惊，终日惕惕，胆怯心悸，伴气短自汗，倦怠乏力，舌淡，脉弦细。

证机概要：心胆虚怯，心神失养，神魂不安。

治法：益气镇惊，安神定志。

代表方：安神定志丸合酸枣仁汤加减。前方重于镇惊安神，用于心烦不寐，气短自汗，倦怠乏力之症；后方偏于养血清热除烦，用于虚烦不寐，终日惕惕，触事易惊之症。

常用药：人参、茯苓、甘草益心胆之气；茯神、远志、龙齿、石菖蒲化痰宁心，镇惊安神；川芎、酸枣仁调血养心；知母清热除烦。

心肝血虚，惊悸汗出者，重用人参，加白芍、当归、黄芪以补养肝血；肝不疏土，胸闷，善太息，纳呆腹胀者，加柴胡、陈皮、山药、白术以疏肝健脾；心悸甚，惊惕不安者，加生龙骨、生牡蛎、朱砂以重镇安神。

【预防调护】

不寐属心神病变，重视精神调摄和讲究睡眠卫生具有实际的预防意义。《内经》云："恬淡虚无，真气从之，精神内守，病安从来。"积极进行心理情志调整，克服过度的紧张、兴奋、焦虑、抑郁、惊恐、愤怒等不良情绪，做到喜怒有节，保持精神舒畅，尽量以放松的、顺其自然的心态对待睡眠，反而能较好地入睡。

睡眠卫生方面，首先帮助患者建立有规律的作息制度，从事适当的体力活动或体育锻炼，增强体质，持之以恒，促进身心健康。其次养成良好的睡眠习惯。晚餐要清淡，不宜过饱，更忌浓茶、咖啡及吸烟。睡前避免从事紧张和兴奋的活动，养成定时就寝的习惯。另外，要注意睡眠环境的安宁，床铺要舒适，卧室光线要柔和，并努力减少噪音，去除各种可能影响睡眠的外在因素。

【结 语】

不寐多为情志所伤、饮食不节、劳逸失调、久病体虚等因素引起脏腑机能紊乱，气血失和，阴阳失调，阳不入阴而发病。病位主要在心，涉及肝、胆、脾、胃、肾，病性有虚有实，且虚多实少。实证多因肝郁化火，痰热内扰，引起心神不安所致，治当清肝泻火，清化痰热，佐以宁心安神；虚证多由心脾两虚，阴虚火旺，心肾不交，心胆气虚，引起心神失宁所致，治当补益心脾，滋阴清热，交通心肾，益气镇惊，佐以养心安神。

【临证备要】

1. 治疗不寐应掌握三个要领：①注意调整脏腑气血阴阳的平衡。如补益心脾，应佐以少量醒脾运脾药，以防碍脾；交通心肾，用引火归原的肉桂其量宜轻；益气镇惊，常须健脾，慎用滋阴之剂；疏肝泻火，注意养血柔肝，以体现"体阴用阳"之意。"补其不足，泻其有余，调其虚实"，使气血调和，阴平阳秘。②强调在辨证论治基础上施以安神镇静。安神的方法有养血安神、清心安神、育阴安神、益气安神、镇惊安神、安神定志等不同，可随证选用。③注意精神治疗的作用。消除顾虑及紧张情绪，保持精神舒畅。

2. 活血化瘀法的应用：长期顽固性不寐，临床多方治疗效果不佳，伴有心烦，舌质偏暗，有瘀点者，依据古训"顽疾多瘀血"的观点，可从瘀论治，选用血府逐瘀汤，药用桃仁、红花、川芎、当归、赤芍、丹参活血化瘀，柴胡、枳壳理气疏肝，地龙、路路通活络宁神，生地养阴清心，共起活血化瘀，通络宁神之功。

【医案选读】

病案一

某，33岁，自述失眠已久，时常心悸，怔忡而慌，诊之六脉细濡，而左寸更弱。此由操神过度，致损心阳，目下牵连五脏皆虚。宜龟鹿二仙丹加味以补之。

鹿角胶三钱　龟板胶三钱　高丽参一钱五分　甘枸杞二钱　炙绵芪二钱　茯神三钱　煅龙齿三钱　煅牡蛎三钱　枣柏仁各三钱　广橘红一钱五分　石菖蒲一钱　粉草一钱　桂圆三个　红枣三个　生姜三片

每日宜服猪心一个，用生枣仁一两，水炖烂，晚临卧时去枣仁，连汤食下。

二诊：上方服4剂颇好，头晕、失眠、心慌俱减，诊之左关脉有虚弦象。勿多思多虑，以防扰动肝阳，当慎之。仿原方加减作丸，缓以补之。

高丽参八分　贡于术一两　净萸肉一两　化橘红八分　枣柏仁各二钱　粉草一钱五分　当归身一两　茯神一两　明天麻一两　龟板胶一两　煅龙齿一两

上药共研细末，用龟胶化开，加炼蜜为丸，梧子大，每日早晚服三钱，开水送下。

（张文康主编. 中国百年百名中医临床家丛书·徐恕甫. 中国中医药出版社. 2001）

病案二

某，壮年，患者操劳忧虑，心神交瘁，久之酿成失眠，往往终宵不能合目。今岁入夏以来，失眠变本加厉，历经医治罔效。至今已达三夜还未入睡，头脑惛惛，衣不知热，食不知味……面虽㿠白而神采飞扬，谈笑自若，双目隐隐现红丝，脉两关均弦长，舌边有青纹。患者爱因思虑郁结日久，气与血进而为瘀，瘀血不去则眠终不安，故投血府逐瘀汤治之。

桃仁12克　红花9克　当归9克　川芎9克　淮牛膝9克　参三七9克　大生地9克　柴胡6克　京赤芍9克　炒枳壳6克　炙甘草3克

二诊：后此二月，复来求治，言旬日来又苦失眠，但不若前次之甚……两关仍弦。依然实证也，因有头痛目赤、胁胀等肝火上炎症象，正如柯韵伯所云："肝火旺，则上走空窍，不得睡。"改用龙胆泻肝汤。

　　黄芩 9 克　龙胆草 4.5 克　小生地 9 克　泽泻 9 克　车前子 9 克　生甘草 3 克　柴胡 6 克　黑山栀 9 克　当归 6 克　木通 9 克

　　上方共服 5 剂，而夜眠全安，肝火上炎症象亦除。

　　（余瀛鳌等编. 现代名中医类案选·范文虎先生失眠案. 人民卫生出版社. 1983）

【文献摘要】

　　《灵枢·邪客》："夫邪气之客人也，或令人目不瞑，不卧出者，何气使然？……今厥气客于五脏六腑，则卫气独卫其外，行于阳，不得入于阴。行于阳则阳气盛，阳气盛则阳跷陷；不得入于阴，阴虚，故目不瞑。黄帝曰：善。治之奈何？伯高曰：补其不足，泻其有余，调其虚实，以通其道，而去其邪，饮以半夏汤一剂，阴阳已通，其卧立至。"

　　《类证治裁·不寐》："阳气自动而之静，则寐；阴气自静而之动，则寤；不寐者，病在阳不交阴也。"

　　《古今医统大全·不寐候》："痰火扰心，心神不宁，思虑过伤，火炽痰郁，而致不寐者多矣。有因肾水不足，真阴不升而心阳独亢，亦不得眠。有脾倦火郁，夜卧遂不疏散，每至五更随气上升而发躁，便不成寐，此宜快脾发郁，清痰抑火之法也"。

　　《医效秘传·不得眠》："夜以阴为主，阴气盛则目闭而安卧，若阴虚为阳所胜，则终夜烦扰而不眠也。心藏神，大汗后则阳气虚，故不眠。心主血，大下后则阴气弱，故不眠。热病邪热盛，神不清，故不眠。新瘥后，阴气未复，故不眠。若汗出鼻干而不得眠者，又为邪入表也。"

　　《医学心悟·不得卧》："有胃不和卧不安者，胃中胀闷疼痛，此食积也，保和汤主之；有心血空虚卧不安者，皆由思虑太过，神不藏也，归脾汤主之；有风寒邪热传心，或暑热乘心，以致躁扰不安者，清之而神自定；有寒气在内而神不安者，温之而神自藏；有惊恐不安卧者，其人梦中惊跳怵惕是也，安神定志丸主之；有痰湿壅遏神不安者，其症呕恶气闷，胸膈不利，用二陈汤导去其痰，其卧立安。"

　　《三因极一病证方论·健忘证治》："脾主意与思，意者记所往事，思则兼心之所为也……今脾受病，则意舍不精，心神不宁，使人健忘，尽心力思量不来者是也。或曰常常善忘，故曰健忘，二者通治。"

　　《丹溪心法·健忘》："健忘，精神短少者多，亦有痰者。戴云：健忘者，为事有始无终，言谈不知首尾，此以为病之名，非比生成之愚顽不知人事者。……此证皆由忧思过度，损其心包，以致神舍不清，遇事多忘，乃思虑过度，病在心脾。又云：思伤脾，亦会朝暗遗忘，治之以归脾汤，须兼理心脾，神宁意定，其证自除也。"

　　《脾胃论·胃虚脏腑经络皆无所受气而俱病论》："食入则困倦，精神昏冒而欲睡者，脾亏虚也。"

附　健忘

　　健忘是指记忆力减退，遇事善忘的一种病证，亦称"喜忘"、"善忘"、"多忘"等。自宋代《圣济总录》中称"健忘"后，沿用至今。历代医家认为本证病位在脑，与心脾肾虚损，气血阴精不足有关。亦有因气滞血瘀，痰浊上扰所致者。清·林佩琴《类证治裁·健忘》指出："人之神宅于心，心之精依于肾，而脑为元神之府，精髓之海，实记性所凭也。"明确指出了记忆与脑的关系。《医方集解·补养之剂》云："人之精与志，皆藏于肾，肾精不足则肾气衰，不能上通于心，故迷惑善忘也。"盖心脾主血，肾主精髓，思虑过度，伤及心脾，则阴血损耗，神舍不清；房事不节，精亏髓衰，脑失所养；年高神减，五脏俱衰，神明失聪，皆能令人健忘。本病证以心、脾、肾虚损为主，但肝郁气滞、瘀血阻络、痰浊上扰等实证亦可引起健忘，应予以重视。

总之，健忘以本虚标实，虚多实少，虚实兼杂者多见。西医所称之神经衰弱、神经官能症、脑动脉硬化等疾病出现健忘症状者，可参照本病证辨证论治。现将健忘的主要证治分述如下。

1. 心脾不足证

健忘失眠，心悸神倦，纳呆气短，脘腹胀满，舌淡，脉细弱。

治法：补益心脾。

代表方：归脾汤加减。

常用药：人参、炙黄芪、白术、生甘草益气补脾；当归、龙眼肉养血和营；茯神、远志、酸枣仁养心安神；木香调气，使补而不滞。

2. 肾精亏耗证

健忘，形体疲惫，腰酸腿软，头晕耳鸣，遗精早泄，五心烦热，舌红，脉细数。

治法：填精补髓。

代表方：河车大造丸加减。

常用药：紫河车大补精血；龟板、熟地黄、杜仲、牛膝填精补髓；人参益气生津；天门冬、麦门冬养阴；黄柏清相火；酸枣仁、五味子养心安神；石菖蒲开窍醒脑。

3. 痰浊扰心证

健忘嗜卧，头晕胸闷，呕恶，咳吐痰涎，苔腻，脉弦滑。

治法：化痰宁心。

代表方：温胆汤加减。

常用药：半夏、苍术、竹茹、枳实化痰泄浊；白术、茯苓、甘草健脾益气；石菖蒲、郁金开窍解郁。

4. 血瘀痹阻证

遇事善忘，心悸胸闷，伴言语迟缓，神思欠敏，表现呆钝，面唇暗红，舌质紫暗，有瘀点，脉细涩或结代。

治法：活血化瘀。

代表方：血府逐瘀汤加减。

常用药：桃仁、红花、当归、生地黄、赤芍、川芎、川牛膝养血活血；柴胡、枳壳、桔梗行气以助血行；甘草益气护正。

附　多寐

多寐指不分昼夜，时时欲睡，呼之即醒，醒后复睡的病证，亦称"嗜睡"、"多卧"、"嗜眠"、"多眠"等。本病的病位在心、脾，与肾关系密切，多属本虚标实。本虚主要为心、脾、肾阳气虚弱，心窍失荣；标实则为湿邪、痰浊、瘀血等阻滞脉络，蒙塞心窍。李东垣在《脾胃论·卷上》中指出："脾胃之虚，怠惰嗜卧"。《丹溪心法·中湿》指出："脾胃受湿，沉困无力，怠惰好卧"。指出脾胃亏虚和脾胃受湿均可导致多寐。

总之，多寐的病机关键是湿、浊、痰、瘀困滞阳气，心阳不振；或阳虚气弱，心神失荣。病变过程中各种病理机制相互影响，如脾气虚弱，运化失司，水津停聚而成痰浊，痰浊、瘀血内阻，又可进一步耗伤气血，损伤阳气，以致心阳不足，脾气虚弱，虚实夹杂。西医的发作性嗜睡病、神经官能症、某些精神病，其临床症状与多寐类似者，可参考本病证辨证论治。现将多寐的主要证治分述如下。

1. 湿盛困脾证

头蒙如裹，昏昏嗜睡，肢体沉重，偶伴浮肿，胸脘痞满，纳少，泛恶，舌苔腻，脉濡。

治法：燥湿健脾，醒神开窍。

代表方：平胃散加减。

常用药：苍术燥湿健脾；藿香芳香化浊；橘皮理气和中；厚朴、生姜宽中理脾祛湿；石菖蒲醒脾化湿，提神开窍。

2. 瘀血阻滞证

神倦嗜睡，头痛头晕，病程较久，或有外伤史，脉涩，舌质紫暗或有瘀斑。

治法：活血通络。

代表方：通窍活血汤加减。

常用药：赤芍、川芎、桃仁、红花活血化瘀；生姜、黄酒温通以助行血；老葱、麝香开窍醒脑；红枣顾护正气。

3. 脾气虚弱证

嗜睡多卧，倦怠乏力，饭后尤甚，伴纳少便溏，面色萎黄，苔薄白，脉虚弱。

治法：健脾益气。

代表方：香砂六君子汤加减。

用药：党参、茯苓、白术、甘草健脾益气；半夏、陈皮化痰和中；木香、砂仁理气醒脾。

4. 阳气虚衰证

心神昏浊，倦怠嗜卧，精神疲乏懒言，畏寒肢冷，面色㿠白，健忘，脉沉细无力，舌淡苔薄。

治法：益气温阳。

代表方：附子理中丸合人参益气汤加减。

常用药：附子、干姜温补脾肾之阳；炙黄芪、人参、白术、炙甘草大补元气；熟地黄、五味子、川芎滋补阴液，阴中求阳；升麻升阳，以助清气上升。

第四节　癫　狂

　　癫狂为临床常见的精神失常疾病。癫病以精神抑郁，表情淡漠，沉默痴呆，语无伦次，静而多喜为特征。狂病以精神亢奋，狂躁不安，喧扰不宁，骂詈毁物，动而多怒为特征。均以青壮年罹患者多。因二者在临床症状上不能截然分开，又能相互转化，故以癫狂并称。

　　癫狂病名出自《内经》，并对其病因病机及治疗均有较系统的描述。在病因病机方面，《素问·至真要大论》说："诸躁狂越，皆属于火"，指出了火邪扰心可致发病。《灵枢·癫狂》又有"得之忧饥"、"大怒"、"有所大喜"等记载，明确指出多为情志因素致病。在症状描述方面，《灵枢·癫狂》说："癫疾始生，先不乐，头重痛，视举目赤，甚作极，已而烦心"；"狂始发，少卧、不饥，自高贤也，自辩智也，自尊贵也，善骂詈，日夜不休"。《素问·脉要精微论》又说："衣被不敛，言语善恶，不避亲疏者，此神明之乱也"。在治疗方面，《素问·病能论》云："……治之奈何？岐伯曰：夺其食即已。……使之服以生铁落为饮"。为了观察病情变化，首创"治癫疾者常与之居"的护理方法，至今也有实用意义。《难经·二十难》提出了"重阴者癫"、"重阳者狂"，使癫病与狂病相鉴别。金元时期《河间六书·狂越》认为："心火旺，肾水衰，乃失志而狂越"。《丹溪心法·癫狂》篇说："癫属阴，狂属阳……大率多因痰结于心胸间"。提出了癫狂与"痰"的密切关系，为后世用吐法治疗本病建立了理论基础。到了明代，王肯堂提出癫与狂之不同，《证治准绳·癫狂痫总论》曰："癫者或狂或愚，或歌或笑，或悲或泣，如醉如痴，言语有头无尾，秽洁不知，积年累月不愈"；"狂者病之发时猖狂刚暴，如伤寒阳明大实发狂，骂詈不避亲疏，甚则登高而歌，弃衣而走，逾垣上屋，非力所能，或与人语所未尝见之事。"给后世辨证治疗提示了正确依据，清·王清任《医林改错·癫狂梦醒汤》指出"癫狂……乃气血凝滞脑气"，开创从瘀治疗癫狂之先河。

　　癫与狂是精神失常的疾患。西医学精神分裂症、躁狂抑郁症，其临床表现与本病证类似者，可参考本节辨证论治。

【病因病机】

　　癫狂的发生与七情内伤、饮食失节、禀赋不足相关，损及心、脾、肝、胆、肾，导致脏腑功能失调和阴阳失于平秘，进而产生气滞、痰结、郁火、瘀血等，蒙蔽心窍或心神被扰，神明逆乱，而引起神志异常。

一、病因

1. 七情内伤

　　多因恼怒郁愤不解，肝失疏泄，胆气不平，心胆失调，心神扰乱而发病；或肝郁不解，气郁痰结，阻塞心窍而发病；或暴（恚）怒不止，引动肝胆木火，郁火上升，冲心犯脑，神明无主而发病；或肝气郁悖，气失畅达，血行凝滞，致气滞血瘀，或痰瘀互结，气血不能上荣脑髓，神机失用而发病。

2. 饮食失节

嗜食肥甘膏粱，脾胃运化失司，聚湿成痰，痰浊内盛，郁而化火，上扰心神；或痰与气结，阻蔽神明；或与瘀血相伍，痹阻心窍，均致神志失常而发病。

3. 先天不足

胎儿在母腹中因禀赋异常，脏气不平，生后一有所触，遭遇情志刺激，则气机逆乱，阴阳失调，神机失常而发病。

二、病机

病变所属脏腑，主要在心肝，涉及脾胃，久而伤肾。病理因素以气、痰、火、瘀为主，四者有因果兼夹的关系，且多以气郁为先。肝气郁结，肝失条达，气郁生痰；或心脾气结，郁而生痰，痰气互结，则蒙蔽神机；如气郁化火，炼液为痰，或痰火蓄结阳明，则扰乱神明。病久气滞血瘀，凝滞脑气，又每兼瘀血为患。

区别言之，癫与狂的病机特点各有不同。癫为痰气郁结，蒙蔽神机；狂为痰火上扰，神明失主。但癫证痰气郁而化火，可转化为狂证；狂证日久，郁火宣泄而痰气留结，又可转化癫证，故两者不能截然分开。

本病初起多属实证，久则虚实夹杂。癫证多由痰气郁结，蒙蔽心窍，久则心脾耗伤，气血不足。狂证多因痰火上扰，心神不安，久则火盛伤阴，心肾失调。

本病的转归预后，关键在于早期诊断，及时治疗，重视精神调护，避免精神刺激。若失治、误治，或多次复发，则病情往往加重，形神俱坏，难以逆转。

【诊查要点】

一、诊断依据

1. 神情抑郁，表情淡漠，静而少动，沉默痴呆，或喃喃自语，语无伦次；或突然狂奔，喧扰不宁，呼号打骂，不避亲疏。

2. 有癫狂的家族史，或脑外伤史。多发于青壮年女性，素日性格内向，近期情志不遂，或突遭变故，惊恐而心绪不宁。

3. 排除药物、中毒、热病原因所致。

二、病证鉴别

1. 癫证与郁病

两者均与五志过极，七情内伤有关，临床表现有相似之处。然郁病以心情抑郁，情绪不宁，胸胁胀闷，急躁易怒，心悸失眠，喉中如有异物等自我感觉异常为主，或悲伤欲哭，数欠伸，像如神灵所作，神志清楚，有自制能力，不会自伤或伤及他人。癫证亦见喜怒无常，多语或不语等症，但一般已失去自我控制力，神明逆乱，神志不清。

2. 癫证与痴呆

癫证与痴呆症状表现亦有相似之处，然痴呆以智能低下为突出表现，以神志呆滞，愚笨迟钝为主要证候特征，其部分症状可自制，其基本病机是髓减脑衰，神机失调，或痰浊瘀血，阻痹脑脉。

三、相关检查

癫狂病目前还没有肯定的实验室诊断方法，主要根据病史及临床症状。

头颅 CT、MRI、周围血白细胞计数、脑脊液等检查可排除其他相关疾病。

【辨证论治】

一、辨证要点

1. 区分癫证与狂证之不同

癫证初期以情感障碍为主，表现情感淡漠，生活懒散，少与人交往，喜静恶动。若病情进一步发展，可出现思维障碍，情绪低下，沉默寡言，学习成绩下降，直至丧失生活和工作能力。进一步发展，病情更甚者，可出现淡漠不知，喃喃自语，终日闭户，不知饥饱。狂证初期以情绪高涨为主，多见兴奋话多，夜不寐，好外走，喜冷饮，喜动恶静。病情进一步发展，渐至频繁外走，气力倍增，刚暴易怒，登高而歌，自高贤，自尊贵，部分患者亦可出现呼号骂詈，不避水火，不避亲疏的严重症状。癫狂至晚期，正气大亏，邪气犹存，临床极为难治。

2. 辨病性虚实

初病属实，久病则多虚实夹杂。癫为气郁、痰阻、血瘀，久延则脾气心血亏耗。狂为火郁、痰壅、热瘀，久延心肾阴伤，水不济火，而致阴虚火旺。

二、治疗原则

本病初期多以邪实为主，治当理气解郁，畅达神机，降（泄）火豁痰，化瘀通窍；后期以正虚为主，治当补益心脾，滋阴养血，调整阴阳。

三、证治分类

（一）癫证

1. 痰气郁结证

精神抑郁，表情淡漠，沉默痴呆，时时太息，言语无序，或喃喃自语，多疑多虑，喜怒无常，秽洁不分，不思饮食，舌红苔腻而白，脉弦滑。

证机概要：肝气郁滞，脾失健运，痰郁气结，蒙蔽神窍。

治法：理气解郁，化痰醒神。

代表方：逍遥散合顺气导痰汤加减。前方以疏肝气、解郁结为主，用于肝郁脾虚证；后方涤痰开窍见长，用于痰浊蒙蔽心窍证。

常用药：柴胡、白芍、当归疏肝养血；茯苓、白术、甘草健脾益气；枳实、木香、香附理气解郁；半夏、陈皮、胆星理气化痰；郁金、石菖蒲解郁醒神。

痰伏较甚者予控涎丹，临卧姜汤送下，该方虽无芫花逐水，但有甘遂、大戟之峻攻，白芥子善逐皮里膜外之痰涎，故搜剔痰结伏饮功效甚佳，尤其制成丸剂，小量服用，去痰饮而不伤正；若神思迷惘，表情呆钝，言语错乱，目瞪不瞬，舌苔白腻，为痰迷心窍，宜理气豁痰，散结宣窍，先以苏合香丸，芳香开窍，继以四七汤加胆星、郁金、石菖蒲之类，以行气化痰；病久痰气郁结，面黯，舌紫，脉沉涩，酌加桃仁、红花、赤芍、泽兰等活血化瘀；若不寐易惊，烦躁不安，舌红苔黄，脉滑数者，为痰郁化热，痰热交蒸，干扰心神所致，宜清热化痰，可用温胆汤加黄连合白金丸加减。若神昏志乱，动手毁物，为火盛欲狂之征，当以狂病论治。

2．心脾两虚证

神思恍惚，魂梦颠倒，心悸易惊，善悲欲哭，肢体困乏，饮食锐减，言语无序，舌淡，苔薄白，脉沉细无力。

证机概要：癫证日久，脾失健运，生化乏源，气血俱衰，心神失养。

治法：健脾益气，养心安神。

代表方：养心汤合越鞠丸加减。前方健脾养心安神为主，适用于心悸易惊，健忘失眠，饮食减少等心脾两虚证；后方以行气解郁，调畅气机为主，适用于胸膈痞闷，饮食不消等气、血、火、湿、食、痰六郁之证。

常用药：人参、黄芪、炙甘草健脾益气；香附、神曲、苍术、茯苓醒脾化湿；当归、川芎养心补血；远志、柏子仁、酸枣仁、五味子宁心安神。

心气耗伤，营血内亏，悲伤欲哭，加淮小麦、大枣清心润燥安神；气阴两虚加太子参、麦冬；神气恍惚，心悸易惊，加龙齿、磁石重镇安神；病久脾肾阳虚，反应及动作迟钝，嗜卧，四肢欠温，面色苍白，舌淡，脉沉细，酌加肉桂、附子、巴戟天、仙茅、仙灵脾等温补肾阳。

（二）狂证

1．痰火扰神证

起病先有性情急躁，头痛失眠，两目怒视，面红目赤，突发狂乱无知，骂詈号叫，不避亲疏，逾垣上屋，或毁物伤人，气力愈常，不食不眠，舌质红绛，苔多黄腻或黄燥而垢，脉弦大滑数。

证机概要：五志化火，痰随火升，痰热上扰清窍，神明昏乱。

治法：清心泻火，涤痰醒神。

代表方：生铁落饮加减。本方清心泻火，涤痰醒神，适用于痰热上扰，窍蒙神昏之证。

常用药：龙胆草、黄连、连翘清泻心肝实火；胆星、贝母、橘红、竹茹清涤痰浊；石菖蒲、远志、茯神宣窍安神；生铁落、朱砂镇心宁神；玄参、天冬、麦冬、丹参养心血，固心阴，活瘀血，以防火热伤阴之弊。

痰火壅盛而舌苔黄垢腻者，同时用礞石滚痰丸逐痰泻火，再用安宫牛黄丸清心开窍；若阳明腑热，大便燥结，舌苔黄燥，脉实大者，可暂用小承气汤，以荡涤秽浊，清泄胃肠实火；烦热渴饮加生石膏、知母、天花粉、生地清热生津；久病面色晦滞，狂躁不安，行为乖异，舌质青紫有瘀斑，脉沉弦者，此为瘀热阻窍，可酌加丹皮、赤芍、大黄、桃仁、水蛭；

若神志较清，痰热未尽，心烦不寐者，可用温胆汤合朱砂安神丸主之，以化痰安神。

2. 痰热瘀结证

癫狂日久不愈，面色晦滞而秽，情绪躁扰不安，多言不序，恼怒不休，甚至登高而歌，弃衣而走，妄见妄闻，妄思离奇，头痛，心悸而烦，舌质紫暗，有瘀斑，少苔或薄黄苔干，脉弦细或细涩。

证机概要：气郁痰结，血气凝滞，瘀热互结，神窍被塞。

治法：豁痰化瘀，调畅气血。

代表方：癫狂梦醒汤加减。本方重在调畅气血，豁痰化瘀，适用于气血郁滞，痰热瘀结之证。

常用药：半夏、胆南星、陈皮理气豁痰；柴胡、香附、青皮疏肝理气；桃仁、赤芍、丹参活血化瘀。

蕴热者，加黄连、黄芩以清之；有蓄血内结者，加服大黄䗪虫丸，以祛瘀生新，攻逐蓄血；不饥不食者，加白金丸，以化顽痰，祛恶血。

3. 火盛阴伤证

癫狂久延，时作时止，势已较缓，妄言妄为，呼之已能自制，但有疲惫之象，寝不安寐，烦惋焦躁，形瘦，面红而秽，口干便难，舌尖红无苔，有剥裂，脉细数。

证机概要：心肝郁火，或阳明腑热久羁，耗津伤液，心肾失调，阴虚火旺，神明受扰。

治法：育阴潜阳，交通心肾。

代表方：二阴煎合琥珀养心丹加减。前方重在滋阴降火，安神宁心，适用于心中烦躁，惊悸不寐等阴虚火旺之证；后方偏于滋养肾阴，镇惊安神，适用于悸惕不安，反应迟钝等心肾不足之证。

常用药：川黄连、黄芩清心泻火，生地黄、麦冬、玄参、阿胶、生白芍滋阴养血，共奏泻南补北之用；人参、茯神、酸枣仁、柏子仁、远志、石菖蒲交通心肾，安神定志；生龙齿、琥珀、朱砂镇心安神。

痰火未平，舌苔黄腻，质红，加胆南星、天竺黄；心火亢盛者，加朱砂安神丸；睡不安稳者，加孔圣枕中丹。

【预防调护】

1. 重视精神疗法：移情易性等精神疗法是预防和治疗癫狂的有效方法，如防止环境的恶性刺激，保持光线明亮，这对保持患者智力，活跃情绪，增加社会接触和消除被隔离感有益。勤更衣着，鼓励拜会亲友、谈心、读报、听收音机或看轻松娱乐性电视。病房布置家庭化，以免医院的白色标志引起患者负性情绪。组织患者参加娱乐活动，对患者治疗和恢复十分有益。

2. 加强护理：癫狂之病多由内伤七情而引起，注意精神护理，包括情志和谐，起居、饮食、劳逸调摄规律。正确对待病人的各种病态表现，不应讥笑、讽刺，要关心、体贴、照顾病人。对重证病人的打人、骂人、自伤、毁物等症状，要采取防护措施，注意安全，防止意外，必要时专人照顾。对拒食病人应寻找原因，根据其特点进行劝导、督促，可喂食或鼻饲，以保持营养。

3. 加强妇幼保健工作。首先加强母孕期间的卫生，避免受到惊恐等精神刺激，对有阳性家族史者应当劝其不再生子女。同时注意幼儿的发育成长，一旦发现有精神异常表现，应尽早找专科医生诊治，早期治疗，预后较好。

【结　语】

癫狂是一种精神失常疾病，系由七情内伤，饮食失节，禀赋不足，致痰气郁结，或痰火暴亢，使脏气不平，阴阳失调，闭塞心窍，神机逆乱。其病位在心，与肝、胆、脾、胃关系密切。癫证以精神抑郁，表情淡漠，喃喃自语，语无伦次，静而多喜少动为特征，治以理气解郁，畅达气机为其大法；狂证以精神亢奋，狂躁不安，骂詈毁物，动而多怒少静为其特征，降（泄）火豁痰以治其标。同时，移情易性不但是防病治病的需要，也是防止病情反复或发生意外的措施。

【临证备要】

1. 注意癫狂先兆症状的发现：癫狂病患者在发病前，往往有精神异常的先兆出现，如本病患者平素性格内向，心情抑郁，若遇有志意不遂或卒受惊恐而出现神情淡漠，沉默不语，或喜怒无常，坐立不安，睡眠障碍，夜梦多，饮食变化等症状者，均应考虑癫狂病的可能，应及时就诊，力争早期诊断，早期治疗。

2. 掌握吐下逐痰法的应用：癫狂的基本病理因素为痰，或痰凝气滞，或痰郁化火。故初病体实，饮食不衰者，可予吐下劫夺，荡涤痰浊，如大黄、礞石、芒硝、芫花之类。若痰浊壅盛，胸膈督闷，口多痰涎，脉滑大有力，形体壮实者，可先用三圣散取吐，劫夺痰涎，倘吐后形神俱乏，宜及时饮食调养。必要时可用验方龙虎丸（牛黄、巴豆霜、辰砂、白矾、米粉），使痰涎吐下而出，临床有经吐下而神清志定者。此法现虽罕用，但不可不知。

3. 活血化瘀法在癫狂病中的应用：癫狂日久，气滞痰凝，影响血运，形成痰瘀胶结，痰为瘀之基，瘀亦能变生痰浊，痰夹瘀血，形成宿疾，潜伏脏腑经络之中，每因触动而发，遂成灵机逆乱，神志失常。为此学者将癫狂责之痰浊血瘀为主而加以辨证论治，选用活血化瘀法治疗，常用的有破血下瘀的桃仁承气汤，理气活血的血府逐瘀汤、癫狂梦醒汤、通窍活血汤等。

4. 开窍法的应用：本病总由痰闭心窍，蒙蔽神志所致，故开窍法的应用十分重要。癫属痰气为主，可予温开，药用苏合香丸；狂属痰火上扰，可予凉开，药用安宫牛黄丸、至宝丹等。

【医案选读】

病案一

某，患者因情绪刺激患精神分裂症。刻诊：面色㿠白而浮肿，语言能够对答而无伦次，自诉心慌，胆怯，耳边听到有人讲话，大便干燥。家属诉述病人有时翻眼睛，有时发抖，有时胡思乱想，出言不伦，有时大声吵闹，行为幼稚，贪吃懒做。诊其脉促，舌淡，边有齿印。证属痰蒙心窍，治当涤痰，但久病体虚，不宜猛攻而宜缓图。

朱茯苓12g　姜半夏9g　陈皮9g　炙甘草3g　炒枳壳6g　姜竹茹9g　党参12g　石菖蒲9g　远志6g　桂枝4.5g　白金丸15g（包煎）

二诊：面色已转红润，浮肿全退，精神症状逐步好转，自诉夜寐梦多，舌胖，苔中心黄，诊其脉细滑不畅。郁结未全开，用十味温胆汤出入。

党参12g　朱茯苓9g　姜半夏9g　炒枣仁9g　远志6g　陈皮6g　炒枳壳9g　石菖蒲9g　淮小麦30g　生白芍9g　姜竹茹9g　白金丸9g（分吞）

三诊：半年余治疗后，思维完全恢复正常，于同年11月份恢复工作，智力一如常人，但不能停药，停药后症情又有反复。性情急躁，易发脾气，在家常与母亲无故争吵，但在厂里能自己克制，坚持工作，脉弦细滑，舌苔干糙。痰热郁结，津液蒸熬，时当春令发越，有引动宿痰之虞，治拟缓肝润燥，清心降火。

皮尾参9g（另煎代茶）　天竺黄9g　淮小麦30g　赤白芍各12g　生炙甘草各1.5g　连翘9g　干竹叶9g　丹参9g　柴胡3g　大枣3枚　牛黄清心丸1粒（化服）

半月后，烦躁完全平静，再以原方去天竺黄、竹叶、牛黄清心丸，加鲜生地12g，广郁金4.5g，开心果9g，皮尾参易北沙参9g，续服。

嗣后以甘麦大枣汤为基础，合温胆汤再加白芍、连翘、郁金等药出入调理，迄今旧病未复发，智力如常人。

（上海市卫生局编. 上海老中医经验选编·金寿山医案. 上海科学技术出版社. 1980）

病案二

某，因神志错乱，狂躁不安，拒绝看病，特邀出诊。哭笑无常，詈骂不休，时而高谈阔论，时而跪地磕头，扬手掷足，狂躁不定，毁物伤人，无所不为，昼夜难寐，心中烧灼、大渴大饮，饮不解渴，胸膈痞闷，满腹胀痛，按之坚硬，大便旬日未更，面色潮红，舌鲜红，苔黑黄而厚，燥起芒刺，六脉沉实滑数。此阳明火郁发狂之证。阳明火郁化燥，灼津化痰，燥火夹痰上窜，扰乱神明，非重剂攻下，荡涤实热，病必难除，急疏大承气汤合小陷胸汤加味。

处方：生大黄10g（后下）　玄明粉12g（兑服）　厚朴10g　全瓜蒌12g　法半夏10g　黄连5g　枳实10g　生铁落30g（包煎）　石菖蒲10g　服2剂。

二诊：药后泻下燥矢数十枚，狂躁大定，神志稍清，胸膈觉舒，腹不痛胀，余症均减，舌质红绛，苔黄花剥，脉仍滑数。腑实已通，而阳明燥火仍盛，火旺伤阴，拟滋阴降火，重镇安神之法。

处方：生地黄15g　玄参12g　麦冬12g　知母12g　酒大黄10g　花粉12g　丹皮10g　黄连5g　黄柏10g　石菖蒲10g　生铁落30g（包煎）

三诊：大便已通，口渴大减，睡眠安宁，但多梦易醒，焦虑多疑，心烦心悸，头晕健忘，舌红苔黄，脉细数。心阴亏耗，心神失养，拟滋阴降火，养心安神，处以二阴煎化裁。

玄参12g　朱茯苓12g　生地黄15g　丹参12g　麦冬12g　五味子5g　酸枣仁10g　黄连5g　远志6g　炙甘草6g　石菖蒲10g　白芍12g　龙骨15g

连服20余剂，恢复工作，至今未发。

（王足明主编. 疑难病证中医治验·阳明火郁、燥火夹痰之狂证. 湖南科学技术出版社. 1983）

【文献摘要】

《素问·阳明脉解》："阳明者……病甚则弃衣而走，登高而歌，或至不食数日，逾垣上屋，所上之处，皆非其素所能也。……四支者，诸阳之本也，阳盛则四支实，实则能登高也。……热盛于身，故弃衣欲走也。……阳盛则使人妄言骂詈不避亲疏而不欲食，不欲食故妄走也。"

《素问·宣明五气论》："邪入于阳则狂，搏阴则癫疾。"

《难经·五十九难》："狂癫之病，何以别之？然，狂疾之始发，少卧而不饥，自高贤也，自辩智也，自倨贵也，妄笑好歌，妄行不休是也。癫疾始发，意不乐，僵仆直视，其脉三部阴阳俱盛是也。"

《医家四要·病机约论》："癫疾始发，志意不乐，甚则精神痴呆，言语无伦，而睡于平时，乃邪并于阴也。狂疾始发，多怒不卧，甚则凶狂欲杀，目直骂詈，不识亲疏，乃邪并于阳也。故经曰：重阴者癫，重阳者狂。盖癫之为病，多因谋为不遂而得，宜以安神定志丸治之。狂之为病，多因痰火结聚而得，宜以生铁落饮主之。"

《证治汇补·癫狂》："二症之因，或大怒而动肝火，或大惊而动心火，或痰为火升，升而不降，壅塞心窍，神明不得出入，主宰失其号令，心反为痰火所役。一时发越，逾垣上屋，持刀杀人，裸体骂詈，不避亲疏，飞奔疾走，涉水如陆，此肝气太旺，木来乘心，名之曰狂，又谓之大癫。法当抑肝镇心，降龙丹主之。若抚掌大笑，言出不伦，左顾右盼，如见神灵，片时正性复明，深为极悔，少顷态状如故者，此膈上顽痰，泛滥洋溢，塞其道路，心为之碍。痰少降则正性复明，痰复升则又举发，名之曰癫。法当利肺安心，安神滚痰丸主之。"

《张氏医通·神志门》："狂之为病，皆由阻物过极，故猖狂刚暴，若有邪附，妄为不避水火，骂詈不避亲疏，或言未尝见之事，非力所能，病反能也"。"上焦实者，从高抑之，生铁落饮；阳明实则脉浮，大承气汤去厚朴加当归、铁落饮，以大利为度。在上者，因而越之，来苏膏或戴人三圣散涌吐，其病立安，后用洗心散、凉膈散调之。"

第五节 痫 病

痫病是一种反复发作性神志异常的病证，亦各"癫痫"，俗称"羊痫风"。临床以突然意识丧失，甚则仆倒，不省人事，强直抽搐，口吐涎沫，两目上视或口中怪叫，移时苏醒，一如常人为特征。发作前可伴眩晕、胸闷等先兆，发作后常有疲倦乏力等症状。

痫病首见于《内经》，《素问·奇病论》曰："人生而有病癫疾者……病名为胎病，此得之在母腹中时，其母有所大惊，气上而不下，精气并居，故令子发为癫疾也"。不仅提出"胎病"、"癫疾"的病名，并指出发病与先天因素有关。对于本病的临床表现，前人已有确切的描述。如巢元方《诸病源候论·癫狂候》指出："癫者，猝发仆地，吐涎沫，口㖞，目急，手足缭戾，无所觉知，良久乃苏。"巢氏还论述了不同病因所引起的痫病，并将其分为风痫、惊痫、食痫、痰痫等。《诸病源候论·痫》篇又说："痫病……醒后又复发，有连日发者，有一日三五发者。"宋金时代，对本病的发病机理阐述较深刻。陈无择《三因极一病证方论·癫痫叙论》指出："癫痫病，皆由惊动，使脏气不平，郁而生涎，闭塞诸经，厥而乃成。或在母胎中受惊，或少小感风寒暑湿，或饮食不节，逆于脏气。"指出多种因素导致脏气不平，阴阳失调，神乱而病。朱丹溪《丹溪心法·痫》云："无非痰涎壅塞，迷闷孔窍。"强调痰迷心窍引发。《古今医鉴·五痫》提出痫病的特点："发则猝然倒仆，口眼相引，手足搐搦，背脊强直，口吐涎沫，声类畜叫，食顷乃苏。"对于本病的治疗，《临证指南医案·癫痫》龚商年按语说："痫之实者，用五痫丸以攻风，控涎丸以劫痰，龙荟丸以泻火；虚者，当补助气血，调摄阴阳，养营汤、河车丸之类主之。"王清任则认为痫病的发生与元气虚，"不能上转入脑髓"，和脑髓瘀血有关，并创龙马自来丹、黄芪赤风汤治之。

本节讨论内容，虽以癫痫大发作的证治为主，但对小发作等类型的辨治亦可运用。根据本病的临床表现，西医学中的癫痫，无论原发性，或继发性，均可参照本病辨证论治。

【病因病机】

痫病的发生，大多由于七情失调，先天因素，脑部外伤，饮食不节，劳累过度，或患它病之后，造成脏腑失调，痰浊阻滞，气机逆乱，风阳内动所致，而尤以痰邪作祟最为重要。

一、病因

1．七情失调

主要责之于惊恐。《素问·举痛论》说："恐则气下"，"惊则气乱"。历代医家持此论者颇多。由于突受大惊大恐，造成气机逆乱，进而损伤脏腑，肝肾受损，则易致阴不敛阳而生热生风。脾胃受损，则易致精微不布，痰浊内聚，经久失调，一遇诱因，痰浊或随气逆，或随火炎，或随风动，蒙蔽心神清窍，是以痫病作矣。

小儿脏腑娇嫩，元气未充，神气怯弱，或素蕴风痰，更易因惊恐而发生本病，正如《景岳全书·癫狂痴呆》云："盖小儿神气尚弱，惊则肝胆夺气而神不守舍，舍空则正气不能主，而痰邪足以乱之。"

2．先天因素

痫病之始于幼年者多见，与先天因素有密切关系，所谓"病从胎气而得之"。《内经》认为多因"在母腹中时，其母有所大惊"所致。若母体突受惊恐，一则导致气机逆乱，一则导致精伤而肾亏，所谓"恐则精却"。母体精气之耗伤，必使胎儿发育异常，出生后，遂易发生痫病。而妊娠期间，母体多病，服药不当，损及胎儿，尤易成为发病的潜在因素。

3．脑部外伤

由于跌仆撞击，或出生时难产，均能导致脑窍受损，瘀血阻络，经脉不畅，脑神失养，使神志逆乱，昏不知人，遂发痫病。正如清·周学海《读医随笔·证治类》指出："癫痫之病，其伤在血……杂然凝滞于血脉，血脉通心，故发昏闷，而又有抽掣叫呼者，皆心肝气为血困之象。"

4. 其他

或因六淫之邪所干，或因饮食失调，或因患它病后，脏腑受损，均可导致积痰内伏。一遇劳累过度，生活起居失于调摄，遂致气机逆乱，触动积痰，生热动风，壅塞经络，闭塞心窍，上扰脑神，发为痫病。

二、病机

痫之为病，病理因素总以痰为主，每由风、火触动，痰瘀内阻，蒙蔽清窍而发病。以心脑神机失用为本，风、火、痰、瘀致病为标。其中痰浊内阻，脏气不平，阴阳偏胜，神机受累，元神失控是病机的关键所在。而痫病之痰，具有随风气而聚散和胶固难化两大特点，因而痫病之所以久发难愈，反复不止，正是由于胶固于心胸的"顽痰"所致。痰聚气逆闭阻，闭阻清窍，则痫证发作；痰降气顺，则发作休止；若风阳痰火逆而不降，则见痫证大发作。至于发作时间的久暂，间歇期的长短，则与气机顺逆和痰浊内聚程度有密切关系。

痫病与五脏均有关联，但主要责之于心肝，顽痰闭阻心窍，肝经风火内动是痫病的主要病机特点。久发耗伤精气，可致心肾亏虚；或气血不足，而见心脾两虚。

痫病的病机转化决定于正气的盛衰及痰邪深浅。发病初期，痰瘀阻窍，肝郁化火生风，风痰闭阻，或痰火炽盛等以实证为主，因正气尚足，痰浊尚浅，易于康复；若日久不愈，损伤正气，首伤心脾，继损肝肾，加以痰瘀凝结胶固，表现虚实夹杂，则治愈较难，甚至神情呆滞，智力减退。

【诊查要点】

一、诊断依据

1. 典型发作时突然昏倒，不省人事，两目上视，四肢抽搐，口吐涎沫，或有异常叫声等，或仅有突然呆木，两眼瞪视，呼之不应，或头部下垂，肢软无力，面色苍白等。局限性发作可见多种形式，如口、眼、手等局部抽搐而无突然昏倒，或凝视，或语言障碍，或无意识动作等。多数在数秒至数分钟即止。发作突然，醒后如常人，醒后对发作时情况不知，反复发作。

2. 发作前可有眩晕、胸闷等先兆症状。

3. 任何年龄、性别均可发病，但多在儿童期、青春期或青年期发病，可有家族史，每因惊恐、劳累、情志过极等诱发。

二、病证鉴别

1. 痫病与中风

典型发作痫病与中风病均有突然仆倒，昏不知人等，但痫病有反复发作史，发时口吐涎沫，两目上视，四肢抽搐，或作怪叫声，可自行苏醒，无半身不遂、口舌歪斜等症，而中风病则仆地无声，昏迷持续时间长，醒后常有半身不遂等后遗症。

2. 痫病与厥证

厥证除见突然仆倒，昏不知人主症外，还有面色苍白，四肢厥冷，或见口噤，握拳，手指拘急，而无口吐涎沫，两目上视，四肢抽搐和病作怪叫之见症，临床上不难区别。

3. 痫病与痉证

两者都具有四肢抽搐等症状，但痫病仅见于发作之时，兼有口吐涎沫，病作怪叫，醒后如常人。而痉证多见持续发作，伴有角弓反张，身体强直，经治疗恢复后，或仍有原发疾病的存在。

三、相关检查

脑电图是诊断痫病的主要实验室检查方法，对痫病发作类型确定具有重要作用。脑电图在发作期描记到对称性同步化棘波或棘－慢波等阳性表现。对继发性痫病，应根据病史、体格检查及脑电图的改变，选择相应的检查方法以明确之。疑有占位病变时可作头颅 CT、MRI 或脑血管造影等检查。

【辨证论治】

一、辨证要点

1. 确定病性

来势急骤，神昏猝倒，不省人事，口噤牙紧，颈项强直，四肢抽搐者，病性属风；发作时口吐涎沫，气粗痰鸣，呆木无知，发作后或有情志错乱，幻听，错觉，或有梦游者，病情属痰；有猝倒啼叫，面赤身热，口流血沫，平素或发作后有大便秘结，口臭苔黄者，病性属热；发作时面色潮红、紫红，继则青紫，口唇紫绀，或有颅脑外伤、产伤等病史者，病性属瘀。

2. 辨病情轻重

判断本病之轻重要注意两个方面，一是病发持续时间之长短，一般持续时间长则病重，短则病轻；二是发作间隔时间之久暂，即间隔时间短暂则病重，间隔时间长久则病轻。其临床表现的轻重与痰浊之浅深和正气之盛衰密切相关。

二、治疗原则

宜分标本虚实。频繁发作，以治标为主，着重清泻肝火，豁痰息风，开窍定痫；平时则补虚以治其本，宜益气养血，健脾化痰，滋补肝肾，宁心安神。

三、证治分类

1. 风痰闭阻证

发病前常有眩晕，头昏，胸闷，乏力，痰多，心情不悦。发作呈多样性，或见突然跌倒，神志不清，抽搐吐涎，或伴尖叫与二便失禁，或短暂神志不清，双目发呆，茫然所失，谈话中断，持物落地，或精神恍惚而无抽搐，舌质红，苔白腻，脉多弦滑有力。

证机概要：痰浊素盛，肝阳化风，痰随风动，风痰闭阻，上干清窍。

治法：涤痰息风，开窍定痫。

代表方：定痫丸加减。本方豁痰开窍，息风定惊，适用于痰浊素盛，肝风内动，蒙闭清窍之痫病。

常用药：天麻、全蝎、僵蚕平肝息风镇痉；川贝母、胆南星、姜半夏、竹沥、石菖蒲涤痰开窍而降逆；琥珀、茯神、远志、辰砂镇心安神定痫；茯苓、陈皮健脾益气化痰；丹参理血化瘀通络。

眩晕、目斜视者，加生龙骨、生牡蛎、磁石、珍珠母重镇安神。

2. 痰火扰神证

发作时昏仆抽搐，吐涎，或有吼叫，平时急躁易怒，心烦失眠，咳痰不爽，口苦咽干，便秘溲黄，病发后，症情加重，彻夜难眠，目赤，舌红，苔黄腻，脉弦滑而数。

证机概要：痰浊蕴结，气郁化火，痰火内盛，上扰脑神。

治法：清热泻火，化痰开窍。

代表方：龙胆泻肝汤合涤痰汤加减。前方以清泻肝火，调气开窍为主，用于火热炽盛者；后方涤痰开窍见长，用于痰浊闭窍者。

常用药：龙胆草、青黛、芦荟直入肝经而泻肝火；大黄、黄芩、栀子通泻上中下三焦之火；姜半夏、胆南星、木香、枳实理气涤痰；茯苓、橘红、人参健脾益气化痰；石菖蒲、麝香走窜，清心开窍；当归和血养肝。

有肝火动风之势者，加天麻、石决明、钩藤、地龙、全蝎，以平肝息风。

3. 瘀阻脑络证

平素头晕头痛，痛有定处，常伴单侧肢体抽搐，或一侧面部抽动，颜面口唇青紫，舌质暗红或有瘀斑，舌苔薄白，脉涩或弦。多继发于颅脑外伤、产伤、颅内感染性疾患后，或先天脑发育不全。

证机概要：瘀血阻窍，脑络闭塞，脑神失养而风动。

治法：活血化瘀，息风通络。

代表方：通窍活血汤加减。本方活血化瘀，醒脑通窍，适用于瘀阻头巅，头痛头晕，肢体抽动等症。

常用药：赤芍、川芎、桃仁、红花活血化瘀；麝香、老葱通阳开窍，活血通络；地龙、僵蚕、全蝎息风定痫。

痰涎偏盛者，加半夏、胆南星、竹茹。

4. 心脾两虚证

反复发痫，神疲乏力，心悸气短，失眠多梦，面色苍白，体瘦纳呆，大便溏薄，舌质淡，苔白腻，脉沉细而弱。

证机概要：痫发日久，耗伤气血，心脾两伤，心神失养。

治法：补益气血，健脾宁心。

代表方：六君子汤合归脾汤加减。前方健脾益气，化痰降逆，用于神疲乏力，纳呆便溏等脾虚证；后方益气养血，补心安神，用于心悸气短，失眠多梦等神志不安之症。

常用药：人参、茯苓、白术、炙甘草健脾益气助运；陈皮、姜半夏理气化痰降逆；当归、丹参、熟地养血和血；酸枣仁养心安神；远志、五味子敛心气，宁心神。

痰浊盛而恶心呕吐痰涎者，加胆南星、姜竹茹、瓜蒌、石菖蒲、旋覆花化痰降浊；便溏者，加炒苡仁、炒扁豆、炮姜等健脾止泻；夜游者，加生龙骨、生牡蛎、生铁落等镇心安神。

5. 心肾亏虚证

痫病频发，神思恍惚，心悸，健忘失眠，头晕目眩，两目干涩，面色晦暗，耳轮焦枯不泽，腰膝酸软，大便干燥，舌质淡红，脉沉细而数。

证机概机：痫病日久，心肾精血亏虚，髓海不足，脑失所养。

治法：补益心肾，潜阳安神。

代表方：左归丸合天王补心丹加减。前方滋补肝肾，填精益髓，适用于头目眩晕，腰膝酸软等真阴不足证；后方滋阴养血，安神宁心，适用于心悸失眠，神思恍惚等症。

常用药：熟地黄、山药、山萸肉、菟丝子、枸杞子补益肝肾；鹿角胶、龟板胶峻补精血；川牛膝补肾强腰；生牡蛎、鳖甲滋阴潜阳。

神思恍惚，持续时间长者，加阿胶补益心血；心中烦热者，加焦山栀、莲子心清心除烦；大便干燥者，加玄参、天花粉、当归、火麻仁以养阴润肠通便。

【预防调护】

1. 加强孕妇保健，避免胎气受损。痫病发生多与母亲在孕期内外邪干忤及七情、饮食、劳倦等失调有关，尤其在出生过程中，胎儿头部外伤也能导致。因此，特别要注意母亲孕期卫生，加强孕妇自身保健，避免胎气受损。

2. 加强护理，预防意外。痫病发作的护理有二：①发作时注意观察神志的改变，抽搐的频率，脉搏的快慢与节律，舌之润燥，瞳孔之大小，有无发绀及呕吐，二便是否失禁等情况，并详加记录。对昏仆抽搐的病人，凡有义齿者均应取下，并用裹纱布的压舌板放入病人口中，防止咬伤唇舌，同时加用床档，以免翻坠下床。②休止期患者，不宜驾车、骑车，不宜高空、水上作业，避免脑外伤。

3. 加强休止期治疗，预防再发。应针对患者病后存在不同程度的正虚参以调补，如调脾胃，和气血，健脑髓，顺气涤痰，活血化瘀等，但不可不加辨证地一概投入参、茸大补之品或其他温燥补品。

4. 注意调补。饮食宜清淡，多吃素菜，少食肥甘之品，切忌过冷过热、辛温刺激的食物，以减少痰涎及火热的滋生。可选用山药、苡米、赤豆、绿豆、小米煮粥，可收健脾化湿之功效。注意排痰及口腔卫生。保持精神愉快，避免精神刺激，怡养性情，起居有常，劳逸适度。保证充足的睡眠时间，保持大便通畅。

【结　语】

痫病是一种短暂性反复发作性神志异常疾病，多因骤受惊恐，先天禀赋不足，脑部外伤及感受外邪，饮食所伤等，致使脏腑功能失调，风痰闭阻，痰火内盛，心脾两亏，心肾亏虚，造成清窍被蒙，神机受累，元神失控而引发痫病。与心、肝、脾、肾相关，主要责之于心肝。治疗时当急则开窍醒神以治其标，控制其发作；缓则祛邪补虚以治其本。多以调气豁痰、平肝息风、清泻肝火、补益心脾、滋养肝肾、通络镇惊、宁心安神等法治之。突然发作以针刺及外治法开窍醒神以促苏醒，再投以煎剂。平日当根据疾病症状辨证论治，调其脏腑气血阴阳。加强生活的调理及发作的护理，以免发生意外，至关重要。

【临证备要】

1. 痫病的治疗遵循"间者并行，甚者独行"原则。临床实践证明，本病大多是在发作后进行治疗的，治疗的目的，旨在控制其再发作。应急则治其标，采用豁痰顺气法，顽痰胶固需辛温开导，痰热胶着须清化降火，其治疗着重在风、痰、火、虚四个字上。当控制本病发作的方药取效后，一般不应随意更改（改治其本），否则往往可导致其大发作。在痫病发作缓解后，应坚持标本并治，守法守方，持之以恒，服用 3～5 年后再逐步减量，方能避免或减少发作。

2. 辛热开破法在痫病的应用：辛热开破法是针对痫痰难化这一特点而制定的治法。痰浊闭阻，气机逆乱是本病的核心病机，故治疗多以涤痰、行痰、豁痰为大法。然而痫病之痰，异于一般痰邪，具有深遏潜伏，胶固难化，随风气而聚散之特征，非一般祛痰与化痰药物所能涤除。辛温开破法则采用大辛大热的川乌、半夏、南星、白附子等具有振奋阳气、推动气化作用的药物，以开气机之闭塞，破痰邪之积聚，捣沉痼之胶结，从而促进顽痰消散，痫病缓解。

3. 虫类药在痫病中的应用：虫类药具有良好减轻和控制发作的效果，对各类证候均可在辨证处方中加用，因此类药物入络搜风，止痉化痰，非草木药所能代替。药如全蝎、蜈蚣、地龙、僵蚕、蝉衣等。如另取研粉吞服效果尤佳。

【医案选读】

病案一

王某，男，11 岁。

患儿患癫痫，每年发作一至三次，多在晚间发作，发作时口吐痰沫，牙关紧闭，不省人事。近日发作较勤，抽搐时间较长，发作后感觉头痛，睡眠不安，时有烦急。诊为癫痫，为平素痰热内伏，复受惊恐，扰及厥阴所致。

立法：清热化痰，镇惊定搐，活血息风。

方药：生侧柏 10 克　天竺黄 6 克　胆草 6 克　地龙 6 克　青礞石 10 克　橘红 6 克　磁石 10 克　红花 3 克　桃仁 5 克　钩藤 5 克　全蝎 3 克　焦楂 10 克

化风锭 1 丸，每日 2 次。

二诊：上方加减共进 36 剂，症状平稳，惟痰多，纳差，舌无苔，脉弦缓。再拟前法化裁。

钩藤 5 克　青礞石 12 克　法夏 5 克　桃仁 5 克　红花 6 克　磁石 10 克　全蝎 3 克　地龙 10 克　化橘红 6 克　胆草 6 克　神曲 10 克　炒麦芽 10 克

化风锭 1 丸，每日 2 次。

上药又进 16 剂，合化风锭 20 丸后，三周来再未发作抽搐。继续治疗四个月后，用礞石滚痰丸和医痫无双丸交替服用，巩固疗效。一年后来痫搐基本痊愈。

（中医研究院西苑医院儿科整理. 赵心波儿科临床经验选编·医案. 人民卫生出版社. 1979）

病案二

于某，男，11岁。

初诊：患儿于1971年1月开始，左手颤动，渐发为痫抽，一至二月发作一次，每次发作约30~40分钟，神识昏迷，呼吸有时窒息，醒后疲乏无力，诊断为癫痫。舌质微红，脉沉弦。证属惊热伤肝，脑络受损，而致惊痫之候。

生石决明12克　青礞石12克　全蝎5克　红花3克　地龙6克　生侧柏10克　桃仁5克　蜈蚣1条　天竺黄10克　橘红6克　代赭石10克　生草3克

二诊：家长代诉，药服6剂，痫抽仅发作一次，约20分钟，大便正常，舌质微红。仍按原方加减。

钩藤5克　菖蒲10克　代赭石10克　全蝎3克　生石决明12克　红花5克　桃仁泥3克　天麻6克　天竺黄10克　茯神10克　煅牡蛎10克　青礞石10克

三诊：经治疗后，未发现痫搐，曾于2月7日早晨感觉手指发麻，但未见抽搐发作，自诉停西药20天以上，精神无不适，要求丸药常服。

丸药处方：代赭石10克　煅牡蛎12克　云苓12克　青礞石15克　钩藤6克　桃仁5克　南红花5克　珍珠母24克　地龙6克　磁石10克　生侧柏10克　橘红6克　蜈蚣2条　天麻6克

以上药5剂，共轧细末，蜜丸，丸重10克，每服1丸，日服2次。

（中医研究院西苑医院儿科整理. 赵心波儿科临床经验选编·医案. 人民卫生出版社. 1979）

【文献摘要】

《古今医鉴·五痫》："夫痫者有五等，而类五畜，以应五脏，发则猝然倒仆，口眼相引，手足搐搦，背脊强直，口吐涎沫，声类畜叫，食倾乃苏。原其所由，或因七情之气郁结，或为六淫之邪所干，或因受大惊恐，神气不守，或自幼受惊，感触而成，皆由痰迷心窍，如痴如愚。治之不需分五，俱宜豁痰顺气，清火平肝。"

《寿世保元·痫证》："盖痫疾之原，得之惊，或在母腹之时，或在有生之后，必因惊恐而致疾。盖恐则气下，惊则气乱，恐气归肾，惊气归心，并于心肾，则肝脾独虚，肝虚则生风，脾虚则生痰，蓄极而通，其发也暴，故令风痰上涌而痫作矣。"

《证治准绳·癫狂痫总论》："痫病发则昏不知人，眩仆倒地，不省高下，甚则抽掣，目上视，或口眼㖞斜，或口作六畜之声。"

《证治准绳·痫》："痫病与卒中、痉病相同，但痫病仆时口中作声，将醒时吐涎沫，醒后又复发，有连日发者，有一日三五发者。中风、中寒、中暑之类则仆时无声，醒时无涎沫，醒后不复再发。痉病虽亦时发时止，然身强直反张如弓，不如痫之身软，或如猪犬牛羊之鸣也。"

《临证指南医案·癫痫》："痫病或由惊恐，或由饮食不节，或由母腹中受惊，以致脏气不平，经久失调，一触积痰，厥气内风，猝焉暴逆，莫能禁止，待其气反然后已。"

《刘惠民医案选·癫痫》："本病机理可概括为脏腑机能失调，阴阳升降失职，以致风、痰、火、气四者交杂，但以脏腑病变为主，与肝、脾、心、肾关联密切。如肝肾阴虚，水不涵木，木旺化火，热极生风，肝风内动，出现肢体抽搐，角弓反张。若脾虚不能运化，津液水湿积聚成痰，痰迷心窍，则出现神不守舍，意识丧失。"

第六节　痴　呆

痴呆是由髓减脑消，神机失用所导致的一种神志异常的疾病，以呆傻愚笨，智能低下，善忘等为主要临床表现。其轻者可见神情淡漠，寡言少语，反应迟钝，善忘；重则表现为终日不语，或闭门独居，或口中喃喃，言辞颠倒，行为失常，忽笑忽哭，或不欲食，数日不知饥饿等。

中医古籍中有关痴呆的专论较少。《景岳全书·杂证谟》有"癫狂痴呆"专篇，指出了本病由郁结、不遂、思虑、惊恐等多种病因积渐而成，临床表现具有"千奇万怪"、"变易不常"的特点，并指出本病病位在心以及肝胆二经，关于预后则认为，本病"有可愈者，有不可愈者，亦在乎胃气元气之强弱"。陈士铎《辨证奇闻》立有"呆"门，对呆病症状描述甚详，认为其主要病机在于肝郁乘脾，胃衰痰生，积于胸中，盘踞心窍，使神明不清而成。陈氏还提出本病治疗以开郁逐痰、健胃通气为主要方法，立有洗心汤、转呆丹、启心救胃汤等，至今仍十分常用。

本节以讨论成年人痴呆为主，小儿先天性痴呆不在本节讨论之列。西医学中老年性痴呆、脑血管性痴呆及混合性痴呆、脑叶萎缩症、正压性脑积水、脑淀粉样血管病、代谢性脑病、中毒性脑病等疾病可参本节内容辨证治疗。

【病因病机】

本病的形成以内因为主，多由于年迈体虚、七情内伤、久病耗损等原因导致气血不足，肾精亏耗，脑髓失养，或气滞、痰阻、血瘀于脑而成。

一、病因

1. 年迈体虚

脑为髓海，元神之府，神机之用。人至老年，脏腑功能减退，年高阴气自半，肝肾阴虚，或肾中精气不足，不能生髓，髓海空虚，髓减脑消，则神机失用而成痴呆。正如《医林改错》所说："年高无记性者，脑髓渐空"。此外，年高气血运行迟缓，血脉瘀滞，脑络瘀阻，亦可使神机失用，而发生痴呆。

2. 情志所伤

所欲不遂，或郁怒伤肝，肝失疏泄，可致肝气郁结，肝气乘脾，脾失健运，则聚湿生痰，蒙蔽清窍，使神明被扰，神机失用而形成痴呆；或日久生热化火，神明被扰，则性情烦乱，忽哭忽笑，变化无常。久思积虑，耗伤心脾，心阴心血暗耗，脾虚气血生化无源，气血不足，脑失所养，神明失用；或脾虚失运，痰湿内生，清窍受蒙；或惊恐伤肾，肾虚精亏，髓海失充，脑失所养，皆可导致神明失用，神情失常，发为痴呆。

3. 久病耗损

中风、眩晕等疾病日久，或失治误治，积损正伤，一是可使肾、心、肝、脾之阴、阳、精、气、血亏损不足，脑髓失养；二是久病入络，脑脉痹阻，脑气与脏气不得相接。

二、病机

本病为一种全身性疾病，其基本病机为髓海不足，神机失用。由精、气、血亏损不足，髓海失充，脑失所养，或气、火、痰、瘀诸邪内阻，上扰清窍所致。

痴呆病位主要在脑，与心、肝、脾、肾功能失调密切相关。

病理性质多属本虚标实之候，本虚为阴精、气血亏虚，标实为气、火、痰、瘀内阻于脑。

本病在病机上常发生转化。一是气滞、痰浊、血瘀之间可以相互转化，或相兼为病，终致痰瘀交结，使病情缠绵难愈。二是气滞、痰浊、血瘀可以化热，而形成肝火、痰热、瘀热，上扰清窍。进一步发展，可耗伤肝肾之阴，肝肾阴虚，水不涵木，阴不制阳，肝阳上亢，化火生风，风阳上扰清窍，而使痴呆加重。三是虚实之间可相互转化。实证的痰浊、瘀血日久，若损及心脾，则气血不足；或耗伤心阴，神明失养；或伤及肝肾，则阴精不足，脑髓失养，可转化为痴呆的虚证。而虚证病久，气血亏乏，脏腑功能受累，气血运行失畅，或积湿为痰，或留滞为瘀，则可见虚中夹实之证。故本病临床以虚实夹杂证为多见。

【诊查要点】

一、诊断依据

1. 以记忆力减退，记忆近事及远事的能力减弱，判定认知人物、物品、时间、地点能力减退，计算力与识别空间位置结构的能力减退，理解别人语言和有条理地回答问题的能力障碍等为主症。伴性情孤僻，表情淡漠，语言重复，自私狭隘，顽固固执，或无理由地欣快，易于激动或暴怒。其抽象思维能力下降，不能解释或区别词语的相同点和不同点，道德伦理缺乏，不知羞耻，性格特征改变。

2. 起病隐匿，发展缓慢，渐进加重，病程一般较长。但也有少数病例发病较急。患者可有中风、头晕、外伤等病史。

二、病证鉴别

1. 痴呆与郁证

痴呆的神志异常需与郁证中的脏躁相鉴别。脏躁多发于青中年女性，多在精神因素的刺激下呈间歇性发作，不发作时可如常人，且无智能、人格、情感方面的变化。而痴呆多见于老年人，男女发病无明显差别，且病程迁延，其心神失常症状不能自行缓解，并伴有明显的记忆力、计算力减退甚至人格情感的变化。

2. 痴呆与癫证

癫证属于精神失常的疾患，以沉默寡言、情感淡漠、语无伦次、静而多喜为特征，以成年人多见。而痴呆则属智能活动障碍，是以神情呆滞、愚笨迟钝为主要临床表现的神志异常疾病，以老年人多见。另一方面，痴呆的部分症状可自制，治疗后有不同程度的恢复。但须指出：重症痴呆患者与癫证在临床症状上有许多相似之处，临床难以区分。

3. 痴呆与健忘

健忘是以记忆力减退、遇事善忘为主症的一种病证。而痴呆则以神情呆滞，或神志恍惚，告知不晓为主要表现。其不知前事或问事不知等表现，与健忘之"善忘前事"有根本区别。痴呆根本不晓前事，而健忘则晓其事却易忘，且健忘不伴有智能减退、神情呆钝。健忘可以是痴呆的早期临床表现，这时可不予鉴别。由于外伤、药物所致健忘，一般经治疗后可以恢复。

三、相关检查

本病诊断，常需配合影像学检查、电生理学检查、实验室检查以及神经心理学检查（智商测定）。在神经影像学检查中，对于发现引起痴呆的结构性损害的病变，电子计算机体层扫描（CT）及 MRI 非常重要。对于测量痴呆病人的脑血流，氧、糖等能量代谢的变化，单光子发射断层摄影术（SPET）及正电子发射断层摄影术（PET）具有重要意义。电生理学检查方面常用脑电图（EEG）、躯体感觉诱发电位（SEPS）。实验室检查中，血脂测定、血液流变学检查、免疫学检查、血糖测定、脑血流量测定等均有助于鉴别诊断。

【辨证论治】

一、辨证要点

本病乃本虚标实之证，临床上以虚实夹杂者多见。无论为虚为实，都能导致髓减脑消，脏腑功能失调，因而辨证时需分清虚实。

痴呆属虚者，临床主要以神气不足，面色失荣，形体消瘦，言行迟弱为特征，可分为髓海不足、肝肾亏虚、脾肾两虚等证。痴呆属实者，除见智能减退、表情反应呆钝外，临床还可见因浊实之邪蒙神扰窍而引起情志、性格方面或亢奋或抑制的明显改变，以及痰浊、瘀血、风火等诸实邪引起的相应证候。老年痴呆虚实夹杂者多见，或以正虚为主，兼有实邪，或以邪实为主，兼有正虚。

二、治疗原则

治疗当以开郁逐痰、活血通窍、平肝泻火治其标，补虚扶正、充髓养脑治其本。为加强滋补作用，常加血肉有情之品。治疗时宜在扶正补虚、填补肾精的同时，注意培补后天脾胃，以冀脑髓得充，化源得滋。同时，须注意补虚切忌滋腻太过，以免滋腻损伤脾胃，酿生痰浊。

另外，在药物治疗的同时，移情易性，智力和功能训练与锻炼亦不可轻视。

三、证治分类

1. 髓海不足证

智能减退，记忆力、计算力、定向力、判断力明显减退，神情呆钝，词不达意，头晕耳鸣，懒惰思卧，齿枯发焦，腰酸骨软，步履艰难，舌瘦色淡，苔薄白，脉沉细弱。

证机概要：肾精亏虚，髓海失养。

治法：补肾益髓，填精养神。

代表方：七福饮加减。本方益气养血，滋阴补肾，兼有化痰宣窍之功，适用于肝肾精血亏虚，髓海不足之痴呆。

常用药：熟地滋阴补肾；鹿角胶、龟板胶、阿胶、紫河车、猪骨髓补髓填精；当归养血补肝；人参、白术、炙甘草益气健脾；石菖蒲、远志、杏仁宣窍化痰。

肝肾阴虚，年老智能减退，腰膝酸软，头晕耳鸣者，可去人参、白术、紫河车、鹿角胶，加怀牛膝、生地、枸杞子、女贞子、制首乌；兼肾阳亏虚，症见面白无华，形寒肢冷，口中流涎，舌淡者，加熟附片、巴戟天、益智仁、仙灵脾、肉苁蓉等；兼言行不经，心烦溲赤，舌红少苔，脉细而弦数，是肾阴不足，水不制火而心火妄亢，可用知柏地黄丸加丹参、莲子心、菖蒲等清心宣窍。

本型以虚为主，但不可峻补，一般多以本方为主加减制蜜丸或膏剂以图缓治，也可用参茸地黄丸或河车大造丸补肾益精。

2. 脾肾两虚证

表情呆滞，沉默寡言，记忆减退，失认失算，口齿含糊，词不达意，伴腰膝酸软，肌肉萎缩，食少纳呆，气短懒言，口涎外溢，或四肢不温，腹痛喜按，鸡鸣泄泻，舌质淡白，舌体胖大，苔白，或舌红，苔少或无苔，脉沉细弱，双尺尤甚。

证机概要：气血亏虚，肾精不足，髓海失养。

治法：补肾健脾，益气生精。

代表方：还少丹加减。本方既能益气健脾，又能补肾益精，适用于脾肾两虚，气血不足，肾精亏虚，髓海失养，而致痴呆之证。

常用药：熟地、枸杞子、山萸肉滋阴补肾；肉苁蓉、巴戟天、小茴香助命火，补肾气；杜仲、怀牛膝、楮实子补益肝肾；党参、白术、茯苓、山药、大枣益气健脾；菖蒲、远志、五味子宣窍安神。

肌肉萎缩，气短乏力较甚者，可加紫河车、阿胶、续断、首乌、黄芪等益气补肾；食少纳呆，头重如裹，时吐痰涎，头晕时作，舌苔腻者，酌减滋肾之品，加陈皮、半夏、生薏仁、白蔻仁健脾化湿和胃，也可配伍藿香、佩兰芳香化湿；纳食减少，脘痞，舌红少苔者，可去肉苁蓉、巴戟天、小茴香，加天花粉、玉竹、麦冬、石斛、生谷芽、生麦芽养阴生津；伴有腰膝酸软，颧红盗汗，耳鸣如蝉，舌瘦质红，少苔，脉沉弦细数者，是为肝肾阴虚，阴虚火旺之证，当改用知柏地黄丸，佐以潜阳息风之品；脾肾阳虚者，用金匮肾气丸加干姜、黄芪、白豆蔻等。

3. 痰浊蒙窍证

表情呆钝，智力衰退，或哭笑无常，喃喃自语，或终日无语，呆若木鸡，伴不思饮食，脘腹胀痛，痞满不适，口多涎沫，头重如裹，舌质淡，苔白腻，脉滑。

证机概要：痰浊上蒙，清窍被阻。

治法：豁痰开窍，健脾化浊。

代表方：涤痰汤加减。本方重在豁痰开窍，兼以益气健脾，适用于痰浊蒙窍之痴呆。

常用药：半夏、陈皮、茯苓、枳实、竹茹理气化痰，和胃降逆；制南星去胶结之顽痰；石菖蒲、远志、郁金开窍化浊；甘草、生姜补中和胃。

脾虚明显者，加党参、白术、麦芽、砂仁等；头重如裹，哭笑无常，喃喃自语，口多涎沫者，重用陈皮、半夏、制南星，并加用莱菔子、全瓜蒌、浙贝母等化痰祛痰之品；痰浊化热，干扰清窍，舌质红，苔黄腻，脉滑数者，将制南星改用胆南星，并加瓜蒌、栀子、黄芩、天竺黄、竹沥；伴有肝郁化火，灼伤肝血心液，症见心烦躁动，言语颠倒，歌笑不休，甚至反喜污秽，或喜食炭灰，宜用转呆汤加味。属风痰瘀阻，症见眩晕或头痛，失眠或嗜睡，或肢体麻木阵作，肢体无力或肢体僵直，脉弦滑，可用半夏白术天麻汤。

4. 瘀血内阻证

表情迟钝，言语不利，善忘，易惊恐，或思维异常，行为古怪，伴肌肤甲错，口干不欲饮，双目晦暗，舌质暗或有瘀点瘀斑，脉细涩。

证机概要：瘀血阻滞，脑脉痹阻。

治法：活血化瘀，开窍醒脑。

代表方：通窍活血汤加减。本方活血化瘀，开窍醒脑，适用于瘀血阻滞脑脉，脑脉痹阻脑气所致的痴呆。

常用药：麝香芳香开窍，并活血散结通络；当归、桃仁、红花、赤芍、川芎、丹参活血化瘀；葱白、生姜合菖蒲、郁金以通阳宣窍。

久病伴气血不足，加熟地、党参、黄芪；气虚血瘀为主者，宜补阳还五汤加减，药用黄芪、当归、党参、赤芍、地龙、川芎、桃仁、红花、水蛭、郁金、菖蒲、远志；气滞血瘀为主者，宜用血府逐瘀汤加减；瘀血日久，阴血亏虚明显者，加熟地、阿胶、鳖甲、制首乌、女贞子；久病血瘀化热，致肝胃火逆，症见头痛、呕恶等，应加钩藤、菊花、夏枯草、丹皮、栀子、生地、竹茹等；痰瘀交阻，兼头重，口流黏沫，舌质紫暗有瘀斑，苔厚腻者，可加半夏、橘红、枳实、杏仁、胆南星；病久入络者，宜加蜈蚣、僵蚕、全蝎、水蛭、地龙等虫类药以疏通经络，同时加用天麻、葛根等；兼见肾虚者，症见口中流涎，舌淡紫胖，苔腻或滑者，可加益智仁、补骨脂、山药。

痴呆的病程多较长。虚证患者若长期服药，积极接受治疗，部分精神症状可有明显改善，但不易根治。实证患者，及时有效地治疗，待实邪去，部分患者可获愈。虚中夹实者，则往往病情缠绵，更需临证调理，方可奏效。

【预防调摄】

精神调摄、智能训练、调节饮食起居既是预防措施，又是治疗的重要环节。病人应养成有规律的生活习惯，饮食宜清淡，少食肥甘厚味，多食具有补肾益精作用的食疗之品，如核桃、黑芝麻、山药等，并戒烟酒。医护人员应帮助病人正确认识和对待疾病，解除思想顾虑。对轻症病人应耐心细致地进行智能训练，使之逐渐掌握一定的生活及工作技能，多参加社会活动，或练习气功、太极拳等，避免过逸恶劳。对重症病人则应注意生活照顾，防止因大小便自遗及长期卧床引发褥疮、感染等。要防止病人自伤或伤人。

【结　语】

痴呆属临床常见病。其病因以情志所伤、年迈体虚为主。病位在脑，与心、肝、脾、肾相关，基本病机为髓减脑消，神机失用。病性则以虚为本，以实为标，临床多见虚实夹杂证。因而痴呆的治疗首当分清虚实。实证以痰浊蒙窍及瘀血内阻为多，治疗当化痰开窍，活血祛瘀；而痰瘀内结日久，生热化火者，又当清热泻火。虚证以精、气、血、阴、阳亏虚为多，当根据不同病情分别采用补肾填精、滋阴温阳、补益气血等法。由于肾与髓密切相关，因而补肾是治疗虚证痴呆不可忽视的一面。至于虚实夹杂证，当分清主次，或先祛邪，后扶正，或标本同治，虚实兼顾。另外，在用药治疗的同时，又当重视精神调摄与智能训练。

【临证备要】

1. 痴呆在临床上除常见以上四种证型外，还可见到以下一些证型：如属气阴两虚者，症见智能减退，神情呆钝，词不达意，静而少言，倦怠乏力，面白无华或颧红少泽，头晕耳鸣，腰膝酸软，或有半身不遂，口舌歪斜，言语謇涩，舌质淡红，少苔，脉沉细。治宜益气养阴，健脾补肾，方用六味地黄汤加人参、黄芪。属气血两虚者，症见智能减退，神情呆钝，遇事善忘，静而少动，词不达意，倦怠乏力，气短懒言，头晕目眩，面白无华，心悸胸闷，夜寐多梦，食欲不振，舌质淡胖或有齿痕，苔薄白，脉细弱。治宜益气养血，补髓充脑，方用当归补血汤或八珍汤加味。属心肾不交者，症见智能减退，神情呆钝，善忘颠倒，言语错乱，烦躁不宁，头晕耳鸣，腰膝酸软，心烦失眠，手足心热，舌红少苔，脉细数。治宜滋肾清心，交通心肾，方用六味地黄丸合交泰丸加味。痴呆病程日久，属阴阳两虚者，症见智能减退，神情呆钝，静而少动，倦怠懒言，喃喃自语，形体消瘦，骨肉痿弱，四末不温，面色㿠白无华或颧红少泽，腰膝酸软，耳鸣耳聋，二便失禁，食欲不振，夜寐不安或昼夜颠倒，舌淡红，少苔或无苔，脉沉细弱或沉细数。治宜阴阳两补，益肾健脑，方用左归丸合右归丸。

2. 治疗痴呆的常用中药：补益类药如人参、黄芪、山药、灵芝、何首乌、当归、白芍、熟地黄、山萸肉、女贞子、黄精、枸杞子、鹿角胶、龟板、胡桃仁、海马、淫羊藿、肉苁蓉、桑椹子、五味子、刺五加、益智仁、鹿茸、冬虫夏草等。利湿药如茯苓、薏苡仁等。开窍药如远志、石菖蒲、郁金、麝香等。活血化瘀药如赤芍、丹参、红花、大黄、桃仁、川芎、三七、葛根、水蛭、土鳖虫等。化痰药如浙贝母、胆南星、天竺黄、陈皮、茯苓、半夏、竹沥、僵蚕等。平肝息风通络药如天麻、地龙、全蝎等。临床可据证选药。

【医案选读】

冯某，女，43岁。1983年6月30日初诊。

因丧夫逐渐发生精神异常，意识反应迟钝，两腿活动无力，走路困难。开始生活尚能自理，近两年来，上述症状加重，意识有时模糊，缺乏思维能力，经常失眠，精神呆板，行为拙笨，语声低微不清，走路需人搀扶，否则常易摔倒，头部已有数处摔伤，上肢活动尚可，近两月下肢有轻度浮肿。检查：伸舌颤动，仅能伸出舌尖，舌质润，苔薄白，脉弦缓无力。两手平伸振颤。辨证：肝气郁结，肝风内动。治法：疏肝解郁，息风定志。处方：合欢花10g，夜交藤15g，潼蒺藜10g，青竹茹10g，竹叶10g，莲子心5g，生龙齿15g，益智仁10g，紫贝齿15g，云茯神15g。

二诊：7月7日。服上药7剂，精神明显好转，有喜笑表情，答话较前稍迅速，且多准确，能安静睡眠，行走稍见利落，惟伸舌尚迟钝，舌及两手平伸震颤减轻。仍继前法治之。处方：合欢花12g，夜交藤20g，潼蒺藜12g，青竹茹10g，竹叶10g，莲子心5g，生龙齿15g，益智仁10g，紫贝齿20g，云茯神15g，菖蒲6g，陈皮10g。6剂。

三诊：7月14日。精神、饮食、睡眠尚好，手颤亦轻，下肢浮肿已消，活动较前灵活。上方去竹叶，仍服6剂。

四诊：7月21日。一般情况仍好，现已有说有笑，且语言较流利，原卧床不能翻身，现已翻身活动，原方不变，再服6剂。

五诊：7月28日。对答自如，舌尖伸出较长，两手平伸已不颤动，惟下肢活动尚感乏力。处方：桑寄生25g，牛膝10g，合欢花10g，夜交藤15g，潼蒺藜10g，莲子心5g，益智仁10g，紫贝齿15g，茯神10g。6剂。

服药后患者独自一人来诊，精神好，走路自如，已不感乏力，语言流利，伸舌自如，并已能做家务活，偶尔尚有失眠，以上方加竹叶10g，酸枣仁10g善后，以巩固疗效。

（董建华等主编．中国现代名中医医案精华·何世英医案．北京出版社．1990）

【文献摘要】

《素问·五常政大论》："根于中者，命曰神机，神去则机息。"

《灵枢·海论》："髓海不足，则脑转耳鸣，胫酸眩冒，目无所见，懈怠安卧。"

《景岳全书·杂病谟·癫狂痴呆》："痴呆证，凡平素无痰，而或以郁结，或以不遂，或以思虑，或以疑贰，或以惊恐，而渐至痴呆，言辞颠倒，举动不经，或多汗，或善愁，其证则千奇万怪，无所不至，脉必或弦或数，或大或少，变易不常。此其逆气在心或肝胆二经，气有不清而然。但察其形体强壮，饮食不减，别无虚脱等证，则悉宜服蛮煎治之，最稳最妙。然此证有可愈者，有不可愈者，亦在乎胃气、元气之强弱，待时而复，非可急也。凡此诸证，若以大惊猝恐，一时偶伤心胆，而致失神昏乱者，此当以速扶正气为主，宜七福饮或大补元煎主之。"

《本草备要·辛夷》："人之记性，皆在于脑。小儿善忘，脑未满也；老人健忘者，脑渐空也。"

《辨证奇闻》："呆病……然其始，起于肝郁；其成，由于胃衰。肝郁则木克土，痰不化，胃衰则土不制水，痰不消，于是痰积胸中，盘踞心外，使神明不清，呆成。"

第七节 厥 证

厥证是以突然昏倒，不省人事，四肢逆冷为主要临床表现的一种病证。病情轻者，一般在短时间内苏醒，但病情重者，则昏厥时间较长，严重者甚至一厥不复而导致死亡。

《内经》论厥甚多，含义、范围广泛，有以暴死为厥，有以四末逆冷为厥，有以气血逆乱病机为厥，有以病情严重为厥。概括起来可分为两类表现：一种是指突然昏倒，不知人事，如《素问·大奇论》说："暴厥者，不知与人言。"另一种是指肢体和手足逆冷，如《素问·厥论》说："寒厥之为寒也，必从五指而上于膝"。《伤寒论》、《金匮要略》论厥，继承《内经》中手足逆冷为厥的论点，而且重在以感受外邪所致的发厥。《诸病源候论》对尸厥的表现进行了描述："其状如死，犹微有息而不恒，脉尚动而形无知也"。并认为其病机是"阴阳离居，营卫不通，真气厥乱，客邪乘之"。元·张子和《儒门事亲》将昏厥分为尸厥、痰厥、酒厥、气厥、风厥等证。至明代《医学入门·外感寒暑》进一步明确区分外感发厥与内伤杂病厥证。《景岳全书·厥逆》总结明代以前对厥证的认识，提出以虚实论治厥证，符合临床实际。此后医家对厥证的理论不断充实，提出了气、血、痰、食、暑、尸、酒、蛔等厥，并以此作为辨证的重要依据，指导临床治疗。

鉴于厥的含义较多，本节厥证所讨论的范围是以内伤杂病中具有突然发生的一时性昏倒不知人事为主症，伴有四肢逆冷的病证。至于外感病中以手足逆冷为主，不一定伴有神志改变的发厥，不属本节之讨论范围。暑厥系由感受暑热之邪而发病，本节亦不作讨论。

西医学中多种原因所致之晕厥，如癔症、高血压脑病、脑血管痉挛、低血糖、出血性或心源性休克等，均可参考本节进行辨证论治。

【病因病机】

引起厥证的病因主要有情志内伤、体虚劳倦、亡血失津、饮食不节等方面。而其病机主要是气机突然逆乱，升降乖戾，气血阴阳不相顺接。

一、病因

1. 情志内伤

七情刺激，气逆为患，以恼怒致厥为多。若所愿不遂，肝气郁结，郁久化火，肝火上炎，或因大怒而气血并走于上等，以致阴阳不相顺接而发为厥证。此外，其人若平素体弱胆怯，加上突如其来的外界影响，如见死尸，或见鲜血喷涌，或闻巨响等，亦可使气血逆乱而致厥。

2. 体虚劳倦

元气素虚，复加空腹劳累，以致中气不足，脑海失养，或睡眠长期不足，阴阳气血亏耗，亦会成为厥证的发病原因。

3. 亡血失津

如因大汗吐下，气随液耗，或因创伤出血，或血证失血过多，以致气随血脱，阳随阴消，神明失主而致厥。

4. 饮食不节

嗜食酒酪肥甘，脾胃受伤，运化失常，以致聚湿生痰，痰浊阻滞，气机不畅，日积月累，痰愈多则气愈阻，气愈滞则痰更盛，如痰浊一时上壅，清阳被阻，则可发为昏厥。

二、病机

厥证的病机主要是气机突然逆乱，升降乖戾，气血阴阳不相顺接。正如《景岳全书·厥逆》所说："厥者尽也，逆者乱也，即气血败乱之谓也。"情志变动，最易影响气机运行，轻则气郁，重则气逆，逆而不顺则气厥。气盛有余之人，骤遇恼怒惊骇，气机上冲逆乱，清窍壅塞而发为气厥实证；素来元气虚弱之人，陡遇恐吓，清阳不升，神明失养，而发为气厥虚证。气与血阴阳相随，互为资生，互为依存，气血的病变也是互相影响的。素有肝阳偏亢，遇暴怒伤肝，肝阳上亢，肝气上逆，血随气升，气血逆乱于上，发为血厥实证；大量失血，血脱则气无以附，气血不能上达清窍，神明失养，昏不知人，则发为血厥虚证。由于情志过极、饮食不节以致气机升降失调运行逆乱，或痰随气升，阻滞神明，则发为痰厥。

由于体质和病机转化的不同，病理性质有虚实之别。大凡气盛有余，气逆上冲，血随气逆，或夹痰浊壅滞于上，以致清窍闭塞，不知人事，为厥之实证；气虚不足，清阳不升，气陷于下，或大量出血，气随血脱，血不上达，气血一时不相顺接，以致神明失养，不知人事，为厥之虚证。

病变所属脏腑主要在于心、肝而涉及脾、肾。心为精神活动之主，肝主疏泄条达，心病则神明失用，肝病则气郁气逆，乃致昏厥。但脾为气机升降之枢，肾为元气之根，脾病清阳不升，肾虚精气不能上注，亦可与心肝同病而致厥。

厥证之病理转归主要有三：一是阴阳气血相失，进而阴阳离绝，发展为一厥不复之死证。二是阴阳气血失常，或为气血上逆，或为中气下陷，或气血痰浊内闭，气机逆乱而阴阳尚未离绝，此类厥证之生死，取决于正气来复与否及治疗措施是否及时、得当。若正气来复，治疗得当，则气复返而生，反之，气不复返而死。三是表现为各种证候之间的转化。如气厥和血厥之实证，常转化为气滞血瘀之证；失血致厥的血厥虚证，严重者转化为气随血脱之脱证等。

厥证的预后，主要取决于正气的强弱，病情的轻重，以及抢救治疗是否及时、得当。发病之后，若呼吸比较平稳，脉象有根，表示正气尚强，预后良好。反之，若气息微弱，或见昏愦不语，或手冷过肘，足冷过膝，或脉象沉伏如一线游丝，或如屋漏，或散乱无根，或人迎、寸口、趺阳之脉全无，多属危候，预后不良。

【诊查要点】

一、诊断依据

1. 临床表现为突然昏仆，不省人事，或伴四肢逆冷。

2. 患者在发病之前，常有先兆症状，如头晕、视物模糊、面色苍白、出汗等，而后突然发生昏仆，不知人事，"移时苏醒"，发病时常伴有恶心、汗出，或伴有四肢逆冷，醒后感头晕、疲乏、口干，但无失语、瘫痪等后遗症。

3. 应了解既往有无类似病证发生，查询发病原因。发病前有无明显的精神刺激、情绪波动的因素，或有大失血病史，或有暴饮暴食史，或有痰盛宿疾。

二、病证鉴别

1. 厥证与眩晕

眩晕有头晕目眩，视物旋转不定，甚则不能站立，耳鸣，但无神志异常的表现。与厥证突然昏倒，不省人事，迥然有别。

2. 厥证与中风

中风以中老年人为多见，常有素体肝阳亢盛。其中脏腑者，突然昏仆，并伴有口眼㖞斜、偏瘫等症，神昏时间较长，苏醒后有偏瘫、口眼㖞斜及失语等后遗症。厥证可发生于任何年龄，昏倒时间较短，醒后无后遗症。但血厥之实证重者可发展为中风。

3. 厥证与痫病

痫病常有先天因素，以青少年为多见。病情重者，虽亦为突然昏仆，不省人事，但发作时间短暂，且发作时常伴有号叫、抽搐、口吐涎沫、两目上视、小便失禁等。常反复发作，每次症状均相类似，苏醒缓解后可如常人。厥证之昏倒，仅表现为四肢厥冷，无叫吼、吐沫、抽搐等症。可作脑电图检查，以资鉴别。

4. 厥证与昏迷

昏迷为多种疾病发展到一定阶段所出现的危重证候。一般来说发生较为缓慢，有一个昏迷前的临床过程，先轻后重，由烦躁、嗜睡、谵语渐次发展，一旦昏迷后，持续时间一般较长，恢复较难，苏醒后原发病仍然存在。厥证常为突然发生，昏倒时间较短，常因情志刺激、饮食不节、劳倦过度、亡血失津等导致发病。

三、相关检查

血压、血糖、脑血流图、脑电图、脑干诱发电位、心电图、胸部 X 线摄片、颅脑 CT、MRI 等检查有助于明确诊断。

【辨证论治】

一、辨证要点

1. 辨病因

厥证的发生常有明显的病因可寻。如气厥虚证，多发生于平素体质虚弱者，厥前常有过度疲劳、睡眠不足、饥饿受寒、突受惊恐等诱因；血厥虚证，则与失血有关，常继发于大出血之证；气厥实证及血厥实证，多发生于形壮体实者，而发作多与急躁恼怒、情志过极密切相关；痰厥好发于恣食肥甘，体丰湿盛之人，而恼怒及剧烈咳嗽常为其诱因。

2．辨虚实

厥证见症虽多，但概括而言，不外虚实二证，这是厥证辨证之关键所在。实证者表现为突然昏仆，面红气粗，声高息促，口噤握拳，或夹痰涎壅盛，舌红苔黄腻，脉洪大有力。虚证者表现眩晕昏厥，面色苍白，声低息微，口开手撒，或汗出肢冷，舌胖或淡，脉细弱无力。

3．分气血

厥证以气厥、血厥为多见，应注意分辨。其中尤以气厥实证及血厥实证两者易于混淆，应注意区别。气厥实者，乃肝气升发太过所致，体质壮实之人，肝气上逆，由惊恐而发，表现为突然昏仆，呼吸气粗，口噤握拳，头晕头痛，舌红苔黄，脉沉而弦；血厥实者，乃肝阳上亢，阳气暴张，血随气升，气血并走于上，表现为突然昏仆，牙关紧闭，四肢厥冷，面赤唇紫，或鼻衄，舌质暗红，脉弦有力。

二、治疗原则

厥证乃危急之候，当及时救治为要，醒神回厥是主要的治疗原则，但具体治法又当辨其虚实。

实证：开窍、化痰、辟秽而醒神。开窍法适用于邪实窍闭之厥证，以辛香走窜的药物为主，具有通关开窍的作用。主要是通过开泄痰浊闭阻，温通辟秽化浊，宣窍通利气机而达到苏醒神志的目的。在使用剂型上应选择丸、散、气雾、含化以及注射之类药物，宜吞服、鼻饲、注射。本法系急救治标之法，苏醒后应按病情辨证治疗。

虚证：益气、回阳、救逆而醒神。适用于元气亏虚、气随血脱、津竭气脱之厥证。主要是通过补益元气，回阳救逆而防脱。对于失血、失津过急过多者，还应配合止血、输血、补液，以挽其危。由于气血亏虚，故不可妄用辛香开窍之品。

三、证治分类

（一）气厥

1．实证

由情志异常、精神刺激而发作，突然昏倒，不知人事，或四肢厥冷，呼吸气粗，口噤握拳，舌苔薄白，脉伏或沉弦。

证机概要：肝郁不舒，气机上逆，壅阻心胸，内闭神机。

治法：开窍，顺气，解郁。

代表方：通关散合五磨饮子加减。前方辛香通窍，取少许粉剂吹鼻取嚏，以促其苏醒，本法仅适用于气厥实证。后方开郁畅中，降气调肝。必要时可先化饲苏合香丸宣郁理气，开闭醒神。

常用药：本证因气机逆乱而厥，"急则治其标"，可先通关开窍，急救催醒。通关散以皂角辛温开窍，细辛走窜宣散，合用以通诸窍。用沉香、乌药降气调肝，槟榔、枳实、木香行气破滞，檀香、丁香、藿香理气宽胸。

若肝阳偏亢，头晕而痛，面赤躁扰者，可加钩藤、石决明、磁石等平肝潜阳；若兼有痰热，症见喉中痰鸣，痰壅气塞者，可加胆南星、贝母、橘红、竹沥等涤痰清热；若醒后哭笑无常，睡眠不宁者，可加茯神、远志、酸枣仁等安神宁志。

由于本证的发作常由明显的情志精神因素诱发，且部分患者有类似既往病史，因此平时可服用柴胡疏肝散、逍遥散、越鞠丸之类，理气解郁，调和肝脾。

2. 虚证

发病前有明显的情绪紧张、恐惧、疼痛或站立过久等诱发因素，发作时眩晕昏仆，面色苍白，呼吸微弱，汗出肢冷，舌淡，脉沉细微。本证临床较为多见，尤以体弱的年轻女性易于发生。

证机概要：元气素虚，清阳不升，神明失养。

治法：补气，回阳，醒神。

代表方：生脉注射液、参附注射液、四味回阳饮。前二方为注射剂，适用于急救。从功效上看，三方均能补益正气，但生脉注射液重在益气生津，而参附注射液及四味回阳饮均能益气回阳。

常用药：首先急用生脉注射液或参附注射液静脉推注或滴注，补气摄津醒神。苏醒后可用四味回阳饮加味补气温阳，药用人参大补元气，附子、炮姜温里回阳，甘草调中缓急。

汗出多者，加黄芪、白术、煅龙骨、煅牡蛎，加强益气功效，更能固涩止汗；心悸不宁者，加远志、柏子仁、酸枣仁等养心安神；纳谷不香，食欲不振者，加白术、茯苓、陈皮健脾和胃。

本证亦有反复发作的倾向，平时可服用香砂六君子丸、归脾丸等药物，健脾和中，益气养血。

（二）血厥

1. 实证

多因急躁恼怒而发，突然昏倒，不知人事，牙关紧闭，面赤唇紫，舌黯红，脉弦有力。

证机概要：怒而气上，血随气升，菀阻清窍。

治法：平肝潜阳，理气通瘀。

代表方：羚角钩藤汤或通瘀煎加减。前方以平肝潜阳息风为主，适用于肝阳上亢之肝厥、头痛、眩晕。后方活血顺气，适用于气滞血瘀，经脉不利之血逆、血厥等症。

常用药：可先吞服羚羊角粉，继用钩藤、桑叶、菊花、泽泻、生石决明平肝息风，乌药、青皮、香附、当归理气通瘀。

若急躁易怒，肝热甚者，加菊花、丹皮、龙胆草；若兼见阴虚不足，眩晕头痛者，加生地、枸杞、珍珠母。

2. 虚证

常因失血过多，突然昏厥，面色苍白，口唇无华，四肢震颤，自汗肢冷，目陷口张，呼吸微弱，舌质淡，脉芤或细数无力。

证机概要：血出过多，气随血脱，神明失养。

治法：补养气血。

代表方：急用独参汤灌服，继服人参养营汤。前方益气固脱，后方补益气血。

常用药：独参汤即重用一味人参，大补元气，所谓"有形之血不能速生，无形之气所当急固"。亦可用人参注射液、生脉注射液静脉推注或滴注。同时对急性失血过多者，应及时止血，并采取输血措施。缓解后继用人参养营汤补养气血，药用人参、黄芪为主益气，当归、熟地养血，白芍、五味子敛阴，白术、茯苓、远志、甘草健脾安神，肉桂温养气血，生姜、大枣和中补益，陈皮行气。

若自汗肤冷，呼吸微弱者，加附子、干姜温阳；若口干少津者，加麦冬、玉竹、沙参养阴；心悸少寐者，加龙眼肉、酸枣仁养心安神。

（三）痰厥

素有咳喘宿痰，多湿多痰，恼怒或剧烈咳嗽后突然昏厥，喉有痰声，或呕吐涎沫，呼吸气粗，舌苔白腻，脉沉滑。

证机概要：肝郁肺痹，痰随气升，上闭清窍。

治法：行气豁痰。

代表方：导痰汤加减。本方燥湿化痰，行气开郁，适用于风痰上逆，时发晕厥，头晕，胸闷，痰多等症。喉中痰涎壅盛者，可先予猴枣散化服。

常用药：陈皮、枳实理气降逆；半夏、胆南星、茯苓燥湿祛痰；苏子、白芥子化痰降气。

若痰湿化热，口干便秘，舌苔黄腻，脉滑数者，加黄芩、栀子、竹茹、瓜蒌仁清热降火。

【预防调护】

1. 加强锻炼，注意营养，增强体质。
2. 加强思想修养，陶冶情操，避免不良的精神和环境刺激。
3. 对已发厥证者，要加强护理，密切观察病情的发展变化，采取相应措施救治。
4. 患者苏醒后，要消除其紧张情绪，针对不同的病因予以不同的饮食调养。
5. 所有厥证患者，均应严禁烟酒及辛辣香燥之品，以免助热生痰，加重病情。

【结　语】

厥证是一种急性病证，临床上以突然发生一时性昏倒，不知人事，或伴有四肢逆冷为主要症状。轻者短时间内即可苏醒，重者一厥不醒，预后不良。引起厥证的病因主要有情志内伤、体虚劳倦、亡血失津、饮食不节等，而其病理性质主要是气机逆乱，升降乖戾，气血阴阳不相顺接。厥证常见气、血、痰厥。由于病理性质有虚实之分，临证时应根据不同类型区别虚实而辨治。厥证属危急重症，当及时救治为要，醒神回厥是主要的治疗原则，但具体治疗，实证宜开窍、化痰、辟秽而醒神；虚证宜益气、回阳、救逆而醒神。苏醒之后，按病情的不同辨证治疗。

【临证备要】

1. 本病的特点有急骤性、突发性和一时性。急骤发病，突然昏倒，移时苏醒。往往在发病前有明显的诱发因素，最多见的是情志过极，如暴怒、紧张、恐惧、惊吓等。发作前有头晕、恶心、面色苍白、出汗等先期症状。发作时昏仆，不知人事，或伴有四肢逆冷。对于重症患者，应采取中西医结合，中成药、针灸等综合应急措施，及时救治。

2. 各型之厥，特点不同，但也有其内在的联系，这种联系主要是由生理上的关联和病因病机的共性所决定。例如气厥与血厥，因气为血帅，血为气母而互相影响；又如痰厥与气厥由于痰随气动而互相联系。至于情志过极以致气血逆乱而发厥，则与气厥、血厥、痰厥均有密切关系。因此临床上既要注意厥证不同类型的特点，又要把握厥证的共性，全面兼顾，方能提高疗效。

3. 厥证是内科常见危急重症。由于厥证常易进而并发脱证，故有时也厥脱并称。近十多年来，中医加强了对本证的研究与探索，治疗本证的药物剂型，已从传统的口服丸、散、片、汤剂型发展为多种剂型，尤其是注射剂型，给药途径也从单一口服发展为多途径的给药，从而提高了中医治疗厥脱证的疗效。回阳救逆的参附注射液，以及益气养阴的生脉注射液和参麦注射液等，可根据临床情况，于急需时采用。

【病案选读】

病案一

吉某，男，43岁。1967年5月15日初诊。

去年5月突然昏倒，四肢抽筋，不吐白沫。起初1~2月发作一次，以后逐渐加剧，每2~3天发作一次，经中西医治疗，效果不显。目前神疲乏力，头昏目糊，夜寐易醒，纳呆，每餐约一两半。舌苔腻，脉弦滑。证属厥证——风阳上扰，痰浊内蒙，治拟平肝潜阳，化痰宣窍。

珍珠母30g，生铁落60g，白蒺藜9g，制南星9g，石菖蒲9g，夜交藤30g，决明子15g，蝎蜈片3g，5剂。

5月20日二诊：5天来未发昏厥、抽搐，头晕目糊有显著改善，胃纳亦增，精神较前振作。苔腻渐化，脉象弦滑。原方去珍珠母。10剂。

后经随症加减治疗一月，至6月22日诸症解除，返回单位上班。随访4年未复发。

（上海中医学院附属龙华医院. 医案选编. 上海人民出版社. 1977）

病案二

何某，女，26岁。因初产后失血颇多，遂感心悸。一日，突然昏仆，不省人事，面色苍白，移时苏醒，复如常人。初则自以为偶然之患，尚不介意，继则发作频仍，二三日一发，殆十数次。经多方治疗不效。脉象沉弱，舌质淡红无苔，面色㿠白无华，无手足抽搐、口眼歪斜、痰涎上涌等症，殊非中风，乃血厥也。治宜调理阴阳，用白薇汤加味。

党参30g，当归24g，白薇10g，丹参10g，枣仁12g，甘草10g。

服十余剂病瘳。3年未见复发。

（湖南省中医药研究所编. 湖南省老中医医案选·曾绍裘. 湖南科学技术出版社. 1981）

病案三

陈某，男，51岁。初诊：1975年10月18日。

近二月曾突然仆倒两次，神志清楚，数小时后如常。1975 年 10 月 18 日经某医院诊断为椎基动脉供血不全，椎动脉血流图示椎动脉弹性减弱。因患"胃溃疡"做过胃大部切除手术。今年 7 月患痢疾，此后血压经常为 150/100 毫米汞柱左右。近两月猝倒两次，平素时有头晕，夜寐多梦，大便急迫溏薄，小溲时有迟缓，血压 120/90 毫米汞柱，舌苔白，脉弦。

辨证：阳气不能上达，气虚血瘀，络道不通。

治法：益气化瘀，疏通络道，以使阳气上达。

方药：生黄芪 30g，豨莶草 30g，茺蔚子 15g，生白芍 20g，清半夏 12g，熟地 30g，全蝎 6g，桃仁 24g，乌梢蛇 15g，葛根 15g。

二诊：服上方药 14 剂，头晕减轻。舌苔薄白，脉弦细。

生黄芪 30g，熟地 30g，姜黄 12g，生白芍 30g，公丁香 5g，葛根 15g，白梅花 15g，全蝎 6g，桃仁 24g。

三诊：服上方药 28 剂，头晕之症继减。舌苔薄白，质淡红，脉略弦。

生黄芪 30g，生白芍 18g，淡附片 18g，桃仁 24g，全蝎 6g，熟地 30g，乌梢蛇 15g，葛根 15g。

四诊：服上方药 15 剂，诸症未作，惟右手稍有胀感。舌苔、脉象正常。

方药：大熟地 30g，豨莶草 30g，葛根 15g，珍珠母 30g，五灵脂 6g，全蝎 6g，生白芍 24g，乌梢蛇 15g，炒白芥子 12g。

嘱患者服此方 10 剂，另配丸剂服用，以巩固疗效。

（《北京市老中医经验选编》编委会. 北京市老中医经验选编·王大经医生临证经验. 北京出版社. 1986）

【文献摘要】

《灵枢·五乱》："乱于臂胫，则为四厥；乱于头，则为厥逆，头重眩仆。"

《卫生宝鉴·厥逆》："病人寒热而厥，面色不泽，冒昧，两手忽无脉，或一手无脉，此是将有好汗。""杂病厥冷，手足冷或身微热，脉皆沉细微弱而烦躁者，治用四逆汤加葱白。"

《丹溪心法·厥》："厥逆也，手足因气血逆而冷也。""尸厥……忽然手足逆冷……精神不守或错言妄语，牙紧口噤或昏不知人，头旋晕倒。""痰厥者，乃寒痰迷闷，四肢逆冷"。

《景岳全书·厥逆》："气厥之证有二，以气虚气实皆能厥也。气虚卒倒者，必其形气索然，色清白，身微冷，脉微弱，此气脱证也。……气实而厥者，其形气愤然勃然，脉沉弦而滑，胸膈喘满，此气逆证也"。"血厥之证有二，以血脱血逆皆能厥也。血脱者如大崩大吐或产血尽脱，则气亦随之而脱，故致卒仆暴死。……血逆者，即经所云血之与气并走于上之谓"。

《证治汇补·厥》："人身气血，灌注经脉，刻刻流行，绵绵不绝，凡一昼夜，当五十营于身，或外因六淫，内因七情，气、血、痰、食皆能阻歇运行之机，致阴阳二气不相接续，而厥作焉。"

《石室秘录·厥证》："人有忽然厥，口不能言，眼闭手撒，喉中作鼾声，痰气甚盛，有一日即死者，有二三日而死者，此厥多犯神明，然亦因素有痰气而发也。"

《张氏医通·厥》：“今人多不知厥证，而皆指为中风也。夫中风者，病多经络之受伤；厥逆者，直因精气之内夺。表里虚实，病情当辨，名义不正，无怪其以风治厥也。”

第三章

脾胃系病证

　　脾主运化，主升清，主统血，主肌肉、四肢，胃与脾同属中焦，主受纳、腐熟水谷，主通降，与脾相表里，共有"后天之本"之称，五脏六腑，四肢百骸皆赖以所养。脾胃的病理表现主要是受纳、运化、升降、统摄等功能的异常。

　　脾为太阴湿土之脏，喜温燥而恶寒湿，得阳气温煦则运化健旺。胃有喜润恶燥之特性，胃不仅需要阳气的蒸化，更需要阴液的濡润，胃中阴液充足，有助于腐熟水谷和通降胃气。若脾的运化水谷精微功能减退，则运化吸收功能失常，以致出现便溏、腹胀、倦怠、消瘦等病变；运化水湿功能失调，可产生湿、痰、饮等病理产物，发生泄泻等病证。若胃受纳、腐熟水谷及通降功能失常，不仅影响食欲，还可因中气不能运行，而发生胃痛、痞满及大便秘结；若胃气失降而上逆，可致嗳气、恶心、呕吐、呃逆等。

　　脾胃与肝肾关系最为密切。脾虚化源不足，五脏之精少而肾失所养；肾阳虚衰则脾失温煦，运化失职而致泄泻；肝木疏土，助其运化，脾土营木，利其疏泄，肝郁气滞易犯脾胃，引起胃痛、腹痛等。依据脾胃的生理功能和病机变化特点，故将胃痛（吐酸、嘈杂）、痞满、腹痛、呕吐、呃逆、噎膈（反胃）、痢疾、泄泻、便秘等归属为脾胃病证。上述病证虽归属于脾胃，但与其他脏腑亦密切相关，临证中应注意脏腑之间的关联，随证处理。

　　此外，脾胃为人体重要脏腑，气血、津液、湿痰饮等方面的病证多与之有关，如便血可因脾失统摄所致；脾失转输，水津敷布失常，水湿停聚，可致痰饮或水肿等，但从主病之脏和相关体系着眼，分别将其归属气血津液及肾系病证。至于脾虚生痰、上渍于肺之咳嗽，脾胃虚弱、气血化源不足、心失所养之心悸，脾气虚弱、运化失职、水湿停聚之鼓胀等病证，亦将其分别归属于相关主要脏腑系统。临床应注意其整体关系。

第一节　胃　痛

　　胃痛，又称胃脘痛，是以上腹胃脘部近心窝处疼痛为主症的病证。

　　"胃脘痛"之名最早记载于《内经》，如《灵枢·邪气脏腑病形》指出："胃病者，腹膜胀，胃脘当心而痛。"并首先提出胃痛的发生与肝、脾有关，如《素问·六元正纪大论》说："木郁之发，民病胃脘当心而痛。"《灵枢·经脉》说："脾，足太阴之脉……入腹属脾络胃……是动则病舌本强，食则呕，胃脘痛，腹胀善噫，得后与气则快然如衰。"唐宋以前文献多称胃脘痛为心痛，与属于心经本身病变的心痛相混。如《伤寒论·辨太阳病脉证并治》说："伤寒六七日，结胸热实，脉沉而紧，心下痛，按之石硬，大陷胸汤主之。"这里的心下痛实是胃脘痛。又如《外台秘要·心痛方》说："足阳明为胃之经，气虚逆乘心而痛，其状腹胀归于心而痛甚，谓之胃心痛也。"这里说的心痛也是指胃脘痛。宋代之后医家对胃痛与心痛混谈提出质疑，如《三因极一病证方论·九痛叙论》曰："夫心痛者，在《方论》有九痛，《内经》则曰举痛，一曰卒痛，种种不同，以其痛在中脘，故总而言曰心痛，其实非心痛也。"直至金元时代，《兰室秘藏》首立"胃脘痛"一门，将胃脘痛的证候、病因病机和治法明确区分于心痛，使胃痛成为独立的病证。此后，明清时代进一步澄清了心痛与胃痛相互混淆之论，提出了胃痛的治疗大法，丰富了胃痛的内容，如《证治准绳·心痛胃脘痛》曰："或问丹溪言痛即胃脘痛然乎？曰：心与胃各一脏，其病形不同，因胃脘痛处在心下，故有当心而痛之名，岂胃脘痛即心痛者哉？"《医学正传·胃脘痛》说："古方九种心痛，……详其所由，皆在胃脘，而实不在于心也。""气在上者涌之，清气在下者提之，寒者温之，热者寒之，虚者培之，实者泻之，结者散之，留者行之。"《医学真传·心腹痛》还指出了要从辨证去理解和运用"通则不痛"之法，书中说："夫通者不痛，理也。但通之之法，各有不同。调气以和血，调血以和气，通也；下逆者使之上行，中结者使之旁达，亦通也；虚者助之使通，寒者温之使通，无非通之之法也。"为后世辨治胃痛奠定了基础。

现代西医学中急性胃炎、慢性胃炎、胃溃疡、十二指肠溃疡、功能性消化不良、胃黏膜脱垂等病以上腹部疼痛为主要症状者，属于中医学胃痛范畴，均可参考本节进行辨证论治，必要时结合辨病处理。

【病因病机】

胃痛的发生，主要由外邪犯胃、饮食伤胃、情志不畅和脾胃素虚等，导致胃气郁滞，胃失和降，不通则痛。

一、病因

1. 外邪犯胃

外感寒、热、湿诸邪，内客于胃，皆可致胃脘气机阻滞，不通则痛。其中尤以寒邪为多，如《素问·举痛论》说："寒气客于肠胃之间，膜原之下，血不能散，小络急引，故痛。"

2. 饮食伤胃

饮食不节，或过饥过饱，损伤脾胃，胃气壅滞，致胃失和降，不通则痛。五味过极，辛辣无度，肥甘厚腻，饮酒如浆，则蕴湿生热，伤脾碍胃，气机壅滞。如《医学正传·胃脘痛》说："致病之由，多由纵恣口腹，喜好辛酸，恣饮热酒……复餐寒凉生冷，朝伤暮损，日积月深……故胃脘疼痛"。

3. 情志不畅

忧思恼怒，伤肝损脾，肝失疏泄，横逆犯胃，脾失健运，胃气阻滞，均致胃失和降，而发胃痛。如《沈氏尊生书·胃痛》所说："胃痛，邪干胃脘病也。……惟肝气相乘为尤甚，以木性暴，且正克也。"气滞日久或久痛入络，可致胃络血瘀。如《临证指南医案·胃脘痛》说："胃痛久而屡发，必有凝痰聚瘀"。

4. 素体脾虚

脾胃为仓廪之官,主受纳及运化水谷,若素体脾胃虚弱,运化失职,气机不畅,或中阳不足,中焦虚寒,失其温养而发生疼痛。

二、病机

胃为阳土,喜润恶燥,为五脏六腑之大源,主受纳、腐熟水谷,其气以和降为顺,不宜郁滞。上述病因如寒邪、饮食伤胃等皆可引起胃气阻滞,胃失和降而发生胃痛,正所谓"不通则痛"。胃痛的病变部位在胃,但与肝、脾的关系极为密切。肝属木,为刚脏,性喜条达而主疏泄;胃属土,喜濡润而主受纳。肝胃之间,木土相克。肝气郁结,易于横逆犯胃,以致中焦气机不通,发为胃痛。肝与胃是木土乘克的关系。若忧思恼怒,气郁伤肝,肝气横逆,势必克脾犯胃,致气机阻滞,胃失和降而为痛。肝气久郁,既可出现化火伤阴,又能导致瘀血内结,病情至此,则胃痛加重,每每缠绵难愈。脾与胃同居中焦,以膜相连,一脏一腑,互为表里,共主升降,故脾病多涉于胃,胃病亦可及于脾。若禀赋不足,后天失调,或饥饱失常,劳倦过度,以及久病正虚不复等,均能引起脾气虚弱,运化失职,气机阻滞而为胃痛。脾阳不足,则寒自内生,胃失温养,致虚寒胃痛。如脾润不及,或胃燥太过,胃失濡养,或阴虚不荣,脉失濡养,致阴虚胃痛。阳虚无力,血行不畅,涩而成瘀,可致血瘀胃痛。

胃痛早期由外邪、饮食、情志所伤者,多为实证;后期常为脾胃虚弱,但往往虚实夹杂,如脾胃虚弱夹湿、夹瘀等。胃痛的病理因素主要有气滞、寒凝、热郁、湿阻、血瘀。其基本病机是胃气阻滞,胃失和降,不通则痛。胃痛的病理变化比较复杂,胃痛日久不愈,脾胃受损,可由实证转为虚证。若因寒而痛者,寒邪伤阳,脾阳不足,可成脾胃虚寒证;若因热而痛,邪热伤阴,胃阴不足,则致阴虚胃痛。虚证胃痛又易受邪,如脾胃虚寒者易受寒邪;脾胃气虚又可饮食停滞,出现虚实夹杂证。

此外,胃痛还可以衍生变证,如胃热炽盛,迫血妄行,或瘀血阻滞,血不循经,或脾气虚弱,不能统血,而致便血、呕血。大量出血,可致气随血脱,危及生命。若脾胃运化失职,湿浊内生,郁而化热,火热内结,腑气不通,腹痛剧烈拒按,导致大汗淋漓,四肢厥逆的厥脱危证。或日久成瘀,气机壅塞,胃失和降,胃气上逆,致呕吐反胃。若胃痛日久,痰瘀互结,壅塞胃脘,可形成噎膈。

【诊查要点】

一、诊断依据

1. 上腹近心窝处胃脘部发生疼痛为特征,其疼痛有胀痛、刺痛、隐痛、剧痛等不同的性质。
2. 常伴食欲不振,恶心呕吐,嘈杂泛酸,嗳气吞腐等上消化道症状。
3. 发病特点:以中青年居多,多有反复发作病史,发病前多有明显的诱因,如天气变化、恼怒、劳累、暴饮暴食、饥饿、进食生冷干硬辛辣醇酒,或服用有损脾胃的药物等。

二、病证鉴别

1．胃痛与真心痛

真心痛是心经病变所引起的心痛证。多见于老年人，为当胸而痛，其多刺痛，动辄加重，痛引肩背，常伴心悸气短、汗出肢冷，病情危急，正如《灵枢·厥论》曰："真心痛手足青至节，心痛甚，旦发夕死，夕发旦死。"其病变部位、疼痛程度与特征、伴有症状及其预后等方面，与胃痛有明显区别。

2．胃痛与胁痛

胁痛是以胁部疼痛为主症，可伴发热恶寒，或目黄肤黄，或胸闷太息，极少伴嘈杂泛酸、嗳气吐腐。肝气犯胃的胃痛有时亦可攻痛连胁，但仍以胃脘部疼痛为主症。两者具有明显的区别。

3．胃痛与腹痛

腹痛是以胃脘部以下，耻骨毛际以上整个位置疼痛为主症。胃痛是以上腹胃脘部近心窝处疼痛为主症，两者仅就疼痛部位来说，是有区别的。但胃处腹中，与肠相连，因而胃痛可以影响及腹，而腹痛亦可牵连于胃，这就要从其疼痛的主要部位和如何起病来加以辨别。

此外，肝、胆、脾、胰病变所引起的上腹胃脘部疼痛还应结合辨病予以排除。

三、相关检查

电子胃镜或纤维胃镜、上消化道钡餐造影等检查可作急、慢性胃炎，胃、十二指肠溃疡病，胃黏膜脱垂等的诊断，并可与胃癌作鉴别诊断；幽门螺旋杆菌（Hp）检测可查是否为Hp感染；胆红素、转氨酶、淀粉酶化验和B超、CT等检查可与肝、胆、胰疾病作鉴别诊断；腹部透视可与肠梗阻、肠穿孔作鉴别诊断；血常规可协助与阑尾炎早期作鉴别；心肌酶谱、肌钙蛋白、心电图检查可与冠心病、心绞痛、心肌梗死作鉴别诊断。

【辨证论治】

一、辨证要点

应辨虚实寒热，在气在血，还应辨兼夹证。实者多痛剧，固定不移，拒按，脉盛；虚者多痛势徐缓，痛处不定，喜按，脉虚。胃痛遇寒则痛甚，得温则痛减，为寒证；胃脘灼痛，痛势急迫，遇热则痛甚，得寒则痛减，为热证。一般初病在气，久病在血。在气者，有气滞、气虚之分。其中，气滞者，多见胀痛，或涉及两胁，或兼见恶心呕吐，嗳气频频，疼痛与情志因素显著相关；气虚者，指脾胃气虚，除见胃脘疼痛或空腹痛显外，兼见饮食减少，食后腹胀，大便溏薄，面色少华，舌淡脉弱等。在血者，疼痛部位固定不移，痛如针刺，舌质紫暗或有瘀斑，脉涩，或兼见呕血、便血。各证往往不是单独出现或一成不变的，而是互相转化和兼杂，如寒热错杂、虚中夹实、气血同病等。

二、治疗原则

治疗以理气和胃止痛为主，审证求因，辨证施治。邪盛以祛邪为急，正虚以扶正为先，虚实夹杂者，则当祛邪扶正并举。虽有"通则不痛"之说，但决不能局限于狭义的"通"法，要从广义的角度去理解和运用"通"法，正如叶天士所谓"通字须究气血阴阳"。属于胃寒者，散寒即所谓通；属于食停者，消食即所谓通；属于气滞者，理气即所谓通；属于热郁者，泄热即所谓通；属于血瘀者，化瘀即所谓通；属于阴虚者，益胃养阴即所谓通；属于阳虚者，温运脾阳即所谓通。根据不同病机而采取相应治法，才能善用"通"法。

三、证治分类

1. 寒邪客胃证

胃痛暴作，恶寒喜暖，得温痛减，遇寒加重，口淡不渴，或喜热饮，舌淡苔薄白，脉弦紧。

证机概要：寒凝胃脘，阳气被遏，气机阻滞。

治法：温胃散寒，行气止痛。

代表方：香苏散合良附丸加减。香苏散理气散寒，适用于外感风寒，胃有气滞；良附丸温胃散寒，理气止痛，适用于暴作、喜热恶寒的胃痛之证。

常用药：高良姜、吴茱萸温胃散寒；香附、乌药、陈皮、木香行气止痛。

如兼见恶寒、头痛等风寒表证者，可加苏叶、藿香等以疏散风寒，或内服生姜汤、胡椒汤以散寒止痛；若兼见胸脘痞闷，胃纳呆滞，嗳气或呕吐者，是为寒夹食滞，可加枳实、神曲、鸡内金、制半夏、生姜等以消食导滞，降逆止呕。若寒邪郁久化热，寒热错杂，可用半夏泻心汤辛开苦降，寒热并调。

2. 饮食伤胃证

胃脘疼痛，胀满拒按，嗳腐吞酸，或呕吐不消化食物，其味腐臭，吐后痛减，不思饮食，大便不爽，得矢气及便后稍舒，舌苔厚腻，脉滑。

证机概要：饮食积滞，阻塞胃气。

治法：消食导滞，和胃止痛。

代表方：保和丸加减。本方消食导滞，适用于脘满不食、嗳腐吐食的胃痛证。

常用药：神曲、山楂、莱菔子消食导滞；茯苓、制半夏、陈皮和胃化湿；连翘散结清热。

若脘腹胀甚者，可加枳实、砂仁、槟榔等以行气消滞；若胃脘胀痛而便闭者，可合用小承气汤或改用枳实导滞丸以通腑行气；胃痛急剧而拒按，伴见苔黄燥，便秘者，为食积化热成燥，则合用大承气汤以泄热解燥，通腑荡积。

3. 肝气犯胃证

胃脘胀痛，痛连两胁，遇烦恼则痛作或痛甚，嗳气、矢气则痛舒，胸闷嗳气，喜长叹息，大便不畅，舌苔多薄白，脉弦。

证机概要：肝气郁结，横逆犯胃，胃气阻滞。

治法：疏肝解郁，理气止痛。

代表方：柴胡疏肝散加减。本方具有疏肝理气的作用，用于治疗胃痛胀闷、攻撑连胁之证。

常用药：柴胡、芍药、川芎、郁金、香附疏肝解郁；陈皮、枳壳、佛手、甘草理气和中。

如胃痛较甚者，可加川楝子、延胡索以加强理气止痛；嗳气较频者，可加沉香、旋覆花以顺气降逆；泛酸者加乌贼骨、煅瓦楞子中和胃酸。痛势急迫，嘈杂吐酸，口干口苦，舌红苔黄，脉弦或数，乃肝胃郁热之证，改用化肝煎或丹栀逍遥散加黄连、吴茱萸以疏肝泄热和胃。

4. 湿热中阻证

胃脘疼痛，痛势急迫，脘闷灼热，口干口苦，口渴而不欲饮，纳呆恶心，小便色黄，大便不畅，舌红，苔黄腻，脉滑数。

证机概要：湿热蕴结，胃气痞阻。

治法：清化湿热，理气和胃。

代表方：清中汤加减。本方具有清化中焦湿热的作用，适用于痛势急迫、胃脘灼热、口干口苦的胃痛。

常用药：黄连、栀子清热燥湿；制半夏、茯苓、草豆蔻祛湿健脾；陈皮、甘草理气和中。

湿偏重者加苍术、藿香燥湿醒脾；热偏重者加蒲公英、黄芩清胃泄热；伴恶心呕吐者，加竹茹、橘皮以清胃降逆；大便秘结不通者，可加大黄（后下）通下导滞；气滞腹胀者加厚朴、枳实以理气消胀；纳呆少食者，加神曲、谷芽、麦芽以消食导滞。

5. 瘀血停胃证

胃脘疼痛，如针刺，似刀割，痛有定处，按之痛甚，痛时持久，食后加剧，入夜尤甚，或见吐血黑便，舌质紫黯或有瘀斑，脉涩。

证机概要：瘀停胃络，脉络壅滞。

治法：化瘀通络，理气和胃。

代表方：失笑散合丹参饮加减。前方活血化瘀，后方化瘀止痛，两方合用加强活血化瘀作用，适宜治疗胃痛如针刺或痛有定处之证。

常用药：蒲黄、五灵脂、丹参活血散瘀止痛；檀香、砂仁行气和胃。

若胃痛甚者，可加延胡索、木香、郁金、枳壳以加强活血行气止痛之功；若四肢不温，舌淡脉弱者，当为气虚无以行血，加党参、黄芪等以益气活血；便黑可加三七、白及化瘀止血，出血不止应参考血证有关内容辨证论治；若口干咽燥，舌光无苔，脉细，为阴虚无以濡养，加生地、麦冬以滋阴润燥。

6. 胃阴亏耗证

胃脘隐隐灼痛，似饥而不欲食，口燥咽干，五心烦热，消瘦乏力，口渴思饮，大便干结，舌红少津，脉细数。

证机概要：胃阴亏耗，胃失濡养。

治法：养阴益胃，和中止痛。

代表方：一贯煎合芍药甘草汤加减。前方养阴益胃，后方缓急止痛，两方合用滋阴而不腻，止痛又不伤阴，适用于隐隐作痛、咽干口燥、舌红少津的胃痛。

常用药：沙参、麦冬、生地、枸杞子养阴益胃；当归养血活血；川楝子理气止痛；芍药、甘草缓急止痛。

若见胃脘灼痛、嘈杂泛酸者，可加珍珠层粉、牡蛎、海螵蛸或配用左金丸以制酸；胃脘胀痛较剧，兼有气滞，宜加厚朴花、玫瑰花、佛手等行气止痛；大便干燥难解，宜加火麻仁、瓜蒌仁等润肠通便；若阴虚胃热可加石斛、知母、黄连养阴清胃。

7. 脾胃虚寒证

胃痛隐隐，绵绵不休，喜温喜按，空腹痛甚，得食则缓，劳累或受凉后发作或加重，泛吐清水，神疲纳呆，四肢倦怠，手足不温，大便溏薄，舌淡苔白，脉虚弱或迟缓。

证机概要：脾虚胃寒，失于温养。

治法：温中健脾，和胃止痛。

代表方：黄芪建中汤加减。本方有温中散寒，和胃止痛作用，适用于喜温喜按之胃脘隐痛。

常用药：黄芪补中益气；桂枝、生姜温脾散寒；芍药、炙甘草、饴糖、大枣缓急止痛。

泛吐清水较多，宜加干姜、制半夏、陈皮、茯苓以温胃化饮；泛酸，可去饴糖，加黄连、炒吴茱萸、乌贼骨、煅瓦楞子等以制酸和胃；胃脘冷痛，里寒较甚，呕吐，肢冷，可加理中丸以温中散寒；若兼有形寒肢冷，腰膝酸软，可用附子理中汤温肾暖脾，和胃止痛；无泛吐清水，无手足不温者，可改用香砂六君子汤以健脾益气，和胃止痛。

【预防调护】

本病发病，多与情志不遂、饮食不节有关，故在预防上要重视精神与饮食的调摄。患者要养成有规律的生活与饮食习惯，忌暴饮暴食，饥饱不匀。胃痛持续不已者，应在一定时期内进流质或半流质饮食，少食多餐，以清淡易消化的食物为宜，忌粗糙多纤维饮食，尽量避免进食浓茶、咖啡和辛辣食物，进食宜细嚼慢咽，慎用水杨酸、肾上腺皮质激素等西药。同时保持乐观的情绪，避免过度劳累与紧张也是预防本病复发的关键。

【结　语】

胃痛多由外感寒邪、饮食所伤、情志不畅和脾胃素虚等病因而引发。起病之初多为单一病因，病变比较单纯。日久常多种病因相互作用，病情复杂。胃是主要病变脏腑，常与肝脾等脏有密切关系。发生胃痛的病因较多，病机演变亦较复杂，但胃气郁滞、失于和降是胃痛的主要病机。胃痛初期，病变脏腑单一，久则累及多个脏腑。寒邪、食停、气滞、热郁、湿阻、血瘀等多属实证；脾胃虚寒、胃阴不足多为虚证。且虚实之间，可相互转化，由实转虚，或因虚致实，虚实夹杂；可由寒化热，寒热错杂；可因气滞而血瘀，或瘀血阻遏气机而气滞。胃痛日久可发生吐血、便血、呕吐、反胃、噎膈等变证。治疗以理气和胃为大法，根据不同证候，采取相应治法。实证者应区别寒凝、气滞、食积、热郁、血瘀，分别给予散寒止痛、疏肝解郁、消食导滞、清泄肝胃、通络化瘀治法；虚证者当辨虚寒与阴虚，分别治予温胃健中或滋阴养胃。

【临证备要】

1. 调肝理气，遣方的通用之法。肝气疏泄失常，影响脾胃主要有两种情况：一为疏泄不及，土失木疏，气壅而滞；二为疏泄太过，横逆脾胃，肝脾（胃）不和。一般来说，治疗前者以疏肝为主，后者则以敛肝为主。然而，肝气为病复杂，所以，从肝论治胃痛应调肝之用，可以疏肝解郁与抑肝缓急两法先后或同时运用。疏敛并用的组方原则，体现了调肝之法在病态下的双向性调节作用。肝疏泄功能正常，气顺则通，胃自安和，即所谓"治肝可以安胃"。当然，并不是所有胃痛都是肝气疏泄异常所引起。素体脾胃虚弱，或饮食、劳累损伤脾胃，中焦运化失职，气机壅滞，也会影响肝之疏泄功能，即"土壅木郁"，此时又当培土泄木。而调肝之品多属于辛散理气药，理气药亦可和胃行气止痛，或顺气消胀，最适用于胃病之胃痛脘痞，嗳气恶心。故有"治胃病不理气非其治也"之说。

2. 活血祛瘀，遣方的要着之法。慢性胃痛的发病主要是情志伤肝，肝失疏泄，木郁土壅，或饮食劳倦，损伤脾胃，土壅木郁，以致胃中气机阻滞。然而，"气为血帅"，气行则血行，气滞则血瘀。故胃病初起在气，气滞日久影响血络通畅，以致血瘀胃络。所以说，慢性胃痛多兼有血瘀，即"久病入络"、"胃病久发，必有聚瘀"。从症状辨析，可见胃痛固定，持续，时而刺痛，或有包块，舌质暗红或有瘀斑瘀点等瘀象。而通过胃镜见到胃黏膜的凹凸不平、息肉，胃黏膜活检示胃黏膜不典型增生或肠腺化生，此亦属于胃络瘀阻所致，治疗应重视活血祛瘀药的运用。常用郁金、延胡索、田七、莪术、红花、赤芍等。但在运用活血祛瘀法组方时，要根据辨证配合其他治法方药。

3. 清解郁热，遣方的变通之法。慢性胃痛中以溃疡病和慢性胃炎占绝大多数。但溃疡的"疡"和炎症为"炎"，是否一定就属于中医的热证而从痛从热论治呢？未必尽然。因为慢性胃痛者多迁延日久，或反复发作，致脾胃受损，出现面色萎黄，胃胀纳呆，腹胀便溏，体倦乏力，舌淡脉弱等脾胃气虚症状，即使消化性溃疡或慢性胃炎在活动期，也不一定表现出中医的热象。所以，本病与热并不一定有必然的联系。但是，当病人出现口干口苦，舌苔变黄之时，虽未必热象悉具，但已显示郁热。治疗可适当选用清热药，如蒲公英、黄芩、黄连、柴胡等。注意不能一概用清热之品，且要适可而止，因为这种热多在脾胃虚弱（气虚或阴虚），气滞血瘀的基础上产生，过用苦寒势必损伤脾胃，弊大于利。

4. 健脾养胃，遣方的固本之法。慢性胃痛病程长，病情缠绵。从起病原因看，本病多在脾胃虚弱的基础上而发。从虚实辨证看，虚多于实，因实致虚，虚证贯穿于全过程。所以，治疗本病要补虚以固本。慢性胃痛的虚证主要有脾气虚弱和胃阴不足。前者主症为食后饱胀，口淡乏力，舌淡，脉弱，以虚寒象为主；后者主症为胃脘灼痛，口干欲饮，舌红脉细，以虚热象为主。根据《内经》"虚则补之"原则，常用李东垣的升阳益气法以健脾益气，方用补中益气汤加减，重用黄芪、党参；用叶天士的甘凉润燥法以养阴益胃，方用沙参麦门冬汤加减，常用沙参、麦冬、石斛等养阴又不过于滋腻、有碍脾胃之品。对于同时存在脾气虚弱和胃阴不足，具有气阴两虚之候者，可益气养阴、健脾养胃并举。

【医案选读】

病案一

居某，男，42 岁。1977 年 9 月 8 日初诊。

患者多年来时有胃脘疼痛，近 20 多天来疼痛加剧，疼痛呈阵发性，痛甚则反射至肩背，呕吐酸苦水，空腹痛甚，口渴干苦，纳差，大便干，小便黄，经中西医治疗 2 周，疼痛未见缓解。经某医院钡餐检查，诊断为十二指肠球部溃疡。舌边紫，苔黄腻，脉弦。

辨证：肝胃不和，气血瘀阻。

治法：疏肝理气，化瘀止痛。

处方：金铃子 10g，元胡 5g，乌贼骨 10g，黄连 3g，炒五灵脂 15g，煅瓦楞子 12g，枳壳 10g，青陈皮各 6g，佛手片 6g。6 付。

二诊：9 月 14 日。药后胃痛略有减轻，但痛甚时仍反射至后背，泛吐酸水已少。原方加重化瘀之品。

处方：金铃子 10g，黄连 3g，吴茱萸 1.5g，炙刺猬皮 5g，九香虫 5g，煅瓦楞子 13g，炒五灵脂 10g，香附 10g，乌贼骨 10g，橘皮 5g，三七粉 3g（冲）。6 付。

另方：乌贼骨 120g，象贝母 60g，三七粉 15g，炙刺猬皮 30g，九香虫 30g。共研细末，每次 3g，每日 3 次，开水冲服。

10 月 16 日随访：前方药连服 18 剂，胃病消失，末药仍在续服，饮食正常。临床治愈。

中医学认为，脾胃正常功能与肝气疏泄有关，土壅木郁或肝气犯胃所导致的肝脾不和或肝胃不和，是临床常见病理。本案系因肝胃不和、气血瘀阻所致，故方中以左金丸清肝解郁而制酸，金铃子散以疏肝理气而止痛，乌贼骨甘温酸涩以通血脉，五灵脂、香附化瘀止痛，瓦楞子味咸走血而软坚散结，从而使疼痛得解，泛酸得止。后以乌贝散加三七活血化瘀，刺猬皮、九香虫行瘀止痛，从而使疾病很快治愈。刺猬皮、九香虫是治疗瘀血胃痛的常用药，临床观察确有良效。

（董建华等主编. 中国现代名中医医案精华. 北京出版社. 1990）

病案二

胡某，男，48 岁。1980 年 12 月 27 日初诊。

患胃痛 12 年之久，为灼热痛，并有口苦，口腻，失眠，纳差，寒热皆不受，稍有反酸与嗳气，大便秘结，小便黄，舌质红苔黄，脉弦数。经胃肠钡餐透视诊为十二指肠溃疡。

辨证：热郁胃腑。

治法：清热和中。

处方：蒲公英 30g，花粉 30g，郁金 15g，佛手 15g，白芍 30g，甘草 10g，延胡 10g，五灵脂 15g，海螵蛸 20g，瓦楞子 30g。服上方 4 剂后，胃痛、反酸明显减轻，胃纳好转。续服 10 剂后，胃痛消失。

此例由于热郁胃中，故胃脘灼热痛。胃火炽盛故泛酸；火盛津亏则大便秘结，小便黄；口苦，舌质红，苔黄，脉数，皆为热盛之象。方中蒲公英苦而甘寒，苦能清胃热，消炎，止痛，甘寒不劫津，因此不似黄连苦寒伤津；花粉苦寒微甘，清热生津，与蒲公英配合，清胃热而不伤胃阴；郁金、佛手以疏肝解郁；白芍、甘草酸甘养阴；延胡索、五灵脂以活血、祛瘀、止痛；海螵蛸、瓦楞子制酸，保护胃黏膜。

（陈镜合等. 当代名老中医临证荟萃. 广东科学技术出版社. 1987）

【文献摘要】

《素问·至真要大论》："厥阴司天，风淫所胜，民病胃脘当心而痛"。"太阳之盛，凝溧且至，寒厥入胃，则内生心痛"。"少阴司天，火气下临……心痛，胃脘痛"。

《三因极一病证方论·九痛叙论》："若十二经络外感六淫，则其气闭塞，郁于中焦，气与邪争，发为疼痛，属外所因；若五脏内动，汨以七情，则其气痞结，聚于中脘，气与血搏，发为疼痛，属内所因；饮食劳逸，使脏气不平，痞隔于中，食饮遁疰，变乱肠胃，发为疼痛，属不内外因。"

《景岳全书·心腹痛》："胃脘痛证，多有因食、因寒、因气不顺者……因虫、因火、因痰、因血者……惟食滞、寒滞、气滞者最多，因虫、因火、因痰、因血者，皆能作痛，大多暴痛者多由前三证，渐痛者多由后四证"。"因寒者常居八九，因热者十惟一二。……盖寒则凝滞，凝滞则气逆，气逆则痛胀由生"。"痛有虚实……辨之之法，但当察其可按者为虚，拒按者为实；久痛者多虚，暴痛者多实；得食稍可者为虚，胀满畏食者为实；痛徐而缓，莫得其处者多虚，痛剧而坚，一定不移者为实；痛在肠脏中，有物有滞者多实，痛在腔胁经络，不于中脏而牵连腰背，无胀无滞者多虚。"

《丹溪心法》："郁而生热，或素有热，虚热相搏，结郁于胃脘而痛，或有食积痰饮；或气与食相郁不散，停结胃口而痛。"

《医学正传·胃脘痛》："胃脘当心而痛……未有不由痰涎食积郁于中，七情九气触于内之所致焉。"

《寿世保元·心胃痛》："胃脘痛者，多是纵恣口腹，喜好辛酸，恣饮热酒煎煿，复食寒凉生冷，朝伤暮损，日积月深，自郁成积，自积成痰，痰火煎熬，血亦妄行，痰血相杂，妨碍升降，故胃脘疼痛。"

《证治汇补·心痛》："服寒药过多，致脾胃虚弱，胃脘作痛。"

《临证指南医案·胃脘痛》："夫痛则不通，通字须究气血阴阳，便是看诊要旨意"。"初病在经，久痛入络，以经主气，络主血，则可知其治气治血之当然也。凡气既久阻，血亦应病，循行之脉络自痹，而辛香理气，辛柔和血之法，实为对待必然之理。"

《素问玄机原病式·六气为病·吐酸》："酸者肝木之味也。由火盛制金，不能平木，则肝木自甚，故为酸也。如饮食热则易于酸矣。或言吐酸为寒者误也。又如酒之味苦而性热……烦渴呕吐，皆热证也；其吐必酸，为热明矣。"

附　吐酸

吐酸是指胃中酸水上泛，又称泛酸。若随即咽下称为吞酸，若随即吐出者称为吐酸，可单独出现，但常与胃痛兼见。《素问·至真要大论》曰："诸呕吐酸，暴注下迫，皆属于热"，认为本病证多属于热。《证治汇补·吞酸》曰："大凡积滞中焦，久郁成热，则木从火化，因而作酸者，酸之热也；若客寒犯胃，顷刻成酸，本无郁热，因寒所化者，酸之寒也"，说明吐酸不仅有热而且亦有寒，并与胃有关。《寿世保元·吞酸》曰："夫酸者肝木之味也，由火盛制金，不能平木，则肝木自甚，故为酸也"，又说明与肝气有关。本证有寒热之分，以热证多见，属热者，多由肝郁化热犯胃所致；因寒者，多因脾胃虚弱，肝气以强凌弱犯胃而成。但总以肝气犯胃、胃失和降为基本病机。

1. 热证

吞酸时作，嗳腐气秽，胃脘闷胀，两胁胀满，心烦易怒，口干口苦，咽干口渴，舌红，苔黄，脉弦数。

治法：清泄肝火，和胃降逆。

代表方：左金丸加味。

常用药：黄连、吴茱萸、黄芩、山栀子清肝泄热；乌贼骨、煅瓦楞子制酸。

2. 寒证

吐酸时作，嗳气酸腐，胸脘胀闷，喜唾涎沫，饮食喜热，四肢不温，大便溏泻，舌淡苔白，脉沉迟。

治法：温中散寒，和胃制酸。

代表方：香砂六君子汤加味。

常用药：党参、白术、云苓健脾益气；木香、砂仁行气和胃；法半夏、陈皮和胃降逆；干姜、吴茱萸温中散寒；甘草调和诸药。

附　嘈杂

嘈杂是指胃中空虚，似饥非饥，似辣非辣，似痛非痛，莫可名状，时作时止的病证。可单独出现，又常与胃痛、吞酸兼见。本证始于《丹溪心法·嘈杂》，其曰："嘈杂，是痰因火动，治痰为先。"又说："食郁有热。"《景岳全书·嘈杂》："嘈杂一证，或作或止，其为病也，则腹中空空，若无一物，似饥非饥，似辣非辣，似痛非痛，而胸膈懊恼，莫可名状，或得食而暂止，或食已而复嘈，或兼恶心，而渐见胃脘作痛。"其病证常有胃热、胃虚之不同。

1. 胃热证

嘈杂而兼恶心吞酸，口渴喜冷，口臭心烦，脘闷痰多，多食易饥，或似饥非饥，舌质红，苔黄干，脉滑数。

治法：清热化痰和中。

代表方：温胆汤加味。

常用药：法半夏燥湿化痰降逆，陈皮理气燥湿，竹茹清热化痰降逆，枳实行气导滞，生姜和胃降逆，甘草调和诸药，加黄连、栀子清泄胃热。

2. 胃虚证

嘈杂时作时止，口淡无味，食后脘胀，体倦乏力，不思饮食，舌质淡，脉虚。

治法：健脾益胃和中。

代表方：四君子汤加味。若胃阴不足，饥不欲食，大便干结，舌苔脉细者，可用益胃汤益胃养阴。

常用药：党参益气补中，白术健脾燥湿，茯苓渗湿健脾，甘草甘缓和中，加山药补脾养胃，蔻仁温中行气。

3．血虚证

嘈杂而兼面白唇淡，头晕心悸，失眠多梦，舌质淡，脉细弱。

治法：益气养血和中。

代表方：归脾汤。

常用药：黄芪、党参补气健脾，当归、龙眼肉养血和营，木香健脾理气，茯神、远志、枣仁养心安神，生姜、大枣、甘草和胃健脾，以资化源。

第二节 痞 满

痞满是指以自觉心下痞塞，胸膈胀满，触之无形，按之柔软，压之无痛为主要症状的病证。按部位痞满可分为胸痞、心下痞等。心下痞即胃脘部。本节主要讨论以胃脘部出现上述症状的痞满，又可称胃痞。

痞满在《内经》中称为"痞"、"痞塞"和"痞隔"等，如《素问·五常政大论》说："备化之纪……其病痞"，"卑监之纪……其病留满痞塞。"认为其病因是饮食不节、起居不适和寒气为患等，如《素问·太阴阳明论》说："饮食不节，起居不时者，阴受之。阴受之则入五脏，入五脏则䐜满闭塞。"《素问·异法方宜论》说："脏寒生满病。"《素问·至真要大论》说："太阳之复，厥气上行……心胃生寒，胸膈不利，心痛否满。"痞满病名首见于《伤寒论》，张仲景在《伤寒论》中明确指出："满而不痛者，此为痞。"而且还说："若心下满而硬痛者，此为结胸也，大陷胸汤主之。但满而不痛者，此为痞，柴胡不中与也，半夏泻心汤主之。"将痞满与结胸作了鉴别，并创诸泻心汤治疗，一直为后世医家所效法。隋·巢元方《诸病源候论·诸否候》则结合病位病机对病名要领作出定义："诸否者，营卫不和，阴阳隔绝，脏腑否塞而不宣，故谓之否"，"其病之候，但腹内气结胀满，闭塞不通。"金元时代，朱震亨《丹溪心法·痞》则简明云："痞者与否同，不通泰也。"且作了与胀满的鉴别："胀满内胀而外亦有形；痞者内觉痞闷，而外无胀急之形也。"至明清时期，张介宾在《景岳全书·痞满》中更明确地指出："痞者，痞塞不开之谓；满者，胀满不行之谓。盖满则近胀，而痞则不必胀也。"并指出："凡有邪有滞而痞者，实痞也，无物无滞而痞者，虚痞也。有胀有痛而满者，实满也；无胀无痛而满者，虚满也。实痞实满者，可消可散，虚痞虚满者，非大加温补不可。"这种虚实辨证对后世痞满诊治颇有指导意义。

根据痞满的临床表现，西医学的慢性胃炎（包括浅表性胃炎和萎缩性胃炎）、功能性消化不良、胃下垂等疾病，若以上腹胀满不舒为主症时，可参照本节内容辨证论治。

【病因病机】

感受外邪、内伤饮食、情志失调等可引起中焦气机不利，脾胃升降失职而发生痞满。

一、病因

1. 感受外邪

外感六淫，表邪入里，或误下伤中，邪气乘虚内陷，结于胃脘，阻塞中焦气机，升降失司，遂成痞满。如《伤寒论》曰："脉浮而紧，而复下之，紧反入里，则作痞，按之自濡，但气痞耳。"

2. 内伤饮食

暴饮暴食，或恣食生冷，或过食肥甘，或嗜酒无度，损伤脾胃，纳运无力，食滞内停，痰湿阻中，气机被阻，而生痞满。如《伤寒论》云："胃中不和，心下痞硬，干噫食臭"；"谷不化，腹中雷鸣，心下痞硬而满"。

3. 情志失调

抑郁恼怒，情志不遂，肝气郁滞，失于疏泄，横逆乘脾犯胃，脾胃升降失常，或忧思伤脾，脾气受损，运化不力，胃腑失和，气机不畅，发为痞满。如《景岳全书·痞满》言："怒气暴伤，肝气未平而痞。"

二、病机

脾胃同居中焦，脾主运化，胃主受纳，共司饮食水谷的消化、吸收与输布。脾主升清，胃主降浊，清升浊降则气机调畅。肝主疏泄，调节脾胃气机。肝气条达，则脾升胃降，气机顺畅。上述病因均可影响到胃，并涉及脾、肝，使中焦气机不利，脾胃升降失职，而发痞满。

痞满初期，多为实证，因外邪入里，食滞内停，痰湿中阻等诸邪干胃，导致脾胃运纳失职，清阳不升，浊阴不降，中焦气机阻滞，升降失司出现痞满；如外感湿热、客寒，或食滞、痰湿停留日久，均可困阻脾胃而成痞；肝郁气滞，横逆犯脾，亦可致气机郁滞之痞满。实痞日久，可由实转虚，正气日渐消耗，损伤脾胃，或素体脾胃虚弱，而致中焦运化无力；湿热之邪或肝胃郁热日久伤阴，阴津伤则胃失濡养，和降失司而成虚痞。因痞满常与脾虚不运、升降无力有关，脾胃虚弱，易招致病邪内侵，形成虚实夹杂、寒热错杂之证。此外，痞满日久不愈，气血运行不畅，脉络瘀滞，血络损伤，可见吐血、黑便，亦可产生胃痛或积聚、噎膈等变证。

总之，痞满的基本病位在胃，与肝、脾的关系密切。中焦气机不利，脾胃升降失职为导致本病发生的病机关键。病理性质不外虚实两端，实即实邪内阻（食积、痰湿、外邪、气滞等），虚为脾胃虚弱（气虚或阴虚），虚实夹杂则两者兼而有之。因邪实多与中虚不运、升降无力有关，而中焦转运无力，最易招致病邪的内阻。

【诊查要点】

一、诊断依据

1. 临床以胃脘痞塞，满闷不舒为主症，并有按之柔软，压之不痛，望无胀形的特点。
2. 发病缓慢，时轻时重，反复发作，病程漫长。

3. 多由饮食、情志、起居、寒温等因素诱发。

二、病证鉴别

1. 痞满与胃痛

两者病位同在胃脘部，且常相兼出现。然胃痛以疼痛为主，胃痞以满闷不适为患，可累及胸膈；胃痛病势多急，压之可痛，而胃痞起病较缓，压无痛感，两者差别显著。

2. 痞满与鼓胀

两者均为自觉腹部胀满的病证，但鼓胀以腹部胀大如鼓，皮色苍黄，脉络暴露为主症；胃痞则以自觉满闷不舒，外无胀形为特征；鼓胀发于大腹，胃痞则在胃脘；鼓胀按之腹皮绷急，胃痞却按之柔软。如《证治汇补·痞满》曰："痞与胀满不同，胀满则内胀而外亦有形，痞满则内觉满塞而外无形迹。"

3. 痞满与胸痹

胸痹是胸中痞塞不通，而致胸膺内外疼痛之证，以胸闷、胸痛、短气为主症，偶兼脘腹不舒。如《金匮要略·胸痹心痛短气病脉证治》云："胸痹气急胀满，胸背痛，短气"。而胃痞则以脘腹满闷不舒为主症，多兼饮食纳运无力之症，偶有胸膈不适，并无胸痛等表现。

4. 痞满与结胸

两者病位皆在脘部，然结胸以心下至小腹硬满而痛，拒按为特征；痞满则在心下胃脘，以满而不痛，手可按压，触之无形为特点。

三、相关检查

电子胃镜或纤维胃镜可诊断慢性胃炎并排除溃疡病、胃肿瘤等，病理组织活检可确定慢性胃炎的类型以及是否有肠上皮化生、异型增生，X线钡餐检查也可以协助诊断慢性胃炎、胃下垂等，胃肠动力检测（如胃肠测压、胃排空试验、胃电图等）可协助诊断胃动力障碍、紊乱等，幽门螺旋杆菌（Hp）相关检测可查是否为Hp感染，B超、CT检查可鉴别肝胆疾病及腹水等。

【辨证论治】

一、辨证要点

应首辨虚实。外邪所犯，食滞内停，痰湿中阻，湿热内蕴，气机失调等所成之痞皆为有邪，有邪即为实痞；脾胃气虚，无力运化，或胃阴不足，失于濡养所致之痞，则属虚痞。痞满能食，食后尤甚，饥时可缓，伴便秘，舌苔厚腻，脉实有力者为实痞；饥饱均满，食少纳呆，大便清利，脉虚无力者属虚痞。次辨寒热。痞满绵绵，得热则减，口淡不渴，或渴不欲饮，舌淡苔白，脉沉迟或沉涩者属寒；而痞满势急，口渴喜冷，舌红苔黄，脉数者为热。临证还要辨虚实寒热的兼夹。

二、治疗原则

痞满的基本病机是中焦气机不利，脾胃升降失宜。所以，治疗总以调理脾胃升降、行气除痞消满为基本法则。根据其虚、实分治，实者泻之，虚者补之，虚实夹杂者补消并用。扶正重在健脾益胃，补中益气，或养阴益胃。祛邪则视具体证候，分别施以消食导滞、除湿化痰、理气解郁、清热祛湿等法。

三、证治分类

（一）实痞

1．饮食内停证

脘腹痞闷而胀，进食尤甚，拒按，嗳腐吞酸，恶食呕吐，或大便不调，矢气频作，味臭如败卵，舌苔厚腻，脉滑。

证机概要：饮食停滞，胃腑失和，气机壅塞。

治法：消食和胃，行气消痞。

代表方：保和丸加减。本方消食导滞，和胃降逆，用于食谷不化，脘腹胀满者。

常用药：山楂、神曲、莱菔子消食导滞，行气除胀；制半夏、陈皮和胃化湿，行气消痞；茯苓健脾渗湿，和中止泻；连翘清热散结。

若食积较重者，可加鸡内金、谷芽、麦芽以消食；脘腹胀满者，可加枳实、厚朴、槟榔等理气除满；食积化热，大便秘结者，加大黄、枳实通腑消胀，或用枳实导滞丸推荡积滞，清利湿热；兼脾虚便溏者，加白术、扁豆等健脾助运，化湿和中，或用枳实消痞丸消除痞满，健脾和胃。

2．痰湿中阻证

脘腹痞塞不舒，胸膈满闷，头晕目眩，身重困倦，呕恶纳呆，口淡不渴，小便不利，舌苔白厚腻，脉沉滑。

证机概要：痰浊阻滞，脾失健运，气机不和。

治法：除湿化痰，理气和中。

代表方：二陈平胃汤加减。本方燥湿健脾，化痰利气，用于脘腹胀满，呕恶纳呆之症。

常用药：制半夏、苍术、藿香燥湿化痰；陈皮、厚朴理气消胀；茯苓、甘草健脾和胃。

若痰湿盛而胀满甚者，可加枳实、紫苏梗、桔梗等，或合用半夏厚朴汤以加强化痰理气；气逆不降，嗳气不止者，加旋覆花、代赭石、枳实、沉香等；痰湿郁久化热而口苦、舌苔黄者，改用黄连温胆汤；兼脾胃虚弱者加用党参、白术、砂仁健脾和中。

3．湿热阻胃证

脘腹痞闷，或嘈杂不舒，恶心呕吐，口干不欲饮，口苦，纳少，舌红苔黄腻，脉滑数。

证机概要：湿热内蕴，困阻脾胃，气机不利。

治法：清热化湿，和胃消痞。

代表方：泻心汤合连朴饮加减。前方泻热破结，后方清热燥湿，理气化浊，两方合用可增强清热除湿，散结消痞，用于胃脘胀闷嘈杂，口干口苦，舌红苔黄腻之痞满者。

常用药：大黄泻热散痞，和胃开结；黄连、黄芩苦降泻热和阳；厚朴理气祛湿；石菖蒲芳香化湿，醒脾开胃；制半夏和胃燥湿；芦根清热和胃，止呕除烦；栀子、豆豉清热除烦。

若恶心呕吐明显者，加竹茹、生姜、旋覆花以止呕；纳呆不食者，加鸡内金、谷芽、麦芽以开胃导滞；嘈杂不舒者，可合用左金丸；便溏者，去大黄，加扁豆、陈皮以化湿和胃。如寒热错杂，用半夏泻心汤苦辛通降。

4. 肝胃不和证

脘腹痞闷，胸胁胀满，心烦易怒，善太息，呕恶嗳气，或吐苦水，大便不爽，舌质淡红，苔薄白，脉弦。

证机概要：肝气犯胃，胃气郁滞。

治法：疏肝解郁，和胃消痞。

代表方：越鞠丸合枳术丸加减。前者长于疏肝解郁，善解气、血、痰、火、湿、食六郁，后者消补兼施，长于健脾消痞，合用能增强行气消痞功效，适用于治疗胃脘胀满连及胸胁，郁怒心烦之痞满者。

常用药：香附、川芎疏肝散结，行气活血；苍术、神曲燥湿健脾，消食化滞；栀子泻火解郁；枳实行气消痞；白术健脾益胃；荷叶升养胃气。

若气郁明显，胀满较甚者，酌加柴胡、郁金、厚朴等，或用五磨饮子加减以理气导滞消胀；郁而化火，口苦而干者，可加黄连、黄芩泻火解郁；呕恶明显者，加制半夏、生姜和胃止呕；嗳气甚者，加竹茹、沉香和胃降气。

（二）虚痞

1. 脾胃虚弱证

脘腹满闷，时轻时重，喜温喜按，纳呆便溏，神疲乏力，少气懒言，语声低微，舌质淡，苔薄白，脉细弱。

证机概要：脾胃虚弱，健运失职，升降失司。

治法：补气健脾，升清降浊。

代表方：补中益气汤加减。本方健脾益气，升举清阳，用于治疗喜温喜按、少气乏力的胃脘胀满者。

常用药：黄芪、党参、白术、炙甘草益气健脾，鼓舞脾胃清阳之气；升麻、柴胡协同升举清阳；当归养血和营以助脾；陈皮理气消痞。

若胀闷较重者，可加枳壳、木香、厚朴以理气运脾；四肢不温，阳虚明显者，加制附子、干姜温胃助阳，或合理中丸以温胃健脾；纳呆厌食者，加砂仁、神曲等理气开胃；舌苔厚腻，湿浊内蕴者，加制半夏、茯苓，或改用香砂六君子汤加减以健脾祛湿，理气除胀。

2. 胃阴不足证

脘腹痞闷，嘈杂，饥不欲食，恶心嗳气，口燥咽干，大便秘结，舌红少苔，脉细数。

证机概要：胃阴亏虚，胃失濡养，和降失司。

治法：养阴益胃，调中消痞。

代表方：益胃汤加减。本方滋养胃阴，行气除痞，用于口燥咽干、舌红少苔之胃痞不舒者。

常用药：生地、麦冬、沙参、玉竹滋阴养胃；香橼疏肝理脾，消除心腹痞满。

若津伤较重者，可加石斛、花粉等以加强生津；腹胀较著者，加枳壳、厚朴花理气消胀；食滞者加谷芽、麦芽等消食导滞；便秘者，加火麻仁、玄参润肠通便。

【预防调护】

1. 患者应节制饮食，勿暴饮暴食，同时饮食宜清淡，忌肥甘厚味、辛辣醇酒以及生冷之品。
2. 注意精神调摄，保持乐观开朗，心情舒畅。
3. 慎起居，适寒温，防六淫，注意腹部保暖。
4. 适当参加体育锻炼，增强体质。

【结　语】

痞满是临床上常见的病证，以胃脘痞塞，满闷不痛，按之软而无物，外无胀形为主要表现。发于胃脘，责之肝脾，形成原因有食、气、痰、湿、热、虚等方面，病理改变为中焦气机不利，脾胃升降失常。初病多为实证，久病不愈则耗气伤阴而为虚证，但临床上常表现为本虚标实，虚实寒热夹杂之证。临证治疗以调和脾胃，行气消痞为基本法则，遵照"虚者补之，实者泻之"的原则，祛邪扶正，平调寒热。尽管本病病情迁延反复，但只要坚持治疗，注意饮食、情志的调摄以及体育锻炼，一般预后较好。

【临证备要】

1. 治痞应重视醒脾健脾，调畅气机。痞满虽病在胃，与脾密切相关，脾胃同居中焦，最易互相影响。胃病日久，累及脾脏，脾之阳气受损，运化失职，清气不升，浊气不降，中焦升降失常，不得流通，故作胃痞。所以，治胃痞应在和胃降气的同时，重视健脾益气法的运用，宜用黄芪、党参、升麻、柴胡、白术等以升清阳，降浊气。脾胃虚寒者可加干姜、吴茱萸等以温中祛寒。但脾以运为健，运脾可调气。故遣方时常配合醒脾运脾法，选用砂仁、木香、厚朴、陈皮、法半夏等芳香辛散药。

2. 久痞虚实夹杂，寒热并见者，治宜温清并用，辛开苦降。胃痛日久，病人常出现胃脘痞满、疲倦纳呆、口苦而干、舌质淡而苔微黄腻等寒热错杂、虚实互见等证候。对此，应效法仲景诸泻心汤法，温清并用，辛开苦降，虚实兼顾。温补辛开可健脾运脾，苦降清泄可解除郁热。辛药多热，苦药多寒，辛热与苦寒药配伍组合，开散升清，通泄降浊，清热而不患寒，散寒而不忧热，相反相成，相激相制，从而平衡阴阳，斡旋气机，开结消痞。结合现代医学研究进展，与痞满密切相关之慢性胃炎的主要病因之一是幽门螺旋杆菌（Hp），其感染率以中医的脾胃湿热证型最高，故可认为该菌是一种湿热之邪。苦寒药能清热祛湿，中药药理学实验也证实抑杀 Hp 的药，以黄连、黄芩、大黄等最强。此外，幽门括约肌功能、胃排空功能的异常也是慢性胃炎的主要病因，辛温的补益理脾降气药确有调整胃肠动力的作用，如党参、干姜、法半夏、厚朴、木香等都对上消化道有促动力作用。只有在辨证论治的基础上结合辨病遣方用药，灵活运用温清并用、辛开苦降法，使脾气得升，胃气得降，则湿浊除，气机通，中气旺，化源充而痞满消。

3. 治痞宜顾及胃阴。在治疗实痞时，常用辛温燥湿之品，用量太过则易伤胃阴；湿热蕴结或肝气郁久均易化火伤阴，故在用砂仁、厚朴、陈皮、法半夏等辛燥药治疗时，谨防用药太过，伤及胃阴；对于胃阴亏虚者，选用理气消痞的药物时，宜予轻清为原则，可适当选用枳壳、佛手、竹茹、川朴花等理气消痞；滋养胃阴，用药不可过于滋腻，以防阻滞气机。

【医案选读】

病案一

赵某，男，24 岁，1985 年 9 月 24 日初诊。

患者 1 月来胃脘胀满，食后益甚，烧心，泛酸，嗳气频频，纳物一般，大便尚调。脉弦滑，舌质稍红，苔白腻兼黄。证属饮食不节，中焦失运。治以消导调中。

处方：木香 10 克，枳壳 10 克，槟榔 10 克，陈皮 10 克，生赭石 10 克，旋覆花 10 克，焦六曲 10 克，厚朴 10 克，马尾连 8 克，吴萸 6 克，茯苓皮 30 克，砂仁 5 克。

二诊：9 月 28 日。药尽 4 剂，烧心、泛酸已平，脘胀嗳气均缓。舌如前。再为消导运中，以前方变通。上方去尾连、吴萸，加白术 10 克，冬瓜皮 30 克，太子参 15 克。

三诊：10 月 4 日。药又进 4 剂，诸症续减而未尽除。近因饮食未和，时感恶心。脉仍弦小，舌质略红，苔白腻，稍兼黄。仍本前法，佐清化和中。上方加竹茹 20 克，生姜 8 克，法半夏 10 克，炒内金 6 克。

四诊：10 月 8 日。诸症几平，惟空腹时或饮食过量后稍有不适，舌黄苔已退，脉如前，再予上方 4 剂以巩固疗效。

按：此患者虽未有明确的伤食史，但据其脉症舌苔，可辨为食滞伤中，脾失运导。且其年轻质壮，病暂邪实，故先投以消导运中、和胃行气之品，初显其效，继则如重健脾益气之药以全其功。盖伤食之证或因虚而伤食，或因实而致虚，多虚实兼夹，要能权衡轻重，分清缓解，并结合体质之强弱，灵活施治。

（董建华. 中国现代名中医医案精华·第三辑. 北京出版社. 1990）

病案二

张某，男，36 岁，1984 年 3 月 8 日初诊。

两年前因腹胀误服大量苦寒之剂，致腹胀加重，便溏，不思饮食，食后腹胀加重，呕吐呈喷射状。病呈间歇性发作。胃肠钡透诊断为十二指肠壅积症。服西药效不显，故求中医诊治。观其形体瘦弱，少气乏力，懒言，舌淡苔白，脉弱。病属中焦脾胃虚弱，升降失常。治用补气健脾，升清降浊之法。方用补中益气汤加味。

处方：人参 10 克，黄芪 20 克，白术 12 克，炙甘草 6 克，当归 12 克，陈皮 6 克，柴胡 6 克，干姜 6 克。水煎服。

二诊：服药 3 剂，大便略成形，余症同前，原方加半夏 10 克，茯苓 15 克，5 剂。

三诊：大便已成形，腹满、呕吐明显减轻，饥而欲食，舌淡，脉虚，改用补中益气丸。

四诊：服药 40 丸，诸症悉除，十二指肠钡透无扩张。告愈。

本案患者素体正虚，又服苦寒之剂，戕伐中气，致脾阳受损，健运失常，升降失调引起腹胀，便溏，呕吐，形体瘦弱，少气懒言等中气不足，脾阳衰微见症。治以补气健脾，升清降浊之法，收到满意效果。

（蔡剑前. 诊籍续焰——山东中医验案选. 青岛出版社. 1992）

【文献摘要】

《素问·六元正纪大论》："太阴所致，为积饮痞隔。"

《素问病机气宜保命集》："脾不能行气于肺胃，结而不散，则为痞。"

《伤寒论》："伤寒发汗，若吐若下，解后，心下痞硬，噫气不除者，旋覆代赭汤主之"。"病发于阴而反下之，因作痞"。"太阳病，医发汗，遂发热恶寒，因复下之，心下痞"。"医见心下痞，谓病不尽，复下之，其痞益甚"。"脉浮而紧而复下之，紧反入里，则作痞，按之自濡，但气痞耳"。"伤寒大下后，复发汗，心下痞，恶寒者，表未解也，不可攻痞，当先解表，表解乃可攻痞。解表宜桂枝汤，攻痞宜大黄黄连泻心汤。"

《金匮要略·腹满寒疝宿食病脉证治》："腹满时减，复如故，此为寒，当与温药。……夫人绕脐痛，必有风冷，谷气不行，而反下之，其气必冲，不冲者，心下则痞。"

《诸病源候论·痞噎病》："夫八痞者，荣卫不和，阴阳隔绝，而风邪外入，与卫气相搏，血气壅塞不通而成痞也。痞者，塞也，言脏腑痞塞不宣通也。由忧恚气积，或坠堕内损所致。其病，腹内气结胀满，时时壮热是也。其名有八，故云八痞。"

《普济方·虚劳心腹痞满》："夫虚劳之人，气弱血虚，荣卫不足，复为寒邪所乘，食饮入胃，不能传化，停积于内，故中气痞塞，胃胀不通，故心腹痞满也。"

《脾胃论》："治老幼元气虚弱，饮食不消，脏腑不调，心下痞闷，枳实、橘皮各一两，白术二两。……夫内伤用药之大法，所贵服之强人胃气，令胃气益厚，虽猛食、多食、重食而不伤，此能用食药者也。此药久久益胃气，令不复致伤也。"

《兰室秘藏·中满腹胀》："或多食寒凉，及脾胃久虚之人，胃中寒则胀满，或脏寒生满病"。"亦有膏粱之人，湿热郁于内而成胀满者"。"风寒有余之邪，自表传里，寒变热，而作胃实腹满。"

《丹溪心法》："脾气不和，中央痞塞，皆土邪之所谓也。"

《景岳全书·痞满》："虚寒之痞，治宜温补，但使脾胃气强，则痞开而饮食自进，元气自复也。饮食偶伤致为痞满者，当察其食滞之有无而治之。凡食滞未消而作痞满者，宜大和中饮或和胃饮加减治之，或枳术丸亦可。若食滞既消，脾气受伤，不能运行而虚痞不开者，当专扶脾气微者，异功散、养中煎，甚至五福饮、温胃饮、枳术煎。实滞之痞，当察其所因而治之，若湿盛气滞而痞者，宜平胃散或《良方》厚朴汤，或五苓散；若寒滞脾胃或为病为痞而中气不虚者，厚朴温中汤；若脾寒气滞而痞者，和胃饮；若怒气暴伤，肝气未平而痞者，解肝煎；若大便气秘，上下不通而痞者，河间厚朴汤；若胃口停痰而痞者，二陈汤或橘皮半夏汤；胃寒气滞停痰痞而兼呕者，加减二陈汤；腹痰不开壅滞胃口者，药不易化，须先用吐法，而后随证治之。外邪之痞，风寒之邪感人者，必自表入里。若邪浅在经，未入于腑，则饮食如故，稍深则传入胸，渐犯胃口即不能饮食，亦痞之类也，治此者但解外邪，而或散、或消、或温、或补，邪去则胃口自和，痞满自去，此当与伤寒门求法治之。"

《医学正传·痞满》："故胸中之气，因虚而下陷于心之分野，故心下痞。宜升胃气，以血药兼之。若全用利气之药导之，则痞尤甚。痞甚而复下之，气愈下降，必变为中满鼓胀，皆非其治也。"

《证治汇补·痞满》："大抵心下痞闷，必是脾胃受亏，浊气夹痰，不能运化为患。初宜舒郁化痰降火，二陈、越鞠、芩、连之类；久之固中气，参、术、苓、草之类，佐以他药。有痰治痰，有火清火，郁则兼化。若妄用克伐，祸不旋踵。又痞同湿治，惟宜上下分消其气，如果有内实之证，庶可疏导"。"痞由阴伏阳蓄，气血不运而成，处于心下，位于中央，填塞痞满，皆湿土之为病也"。"痞与胀满不同，胀满则内胀而外亦无形，痞满则内觉满塞而外无形迹"。"暴怒伤肝，气逆而痞。"

《类证治裁·痞满》："伤寒之痞，从外之内，故宜苦泄；杂病之痞，从内之外，故宜辛散。……痞虽虚邪，然表气入里，热郁于心胸之分，必用苦寒为泻，辛甘为散，诸泻心汤所以寒热互用也。杂病痞满，亦有寒热虚实之不同"。"饮食寒凉，伤胃致痞者，温中化滞"。"有湿热太甚，土来心下为痞，分消上下，与湿同治"。"脾虚失运，食少虚痞者，温补脾元；胃虚气滞而痞者，行气散满"。"寒热往来，胸胁痞满者，和解半表半里；热郁心胸之分，必用苦寒为泻，辛甘为散。"

《张氏医通·诸气门上》："肥人心下痞闷，内有痰湿也；瘦人心下痞闷，乃郁热在中焦；老人、虚人脾胃虚弱，运转不及。"

《临证指南医案·痞满》："六淫外侵，用仲景泻心汤；脾胃内伤，用仲景苓姜桂甘汤，即遵古贤治痞之以苦为泻，辛甘为散之法。其于邪伤津液者，用辛苦开泄而必资酸味以助之。"

《证治准绳》："胀在腹中，其病有形；痞在心下，其病无形。"

《杂病源流犀烛》："痞满，脾病也，本由脾气虚，及气郁运化，心下痞塞满。"

第三节　呕　吐

呕吐是指胃失和降，气逆于上，迫使胃中之物从口中吐出的一种病证。一般以有物有声谓之呕，有物无声谓之吐，无物有声谓之干呕，临床呕与吐常同时发生，故合称为呕吐。

呕吐的病名最早见于《内经》，并对其发生的原因论述甚详。如《素问·举痛论》曰："寒气客于肠胃，厥逆上出，故痛而呕也。"《素问·至真要大论》曰："诸呕吐酸……皆属于热。""少阳之胜，热客于胃，呕酸善饥。""燥湿所胜，民病喜呕，呕有苦。"说明外感六淫之邪，均可引起呕吐，且因感邪之异，而有呕酸、呕苦之别。汉·张仲景在《金匮要略》中，对呕吐的脉证治疗阐述详尽，制定了行之有效的方剂，如小半夏汤、大半夏汤、生姜半夏汤、吴茱萸汤、半夏泻心汤、小柴胡汤等，并且认识到呕吐有时是人体排出胃中有害物质的保护性反应。治疗不应止呕，当因势利导，驱邪外出。如《金匮要略·呕吐哕下利病脉证治》篇说："夫呕家有痈脓，不可治呕，脓尽自愈。"隋·巢元方《诸病源候论·呕吐候》

指出："呕吐之病者，由脾胃有邪，谷气不治所为也，胃受邪，气逆则呕。"说明呕吐的发生是由于胃气上逆所致。如唐·孙思邈《备急千金要方·呕吐哕逆》篇指出："凡呕者，多食生姜，此是呕家圣药。"刘元素《素问玄机原病式·热类·喘呕》指出："凡呕吐者，火性上炎也，无问表里，通宜凉膈散。"《丹溪心法·呕吐》曰："胃中有热，膈上有痰者，二陈汤加炒山栀、黄连、生姜。有久病呕者，胃虚不纳谷也，用人参、生姜、黄芪、白术、香附之类。大抵呕吐以半夏、橘皮、生姜为主。"龚廷贤《寿世保元·呕吐》则认为："有外感寒邪者，有内伤饮食者，有气逆者，三者皆从藿香正气散加减治之；有胃热者，清胃保中汤；有胃寒者，附子理中汤；有呕哕痰涎者，加减二陈汤；有水寒停胃者，茯苓半夏汤；有久病胃虚者，比和饮。医者宜审而治之也。"告诫医者在治疗呕吐时，应根据不同的病因及证型，使用不同方药。

根据本病的临床表现，呕吐可以出现于西医学的多种疾病之中，如神经性呕吐、急性胃炎、胃黏膜脱垂症、幽门痉挛、幽门梗阻、贲门痉挛、十二指肠壅积症等。他如肠梗阻、急性胰腺炎、急性胆囊炎、尿毒症、心源性呕吐、颅脑疾病，表现以呕吐为主症时，亦可参考本节辨证论治，同时结合辨病处理。

【病因病机】

呕吐病因是多方面的，外感六淫、内伤饮食、情志不调、禀赋不足均可影响于胃，使胃失和降，胃气上逆，发生呕吐。

一、病因

1. 外邪犯胃

感受风、寒、暑、湿、燥、火六淫之邪，或秽浊之气，侵犯胃腑，胃失和降之常，水谷随逆气上出，发生呕吐。由于季节的不同，感受的病邪亦会不同，但一般以受寒者居多。

2. 饮食不节

饮食过量，暴饮暴食，多食生冷、醇酒辛辣、甘肥及不洁之食物，皆可伤胃滞脾，每易引起食滞不化，胃气不降，上逆而为呕吐。

3. 情志失调

恼怒伤肝，肝失条达，横逆犯胃，胃气上逆；忧思伤脾，脾失健运，食停难化，胃失和降，均可发生呕吐。亦可因脾胃素虚，运化无力，水谷易于停留，偶因气恼，食随气逆，导致呕吐。

4. 病后体虚

脾胃素虚，或病后虚弱，劳倦过度，耗伤中气，胃虚不能盛受水谷，脾虚不能化生精微，食滞胃中，上逆成呕。

二、病机

呕吐的发病机理总为胃失和降，胃气上逆。其病理表现不外虚实两类，实证因外邪、食滞、痰饮、肝气等邪气犯胃，以致胃气壅塞，升降失调，气逆作呕；虚证为脾胃气阴亏虚，运化失常，不能和降。其中又有阳虚、阴虚之别。一般初病多实。若呕吐日久，损伤脾胃，脾胃虚弱，可由实转虚。亦有脾胃素虚，复因饮食所伤，而出现虚实夹杂之证。

病变脏腑主要在胃，还与肝、脾有密切的关系。若脾阳素虚，水谷不归正化，痰饮内生，阻碍胃阳，升降失常，胃气上逆，则形成痰饮内阻证；肝气郁结，横逆犯胃，胃气上逆，则形成肝气犯胃证；患病日久，伤脾失运，致脾气亏虚，纳运无力，胃虚气逆，则成脾胃气虚证；久则气虚及阳，致脾胃阳虚证；胃阴不足，胃失濡降，则为胃阴耗伤证。

暴病呕吐一般多属邪实，治疗较易，预后良好。惟痰饮与肝气犯胃之呕吐，每易复发。久病呕吐，多属正虚，故虚证或虚实夹杂者，病程较长，且易反复发作，较为难治。若呕吐不止，饮食难进，易变生它证，预后不良。如久病、大病之中，出现呕吐，食不能入，面色㿠白，肢厥不回，脉微细欲绝，此为阴损及阳，脾胃之气衰败，真阳欲脱之危证。正如《中藏经·脏腑虚实寒热》所说："病内外俱虚，卧不得安，身冷，脉细微，呕而不入食者，死。"

【诊查要点】

一、诊断依据

1. 初起呕吐量多，吐出物多有酸腐气味，久病呕吐，时作时止，吐出物不多，酸臭气味不甚。

2. 新病邪实，呕吐频频，常伴有恶寒、发热、脉实有力。久病正虚，呕吐无力，常伴精神萎靡，倦怠，面色萎黄，脉弱无力等症。

3. 本病常有饮食不节，过食生冷，恼怒气郁，或久病不愈等病史。

二、病证鉴别

1. 呕吐与反胃

呕吐与反胃，同属胃部的病变，其病机都是胃失和降，气逆于上，而且都有呕吐的临床表现。但反胃系脾胃虚寒，胃中无火，难以腐熟食入之谷物，以朝食暮吐，暮食朝吐，终至完谷尽吐出而始感舒畅。呕吐是以有声有物为特征，因胃气上逆所致，有感受外邪、饮食不节、情志失调和胃虚失和的不同，临诊之时，是不难分辨的。

2. 呕吐与噎膈

呕吐与噎膈，皆有呕吐的症状。然呕吐之病，进食顺畅，吐无定时。噎膈之病，进食哽噎不顺或食不得入，或食入即吐，甚则因噎废食。呕吐大多病情较轻，病程较短，预后尚好。而噎膈多因内伤所致，病情深重，病程较长，预后欠佳。

3. 呕吐物的鉴别

呕吐病证有寒、热、虚、实之别，根据呕吐物的性状及气味，也可以帮助鉴别。若呕吐物酸腐量多，气味难闻者，多属饮食停滞，食积内腐；若呕吐出苦水、黄水者，多由胆热犯胃，胃失和降；若呕吐物为酸水、绿水者，多因肝热犯胃，胃气上逆；若呕吐物为浊痰涎沫者，多属痰饮中阻，气逆犯胃；若呕吐清水，量少，多因胃气亏虚，运化失职。

三、相关检查

呕吐病位主要在胃，与肝、脾、胆有密切关系。所以可用胃镜、上消化道钡餐透视，了解胃黏膜情况，贲门、幽门口关闭情况及十二指肠黏膜的改变。若呕吐不止，伴有腹胀、矢气减少或无大便，应做腹部透视及腹部 B 超，以了解有无肠梗阻。若病人面色萎黄，呕吐不止，伴有尿少、浮肿，应及时检查肾功能，以排除肾衰竭、尿毒症所致呕吐。若病人暴吐，呈喷射状，应做头部 CT 或 MRI，排除颅脑占位性病变，也可以做腹部 B 超，了解胰腺及胆囊的情况，必要时结合化验血常规、尿淀粉酶、血淀粉酶。若呕吐不止，需检查电解质，了解有无电解质紊乱。育龄期妇女，应化验小便，查妊娠试验。

【辨证论治】

一、辨证要点

应首辨虚实。如《景岳全书·呕吐》指出："呕吐一证，最当详辨虚实。"实证多由感受外邪、饮食停滞所致，发病较急，病程较短，呕吐量多，呕吐物多有酸臭味。虚证多属内伤，有气虚、阴虚之别，呕吐物不多，常伴有精神萎靡，倦怠乏力，脉弱无力等症。

二、治疗原则

呕吐总的病机因胃气上逆所致，故治以和胃降逆为原则，结合具体症状辨证论治。偏于邪实者，治宜祛邪为主，邪去则呕吐自止。分别采用解表、消食、化痰、解郁等法。偏于正虚者，治宜扶正为主，正复则呕吐自愈。分别采用健运脾胃、益气养阴等法。虚实兼夹者当审其标本缓急主次而治之。

三、证治分类

（一）实证

1. 外邪犯胃证

突然呕吐，胸脘满闷，发热恶寒，头身疼痛，舌苔白腻，脉濡缓。

证机概要：外邪犯胃，中焦气滞，浊气上逆。

治法：疏邪解表，化浊和中。

代表方：藿香正气散加减。该方以芳香化浊，散寒解表为主，并具理气和胃降逆之功，适用于寒湿之邪犯胃，中焦气机不利，浊邪上逆之呕吐。

常用药：藿香、紫苏、白芷芳香化浊，散寒疏表；大腹皮、厚朴理气除满；半夏、陈皮和胃降逆止呕；白术、茯苓化湿健脾；生姜和胃止呕。

伴见脘痞嗳腐，饮食停滞者，可去白术，加鸡内金、神曲以消食导滞；如风寒偏重，症见寒热无汗，头痛身楚，加荆芥、防风、羌活祛风寒，解表邪；兼气机阻滞，脘闷腹胀者，可酌加木香、枳壳行气消胀。

2. 食滞内停证

呕吐酸腐，脘腹胀满，嗳气厌食，大便或溏或结，舌苔厚腻，脉滑实。

证机概要：食积内停，气机受阻，浊气上逆。

治法：消食化滞，和胃降逆。

代表方：保和丸加减。该方以消食和胃为主，兼有理气降逆之功效，适用于饮食停滞，浊气上逆的呕吐。

常用药：山楂、神曲、莱菔子消食和胃；陈皮、半夏、茯苓理气降逆，和中止呕；连翘散结清热。

若因肉食而吐者，重用山楂；因米食而吐者，加谷芽；因面食而吐者，重用莱菔子，加麦芽；因酒食而吐者，加蔻仁、葛花，重用神曲；因食鱼、蟹而吐者，加苏叶、生姜；因豆制品而吐者，加生萝卜汁；若食物中毒呕吐者，用烧盐方探吐，防止腐败毒物被吸收。

3. 痰饮内阻证

呕吐清水痰涎，脘闷不食，头眩心悸，舌苔白腻，脉滑。

证机概要：痰饮内停，中阳不振，胃气上逆。

治法：温中化饮，和胃降逆。

代表方：小半夏汤合苓桂术甘汤加减。前方以祛痰化痰为主，适用于呕吐严重者；后方则可健脾化湿，温化痰饮，适用于呕吐清水，舌苔白腻，脘闷不食者。

常用药：半夏化痰饮和胃止呕；生姜温胃散寒而止呕；茯苓、白术、甘草健脾化湿；桔梗温化痰饮。

脘腹胀满，舌苔厚腻者，可去白术，加苍术、厚朴以行气除满；脘闷不食者加白蔻仁、砂仁化浊开胃；胸膈烦闷，口苦，失眠，恶心呕吐者，可去桂枝，加黄连、陈皮化痰泄热，和胃止呕。

4. 肝气犯胃证

呕吐吞酸，嗳气频繁，胸胁胀痛，舌质红，苔薄腻，脉弦。

证机概要：肝气不疏，横逆犯胃，胃失和降。

治法：疏肝理气，和胃降逆。

代表方：四七汤加减。该方具有理气宽中，和胃，降逆止呕之功效，适用于因肝气郁结，气逆犯胃的呕吐。

常用药：苏叶、厚朴理气宽中；半夏、生姜、茯苓、大枣和胃降逆止呕。

若胸胁胀满疼痛较甚，加川楝子、郁金、香附、柴胡疏肝解郁；如呕吐酸水，心烦口渴，宜清肝和胃，辛开苦降，可酌加左金丸及山栀、黄芩等；若兼见胸胁刺痛，或呕吐不止，诸药无效，舌有瘀斑者，可酌加桃仁、红花等活血化瘀。

（二）虚证

1. 脾胃气虚证

食欲不振，食入难化，恶心呕吐，脘部痞闷，大便不畅，舌苔白滑，脉象虚弦。

证机概要：脾胃气虚，纳运无力，胃虚气逆。

治法：健脾益气，和胃降逆。

代表方：香砂六君子汤加减。该方具有健脾益气，祛痰和胃止呕之功效，适用于食欲不振，面色萎黄，恶心呕吐，舌苔薄白腻者。

常用药：党参、茯苓、白术、甘草健脾益气；半夏祛痰降逆，和胃止呕；陈皮、木香、砂仁理气降逆。

若呕吐频作，嗳气脘痞，可酌加旋覆花、代赭石以镇逆止呕；若呕吐清水较多，脘冷肢凉者，可加附子、肉桂、吴茱萸以温中降逆止呕。

2.　脾胃阳虚证

饮食稍多即吐，时作时止，面色㿠白，倦怠乏力，喜暖恶寒，四肢不温，口干而不欲饮，大便溏薄，舌质淡，脉濡弱。

证机概要：脾胃虚寒，失于温煦，运化失职。

治法：温中健脾，和胃降逆。

代表方：理中汤加减。该方具有健脾和胃，甘温降逆之功效，适用于脾胃虚寒而呕吐，症见面色㿠白，倦怠乏力，四肢不温等症。

常用药：人参、白术健脾和胃；干姜、甘草甘温和中。

若呕吐甚者，加砂仁、半夏等理气降逆止呕；若呕吐清水不止，可加吴茱萸、生姜以温中降逆止呃；若久呕不止，呕吐之物完谷不化，汗出肢冷，腰膝酸软，舌质淡胖，脉沉细，可加制附子、肉桂等温补脾肾之阳。

3.　胃阴不足证

呕吐反复发作，或时作干呕，似饥而不欲食，口燥咽干，舌红少津，脉象细数。

证机概要：胃阴不足，胃失濡润，和降失司。

治法：滋养胃阴，降逆止呕。

代表方：麦门冬汤加减。该方滋阴养胃，降逆止呃，适用于呕吐反复，或时作干呕的阴虚证。

常用药：人参、麦冬、粳米、甘草滋养胃阴；半夏降逆止呕；大枣益气和中。

若呕吐较剧者，可加竹茹、枇杷叶以和降胃气；若口干，舌红，热甚者，加黄连清热止呕；大便干结者，加瓜蒌仁、火麻仁、白蜜以润肠通便；伴倦怠乏力，纳差舌淡，加太子参、山药益气健脾。

【预防调护】

1. 起居有常，生活有节，避免风寒暑湿秽浊之邪的入侵。

2. 保持心情舒畅，避免精神刺激，对肝气犯胃者，尤当注意。

3. 饮食方面也应注意调理。脾胃素虚患者，饮食不宜过多，同时勿食生冷瓜果等，禁服寒凉药物。若胃中有热者，忌食肥甘厚腻、辛辣香燥、醇酒等物品，禁服温燥药物，戒烟。

4. 对呕吐不止的病人，应卧床休息，密切观察病情变化。服药时，尽量选择刺激性气味小的，否则随服随吐，更伤胃气。服药方法，应少量频服为佳，以减少胃的负担。根据病人情况，以热饮为宜，并可加入少量生姜或姜汁，以免格拒难下，逆而复出。

【结　语】

呕吐是以胃失和降，气逆于上所致的一种病证，可出现在许多疾病的过程中。临床辨证以虚实为纲。实证多见于外邪犯胃，饮食停滞，肝气犯胃，痰饮内阻。前两种证型多表现为突然发病，后两者则反复发作。虚证多见于脾胃气虚，脾胃阳虚及胃阴不足，多见呕吐时作时止，伴有恶寒怕冷，或口舌干燥，或倦怠乏力等不同症状。虚实之间常可互相转化或相互兼夹。

治疗呕吐，当以和胃降逆为原则，但须根据虚实不同情况分别处理。一般暴病呕吐多属邪实，治宜祛邪为主。久病呕吐多属正虚，治宜扶正为主。一般来说，实证易治，虚证及虚实夹杂者，病程长，且易反复发作，较为难治。

【临证备要】

1. 半夏为止呕之主药，《金匮要略》治呕吐，有大小半夏汤。朱良春认为："半夏生用止呕之功始著。"因半夏传统的加工方法，先用清水浸泡十数日，先后加白矾、石灰、甘草再泡，不惟费时费功，而且久经浸泡，其镇吐之有效成分大量散失，药效大减。半夏生用，久煮，则生者变熟，所以，生半夏入汤剂需注意单味先煎 30 分钟，至口尝无辣麻感后，再下余药。

2. 大黄、甘草愈呕吐。食入即吐一症，以常法治之多不愈，《金匮要略·呕吐哕下利病脉证治》云："食入即吐者，大黄甘草汤主之。"原文只 12 字，药仅大黄 9 克，甘草 6 克两味，每能收到很好的疗效。临床应用根据"食入即吐"为主，不必拘于热象有无。因大黄气味苦寒，能推陈致新，通利水谷，调中化食，安和五脏，故以为君，臣以甘草缓其中，使清升浊降，胃气顺而不逆，不治吐而吐自止。临证此方用于尿毒症所致呕吐，可立见其效。

3. 针灸止呕效果佳。治疗呕吐可配合针灸及穴位封闭，可以取得更好的效果。体针多选用具有止呕作用的内关、足三里、中脘、公孙。耳针应配选胃、肝、交感、皮质下、神门。每天取 2～3 穴，强刺激，留针 30 分钟，每日或隔日一次，用于神经性呕吐。

4. 注意原发病因，不可见吐止吐。由于呕吐可涉及西医学之多种疾病，故临床上在辨证施治的同时，应结合辨病治疗。同时，由于呕吐既是病态，又是祛除胃中病邪的一种反应。如遇伤食、停饮积痰，或误吞毒物时，当因势利导，给予探吐，以祛除病邪，故对因这些原因所致的欲吐不能吐或吐而未净者，不能一味止吐。

5. 呕吐日久变证多：顽固性呕吐日久，多伤津损液耗气，引起气随津脱等变证。结合临床实际，可进行补充液体，或静脉推注生脉注射液，口服淡盐水等治疗。

【医案选读】

病案一

某，女，言称曾在沈阳某医院就诊，始朝食暮吐，后则呕吐频繁，甚则食入即吐，诊断为"幽门梗阻"，医生欲施刀以解，无奈患者因恐惧而拒绝，只得保守治疗，并以输液维持多日，苦不堪言。经人介绍求余诊治。症见其面色㿠白，倦怠无力，喜暖恶寒，频欲呕吐，上腹饱满，舌质淡，苔厚腻，脉微而弦。四诊合参，此为中焦寒滞，脾胃升降失司，即阳明寒呕也。宗仲景之法，以吴茱萸汤原方加三蔻（草蔻、红蔻、草果）投之。1剂呕轻，腹满锐减；2剂吐止，诸症渐退。遂感饥饿，向女索食，竟顿餐面条四两，仍嫌不足。众亲皆愕然，慌延余请定夺之。余谓之曰：大病初瘥，脾胃尚弱，骤然暴食，有损无益，当节度。病家言然，守前方再服2剂，诸症霍然，饮食如常，病者亲属皆雀跃而称谢。

（夏洪生主编. 北方医话·班世民医案. 北京科学技术出版社. 1988）

病案二

某，男，49岁。初诊：面色㿠白，食欲不振，恶心，呕吐，脘腹疼痛，泛酸，日久不愈，素体虚弱，小腹抽痛、憋胀，肠鸣，自觉有气自脐下向上顶冲，出虚汗，倦怠无力，大便偏溏，小便发黄，并偶带白浊。舌淡苔白，脉象沉弱。此为脾虚胃寒兼冲气上逆之证，治宜温中健脾，平冲止呕。方用理中汤合良附丸加味。

处方：党参10g　白术10g　炙甘草6g　茯苓10g　陈皮6g　半夏10g　吴茱萸6g　川楝子10g　荔枝核10g　延胡6g　香附6g　高良姜6g　乌药10g　生姜3片　大枣3枚　水煎服。

二诊：上方服5剂，食欲好转，呕吐、泛酸、积气顶冲，出虚汗等症均显著好转，小腹仍憋胀跳动，舌淡，苔白，脉沉弱。仍遵原方，加茯苓12g，广木香5g，怀牛膝10g，大腹皮6g，水煎空腹服。

三诊：上方服9剂，食欲倍增，已经恢复至病前水平。呕吐，积气顶冲，小腹憋痛等症状已愈。近1月来，只觉阴囊发冷，出汗，苔白，脉沉。

处方：党参10g　白术10g　炙甘草6g　茯苓12g　半夏10g　陈皮6g　吴茱萸6g　良姜6g　炒小茴10g　乌药6g　肉桂6g　草蔻6g　水煎服。4剂后，诸症遂安。

（赵尚华等整理. 张子琳医疗经验选辑. 山西人民出版社. 1978）

【文献摘要】

《金匮要略·呕吐哕下利病脉证治》："呕而胸满者，茱萸汤主之。""呕而肠鸣，心下痞者，半夏泻心汤主之。""诸呕吐，谷不得下者，小半夏汤主之。""呕而发热者，小柴胡汤主之。""胃反呕吐者，大半夏汤主之。""胃反，吐而渴欲水者，茯苓泽泻汤主之。"

《外台秘要·卷六·许仁则疗呕吐方》："呕吐病有两种，一者积热在胃，呕逆不下食，一者积冷在胃，亦呕逆不下食，二事正反，须细察之。必其食饮寝处将息伤热，又素无冷病，年壮力强，肤肉充满，此则是积热在胃，致此呕逆。如将息饮食寝处不热，又素有冷病，年衰力弱，肤肉瘦悴，此则积冷在胃，生此呕逆。""积热在胃，呕逆不下食，宜合生芦根五味饮。"

《景岳全书·呕吐》："凡治胃虚呕吐，最须详审气味。盖邪实胃强者，能胜毒药，故无论气味优劣，皆可容受。惟胃虚气弱者，则有宜否之辨，而胃虚之甚者，则于气味之间，关系尤重。盖气虚者，最畏不堪之气，不但腥臊之气不能受，即微香微郁，并饮食之气亦不能受。胃弱者，最畏不堪之味，非惟苦劣之味不能受，即微咸微苦，并五谷正味不能受。此胃虚之呕，所以最重气味。"

《证治汇补·卷之五·呕吐》："有内伤饮食，填塞太阴，新谷入胃，气不宣通而吐者。有久病气虚，胃气衰微，闻食则呕者。有胃中有热，食入即吐者。有胃中有寒，食久方吐者。有风邪在胃，翻翻不定，郁成酸水，全不入食者。有暑邪犯胃，心烦口渴，腹痛泄泻而呕者。有胃中有脓，腥臊熏臭而呕者。有胃中有虫，作痛吐水，得食暂止者。有胃中停水，心下忪忡，口渴欲饮，水入即吐者。有胃中有痰，恶心头眩，中脘躁扰，食入即吐者。"

第四节 噎 膈

噎膈是指吞咽食物哽噎不顺，饮食难下，或纳而复出的疾患。噎即噎塞，指吞咽之时哽噎不顺；膈为格拒，指饮食不下。噎虽可单独出现，而又每为膈的前驱表现，故临床往往以噎膈并称。

膈之病名，首见于《内经》。如《素问·阴阳别论》云："三阳结，谓之膈。"《素问·通评虚实论》曰："隔塞闭绝，上下不通，则暴忧之病也。"明确指出了发病脏腑与大肠、小肠、膀胱有关，精神因素对本病的影响甚大。隋·巢元方将噎膈分为气、忧、食、劳、思五噎；忧、恚、气、寒、热五膈。唐宋以后始将"噎膈"并称。在病因方面，除了精神因素以外，宋·严用和《济生方·噎膈》认为："倘或寒温失宜，食饮乖度，七情伤感，气神俱扰……结于胸膈，则成膈，气流于咽嗌，则成五噎。"指出饮食、酒色、年龄均与本病有关。关于噎膈的病机朱丹溪在《脉因证治·噎膈》中指出："血液俱耗，胃脘亦槁"，并提出"润养津血，降火散结"的治疗大法。明·张景岳在《景岳全书·噎膈》中提出："惟中衰耗伤者多有之"，注重从脾肾进行治疗。清·李用粹《证治汇补·噎膈》认为，噎"有气滞者，有血瘀者，有火炎者，有痰凝者，有食积者，虽有五种，总归七情之变"，并提出"化痰行瘀"的治法。叶天士《临证指南医案·噎膈反胃》又明确指出噎膈的病机为"脘管窄隘。"这些理论对指导临床实践具有重要意义。

根据噎膈的临床表现，西医学中的食道癌、贲门癌、贲门痉挛、食道贲门失弛缓症、食管憩室、食道炎、食道狭窄、胃神经症等，均可参照本节内容辨证论治。

【病因病机】

噎膈的病因复杂，主要与七情内伤、酒食不节、久病年老有关，致使气、痰、瘀交阻，津气耗伤，胃失通降而成。

一、病因

1. 饮食不节

多为嗜酒无度，或过食肥甘辛香燥热之品，致使胃肠积热，津液耗损，痰热内结；或饮食过热，或食物粗糙，或常食发霉之物，损伤食道、胃脘而致。

2. 七情内伤

多由忧思恼怒而成。忧思则伤脾，脾伤则气结，水湿失运，滋生痰浊；恼怒则伤肝，肝伤气机郁滞，血液运行不畅，瘀血阻滞食道、胃脘而成噎膈。

3. 久病年老

胃痛、呕吐等病变日久，饮食减少，气血化源不足，胃脘枯槁；或年高体衰，精血亏损，气阴渐伤，津气失布，痰气瘀阻，而成本病。

二、病机

噎膈的基本病变与发病机理总属气、痰、瘀交结，阻隔于食道、胃脘而致。病位在食道，属胃所主。病变脏腑与肝、脾、肾三脏有关，因三脏之经络皆与食道相连，从而影响食道的功能。七情内伤、饮食不节、年老肾虚可致肝、脾、肾三脏功能失常。脾之功能失调，健运失司，水湿聚而为痰；肝之疏泄失常，则气失条达，可使气滞血瘀或气郁化火；肾阴不足，则不能濡养咽嗌，肾阳虚馁，不能温运脾土，以致气滞、痰阻、血瘀，使食管狭窄，胃失通降，津液干涸失濡而成噎膈。

病理性质总属本虚标实。本病初期，以标实为主，由痰气交阻于食道和胃，故吞咽之时哽噎不顺，格塞难下，继则瘀血内结，痰、气、瘀三者交互搏结，胃之通降阻塞，上下不通，因此饮食难下，食而复出。久则气郁化火，或痰瘀生热，伤阴耗液，病由标实转为正虚为主，病情由轻转重。如阴津日益枯槁，胃腑失其濡养，或阴损及阳，脾胃阳气衰败，不能输化津液，痰气瘀结倍甚，多形成虚实夹杂之候。

本病的预后，与病情发展有关。如病情始终停留在噎证的阶段，只表现为吞咽之时哽噎不顺的痰气交阻证，不向膈证发展（不出现胸膈阻塞，饮食不下），一般预后尚好。如病情继续发展成膈，后期阴津枯槁，阴伤及阳，中气衰败，胃虚不能受纳，脾虚失其健运，后天之气败绝，以致正气不支者预后极差。

【诊查要点】

一、诊断依据

1. 轻症患者主要为胸骨后不适，烧灼感或疼痛，食物通过有滞留感或轻度梗阻感，咽部干燥或有紧缩感。

2. 重症患者见持续性、进行性吞咽困难，咽下梗阻即吐，吐出黏液或白色泡沫黏痰，严重时伴有胸骨后或背部肩胛区持续性钝痛，进行性消瘦。

3. 病人常有情志不畅、酒食不节、年老肾虚等病史。

二、病证鉴别

1. 噎膈与反胃

两者皆有食入即吐的症状。噎膈多系阴虚有热，主要表现为吞咽困难，阻塞不下，旋食旋吐，或徐徐吐出；反胃多属阳虚有寒，主要表现为食尚能入，但经久复出，朝食暮吐，暮食朝吐。如《医学读书记·噎膈反胃之辨》说："噎膈之所以反胃者，以食噎不下，故反而上出，若不噎则并不反矣。其反胃之病，则全不噎食，或迟或速，自然吐出，与膈病何相干哉?"

2. 噎膈与梅核气

二者均见咽中梗塞不舒的症状。噎膈系有形之物瘀阻于食道,吞咽困难。梅核气则系气逆痰阻于咽喉,为无形之气,无吞咽困难及饮食不下的症状。如《证治汇补·噎膈·附梅核气》所说:"梅核气者,痰气窒塞于咽喉之间,咯之不出,咽之不下,状如梅核。"即咽中有梗塞不舒的感觉,无食物哽噎不顺,或吞咽困难,食入即吐的症状。

三、相关检查

胃镜检查,可在直视下观察食道、贲门、胃体的情况,以了解有无肿瘤及炎症、溃疡、狭窄等,若有肿瘤可进行组织活检,以确定病性。X线上消化道钡餐检查,可直接观察到食管的蠕动情况、管壁舒张度、食管黏膜改变、充盈缺损及梗阻程度等。CT检查,可了解全食管壁的结构情况与周围脏器的关系,以帮助诊断。

【辨证论治】

一、辨证要点

本病早期轻症仅有吞咽之时哽噎不顺,全身症状不明显,病情严重则吞咽困难呈进行性加重,食常复出,甚则胸膈疼痛,滴水难入。临床应辨标本主次。标实当辨气结、痰阻、血瘀三者之不同。本虚多责之于阴津枯槁为主,发展至后期可见气虚阳微之证。

二、治疗原则

本病的治疗应权衡本虚标实的程度,酌情处理。初期重在治标,宜理气、化痰、消瘀、降火为主;后期重在治本,宜滋阴润燥,或补气温阳为主。然噎膈之病,病机复杂,虚实每多兼夹,当区别主次兼顾。

三、证治分类

1. 痰气交阻证

吞咽梗阻,胸膈痞满,甚则疼痛,情志舒畅时稍可减轻,情志抑郁时则加重,嗳气呃逆,呕吐痰涎,口干咽燥,大便艰涩,舌质红,苔薄腻,脉弦滑。

证机概要:肝气郁结,痰湿交阻,胃气上逆。

治法:开郁化痰,润燥降气。

代表方:启膈散加减。本方有理气化痰解郁,润燥和胃降逆之功效,适用于气滞痰阻之噎膈证。

常用药:郁金、砂仁壳、丹参开郁利气;沙参、贝母润燥化痰;茯苓健脾和中;杵头糠治卒噎;荷叶蒂和胃降逆。

嗳气呕吐明显者,酌加旋覆花、代赭石,以增降逆和胃之力;泛吐痰涎甚多者,加半夏、陈皮,以加强化痰之功,或含化玉枢丹;大便不通,加生大黄、莱菔子,便通即止,防止伤阴；若心烦口干，气郁化火者，加山豆根、栀子、金果榄以增清热解毒之功效。

2. 瘀血内结证

饮食难下，或虽下而复吐出，甚或呕出物如赤豆汁，胸膈疼痛，固着不移，肌肤枯燥，形体消瘦，舌质紫暗，脉细涩。

证机概要：蓄瘀留着，阻滞食道，通降失司，肌肤失养。

治法：滋阴养血，破血行瘀。

代表方：通幽汤加减。本方有滋阴养血，破血行瘀作用，适用于瘀血内阻，食道不通，饮食不下，生化乏源，气血不能充养肌肤之噎膈。

常用药：生地、熟地、当归滋阴养血；桃仁、红花、丹参、三七活血化瘀；五灵脂、乳香、没药、蜣螂虫活血破瘀止痛；海藻、昆布、贝母软坚化痰。

瘀阻显著者，酌加三棱、莪术、炙穿山甲、急性子同煎服，增强其破结消癥之力；呕吐较甚，痰涎较多者，加海蛤粉、法半夏、瓜蒌等以化痰止呕；呕吐物如赤豆汁者，另服云南白药化瘀止血；如服药即吐，难于下咽，可含化玉枢丹以开膈降逆，随后再服汤药。

3. 津亏热结证

食入格拒不下，入而复出，甚则水饮难进，心烦口干，胃脘灼热，大便干结如羊矢，形体消瘦，皮肤干枯，小便短赤，舌质光红，干裂少津，脉细数。

证机概要：气郁化火，阴津枯竭，虚火上逆，胃失润降。

治法：滋阴养血，润燥生津。

代表方：沙参麦冬汤加减。本方有滋阴养血，润燥生津的作用，适用于阴津枯竭，燥热内结之噎膈。

常用药：沙参、麦冬、天花粉、玉竹滋阴养血；乌梅、芦根、白蜜生津润肠；竹茹、生姜汁化痰止吐；半枝莲清热解毒散结。

胃火偏盛者，加山栀、黄连清胃中之火；肠腑失润，大便干结，坚如羊矢者，宜加火麻仁、全瓜蒌润肠通便；烦渴咽燥，噎食不下，或食入即吐，吐物酸热者，改用竹叶石膏汤加大黄泻热存阴。

4. 气虚阳微证

水饮不下，泛吐多量黏液白沫，面浮足肿，面色㿠白，形寒气短，精神疲惫，腹胀，形寒气短，舌质淡，苔白，脉细弱。

证机概要：脾肾阳虚，中阳衰微，温煦失职，气不化津。

治法：温补脾肾。

代表方：补气运脾汤加减。本方具有补气健脾运中的作用，适用于脾肾阳虚，中阳衰微之噎膈证。

常用药：黄芪、党参、白术、砂仁、茯苓、甘草温补脾气；陈皮、半夏、生姜、大枣，降逆祛痰，和中养胃。

胃虚气逆，呕吐不止者，可加旋覆花、代赭石和胃降逆；阳伤及阴，口干咽燥，形体消瘦，大便干燥者，可加石斛、麦冬、沙参滋养津液；泛吐白沫加吴萸、丁香、白蔻仁温胃降逆；阳虚明显者加附子、肉桂、鹿角胶、苁蓉温补肾阳。

【预防调护】

1. 改善不良饮食习惯，戒烟酒，避免进烫食，吃饭太快，咀嚼不足以及喜食酸菜、泡菜等。避免食用发霉的食物，如霉花生、霉玉米。管好用水，防止污染，减少水中亚硝酸盐含量。加强营养，多食新鲜水果、蔬菜。

2. 及时治疗食管慢性疾病，如食管炎、食管白斑、贲门失弛缓症、食管疤痕性狭窄、憩室和食管溃疡等，防止癌变。

3. 加强护理，嘱病人每餐进食后，可喝少量的温开水或淡盐水，以冲淡食管内积存的食物和黏液，预防食管黏膜损伤和水肿。饮食宜清淡，易消化，避免辛辣刺激性食品，戒烟酒。做好心理护理工作，帮助病人克服悲观、紧张、恐惧等不良情绪，关心帮助患者树立信心和勇气，积极配合治疗。

4. 保持心情舒畅，适当锻炼身体，增强体质。

【结　语】

噎膈之病以吞咽困难，甚则食而复出为主要表现。病因虽有多端，但主要责之于情志内伤、酒食不节等因素，致使气、痰、瘀结食道，阻塞不通，故饮食难下，吞咽梗阻。继则郁火伤阴，生化乏源，而成阴津枯槁之证，病情由实转虚。终则阴损及阳，气虚阳微，病情危笃。

由于本病属本虚标实之证，辨证时当分本虚与标实之别。初期属标实，证见痰气交阻、瘀血内停、火郁热结，久则以本虚为主，见阴亏、气虚、阳微。若病情只停留在噎证的阶段，其病轻，预后良好。若由噎致膈，其病重，预后皆为不良。在治疗方面，应根据具体病情立法遣方，并注意精神调摄，保持乐观情绪，少思静养，避免不良刺激，禁食辛辣刺激食品等。

【临证备要】

1. "噎膈"与"食道癌"不能等同。噎膈之病，症状表现与西医的食道癌相似，但两者不能完全等同。因噎膈是根据症状命名的，它还包括了贲门痉挛、食道炎、食道狭窄等疾病，它的范围比较广。而食道癌是根据局部病理命名的，症状表现只是诊断的一个方面，临床表现又类似于噎膈，因此说它属于噎膈的范畴，是噎膈范围中的一个疾病。

2. 祛邪应重痰气热毒瘀结。噎膈之病病机复杂，多兼有瘀血、顽痰、气滞、热郁诸多因素，阻碍胃气，单一证型出现的机会很少，所以在治疗时应统筹兼顾。若久病瘀血在络，化瘀用三棱、莪术、桃仁、红花，宜配合虫类药物搜络祛邪。方中可加用全蝎、蜂房、蜈蚣、壁虎等，搜剔削坚，散结避恶解毒。若顽痰凝结，宜咸味药，可加用海藻、昆布、海蛤壳、瓦楞子等以化痰消积。若气机阻滞，胸膈痞满者，可加用枳实、厚朴、柿蒂、刀豆子等开胸顺气，降逆和胃。若津伤热结者，可加白花蛇舌草、菝葜、冬凌草、山慈菇、半枝莲、山豆根、白英等清热解毒，和胃降逆。

3. 及早检查，确定病性。噎膈的病变范围较广，故应及早做相关检查，明确疾病的性质。食道痉挛属于功能性疾病，治疗以调理气机、和胃降逆为主。食道炎、贲门炎属于炎症性疾病，治予清热解毒，理气和胃之法。食道癌、贲门癌则为恶性肿瘤，早期无转移及严重并发症，应积极采用手术治疗，配合中药益气扶正、化痰活血、解毒散结。因为这三种情况疾病性质不同，治疗方法不同，预后转归也不同，须把握病性，采用相应的治疗方法，提高临床疗效。

【医案选读】

病案一

贾某，男，79 岁。平素嗜酒，数月以来，情怀抑郁，食减便燥，渐至进食有时作噎，咽下困难。现只能进半流质食物，硬食已有 2 月不能进矣。胸际闷胀微痛，饭后尤甚，有时吐白黏沫，口干，不思饮，大便干燥，4～5 日一行，夜寐多梦，精神委顿，体重减轻。经北大医院检查，谓为食道狭窄，未发现癌变。舌苔白而燥，脉沉涩。辨证立法：平素嗜酒，加之情志怫逆，气郁积聚，致使阴阳不和，三焦闭塞，咽噎不利，格拒饮食，渐至津液干枯，口燥便难。治宜顺气开郁，养阴润燥。处方：薤白头 10g，桃仁 6g，代赭石（旋覆花 6g 同布包）15g，全瓜蒌 18g，杏仁 6.5g，清半夏 10g，炒枳实 6g，火麻仁 15g，油当归 12g，淮牛膝 10g，茜草根 10g，川郁金 10g，广陈皮 6g，天麦冬各 6g。

二诊：前方服 3 剂，诸症如前，胸际略畅，大便仍燥。前方加晚蚕砂 10g，皂角子 10g，再服 5 剂。

三诊：服药 5 剂，自觉诸症有所减轻，能稍进馒头类食物，大便仍微干，二日一行，身倦少力。处方：薤白头 10g，全瓜蒌 25g，代赭石 12g（旋覆花 10g 同布包），晚蚕砂 10g（炒焦皂角子 10g 同布包），炒枳实 6g，茜草根 10g，淮牛膝 10g，桃杏仁各 6g，郁李仁 6g，火麻仁 18g，野于术 10g，川郁金 10g，油当归 12g。

何梦瑶氏云："酒客多噎膈，食热酒者尤多，以热伤津液，咽管干涩，食不得入也。"中医无食道狭窄病名，综观脉证，是属噎膈之证。余治疗此病常用润养之剂屡屡奏效，以旋覆代赭汤、瓜蒌薤白半夏汤加减为主，佐以桃杏仁、当归滑润之药，二冬滋阴养津，郁金、枳实、茜草、陈皮等开郁顺气。

（祝谌予整理. 施今墨临床经验集. 人民卫生出版社. 1982）

病案二

王某，男，71 岁。患者初起吞咽困难，胸骨后痛，曾呕血数次，色鲜或紫，一次约 50ml，均经止血、输液而缓解。1983 年 10 月 23 日胃镜检查示食管下段浸润性癌（约 5cm 范围），经病理（食道活检）诊断为食道癌。患者拒绝手术，惧于放化疗而于 28 日来诊，苔薄润，脉弦滑。辨为气滞血瘀痰凝结于食道而成噎膈。因气火有余，克脾犯肺，血随气升则呕血。治以理气平肝，润肺散结，活血化瘀，和胃降逆为主。处以虎七粉（壁虎 70 条，三七粉 50g，壁虎研细面，合三七粉至匀，空腹服）每次 4g，日 2 次冲服。同时配服汤剂：党参 10g，代赭石 30g，夏枯草 30g，白花蛇舌草 30g，丹参 30g，瓦楞子 30g，仙鹤草 30g，神曲 30g，川贝母 18g，姜半夏 18g，茯苓 18g，山慈菇 15g，当归 15g，牡蛎 15g。服药 6 剂，症状得减，胃纳好转，精神渐佳。3 个月后能食软饭，胸骨后疼痛基本消失。

（崔应珉等整理. 痛证名家要方·癌肿痛. 世界图书出版公司. 1998）

【文献摘要】

《素问·至真要大论》："厥阴之胜，胃脘当心而痛，上交两胁，甚则呕吐，膈咽不通。"

《医说·膈噎诸气·五噎》："噎者，乃噎塞不通，心胸不利，饮食不下也，各随其证而治之。"

《医学入门·膈噎》："病因内伤忧郁失志，乃饮食淫欲，而动脾胃肝肾之火，或因杂病，误服辛香燥药，俱令血液衰耗，胃脘枯槁。"

《玉机微义》："夫治此疾也，咽嗌闭塞，膈胸痞闷，似属气滞，然有服耗气药过多，中气不运而致者，当补气而自运。大便燥结如羊矢，似属血热，然服通利药过多，致血液耗竭者，当补血润血而自行。有因火逆冲上，食不得入，其脉洪大而数者，或痰饮阻滞而脉结涩者，当清痰泄热，其火自降。有因脾胃阳火亦衰，其脉沉细而微者，当以辛香之药温其气，仍以益阴养胃之主，非若《局方》之惟务燥裂也。若夫不守戒忌厚味房劳之人，及年高无血者，皆不能疗也。"

《证治汇补·噎膈》："血虚者，左脉无力。气虚者，右脉无力。痰凝者，寸关沉滑而大。气滞者，寸关沉伏而涩。火气冲逆者，脉来数大。瘀血积滞者，脉来芤涩。小弱而涩者反胃，紧滑而革者噎膈。"

《临证指南医案·噎膈反胃》徐灵胎评注："噎膈之证，必有瘀血、顽痰、逆气阻胃气，其已成者，百无一治。其未成者，用消瘀去痰降气之药，或可望其通利。"

附　反胃

反胃是指饮食入胃，宿谷不化，经过良久，由胃返出之病。《金匮要略》称为胃反。《太平圣惠方·第四十七卷》称为"反胃"。指出："夫反胃者，为食物呕吐，胃不受食，言胃口翻也。"后世也多以反胃名之。

本病的病因多由饮食不当，饥饱无常，或嗜食生冷，损及脾阳，或忧愁思虑，有伤脾胃，中焦阳气不振，寒从内生，致脾胃虚寒，不能腐熟水谷，饮食入胃，停留不化，逆而向上，终至尽吐而出。如《景岳全书·反胃》所说："或以酷饮无度，伤于酒湿；或以纵食生冷，败其真阳；或因七情忧郁，竭其中气。总之，无非内伤之甚，致损胃气而然。"

治疗原则在于温中健脾，降逆和胃。若反复呕吐，津气并虚，可加益气养阴之品；日久不愈，宜加温补肾阳之法。

脾胃虚寒证

食后脘腹胀满，朝食暮吐，暮食朝吐，宿谷不化，吐后则舒，神疲乏力，面色少华，手足不温，大便溏泻，舌淡，苔白滑，脉细缓无力。

证机概要：脾胃虚寒，饮食不化，停滞胃中，逆而尽吐。

治法：温中健脾，降气和胃。

代表方：丁香透膈散加减。本方具有温中和胃、健脾补益、降逆理气作用，适用于脾胃虚寒所致反胃之病。

　　常用药：人参、白术、炙甘草健脾益气；丁香、半夏、木香、香附降气和胃；砂仁、白豆蔻、神曲、麦芽醒脾化食。

　　胃虚气逆，呕吐甚者，加旋覆花、代赭石镇逆止呕；若肾阳虚弱者，加附子、肉桂以益火之源；吐甚而气阴耗伤者，去丁香、砂仁、蔻仁，酌加沙参、麦冬养胃润燥。

第五节　呃　逆

　　呃逆是指胃气上逆动膈，以气逆上冲，喉间呃呃连声，声短而频，难以自制为主要表现的病证。

　　《内经》无呃逆之名，其记载的"哕"即指本病，如《素问·宣明五气》说："胃为气逆，为哕。"该书已认识本病的病机为胃气上逆，还认识到呃逆发病与寒气及胃、肺有关，如《灵枢·口问》说："谷入于胃，胃气上注于肺，今有故寒气与新谷气，俱还入于胃，新故相乱，真邪相攻，气并相逆，复出于胃，故为哕。"且认识到呃逆是病危的一种征兆，如《素问·宝命全形论》曰："病深者，其声哕。"在治疗方面，《内经》提出了三种简易疗法，如《灵枢·杂病》说："哕，以草刺鼻，嚏，嚏而已；无息，而疾迎引之，立已；大惊之，亦可已。"汉代张仲景在《金匮要略·呕吐哕下利病脉证治》中将呃逆分为三种：一为实证，即"哕而腹满，视其前后，知何部不利，利之则愈"；二为寒证，即"干呕哕，若手足厥者，橘皮汤主之"；三为虚热证，即"哕逆者，橘皮竹茹汤主之"。这为后世寒热虚实辨证分类奠定了基础。本病证在宋代还称为"哕"，如宋代陈无择在《三因极一病证方论·哕逆论证》中说："大率胃实即噫，胃虚则哕，此由胃中虚，膈上热，故哕"，此指出呃逆与膈相关。元代朱丹溪始称之为"呃"，他在《格致余论·呃逆论》中说："呃，病气逆也，气自脐下直冲，上出于口，而作声之名也"。明代张景岳进一步把呃逆病名确定下来，如《景岳全书·呃逆》说："哕者，呃逆也，非咳逆也；咳逆者，咳嗽之甚者也，非呃逆；干呕者，无物之吐，即呕也，非哕也；噫者，饱食之息，即嗳气也，非咳逆也。后人但以此为鉴，则异说之疑可尽释矣。"并指出，大病时"虚脱之呃，则诚危之证"。明代秦景明《症因脉治·呃逆论》把本病分外感、内伤两类，颇有参考价值。清代李中梓《证治汇补·呃逆》对本病系统地提出治疗法则："治当降气化痰和胃为主，随其所感而用药。气逆者，疏导之；食停者，消化之；痰滞者，涌吐之；热郁者，清下之；血瘀者，破导之；若汗吐下后，服凉药过多者，当温补；阴火上冲者，当平补；虚而夹热者，当凉补。"至今仍有一定指导意义。

　　呃逆相当于西医学中的单纯性膈肌痉挛，而其他疾病如胃肠神经官能症、胃炎、胃扩张、胸腹腔肿瘤、肝硬化晚期、脑血管病、尿毒症，以及胸腹手术后等所引起的膈肌痉挛之呃逆，均可参考本节辨证论治。

【病因病机】

　　呃逆的病因多由饮食不当、情志不遂和正气亏虚等所致。胃失和降、气逆动膈是呃逆的主要病机。

一、病因

1. 饮食不当

进食太快，过食生冷，或滥服寒凉药物，寒气蕴蓄于胃，循手太阴之脉上动于膈，导致呃逆。或过食辛热煎炒，醇酒厚味，或过用温补之剂，燥热内生，腑气不行，气逆动膈，发生呃逆。《景岳全书·呃逆》曰："皆其胃中有火，所以上冲为呃。"

2. 情志不遂

恼怒伤肝，气机不利，横逆犯胃，逆气动膈；或肝郁克脾，或忧思伤脾，运化失职，滋生痰浊；或素有痰饮内停，复因恼怒气逆，逆气夹痰浊上逆动膈，发生呃逆。如《证治准绳·呃逆》即有"暴怒气逆痰厥"而发生呃逆的记载。

3. 体虚病后

或素体不足，年高体弱，或大病久病，正气未复，或吐下太过，虚损误攻，均可损伤中气，或胃阴耗伤，胃失和降，发生呃逆。甚则病深及肾，肾气失于摄纳，浊气上乘，上逆动膈，均可发生呃逆。如《证治汇补·呃逆》提出："伤寒及滞下后，老人，虚人，妇人产后，多有呃证者，皆病深之候也。若额上出汗，连声不绝者危。"

二、病机

胃居膈下，其气以降为顺，胃与膈有经脉相连属；肺处膈上，其主肃降，手太阴肺之经脉还循胃口，上膈，属肺。肺胃之气均以降为顺，两者生理上相互联系，病理上相互影响。肺之宣肃影响胃气和降，且膈居肺胃之间，上述病因影响肺胃时，使胃失和降，膈间气机不利，逆气上冲于喉间，致呃逆作。胃中寒气内蕴，胃失和降，上逆动膈，可致胃中虚冷证；燥热内盛伤胃，甚至阳明腑实，腑气不顺，胃失和降，可致胃火上逆证；肝失疏泄，气机不顺，津液失布，痰浊内生，影响肺胃之气，可致气机郁滞证。此外，胃之和降，有赖于脾气健运和肝之条达，若脾失健运或肝失条达，则胃失和降，气逆动膈，亦成呃逆。肺之肃降与胃之和降，还有赖于肾的摄纳，若肾气不足，肾失摄纳，肺胃之气，失于和降，浊气上冲，夹胃气上逆动膈，亦可致呃。总之，呃逆之病位在膈，病变的关键脏腑在胃，还与肝、脾、肺、肾诸脏腑有关。基本病机是胃失和降，膈间气机不利，胃气上逆动膈。

病理性质有虚实之分，实证多为寒凝、火郁、气滞、痰阻，胃失和降；虚证每由脾肾阳虚，或胃阴耗损等正虚气逆所致。但亦有虚实夹杂并见者。病机转化决定于病邪性质和正气强弱。寒邪为病者，主要是寒邪与阳气抗争，阳气不衰则寒邪易于疏散；反之，胃中寒冷，损伤阳气，日久可致脾胃虚寒之证。热邪为病者，如胃中积热或肝郁日久化火，易于损阴耗液而转化为胃阴亏虚。气郁、食滞、痰饮为病者，皆能伤及脾胃，转化为脾胃虚弱证。亦有气郁日久或手术致瘀者，血瘀而致胃中气机不畅，胃气上逆者。

呃逆之证，轻重预后差别较大。如属单纯性呃逆，偶然发作，大都轻浅，预后良好；若出现在急、慢性疾病过程中，病情多较重；如见于重病后期，正气甚虚，呃逆不止，呃声低微，气不得续，饮食不进，脉沉细伏者，多属胃气将绝，元气欲脱的危候，极易生变。

【诊查要点】

一、诊断依据

1. 呃逆以气逆上冲，喉间呃呃连声，声短而频，不能自止为主症，其呃声或高或低，或疏或密，间歇时间不定。
2. 常伴有胸膈痞闷，脘中不适，情绪不安等症状。
3. 多有受凉、饮食、情志等诱发因素，起病多较急。

二、病证鉴别

1. 呃逆与干呕

两者同属胃气上逆的表现，干呕属于有声无物的呕吐，乃胃气上逆，冲咽而出，发出呕吐之声。呃逆则气从膈间上逆，气冲喉间，呃呃连声，声短而频，不能自制。

2. 呃逆与嗳气

两者均为胃气上逆，嗳气乃胃气阻郁，气逆于上，冲咽而出，发出沉缓的嗳气声，常伴酸腐气味，食后多发，故张景岳称之为"饱食之息"，与喉间气逆而发出的呃呃之声不难区分。

在预后方面，干呕与嗳气只是胃肠疾病的症状，与疾病预后无明显关系，而呃逆若出现于危重病人，往往为临终先兆，应予警惕。

三、相关检查

单纯性膈肌痉挛无需做理化检查。胃肠钡剂X线透视及内窥镜检查可诊断胃肠神经官能症、胃炎、胃扩张、胃癌等；肝、肾功能及B超、CT等检查可诊断肝硬化、尿毒症、脑血管病以及胸腹腔肿瘤等。

【辨证论治】

一、辨证要点

呃逆一证在辨证时首先应分清是生理现象，还是病理反应。若一时性气逆而作呃逆，且无明显兼证者，属暂时生理现象，可不药而愈。若呃逆持续或反复发作，兼证明显，或出现在其他急慢性病证过程中，可视为呃逆病证，需服药治疗才能止呃。辨证当分清虚、实、寒、热。如呃逆声高，气涌有力，连续发作，多属实证；呃声洪亮，冲逆而出，多属热证；呃声沉缓有力，得寒则甚，得热则减，多属寒证；呃逆时断时续，气怯声低乏力，多属虚证。

二、治疗原则

呃逆一证，总由胃气上逆动膈而成，所以理气和胃、降逆止呃为基本治法。止呃要分清寒热虚实，分别施以祛寒、清热、补虚、泻实之法，因此，应在辨证的基础上和胃降逆止呃。对于重危病证中出现的呃逆，治当大补元气，急救胃气。

三、证治分类

1. 胃中寒冷证

呃声沉缓有力，胸膈及胃脘不舒，得热则减，遇寒更甚，进食减少，喜食热饮，口淡不渴，舌苔白润，脉迟缓。

证机概要：寒蓄中焦，气机不利，胃气上逆。

治法：温中散寒，降逆止呃。

代表方：丁香散加减。本方能起到温中祛寒降逆的作用，适用于呃声沉缓、得热则减、遇寒加重之呃逆。

常用药：丁香、柿蒂降逆止呃；高良姜、干姜、荜茇温中散寒；香附、陈皮理气和胃。

若寒气较重，脘腹胀痛者，加吴茱萸、肉桂、乌药散寒降逆；若寒凝食滞，脘闷嗳腐者，加莱菔子、制半夏、槟榔行气降逆导滞；若寒凝气滞，脘腹痞满者，加枳壳、厚朴、陈皮以行气消痞；若气逆较甚，呃逆频作者，加刀豆子、旋覆花、代赭石以理气降逆。还可辨证选用丁香柿蒂散等。

2. 胃火上逆证

呃声洪亮有力，冲逆而出，口臭烦渴，多喜冷饮，脘腹满闷，大便秘结，小便短赤，苔黄燥，脉滑数。

证机概要：热积胃肠，腑气不畅，胃火上冲。

治法：清胃泄热，降逆止呃。

代表方：竹叶石膏汤加减。本方有清热生津、和胃降逆功能，用于治疗呃声洪亮、口臭烦渴、喜冷饮之呃逆。

常用药：竹叶、生石膏清泻胃火；沙参（易原方人参）、麦冬养胃生津；制半夏和胃降逆；粳米、甘草调养胃气；竹茹、柿蒂助降逆止呃之力。

若腑气不通，痞满便秘者，可合用小承气汤通腑泄热，使腑气通，胃气降，呃自止；若胸膈烦热，大便秘结，可用凉膈散以攻下泄热。

3. 气机郁滞证

呃逆连声，常因情志不畅而诱发或加重，胸胁满闷，脘腹胀满，嗳气纳减，肠鸣矢气，苔薄白，脉弦。

证机概要：肝气郁滞，横逆犯胃，胃气上逆。

治法：顺气解郁，和胃降逆。

代表方：五磨饮子加减。本方有理气宽中的作用，适用于呃逆连声、因情志改变诱发之呃逆。

常用药：木香、乌药解郁顺气；枳壳、沉香、槟榔宽中降气；丁香、代赭石降逆止呕。

肝郁明显者，加川楝子、郁金疏肝解郁；若心烦口苦，气郁化热者，加栀子、黄连泄肝和胃；若气逆痰阻，昏眩恶心者，可用旋覆代赭汤加陈皮、茯苓，以顺气降逆，化痰和胃；若气滞日久成瘀，瘀血内结，胸胁刺痛，久呃不止者，可用血府逐瘀汤加减以活血化瘀。

4. 脾胃阳虚证

呃声低长无力，气不得续，泛吐清水，脘腹不舒，喜温喜按，面色㿠白，手足不温，食少乏力，大便溏薄，舌质淡，苔薄白，脉细弱。

证机概要：中阳不足，胃失和降，虚气上逆。

治法：温补脾胃止呃。

代表方：理中丸加减。本方温中健脾，降逆止呃，适用于呃声无力、喜温喜按、手足不温之呃逆。

常用药：人参、白术、甘草甘温益气；干姜温中散寒；吴茱萸、丁香、柿蒂温胃平呃。

若嗳腐吞酸，夹有食滞者，可加神曲、麦芽消食导滞；若脘腹胀满，脾虚气滞者，可加法半夏、陈皮理气化浊；若呃声难续，气短乏力，中气大亏者，可加黄芪、党参补益中气；若病久及肾，肾阳亏虚，形寒肢冷，腰膝酸软，呃声难续者，为肾失摄纳，可加肉桂、补骨脂、山萸肉、刀豆子补肾纳气。

5. 胃阴不足证

呃声短促而不得续，口干咽燥，烦躁不安，不思饮食，或食后饱胀，大便干结，舌质红，苔少而干，脉细数。

证机概要：阴液不足，胃失濡养，气失和降。

治法：养胃生津，降逆止呃。

代表方：益胃汤合橘皮竹茹汤加减。前方养胃生津，治胃阴不足，口干咽燥，舌干红少苔者；后方益气清热，和胃降逆，治胃虚有热，气逆不降而致呃逆。

常用药：沙参、麦冬、玉竹、生地甘寒生津，滋养胃阴；橘皮、竹茹、枇杷叶、柿蒂和胃降气，降逆平呃。

若咽喉不利，阴虚火旺，胃火上炎者，可加石斛、芦根以养阴清热；若神疲乏力，气阴两虚者，可加党参或西洋参、山药以益气生津。

【预防调护】

1. 应保持精神舒畅，避免暴怒、过喜等不良情志刺激。
2. 注意寒温适宜，避免外邪侵袭。
3. 饮食宜清淡，忌生冷、辛辣、肥腻之品，避免饥饱无常，发作时应进食易消化食物。

【结　语】

呃逆以喉间呃呃连声，声短而频，难以自制为主症。病因有饮食不节，情志不遂，体虚病后等，发病在膈，与脾、胃、肺、肝、肾等脏腑病变有关，基本病机为胃气失降，上逆动膈。治疗以理气和胃、降逆平呃为原则，应分清寒热虚实，在辨证论治的同时，适加降逆止呃之品，以标本兼治。若在急慢性疾病的严重阶段出现呃逆不止，往往是胃气衰败的危象，预后不佳，应予警惕。

【临证备要】

1. 辨病论治与辨证论治相结合。呃逆一证，总由胃气上逆动膈而成，故治疗以理气和胃、降逆止呃为基本治法，选用柿蒂、丁香、制半夏、竹茹、旋覆花等。肺气宣通有助胃气和降，故宣通肺气也是胃气得以和降的保证，遣方时可加入桔梗、枇杷叶、杏仁之品。然临床施治，更应辨证求因，针对不同病因病机而治。因寒邪蕴蓄者，当温中散寒；因燥热内盛者，当清其燥热；因气郁痰阻者，当理气开郁除痰；因脾胃虚弱者，当补其脾胃。若由饮食不当所致者，当调其饮食，宜进清淡、易消化食物，忌食生冷、辛辣，避免饥饱失常；由外邪所致者，当注意起居有常，避免外邪侵袭；由情志不遂所致者，当畅其情志，避免过喜、暴怒等精神刺激；由久病体虚所致者，当扶正补虚，同时积极治疗原发病。

2. 顽固性呃逆的治疗注重理气活血。气行则血行，气滞则血瘀。久患呃逆不愈，当属气机不畅日久，久病入络，血行瘀阻，气滞血瘀之证。故治疗除理气和胃、降逆止呃之外，当结合应用活血化瘀之法，调理气血，使血行气顺，膈间快利，呃逆自止，临证以血府逐瘀汤加减，可加祛风通络之品，如干地龙、全虫等，尤适合中风合并呃逆者。

除药物治疗外，宜结合穴位按压、取嚏、针灸等。呃逆一证，病情轻重差别极大。轻者只需简单处理，如取嚏法，指压内关、合谷、人迎等，可不药而愈；持续性或反复发作者，也可配合针灸治疗，如针刺足三里、中脘、膈俞、内关等。

【医案选读】

病案一

董某，女，69岁，1985年9月9日初诊。

患者年初即呃逆，喉间呃呃连声，昼夜不止，两胁胀满，脘腹不舒，纳食欠佳。前医曾用丁香柿蒂散加减治之，服药多帖亦未能除。时止时发，夜坐不得卧，寝食俱劣。舌淡红，苔薄白，脉沉眩。

证属肝郁气滞，胃失和降，气逆上冲。应疏肝解郁，降逆和胃。

旋覆花12g，代赭石15g，厚朴花12g，法半夏10g，沉香曲10g，云茯苓12g，广陈皮12g，川楝子12g，刺蒺藜10g，嫩小草10g，大刀豆30g，四花皮10g，炒谷麦芽各10g。

二诊：服药物7剂，呃逆大减，能安然入寐，饮食亦与日俱增，脉势和缓，胸胁脘腹仍时有作胀。再依原法出入，上方去茯苓、陈皮、嫩小草、炒谷麦芽，加郁金、炒枳壳、生姜、大枣。

三诊：服药3剂，诸恙悉平。嘱原方药再进3剂，以善其后。

（董建华等主编．中国现代名中医医案精华·李振华医案．北京出版社．1990）

病案二

张某，男，79岁，1976年7月20日初诊。

患者因肺心病、房颤、心衰而住院。近10天来呃逆连连，日夜不止，影响睡眠，且大小便不能控制，脉细而弱，苔薄，舌偏红。

证系心脾肾阳气衰竭，急予温阳益气，降逆固脱。

熟附片（先煎）15g，生龙骨 30g，炙甘草 9g，丹参 15g，丁香 3g，柿蒂 8 枚，姜半夏 9g，干姜 3g，黄连 3g，瓜蒌皮 12g，党参 12g，焦白术 12g。另用皮尾参 30g，另煎服，分 3 天服。上方服 1 剂后，呃逆明显减轻，3 剂后呃逆完全停止，后即着重扶心阳，调脾胃，病情转危为安。

（上海市卫生局编. 上海老中医经验·徐仲才医案. 上海科学技术出版社. 1980）

【文献摘要】

《素问·至真要大论》："阳明之复，清气大举……呕苦咳哕烦心……太阳之复，厥气上行……出清水，及为哕意……诸逆冲上，皆属于火。"

《诸病源候论·哕候》："脾胃俱虚，受于风邪，故令新谷入胃，不能传化，故谷之气与新谷相干，胃气则逆，胃逆则脾胀气逆，因遇冷折之则哕也。"

《万病回春·呃逆》："若胃火上冲而逆，随口应起于上膈，病者知之，易治也；自脐下上冲，直出于口者，阴火上冲，难治。"

《景岳全书·呃逆》："然致呃之由，总由气逆。气逆于下，则直冲于上，无气则无呃，无阳亦无呃，此病呃之源所以必由气也"。"然病在气分，本非一端，而呃之大要，亦惟三者而已，则一曰寒呃，二曰热呃，三曰虚脱之呃。寒呃可温可散，寒去则气自舒也；热呃可降可清，火静而气自平也；惟虚脱之呃，则诚危殆之证，其或免者亦万幸矣"。"凡杂证之呃，虽由气逆，然有兼寒者，有兼热者，有因食滞而逆者，有因气滞而逆者，有因中气虚而逆者，有因阴气竭而逆者，但察其因而治其气，自无不愈。若轻易之呃，或偶然之呃，气顺则已，本不必治。惟屡呃为患及呃之甚者，必其气有大逆，或脾肾元气大有亏竭而然。然实呃不难治，而惟元气败竭者，乃最危之候也。"

《丹溪心法·咳逆》："咳逆为病，古谓之哕，近谓之呃，乃胃寒所生，寒气自逆而呃上。"

《古今医统大全·咳逆》："凡有忍气郁结积怒之人，并不得行其志者，多有咳逆之证。"

《证治汇补·呃逆》："火呃，呃声大响，乍发乍止，燥渴便难，脉数有力；寒呃，朝宽暮急，连续不已，手足清冷，脉迟无力；痰呃，呼吸不利，呃有痰声，脉滑有力；虚呃，气不接续，呃气转大，脉虚无力；瘀呃，心胸刺痛，水下即呃，脉芤沉涩。"

《临证指南医案·呃》："肺气郁痹及阳虚浊阴上逆，亦能为呃。每以开上焦之痹，及理阳驱阴，从中调治为法。"

《杂病源流犀烛·呕吐哕源流》："盖呃之为证，总属乎火，即如胃寒证，亦必火热为寒所遏而然，若纯由乎寒，则必不相激而逆上矣。"

《类证治裁·呃逆》："呃逆皆是寒热错杂，二气相搏，故治之亦多寒热相兼之剂，如丁香、柿蒂并投之类。"

第六节 腹 痛

腹痛是指胃脘以下、耻骨毛际以上部位发生疼痛为主症的病证。腹部分大腹、小腹和少腹。脐以上为大腹，属脾胃，为足太阴、足阳明经脉所主；脐以下为小腹，属肾、大小肠、膀胱、胞宫，为足少阴、手阳明、手足太阳经脉及冲、任、带脉所主；小腹两侧为少腹，属肝、胆，为足厥阴、足少阳经脉所过。

《内经》最早提出腹痛的病名，《素问·气交变大论》说："岁土太过，雨湿流行，肾水受邪，民病腹痛。"并提出腹痛由寒热之邪所致，《素问·举痛论》曰："寒气客于肠胃之间，膜原之下，血不得散，小络急引故痛"；"热气留于小肠，肠中痛，瘅热焦渴，则坚干不得出，故痛而闭不通矣。"《金匮要略·腹满寒疝宿食病脉证治》对腹痛的辨证论治作了较为全面的论述，"病者腹满，按之不痛为虚，痛者为实，可下之。舌黄未下者，下之黄自去。"对"腹中寒气，雷鸣切痛，胸胁逆满、呕吐"的脾胃虚寒、水湿内停证及寒邪攻冲证分别提出用附子粳米汤及大建中汤治疗等，开创了腹痛证治先河。《仁斋直指方》对不同腹痛提出分类鉴别，"气血、痰水、食积、风冷诸症之痛，每每停聚而不散，惟虫痛则乍作乍止，来去无定，又有呕吐清沫之可验。"金元时期李东垣在《医学发明·泄可去闭葶苈大黄之属》强调"痛则不通"的病理学说，并在治疗原则上提出"痛随利减，当通其经络，则疼痛去矣。"对后世产生很大影响。《古今医鉴》针对各种病因提出不同的治疗法则，"是寒则温之，是热则清之，是痰则化之，是血则散之，是虫则杀之，临证不可惑也。"王清任、唐容川对腹痛有进一步的认识，唐氏在《血证论》中曰："血家腹痛，多是瘀血。"并指出瘀血在中焦，可用血府逐瘀汤，瘀血在下焦，应以膈下逐瘀汤治疗，对腹痛辨治提出新的创见。

腹痛是临床上极为常见的一个症状，内科腹痛常见于西医学的肠易激综合征、消化不良、胃肠痉挛、不完全性肠梗阻、肠粘连、肠系膜和腹膜病变、腹型过敏性紫癜、泌尿系结石、急慢性胰腺炎、肠道寄生虫等，以腹痛为主要表现者，均可参照本节内容辨证施治。凡外科、妇科疾病及内科疾病中的痢疾、积聚等出现的腹痛应参考相关科目及本书有关章节。

【病因病机】

感受外邪、饮食所伤、情志失调及素体阳虚等，均可导致气机阻滞、脉络痹阻或经脉失养而发生腹痛。

一、病因

1．外感时邪

外感风、寒、暑、热、湿邪，侵入腹中，均可引起腹痛。风寒之邪直中经脉则寒凝气滞，经脉受阻，不通则痛。若伤于暑热，或寒邪不解，郁而化热，或湿热壅滞，可致气机阻滞，腑气不通而见腹痛。

2. 饮食不节

暴饮暴食，饮食停滞，纳运无力；过食肥甘厚腻或辛辣，酿生湿热，蕴蓄胃肠；或恣食生冷，寒湿内停，中阳受损，均可损伤脾胃，腑气通降不利而发生腹痛。其他如饮食不洁，肠虫滋生，攻动窜扰，腑气不通则痛。

3. 情志失调

情志不遂，则肝失条达，气机不畅，气机阻滞而痛作。《证治汇补·腹痛》谓："暴触怒气，则两胁先痛而后入腹。"若气滞日久，血行不畅，则瘀血内生。

4. 阳气素虚

素体脾阳亏虚，虚寒中生，渐致气血生成不足，脾阳虚馁而不能温养，出现腹痛，甚至病久肾阳不足，相火失于温煦，脏腑虚寒，腹痛日久不愈。

此外，跌仆损伤，络脉瘀阻；或腹部术后，血络受损，亦可形成腹中血瘀，中焦气机升降不利，不通则痛。

二、病机

腹中有肝、胆、脾、肾、大小肠、膀胱、胞宫等脏腑，并为足三阴、足少阳、手足阳明、冲、任、带等经脉循行之处，上述诸病因，皆可导致相关脏腑功能失调，使气血郁滞，脉络痹阻，不通则痛。

腹痛发病涉及脏腑与经脉较多，病理因素主要有寒凝、火郁、食积、气滞、血瘀。病理性质不外寒、热、虚、实四端。概而言之，寒证是寒邪凝注或积滞于腹中脏腑经脉，气机阻滞而成；热证是由六淫化热入里，湿热交阻，使气机不和，传导失职而发；实证为邪气郁滞，不通则痛；虚证为中脏虚寒，气血不能温养而痛。四者往往相互错杂，或寒热交错，或虚实夹杂，或为虚寒，或为实热，亦可互为因果，互相转化。如寒痛缠绵发作，可以寒郁化热；热痛日久，治疗不当，可以转化为寒，成为寒热交错之证；素体脾虚不运，再因饮食不节，食滞中阻，可成虚中夹实之证；气滞影响血脉流通可导致血瘀，血瘀可影响气机通畅导致气滞。

总之，本病的基本病机为脏腑气机阻滞，气血运行不畅，经脉痹阻，"不通则痛"，或脏腑经脉失养，不荣而痛。若急性暴痛，治不及时，或治不得当，气血逆乱，可致厥脱之证；若湿热蕴结肠胃，蛔虫内扰，或术后气滞血瘀，可造成腑气不通，气滞血瘀日久，可变生积聚。

【诊查要点】

一、诊断依据

1. 凡是以胃脘以下，耻骨毛际以上部位的疼痛为主要表现者，即为腹痛。其疼痛性质各异，若病因外感，突然剧痛，伴发症状明显者，属于急性腹痛；病因内伤，起病缓慢，痛势缠绵者，则为慢性腹痛。临床可据此进一步辨病。

2. 注意与腹痛相关病因，脏腑经络相关的症状。如涉及肠腑，可伴有腹泻或便秘；寒凝肝脉痛在少腹，常牵引睾丸疼痛；膀胱湿热可见腹痛牵引前阴，小便淋沥，尿道灼痛；蛔虫作痛多伴嘈杂吐涎，时作时止；瘀血腹痛常有外伤或手术史；少阳表里同病腹痛可见痛连腰背，伴恶寒发热，恶心呕吐。

3. 根据性别、年龄、婚况，与饮食、情志、受凉等关系，起病经过，其他伴发症状，以资鉴别何脏何腑受病，明确病理性质。

二、病证鉴别

1. 腹痛与胃痛

胃处腹中，与肠相连，腹痛常伴有胃痛的症状，胃痛亦时有腹痛的表现，常需鉴别。胃痛部位在心下胃脘之处，常伴有恶心、嗳气等胃病见症，腹痛部位在胃脘以下，上述症状在腹痛中较少见。

2. 腹痛与其他内科疾病中的腹痛症状

许多内科疾病常见腹痛的表现，此时的腹痛只是该病的症状。如痢疾之腹痛，伴有里急后重，下痢赤白脓血；积聚之腹痛，以腹中包块为特征等。而腹痛病证，当以腹部疼痛为主要表现。

3. 腹痛与外科、妇科腹痛

内科腹痛常先发热后腹痛，疼痛一般不剧，痛无定处，压痛不显；外科腹痛多后发热，疼痛剧烈，痛有定处，压痛明显，见腹痛拒按，腹肌紧张等。妇科腹痛多在小腹，与经、带、胎、产有关，如痛经、先兆流产、宫外孕、输卵管破裂等，应及时进行妇科检查，以明确诊断。

三、相关检查

急性腹痛应做血常规、血、尿淀粉酶检查，消化道钡餐，B超，腹部X线检查，胃肠内镜检查等，以助明确病变部位和性质；必要时可行腹部CT检查以排除外科、妇科疾病以及腹部占位性病变。

【辨证论治】

一、辨证要点

1. 辨腹痛性质

腹痛拘急，疼痛暴作，痛无间断，坚满急痛，遇冷痛剧，得热则减者，为寒痛；痛在脐腹，痛处有热感，时轻时重，或伴有便秘，得凉痛减者，为热痛；腹痛时轻时重，痛处不定，攻冲作痛，伴胸胁不舒，腹胀，嗳气或矢气则胀痛减轻者，属气滞痛；少腹刺痛，痛无休止，痛处不移，痛处拒按，经常夜间加剧，伴面色晦暗者，为血瘀痛；因饮食不慎，脘腹胀痛，嗳气频作，嗳后稍舒，痛甚欲便，便后痛减者，为伤食痛；暴痛多实，伴腹胀，呕逆，拒按等；久痛多虚，痛势绵绵，喜揉喜按。

2．辨腹痛部位

胁腹、两侧少腹痛多属肝经病证；大腹疼痛，多为脾胃病证；脐腹疼痛多为大小肠病证；脐以下小腹痛多属肾、膀胱、胞宫病证。

二、治疗原则

治疗腹痛多以"通"字立法，应根据辨证的虚实寒热，在气在血，确立相应治法。如《医学真传》说："夫通则不痛，理也，但通之之法，各有不同。调气以和血，调血以和气，通也；下逆者使之上行，中结者使之旁达，亦通也。虚者，助之使通，寒者，温之使通，无非通之之法也。若必以下泄为通，则妄矣。"在通法的基础上，结合审证求因，标本兼治。属实证者，重在祛邪疏导；对虚痛，应温中补虚，益气养血，不可滥施攻下。对于久痛入络，绵绵不愈之腹痛，可采取辛润活血通络之法。

三、证治分类

1．寒邪内阻证

腹痛拘急，遇寒痛甚，得温痛减，口淡不渴，形寒肢冷，小便清长，大便清稀或秘结，舌质淡，苔白腻，脉沉紧。

证机概要：寒邪凝滞，中阳被遏，脉络痹阻。

治法：散寒温里，理气止痛。

方药：良附丸合正气天香散加减。良附丸温里散寒，正气天香散理气温中，两者合用共奏散寒止痛之效，适用于治疗寒邪阻遏中阳，腹痛拘急，得热痛减的证候。

常用药：高良姜、干姜、紫苏温中散寒；乌药、香附、陈皮理气止痛。

如寒气上逆致腹中切痛雷鸣，胸胁逆满呕吐者，用附子粳米汤温中降逆；如腹中冷痛，身体疼痛，内外皆寒者，用乌头桂枝汤温里散寒；若少腹拘急冷痛，属肝脉寒滞者，用暖肝煎温经散寒；若寒实积聚，腹痛拘急，大便不通者，大黄附子汤温泻寒积。若夏日感受寒湿，伴见恶心呕吐，胸闷，纳呆，身重，倦怠，舌苔白腻者，可酌加藿香、苍术、厚朴、蔻仁、半夏，以温中散寒，化湿运脾。此外还可辨证选用附子理中丸、乌梅丸等。

2．湿热壅滞证

腹痛拒按，烦渴引饮，大便秘结，或溏滞不爽，潮热汗出，小便短黄，舌质红，苔黄燥或黄腻，脉滑数。

证机概要：湿热内结，气机壅滞，腑气不通。

治法：泄热通腑，行气导滞。

方药：大承气汤加减。本方具有软坚润燥、破结除满、荡涤肠胃的功能，适用于腑气不通，大便秘结，腹痛拒按，发热汗出的腹痛。

常用药：大黄攻下燥屎；芒硝咸寒泄热，软坚散结；厚朴、枳实导滞消痞。

若燥热不甚，湿热偏重，大便不爽者，可去芒硝，加栀子、黄芩等；若痛引两胁，可加郁金、柴胡；如腹痛剧烈，寒热往来，恶心呕吐，大便秘结者，改用大柴胡汤表里双解。

3. 饮食积滞证

脘腹胀满，疼痛拒按，嗳腐吞酸，厌食呕恶，痛而欲泻，泻后痛减，或大便秘结，舌苔厚腻，脉滑。

证机概要：食滞内停，运化失司，胃肠不和。

治法：消食导滞，理气止痛。

方药：枳实导滞丸加减。本方有消积导滞、清热祛湿的作用，适用于嗳腐吞酸，厌食呕恶，腹痛胀满之证。

常用药：大黄、枳实、神曲消食导滞；黄芩、黄连、泽泻清热化湿；白术、茯苓健脾助运。

若腹痛胀满者，加厚朴、木香行气止痛；兼大便自利，恶心呕吐者，去大黄，加陈皮、半夏、苍术理气燥湿，降逆止呕；如食滞不重，腹痛较轻者，用保和丸。

4. 肝郁气滞证

腹痛胀闷，痛无定处，痛引少腹，或兼痛窜两胁，时作时止，得嗳气或矢气则舒，遇忧思恼怒则剧，舌质红，苔薄白，脉弦。

证机概要：肝气郁结，气机不畅，疏泄失司。

治法：疏肝解郁，理气止痛。

方药：柴胡疏肝散加减。本方有疏肝行气止痛之效，可用于治疗因肝气郁结，腹痛走窜，牵引少腹或两胁之证。

常用药：柴胡、枳壳、香附、陈皮疏肝理气；芍药、甘草缓急止痛；川芎行气活血。

若气滞较重，胸胁胀痛者，加川楝子、郁金；若痛引少腹、睾丸者，加橘核、荔枝核；若腹痛肠鸣，气滞腹泻者，可用痛泻要方；若少腹绞痛，阴囊寒疝者，可用天台乌药散；肝郁日久化热者，加丹皮、山栀子清肝泄热。

5. 瘀血内停证

腹痛较剧，痛如针刺，痛处固定，经久不愈，舌质紫黯，脉细涩。

证机概要：瘀血内停，气机阻滞，脉络不通。

治法：活血化瘀，和络止痛。

方药：少腹逐瘀汤加减。本方有活血祛瘀、理气止痛之效，适宜治疗腹痛如针刺、痛有定处的血瘀证。

常用药：当归、川芎、赤芍、甘草养血和营；延胡索、蒲黄、五灵脂化瘀止痛；肉桂、干姜、小茴香温经止痛。

若腹部术后作痛，或跌仆损伤作痛，可加泽兰、没药、三七；瘀血日久发热，可加丹参、丹皮、王不留行；若兼有寒象，腹痛喜温，胁下积块，疼痛拒按，可用膈下逐瘀汤。若下焦蓄血，大便色黑，可用桃核承气汤。

6. 中虚脏寒证

腹痛绵绵，时作时止，喜温喜按，形寒肢冷，神疲乏力，气短懒言，胃纳不佳，面色无华，大便溏薄，舌质淡，苔薄白，脉沉细。

证机概要：中阳不振，气血不足，失于温养。

治法：温中补虚，缓急止痛。

方药：小建中汤加减。本方具有温中补虚、缓急止痛的功能，可用于治疗形寒肢冷、喜温喜按、腹部隐痛之证。

常用药：桂枝、生姜温阳散寒；芍药、炙甘草缓急止痛；饴糖、大枣甘温补中；可加党参、白术益气健脾。

若腹中大寒，呕吐肢冷，可用大建中汤温中散寒；若腹痛下利，脉微肢冷，脾肾阳虚者，可用附子理中汤；若大肠虚寒，积冷便秘者，可用温脾汤；若中气大虚，少气懒言，可用补中益气汤。还可辨证选用当归四逆汤、黄芪建中汤等。如胃气虚寒，脐中冷痛，连及少腹，宜加胡芦巴、川椒、荜澄茄温肾散寒止痛；如血气虚弱，腹中拘急冷痛，困倦，短气，纳少，自汗者，当酌加当归、黄芪调补气血。

【预防调护】

平素宜饮食有节，进食易消化、富有营养的饮食。忌暴饮暴食及食生冷、不洁之食物。

虚寒者宜进热食；热证忌辛辣煎炸、肥甘厚腻之品；食积腹痛者宜暂禁食或少食。医生须密切注意患者的面色、腹痛部位、性质、程度、时间、腹诊情况、二便及其伴随症状，并须观察腹痛与情绪、饮食寒温等因素的关系。如见患者腹痛剧烈、拒按、冷汗淋漓、四肢不温、呕吐不止等症状，须警惕出现厥脱证，须立即处理，以免贻误病情。

【结　语】

腹痛是临床常病证之一，可由多种病因引起，以脏腑气机不利，脏腑失养，经脉气血阻滞，不通则痛为基本病机，以寒热虚实为辨证纲领。但病程中病机变化复杂，往往互为因果，互相转化，互相兼夹。如寒痛缠绵发作，可以郁而化热；热痛日久不愈，可以转化为寒，成为寒热交错之证；实痛治不及时，或治疗不当，日久饮食少进，化源不足，则实证可转化为虚证。腹痛病位在腹，有脐腹、胁腹、小腹、少腹之分，病变脏腑涉及肝、胆、脾、肾、膀胱、大小肠等。临床应根据不同证候，分辨寒热的轻重，虚实的多少，气血的深浅，以"通"为治则，实则攻之，虚则补之，热者寒之，寒者热之，滞者通之，随病机兼夹变化，或寒热并用，或攻补兼施，灵活遣方用药。

【临证备要】

1. 灵活运用温通之法治疗腹痛。温通法是以辛温或辛热药为主体，配合其他药物，藉能动能通之力，以收通则不痛之效的治疗方法。一是与理气药为伍，如良附丸中高良姜与香附同用，温中与理气相辅相成，用于寒凝而致气滞引起的腹痛十分相宜。二是与养阴补血药相合，刚柔相济，也可发挥温通止痛作用，如当归四逆汤中桂枝、细辛与当归、白芍同用。三是与活血祛瘀药配用，如少腹逐瘀汤，在活血化瘀的同时使用小茴香、干姜、肉桂等辛香温热之品，来化解滞留于少腹的瘀血。四是与补气药相配，温阳与补气相得益彰，如附子理中汤，对中虚脏寒的腹痛切中病机。五是与甘缓药同用，常用甘草、大枣、饴糖等味甘之品，使其温通而不燥烈，缓急止痛而不碍邪。

2. 运用清热通腑法治疗急性热证腹痛。清热通腑法是以清热解毒药（如银花、黄连、黄芩等）与通腑药（如大黄、虎杖、枳实、芒硝等）为主体，借以通则不痛为法，现代用来治疗急慢性胰腺炎取得良好成效。对于不完全性肠梗阻患者，可予调胃承气汤加减，加用木香、槟榔等理气之品，收理气通腑之效。本法应用，中病即止，不可过用，以免伤阴太过。

3. 虫证引起的腹痛。若属蛔虫寄生于人体肠道，导致脾胃健运失常，气机郁滞，出现脐腹阵痛，手足厥冷，泛吐清涎等蛔厥症状者，可选乌梅丸等辨证加减。绦虫属古籍所载的寸白虫病。寸白虫寄生于肠道，吸食水谷精微，扰乱脾胃运化，而引起大便排出白色节片，肛痒、腹痛，或腹胀，乏力，食欲亢进等症。治疗以杀虫驱虫为主，同时佐以泻下药促进虫体排出。驱虫可予槟榔、南瓜子、仙鹤草等，驱虫后，可适当予党参、茯苓、白术等调理脾胃以善后，经3～4月后未再排出节片，可视为治愈，反之，再有节片排出，当重复驱虫治疗。

【医案选读】

病案一

杨某，男，45岁。初诊：1982年5月15日。

诉于1978年9月14日晚因天热露宿至鸡鸣，次日即少腹胀痛，经西药治疗疼痛消失。旬日后腹痛再作，此后反复发作近4年之久，虽经中西医多方治疗，病情仍每况愈下。近3月来发作频繁，甚则5～7日一发，病势急迫，几不欲生。就诊时患者面色苍白，双手压腹，口中呻吟，恶心欲呕，四末厥冷，腹部喜暖，按之柔软，小腹胀痛，痛区散见核桃大小包块，触之柔软，揉按则可行消散，少顷，包块兀自又起，二便尚调，舌质稍淡，苔薄白，脉沉细弦。治宜养血和营，温中散寒，行气止痛，拟当归四逆汤合吴茱萸生姜汤加味。

当归15克，桂枝9克，白芍15克，细辛4克，木通9克，吴茱萸6克，乌药10克，香附10克，生姜15克，炙甘草10克，大枣12枚。每4小时服药1次，痛解则1日服3次。

翌日，患者之妻欣喜若狂，奔走来告：昨日饮药后，须臾痛减，至今已服药5次，其痛顿失。余嘱：尽服余药，续服十全大补膏1月以资巩固。1983年5月、1985年7月2次随访，未见再发。

（董建华等主编. 中国现代名中医医案精华·熊魁梧医案. 北京出版社. 1990）

病案二

郝某，男，23岁，门诊号：05133，初诊日期：1980年3月10日。

间歇性发热伴腹痛10年。每次发病高热持续20～30日，伴急腹痛，痛在脐周。每2～3个月发病一次。1975年5月发病住某医院，诊为"血紫质病"。现症：发热，体温37.8℃，不汗而畏寒，脘腹胀痛感凉，喜按喜温，腹泻，泻后痛略减。脉缓弱，苔中后腻而润，舌尖边红。拟甘温除热法。方药：干姜6克，党参10克，炙甘草9克，白术10克，白芍10克，桂枝6克，元胡6克，川楝子10克，大枣5枚，生姜3片。

二诊：上方服3剂，热退，脘腹隐痛，食欲不佳。上方加陈皮6克，藿香10克。

三诊：服药7剂，纳谷渐馨，脘腹痛减，得食痛缓，苔薄腻，脉细弱。方药：党参10

克，白术 6 克，陈皮 6 克，半夏 10 克，砂仁 5 克，木香 3 克，佩兰 10 克，香附 10 克，苏藿梗各 10 克，白芍 10 克，元胡 6 克，炙甘草 5 克。

上方每日 1 剂，服 20 剂后，改为间日服 1 剂。随访半年，病未发。

〔段荣书整理. 董德懋医疗经验琐谈. 中医杂志　1981，（2）：11〕

【文献摘要】

《灵枢·邪气脏腑病形》："大肠病者，肠中切痛而鸣濯濯，冬日重感于寒即泄，当脐而痛……小肠病者，小腹痛，腰脊控睾而痛，时窘之后……膀胱病者，小腹偏肿而痛，以手按之，即欲小便而不得。"

《诸病源候论·腹病诸候》："久腹痛者，脏腑虚而有寒，连滞不歇，发作有时，发则肠鸣而腹绞痛，谓之寒中。是冷搏于阴经，令阳气不足，阴气有余也。寒中久痛不瘥，冷入于大肠，则变下利。"

《医学正传》："浊气在上者涌之，清气在下者提之，寒者温之，热者清之，虚者培之，实者泻之，结者散之，留者行之，此治法之大要也。"

《医学入门》："大腹痛多食积外邪，脐腹痛多积热痰火，小腹痛多瘀血及痰与溺涩，脐下卒大痛，人中黑者，中恶客忤不治。"

《临证指南医案·腹痛》："腹处乎中，痛因非一，须知其无形及有形之为患，而主治之机宜，已得其要矣。所谓无形为患者，如寒凝火郁，气阻营虚，及夏秋暑湿痧秽之类是也。所谓有形为患者，如蓄血、食滞、癥瘕、蛔蛲、内疝，及平素偏好成积之类是也。"

第七节　泄　　泻

泄泻是以排便次数增多，粪质稀溏或完谷不化，甚至泻出如水样为主症的病证。古有将大便溏薄而势缓者称为泄，大便清稀如水而势急者称为泻，现临床一般统称泄泻。

本病首载于《内经》，《素问·气交变大论》中有"鹜溏"、"飧泄"、"注下"等病名。并对其病因病机等有较全面论述，如《素问·举痛论》曰："寒气客于小肠，小肠不得成聚，故后泄腹痛矣。"《素问·至真要大论》曰："暴注下迫，皆属于热。"《素问·阴阳应象大论》有："湿盛则濡泄"，"春伤于风，夏生飧泄"，指出风、寒、湿、热皆可致泻，并有长夏多发的特点。同时指出病变部位，如《素问·宣明五气》谓："大肠小肠为泄。"《素问·脏气法时论》曰："脾病者……虚则腹满肠鸣，飧泄食不化。"《素问·脉要精微论》曰："胃脉实则胀，虚则泄。"为后世认识本病奠定了基础。张仲景在《金匮要略·呕吐哕下利病脉证治》中将泄泻与痢疾统称为下利。至隋代《诸病源候论》始明确将泄泻与痢疾分述之。宋代以后才统称为泄泻。陈无择在《三因极一病证方论·泄泻叙论》中提出："喜则散，怒则激，忧则聚，惊则动，脏气隔绝，精神夺散，以致溏泄。"认为不仅外邪可导致泄泻，情志失调亦可引起泄泻。《景岳全书·泄泻》："凡泄泻之病，多由水谷不分，故以利水为上策。"提出分利之法治疗泄泻的原则。李中梓在《医宗必读·泄泻》中提出了著名的治泻九法，即淡渗、升提、清凉、疏利、甘缓、酸收、燥脾、温肾、固涩，全面系统地论述了泄泻的治法，是泄泻治疗学上的里程碑。清代医家对泄泻的论著颇多，认识日趋完善，病因强调湿邪致泻的主导性，病机重视肝、脾、肾的重要作用。

泄泻可见于多种疾病，凡属消化器官发生功能或器质性病变导致的腹泻，如急性肠炎、炎症性肠病、肠易激综合征、吸收不良综合征、肠道肿瘤、肠结核等，或其他脏器病变影响消化吸收功能以泄泻为主症者，均可参照本节进行辨证论治。

【病因病机】

泄泻的病因，有感受外邪，饮食所伤，情志不调，禀赋不足，及久病脏腑虚弱等，主要病机是脾病湿盛，脾胃运化功能失调，肠道分清泌浊、传导功能失司。

一、病因

1. 感受外邪

外感寒湿暑热之邪均可引起泄泻，其中以湿邪最为多见。湿邪易困脾土，寒邪和暑热之邪，既可侵袭皮毛肺卫，从表入里，使脾胃升降失司，亦能夹湿邪为患，直接损伤脾胃，导致运化失常，清浊不分，引起泄泻。如《杂病源流犀烛·泄泻源流》说："是泄虽有风、寒、热、虚之不同，要未有不源于湿者也"。

2. 饮食所伤

误食馊腐不洁之物，使脾胃受伤，或饮食过量，停滞不化，或恣食肥甘辛辣，致湿热内蕴，或恣啖生冷，寒气伤中，均能化生寒、湿、热、食滞之邪，使脾运失职，升降失调，清浊不分，发生泄泻。

3. 情志失调

忧郁恼怒，精神紧张，易致肝气郁结，木郁不达，横逆犯脾；忧思伤脾，土虚木乘，均可使脾失健运，气机升降失常，遂致本病。正如《景岳全书·泄泻》曰："凡遇怒气便作泄泻者，必先以怒时夹食，致伤脾胃。"

4. 病后体虚

久病失治，脾胃受损，日久伤肾，脾失温煦，运化失职，水谷不化，积谷为滞，湿滞内生，遂成泄泻。

5. 禀赋不足

由于先天不足，禀赋虚弱，或素体脾胃虚弱，不能受纳运化某些食物，易致泄泻。

二、病机

泄泻病因虽然复杂，但其基本病机变化为脾病与湿盛，致肠道功能失司而发生泄泻。病位在肠，主病之脏属脾，同时与肝、肾密切相关。病理因素主要是湿，湿为阴邪，易困脾阳，故《医宗必读》有"无湿不成泻"之说。但可夹寒、夹热、夹滞。脾主运化，喜燥恶湿，大小肠司泌浊、传导。若脾运失职，小肠无以分清泌浊，则发生泄泻。正如《景岳全书·泄泻》中指出："若饮食不节，起居不时，以致脾胃受伤，则水反为湿，谷反为滞，精华之气不能输化，乃至合污下降而泻痢作矣。"病理性质有虚实之分。一般来说，暴泻以湿盛为主，多因湿盛伤脾，或食滞生湿，壅滞中焦，脾为湿困所致，病属实证。久泻多偏于虚证，由脾虚不运而生湿，或他脏及脾，如肝木克脾，或肾虚火不暖脾，水谷不化所致。而湿邪与脾病，往往相互影响，互为因果，湿盛可困遏脾运，脾虚又可生湿。虚实之间又可相互转化夹杂。

急性泄泻，经及时治疗，绝大多数在短期内痊愈，有少数病人，暴泄不止，损气伤津耗液，可成痉、厥、闭、脱等危证，特别是伴有高热、呕吐、热毒甚者尤然。急性泄泻因失治或误治，可迁延日久，由实转虚，转为慢性泄泻。日久脾病及肾，肾阳亏虚，脾失温煦，不能腐熟水谷，可成命门火衰之五更泄泻。

【诊查要点】

一、诊断依据

1. 以大便粪质稀溏为诊断的主要依据，或完谷不化，或粪如水样，大便次数增多，每日三五次以至十数次以上。
2. 常兼有腹胀、腹痛、肠鸣、纳呆。
3. 起病或急或缓。暴泻者多有暴饮暴食或误食不洁之物的病史。迁延日久，时发时止者，常由外邪、饮食或情志等因素诱发。

二、病证鉴别

1. 泄泻与痢疾

两者均为大便次数增多、粪质稀薄的病证。泄泻以大便次数增加，粪质稀溏，甚则如水样，或完谷不化为主症，大便不带脓血，也无里急后重，或无腹痛。而痢疾以腹痛、里急后重、便下赤白脓血为特征。

2. 泄泻与霍乱

霍乱是一种上吐下泻并作的病证，发病特点是来势急骤，变化迅速，病情凶险，起病时先突然腹痛，继则吐泻交作，所吐之物均为未消化之食物，气味酸腐热臭，所泻之物多为黄色粪水，或吐下如米泔水，常伴恶寒、发热，部分病人在吐泻之后，津液耗伤，迅速消瘦，或发生转筋，腹中绞痛。若吐泻剧烈，可致面色苍白，目眶凹陷，汗出肢冷等津竭阳衰之危候。而泄泻以大便稀溏，次数增多为特征，一般预后良好。

三、相关检查

粪便检查比较重要，应认真观察病者新鲜粪便的量、质及颜色；显微镜下粪检，进行粪便培养等。慢性泄泻可行 X 线钡剂灌肠、全消化道钡餐或肠道内镜检查；必要时可做腹部 B 超或 CT 检查。此外，一些全身性疾病如甲亢、糖尿病、慢性肾功能不全等也可引起腹泻，可进行相关检查有助于明确诊断。

【辨证论治】

一、辨证要点

1. 辨暴泻与久泻。暴泻者起病较急，病程较短，泄泻次数频多；久泻者起病较缓，病程较长，泄泻呈间歇性发作。

2. 辨寒热。大便色黄褐而臭，泻下急迫，肛门灼热者，多属热证；大便清稀，或完谷不化者，多属寒证。

3. 辨虚实。急性暴泻，泻下腹痛，痛势急迫拒按，泻后痛减，多属实证；慢性久泻，病程较长，反复发作，腹痛不甚，喜温喜按，神疲肢冷，多属虚证。

4. 辨证候特征。外感泄泻，多兼表证；食滞泄泻，以腹痛肠鸣，粪便臭如败卵，泻后痛减为特点；肝气乘脾之泄泻，每因情志郁怒而诱发，伴胸胁胀闷，嗳气食少；脾虚泄泻，大便时溏时烂，伴神疲肢倦；肾阳虚衰之泄泻，多发于五更，大便稀溏，完谷不化，伴形寒肢冷。

二、治疗原则

泄泻的治疗大法为运脾化湿。急性泄泻多以湿盛为主，重在化湿，佐以分利，再根据寒湿和湿热的不同，分别采用温化寒湿与清化湿热之法。夹有表邪者，佐以疏解；夹有暑邪者，佐以清暑；兼有伤食者，佐以消导。久泻以脾虚为主，当以健脾。因肝气乘脾者，宜抑肝扶脾。因肾阳虚衰者，宜温肾健脾。中气下陷者，宜升提。久泄不止者，宜固涩。暴泻不可骤用补涩，以免关门留寇；久泻不可分利太过，以防劫其阴液。若病情处于虚寒热兼夹或互相转化时，当随证而施治。《医宗必读》中的治泻九法，值得在临床治疗中借鉴。

三、证治分类

(一) 暴泻

1. 寒湿内盛证

泄泻清稀，甚则如水样，脘闷食少，腹痛肠鸣，或兼外感风寒，则恶寒，发热，头痛，肢体酸痛，舌苔白或白腻，脉濡缓。

证机概要：寒湿内盛，脾失健运，清浊不分。

治法：芳香化湿，解表散寒。

代表方：藿香正气散加减。本方既可解表和中散寒，又能理气化湿，除满健脾，适用于外感寒邪、内伤湿滞的泻下清稀，腹痛肠鸣，恶寒头痛之证。

常用药：藿香辛温散寒，芳香化浊；苍术、茯苓、半夏、陈皮健脾祛湿，和中止呕；厚朴、大腹皮理气除满；紫苏、白芷、桔梗解表散寒，疏利气机，加木香理气止痛。

若表寒重者，可加荆芥、防风疏风散寒；若外感寒湿，饮食生冷，腹痛，泻下清稀，可用纯阳正气丸温中散寒，理气化湿；若湿邪偏重，腹满肠鸣，小便不利，可改用胃苓汤健脾行气祛湿。

2．湿热伤中证

泄泻腹痛，泻下急迫，或泻而不爽，粪色黄褐，气味臭秽，肛门灼热，烦热口渴，小便短黄，舌质红，苔黄腻，脉滑数或濡数。

证机概要：湿热壅滞，损伤脾胃，传化失常。

治法：清热燥湿，分利止泻。

代表方：葛根芩连汤加减。本方有解表清里、升清止泻的作用。常用于胃肠湿热，表邪未解，以泻下急迫，肛门灼热，口渴为主症者。

常用药：葛根解肌清热，升清止泻；黄芩、黄连苦寒清热燥湿；加木香理气止痛，甘草甘缓和中；车前草、茯苓利水止泻。

若有发热、头痛、脉浮等表证，加用银花、连翘、薄荷疏风清热；若夹食滞者，加神曲、山楂、麦芽消食导滞；若湿邪偏重者，加藿香、厚朴、茯苓、猪苓、泽泻健脾祛湿；若在夏暑之间，症见发热头重，烦渴自汗，小便短赤，脉濡数，可用新加香薷饮合六一散表里同治，解暑清热，利湿止泻。

3．食滞肠胃证

腹痛肠鸣，泻下粪便臭如败卵，泻后痛减，脘腹胀满，嗳腐酸臭，不思饮食，舌苔垢浊或厚腻，脉滑。

证机概要：宿食内停，阻滞肠胃，传化失司。

治法：消食导滞，和中止泻。

代表方：保和丸加减。本方有消积和胃，清热利湿的作用，可治疗食滞内停致泻下大便臭如败卵，腹胀嗳腐之症。

常用药：神曲、山楂、莱菔子消食和胃；半夏、陈皮和胃降逆；茯苓健脾祛湿；连翘解郁清热；可加谷芽、麦芽增强消食功效。

若食积较重，脘腹胀满，可因势利导，根据"通因通用"的原则，用枳实导滞丸，用大黄、枳实推荡积滞，使邪去则正自安；食积化热可加黄连清热燥湿止泻；兼脾虚可加白术、扁豆健脾祛湿。

（二）久泻

1．脾胃虚弱证

大便时溏时泻，迁延反复，食少，食后脘闷不舒，稍进油腻食物，则大便次数增加，面色萎黄，神疲倦怠，舌质淡，苔白，脉细弱。

证机概要：脾虚失运，清浊不分。

治法：健脾益气，化湿止泻。

代表方：参苓白术散加减。本方有补气健脾、渗湿和胃的作用，适用于脾虚神疲、倦怠纳少、大便溏烂者。

常用药：人参、白术、茯苓、甘草健脾益气；砂仁、陈皮、桔梗、扁豆、山药、莲子肉、薏苡仁理气健脾化湿。

若脾阳虚衰，阴寒内盛，可用理中丸以温中散寒；若久泻不止，中气下陷，或兼有脱肛者，可用补中益气汤以益气健脾，升阳止泻。

2. 肾阳虚衰证

黎明前脐腹作痛，肠鸣即泻，完谷不化，腹部喜暖，泻后则安，形寒肢冷，腰膝酸软，舌淡苔白，脉沉细。

证机概要：命门火衰，脾失温煦。

治法：温肾健脾，固涩止泻。

代表方：四神丸加减。本方有温肾暖脾、固涩止泻的作用，适用于命门火衰，泻下完谷，形寒肢冷，腰膝酸软之证。

常用药：补骨脂温补肾阳；肉豆蔻、吴茱萸温中散寒；五味子收敛止泻；加附子、炮姜温脾逐寒。

若脐腹冷痛，可加附子理中丸温中健脾。若年老体衰，久泻不止，脱肛，为中气下陷，可加黄芪、党参、白术、升麻益气升阳。若泻下滑脱不禁，或虚坐努责者，可改用真人养脏汤涩肠止泻。若脾虚肾寒不著，反见心烦嘈杂，大便夹有黏冻，表现寒热错杂证候，可改服乌梅丸方。

3. 肝气乘脾证

泄泻肠鸣，腹痛攻窜，矢气频作，伴有胸胁胀闷，嗳气食少，每因抑郁恼怒，或情绪紧张而发，舌淡红，脉弦。

证机概要：肝气不舒，横逆犯脾，脾失健运。

治法：抑肝扶脾。

代表方：痛泻要方加减。本方有泻肝补脾的作用，用于治疗肝木乘脾泄泻，见因情绪变化而发，腹痛攻窜。

常用药：白芍养血柔肝，白术健脾补虚，陈皮理气醒脾，防风升清止泻。

若胸胁脘腹胀满疼痛，嗳气者，可加柴胡、木香、郁金、香附疏肝理气止痛；若兼神疲乏力，纳呆，脾虚甚者，加党参、茯苓、扁豆、鸡内金等益气健脾开胃；久泻反复发作可加乌梅、焦山楂、甘草酸甘敛肝，收涩止泻。

【预防调护】

1. 起居有常，注意调畅情志，保持乐观心志，慎防风寒湿邪侵袭。

2. 饮食有节，宜清淡、富营养、易消化食物为主，可食用一些对消化吸收有帮助的食物，如山楂、山药、莲子、扁豆、芡实等。避免进食生冷不洁及忌食难消化或清肠润滑食物。

3. 急性泄泻病人要给予流质或半流质饮食，忌食辛热炙煿、肥甘厚味、荤腥油腻食物；某些对牛奶、面筋等不耐受者宜禁食牛奶或面筋。若泄泻而耗伤胃气，可给予淡盐汤、饭汤、米粥以养胃气。若虚寒腹泻，可予淡姜汤饮用，以振奋脾阳，调和胃气。

【结　语】

泄泻是临床常见的病证，以排便次数增加和粪便有量与质的改变为特点，其病因较多，外感寒热湿邪、内伤饮食及情志、脏腑功能失调，均可导致泄泻，且病机复杂多变，常有兼夹或转化，但脾病湿盛是泄泻发生的关键病机。临床辨证首先辨其虚实缓急。急性者多为实证，以寒湿、湿热、伤食泄泻多见；久泻者以肝气乘脾、脾胃虚弱、肾阳虚衰多见，以虚证为主。治疗上总以运脾祛湿为主。暴泻应治以祛邪，风寒外束宜疏解，暑热侵袭宜清化，饮食积滞宜消导，水湿内盛宜分利。暴泻切忌骤用补涩，清热不可过用苦寒。久泻当以扶正为主，脾虚者宜健脾益气，肾虚者宜温肾固涩，肝旺脾弱者宜抑肝扶脾，虚实相兼者以补脾祛邪并施，久泻补虚不可纯用甘温，分利不宜太过。

【临证备要】

1. "健脾"与"运脾"灵活应用。"湿"是泄泻主要病理因素，临床治疗久泻应注意两个方面：①健脾化湿：脾虚失健则运化失常，湿邪内生，故当健脾以化湿，方如参苓白术散、四君子汤之类。②运脾化湿：脾为湿困，则气化遏阻，清浊不分，此时应以运脾胜湿为务。运脾者，燥湿之谓，即芳香化湿、燥能胜湿之意，药如苍术、厚朴、藿香、白豆蔻者是也。临床因脾虚致泻者健脾，因湿邪困脾致泻者运脾，两者灵活应用最为关键。脾为湿困，中气下陷，则需振兴脾气，宜加入升阳药，使气机流畅，恢复转枢。如升麻、柴胡、羌活、防风、葛根之类，少少与之，轻可去实，若用量大疏泄太过则反而泄泻更甚。

2. 久泻不可利小便。泄泻不利小便，非其治也，这是指泄泻来势急暴，水湿聚于肠道，洞泻而下，惟有分流水湿，从前阴分利，利小便而实大便，故适用于暴泻。久泻多为脾虚失运或脏腑生克所致，虽有水湿，乃久积而成，非顷刻之病变，轻者宜芳香化之，重者宜苦温燥之，若利小便则伤正气。

3. 不轻易用补涩法。暴泻不可骤涩尽人皆知，恐闭门留寇也。而久泻虽缠绵时日，但只要湿邪未尽，或夹寒、热、痰、瘀、郁、食等病变，万万不可以久泻必虚，或急于求成，忙于补涩。若夹它邪，则恐"炉烟虽息，灰中有火也"，而变证接踵而至。

4. 寒热夹杂、虚实兼见需明辨。久泻多虚，常理也。但久泻原因复杂，在病程中寒热夹杂、虚实互见者常常有之，临证宜于复杂多变的症状中把握辨证关键，辨明何者为标，何者为本，治疗应掌握先后缓急，攻补时机，如辛开苦降、调和肝脾等法乃为此等病而设。乌梅丸、诸泻心汤、连理汤、柴芍二君汤、黄连汤等可随证选用。

【医案选读】

病案一

赵某，女，23岁。患者自1951年起大便溏泻，时发时止，曾服多种药物未愈。自1961年起，腹泻次数增多，白天大便二三次，夜间一二次，便前肠鸣，腹胀作痛，矢气频，窘迫难忍，便后腹中即舒。脉沉细，舌质淡，苔白滑腻。

［辨证］久泻肾虚，寒湿郁热阻结。

［治法］补虚温肾，清热理气。

［方药］乌梅丸加减。

党参10g，肉桂5g，黄连3g，木香5g，川椒3g，当归9g，白芍9g，炙甘草5g，四神丸（包煎）18g。

二诊：服上药 4 剂，腹痛稍轻，余无改善，考虑舌苔白腻而滑，宜先除沉寒积湿。去白芍、四神丸，加苍术、乌梅、肉桂、炮姜。

三诊：服药 4 剂，腹痛大减，矢气少，夜间不泻，舌苔亦化薄，月经来潮，量少色紫。仍予前方，加小茴香温通肾气。服后诸症向愈，随访半年腹泻未发。

（董建华. 中国现代名中医医案精华·秦伯未医案. 北京出版社. 1990）

病案二

马某，男，56 岁，工人。1954 年 7 月 8 日初诊。

初病肝脾郁滞，胸胁胀痛，医予承气汤下之，遂发肠鸣腹痛，痛则泄泻，完谷不化，反复发作，日夜 2～5 次，不觉里急后重。近来两月，自服土霉素、四环素，泄泻减而未除，四肢乏力，形体消瘦，精神萎靡，脉弦而缓，舌苔薄白而腻。经某医院诊断为慢性结肠炎。

辨证治疗：肝脾郁滞，调气则已，医反下之，徒伤胃气，延成飧泄之证。治以抑肝扶脾，方用雷少逸"培中泻木法"。

处方：白术 12 克　白芍 9 克　陈皮 9 克　茯苓 12 克　甘草 9 克　炮姜炭 6 克　炒吴茱萸 3 克　煨葛根 12 克　防风 6 克　泽泻 9 克　水煎服。

服药 3 剂，痛泻均止，苔腻渐化，脉仍弦张。二诊时，仍遵前方，去吴茱萸、白芍，加白术、茯苓各至 15 克，继进 3 剂。三诊时脉来较前有力，舌苔白腻已化，饮食逐渐增加，遵二诊之方加党参、当归各 9 克，以调补气血，服药 6 剂，诸症霍然而愈，恢复工作。

（张小萍等编. 中医内科医案精选. 上海中医药大学出版社. 2001）

【文献摘要】

《素问·生气通天论》："因于露风，乃生寒热，是以春伤于风，邪气留连，乃为洞泄"。

《素问·举痛论》："怒则气逆，甚则呕血及飧泄"。

《难经·五十七难》："泄凡有五，其名不同：有胃泄，有脾泄，有大肠泄，有小肠泄，有大瘕泄，名曰后重。胃泄者，饮食不化，色黄；脾泄者，腹胀满，泄注，食即吐逆；大肠泄者，食已窘迫，大便色白，肠鸣切痛；小肠泄者，溲而便脓血，小腹痛；大瘕泄者，里急后重，数至圊而不能便，茎中痛。此为五泄之要法也"。

《丹溪心法·泄泻》："泄泻有湿、火、气虚、痰积、食积……湿用四苓散加苍术，甚者苍白二术同加，炒用燥湿兼渗泄。火用四苓散加木通、黄芩，伐火利小水"。

《景岳全书·泄泻》："泄泻之病，多见小水不利，水谷分则泻自止，故曰：治泻不利小水，非其治也。""有寒泻而小水不利者……有命门火衰作泻而小水不利者……惟暴注新病者可利，形气强壮者可利，酒湿过度，口腹不慎者可利，实热闭塞者可利，形气虚弱者不可利，口干非渴而不喜冷者不可利"。

《杂病源流犀烛·泄泻源流》："湿盛则飧泄，乃独由于湿耳。不知风寒热虚，虽皆能为病，苟脾强无湿，四者均不得而干之，何自成泄？是泄虽有风寒热虚之不同，要未有不源于湿者也"。

《症因脉治·内伤泄泻》："脾虚泻之因，脾气素虚，或大病后，过用寒冷，或饮食不节，劳伤脾胃，皆成脾虚泄泻之症"。

第八节 痢 疾

痢疾是以大便次数增多，腹痛，里急后重，痢下赤白黏冻为主症。是夏秋季常见的肠道传染病。

《内经》称本病为"肠澼"、"赤沃"，对其病因及临床特点作了简要的论述，指出感受外邪和饮食不节是两个致病的重要环节。如《素问·太阴阳明论》说："食饮不节，起居不时者，阴受之。……入五脏则䐜满闭塞，下为飧泄，久为肠澼。"《素问·至真要大论》又说："少阴之胜……呕逆躁烦，腹满痛溏泄，传为赤沃。"《难经》称之为"大瘕泄"，指出："大瘕泄者，里急后重，数至圊而不能便。"张仲景在《伤寒论》、《金匮要略》中将痢疾与泄泻统称为"下利"，其有效方剂白头翁汤等一直为后世沿用。唐《千金要方·脾脏下》称本病为"滞下"。宋代严用和《济生方·痢疾论治》正式启用"痢疾"之病名，"今之所谓痢疾者，古所谓滞下是也"，一直沿用至今。《丹溪心法·痢病》进一步阐明痢疾具有流行性、传染性，指出："时疫作痢，一方一家，上下相染相似"，并认为痢疾的病因以"湿热为本"，提出通因通用的治痢原则。明清以后，对痢疾的认识更加深入，《类证治裁·痢症》认为："症由胃腑湿蒸热壅，致气血凝结，夹糟粕积滞，进入大小肠，倾刮脂液，化脓血下注。"切中痢疾的发病机理。清代的一些痢疾专著如吴道琼的《痢症参汇》、孔毓礼的《痢疾论》等，可谓集痢疾辨证治疗之大成。

本节讨论的内容以西医学中的细菌性痢疾、阿米巴痢疾为主，而临床上溃疡性结肠炎、放射性结肠炎、细菌性食物中毒等出现类似本节所述痢疾的症状者，均可参照辨证处理。

【病因病机】

痢疾的病因有外感时邪疫毒和饮食不节两方面，病机主要为邪蕴肠腑，气血壅滞，传导失司，脂络受伤而成痢。

一、病因

1. 外感时邪

本病多由感受时令之邪而发病，感邪的性质有三：一为疫毒之邪，内侵胃肠，发病骤急，形成疫毒痢；二为湿热之邪，湿郁热蒸，肠胃气机阻滞，发生湿热痢；三为夏暑感寒伤湿，寒湿伤中，胃肠不和，气血壅滞，发为寒湿痢。正如《景岳全书·痢疾》说："痢疾之病，多病于夏秋之交……皆谓炎暑火行，相火司令，酷热之毒蓄积为痢。"

2. 饮食不节（洁）

平素嗜食肥甘厚味，或误食馊腐不洁之食物，酿生湿热，或夏月恣食生冷瓜果，损伤脾胃，中阳受困，湿热或寒湿、食积之邪内蕴，肠中气机壅阻，气滞血瘀，与肠中腐浊相搏结，化为脓血，而致本病。

二、病机

痢疾为病，虽有外感与饮食之不同，但两者可相互影响，往往内外交感而发病。病位在肠，与脾胃密切相关，可涉及肾。病理因素以湿热疫毒为主，病理性质分寒热虚实。急性暴痢多因疫毒弥漫，湿热、寒湿内蕴肠腑，腑气壅滞，气滞血阻，气血与邪气相搏结，夹糟粕积滞肠道，脂络受伤，腐败化为脓血而痢下赤白；气机阻滞，腑气不通，闭塞滞下，故见腹痛，里急后重。本病初期多实证。疫毒内侵，毒盛于里，熏灼肠道，耗伤气血，下痢鲜紫脓血，壮热口渴，为疫毒痢；如疫毒上冲于胃，可使胃气逆而不降，成为噤口痢。外感湿热或湿热内生，壅滞腑气，则成下痢赤白，肛门灼热之湿热痢。寒湿阴邪，内困脾土，脾失健运，邪留肠中，气机阻滞，则为下痢白多赤少之寒湿痢。下痢日久，可由实转虚或虚实夹杂，寒热并见，发展成久痢。疫毒热盛伤津或湿热内郁不清，日久则伤阴、伤气，亦有素体阴虚感邪，而形成阴虚痢者。因营阴不足故下痢黏稠，虚坐努责，阴亏热灼可出现脐腹灼痛。脾胃素虚而感寒湿患痢，或湿热痢过服寒凉药物致脾虚中寒，寒湿留滞肠中则下痢稀薄带有白冻。日久因脾胃虚寒，化源不足，累及肾阳，关门不固，下痢滑脱不禁，腰酸腹冷，表现虚寒征象。如痢疾失治，迁延日久，或治疗不当，收涩太早，关门留寇，酿成正虚邪恋，可发展为下痢时发时止，日久难愈的休息痢。

至于痢疾的预后与转归，古人常以下痢的色、量等情况判断。下痢有粪者轻，无粪者重，痢色如鱼脑，如猪肝，如赤豆汁，下痢纯血或如屋漏者重。同时应根据其临床表现，分别病情轻重，判断病者预后，特别注意观察其邪毒炽盛情况，胃气有无衰败，阴津是否涸竭，阳气虚脱与否。一般来说，能食者轻，不能食者重。下痢兼见发热不休，口渴烦躁，气急息粗，甚或神昏谵语，或虽见下痢次数减少，而反见腹胀如鼓者，常见于疫毒痢及湿热痢邪毒炽盛，应及时救治。

【诊查要点】

一、诊断依据

1. 以腹痛，里急后重，大便次数增多，泻下赤白脓血便为主症。
2. 暴痢起病突然，病程短，可伴恶寒、发热等；久痢起病缓慢，反复发作，迁延不愈；疫毒痢病情严重而病势凶险，以儿童为多见，起病急骤，在腹痛、腹泻尚未出现之时，即有高热神疲，四肢厥冷，面色青灰，呼吸浅表，神昏惊厥，而痢下、呕吐并不一定严重。
3. 多有饮食不洁史。急性起病者多发生在夏秋之交，久痢则四季皆可发生。

二、病证鉴别

痢疾与泄泻：两者均多发于夏秋季节，病变部位在胃肠，病因亦有相同之处，症状都有腹痛、大便次数增多。但痢疾大便次数虽多而量少，排赤白脓血便，腹痛伴里急后重感明显。而泄泻大便溏薄，粪便清稀，或如水，或完谷不化，而无赤白脓血便，腹痛多伴肠鸣，少有里急后重感。正如《景岳全书》所说："泻浅而痢深，泻轻而痢重，泻由水谷不分，出于中焦，痢以脂血伤败，病在下焦"。当然，泻、痢两病在一定条件下，又可以相互转化，或先泻后痢，或先痢而后转泻。一般认为先泻后痢病情加重，先痢后泻为病情减轻。

三、相关检查

粪便常规、血常规检查。大便培养出致病菌是确诊的关键。必要时可行 X 线钡剂、结肠镜检查，有助于鉴别诊断。

【辨证论治】

一、辨证要点

1．辨久暴，察虚实主次

暴痢发病急，病程短，腹痛胀满，痛而拒按，痛时窘迫欲便，便后里急后重暂时减轻者为实；久痢发病慢，时轻时重，病程长，腹痛绵绵，痛而喜按，便后里急后重不减，坠胀甚者，常为虚中夹实。

2．识寒热偏重

大便排出脓血，色鲜红，甚至紫黑，浓厚黏稠腥臭，腹痛，里急后重感明显，口渴喜冷，口臭，小便黄或短赤，舌红苔黄腻，脉滑数者属热；大便排出赤白清稀，白多赤少，清淡无臭，腹痛喜按，里急后重感不明显，面白肢冷形寒，舌淡苔白，脉沉细者属寒。

3．辨伤气、伤血

下痢白多赤少，湿邪伤及气分；赤多白少，或以血为主者，热邪伤及血分。

二、治疗原则

痢疾的治疗，应根据其病证的寒热虚实，而确定治疗原则。热痢清之，寒痢温之，初痢实则通之，久痢虚则补之，寒热交错者清温并用，虚实夹杂者攻补兼施。痢疾初起之时，以实证、热证多见，宜清热化湿解毒，久痢虚证、寒证，应以补虚温中，调理脾胃，兼以清肠，收涩固脱。如下痢兼有表证者，宜合解表剂，外疏内通；夹食滞可配合消导药消除积滞。刘河间提出的"调气则后重自除，行血则便脓自愈"调气和血之法，可用于痢疾的多个证型，赤多重用血药，白多重用气药。而在掌握扶正祛邪的辨证治疗过程中，始终应顾护胃气。

此外，对于古今医家提出的有关治疗痢疾之禁忌，如忌过早补涩，忌峻下攻伐，忌分利小便等，均可供临床用药之时，结合具体病情，参考借鉴。

三、证治分类

1．湿热痢

腹部疼痛，里急后重，痢下赤白脓血，黏稠如胶冻，腥臭，肛门灼热，小便短赤，舌苔黄腻，脉滑数。

证机概要：湿热蕴结，熏灼肠道，气血壅滞。

治法：清肠化湿，调气和血。

代表方：芍药汤加减。本方具有调气行血，清热解毒的作用，适用于治疗赤多白少，肛门灼热之下痢。

常用药：黄芩、黄连清热燥湿解毒；芍药、当归、甘草行血和营，以治脓血；木香、槟榔、大黄行气导滞，以除后重；少佐肉桂辛温通结；可加金银花清热解毒。

若痢下赤多白少，口渴喜冷饮，属热重于湿者，配白头翁、秦皮、黄柏清热解毒；若瘀热较重，痢下鲜红者，加地榆、丹皮、苦参凉血行瘀；若痢下白多赤少，舌苔白腻，属湿重于热者，可去当归，加茯苓、苍术、厚朴、陈皮等健脾燥湿；若兼饮食积滞，嗳腐吞酸，腹部胀满者，加莱菔子、神曲、山楂等消食化滞；若食积化热，痢下不爽，腹痛拒按者，可加用枳实导滞丸行气导滞，泻热止痢，乃通因通用之法。

初起，若兼见表证，恶寒发热，头身痛者，可用解表法，用荆防败毒散，解表举陷，逆流挽舟；如表邪未解，里热已盛，症见身热汗出，脉象急促者，则用葛根芩连汤表里双解。

2. 疫毒痢

起病急骤，痢下鲜紫脓血，腹痛剧烈，后重感特著，壮热口渴，头痛烦躁，恶心呕吐，甚者神昏惊厥，舌质红绛，舌苔黄燥，脉滑数或微欲绝。

证机概要：疫邪热毒，壅盛肠道，燔灼气血。

治法：清热解毒，凉血除积。

代表方：白头翁汤合芍药汤加减。前方以清热凉血解毒为主，后方能增强清热解毒之功，并有调气和血导滞作用，两方合用对疫毒深重，壮热口渴，腹痛，里急后重，下痢鲜紫脓血者有良效。

常用药：白头翁、黄连、黄柏、秦皮清热化湿，凉血解毒；芍药、甘草调营和血；木香、槟榔调气导滞。可加金银花、地榆、牡丹皮清热凉血。

若见热毒秽浊壅塞肠道，腹中满痛拒按，大便滞涩，臭秽难闻者，加大黄、枳实、芒硝通腑泄浊；神昏谵语，甚则痉厥，舌质红，苔黄糙，脉细数，属热毒深入营血，神昏高热者，用犀角地黄汤、紫雪丹以清营凉血开窍；若热极风动，痉厥抽搐者，加羚羊角、钩藤、石决明以息风镇痉。若暴痢致脱，症见面色苍白，汗出肢冷，唇舌紫黯，尿少，脉微欲绝者，应急服独参汤或参附汤，加用参麦注射液等以益气固脱。

3. 寒湿痢

腹痛拘急，痢下赤白黏冻，白多赤少，或为纯白冻，里急后重，口淡乏味，脘胀腹满，头身困重，舌质或淡，舌苔白腻，脉濡缓。

证机概要：寒湿客肠，气血凝滞，传导失司。

治法：温中燥湿，调气和血。

代表方：不换金正气散加减。本方有燥湿运脾作用，可用于治疗寒湿内盛白多赤少之下痢。

常用药：藿香芳香化湿；苍术、半夏、厚朴运脾燥湿；生姜温中散寒；陈皮、大枣、甘草行气散满，健脾和中；加木香、枳实理气导滞。

痢下白中兼赤者，加当归、芍药调营和血；脾虚纳呆者加白术、神曲健脾开胃；寒积内停，腹痛，痢下滞而不爽，加大黄、槟榔，配炮姜、肉桂，温通导滞。暑天感寒湿而痢者，可用藿香正气散加减，以祛暑散寒，化湿止痢。

4. 阴虚痢

痢下赤白，日久不愈，脓血黏稠，或下鲜血，脐下灼痛，虚坐努责，食少，心烦口干，至夜转剧，舌红绛少津，苔少或花剥，脉细数。

证机概要：阴虚湿热，肠络受损。

治法：养阴和营，清肠化湿。

代表方：黄连阿胶汤合驻车丸加减。前方坚阴清热，后方寒热并用，有坚阴养血、清热化湿作用，两方合用，可增强坚阴清热之效，坚阴养血而不腻滞，清热化湿而不伤阴，适用于湿热日久伤阴之证。

常用药：黄连、黄芩、阿胶清热坚阴止痢；芍药、甘草、当归养血和营，缓急止痛；少佐干姜以制芩、连苦寒太过；加生地榆凉血止血而除痢。

若虚热灼津而见口渴、尿少、舌干者，可加沙参、石斛以养阴生津；如痢下血多者，可加丹皮、旱莲草以凉血止血；若湿热未清，有口苦、肛门灼热者，可加白头翁、秦皮清解湿热。

5. 虚寒痢

痢下赤白清稀，无腥臭，或为白冻，甚则滑脱不禁，肛门坠胀，便后更甚，腹部隐痛，缠绵不已，喜按喜温，形寒畏冷，四肢不温，食少神疲，腰膝酸软，舌淡苔薄白，脉沉细而弱。

证机概要：脾肾阳虚，寒湿内生，阻滞肠腑。

治法：温补脾肾，收涩固脱。

代表方：桃花汤合真人养脏汤。前方能温中涩肠，后方兼能补虚固脱，两方共用可治疗脾肾虚寒，形寒肢冷，腰膝酸软，滑脱不禁的久痢。

常用药：人参、白术、干姜、肉桂温肾暖脾；粳米、炙甘草温中补脾；诃子、罂粟壳、肉豆蔻、赤石脂收涩固脱；当归、白芍养血行血；木香行气止痛。

若积滞未尽，应少佐消导积滞之品，如枳壳、山楂、神曲等。若痢久脾虚气陷，导致少气脱肛，可加黄芪、柴胡、升麻、党参以补中益气，升清举陷。

6. 休息痢

下痢时发时止，迁延不愈，常因饮食不当、受凉、劳累而发，发时大便次数增多，夹有赤白黏冻，腹胀食少，倦怠嗜卧，舌质淡苔腻，脉濡软或虚数。

证机概要：病久正伤，邪恋肠腑，传导不利。

治法：温中清肠，调气化滞。

代表方：连理汤加减。本方有温中补脾兼清湿热的作用，用于治疗下痢日久，正虚邪恋，倦怠食少，遇劳而发，时发时止之证。

常用药：人参、白术、干姜、茯苓、甘草温中健脾；黄连清除肠中湿热余邪；加枳实、木香、槟榔行气化滞。

若脾阳虚极，肠中寒积不化，遇寒即发，症见下痢白冻，倦怠少食，舌淡苔白，脉沉者，用温脾汤加减以温中散寒，消积导滞；若久痢兼见肾阳虚衰，关门不固者，宜加四神丸以温肾暖脾，固肠止痢；如久痢脱肛，神疲乏力，少气懒言，属脾胃虚弱，中气下陷者，可用补中益气汤加减；若下痢时作，大便稀溏，心中烦热，饥不欲食，四肢不温，证属寒热错杂者，可用乌梅丸加减。

【预防调护】

1. 对于具有传染性的细菌性及阿米巴痢疾，应采取积极有效的预防措施，以控制痢疾的传播和流行，如搞好水、粪的管理，饮食管理，消灭苍蝇等。

2. 在痢疾流行季节，可适当食用生蒜瓣，每次 1～3 瓣，每日 2～3 次；或将大蒜瓣放入菜食之中食用；亦可用马齿苋、绿豆适量，煎汤饮用，对防止感染亦有一定作用。

3. 痢疾患者，须适当禁食，待病情稳定后，仍以清淡饮食为宜，忌食油腻荤腥之品。

【结 语】

痢疾是以痢下赤白脓血，腹痛，里急后重为临床特征。主要病因是外感时邪疫毒，内伤饮食不洁。病位在肠，与脾胃有密切关系。病机为湿热、疫毒、寒湿结于肠腑，气血壅滞，脂膜血络受损，化为脓血，大肠传导失司，发为痢疾。暴痢多为实证，久痢多数虚证。实证以湿热痢多见，亦见于寒湿痢。而疫毒痢，因病势凶险，应及早救治。虚证又有阴虚痢和虚寒痢不同。若下痢不能进食，或入口即吐，又称噤口痢。对于日久迁延不愈的休息痢，因病情缠绵，往往形成虚实夹杂之势，宜采取综合措施，内外同治。痢疾的治疗，以初痢宜通，久痢宜涩，热痢宜清，寒痢宜温，寒热虚实夹杂者宜通涩兼施、温清并用。对具传染性的细菌性痢疾和阿米巴痢疾，应重在预防，控制传播。

【临证备要】

1. 对反复发作，迁延日久之休息痢，如属阿米巴原虫所致，可在辨证治疗基础酌加白头翁、石榴皮，亦可用鸦胆子仁 10～15 粒，去壳装胶囊饭后吞服，一日 3 次，7～10 日为一疗程。

2. 对于湿热痢不少单味中草药均有良好疗效，如海蚌含珠、马齿苋、小凤尾草等，可在辨证遣方时加用上述 1～2 味药物，或以单味药 30 克煎服。黄连作为治痢专药，因性味苦寒，其用量、疗程均应适度，以免日久苦寒伤胃。

3. 慢性病例因反复发作，较难治愈，可在内服中药基础上，使用中药保留灌肠。中药复方可用黄连、黄柏、白头翁、大黄等煎成 100 毫升，保留灌肠，适用于慢性溃疡性结肠炎、慢性细菌性痢疾。亦可用中成药锡类散保留灌肠治疗溃疡性结肠炎。

4. 疫毒痢若发生厥脱，下痢无度，饮食不进，肢冷脉微，当急用独参汤或参附汤等以益气固阳。若下痢而不能进食，或下痢呕恶不能食者，称为噤口痢，主要是胃失和降，气机升降失常。实证者，多由湿热、疫毒蕴结而成，症见下痢，胸闷，呕恶不食，口气秽臭，舌苔黄腻，脉滑数，治宜泄热和胃，苦辛通降，方用开噤散加减，降逆开噤，或加玉枢丹，少量冲服，或用姜汁炒黄连同煎，频频呷服，反复使用，以开噤为度。虚者因脾胃素虚或久痢胃虚气逆而致，症见下痢频频，呕恶不止，食入即吐，舌淡，脉弱，治宜健脾和胃，方用六君子汤加石菖蒲、姜汁，以醒脾开胃。而胃气衰败所致噤口痢，实属危象，应积极图治。

【医案选读】

病案一

刘某，男，50岁，1960年10月28日初诊。

痢病后，有时复发，这次下痢9日，大便有黏液而不爽，里急后重，日行4~7次，左下腹按之痛，精神疲倦，体重减轻，小便微黄，大便化验有红白细胞，未培养出细菌。舌尖红质淡，苔秽腻，脉两寸沉濡，右关沉迟，左关沉弦，两尺沉滑有力。属中虚脾湿，治宜温中理湿。

处方：台党参6克，苍术（米泔浸炒）6克，炮干姜3克，炙甘草3克，广皮6克，山茵陈9克，苡仁12克，茯苓9克，泽泻3克，上肉桂（去皮后入）0.9克。3剂，每剂两煎，共取100毫升，分二次服，加红糖少许，兑服。

10月31日复诊：药后大便成形，次数、黏液均减，仍有腹胀，下坠感。舌质正红，舌苔已退净，脉缓有力。原方继服3剂，再以丸剂温中健脾、理气化积为治，拟理中汤加味。

处方：台党参30克，白术30克，炮干姜15克，炙甘草15，上肉桂（去皮）6克，花槟榔15克，炒枳实15克，木香9克，云茯苓60克，炮川楝子15克，台乌药15克，小茴香（盐水炒）6克，砂仁15克。

共为细末，炼蜜为丸，重6克，早晚各服1丸，温开水下。

按：本例有痢疾病史，临床辨证为中虚脾湿，实为慢性痢疾，乃正虚邪恋，寒湿夹杂，故缠绵难愈而复发。以理中汤加味，温中理湿，服药3剂而止。后以本方加味为丸，扶正祛邪，缓图巩固。

（中医研究院编．蒲辅周医疗经验．人民卫生出版社．1976）

病案二

赵某，男，49岁，工人。1974年10月30日诊。

大便次数增多20天，日十多次，腹痛肠鸣，里急后重，便下白黏冻和烂肉样物，发热恶寒，食欲尚可，口苦，小便色黄。经用抗菌药物治疗十多天，疗效不显著，改服中药。

舌质淡红，苔薄黄，脉弦数。

辨证：湿热内蕴，兼夹表证。治宜清热化湿，外解肌表。

处方：葛根15克，黄芩9克，黄连9克，当归21克，白芍21克，木香9克，枳壳9克，青皮9克，炒大白9克，山楂30克，大黄9克，白头翁30克，黄柏9克。

服3剂，诸症消失。

按：本例为湿热内蕴，壅滞肠道，气机不畅，血运障碍，传导失司，并夹表证，治当清利湿热为主，外解表邪。葛根芩连汤临床应用以身热下利为辨证要点，选用最为合适。然虑其下利两旬，白黏冻和烂肉样物较多，恐葛根芩连汤力不胜任，故辅以芍药汤和白头翁汤共奏清热止痢，外解表邪，而收功效。

（孙一民编．临证医案医方．河南科学技术出版社．1981）

【文献摘要】

《素问·至真要大论》："少阳司天，火淫所胜，民病泄注赤白。"

《难经·泄下》："大肠泄者，食已窘迫，大便色白，肠鸣切痛；小肠泄者，溲而便脓血，少腹痛；大瘕泄者，里急后重，数至圊而不能便，茎中痛"。

《千金方·热冷痢蚀诸痢论》："大凡痢有四种，谓冷、热、疳、蛊。冷则白。热则赤。疳则赤白相杂，无复节度，多睡眼涩。蛊则纯痢瘀血"。

《仁斋直指方·痢病证治》："痢出于积滞。积，物积也。滞，气滞也。物积欲出，气滞而不与之出，故下坠里急，乍起乍出，日夜凡百余度。不论色之赤白，脉之大小，皆通利之，以无积不成痢也"。

《济生方·痢疾》："今之所谓痢疾者，古所谓滞下是也"。

《圣济总录·休息痢》："肠中宿夹痼滞，每遇饮食不节，停饮不消，即乍瘥乍发，故取为休息痢"。

《河间六书·滞下》："夫痢者，五脏窘毒，解而不散，或感冷物，或冒寒者……又伤冷热等食，或服暖药过极，郁化成痢"。

《丹溪心法·痢病》："痢赤属血，血属气。""凡治痢疾，最当察虚实，辨寒热，此泻痢中最大关系"。

《医宗必读·痢疾》："是知在脾者病浅，在肾者病深。肾为胃关，开窍于二阴，未有久痢而肾不损者，故治痢不知补肾，非其治也"。

《证治汇补·痢疾》："凡痢身不热者轻，身热者重，能食者轻，不能食者重，绝不食者死"。

第九节　便　　秘

便秘是指粪便在肠内滞留过久，秘结不通，排便周期延长，或周期不长，但粪质干结，排出艰难，或粪质不硬，虽有便意，但便而不畅的病证。

《内经》认为大小便的病变与肾的关系密切。如《素问·金匮真言论》说："北方色黑，入通于肾，开窍于二阴。"《伤寒杂病论》则提出便秘当从阴阳分类，如《伤寒论·辨脉法》提出："其脉浮而数，能食，不大便者，此为实，名曰阳结也。其脉沉而迟，不能食，身体重，大便反硬，名曰阴结也。"将本病分为阳结与阴结两类。《金匮要略·五脏风寒积聚病脉证并治》阐明胃热过盛，脾阴不足，以致大便干燥而坚的病机与证治。"趺阳脉浮而涩，浮则胃气强，涩则小便数，浮涩相搏，大便则坚，其脾为约。麻仁丸主之。"宋代《圣济总录·卷第九十七·大便秘涩》指出："大便秘涩，盖非一证，皆荣卫不调，阴阳之气相持也。若风气壅滞，肠胃干涩，是谓风秘；胃蕴客热，口糜体黄，是谓热秘；下焦虚冷，窘迫后重，是谓冷秘。或肾虚小水过多，大肠枯竭，渴而多秘者，亡津液也。或胃燥结，时作寒热者，中有宿食也。"将本病的证治分类概括为寒、热、虚、实四个方面。金元时期，张洁古首倡实秘、虚秘之别，《医学启源·六气方治》说："凡治脏腑之秘，不可一概论治，有虚秘，有实秘。有胃实而秘者，能饮食，小便赤。有胃虚而秘者，不能饮食，小便清利。"且主张实秘责物，虚秘责气。这种虚实分类法，经后世不断充实和发展，至今仍是临床论治便秘的纲领。《景岳全书·秘结》主张宗仲景把便秘分为阴结、阳结两类，有火的是阳结，无火的是阴结，进一步阐明了两者的病机与治则。

本节所论是以便秘为主要症状的辨证论治，类似于西医学的功能性便秘，同时肠道激惹综合征、肠炎恢复期肠蠕动减弱引起的便秘，直肠及肛门疾患引起的便秘，药物性便秘，内分泌及代谢性疾病的便秘，以及肌力减退所致的排便困难等，可参照本节内容，并结合辨病处理。

【病因病机】

便秘发病的原因归纳起来有饮食不节、情志失调、外邪犯胃、禀赋不足等。病机主要是热结、气滞、寒凝、气血阴阳亏虚引起肠道传导失司所致。

一、病因

1. 饮食不节

饮酒过多，过食辛辣肥甘厚味，导致肠胃积热，大便干结；或恣食生冷，致阴寒凝滞，胃肠传导失司，造成便秘。

2. 情志失调

忧愁思虑过度，或久坐少动，每致气机郁滞，不能宣达，于是通降失常，传导失职，糟粕内停，不得下行，而致大便秘结。

3. 年老体虚

素体虚弱，或病后、产后及年老体虚之人，气血两亏，气虚则大肠传送无力，血虚则津枯肠道失润，甚则致阴阳俱虚，阴亏则肠道失荣，导致大便干结，便下困难，阳虚则肠道失于温煦，阴寒内结，导致便下无力，大便艰涩。

4. 感受外邪

外感寒邪可导致阴寒内盛，凝滞胃肠，失于传导，糟粕不行而成冷秘。若热病之后，肠胃燥热，耗伤津液，大肠失润，亦可致大便干燥，排便困难。

二、病机

便秘的基本病变属大肠传导失常，同时与肺、脾、胃、肝、肾等脏腑的功能失调有关。如胃热过盛，津伤液耗，则肠失濡润；脾肺气虚，则大肠传送无力；肝气郁结，气机壅滞，或气郁化火伤津，则腑失通利；肾阴不足，则肠道失润；肾阳不足，则阴寒凝滞，津液不通，故皆可影响大肠的传导，而发为本病。

便秘的病性可概括为寒、热、虚、实四个方面。燥热内结于肠胃者，属热秘；气机郁滞者，属实秘；气血阴阳亏虚者，为虚秘；阴寒积滞者，为冷秘或寒秘。四者之中，又以虚实为纲，热秘、气秘、冷秘属实，阴阳气血不足的便秘属虚。而寒、热、虚、实之间，常又相互兼夹或相互转化。如热秘久延不愈，津液渐耗，可致阴津亏虚，肠失濡润，病情由实转虚。气机郁滞，久而化火，则气滞与热结并存。气血不足者，如受饮食所伤或情志刺激，则虚实相兼。阳气虚衰与阴寒凝结可以互为因果，见阴阳俱虚之证。

关于本病的预后，单纯性便秘，只需用心调治，则其愈较易，预后较佳。若属它病兼便秘者，则须察病情的新久轻重。若热病之后，余热未清，伤津耗液而大便秘结者，调治得法，热去津复，预后易佳。噎膈重症，常兼便秘，甚则粪质坚硬如羊矢，预后甚差。此外，老年性便秘和产后便秘，多属虚证。因气血不复，大便难畅，阳气不通，阴寒不散，便秘难除，因而治疗时难求速效。

【诊查要点】

一、诊断依据

1. 排便间隔时间超过自己的习惯 1 天以上，或两次排便时间间隔 3 天以上。
2. 大便粪质干结，排出艰难，或欲大便而艰涩不畅。
3. 常伴腹胀、腹痛、口臭、纳差及神疲乏力、头眩心悸等症。
4. 本病常有饮食不节、情志内伤、劳倦过度等病史。

二、病证鉴别

便秘与肠结：两者皆为大便秘结不通。但肠结多为急病，因大肠通降受阻所致，表现为腹部疼痛拒按，大便完全不通，且无矢气和肠鸣音，严重者可吐出粪便。便秘多为慢性久病，因大肠传导失常所致，表现为腹部胀满，大便干结艰行，可有矢气和肠鸣音，或有恶心欲吐，食纳减少。

三、相关检查

临床上对于便秘患者，大便常规、潜血试验和直肠指检应是常规检查的内容。直肠指检有助于发现直肠癌、痔、肛裂、炎症、狭窄及外来压迫、肛门括约肌痉挛等。腹部平片可有助于确定肠梗阻的部位，对假性肠梗阻的诊断尤有价值。钡剂灌肠适用于了解钡剂通过胃肠道的时间、小肠与结肠的功能状态，亦可明确器质性病变的性质、部位与范围。此外，可根据临床估计器质性病变部位的高低，选用直肠镜、乙状直肠镜或纤维结肠镜进行检查。

【辨证论治】

一、辨证要点

便秘的辨证当分清虚实，实者包括热秘、气秘和冷秘，虚者当辨气虚、血虚、阴虚和阳虚的不同。

二、治疗原则

便秘的治疗应以通下为主，但决不可单纯用泻下药，应针对不同的病因采取相应的治法。实秘为邪滞肠胃、壅塞不通所致，故以祛邪为主，给予泻热、温散、通导之法，使邪去便通；虚秘为肠失润养、推动无力而致，故以扶正为先，给予益气温阳、滋阴养血之法，使正盛便通。如《景岳全书·秘结》曰："阳结者邪有余，宜攻宜泻者也；阴结者正不足，宜补宜滋者也。知斯二者即知秘结之纲领矣。"

三、证治分类

（一）实秘

1．热秘

大便干结，腹胀腹痛，口干口臭，面红心烦，或有身热，小便短赤，舌红，苔黄燥，脉滑数。

证机概要：肠腑燥热，津伤便结。

治法：泻热导滞，润肠通便。

代表方：麻子仁丸加减。本方有润肠泄热，行气通便的作用，适用于肠胃燥热，津液不足之便秘。

常用药：大黄、枳实、厚朴通腑泻热；麻子仁、杏仁、白蜜润肠通便；芍药养阴和营。

若津液已伤，可加生地、玄参、麦冬以滋阴生津；若肺热气逆，咳喘便秘者，可加瓜蒌仁、苏子、黄芩清肺降气以通便；若兼郁怒伤肝，易怒目赤者，加服更衣丸以清肝通便；若燥热不甚，或药后大便不爽者，可用青麟丸以通腑缓下，以免再秘；若兼痔疮、便血，可加槐花、地榆以清肠止血；若热势较盛，痞满燥实坚者，可用大承气汤急下存阴。

2．气秘

大便干结，或不甚干结，欲便不得出，或便而不爽，肠鸣矢气，腹中胀痛，嗳气频作，纳食减少，胸胁痞满，舌苔薄腻，脉弦。

证机概要：肝脾气滞，腑气不通。

治法：顺气导滞。

代表方：六磨汤加减。本方有调肝理脾，通便导滞的作用，适用于气机郁滞，大肠传导失职之便秘。

常用药：木香调气；乌药顺气；沉香降气；大黄、槟榔、枳实破气行滞。

若腹部胀痛甚，可加厚朴、柴胡、莱菔子以助理气；若便秘腹痛，舌红苔黄，气郁化火，可加黄芩、栀子、龙胆草清肝泻火；若气逆呕吐者，可加半夏、陈皮、代赭石；若七情郁结，忧郁寡言者，加白芍、柴胡、合欢皮疏肝解郁；若跌仆损伤，腹部术后，便秘不通，属气滞血瘀者，可加红花、赤芍、桃仁等药活血化瘀。

3．冷秘

大便艰涩，腹痛拘急，胀满拒按，胁下偏痛，手足不温，呃逆呕吐，舌苔白腻，脉弦紧。

证机概要：阴寒内盛，凝滞胃肠。

治法：温里散寒，通便止痛。

代表方：温脾汤合半硫丸加减。前方温中散寒，导滞通便，用于冷积便秘，腹痛喜温喜按者；后者温肾、祛寒、散结，适用于老年虚冷便秘，怯寒，四肢不温者。

常用药：附子温里散寒；大黄荡涤积滞；党参、干姜、甘草温中益气；当归、苁蓉养精血，润肠燥；乌药理气。

若便秘腹痛，可加枳实、厚朴、木香助泻下之力；若腹部冷痛，手足不温，加高良姜、小茴香增散寒之功。

（二）虚秘

1. 气虚秘

大便并不干硬，虽有便意，但排便困难，用力努挣则汗出短气，便后乏力，面白神疲，肢倦懒言，舌淡苔白，脉弱。

证机概要：脾肺气虚，传送无力。

治法：益气润肠。

代表方：黄芪汤加减。本方有补益脾肺，润肠通便的作用，适用于脾肺气虚，大肠传导无力，糟粕内停所致便秘。

常用药：黄芪补脾肺之气；麻仁、白蜜润肠通便；陈皮理气。

若乏力汗出者，可加白术、党参助补中益气；若排便困难，腹部坠胀者，可合用补中益气汤升提阳气；若气息低微，懒言少动者，可加用生脉散补肺益气；若肢倦腰酸者，可用大补元煎滋补肾气；若脘腹痞满，舌苔白腻者，可加白扁豆、生薏苡仁健脾祛湿；若脘胀纳少者，可加炒麦芽、砂仁以和胃消导。

2. 血虚秘

大便干结，面色无华，头晕目眩，心悸气短，健忘，口唇色淡，舌淡苔白，脉细。

证机概要：血液亏虚，肠道失荣。

治法：养血润燥。

代表方：润肠丸加减。本方有养血滋阴，润肠通便的作用，适用于阴血不足，大肠失于濡润之便秘。

常用药：当归、生地滋阴养血；麻仁、桃仁润肠通便；枳壳引气下行。

若面白，眩晕甚，加玄参、何首乌、枸杞子养血润肠；若手足心热，午后潮热者，可加知母、胡黄连等以清虚热；若阴血已复，便仍干燥，可用五仁丸润滑肠道。

3. 阴虚秘

大便干结，如羊屎状，形体消瘦，头晕耳鸣，两颧红赤，心烦少眠，潮热盗汗，腰膝酸软，舌红少苔，脉细数。

证机概要：阴津不足，肠失濡润。

治法：滋阴通便。

代表方：增液汤加减。本方有滋阴增液，润肠通便的作用，适用于阴津亏虚，肠道失濡之便秘。

常用药：玄参、麦冬、生地滋阴生津；油当归、石斛、沙参滋阴养血，润肠通便。

若口干面红，心烦盗汗者，可加芍药、玉竹助养阴之力；便秘干结如羊屎状，加火麻仁、柏子仁、瓜蒌仁增润肠之效；若胃阴不足，口干口渴者，可用益胃汤；若肾阴不足，腰膝酸软者，可用六味地黄丸；若阴亏燥结，热盛伤津者，可用增液承气汤增水行舟。

4. 阳虚秘

大便干或不干，排出困难，小便清长，面色㿠白，四肢不温，腹中冷痛，或腰膝酸冷，舌淡苔白，脉沉迟。

证机概要：阳气虚衰，阴寒凝结。

治法：温阳通便。

代表方：济川煎加减。本方有温补肾阳，润肠通便的作用，适用于阳气虚衰，阴寒内盛，积滞不行之便秘。

常用药：肉苁蓉、牛膝温补肾阳；附子、火麻仁润肠通便，温补脾阳；当归养血润肠；升麻、泽泻升清降浊；枳壳宽肠下气。

若寒凝气滞、腹痛较甚，加肉桂、木香温中行气止痛；胃气不和，恶心呕吐，可加半夏、砂仁和胃降逆。

【预防调护】

1. 注意饮食的调理，合理膳食，以清淡为主，多吃粗纤维的食物及香蕉、西瓜等水果，勿过食辛辣厚味或饮酒无度。

2. 嘱病人每早按时登厕，养成定时大便的习惯。

3. 保持心情舒畅，加强身体锻炼，特别是腹肌的锻炼，有利于胃肠功能的改善。

4. 可采用食饵疗法，如黑芝麻、胡桃肉、松子仁等分，研细，稍加白蜜冲服，对阴血不足之便秘，颇有功效。

5. 外治法可采用灌肠法，如中药保留灌肠或清洁灌肠等。

【结　语】

便秘是由多种原因引起的，临床分证虽较复杂，但不外虚实两大类。实证有热结、气滞、寒积，虚证有气虚、血虚、阴虚和阳虚，总由大肠传导失职而成。其病位在大肠，又常与肺、脾、胃、肝、肾等脏腑有关。在治法上实证予以通泻，虚证予以滋补。属热结者宜泻热通腑，气滞者宜行气导滞，寒积者宜散寒通里，气虚者宜益气润肠，血虚者宜养血润燥，阴虚者宜滋阴润下，阳虚者宜温阳通便。上述各证，既可单发，也易相兼，辨证时不可忽略。如气郁化火，气血两虚，气虚及阳，以及夹湿、夹痰、夹食、夹瘀等，故临证时应慎审其因，详辨其病，权衡轻重主次，灵活变通治疗。

【临证备要】

1. 通下法的应用：便秘临床分虚实论治，但常虚中有实，实中有虚，虚实夹杂为患。故通下应随病情的变化而选用寒下、温下、润下等法。寒下法应用于肠胃积热，燥屎内结之实证，但气滞较甚，则需配理气之品，体素虚弱者，则可佐扶正之味，攻补兼施。里实证中如有下焦阳虚阴盛者，则不宜徒用攻下，以防更损阳气，但若单用温阳之法，又会便结难开，故宜温阳与攻下并投，以温下法治之，方可奏效。润下法适用于"无水舟停"之肠燥便秘，但在应用中须考虑患者多有津血不足存在，可配以益气或养血之品。另外，年老体虚，便结较甚，服药不应之患者，应从多方面调治，不可单纯依赖药物，可配合应用外导法，如张仲景的蜜煎导及猪胆汁导法。《医宗金鉴·大便燥结总括》说："直肠结，即燥屎巨硬，结在肛门，难出之燥也，从导法治之。"对平素津血不足，时常便秘之人，可常服黑芝麻、杏仁、蜂蜜等养阴润肠之品，以防微杜渐。

2. 老年性便秘的证治特点：老年人或真阳亏损，温煦无权，阴邪凝结，或阴亏血燥，大肠液枯，无力行舟，均易致便秘，且多属虚证，但临床常有虚实互见，寒热错杂者，故既不宜一见老人便秘就云补虚，又不可猛进攻伐之剂，而犯虚虚之戒，变生它证。董建华临证时常用皂角子为主药，以取其入肺与大肠二经，其辛能通上下二窍，而无攻伐伤正之弊，并常加大腹皮、枳壳以助通下之功，屡获良效。刘燮明治疗虚实互见之老年便秘，在补虚同时，常佐以小量大黄另包泡服，得下即止，疗效颇佳。

3. 产后便秘的辨证治疗：陈素庵《妇科补解·产后大便秘结方论》说："产后大便秘结者，由产后去血过多，津液干涸，肠胃燥结，是以大便闭。"指出便秘原因主要是血虚津亏，肠道失润。临证亦有气虚失运和阴虚火燥所致者。治疗本病应以养血润燥为主，用当归、肉苁蓉等品，并根据气、阴、血偏虚程度，或兼有内热，或兼有血瘀，或阳明腑实之异而随证变通。如兼有血瘀，可用桃仁、红花之品。由于产后大便秘涩以虚者为多，故临证时不宜妄投苦寒通下之品，以免徒伤阳气，重伤阴液。但又不可拘泥于产后多虚，而畏用攻下，对确系燥热结滞肠道，便结难下者，亦可攻下通腑，但药量不宜过大。切记产后攻邪应中病即止，见邪去即转予扶正，所谓"勿拘于产后，勿忘于产后也。"

【医案选读】

病案一

某，男，34 岁。右肺结核已 10 个月，现较稳定，无咳嗽。大便秘结不行，腹胀痛拒按，长期服通便药，便后少腹胀痛，睡眠不安。舌质红，苔厚腻而黄，脉弦滑右较大。肠燥失润，气滞作胀。治拟调气畅中，和胃润肠。

生首乌 15 克　玉竹 9 克　大腹皮 12 克　青陈皮各 6 克　生枳壳 9 克　乌药 9 克　青橘叶 9 克

服上方 6 剂后，大便渐润，腹部胀痛减半。继服 5 剂，腹部胀气消失。

(胡建华等整理. 黄文东医案. 上海人民出版社. 1977)

病案二

某，女，62 岁。近 3 年来，患者由于患冠心病，动则心悸甚，故长期卧床养病，周身无力，腰膝酸软，饮食减少，大便干如球状，每逢大便倍感痛苦，甚至需用手掏粪，方得排解。舌苔薄白，脉细涩。初诊为肠燥便秘，服归蓉汤 5 剂后未见效果。二诊又以五仁汤 5 剂投之，仍效不明显。三诊考虑患者久卧伤气，诊为气虚便秘。

处方：黄芪 12 克　白术 6 克　陈皮 6 克　党参 15 克　当归 9 克　升麻 6 克　柴胡 6 克　炙甘草 6 克

服上方 5 剂，患者大便日渐好转，大便通畅，日解 1 次。遂改用补中益气丸每次 1 丸，每日 2 次，用蜜水送服，以巩固疗效。

（仝示雨编著. 悬壶集·仝示雨医案. 河南科学技术出版社. 1982）

【文献摘要】

《重订严氏济生方·秘结论治》："夫五秘者，风秘、气秘、湿秘、寒秘、热秘是也。更有发汗利小便，及妇人新产亡血，走耗津液，往往皆令人秘结。"

《景岳全书·秘结》："秘结者，凡属老人、虚人、阴脏人及产后、病后、多汗后，或小水过多，或亡血失血、大吐大泻之后，多有病为燥结者，盖此非气血之亏，即津液之耗。凡此之类，皆须详察虚实，不可轻用芒硝、大黄、巴豆、牵牛、芫花、大戟等药，及承气、神芎等剂。虽今日暂得通快，而重虚其虚，以致根本日竭，则明日之结，必将更甚，愈无可用之药矣。"

《证治汇补·秘结》："如少阴不得大便以辛润之，太阴不得大便以苦泄之，阳结者清之，阴结者温之，气滞者疏导之，津少者滋润之。大抵以养血清热为先，急攻通下为次。"

《万病回春·大便秘》："身热烦渴，大便不通者，是热闭也；久病人虚，大便不通者，是虚闭也；因汗出多大便不通者，精液枯竭而闭也；风证大便不通者，是风闭也；老人大便不通者，是血气枯燥而闭也；虚弱并产妇及失血，大便不通者，血虚而闭也；多食辛热之物，大便不通者，实热也。"

《谢映庐医案·便闭》："治大便不通，仅用大黄、巴霜之药，奚难之有？但攻法颇多，古人有通气之法，有逐血之法，有疏风润燥之法，有流行肺气之法，气虚多汗，则有补中益气之法，阴气凝结，则有开冰解冻之法，且有导法、熨法，无往而非通也，岂仅大黄、巴霜已哉。"

第四章

肝胆病证

肝主疏泄，主藏血，主筋，开窍于目。胆附于肝，内藏"精汁"，肝经属肝络胆，肝胆相为表里。肝胆的病理表现主要是气机的流畅、血液的贮藏调节和胆汁疏泄功能的异常。

肝为刚脏，喜条达而恶抑郁。体阴而用阳，肝胆病证大致可分为肝体和肝用两方面。若气血壅结，肝体失和，腹内结块，形成积聚；如湿邪壅滞，肝胆失泄，胆汁泛溢，则发生黄疸；肝脾肾失调，气血水互结，酿生鼓胀。

若疏泄失调，气机郁结，则为肝气；郁而化火，则为肝火；气盛阳亢，则为肝阳；阳亢化风或热极生风，则为肝风。肝气、肝火、肝阳、肝风四者同源而异流，在病变过程中，每多兼夹或相互转化。肝体属阴，阴血不足，肝失濡润，可致气郁络滞；阴血亏虚，阴阳失调，可引起阳亢风动。肝气失疏，络脉失和，则为胁痛；风阳上扰，或阴血不承，则致头痛、眩晕；风阳暴升，夹痰夹瘀，气血逆乱，上冲于脑，则为中风；肝郁气滞，痰瘀互结，颈前喉结两旁结块肿大，则为瘿病。如疟邪伏于少阳，出入营卫，邪正相争，发为疟疾。

依据肝的生理功能和病机变化特点，我们将胁痛、黄疸、积聚、鼓胀、头痛、眩晕、中风、瘿病、疟疾归属为肝胆病证。但与其他脏腑亦密切相关，临证中，应注意脏腑之间的关联，随证处理。

此外，肝胆为人体重要脏腑，气血、经络、情志方面的病证多与之有关。如郁证、厥证多有肝气失调，痉证、颤证常因风阳扰动等等，但从体系角度着眼，分别将其归属气血津液病证、心系病证和肢体经络病证。至于肝气逆肺之喘证、肝火内扰之不寐、肝脾失调之泄泻、肝气郁滞之癃闭等病证，依据其病证整体相关性，分别属于各个脏腑系统。

第一节 胁 痛

胁痛是指以一侧或两侧胁肋部疼痛为主要表现的病证，是临床上比较多见的一种自觉症状。胁，指侧胸部，为腋以下至第十二肋骨部的总称。如《医宗金鉴·卷八十九》所言："其两侧自腋而下，至肋骨之尽处，统名曰胁"。

有关胁痛的记载，最早见于《内经》，《内经》明确指出了本病的发生主要与肝胆病变相关。如《素问·脏气法时论》中说："肝病者，两胁下痛引少腹，令人善怒。"在《素问·刺热》篇中有"肝热病者，小便先黄……胁满痛，手足躁，不得安卧"的记载，《灵枢·五邪》篇言："邪在肝，则两胁中痛……恶血在内。"此外，《灵枢·经脉》篇云："胆，足少阳之脉，是动则病口苦，善太息，心胁痛，不能转侧。"说明胆腑病变亦可导致胁痛。后世医家在《内经》的基础上，对胁痛的病因病机及临床特征又有了进一步的认识。

如《诸病源候论·腹痛诸候·胸胁痛候》言："胸胁痛者，由胆与肝及肾之支脉虚，为寒所乘故也。……此三经之支脉并循行胸胁，邪气乘于胸胁，故伤其经脉。邪气之与正气交击，故令胸胁相引而急痛也。"指出胁痛的发病脏腑主要与肝、胆、肾相关。严用和《济生方·胁痛评治》篇中认为胁痛的病因主要是由于情志不遂所致，"夫胁痛之病……多因疲极嗔怒，悲哀烦恼，谋虑惊忧，致伤肝脏。肝脏既伤，积气攻注，攻于左，则左胁痛；攻于右，则右胁痛；移逆两胁，则两胁俱痛。"《景岳全书》中进一步指出，胁痛的病因主要与情志、饮食、房劳等关系最为紧切，并将胁痛分为外感与内伤的两大类。如《景岳全书·胁痛》曰："胁痛有内伤外感之辨，凡寒邪在少阳经……然必有寒热表证者方是外感，如无表证，悉属内伤。但内伤胁痛者十居八九，外感胁痛则间有之耳。"《证治汇补·胁痛》篇对胁痛的治疗原则进行了较为全面系统地描述，曰："治宜伐肝泻火为要，不可骤用补气之剂，虽因于气虚者，亦宜补泻兼施。……故凡木郁不舒，而气无所泄，火无所越，胀甚惧按者，又当疏散升发以达之，不可过用降气，致木愈郁而痛愈甚也。"

胁痛是临床的常见病证，可见于西医学的多种疾病之中，如急慢性肝炎、胆囊炎、胆系结石、胆道蛔虫、肋间神经痛等，凡上述疾病中以胁痛为主要表现者，均可参考本节辨证论治。

【病因病机】

胁痛的病因主要有情志不遂、饮食不节、跌仆损伤、久病体虚等多种因素。这些因素导致肝气郁结，肝失条达；瘀血停着，痹阻胁络；湿热蕴结，肝失疏泄；肝阴不足，络脉失养等诸多病理变化，最终导致胁痛发生。

一、病因

1. 情志不遂

肝乃将军之官，性喜条达，主调畅气机。若因情志所伤，或暴怒伤肝，或抑郁忧思，皆可使肝失条达，疏泄不利，气阻络痹，可发为肝郁胁痛。正如《金匮翼·胁痛统论·肝郁胁痛》云："肝郁胁痛者，悲哀恼怒，郁伤肝气。"若气郁日久，血行不畅，瘀血渐生，阻于胁络，不通则痛，亦致瘀血胁痛。《临证指南医案·胁痛》云："久病在络，气血皆窒"。

2. 跌仆损伤

气为血帅，气行则血行。或因跌仆外伤，或因强力负重，致使胁络受伤，瘀血停留，阻塞胁络，亦发为胁痛。《金匮翼·胁痛统论·污血胁痛》谓："污血胁痛者，凡跌仆损伤，污血必归胁下故也。"

3. 饮食所伤

饮食不节，过食肥甘，损伤脾胃，湿热内生，郁于肝胆，肝胆失于疏泄，可发为胁痛。如《景岳全书·胁痛》指出："以饮食劳倦而致胁痛者，此脾胃之所传也"。

4. 外感湿热

湿热之邪外袭，郁结少阳，枢机不利，肝胆经气失于疏泄，可以导致胁痛。《素问·缪刺论》中言："邪客于足少阳之络，令人胁痛不得息"。

5. 劳欲久病

久病耗伤，劳欲过度，使精血亏虚，肝阴不足，血不养肝，脉络失养，拘急而痛。《景岳全书·胁痛》指出："凡房劳过度，肾虚羸弱之人，多有胸胁间隐隐作痛，此肝肾精虚。"

二、病机

胁痛的基本病机为肝络失和，其病理变化可归结为"不通则痛"与"不荣则痛"两类。其病理性质有虚实之分，其病理因素，不外乎气滞、血瘀、湿热三者。因肝郁气滞、瘀血停着、湿热蕴结所导致的胁痛多属实证，是为"不通则痛"。而因阴血不足，肝络失养所导致的胁痛则为虚证，属"不荣则痛"。

一般说来，胁痛初病在气，由肝郁气滞，气机不畅而致胁痛。气为血帅，气行则血行，故气滞日久，血行不畅，其病变由气滞转为血瘀，或气滞血瘀并见。气滞日久，易于化火伤阴；因饮食所伤，肝胆湿热，所致之胁痛，日久亦可耗伤阴津，皆可致肝阴耗伤，脉络失养，而转为虚证或虚实夹杂证。

胁痛的病变脏腑主要在于肝胆，又与脾胃及肾有关。因肝居胁下，经脉布于两胁，胆附于肝，其脉亦循于胁，故胁痛之病，当主要责之肝胆。脾胃居于中焦，主受纳水谷，运化水湿，若因饮食所伤，脾失健运，湿热内生，郁遏肝胆，疏泄不畅，亦可发为胁痛。肝肾同源，精血互生，若因肝肾阴虚，精亏血少，肝脉失于濡养，则胁肋隐隐作痛。

胁痛病证有虚有实，而以实证多见。实证中以气滞、血瘀、湿热为主，三者又以气滞为先。虚证多属阴血亏损，肝失所养。虚实之间可以相互转化，故临床常见虚实夹杂之证。

【诊查要点】

一、诊断依据

1. 以一侧或两侧胁肋部疼痛为主要表现者，可以诊断为胁痛。胁痛的性质可以表现为刺痛、胀痛、灼痛、隐痛、钝痛等不同特点。
2. 部分病人可伴见胸闷、腹胀、嗳气呃逆、急躁易怒、口苦纳呆、厌食恶心等症。
3. 常有饮食不节、情志内伤、感受外湿、跌仆闪挫或劳欲久病等病史。

二、病证鉴别

胁痛与悬饮：悬饮亦可见胁肋疼痛，但其表现为饮留胁下，胸胁胀痛，持续不已，伴见咳嗽、咳痰，咳嗽、呼吸时疼痛加重，常喜向病侧睡卧，患侧肋间饱满，叩呈浊音，或兼见发热，一般不难鉴别。

三、相关检查

胁痛以右侧为主者，多与肝胆疾患相关。检测肝功能指标以及甲、乙、丙、丁、戊等各型肝炎病毒指标，有助于病毒性肝炎的诊断。B 型超声检查及 CT、MRI 可以作为肝硬化、肝胆结石、急慢性胆囊炎、脂肪肝等疾病的诊断依据。血生化中的血脂、血浆蛋白等指标亦可作为诊断脂肪肝、肝硬化的辅助诊断指标。检测血中胎甲球蛋白、碱性磷酸酶等指标，可作为初步筛查肝内肿瘤的参考依据。

【辨证论治】

一、辨证要点

1. 辨在气在血

大抵胀痛多属气郁，且疼痛游走不定，时轻时重，症状轻重与情绪变化有关；刺痛多属血瘀，且痛处固定不移，疼痛持续不已，局部拒按，入夜尤甚。

2. 辨属虚属实

实证之中以气滞、血瘀、湿热为主，多病程短，来势急，症见疼痛较重而拒按，脉实有力。虚证多为阴血不足，脉络失养，症见其痛隐隐，绵绵不休，且病程长，来势缓，并伴见全身阴血亏耗之证。

二、治疗原则

胁痛之治疗原则当根据"通则不痛"的理论，以疏肝和络止痛为基本治则，结合肝胆的生理特点，灵活运用。实证之胁痛，宜用理气、活血、清利湿热之法；虚证之胁痛，宜补中寓通，采用滋阴、养血、柔肝之法。

三、证治分类

1. 肝郁气滞证

胁肋胀痛，走窜不定，甚则引及胸背肩臂，疼痛每因情志变化而增减，胸闷腹胀，嗳气频作，得嗳气而胀痛稍舒，纳少口苦，舌苔薄白，脉弦。

证机概要：肝失条达，气机郁滞，络脉失和。

治法：疏肝理气。

代表方：柴胡疏肝散加减。本方功用疏肝解郁，理气止痛，适用于肝郁气滞，气机不畅之胁痛。

常用药：柴胡、枳壳、香附、川楝子疏肝理气，解郁止痛；白芍、甘草养血柔肝，缓急止痛；川芎、郁金活血行气通络。

若胁痛甚，可加青皮、延胡索以增强理气止痛之力；若气郁化火，症见胁肋掣痛，口干口苦，烦躁易怒，溲黄便秘，舌红苔黄者，可去方中辛温之川芎，加山栀、丹皮、黄芩、夏枯草；若肝气横逆犯脾，症见肠鸣，腹泻，腹胀者，可酌加茯苓、白术；若肝郁化火，耗伤阴津，症见胁肋隐痛不休，眩晕少寐，舌红少津，脉细者，可去方中川芎，酌配枸杞、菊花、首乌、丹皮、栀子；若兼见胃失和降，恶心呕吐者，可加半夏、陈皮、生姜、旋覆花等；若气滞兼见血瘀者，可酌加丹皮、赤芍、当归尾、川楝子、延胡索、郁金等。

2. 肝胆湿热证

胁肋胀痛或灼热疼痛，口苦口黏，胸闷纳呆，恶心呕吐，小便黄赤，大便不爽，或兼有身热恶寒，身目发黄，舌红苔黄腻，脉弦滑数。

证机概要：湿热蕴结，肝胆失疏，络脉失和。

治法：清热利湿。

代表方：龙胆泻肝汤加减。本方具有清利肝胆湿热的功用，适用于肝胆湿热而致的胁痛。

常用药：龙胆草清利肝胆湿热；山栀、黄芩清肝泻火；川楝子、枳壳、延胡索疏肝理气止痛；泽泻、车前子渗湿清热。

若兼见发热，黄疸者，加茵陈、黄柏以清热利湿退黄；若肠胃积热，大便不通，腹胀腹满者，加大黄、芒硝；若湿热煎熬，结成砂石，阻滞胆道，症见胁肋剧痛，连及肩背者，可加金钱草、海金沙、郁金、川楝子，或酌配硝石矾石散；胁肋剧痛，呕吐蛔虫者，先以乌梅丸安蛔，再予驱蛔。

3. 瘀血阻络证

胁肋刺痛，痛有定处，痛处拒按，入夜痛甚，胁肋下或见有癥块，舌质紫暗，脉象沉涩。

证机概要：瘀血停滞，肝络痹阻。

治法：祛瘀通络。

代表方：血府逐瘀汤或复元活血汤加减。前方功用活血化瘀，行气止痛，适用于因气滞血瘀，血行不畅所导致的胸胁刺痛，日久不愈者。后方具有祛瘀通络，消肿止痛之作用，适用于因跌打外伤所致之胁下积瘀肿痛，痛不可忍者。

常用药：当归、川芎、桃仁、红花，活血化瘀，消肿止痛；柴胡、枳壳疏肝调气，散瘀止痛；制香附、川楝子、广郁金，善行血中之气，行气活血，使气行血畅；五灵脂、延胡索散瘀活血止痛；三七粉活血通络，祛瘀生新。

若因跌打损伤而致胁痛，局部积瘀肿痛者，可酌加穿山甲、酒军、瓜蒌根破瘀散结，通络止痛；若胁肋下有癥块，而正气未衰者，可酌加三棱、莪术、地鳖虫以增加破瘀散结消坚之力，或配合服用鳖甲煎丸。

4. 肝络失养证

胁肋隐痛，悠悠不休，遇劳加重，口干咽燥，心中烦热，头晕目眩，舌红少苔，脉细弦而数。

证机概要：肝肾阴亏，精血耗伤，肝络失养。

治法：养阴柔肝。

代表方：一贯煎加减。本方功用滋阴柔肝止痛，适用于因肝肾阴虚，肝络失养而导致的胁肋隐痛，口燥咽干诸症。

常用药：生地、枸杞、黄精、沙参、麦冬滋补肝肾，养阴柔肝；当归、白芍、炙甘草，滋阴养血，柔肝缓急；川楝子、延胡索疏肝理气止痛。

若阴亏过甚，舌红而干，可酌加石斛、玄参、天冬；若心神不宁，而见心烦不寐者，可酌配酸枣仁、炒栀子、合欢皮；若肝肾阴虚，头目失养，而见头晕目眩者，可加菊花、女贞子、熟地等；若阴虚火旺，可酌配黄柏、知母、地骨皮等。

【预防调护】

预防胁痛之发生，当注意保持情绪稳定，避免过怒、过悲、过劳及过度紧张；注意饮食清淡，切忌过度饮酒或嗜食辛辣肥甘，以防湿热内生。

已患胁痛的病人，应注意起居有常，防止过劳。忌食肥甘辛辣及嗜酒过度，保持心情舒畅，忌恼怒忧思。

【结　语】

胁痛是指一侧或两侧胁肋部疼痛为主症的一类疾病。胁痛的病因主要与情志、饮食、外感、体虚及跌仆外伤等方面因素有关。其病机属肝络失和，实证为肝气郁结，瘀血停滞，肝胆湿热，邪阻肝络，不通则痛；虚证为肝阴不足，肝脉失养，不荣则痛。其病变部位主要在肝胆，又与脾、胃、肾相关。辨证当着重辨气血虚实，临床上以实证最为多见。胁痛的各个证候在一定条件下，可以相互转化。

治疗上，以疏肝和络止痛为基本治则，实证多采用疏肝理气，活血通络，清利湿热之法；虚证则多以滋阴养血柔肝为治，同时佐以理气和络之品。

【临证备要】

1. 治疗胁痛宜疏肝柔肝并举，以防辛燥劫阴之弊。胁痛之病机以肝经气郁，肝失条达为先，故疏肝解郁，理气止痛是治疗胁痛的常用之法。然肝为刚脏，体阴而用阳，治疗之时宜柔肝而不宜伐肝。疏肝理气药大多辛温香燥，若久用或配伍不当，易于耗伤肝阴，甚至助热化火。故临证使用疏肝理气药时，一要尽量选用轻灵平和之品，如香附、苏梗、佛手片、绿萼梅之类；二要注意配伍柔肝养阴药物，以固护肝阴，以利肝体。如仲景之四逆散中柴胡与白芍并用，薛己之滋水清肝饮中柴胡与生地配伍，均是疏肝柔肝并用的范例。

2. 临证应辨证结合辨病，配合针对性药物。经检查，如属病毒性肝炎，可用疏肝运脾、化湿行瘀、清热解毒等治法，结合临床经验和药理研究，选择具有抗病毒、改善肝功能、调节免疫及抗纤维化作用的药物。如胁痛兼有砂石结聚者，治疗当注意通腑、化石、排石药的应用。若兼有湿热阻滞，肝胆气机失于通降，出现右胁肋部绞痛难忍，恶心呕吐，口苦纳呆，治疗当清利肝胆，通降排石，方剂常用大柴胡汤加减。通腑泻下常用大黄、芒硝；化石排石药物可选用鸡内金、海金沙、金钱草、郁金、茵陈、枳壳、莪术、炮山甲、皂角刺、煅瓦楞子等。

【医案选读】

病案一

刘某，男，42岁，干部，1963年5月10日初诊。

患者1962年患慢性肝炎，经长期治疗，肝功虽接近正常，但面红颧赤，持续低热。无结核病史，肺部透视正常。肝区痛，肝肿大，肋下可触及。饮食不振，腹剧胀，喜热饮，眩晕，疲倦，入睡困难，噩梦易醒，白天无精神，深夜反兴奋，体重显著减轻，大便稀溏，小便短黄，有臭气。左脉弦数，右脉弦缓，舌质红绛，舌伸颤动，苔白如积粉。阴虚阳亢，肝旺侮脾，脾虚生湿。治宜滋水清肝，扶脾健胃，佐以活血祛瘀，化湿生津。方拟一贯煎合膈下逐瘀汤加减：沙参12克，鲜生地30克，生白芍12克，炒川楝9克，肥知母9克，地骨皮9克，阿胶珠9克，金钱草60克，茵陈12克，满天星24克，黄连6克，广木香6克，银柴胡9克，地鳖虫9克，炒蒲黄9克，鸡内金9克，桃仁9克，夏枯草15克，薤白12克，山萸肉12克，夜交藤60克，台乌9克，九香虫9克，琥珀末6克（布包煎），每周6剂，连服2周。

二诊：5月25日。低热已解，肝区痛渐减，食欲好转，大便不溏，腹胀减轻，但仍疲乏，肝区隐痛，能睡但不酣，自汗。脉转弦缓，舌质淡红，苔薄白，但无积粉样。守前法继进。前方去黄连、广木香、地鳖虫、桃仁、夏枯草、薤白、台乌、九香虫、肥知母、银柴胡，加冬虫夏草9克，焦白术9克，茯苓12克，砂仁6克，蔻仁6克，厚朴6克，金樱子60克，每周6剂，连服3周。

三诊：6月16日。肝区不痛，体力渐复，有时返回单位亦不疲乏。经原住院医院检查，肝功正常。睡眠极酣，胃纳增，但大便不成条状，腹胀，微自汗。阴虚阳亢现象基本消失。脉平缓，舌质淡红，苔薄白。治宜健脾益气。处方：加味香砂六君汤。沙参12克，茯苓9克，焦白术9克，陈皮3克，半夏9克，山药24克，砂仁6克，蔻仁6克，苡仁12克，山楂9克，神曲9克，藿香6克，每周6剂，连服2周。痊愈上班。

（史宇广等编. 当代名医临证精华·肝炎肝硬化专辑. 中医古籍出版社. 1988）

病案二

陈某，女，37岁。1983年5月20日初诊。

主诉：右胁肋疼痛6个月，加重1个月。

病史：半年前受刺激后常觉两侧胁胀不适，时有疼痛，连及脘腹，嗳气后稍减，未服药治疗，病情逐渐加重。3月前胁痛加重，更见不思饮食，时有恶心呕吐，经服中药治疗后症状减轻，因有事外出使服药中断。1月前胁痛又作，且逐渐加剧，再用原方药服用后疼痛未能减轻，特来诊治。现右胁疼痛较甚，晚上加剧，不喜揉按，左侧头痛，眼睛发胀，月经提前，血色紫黑，有小块，食少，大便秘结，小便黄。检查：痛苦焦虑面容，舌质红赤，边有瘀点，脉象细弦。

诊断：胁痛（肝郁化火，兼血瘀）。

治法：疏肝清肝泻火，佐以活血化瘀。

方药：柴胡疏肝散加减。柴胡6克，枳壳9克，香附9克，白芍12克，牡丹皮9克，刺蒺藜12克，钩藤12克，菊花9克，山栀仁9克，丹参12克，川芎9克，桃仁6克，甘草3克。

服上方5剂后，大便通畅，余症明显好转，再以原方加减，服药20余剂后基本痊愈。

（何明镜主编. 中医内科学教学病案精选·肝胆病证. 湖南科学技术出版社. 2000）

【文献摘要】

《灵枢·经脉》："胆足少阳之脉，是动则病口苦，善太息，心胁痛，不能转侧。"

《丹溪心法·胁痛》："有气郁而胸胁痛者，看其脉沉涩，当作郁治。痛而不得伸舒者蜜丸龙荟丸最快。胁下有食积一条杠起，用吴茱萸、炒黄连、控涎丹。一身气痛及胁痛，痰夹死血，加桃仁泥，丸服。"

《古今医鉴·胁痛》："脉双弦者，肝气有余，两胁作痛。夫病胁痛者，厥阴肝经为病也，其病自胁下痛引小腹，亦当视内外所感之邪而治之。"

《医学正传·胁痛》："外有伤寒，发寒热而胁痛者，足少阳胆、足厥阴肝二经病也，治以小柴胡汤，无有不效者。或有清痰食积，流注胁下而为痛者，或有登高坠仆，死血阻滞而为痛者，又有饮食失节，劳役过度，以致脾土虚者，肝木得以乘其土位，而为胃脘当心而痛，上支两胁痛，膈噎不通，食饮不下之证。"

《症因脉治·胁痛论》："内伤胁痛之因……或死血停滞胁肋，或恼怒郁结，肝火攻冲，或肾水不足……皆成胁肋之痛矣。"

第二节　黄　疸

黄疸是以目黄、身黄、小便黄为主症的一种病证，其中目睛黄染尤为本病的重要特征。

《内经》即有关于黄疸病名和主要症状的记载，如《素问·平人气象论》说："溺黄赤，安卧者，黄疸，……目黄者曰黄疸。"汉·张仲景《伤寒杂病论》把黄疸分为黄疸、谷疸、酒疸、女劳疸、黑疸五种，并对各种黄疸的形成机理、症状特点进行了探讨，其创制的茵陈蒿汤成为历代治疗黄疸的重要方剂。《诸病源候论》根据本病发病情况和所出现的不同症状，区分为二十八候。《圣济总录》又分为九疸、三十六黄。两书都记述了黄疸的危重证候"急黄"，并提到了"阴黄"一证。宋·韩祗和《伤寒微旨论·阴黄证》除论述了黄疸的"阳证"外，并详述了阴黄的辨证施治，指出："伤寒病发黄者，古今皆为阳证治之……无治阴黄法。"元·罗天益在《卫生宝鉴》中又进一步把阳黄与阴黄的辨证施治加以系统化，对临床具有重要指导意义。程钟龄《医学心悟》创制茵陈术附汤，至今仍为治疗阴黄的代表方剂。《景岳全书·黄疸》篇提出了"胆黄"的病名，认为"胆伤则胆气败，而胆液泄，故为此证。"初步认识到黄疸的发生与胆液外泄有关。清·沈金鳌《沈氏尊生书·黄疸》篇有"天行疫疠，以致发黄者，俗称之瘟黄，杀人最急"的记载，对黄疸可有传染性及严重的预后转归有所认识。

本节讨论以身目黄染为主要表现的病证。黄疸常与胁痛、癥积、鼓胀等病证并见，应与之互参。本病证与西医所述黄疸意义相同，可涉及西医学中肝细胞性黄疸、阻塞性黄疸和溶血性黄疸。临床常见的急慢性肝炎、肝硬化、胆囊炎、胆结石、钩端螺旋体病、蚕豆黄及某些消化系统肿瘤等疾病，凡出现黄疸者，均可参照本节辨证施治。

【病因病机】

黄疸的病因有外感和内伤两个方面，外感多属湿热疫毒所致，内伤常与饮食、劳倦、病后有关。黄疸的病机关键是湿，由于湿邪困遏脾胃，壅塞肝胆，疏泄失常，胆汁泛溢而发生黄疸。

一、病因

1．外感湿热疫毒

夏秋季节，暑湿当令，或因湿热偏盛，由表入里，内蕴中焦，湿郁热蒸，不得泄越，而致发病。若湿热夹时邪疫毒伤人，则病势尤为暴急，具有传染性，表现热毒炽盛，内及营血的危重现象，称为急黄。如《诸病源候论·急黄候》指出："脾胃有热，谷气郁蒸，因为热毒所加，故卒然发黄，心满气喘，命在顷刻，故云急黄也。"

2．内伤饮食、劳倦

（1）过食酒热甘肥或饮食不洁：长期嗜酒无度，或过食肥甘厚腻，或饮食污染不洁，脾胃损伤，运化失职，湿浊内生，郁而化热，湿热熏蒸，胆汁泛溢而发为黄疸。如《金匮要略·黄疸病脉证并治》说："谷气不消，胃中苦浊，浊气下流，小便不通……身体尽黄，名曰谷疸。"《圣济总录·黄疸门》说："大率多因酒食过度，水谷相并，积于脾胃，复为风湿所搏，热气郁蒸，所以发为黄疸。"

（2）饮食饥饱、生冷或劳倦病后伤脾：长期饥饱失常，或恣食生冷，或劳倦太过，或病后脾阳受损，都可导致脾虚寒湿内生，困遏中焦，壅塞肝胆，致使胆液不循常道，外溢肌肤而为黄疸。如《类证治裁·黄疸》篇说："阴黄系脾脏寒湿不运，与胆液浸淫，外渍肌肤，则发而为黄。"

3．病后续发

胁痛、癥积或其他疾病之后，瘀血阻滞，湿热残留，日久损肝伤脾，湿遏瘀阻，胆汁泛溢肌肤，也可产生黄疸。如《张氏医通·杂门》指出："有瘀血发黄，大便必黑，腹胁有块或胀，脉沉或弦。"

二、病机

黄疸的病理因素有湿邪、热邪、寒邪、疫毒、气滞、瘀血六种，但其中以湿邪为主，黄疸形成的关键是湿邪为患，如《金匮要略·黄疸病脉证并治》篇指出："黄家所得，从湿得之。"湿邪既可从外感受，亦可自内而生。如外感湿热疫毒，为湿从外受；饮食劳倦或病后瘀阻湿滞，属湿自内生。由于湿邪壅阻中焦，脾胃失健，肝气郁滞，疏泄不利，致胆汁输泄失常，胆液不循常道，外溢肌肤，下注膀胱，而发为目黄、肤黄、小便黄之病证。黄疸的病位主要在脾胃肝胆，黄疸的病理表现有湿热和寒湿两端。由于致病因素不同及个体素质的差异，湿邪可从热化或从寒化。因于湿热所伤或过食甘肥酒热，或素体胃热偏盛，则湿从热化，湿热交蒸，发为阳黄。由于湿和热的偏盛不同，阳黄有热重于湿和湿重于热的区别。如湿热蕴积化毒，疫毒炽盛，充斥三焦，深入营血，内陷心肝，可见猝然发黄，神昏谵妄，痉厥出血等危重症，称为急黄。若病因寒湿伤人，或素体脾胃虚寒，或久病脾阳受伤，则湿从寒化。寒湿瘀滞，中阳不振，脾虚失运，胆液为湿邪所阻，表现为阴黄证。如黄疸日久，脾失健运，气血亏虚，湿滞残留，面目肌肤淡黄晦暗久久不能消退，则形成阴黄的脾虚血亏证。

阳黄、急黄、阴黄在一定条件下可以相互转化。如阳黄治疗不当，病情发展，病状急剧加重，热势鸱张，侵犯营血，内蒙心窍，引动肝风，则发为急黄。如阳黄误治失治，迁延日久，脾阳损伤，湿从寒化，则可转为阴黄。如阴黄复感外邪，湿郁化热，又可呈阳黄表现，病情较为复杂。

在黄疸的预后转归方面，一般说来，阳黄病程较短，消退较易；但阳黄湿重于热者，消退较缓，应防其迁延转为阴黄。急黄为阳黄的重症，湿热疫毒炽盛，病情重笃，常可危及生命，若救治得当，亦可转危为安。阴黄病程缠绵，收效较慢；倘若湿浊瘀阻肝胆脉络，黄疸可能数月或经年不退，须耐心调治。总之黄疸以速退为顺，如《金匮要略·黄疸病脉证并治》指出："黄疸之病，当以十八日为期，治之十日以上瘥，反剧者为难治。"若久病不愈，气血瘀滞，伤及肝脾，则有酿成癥积、鼓胀之可能。

【诊查要点】

一、诊断依据

1. 目黄、肤黄、小便黄，其中目睛黄染为本病的重要特征。
2. 常伴食欲减退，恶心呕吐，胁痛腹胀等症状。
3. 常有外感湿热疫毒，内伤酒食不节，或有胁痛、癥积等病史。

二、病证鉴别

1. 黄疸与萎黄

黄疸发病与感受外邪、饮食劳倦或病后有关；其病机为湿滞脾胃，肝胆失疏，胆汁外溢；其主症为身黄、目黄、小便黄。萎黄之病因与饥饱劳倦、食滞虫积或病后失血有关；其病机为脾胃虚弱，气血不足，肌肤失养；其主症为肌肤萎黄不泽，目睛及小便不黄，常伴头昏倦怠，心悸少寐，纳少便溏等症状。

2. 阳黄与阴黄

临证应根据黄疸的色泽，并结合症状、病史予以鉴别。阳黄黄色鲜明，发病急，病程短，常伴身热，口干苦，舌苔黄腻，脉象弦数。急黄为阳黄之重症，病情急骤，疸色如金，兼见神昏、发斑、出血等危象。阴黄黄色晦暗，病程长，病势缓，常伴纳少、乏力、舌淡、脉沉迟或细缓。

三、相关检查

血清总胆红素能准确地反映黄疸的程度，结合胆红素、非结合胆红素定量对鉴别黄疸类型有重要意义。尿胆红素及尿胆原检查亦有助鉴别。此外，肝功能、肝炎病毒指标、B超、CT、MRI、胃肠钡餐检查、消化道纤维内镜、逆行胰胆管造影、肝穿刺活检等均有利于确定黄疸的原因。

【辨证论治】

一、辨证要点

黄疸的辨证，应以阴阳为纲，阳黄以湿热疫毒为主，其中有热重于湿、湿重于热、胆腑郁热与疫毒炽盛的不同；阴黄以脾虚寒湿为主，注意有无血虚血瘀表现。临证应根据黄疸的色泽，结合病史、症状，区别阳黄与阴黄。

二、治疗要点

黄疸的治疗大法，主要为化湿邪，利小便。化湿可以退黄，如属湿热，当清热化湿，必要时还应通利腑气，以使湿热下泄；如属寒湿，应予健脾温化。利小便，主要是通过淡渗利湿，达到退黄的目的。正如《金匮要略》所说："诸病黄家，但利其小便。"至于急黄热毒炽盛，邪入心营者，又当以清热解毒、凉营开窍为主；阴黄脾虚湿滞者，治以健脾养血，利湿退黄。

三、证治分类

（一）阳黄

1. 热重于湿证

身目俱黄，黄色鲜明，发热口渴，或见心中懊恼，腹部胀闷，口干而苦，恶心呕吐，小便短少黄赤，大便秘结，舌苔黄腻，脉象弦数。

证机概要：湿热熏蒸，困遏脾胃，壅滞肝胆，胆汁泛溢。

治法：清热通腑，利湿退黄。

代表方：茵陈蒿汤加减。本方有清热通腑，利湿退黄的作用，是治疗湿热黄疸的主方。

常用药：茵陈蒿为清热利湿退黄之要药；栀子、大黄、黄柏、连翘、垂盆草、蒲公英，清热泻下；茯苓、滑石、车前草利湿清热，使邪从小便而去。

如胁痛较甚，可加柴胡、郁金、川楝子、延胡索等疏肝理气止痛；如热毒内盛，心烦懊恼，可加黄连、龙胆草，以增强清热解毒作用；如恶心呕吐，可加橘皮、竹茹、半夏等和胃止呕。

2. 湿重于热证

身目俱黄，黄色不及前者鲜明，头重身困，胸脘痞满，食欲减退，恶心呕吐，腹胀或大便溏垢，舌苔厚腻微黄，脉象濡数或濡缓。

证机概要：湿遏热伏，困阻中焦，胆汁不循常道。

治法：利湿化浊运脾，佐以清热。

代表方：茵陈五苓散合甘露消毒丹加减。二方比较，前者作用在于利湿退黄，使湿从小便中去；后者作用在于利湿化浊，清热解毒，是湿热并治的方剂。

常用药：藿香、白蔻仁、陈皮芳香化浊，行气悦脾；茵陈蒿、车前子、茯苓、苡仁、黄芩、连翘利湿清热退黄。

如湿阻气机，胸腹痞胀，呕恶纳差等症较著，可加入苍术、厚朴、半夏，以健脾燥湿，行气和胃。

本证湿重于热，湿为阴邪，黏腻难解，治法当以利湿化浊运脾为主，佐以清热，不可过用苦寒，以免脾阳受损。如治疗失当，迁延日久，则易转为阴黄。如邪郁肌表，寒热头痛，宜先用麻黄连翘赤小豆汤疏表清热，利湿退黄，常用药如麻黄、藿香疏表化湿，连翘、赤小豆、生梓白皮清热利湿解毒，甘草和中。

3. 胆腑郁热证

身目发黄，黄色鲜明，上腹、右胁胀闷疼痛，牵引肩背，身热不退，或寒热往来，口苦咽干，呕吐呃逆，尿黄赤，大便秘，苔黄舌红，脉弦滑数。

证机概要：湿热砂石郁滞，脾胃不和，肝胆失疏。

治法：疏肝泄热，利胆退黄。

代表方：大柴胡汤加减。本方有疏肝利胆，通腑泄热的作用，适用于肝胆失和，胃腑结热之证。

常用药：柴胡、黄芩、半夏和解少阳，和胃降逆；大黄、枳实通腑泄热；郁金、佛手、茵陈、山栀疏肝利胆退黄；白芍、甘草缓急止痛。

若砂石阻滞，可加金钱草、海金沙、玄明粉利胆化石；恶心呕逆明显，加厚朴、竹茹、陈皮和胃降逆。

4. 疫毒炽盛证（急黄）

发病急骤，黄疸迅速加深，其色如金，皮肤瘙痒，高热口渴，胁痛腹满，神昏谵语，烦躁抽搐，或见衄血、便血，或肌肤瘀斑，舌质红绛，苔黄而燥，脉弦滑或数。

证机概要：湿热疫毒炽盛，深入营血，内陷心肝。

治法：清热解毒，凉血开窍。

代表方：《千金》犀角散加味。本方功能清热退黄，凉营解毒，适用于湿热疫毒所致的急黄。

常用药：犀角（用水牛角代）、黄连、栀子、大黄、板蓝根、生地、玄参、丹皮清热凉血解毒；茵陈、土茯苓利湿清热退黄。

如神昏谵语，加服安宫牛黄丸以凉开透窍；如动风抽搐者，加用钩藤、石决明，另服羚羊角粉或紫雪丹，以息风止痉；如衄血、便血、肌肤瘀斑重者，可加黑地榆、侧柏叶、紫草、茜根炭等凉血止血；如腹大有水，小便短少不利，可加马鞭草、木通、白茅根、车前草，并另吞琥珀、蟋蟀、沉香粉，以通利小便。

（二）阴黄

1. 寒湿阻遏证

身目俱黄，黄色晦暗，或如烟熏，脘腹痞胀，纳谷减少，大便不实，神疲畏寒，口淡不渴，舌淡苔腻，脉濡缓或沉迟。

证机概要：中阳不振，寒湿滞留，肝胆失于疏泄。

治法：温中化湿，健脾和胃。

代表方：茵陈术附汤加减。本方温化寒湿，用于寒湿阻滞之阴黄。

常用药：附子、白术、干姜，温中健脾化湿；茵陈、茯苓、泽泻、猪苓，利湿退黄。

若脘腹胀满，胸闷、呕恶显著，可加苍术、厚朴、半夏、陈皮，以健脾燥湿，行气和胃；若胁腹疼痛作胀，肝脾同病者，当酌加柴胡、香附以疏肝理气；若湿浊不清，气滞血结，胁下癥结疼痛，腹部胀满，肤色苍黄或黧黑，可加服硝石矾石散，以化浊祛瘀软坚。

2. 脾虚湿滞证

面目及肌肤淡黄，甚则晦暗不泽，肢软乏力，心悸气短，大便溏薄，舌质淡苔薄，脉濡细。

证机概要：黄疸日久，脾虚血亏，湿滞残留。

治法：健脾养血，利湿退黄。

代表方：黄芪建中汤加减。本方可温中补虚，调养气血，适用于气血亏虚，脾胃虚寒之证。

常用药：黄芪、桂枝、生姜、白术益气温中；当归、白芍、甘草、大枣补养气血；茵陈、茯苓利湿退黄。

如气虚乏力明显者，应重用黄芪，并加党参，以增强补气作用；畏寒，肢冷，舌淡者，宜加附子温阳祛寒；心悸不宁，脉细而弱者，加熟地、首乌、酸枣仁等补血养心。

（三）黄疸消退后的调治

黄疸消退，有时并不代表病已痊愈。如湿邪不清，肝脾气血未复，可导致病情迁延不愈，或黄疸反复发生，甚至转成癥积、鼓胀。因此，黄疸消退后，仍须根据病情继续调治。

1. 湿热留恋证

脘痞腹胀，胁肋隐痛，饮食减少，口中干苦，小便黄赤，苔腻，脉濡数。

证机概要：湿热留恋，余邪未清。

治法：清热利湿。

代表方：茵陈四苓散加减。

常用药：茵陈、黄芩、黄柏清热化湿；茯苓、泽泻、车前草淡渗分利；苍术、苏梗、陈皮化湿行气宽中。

2. 肝脾不调证

脘腹痞闷，肢倦乏力，胁肋隐痛不适，饮食欠香，大便不调，舌苔薄白，脉来细弦。

证机概要：肝脾不调，疏运失职。

治法：调和肝脾，理气助运。

代表方：柴胡疏肝散或归芍六君子汤加减。前方偏重于疏肝理气，用于肝脾气滞者；后方偏重于调养肝脾，用于肝血不足，脾气亏虚者。

常用药：当归、白芍、柴胡、枳壳、香附、郁金养血疏肝；党参、白术、茯苓、山药益气健脾；陈皮、山楂、麦芽理气助运。

3. 气滞血瘀证

胁下结块，隐痛、刺痛不适，胸胁胀闷，面颈部见有赤丝红纹，舌有紫斑或紫点，脉涩。

证机概要：气滞血瘀，积块留着。

治法：疏肝理气，活血化瘀。

代表方：逍遥散合鳖甲煎丸。

常用药：柴胡、枳壳、香附疏肝理气；当归、赤芍、丹参、桃仁、莪术活血化瘀。并服鳖甲煎丸，以软坚消积。

【预防调护】

黄疸与多种疾病有关，本病要针对不同病因予以预防。在饮食方面，要讲究卫生，避免不洁食物，注意饮食节制，勿过嗜辛热甘肥食物，应戒酒类饮料。对有传染性的病人，从发病之日起至少隔离30～45天，并注意餐具消毒，防止传染他人。注射用具及手术器械宜严格消毒，避免血液制品的污染，防止血液途径传染。注意起居有常，不妄作劳，顺应四时变化，以免正气损伤，体质虚弱，邪气乘袭。有传染性的黄疸病流行期间，可进行预防服药，可用茵陈蒿30克，生甘草6克，或决明子15克，贯众15克，生甘草10克，或茵陈蒿30克，凤尾草15克，水煎，连服3～7日。

关于本病的调护，在发病初期，应卧床休息，急黄患者须绝对卧床，恢复期和转为慢性久病患者，可适当参加体育活动，如散步、太极拳、静养功之类。保持心情愉快舒畅，肝气条达，有助于病情康复。进食富于营养而易消化的饮食，以补脾益肝；禁食辛辣、油腻、酒热之品，防止助湿生热，碍脾运化。密切观察脉证变化，若出现黄疸加深，或出现斑疹吐衄，神昏痉厥，应考虑热毒耗阴动血，邪犯心肝，属病情恶化之兆；如出现脉象微弱欲绝，或散乱无根，神志恍惚，烦躁不安，为正气欲脱之征象，均须及时救治。

【结　语】

黄疸是以目黄、身黄、小便黄为主要症状的病证，目睛黄染为本病重要特征。病因有外感湿热疫毒和内伤饮食劳倦或它病续发。病理因素有湿邪、热邪、寒邪、疫毒、气滞、瘀血六种，以但以湿邪为主。湿邪困遏脾胃，壅塞肝胆，疏泄不利，胆汁泛溢，是黄疸形成的主要病机。

黄疸的辨证应以阴阳为纲，治疗大法为化湿邪、利小便。阳黄当清化，热重于湿证予清热通腑，利湿退黄；湿重于热证予利湿化浊运脾，佐以清热；胆腑郁热证予疏肝泄热，利胆退黄；疫毒炽盛证即急黄，是阳黄中的危急重症，治疗当以清热解毒，凉营开窍为主。阴黄应温化寒湿，如脾虚湿滞，宜健脾利湿。黄疸消退后仍应调治，以免湿邪不清，肝脾未复，导致黄疸复发，甚或转成癥积、鼓胀。

【临证备要】

1. 黄疸可出现于多种疾病之中，临证时，除根据黄疸的色泽、病史、症状，辨别其属阴属阳外，尚应进行有关理化检查，区分肝细胞性、阻塞性或溶血性黄疸等不同性质，明确病毒性肝炎、胆囊炎、胆结石、消化道肿瘤或蚕豆黄等疾病诊断，以便采取相应的治疗措施。

2. 必须注意病程的阶段性与病证的动态变化。在黄疸的治疗过程中，应区别病证偏表与偏里、湿重与热重、阳证与阴证。阳黄有短、明、热的特征，即病程短，黄色鲜明，有烦热、口干、舌红、苔黄等热象；阴黄有长、暗、寒、虚的特征，即病程较长，黄色晦暗，常有纳少、乏力、便溏、心悸、气短等虚象和肢冷、畏寒、苔白、舌淡等寒象。应及时掌握阴黄与阳黄之间的转化，以作相应的处理。切不可不顾病情变化，墨守成法，贻误病情。

3. 关于大黄的应用：治疗阳黄证时，常选用茵陈蒿汤、栀子大黄汤及大黄硝石汤等方剂，此类方中均有大黄，吴又可谓"退黄以大黄为专功"。实践证明，茵陈与大黄协同使用，退黄效果更好。如大便干结者，加玄明粉、枳实；若大便溏，可用制大黄，一般连续服用后，大便非但不稀，反而会正常。根据临床体会，大黄除有清热解毒、通下退黄作用外，且有止血、消瘀、化癥之功，不仅在急性黄疸型肝炎时可用大黄，即使慢性肝炎或肝硬化出现黄疸，亦可配伍使用大黄。

4. 关于淤胆型肝炎的诊断治疗：淤胆型肝炎主要是以肝内胆汁淤积为特征的肝脏疾患，较常见的有病毒性、药物性、酒精中毒性、妊娠性、复发性等淤胆型肝炎，本病具有黄疸持续时间较长，常有皮肤瘙痒，大便色白，血清胆红素升高以直接胆红素为主等特征。其病机特点为痰湿瘀结，肝胆络脉阻滞。本病初期多属阳黄，系湿热与痰瘀蕴结，胆汁泛溢；后期多属阴黄，为寒湿痰瘀胶结，正气渐损。

治疗方面，在参照黄疸病辨证施治的基础上，常加入活血行瘀、化痰散结、利胆通络之品。活血行瘀药物如赤芍、桃仁、莪术、丹参、虎杖、当归等；化痰散结药物如法半夏、橘红、莱菔子、胆南星、硝石矾石散、苍术等；利胆通络药物如炮山甲、广郁金、金钱草、路路通、炙鸡金、芒硝、山楂等。此外，黄疸日久不退，只要热象不显著，即可酌加桂枝（或肉桂）、干姜、附子等温通之品，有助于化痰湿，通胆络，退黄疸。正虚者宜加入补气健脾、养肝益肾药物，以扶正达邪。

【医案选读】

病案一

某，湿热蕴遏为黄疸。

制半夏一钱五分，炒青蒿三钱，川朴一钱，上湘军三钱，赤白苓各二钱，黑山栀三钱，广皮一钱，猪苓二钱，焦麦芽三钱，泽泻一钱五分。

二诊：疸黄大退。再淡以渗湿，苦以泄热。

黑山栀、赤茯苓、猪苓、川朴、大腹皮、泽泻、枳壳、制半夏、麦芽、广皮、上湘军、茵陈。

三诊：营卫不通，忽生寒热。欲和阴阳，当调营卫，欲调营卫，当祛其所以阻我营卫者。

制半夏、范志曲、赤猪苓、郁金、焦麦芽、上广皮、绵茵陈、建泽泻、官桂。

四诊：疸黄大退，湿热未清。

川朴、郁金、赤猪苓、半夏曲、橘红、泽泻、茵陈、官桂、整砂仁、大腹皮、焦麦芽。

（张聿青医案·黄瘅. 上海萃英书局. 民国十八年初版）

病案二

张某，女，15岁。以发热伴上腹不适9天，尿黄3天，于1996年2月27日入院。入院后体温持续升高，波动在39.1℃～40.5℃，血象不高，经多联抗生素治疗无效。2周后恶心、呕吐、食纳不馨加著，第三周出现腰肾区压痛，腹水，抗HAV IgM两次阳性，抗-CMV两次阳性，HBV、HCV、HEV均阴性，肝功能损害明显：ALT 450U，AST 274U，ALP 520U，Tbil 410.6μmol/L，Dbil 281.1μmol/L，Pt延长。诊断：亚急性重型肝炎（甲肝病毒与巨细胞病毒重叠感染）、胆道感染、原发性腹膜炎。予保肝、降酶、退黄、抗感染治疗收效不满意，特请会诊。症见高烧不退，面、肤、目黄染，口干欲饮，气急腹胀，大便干结，尿色深黄，胁下胀痛，神倦思睡，苔黄薄腻，舌质红绛，中部偏干少津，脉来濡数。此乃疫黄，治当凉血活血，清热解毒，利湿退黄。

茵陈20g，生大黄9g（后下），黑山栀10g，广郁金10g，白茅根20g，赤芍12g，丹皮、丹参各10g，川石斛15g，鸡骨草15g，垂盆草15g，车前草15g，柴胡6g，炒黄芩10g。

药后5天，体温渐降，尿量增多；半月后体温完全正常，黄疸显减，腹水消退。原方垂盆草加至30g，续观。连服上方70剂，体温未再复升，黄疸消退，肝脾回缩，腹胀消除，食纳稍差。复查肝功能示：ALT 10U，AST 21U，ALP 170U，GGT 60U，A/G为1.76，Tbil 12.5μmol/L，Pt正常。

（周仲瑛．周仲瑛临床经验辑要·重型肝炎热毒瘀结证的研究．中国医药科技出版社．1988）

【文献摘要】

《素问·六元正纪大论》："溽暑湿热相薄……民病黄瘅。"

《伤寒论·辨阳明病脉证并治》："阳明病，发热汗出者，此为热越，不能发黄也。但头汗出，身无汗，齐颈而还，小便不利，渴引水浆者，此为瘀热在里，身必发黄，茵陈蒿汤主之。"

《金匮要略·黄疸病脉证并治》："黄家所得，从湿得之。一身尽发热而黄，肝热，热在里，当下之。"

《诸病源候论·急黄候》："脾胃有热，谷气郁蒸，因为热毒所加，故卒然发黄，心满气喘，命在顷刻，故云急黄也。"

《景岳全书·黄疸》："阳黄证多以脾湿不流，郁热所致，必须清火邪，利小水。火清则溺清，溺清则黄自退。""阴黄证，多由内伤不足，不可以黄为意，专用清利。但宜调补心脾肾之虚以培血气，血气复则黄必尽退。""古有五疸之辨，曰黄汗，曰黄疸，曰谷疸，曰酒疸，曰女劳疸。总之，汗出染衣如柏汁者，曰黄汗；身面眼目黄如金色，小便黄而无汗者，曰黄疸；因饮食伤脾而得者，曰谷疸；因酒后伤湿而得者，曰酒疸；因色欲伤阴而得者，曰女劳疸。虽其名目如此，总不出阴阳二证，大多阳证多实，阴证多虚，虚实弗失，得其要矣。"

《临证指南医案·疸》蒋式玉按："黄疸，身黄、目黄、溺黄之谓也。病以湿得之，有阴有阳，在脏在腑。阳黄之作，湿从火化，瘀热在里，胆热液泄，与胃之浊气共并，上不得越，下不得泄，熏蒸遏郁，侵于肺则身目俱黄，热流膀胱，溺色为之变赤，黄如橘子色。阳主明，治在胃。阴黄之作，湿从寒化，脾阳不能化热，胆液为湿所阻，渍于脾，浸注肌肉，溢于皮肤，色如熏黄。阴主晦，治在脾。"

附 萎黄

萎黄一证，与黄疸有所不同，其主要症状为：两目不黄，周身肌肤呈淡黄色，干萎无光泽，小便通畅而色清，倦怠乏力，眩晕耳鸣，心悸少寐，大便溏薄，舌淡苔薄，脉象濡细。

本病是由于虫积食滞导致脾土虚弱，水谷不能化精微而生气血，气血衰少，肌肤失养，以致肌肤萎黄，无光泽。此外，失血过多，或大病之后，血亏气耗，肌肤失养而发本病，临床亦属常见。

在治疗上主要是调理脾胃，益气补血，方可选用黄芪建中汤或人参养营汤之类。常用药如炙黄芪、党参、白术、炙甘草补气健脾；当归、白芍、熟地、阿胶滋养阴血；桂枝、砂仁温中和胃。由钩虫病引起者，还应给予驱虫治疗，可酌情选用榧子、雷丸、槟榔、百部、鹤虱、贯众等药。

第三节 积 聚

积聚是腹内结块，或痛或胀的病证。分别言之，积属有形，结块固定不移，痛有定处，病在血分，是为脏病；聚属无形，包块聚散无常，痛无定处，病在气分，是为腑病。因积与聚关系密切，故两者往往一并论述。

《内经》首先提出积聚的病名，并对其形成和治疗原则进行了探讨。如《灵枢·五变》篇说："人之善病肠中积聚者……如此则肠胃恶，恶则邪气留止，积聚乃伤；脾胃之间，寒温不次，邪气稍至，蓄积留止，大聚乃起。"《难经·五十五难》明确了积与聚在病理及临床表现上的区别，指出："积者五脏所生，聚者六腑所成。"《金匮要略·五脏风寒积聚病脉证并治》篇进一步说明："积者，脏病也，终不移；聚者，腑病也，发作有时。"仲景所制鳖甲煎丸、大黄䗪虫丸至今仍为治疗积聚的常用方剂。《景岳全书·积聚》篇认为积聚治疗"总其要不过四法，曰攻曰消曰散曰补，四者而已"，并创制了化铁丹、理阴煎等新方。《医宗必读·积聚》篇则提出了积聚分初、中、末三个阶段的治疗原则，受到后世医家的重视。此外，《千金方》、《外台秘要》、《医学入门》等医籍，在治疗上不但采用内服药物，而且还注意运用膏药外贴、药物外熨、针灸等综合疗法，使积聚的辨证施治内容益加丰富。

历代医籍中，积聚亦称为"癥瘕"，如《金匮要略·疟病脉证并治》篇将疟后形成的积块（疟母）称为"癥瘕"；《诸病源候论·癥瘕病诸候》指出："其病不动者，名为癥；若病虽有结瘕而可推移者，名为瘕，瘕者假也。"《杂病广要·积聚》篇明确说明"癥即积，瘕即聚。"此外，《诸病源候论》记载的"癖块"、《外台秘要》记载的"痃癖"、《丹溪心法》记载的"痞块"等，按其性质和临床表现，亦均可归入积聚的范围。

现代医学中，凡多种原因引起的肝脾肿大、增生型肠结核、腹腔肿瘤等，多属"积"之范畴；胃肠功能紊乱、不完全性肠梗阻等原因所致的包块，则与"聚"关系密切。

【病因病机】

积聚的发生，多因情志失调，饮食所伤，寒邪内犯，及它病之后，肝脾受损，脏腑失和，气机阻滞，瘀血内结而成。

一、病因

1. 情志失调

情志抑郁，肝气不舒，脏腑失和，脉络受阻，血行不畅，气滞血瘀，日积月累，可形成积聚。如《金匮翼·积聚统论》篇说："凡忧思郁怒，久不得解者，多成此疾"。

2. 饮食所伤

酒食不节，饥饱失宜，或恣食肥厚生冷，脾胃受损，运化失健，水谷精微不布，食滞湿浊凝聚成痰，或食滞、虫积与痰气交阻，气机壅结，则成聚证。如痰浊气血搏结，气滞血阻，脉络瘀塞，日久则可形成积证。《景岳全书·痢疾论》说："饮食之滞，留蓄于中，或结聚成块，或胀满硬痛，不化不行，有所阻隔者，乃为之积。"

3. 感受寒邪

寒邪侵袭，脾阳不运，湿痰内聚，阻滞气机，气血瘀滞，积聚乃成。如《灵枢·百病始生》篇说："积之始生，得寒乃生。"亦有外感寒邪，复因情志内伤，气因寒遏，脉络不畅，阴血凝聚而成积。如《灵枢·百病始生》篇说："卒然外中于寒，若内伤于忧怒，则气上逆，气上逆则六俞不通，温气不行，凝血蕴裹而不散，津液涩渗，著而不去，而积皆成矣。"以上说明，内外合邪可形成积聚。

4. 病后所致

黄疸、胁痛病后，湿浊留恋，气血蕴结；或久疟不愈，湿痰凝滞，脉络痹阻；或感染虫毒（血吸虫等），肝脾不和，气血凝滞；或久泻、久痢之后，脾气虚弱，营血运行涩滞，均可导致积聚的形成。

二、病机

本病病因有寒邪、湿热、痰浊、食滞、虫积等，其间又往往交错夹杂，相互并见，然而，最终导致气滞血瘀结成积聚，故积聚病机主要是气机阻滞，瘀血内结。两者比较，聚证以气滞为主，积证以血瘀为主，又有一定区别。

病位主要在于肝脾。肝主疏泄，司藏血；脾主运化，司统血。如肝气不畅，脾运失职，肝脾失调，气血涩滞，壅塞不通，形成腹内结块，导致积聚。

本病初起，气滞血瘀，邪气壅实，正气未虚，病理性质多属实；积聚日久，病势较深，正气耗伤，可转为虚实夹杂之证。病至后期，气血衰少，体质羸弱，则往往转以正虚为主。以上所谓虚实，仅是相对而言，因积聚的形成，总与正气不强有关。故《素问·经脉别论》

说："勇者气行则已，怯者著而为病也。"

聚证病程较短，一般预后良好。少数聚证日久不愈，可以由气入血转化成积证。癥积日久，瘀阻气滞，脾运失健，生化乏源，可导致气虚、血虚，甚或气阴并亏。若正气愈亏，气虚血涩，则癥积愈加不易消散，甚则逐渐增大。如病势进一步发展，还可出现一些严重变证。如积久肝脾两伤，藏血与统血失职，或瘀热灼伤血络，而导致出血；若湿热瘀结，肝脾失调，胆汁泛溢，可出现黄疸；若气血瘀阻，水湿泛滥，亦可出现腹满肢肿等症。故积聚的病理演变，与血证、黄疸、鼓胀等病证有较密切的联系。

【诊查要点】

一、诊断依据

1. 腹腔内有可扪及的包块。
2. 常有腹部胀闷或疼痛不适等症状。
3. 常有情志失调、饮食不节、感受寒邪或黄疸、胁痛、虫毒、久疟、久泻、久痢等病史。

二、病证鉴别

1. 积聚与痞满

痞满是指脘腹部痞塞胀满，系自觉症状，而无块状物可扪及。积聚则是腹内结块，或痛或胀，不仅有自觉症状，而且有结块可扪及。

2. 癥积与瘕聚

癥就是积，癥积指腹内结块有形可征，固定不移，痛有定处，病属血分，多为脏病，形成的时间较长，病情一般较重；瘕即是聚，瘕聚是指腹内结块聚散无常，痛无定处，病在气分，多为腑病，病史较短，病情一般较轻。《难经·五十五难》说："故积者，五脏所生；聚者，六腑所成也。积者，阴气也，其始发有常处，其痛不离其部，上下有所终始，左右有所穷处；聚者，阳气也，其始发无根本，上下无所留止，其痛无常处，谓之聚。故以是别知积聚也。"

三、相关检查

瘕聚多属空腔脏器胃肠的炎症、痉挛、梗阻等病变。依据病史、症状、体征大致可做出诊断，必要时可配合腹部 X 片、B 超等检查。癥积多为肝脾肿大、腹腔肿瘤、增生型肠结核，必须结合 B 超、CT、MRI、X 片、病理组织活检及有关血液检查，以明确诊断。如积块日趋肿大，坚硬不平，应排除恶性病变。

【辨证论治】

一、辨证要点

积聚的辨证必须根据病史长短、邪正盛衰以及伴随症状，辨其虚实之主次。聚证多实证。积证初起，正气未虚，以邪实为主；中期，积块较硬，正气渐伤，邪实正虚；后期日久，瘀结不去，则以正虚为主。

二、治疗原则

积证治疗宜分初、中、末三个阶段：积证初期属邪实，应予消散；中期邪实正虚，予消补兼施；后期以正虚为主，应予养正除积。《医宗必读·积聚》曾指出："初者，病邪初起，正气尚强，邪气尚浅，则任受攻；中者，受病渐久，邪气较深，正气较弱，任受且攻且补；末者，病魔经久，邪气侵凌，正气消残，则任受补。"聚证多实，治疗以行气散结为主。

三、证治分类

（一）聚证

1. 肝气郁结证

腹中结块柔软，时聚时散，攻窜胀痛，脘胁胀闷不适，苔薄，脉弦等。

证机概要：肝失疏泄，腹中气结成块。

治法：疏肝解郁，行气散结。

代表方：逍遥散、木香顺气散加减。前方疏肝解郁，健脾养血，适用于肝气郁结，脾弱血虚者；后方疏肝行气，温中化湿，适用于寒湿中阻，气机壅滞者。

常用药：柴胡、当归、白芍、甘草、生姜、薄荷疏肝解郁；香附、青皮、枳壳、郁金、台乌药行气散结。

如胀痛甚者，加川楝子、延胡索、木香理气止痛；如兼瘀象者，加延胡索、莪术活血化瘀；如寒湿中阻，腹胀，舌苔白腻者，可加苍术、厚朴、陈皮、砂仁、桂心等温化药物。

2. 食滞痰阻证

腹胀或痛，腹部时有条索状物聚起，按之胀痛更甚，便秘，纳呆，舌苔腻，脉弦滑等。

证机概要：虫积、食滞、痰浊交阻，气聚不散，结而成块。

治法：理气化痰，导滞散结。

代表方：六磨汤为主方。本方行气化痰，导滞通便，适用于痰食交阻，脘腹胀痛，饱闷气逆，大便秘结之证。

常用药：大黄、槟榔、枳实导滞通便；沉香、木香、乌药行气化痰，使痰食滞结下行，气机畅通，则瘕聚自消。

若因蛔虫结聚，阻于肠道所致者，可加入鹤虱、雷丸、使君子等驱蛔药物；若痰湿较重，兼有食滞，腑气虽通，苔腻不化者，可用平胃散加山楂、六曲。六磨汤以行气导滞为主，平胃散以健脾燥湿为主，运用时宜加区别。

（二）积证

1. 气滞血阻证

腹部积块质软不坚，固定不移，胀痛不适，舌苔薄，脉弦。

证机概要：气滞血瘀，脉络不和，积而成块。

治法：理气消积，活血散瘀。

代表方：柴胡疏肝散合失笑散加减。前方疏肝行气，适用于肝郁气滞证；后方偏于活血止痛，适用于癥积气滞血阻，疼痛不适者。

常用药：柴胡、青皮、川楝子行气止痛；丹参、延胡索、蒲黄、五灵脂活血散瘀。诸药合用，有流通气血，止痛消积的功用。

若兼烦热口干，舌红，脉细弦者，加丹皮、山栀、赤芍、黄芩等凉血清热；如腹中冷痛，畏寒喜温，舌苔白，脉缓，可加肉桂、吴萸、全当归等温经祛寒散结。

2. 瘀血内结证

腹部积块明显，质地较硬，固定不移，隐痛或刺痛，形体消瘦，纳谷减少，面色晦暗黧黑，面颈胸臂或有血痣赤缕，女子可见月事不下，舌质紫或有瘀斑瘀点，脉细涩等。

证机概要：瘀结不消，正气渐损，脾运不健。

治法：祛瘀软坚，佐以扶正健脾。

代表方：膈下逐瘀汤合六君子汤加减。膈下逐瘀汤重在活血行气，消积止痛，适用于瘀血结块，为本证的主方；六君子汤旨在调补脾胃，适用于脾虚气弱，运化失健者，可与上方合用或间服，达到攻补兼施的目的。如积块肿大坚硬而正气受损者，可并服鳖甲煎丸化瘀软坚，兼顾正气。

常用药：当归、川芎、桃仁、三棱、莪术、石见穿活血化瘀消积；香附、乌药、陈皮行气止痛；人参、白术、黄精、甘草健脾扶正。

如积块疼痛，加五灵脂、玄胡索、佛手片活血行气止痛；如痰瘀互结，舌苔白腻者，可加白芥子、半夏、苍术等化痰散结药物。

3. 正虚瘀结证

久病体弱，积块坚硬，隐痛或剧痛，饮食大减，肌肉瘦削，神倦乏力，面色萎黄或黧黑，甚则面肢浮肿，舌质淡紫，或光剥无苔，脉细数或弦细。

证机概要：癥积日久，中虚失运，气血衰少。

治法：补益气血，活血化瘀。

代表方：八珍汤合化积丸加减。八珍汤补气益血，适用于气血衰少之证；化积丸活血化瘀，软坚消积，适用于瘀血内结之积块。

常用药：人参、白术、茯苓、甘草补气；当归、白芍、地黄、川芎益血；三棱、莪术、阿魏、瓦楞子、五灵脂活血化瘀消癥；香附、槟榔行气以活血。

若阴伤较甚，头晕目眩，舌光无苔，脉象细数者，可加生地、北沙参、枸杞、石斛；如牙龈出血，鼻衄，酌加山栀、丹皮、白茅根、茜草、三七等凉血化瘀止血；若畏寒肢肿，舌淡白，脉沉细者，加黄芪、附子、肉桂、泽泻等以温阳益气，利水消肿。

【预防调护】

张景岳说："壮人无积，虚人则有之。"因此，饮食有节，起居有时，注意冷暖，调畅情志，保持正气充沛，气血流畅，是预防积聚的重要措施。此外，在血吸虫流行区域，要杀灭钉螺，整治疫水，做好防护工作，避免感受虫毒。黄疸、疟疾、久泻、久痢等患者病情缓解后，要继续清理湿热余邪，疏畅气血，调肝运脾，防止邪气残留，气血瘀结成积。积聚患者，更要避免饮食过量，忌食生冷油腻，防止感寒受冷，以免寒湿积滞，损伤脾胃，凝滞气血。如见湿热、郁热、阴伤、出血者，要忌食辛辣酒热，防止进一步积热伤阴动血。保持情绪舒畅，有助于气血流通，积聚消散。积聚兼有气血损伤者，宜进食营养丰富、易于消化吸收的食物，以补养气血，促进康复。

【结　语】

积与聚为腹内结块。区别言之，聚是结块聚散无常，痛无定处者，病在气分，属腑病；积是结块固定不移，痛有定处者，病在血分，属脏病。

积聚的病因多与情志、饮食、寒邪及黄疸、虫毒、疟疾等病后有关；病机关键是气滞血瘀，病变脏器以肝脾为主。

辨证应区别邪正虚实主次。聚证多实；积证初期以实为主，中期邪实正虚，后期正虚为主。聚证治疗主以理气散结；积证治疗初期宜消散，中期消补兼施，后期应养正除积。

聚证肝气郁结，可用逍遥散、木香顺气丸加减；食滞痰阻者以六磨汤为主方。积证气滞血阻，以柴胡疏肝散合失笑散加减；瘀血内结，以膈下逐瘀汤配合六君子汤、鳖甲煎丸；正虚瘀结，以八珍汤合化积丸治疗。

【临证备要】

1. 积按初、中、末三个阶段，可分为气滞血阻、瘀血内结、正虚瘀结三个证型，但在临床中，各个证型往往兼有郁热、湿热、寒湿、痰浊等病理表现，其中，兼郁热、湿热者尤为多见。至于正气亏虚者，亦有偏重阴虚、血虚、气虚、阳虚的不同，临证应根据邪气兼夹与阴阳气血亏虚的差异，相应地调整治法方药。

2. 积聚除按气血虚实辨证外，尚须根据结块部位、脏腑所属综合考虑，结合现代医学检查手段明确积聚的性质，对治疗和估计预后有重要意义。如癥积系病毒性肝炎所致肝脾肿大者，在辨证论治的基础上可选加具有抗病毒、护肝降酶、调节免疫、抗纤维化等作用的药物；如恶性肿瘤宜加入扶正固本、调节免疫功能以及实验筛选和临床证实有一定抗肿瘤作用的药物。

3. 积聚治疗上始终要注意顾护正气，攻伐药物不可过用。正如《素问·六元正纪大论》所说："大积大聚，其可犯也，衰其大半而止。"聚证以实证居多，但如反复发作，脾气易损，此时需用香砂六君子汤加减，以培脾运中。积证系日积月累而成，其消亦缓，切不可急功近利。如过用、久用攻伐之品，易于损正伤胃；过用破血、逐瘀之品，易于损络出血；过用香燥理气之品，则易耗气伤阴积热，加重病情。要把握好攻与补的关系及主次轻重，《医宗必读·积聚》提出的"屡攻屡补，以平为期"的原则深受医家重视。

【医案选读】

病案一

杜右，腹部结块，按之略疼，或左或右，内热神疲。脉沉弦，苔薄腻。癥病属脏，着而不移，瘕病属腑，移而不着。中阳不足，脾胃素伤，血不养肝，肝气瘀凝。脉症合参，病非轻浅。若仅用攻破，恐中阳不足，脾胃素伤，而致有臌满之患。辗转思维，殊属棘手。姑拟香砂六君加味，扶养脾胃，冀其消散。

炒潞党参三钱　制香附钱半　大枣五枚　云茯苓三钱　春砂壳五分　炙甘草八分　炒白术二钱　陈广皮一钱

复诊：前方服二十剂后，神疲内热均减，瘕块不疼略消，纳谷渐香，中阳有来复之象，脾胃得生化之机，再拟前方进步。

炒潞党参三钱　炙甘草八分　陈广皮一钱　云茯苓三钱　制香附钱半　大腹皮三钱　炒白术二钱　春砂壳五分　炒谷芽三钱　大红枣五枚　桂圆肉五粒

（丁泽周著，丁泽万编. 丁甘仁医案·癥积. 上海科学技术出版社. 1963）

病案二

詹某，女，26岁。因右侧卵巢囊肿，已行手术切除三年。但左侧尚有鸽蛋大囊肿，月经来潮量多，色红有块，腹痛颇剧，婚后数年未孕，平素头晕，腰酸疲乏，腹部隐痛，脉象细弦，舌苔薄，质暗红，有齿印。肝肾不足，气血瘀滞，癥瘕结聚，正虚邪实之候，当虚实并顾，攻补兼施，补益肝肾，化瘀活血。药用：桑椹膏，每日二次，每次一匙，冲服。桂枝茯苓丸，每日二次，每次一钱五分。连续服药半年以上，左侧卵巢囊肿竟得消散，一年后怀孕，顺产一孩，母子俱安。

（江苏新医学院编. 中医内科学·积证. 江苏人民出版社. 1977）

【文献摘要】

《素问·举痛论》："寒气客于小肠膜原之间，络血之中，血泣不得注于大经，血气稽留不得行，故宿昔而成积矣。"

《张氏医通·积聚》："盖积之为义，日积月累，匪朝伊夕，所以去之亦当有渐，太急则伤正气，正伤则不能运化，而邪反固矣。余尝用阴阳攻积丸通治阴阳二积，药品虽峻，用之有度，补中数日，然后攻伐，不问其积去多少，又与补中，待其神壮而复攻之，屡攻屡补，以平为期。经曰：大积大聚，其可犯也，衰其大半而止，过则死。"

《景岳全书·积聚》："积聚之病，凡饮食、血气、风寒之属，皆能致之，但曰积曰聚，当详辨也。盖积者，积垒之谓，由渐而成也；聚者，聚散之谓，作止不常者也。由此言之，是坚硬不移者，本有形也，故有形者曰积，或聚或散者，本无形也，故无形者曰聚。……皆积之类，其病多在血分，血有形而静也。诸无形者，或胀或不胀，或痛或不痛，凡随解随发，时来时往者，皆聚之类，其病多在气分，气无形而动也。故《难经》以积为阴气，聚者阳气，其义即此。凡无形之聚其散易，有形之积其破难。临此证者，但当辨其有形无形，在气在血，而治积治聚，自可得其梗概矣。"

《沈氏尊生书·寒·积聚癥瘕痃癖》："若积之既成，又当调营养卫，扶胃健脾，使元气旺而间进以去病之剂，从容调理，俾其自化，夫然后病去而人亦不伤。乃今之治积者，动议吐下，竟谓非此不除，不知吐与下只治病之卒暴作者。若积之成，必匪朝伊夕，其所由来者渐矣，故积之治亦必匪朝伊夕，其所由去者，不可不以渐也。"

第四节　鼓　　胀

　　鼓胀是指腹部胀大如鼓的一类病证，临床以腹大胀满，绷急如鼓，皮色苍黄，脉络显露为特征，故名鼓胀。

　　鼓胀病名最早见于《内经》，如《灵枢·水胀》篇载："鼓胀何如？岐伯曰：腹胀，身皆大，大与肤胀等也，色苍黄，腹筋起，此其候也。"较详细地描述了鼓胀的临床特征。《灵枢·胀论》所列"五脏六腑胀"，即寓有本病最早的分类意义。有关本病的病因病机，《素问·阴阳应象大论》认为是"浊气在上"。《素问·腹中论》记载："有病心腹满，旦食则不能暮食……名为鼓胀……治之以鸡矢醴。……其时有复发者何也？此饮食不节，故时有病也"。《金匮要略·水气病脉证并治》篇之肝水、脾水、肾水，均以腹大胀满为主要表现，亦与鼓胀类似。《诸病源候论·水蛊候》认为本病发病与感受"水毒"有关，将"水毒气结聚于内，令腹渐大，动摇有声"者，称为"水蛊"。《诸病源候论·水蛊候》提出鼓胀的病机是"经络痞涩，水气停聚，在于腹内"。《丹溪心法·鼓胀》指出："七情内伤，六淫外侵，饮食不节，房劳致虚……清浊相混，隧道壅塞，郁而为热，热留为湿，湿热相生，遂成胀满"。后世医家续有阐发，其名称亦多不同。明·李中梓《医宗必读·水肿胀满》说："在病名有鼓胀与蛊胀之殊。鼓胀者，中空无物，腹皮绷急，多属于气也。蛊胀者，中实有物，腹形充大，非虫即血也。"明·戴思恭称本病为"蛊胀"、"膨脝"、"蜘蛛蛊"。如《证治要诀·蛊胀》篇说："盖蛊与臌同，以言其急实如鼓……俗称之膨脝，又谓之蜘蛛病"。明·张景岳将鼓胀又称为"单腹胀"，《景岳全书·气分诸胀论治》篇说："单腹胀者名为鼓胀，以外虽坚满而中空无物，其像如鼓，故名鼓胀。又或以血气结聚，不可解散，其毒如蛊，亦名蛊胀，且肢体无恙，胀惟在腹，故又名为单腹胀"。他认为鼓胀的形成与情志、劳欲、饮食等有关，指出"少年纵酒无节，多成水鼓"，并提出"治胀当辨虚实"。明·李梴提出本病的治疗法则，《医学入门·鼓胀》说："凡胀初起是气，久则成水……治胀必补中行湿，兼以消积，更断盐酱"。喻嘉言《医门法律·胀病论》认识到癥积日久可致鼓胀，"凡有癥瘕、积块、痞块，即是胀病之根"。唐容川《血证论》认为"血臌"的发病与接触河中疫水，感染"水毒"有关。各家针对不同病理因素提出其分类有气、血、水、虫多端。

　　根据本病的临床表现，类似西医学所指的肝硬化腹水，包括病毒性肝炎、血吸虫病、胆汁性、营养不良性等多种原因导致的肝硬化腹水。至于其他疾病出现的腹水，如结核性腹膜炎腹水、丝虫病乳糜腹水、腹腔内晚期恶性肿瘤、慢性缩窄性心包炎、肾病综合征等，符合鼓胀特征者，亦可参照本节内容辨证论治，同时结合辨病处理。

【病因病机】

　　鼓胀病因比较复杂，概言之，有酒食不节、情志刺激、虫毒感染、病后续发四个方面。形成本病的机理，主要在于肝脾肾受损，气滞血结，水停腹中。

一、病因

1. 酒食不节

如嗜酒过度，或恣食甘肥厚味，酿湿生热，蕴聚中焦，清浊相混，壅阻气机，水谷精微失于输布，湿浊内聚，遂成鼓胀。

2. 情志刺激

忧思郁怒，伤及肝脾。肝失疏泄，气机滞涩，日久由气及血，络脉瘀阻。肝气横逆，克伐脾胃，脾运失健，则水湿内停，气、血、水壅结而成鼓胀。

3. 虫毒感染

多因血吸虫感染，虫毒阻塞经隧，脉道不通，久延失治，肝脾两伤，形成癥积；气滞络瘀，清浊相混，水液停聚，乃成鼓胀。此即《诸病源候论》所称的"水毒"、"水蛊"之类。

4. 病后续发

凡因它病损伤肝脾，导致肝失疏泄，脾失健运者，均有续发鼓胀的可能。如黄疸日久，湿邪（湿热或寒湿）蕴阻，肝脾受损，气滞血瘀；或癥积不愈，气滞血结，脉络壅塞，正气耗伤，痰瘀留着，水湿不化；或久泻久痢，气阴耗伤，肝脾受损，生化乏源，气血滞涩，水湿停留等，均可形成鼓胀。

二、病机

鼓胀的形成虽有上述种种因素，但其基本病理变化总属肝、脾、肾受损，气滞、血瘀、水停腹中。病变脏器主要在于肝脾，久则及肾。因肝主疏泄，司藏血，肝病则疏泄不行，气滞血瘀，进而横逆乘脾；脾主运化，脾病则运化失健，水湿内聚，进而土壅木郁，以致肝脾俱病。病延日久，累及于肾，肾关开阖不利，水湿不化，则胀满愈甚。病理因素不外乎气滞、血瘀、水湿，水液停蓄不去，腹部日益胀大成臌。故喻嘉言曾概括为"胀病亦不外水裹、气结、血瘀。"气、血、水三者既各有侧重，又常相互为因，错杂同病。

病理性质总属本虚标实。初起，肝脾先伤，肝失疏泄，脾失健运，两者互为相因，乃致气滞湿阻，清浊相混，此时以实为主；进而湿浊内蕴中焦，阻滞气机，既可郁而化热，而致水热蕴结，亦可因湿从寒化，出现水湿困脾之候；久则气血凝滞，隧道壅塞，瘀结水留更甚。肝脾日虚，病延及肾，肾火虚衰，不但无力温助脾阳，蒸化水湿，且开阖失司，气化不利，而致阳虚水盛；若阳伤及阴，或湿热内盛，湿聚热郁，热耗阴津，则肝肾之阴亏虚，肾阴既损，阳无以化，则水津失布，阴虚水停，故后期以虚为主。至此因肝、脾、肾三脏俱虚，运行蒸化水湿的功能更差，气滞、水停、血瘀三者错杂为患，壅结更甚，其胀日重，由于邪愈盛而正愈虚，故本虚标实，更为错综复杂，病势日益深重。

由于鼓胀病情易于反复，预后一般较差，故属于中医风、痨、臌、膈四大难症之一，因气、血、水互结，邪盛而正衰，治疗较为棘手。若病在早期，正虚不著，经适当调治，腹水可以消失，病情可趋缓解。如延至晚期，邪实正虚，则预后较差，腹水反复发生，病情不易稳定。若饮食不节，或服药不当，或劳倦过度，或正虚感邪，病情可致恶化。如阴虚血热，络脉瘀损，可致鼻衄、齿衄，甚或大量呕血、便血；或肝肾阴虚，邪从热化，蒸液生痰，内蒙心窍，引动肝风，则见神昏谵语、痉厥等严重征象；如脾肾阳虚，湿浊内蒙，蒙蔽心窍，亦可导致神糊昏厥之变，终至邪陷正虚，气阴耗竭，由闭转脱，病情极为险恶。

【诊查要点】

一、诊断依据

1. 初起脘腹作胀，食后尤甚，继而腹部胀大如鼓，重者腹壁青筋显露，脐孔突起。
2. 常伴乏力、纳差、尿少及齿衄、鼻衄、皮肤紫斑等出血现象，可见面色萎黄、黄疸、手掌殷红、面颈胸部红丝赤缕、血痣及蟹爪纹。
3. 本病常有酒食不节、情志内伤、虫毒感染或黄疸、胁痛、癥积等病史。

二、病证鉴别

1. 鼓胀与水肿

鼓胀主要为肝、脾、肾受损，气、血、水互结于腹中，以腹部胀大为主，四肢肿不甚明显。晚期方伴肢体浮肿，每兼见面色青晦，面颈部有血痣赤缕，胁下癥积坚硬，腹皮青筋显露等。水肿主要为肺、脾、肾功能失调，水湿泛溢肌肤。其浮肿多从眼睑开始，继则延及头面及肢体，或下肢先肿，后及全身，每见面色㿠白，腰酸倦怠等，水肿较甚者亦可伴见腹水。

2. 气鼓、水鼓与血鼓

腹部膨隆，嗳气或矢气则舒，腹部按之空空然，叩之如鼓，是为"气鼓"，多属肝郁气滞；腹部胀满膨大，或状如蛙腹，按之如囊裹水，常伴下肢浮肿，是为"水鼓"，多属阳气不振，水湿内停；脘腹坚满，青筋显露，腹内积块痛如针刺，面颈部赤丝血缕，是为"血鼓"，多属肝脾血瘀水停。临床上气、血、水三者常相兼为患，但各有侧重，掌握上述特点，有助于辨证。

三、相关检查

鼓胀为腹内积水，可用超声波探测腹水，了解腹水量。腹腔穿刺液检查有助于区分漏出液和渗出液。腹水的恶性肿瘤细胞学检查、细胞培养、结核杆菌豚鼠接种及酶、化学物质测定，均为辅助诊断手段。鼓胀与西医肝硬化失代偿期关系最为密切，常由病毒性肝炎所致，血清乙、丙、丁型肝炎病毒相关指标可显示感染依据。血吸虫性肝硬化患者粪检可见虫卵或孵化有毛蚴，皮内试验、环卵沉淀反应、血清学检查等可作为血吸虫感染依据。肝功能、B超、CT、MRI、腹腔镜、肝脏穿刺等检查有助于腹水原因的鉴别。消化道钡餐造影可显示门静脉高压所致食道、胃底静脉曲张的情况。

【辨证论治】

一、辨证要点

本病多属本虚标实之证。临床首先应辨其虚实标本的主次，标实者当辨气滞、血瘀、水湿的偏盛，本虚者当辨阴虚与阳虚的不同。

二、治疗原则

标实为主者，当根据气、血、水的偏盛，分别采用行气、活血、祛湿利水或暂用攻逐之法，同时配以疏肝健脾；本虚为主者，当根据阴阳的不同，分别采取温补脾肾或滋养肝肾法，同时配合行气活血利水。由于本病总属本虚标实错杂，故治当攻补兼施，补虚不忘实，泻实不忘虚。

三、证治分类

1. 气滞湿阻证

腹胀按之不坚，胁下胀满或疼痛，饮食减少，食后胀甚，得嗳气、矢气稍减，小便短少，舌苔薄白腻，脉弦。

证机概要：肝郁气滞，脾运不健，湿浊中阻。

治法：疏肝理气，运脾利湿。

代表方：柴胡疏肝散合胃苓汤加减。前方以疏肝理气为主，适用于胸胁闷胀疼痛较著者；后方以运脾利湿消胀为主，适用于腹胀，尿少，苔腻较著者。

常用药：柴胡、香附、郁金、青皮疏肝理气；川芎、白芍养血和血；苍术、厚朴、陈皮运脾化湿消胀；茯苓、猪苓利水渗湿。

胸脘痞闷，腹胀，嗳气为快，气滞偏甚者，可酌加佛手、沉香、木香调畅气机；如尿少，腹胀，苔腻者，加砂仁、大腹皮、泽泻、车前子以加强运脾利湿作用；若神倦，便溏，舌质淡者，宜酌加党参、附片、干姜、川椒以温阳益气，健脾化湿；如兼胁下刺痛，舌紫，脉涩者，可加延胡索、莪术、丹参等活血化瘀药物。

2. 水湿困脾证

腹大胀满，按之如囊裹水，甚则颜面微浮，下肢浮肿，脘腹痞胀，得热则舒，精神困倦，怯寒懒动，小便少，大便溏，舌苔白腻，脉缓。

证机概要：湿邪困遏，脾阳不振，寒水内停。

治法：温中健脾，行气利水。

代表方：实脾饮加减。本方有振奋脾阳，温运水湿的作用，适用于脾阳不振，寒湿内盛之肿胀。

常用药：白术、苍术、附子、干姜振奋脾阳，温化水湿；厚朴、木香、草果、陈皮行气健脾除湿；连皮茯苓、泽泻利水渗湿。

浮肿较甚，小便短少，可加肉桂、猪苓、车前子温阳化气，利水消肿；如兼胸闷咳喘，可加葶苈子、苏子、半夏等泻肺行水，止咳平喘；如胁腹痛胀，可加郁金、香附、青皮、砂仁等理气和络；如脘闷纳呆，神疲，便溏，下肢浮肿，可加党参、黄芪、山药、泽泻等健脾益气利水。

3. 水热蕴结证

腹大坚满，脘腹胀急，烦热口苦，渴不欲饮，或有面、目、皮肤发黄，小便赤涩，大便秘结或溏垢，舌边尖红，苔黄腻或兼灰黑，脉象弦数。

证机概要：湿热壅盛，蕴结中焦，浊水内停。

治法：清热利湿，攻下逐水。

代表方：中满分消丸合茵陈蒿汤加减。中满分消丸有清热化湿，行气利水作用，适用于湿热蕴结，脾气阻滞所致胀满；茵陈蒿汤清泄湿热，通便退黄，用于湿热黄疸。

常用药：茵陈、金钱草、山栀、黄柏清化湿热；苍术、厚朴、砂仁行气健脾化湿；大黄、猪苓、泽泻、车前子、滑石分利二便。

热势较重，常加连翘、龙胆草、半边莲清热解毒；小便赤涩不利者，加陈葫芦、蟋蟀粉（另吞服）行水利窍；如腹部胀急殊甚，大便干结，可用舟车丸行气逐水，但其作用峻烈，不可过用。

4. 瘀结水留证

脘腹坚满，青筋显露，胁下癥结痛如针刺，面色晦暗黧黑，或见赤丝血缕，面、颈、胸、臂出现血痣或蟹爪纹，口干不欲饮水，或见大便色黑，舌质紫黯或有紫斑，脉细涩。

证机概要：肝脾瘀结，络脉滞涩，水气停留。

治法：活血化瘀，行气利水。

代表方：调营饮加减。本方活血化瘀，行气利水，适用于瘀血阻滞，水湿内停之肿胀。

常用药：当归、赤芍、桃仁、三棱、莪术、鳖甲化瘀散结；大腹皮行气消胀；马鞭草、益母草、泽兰、泽泻、赤茯苓化瘀利水。

胁下癥积肿大明显，可选加穿山甲、地鳖虫、牡蛎，或配合鳖甲煎丸内服，以化瘀消癥；如病久体虚，气血不足，或攻逐之后，正气受损，宜用八珍汤或人参养营丸等补养气血；如大便色黑，可加参三七、茜草、侧柏叶等化瘀止血；如病势恶化，大量吐血、下血，或出现神志昏迷等危象，当辨阴阳之衰脱而急救之。

5. 阳虚水盛证

腹大胀满，形似蛙腹，朝宽暮急，面色苍黄，或呈㿠白，脘闷纳呆，神倦怯寒，肢冷浮肿，小便短少不利，舌体胖，质紫，苔淡白，脉沉细无力。

证机概要：脾肾阳虚，不能温运，水湿内聚。

治法：温补脾肾，化气利水。

代表方：附子理苓汤或济生肾气丸加减。前方由附子理中汤合五苓散组成，有温阳健脾，化气利水作用，适用于脾阳虚弱，水湿内停者；济生肾气丸即金匮肾气丸加牛膝、车前子，有温补肾气，利水消肿作用，适用于肾阳虚衰，水气不化者。

常用药：附子、干姜、人参、白术、鹿角片、胡芦巴温补脾肾；茯苓、泽泻、陈葫芦、车前子利水消胀。

偏于脾阳虚弱，神疲乏力，少气懒言，纳少，便溏者，可加黄芪、山药、苡仁、扁豆益气健脾；偏于肾阳虚衰，面色苍白，怯寒肢冷，腰膝酸冷疼痛者，酌加肉桂、仙茅、仙灵脾等，以温补肾阳。

6. 阴虚水停证

腹大胀满，或见青筋暴露，面色晦滞，唇紫，口干而燥，心烦失眠，时或鼻衄，牙龈出血，小便短少，舌质红绛少津，苔少或光剥，脉弦细数。

证机概要：肝肾阴虚，津液失布，水湿内停。

治法：滋肾柔肝，养阴利水。

代表方：六味地黄丸合一贯煎加减。前方重在滋养肾阴，用于肾阴亏虚，腰酸，低热，口干等症；后方养阴柔肝，用于阴虚肝郁，胁肋隐痛，内热烦躁，舌红苔少之症。

常用药：沙参、麦冬、生地、山萸肉、枸杞子、楮实子滋养肾阴；猪苓、茯苓、泽泻、玉米须淡渗利湿。

津伤口干明显，可酌加石斛、玄参、芦根等养阴生津；如青筋显露，唇舌紫暗，小便短少，可加丹参、益母草、泽兰、马鞭草等化瘀利水；如腹胀甚，加枳壳、大腹皮以行气消胀；兼有潮热，烦躁，酌加地骨皮、白薇、栀子以清虚热；齿鼻衄血，加鲜茅根、藕节、仙鹤草之类以凉血止血；如阴虚阳浮，症见耳鸣，面赤，颧红，宜加龟板、鳖甲、牡蛎等滋阴潜阳；湿热留恋不清，溲赤涩少，酌加知母、黄柏、六一散、金钱草等清热利湿。

附　变证

鼓胀病后期，肝、脾、肾受损，水湿瘀热互结，正虚邪盛，危机四伏。若药食不当，或复感外邪，病情可迅速恶化，导致大量出血、昏迷、虚脱多种危重证候。

1. 大出血

骤然大量呕血，血色鲜红，大便下血，暗红或油黑。多属瘀热互结，热迫血溢，治宜清热凉血，活血止血，方用犀角地黄汤加参三七、仙鹤草、地榆炭、血余炭、大黄炭等。若大出血之后，气随血脱，阳气衰微，汗出如油，四肢厥冷，呼吸低弱，脉细微欲绝，治宜扶正固脱，益气摄血，方用大剂独参汤加山萸肉，并可与"血证"节互参。

2. 昏迷

痰热内扰，蒙蔽心窍，症见神识昏迷，烦躁不安，甚则怒目狂叫，四肢抽搐颤动，口臭便秘，溲赤尿少，舌红苔黄，脉弦滑数，治当清热豁痰，开窍息风，方用安宫牛黄丸合龙胆泻肝汤加减，亦可用醒脑静注射液静脉滴注。若痰浊壅盛，蒙蔽心窍，症见静卧嗜睡，语无伦次，神情淡漠，舌苔厚腻，治当化痰泄浊开窍，方用苏合香丸合菖蒲郁金汤。煎剂中酌选石菖蒲、郁金、远志、茯神、天竺黄、陈胆星、竹沥、半夏等豁痰开闭。热甚加黄芩、黄连、龙胆草、山栀；动风抽搐加石决明、钩藤；腑实便闭加大黄、芒硝；津伤，舌质干红，加麦冬、石斛、生地。病情继续恶化，昏迷加深，汗出肤冷，气促，撮空，两手抖动，脉细微弱者，为气阴耗竭，正气衰败，急予生脉散、参附龙牡汤以敛阴回阳固脱。

【预防调护】

宜进清淡、富有营养而且易于消化之食物。生冷寒凉不洁食物易损伤脾阳，辛辣油腻食物易蕴生湿热，粗硬食物易损络动血，故应禁止食用。食盐有凝涩水湿之弊，一般鼓胀患者宜进低盐饮食；下肢肿甚，小便量少时，则应忌盐。

抑郁忿怒，情志失调，易于损肝碍脾，加重病情。气火伤络，甚则引起呕血、便血等危重症。

因此，本病患者宜调节情志，怡情养性，安心休养，避免过劳。

加强护理，注意冷暖，防止正虚邪袭。如感受外邪，应及时治疗。前人沈金鳌在《杂病源流犀烛·肿胀源流》中说："先令却盐味，厚衣裳，断妄想，禁愤怒。"强调了生活调摄与疗效及预后的密切关系。

【结　语】

鼓胀是指腹部胀大如鼓而言，病因虽有多端，但其病理总属肝、脾、肾三脏失调，气、血、水停聚腹中所致。临床辨证，应掌握标本虚实。偏实者当以疏肝运脾为原则，根据气、血、水三者的偏盛，采用理气、化瘀、行水等法。偏虚者当以补正为主，根据阳虚水盛与阴虚水停的不同，采用温阳利水和养阴利水之法。注意虚实之间的错杂与转化，重视调理脾胃，把祛邪与扶正有机地结合起来。切不可只看到腹胀有水而不顾整体，妄用攻逐伤正。

由于本病虚实错综，先后演变发展阶段不同，故临床表现的证型不一。一般说来，气滞湿阻证多为腹水形成早期；水热蕴结证为水湿与邪热互结，湿热壅塞，且往往有合并感染存在，常易发生变证；水湿困脾与阳虚水盛，多为由标实转为本虚的两个相关证型；瘀结水留和阴虚水停两证最重，前者经脉瘀阻较著，应防并发大出血，后者为鼓胀之特殊证候，较其他证型更易诱发肝性脑病。

【临证备要】

1. 关于逐水法的应用：鼓胀患者病程较短，正气尚未过度消耗，而腹胀殊甚，腹水不退，尿少便秘，脉实有力者，可遵照《素问·阴阳应象大论》"中满者，泻之于内"的原则，酌情使用逐水之法，以缓其苦急，主要适用于水热蕴结和水湿困脾证。常用逐水方药如牵牛子粉，每次吞服 1.5～3 克，每天 1～2 次。或舟车丸、控涎丹、十枣汤等选用一种。舟车丸每服 3～6 克，每日 1 次，清晨空腹温开水送下。控涎丹 3～5 克，清晨空腹顿服。十枣汤可改为药末，芫花、甘遂、大戟等份，装胶囊，每服 1.5～3 克，用大枣煎汤调服，每日 1 次，清晨空腹服。以上攻逐药物，一般以 2～3 天为一疗程，必要时停 3～5 天后再用。临床使用注意事项：①中病即止：在使用过程中，药物剂量不可过大，攻逐时间不可过久，遵循"衰其大半而止"的原则，以免损伤脾胃，引起昏迷、出血之变。②严密观察：服药时必须严密观察病情，注意药后反应，加强调护。一旦发现有严重呕吐、腹痛、腹泻者，即应停药，并做相应处理。③明确禁忌证：鼓胀日久，正虚体弱，或发热，黄疸日渐加深，或有消化道溃疡，曾并发消化道出血，或见出血倾向者，均不宜使用。

2. 注意祛邪与扶正药物的配合：本病患者腹胀腹大，气、血、水壅塞，治疗每用祛邪消胀诸法。若邪实而正虚，在使用行气、活血、利水、攻逐等法时，又常需配合扶正药物。临证还可根据病情采用先攻后补，或先补后攻，或攻补兼施等方法，扶助正气，调理脾胃，减少副作用，增强疗效。

3. 鼓胀"阳虚易治，阴虚难调"：水为阴邪，得阳则化，故阳虚患者使用温阳利水药物，腹水较易消退。若是阴虚型鼓胀，温阳易伤阴，滋阴又助湿，治疗颇为棘手。临证可选用甘寒淡渗之品，如沙参、麦冬、楮实子、干地黄、芦根、白茅根、猪苓、茯苓、泽泻、车前草等，以达到滋阴生津而不黏腻助湿的效果。此外，在滋阴药中少佐温化之品（如小量桂枝或附子），既有助于通阳化气，又可防止滋腻太过。

4. 腹水消退后仍须调治：本病经过治疗，腹水可能消退，但肝脾肾正气未复，气滞血络不畅，腹水仍然可能再起，此时必须抓紧时机，疏肝健脾，活血利水，培补正气，进行善后调理，以巩固疗效。

5. 鼓胀危重症宜中西医结合及时处理：肝硬化后期腹水明显，伴有上消化道大出血、重度黄疸或伴有感染，甚则肝性脑病者，病势重笃，应审察病情，配合有关西医抢救方法及时处理。

【医案选读】

病案一

某。停饮吐水，水湿由脾而至胃，胃不降则便溲不行，水由内腑泛滥肌肤，腹膨足肿，脐突青筋。决水之后，消而复肿，又加喘急，谷少神疲，小便不利，症势极重。姑拟肃肺分消。

东洋参　半夏　黑丑　琥珀　茯苓　炒干姜　赤小豆　陈皮　泽泻　椒目　镑沉香　冬瓜皮

二诊：胸腹内胀较松，已能纳谷，小溲稍利，喘疾亦平，似有转机。宗前法进治，不再反复乃佳。

东洋参　半夏　泽泻　陈皮　川草薢　西琥珀　沉香　牛膝　赤小豆　椒目　冬瓜皮子　生姜皮　黑丑

三诊：胸腹腰胁胀势稍松，少腹依然膨硬，胁痛足酸，二便不畅，幸内腑胀松，饮食渐增。还宜分消主治。

归须　冬葵子　黑丑　郁李仁　防己　赤小豆　青皮　牛膝　延胡索　大腹皮　桃仁　江枳壳　陈瓤子

（单书健等编. 古今名医临证金鉴·黄疸胁痛鼓胀卷. 中国中医药出版社. 1999）

病案二

汪某，男，44 岁。发热历半月始退，而腹部亦随之逐渐胀大。近来自汗多，纳谷不香，尿少，腹胀，头昏，大便秘结，每周仅 2~3 次，睡眠差，脉细弦，苔光剥，舌紫红，舌上和口腔满布糜点。诊为阴虚湿稽，浮火上炎。遂予生地 12g，玄参 15g，北沙参 10g，麦冬 6g，木通 3g，玉米须 15g，路路通 10g，车前子 15g（包煎），淡竹叶 15g，白茅根 30g。5 剂后，小便量增多，腹胀减轻，但仍有肝区疼痛，纳谷欠香，头昏，乏力，睡眠不熟，大便转为日行一次，自汗尚多，手足心热，脉弦细而数，口舌糜点已脱，舌质紫红，有瘀斑。诊为阴伤未复，水湿稽留。从原方去玄参，加五味子 3g，黑料豆 30g，楮实子 12g，泽兰 10g。10 剂后一直以上方稍作加减进治，患者服药并无间断，3 月后症状已近消失。

（朱世楷等整理. 邹良材肝病诊疗经验·医案医话选. 江苏科学技术出版社. 1983）

病案三

丁某，男，43 岁。胁痛 3 年，腹鼓胀而满 3 月，屡用利水诸法不效。就诊时见：腹大如鼓，短气撑急，肠鸣辘辘，肢冷便溏，小便短少，舌质淡，苔薄白，脉沉细。诊为阳虚气滞，血瘀水停。

处方：桂枝 10g　生麻黄 6g　生姜 10g　甘草 6g　大枣 6 枚　细辛 6g　熟附子 10g　丹参 30g　白术 10g　三棱 6g

服药 30 剂，腹水消退，诸症随之而减，后以疏肝健脾之法，做丸善后。

（陈明等编. 刘渡舟临证验案精选·鼓胀. 学苑出版社. 1996）

【文献摘要】

《金匮要略·水气病脉证并治》："肝水者，其腹大，不能自转侧，胁下腹痛，时时津液微生，小便续通。"

《诸病源候论·水蛊候》："此由水毒气结聚于内，令腹渐大，动摇有声，常欲饮水，皮肤黧黑，如似肿状，名水蛊也。"

《丹溪心法·鼓胀》："鼓胀又名单臌……如因有故蓄血而腹胀着，宜抵当丸下死血。……七情内伤，六淫外侵，饮食不节，房劳致虚，脾土之阴受伤，转运之官失职……清浊相混，隧道壅塞，郁而为热，热留为湿，湿热相生，遂成胀满，经曰鼓胀是也，以其外虽坚满，中空无物，有似于鼓。其病胶固，难以治疗。又名曰蛊，若虫侵蚀之义。理宜补脾，又须养肺金以制木，使脾无贼邪之患；滋肾水以制火，使肺得清化。……医又不察虚实，急于作效，病者苦于胀急，喜行利药，以求通快，不知宽得一日半日，其肿愈甚，病邪甚矣，真气伤矣。"

《景岳全书·肿胀》："少年纵酒无节，多成水臌。盖酒为水谷之液，血亦水谷之液，酒入中焦，必求同类，故直走血分……扰乱一番，而血气能无耗损者，未之有也。"

《张氏医通·腹满》："嗜酒之人，病腹胀如斗，此得之湿热伤脾。胃虽受谷，脾不输运，故成痞胀。……蓄血成臌，腹上青筋见，或手足有红缕赤痕。"

第五节　头　痛

头痛是临床常见的自觉症状，可单独出现，亦见于多种疾病的过程中。本节所讨论的头痛，是指因外感六淫、内伤杂病而引起的，以头痛为主要表现的一类病证。若头痛属某一疾病过程中所出现的兼症，不属本节讨论范围。

头痛一证首载于《内经》，在《素问·风论》中称之为"首风"、"脑风"，描述了"首风"与"脑风"的临床特点，并指出外感与内伤是导致头痛发生的主要病因。如《素问·风论》谓："新沐中风，则为首风"，"风气循风府而上，则为脑风"。《内经》认为，六经病变皆可导致头痛。汉代张仲景在《伤寒论》中论及太阳、阳明、少阳、厥阴病头痛的见症，并列举了头痛的不同治疗方药，如厥阴头痛，"干呕，吐涎沫，头痛，吴茱萸汤主之。"李东垣《东垣十书》将头痛分为外感头痛和内伤头痛，根据症状和病机的不同而有伤寒头痛、湿热头痛、偏头痛、真头痛、气虚头痛、血虚头痛、气血俱虚头痛、厥逆头痛等，并补充了太阴头痛和少阴头痛。《丹溪心法·头痛》还有痰厥头痛和气滞头痛的记载，并提出头痛"如不愈各加引经药，太阳川芎，阳明白芷，少阳柴胡，太阴苍术，少阴细辛，厥阴吴茱萸"，至今对临床仍有指导意义。部分医著中还记载有"头风"一名，王肯堂《证治准绳·头痛》说："医书多分头痛头风为二门，然一病也，但有新久去留之分耳。浅而近者名头痛，其痛猝然而至，易于解散速安也。深而远者为头风，其痛作止不常，愈后遇触复发也。"但瘀血一说少有提及，清代医家王清任大倡瘀血之说，《医林改错·头痛》论述血府逐瘀汤证时说："查患头痛者无表证，无里证，无气虚，痰饮等证，忽犯忽好，百方不效，用此方一剂而愈。"至此，对头痛的认识也日趋丰富。

头痛可见于西医学内、外、神经、精神、五官等各科疾病中。本节所讨论主要为内科常见的头痛，如血管性头痛、紧张性头痛、三叉神经痛、外伤后头痛、部分颅内疾病、神经官能症及某些感染性疾病、五官科疾病的头痛等，均可参照本节内容辨证施治。

【病因病机】

头为"诸阳之会"，"清阳之府"，又为髓海之所在，居于人体之最高位，五脏精华之血，六腑清阳之气皆上注于头，手足三阳经亦上会于头。若六淫之邪上犯清空，阻遏清阳，或痰浊、瘀血痹阻经络，壅遏经气，或肝阴不足，肝阳偏亢，或气虚清阳不升，或血虚头窍失养，或肾精不足，髓海空虚，均可导致头痛的发生。

一、病因

头痛之病因不外外感与内伤两类。外感多因六淫邪气侵袭，内伤多与情志不遂、饮食劳倦、跌仆损伤、体虚久病、禀赋不足、房劳过度等因素有关，分述如下。

1. 感受外邪

起居不慎，感受风、寒、湿、热之邪，邪气上犯巅顶，清阳之气受阻，气血凝滞，而发为头痛。因风为百病之长，故六淫之中，以风邪为主要病因，多夹寒、湿、热邪而发病。

2. 情志失调

忧郁恼怒，情志不遂，肝失条达，气郁阳亢，或肝郁化火，阳亢火生，上扰清窍，可发为头痛。若肝火郁久，耗伤阴血，肝肾亏虚，精血不承，亦可引发头痛。

3. 先天不足或房事不节

禀赋不足，或房劳过度，使肾精久亏。肾主骨生髓，髓上通于脑，脑髓有赖于肾精的不断化生。若肾精久亏，脑髓空虚，则会发生头痛。若阴损及阳，肾阳虚弱，清阳不展，亦可发为头痛，此类头痛临床较为少见。

4. 饮食劳倦及体虚久病

脾胃为后天之本，气血生化之源。若脾胃虚弱，气血化源不足，或病后正气受损，营血亏虚，不能上荣于脑髓脉络，可致头痛的发生。若因饮食不节，嗜酒太过，或过食辛辣肥甘，脾失健运，痰湿内生，阻遏清阳，上蒙清窍而为痰浊头痛。

5. 头部外伤或久病入络

跌仆闪挫，头部外伤，或久病入络，气血滞涩，瘀血阻于脑络，不通则痛，发为头痛。

二、病机

头痛可分为外感和内伤两大类。外感头痛多为外邪上扰清空，壅滞经络，络脉不通。头为诸阳之会，手足三阳经皆上循头面，所谓"伤于风者，上先受之"，"高巅之上，惟风可到"，外感头痛以风邪为主，且多兼夹它邪，如寒、湿、热等。若风邪夹寒邪，凝滞血脉，络道不通，不通则痛。若风邪夹热，风热炎上，清空被扰，而发头痛。若风夹湿邪，阻遏阳气，蒙蔽清窍，可致头痛。

脑为髓海，依赖于肝肾精血和脾胃精微物质的充养，故内伤头痛之病机多与肝、脾、肾三脏的功能失调有关。肝主疏泄，性喜条达。头痛因于肝者，或因肝失疏泄，气郁化火，阳亢火升，上扰头窍而致；或因肝肾阴虚，肝阳偏亢而致。肾主骨生髓，脑为髓海。头痛因于肾者，多因房劳过度，或禀赋不足，使肾精久亏，无以生髓，髓海空虚，发为头痛。脾为后天之本，气血生化之源，头窍有赖于精微物质的滋养。头痛因于脾者，或因脾虚化源不足，气血亏虚，清阳不升，头窍失养而致头痛；或因脾失健运，痰浊内生，阻塞气机，浊阴不降，清窍被蒙而致头痛。若因头部外伤，或久病入络，气血凝滞，脉络不通，亦可发为瘀血头痛。

外感头痛之病性属表属实，病因是以风邪为主的六淫邪气，一般病程较短，预后较好。内伤头痛大多起病较缓，病程较长，病性较为复杂，一般来说，气血亏虚、肾精不足之头痛属虚证，肝阳、痰浊、瘀血所致之头痛多属实证。虚实在一定条件下可以相互转化。例如痰浊中阻日久，脾胃受损，气血生化不足，营血亏虚，不荣头窍，可转为气血亏虚之头痛。肝阳、肝火日久，阳热伤阴，肾虚阴亏，可转为肾精亏虚的头痛，或阴虚阳亢，虚实夹杂之头痛。各种头痛迁延不愈，病久入络，又可转变为瘀血头痛。

【诊查要点】

一、诊断要点

1. 以头部疼痛为主要临床表现。
2. 头痛部位可发生在前额、两颞、巅顶、枕项或全头部。疼痛性质可为跳痛、刺痛、胀痛、灼痛、重痛、空痛、昏痛、隐痛等。头痛发作形式可为突然发作，或缓慢起病，或反复发作，时痛时止。疼痛的持续时间可长可短，可数分钟、数小时或数天、数周，甚则长期疼痛不已。
3. 外感头痛者多有起居不慎，感受外邪的病史；内伤头痛者常有饮食、劳倦、房事不节、病后体虚等病史。

二、病证鉴别

1. 头痛与眩晕

头痛与眩晕可单独出现，也可同时出现，二者对比，头痛之病因有外感与内伤两方面，眩晕则以内伤为主。临床表现，头痛以疼痛为主，实证较多；而眩晕则以昏眩为主，虚证较多。

2. 真头痛与一般头痛

真头痛为头痛的一种特殊重症，其特点为起病急骤，多表现为突发的剧烈头痛，持续不解，阵发加重，手足逆冷至肘膝，甚至呕吐如喷，肢厥、抽搐，本病凶险，应与一般头痛区别。

三、相关检查

头痛的诊断应注重病史及临床症状特点。此外，还应常规作血压、血常规等项检查，必要时可作经颅多普勒、脑电图、脑脊液、颅脑 CT 或 MRI 等项检查以明确头痛的病因。如疑为眼、耳、鼻、口腔疾病所导致者，可作五官科相应检查。

【辨证论治】

一、辨证要点

应详问病史，注意辨察头痛之久暂、疼痛的特点、部位、影响因素等，以利于准确辨证。

1. 辨外感头痛与内伤头痛

外感头痛因外邪致病，属实证，起病较急，一般疼痛较剧，多表现为掣痛、跳痛、灼痛、胀痛、重痛，痛无休止。内伤头痛以虚证或虚实夹杂证为多见，如起病缓慢，疼痛较轻，表现为隐痛、空痛、昏痛，痛势悠悠，遇劳加重，时作时止，多属虚证；如因肝阳、痰浊、瘀血所致者属实，表现为头昏胀痛，或昏蒙重痛，或刺痛钝痛，痛点固定，常伴有肝阳、痰浊、瘀血的相应证候。

2. 辨头痛之相关经络脏腑

头为诸阳之会，手足三阳经均循头面，厥阴经亦上会于巅顶，由于受邪之脏腑经络不同，头痛之部位亦不同。大抵太阳头痛，在头后部，下连于项；阳明头痛，在前额部及眉棱骨等处；少阳头痛，在头之两侧，并连及于耳；厥阴头痛则在巅顶部位，或连目系。

二、治疗原则

外感头痛属实证，以风邪为主，故治疗主以疏风，兼以散寒、清热、祛湿。内伤头痛多属虚证或虚实夹杂证，虚者以滋阴养血，益肾填精为主；实证当平肝、化痰、行瘀；虚实夹杂者，酌情兼顾并治。

三、证治分类

（一）外感头痛

1. 风寒头痛

头痛连及项背，常有拘急收紧感，或伴恶风畏寒，遇风尤剧，口不渴，苔薄白，脉浮紧。

证机概要：风寒外袭，上犯巅顶，凝滞经脉。

治法：疏散风寒止痛。

代表方：川芎茶调散加减。本方有疏风散寒止痛作用，主要用于风寒上犯清空所导致的头痛。

常用药：川芎善行头目，活血通窍，祛风止痛，为治头痛之要药；白芷、藁本、羌活、细辛、荆芥、防风疏风解表，散寒止痛。

若头痛，恶寒明显者，酌加麻黄、桂枝、制川乌等温经散寒。若寒邪侵于厥阴经脉，症见巅顶头痛，干呕，吐涎沫，四肢厥冷，苔白，脉弦者，方用吴茱萸汤去人参，加藁本、川芎、细辛、法半夏，以温散寒邪，降逆止痛。若寒邪客于少阴经脉，症见头痛，足寒，气逆，背冷，脉沉细，方用麻黄附子细辛汤加白芷、川芎，温经散寒止痛。

2. 风热头痛

头痛而胀，甚则头胀如裂，发热或恶风，面红目赤，口渴喜饮，大便不畅，或便秘，溲赤，舌尖红，苔薄黄，脉浮数。

证机概要：风热外袭，上扰清空，窍络失和。

治法：疏风清热和络。

代表方：芎芷石膏汤加减。本方功能清热散风止痛，可用于风热上扰头窍而致的头痛。

常用药：菊花、桑叶、薄荷、蔓荆子辛凉微寒，轻清上浮，疏散风热，通窍止痛；川芎活血通窍，祛风止痛；白芷、羌活散风通窍而止头痛；生石膏清热和络。

烦热口渴，舌红少津者，可重用石膏，配知母、天花粉清热生津，黄芩、山栀清热泻火；大便秘结，腑气不通，口舌生疮者，可用黄连上清丸泄热通腑。

3. 风湿头痛

头痛如裹，肢体困重，胸闷纳呆，大便或溏，苔白腻，脉濡。

证机概要：风湿之邪，上蒙头窍，困遏清阳。

治法：祛风胜湿通窍。

代表方：羌活胜湿汤加减。本方功能祛风胜湿，用于风湿困遏所致之头痛。

常用药：羌活、独活、藁本、白芷、防风、细辛、蔓荆子祛风除湿散寒而止头痛；川芎辛温通窍，活血止痛。

若胸闷脘痞、腹胀便溏显著者，可加苍术、厚朴、陈皮、藿梗以燥湿宽中，理气消胀；恶心、呕吐者，可加半夏、生姜以降逆止呕；纳呆食少者，加麦芽、神曲健胃助运。

（二）内伤头痛

1. 肝阳头痛

头昏胀痛，两侧为重，心烦易怒，夜寐不宁，口苦面红，或兼胁痛，舌红苔黄，脉弦数。

证机概要：肝失条达，气郁化火，阳亢风动。

治法：平肝潜阳息风。

代表方：天麻钩藤饮加减。本方功能平肝息风潜阳，补益肝肾，可用于肝阳偏亢，风阳上扰而引起的头痛、眩晕等。

常用药：天麻、钩藤、石决明平肝息风潜阳；山栀、黄芩、丹皮苦寒清泄肝热；桑寄生、杜仲补益肝肾；牛膝、益母草、白芍活血调血，引血下行；夜交藤养心安神。

若因肝郁化火，肝火炎上，而症见头痛剧烈，目赤口苦，急躁，便秘溲黄者，加夏枯草、龙胆草、大黄。若兼肝肾亏虚，水不涵木，症见头晕目涩，视物不明，遇劳加重，腰膝酸软者，可选加枸杞、白芍、山萸肉。

2．血虚头痛

头痛隐隐，时时昏晕，心悸失眠，面色少华，神疲乏力，遇劳加重，舌质淡，苔薄白，脉细弱。

证机概要：气血不足，不能上荣，窍络失养。

治法：养血滋阴，和络止痛。

代表方：加味四物汤加减。本方功用养血调血，柔肝止痛，可用于治疗因血虚头窍失养而引起的头痛。

常用药：当归、生地、白芍、首乌养血滋阴；川芎、菊花、蔓荆子清利头目，平肝止痛；五味子、远志、枣仁养心安神。

若因血虚气弱者，兼见乏力气短，神疲懒言，汗出恶风等，可选加党参、黄芪，白术；若阴血亏虚，阴不敛阳，肝阳上扰者，可加入天麻、钩藤、石决明、菊花等。

3．痰浊头痛

头痛昏蒙，胸脘满闷，纳呆呕恶，舌苔白腻，脉滑或弦滑。

证机概要：脾失健运，痰浊中阻，上蒙清窍。

治法：健脾燥湿，化痰降逆。

代表方：半夏白术天麻汤加减。本方功能燥湿化痰，平肝息风，用于治疗脾虚生痰，风痰上扰清空所导致的头痛。

常用药：半夏、陈皮和中化痰；白术、茯苓健脾化湿；天麻、白蒺藜、蔓荆子平肝息风止痛。

若痰湿久郁化热，口苦便秘，舌红苔黄腻，脉滑数者，可加黄芩、竹茹、枳实、胆星。若胸闷、呕恶明显，加厚朴、枳壳、生姜和中降逆。

4．肾虚头痛

头痛且空，眩晕耳鸣，腰膝酸软，神疲乏力，滑精带下，舌红少苔，脉细无力。

证机概要：肾精亏虚，髓海不足，脑窍失荣。

治法：养阴补肾，填精生髓。

代表药：大补元煎加减。本方功能滋补肾阴，可用于肾精亏虚，肾阴不足证。

常用药：熟地、枸杞、女贞子滋肾填精；杜仲、川断补益肝肾；龟板滋阴益肾潜阳；山萸肉养肝涩精；山药、人参、当归、白芍补益气血。

若头痛而晕，头面烘热，面颊红赤，时伴汗出，证属肾阴亏虚，虚火上炎者，去人参，加知母、黄柏，以滋阴泄火，或方用知柏地黄丸。若头痛畏寒，面色㿠白，四肢不温，腰膝无力，舌淡，脉细无力，证属肾阳不足者，当温补肾阳，选用右归丸或金匮肾气丸加减。

5. 瘀血头痛

头痛经久不愈，痛处固定不移，痛如锥刺，或有头部外伤史，舌紫暗，或有瘀斑、瘀点，苔薄白，脉细或细涩。

证机概要：瘀血阻窍，络脉滞涩，不通则痛。

治法：活血化瘀，通窍止痛。

代表方：通窍活血汤加减。本方功用活血化瘀，通窍止痛，可用于瘀血阻滞脉络所造成的头部刺痛，唇舌紫暗诸症。

常用药：川芎、赤芍、桃仁、益母草活血化瘀止痛；当归活血养血；白芷、细辛辛散通窍止痛。

若头痛较剧，久痛不已，可加全蝎、蜈蚣、地鳖虫等，搜风剔络止痛。

【预防调护】

头痛患者宜注意休息，保持环境安静，光线不宜过强。外感头痛由于外邪侵袭所致，故平时当顺应四时变化，寒温适宜，起居定时，参加体育锻炼，以增强体质，抵御外邪侵袭。内伤所致者，宜情绪舒畅，避免精神刺激，注意休息。肝阳上亢者，禁食肥甘厚腻、辛辣发物，以免生热动风，而加重病情。肝火头痛者，可用冷毛巾敷头部。因痰浊所致者，饮食宜清淡，勿进肥甘之品，以免助湿生痰。精血亏虚者，应加强饮食调理，多食脊髓、牛乳、蜂乳等血肉有情之品。各类头痛患者均应禁烟戒酒。此外，尚可选择合适的头部保健按摩法，以疏通经脉，调畅气血，防止头痛发生。

【结　语】

头痛是临床常见病，根据致病原因的不同，可以分为外感头痛与内伤头痛两大类。外感头痛多因风、寒、湿、热等邪气，循经上扰，壅滞头窍，而发为头痛。一般起病急，病程短，多伴表证，病性属实，治疗多以祛风散邪为法。内伤头痛，多因情志、饮食、劳倦、房劳、体虚等原因，导致肝阳偏亢，痰浊中阻，瘀血阻窍，气血亏虚，肾精不足等病理改变，以致头窍失养，或清窍被扰，而发头痛。一般病程长，起病缓，多伴肝、脾、肾诸脏功能失调证候，病性复杂，有虚有实，尤易虚实夹杂，治疗多采取补虚泻实，标本兼顾的治则。切忌头痛医头，并应针对头痛部位酌配引经药物。

【临证备要】

1. 引经药的应用：治疗头痛，除根据辨证论治原则外，还可根据头痛的部位，参照经络循行路线，选择引经药，可以提高疗效。如，太阳头痛选用羌活、蔓荆子、川芎；阳明头痛选用葛根、白芷、知母；少阳头痛选用柴胡、黄芩、川芎；厥阴头痛选用吴茱萸、藁本等。

2. 虫类药的应用：部分慢性头痛，病程长，易反复，经年难愈，病人可表现为头部刺痛，部位固定，面色暗滞，舌暗脉涩等症，治疗时可在辨证论治的基础上，选配全蝎、蜈蚣、僵蚕、地龙、地鳖虫等虫类药，以祛瘀通络，解痉定痛，平肝息风，可获良效。虫类药可入汤剂煎服，亦可研细末冲服，因其多有小毒，故应合理掌握用量，不可过用。以全蝎为例，入汤剂多用3~5克，研末吞服用1~2克，散剂吞服较煎剂为佳，蝎尾功效又较全蝎为胜。亦可将全蝎末少许置于痛侧太阳穴，以胶布固定，可止痛。

3. 偏头痛的特点与治疗：偏头痛，又称偏头风，临床颇为常见。其特点是疼痛暴作，痛势甚剧，一侧头痛，或左或右，或连及眼齿，呈胀痛、刺痛或跳痛，可反复发作，经年不愈，痛止如常人。可因情绪波动，或疲劳过度而引发。偏头痛的病因虽多，但与肝阳偏亢，肝经风火上扰关系最为密切。偏头痛的治疗多以平肝清热，息风通络为法，选用菊花、天麻、黄芩、白芍、川芎、白芷、生石膏、珍珠母、藁本、蔓荆子、钩藤、全蝎、地龙等药。肝火偏盛者，加龙胆草、夏枯草、山栀、丹皮等；若久病入络，证见面色晦滞，唇舌紫暗瘀斑者，可合入血府逐瘀汤，并酌加全蝎、蜈蚣、䗪虫等，以散瘀通络，搜剔息风。

4. 真头痛：真头痛一名，首见于《难经》，在《难经·六十难》中对真头痛有如下描述："入连脑者，名真头痛。"后世王肯堂对此亦有精辟论述："天门真痛，上引泥丸，旦发夕死，夕发旦死。脑为髓海，真气之所聚，卒不受邪，受邪则死不治。"说明真头痛起病急暴，病情危重，预后凶险，若抢救不及时，可迅速死亡。真头痛常见于现代医学中因颅内压升高而导致的以头痛为主要表现的各类危重病症，如高血压危象、蛛网膜下腔出血、硬膜下出血等。临证当辨别病情，明确诊断，多法积极救治。

【医案选读】

病案一

张某，男，48岁，1986年月12月10日初诊。

患者头痛10年余，经常发作，发则头痛难忍，伴有恶心呕吐，用止痛药不能止痛，持续多日不能止，常由过劳、受寒或情绪郁怒诱发。西医诊为血管神经性头痛，历经中西医诊治未愈。近因用脑太过，气候严寒而发，始则视力模糊，羞明畏光，前额及眼眶胀痛，继则头顶及前额两侧剧痛难忍，如锥如刺如裂，曾用强痛定、麦角、杜冷丁不能止痛，畏寒怕风，频频恶心呕吐，甚苦。诊脉弦紧，舌质暗赤，边有紫气，舌下络脉淡紫粗长而怒张，舌苔白滑，头维、印堂及百会穴有压痛，血压及体温正常。脉证合参，证属血瘀夹寒之证。

处方：川芎30克，当归15克，细辛15克，白芷15克，藁本10克，蜈蚣3条（研末冲服）。

水煎，昼夜服2剂，6小时1次。服药2剂，头痛基本停止，泛恶呕吐亦平。原方减量，每日1剂，5日后，诸症消失，偶有失眠，余无所苦，舌脉均转正常。随访半年未再发。

（张丰强主编. 首批国家级名老中医效验秘方精选·血管神经性头痛. 国家文化出版公司. 1996）

病案二

刘某，男，38岁。经常头痛，目眩，心烦，已数年，性情急躁，记忆力显著减退，小便微黄，大便如常，食纳尚佳，脉象浮取微浮，沉取弦细有力，舌红，边缘不齐，苔黄微腻。属肝胆火旺兼外感风邪，宜清热降火为主，佐以养阴祛风。

处方：桑叶6克　菊花6克　僵蚕6克　刺蒺藜10克　川芎5克　藁本5克　丹皮5克　炒山栀6克　龙胆草5克　玄参6克　甘草3克　荷叶10克　石决明15克　木通5克

服3剂。

复诊：头痛消失，但时有头晕，脉转弦细缓，已不浮，舌苔减少，余症同前。拟滋阴养血兼调肠胃，以丸药缓图。

处方：当归尾10克　川芎10克　白芍12克　干地黄18克　丹参10克　炒山栀10克　玄参12克　菊花15克　地骨15克　蒺藜15克　决明子15克　石斛15克　肉苁蓉15克　胡麻仁15克　黑芝麻（炒研）15克　建曲30克　制香附30克

共研细末，和匀，炼蜜为丸，每克重9克，每日早晚各服1丸，细嚼，白开水送下。连服二料，诸症悉平。嘱其颐养性情，勿使肝胆相火再炽。

按：朱丹溪有"五志烦劳，皆属于火"之说，在临床上是屡见不鲜的。本例患者情志过急，水不足以濡，肝胆之火旺，又兼风邪，风火相扇，故头痛目眩，心烦尿黄，脉弦细有力，乃虚中有实之象（肝火旺实肾水不足）。采用清热降火，养阴祛风，虚实互治，先以汤剂折其既燃之势，继以滋水濡养，丸剂缓图其已平之火。虚实缓急，各有次第，故收到一定疗效。

（高辉远等整理. 蒲辅周医案·头痛. 人民卫生出版社. 1975）

【文献摘要】

《素问·五脏生成》："头痛巅疾，下虚上实，过在足少阴、巨阳，甚则入肾。"

《素问·奇病论》："人有病头痛，以数岁不已……当有所犯大寒，内至骨髓，髓者以脑为主，脑逆故令头痛。"

《丹溪心法·头痛》："头痛多主于痰，痛甚者火多，有可吐者，可下者"。"如肥人头痛，是湿痰，宜半夏、苍术。如瘦人，是热，宜酒制黄芩、防风。如感冒头痛，宜防风、羌活、藁本、白芷。如气虚头痛，宜黄芪酒洗、生地黄、南星、秘藏安神汤。如风热在上头痛，宜天麻、蔓荆子、台芎、酒制黄芩。……如顶巅痛，宜藁本、防风、柴胡。东垣云：顶巅痛须用藁本，去川芎。且如太阳头痛，恶风，脉浮紧，川芎、羌活、独活、麻黄之类为主。少阳头痛，脉弦细，往来寒热，柴胡为主。阳明头痛，自汗，发热恶寒，脉浮缓长实，升麻、葛根、石膏、白芷为主。太阴头痛，必有痰，体重，或腹痛，脉沉缓，以苍术、半夏、南星为主。少阴头痛，足寒气逆，为寒厥，其脉沉细，麻黄、附子、细辛为主。厥阴头痛，或吐痰沫，厥冷，其脉浮缓，以吴茱萸汤主之。"

《医宗必读·头痛》："雷头风，头痛而起核块，或头中如雷鸣，震为雷。"

《景岳全书·头痛》："凡诊头痛者，当先审久暂，次辨表里。盖暂痛者，必因邪气，久病者，必兼元气。以暂病言之，则有表邪者，此风寒外袭于经也，治宜疏散，最忌清降；有里邪者，此三阳之火炽于内也，治宜清降，最忌升散，此治邪之法也。其有久病者，则或发或愈，或以表虚者，微感则发，或以阳胜者，微热则发。或以水亏于下，而虚火乘之则发，或以阳虚于上而阴寒胜之则发。所以暂病者当重邪气，久病者当重元气，此固其大纲也。然亦有暂病而虚者，久病而实者，又当因脉因证而详辨之，不可执也。"

《石室秘录·偏治法》："如人病头痛者，人以为风在头，不知非风也，亦肾水不足而邪火冲于脑，终朝头晕，似头痛而非头痛也。若止治风，则痛更甚，法当大补肾水，而头痛头晕自除。"

《医林改错·头痛》："查患头痛者无表证，无里证，无气虚、痰饮等证，忽犯忽好，百方不效，用此方（血府逐瘀汤）一剂而愈。"

第六节　眩　晕

眩是指眼花或眼前发黑，晕是指头晕甚或感觉自身或外界景物旋转。二者常同时并见，故统称为"眩晕"。轻者闭目即止；重者如坐车船，旋转不定，不能站立，或伴有恶心、呕吐、汗出，甚则昏倒等症状。

眩晕最早见于《内经》，称之为"眩冒"。在《内经》中对本病的病因病机作了较多的论述，认为眩晕属肝所主，与髓海不足、血虚、邪中等多种因素有关。如《素问·至真要大论》云："诸风掉眩，皆属于肝"。《灵枢·海论》曰："髓海不足，则脑转耳鸣，胫酸眩冒"。《灵枢·卫气》说："上虚则眩"。《灵枢·大惑论》中说："故邪中于项，因逢其身之虚……入于脑则脑转，脑转则引目系急，目系急则目眩以转矣"。《素问·六元正纪大论》云："木郁之发……甚则耳鸣眩转"。

汉代张仲景认为，痰饮是眩晕的重要致病因素之一，《金匮要略·痰饮咳嗽病脉证并治》说："心下有支饮，其人苦冒眩，泽泻汤主之"。至金元时代，对眩晕的概念、病因病机及治法方药均有了进一步的认识。《素问玄机原病式·五运主病》中言："所谓风气甚，而头目眩运者，由风木旺，必是金衰不能制木，而木复生火，风火皆属阳，多为兼化，阳主乎动，两动相搏，则为之旋转。"主张眩晕的病机应从风火立论。而《丹溪心法·头眩》中则强调"无痰则不作眩"，提出了痰水致眩学说。明清时期对于眩晕发病又有了新的认识。《景岳全书·眩运》篇中指出："眩运一证，虚者居其八九，而兼火兼痰者，不过十中一二耳。"强调指出"无虚不能作眩。"《医学正传·眩运》言："大抵人肥白而作眩者，治宜清痰降火为先，而兼补气之药；人黑瘦而作眩者，治宜滋阴降火为要，而带抑肝之剂。"指出眩晕的发病有痰湿及真水亏虚之分，治疗眩晕亦当分别针对不同体质及证候，辨证治之。此外《医学正传·眩运》还记载了"眩运者，中风之渐也"，认识到眩晕与中风之间有一定的内在联系。

眩晕是临床常见症状，可见于西医的多种疾病。凡梅尼埃综合征、高血压病、低血压、脑动脉硬化、椎-基底动脉供血不足、贫血、神经衰弱等，临床表现以眩晕为主症者，均可参考本节有关内容辨证论治。

【病因病机】

眩晕的病因主要有情志、饮食、体虚年高、跌仆外伤等方面。其病性有虚实两端，属虚者居多，如阴虚易肝风内动，血虚则脑失所养，精亏则髓海不足，均可导致眩晕。属实者多由于痰浊壅遏，或化火上蒙，而形成眩晕。

一、病因

1. 情志不遂

忧郁恼怒太过，肝失条达，肝气郁结，气郁化火，肝阴耗伤，风阳易动，上扰头目，发为眩晕。正如《类证治裁·眩晕》所言："良由肝胆乃风木之脏，相火内寄，其性主动主升；或由身心过动，或由情志郁勃，或由地气上腾，或由冬藏不密，或由高年肾液已衰，水不涵木……以致目昏耳鸣，震眩不定。"

2. 年高肾亏

肾为先天之本，主藏精生髓，脑为髓之海。若年高肾精亏虚，髓海不足，无以充盈于脑；或体虚多病，损伤肾精肾气；或房劳过度，阴精亏虚，均可导致髓海空虚，发为眩晕。如《灵枢·海论》言："髓海不足，则脑转耳鸣，胫酸眩冒，目无所见，懈怠安卧。"如肾阴素亏，水不涵木，肝阳上亢，肝风内动，亦可发为眩晕。

3. 病后体虚

脾胃为后天之本，气血生化之源。若久病体虚，脾胃虚弱，或失血之后，耗伤气血，或饮食不节，忧思劳倦，均可导致气血两虚。气虚则清阳不升，血虚则清窍失养，故而发为眩晕。《景岳全书·眩运》言："原病之由，有气虚者，乃清气不能上升，或汗多亡阳而致，当升阳补气；有血虚者，乃因亡血过多，阳无所附而然，当益阴补血，此皆不足之证也。"

4. 饮食不节

嗜酒无度，过食肥甘，损伤脾胃，以致健运失司，水湿内停，积聚生痰，痰阻中焦，清阳不升，头窍失养，故发为眩晕。

5. 跌仆损伤，瘀血内阻

跌仆坠损，头脑外伤，瘀血停留，阻滞经脉，而致气血不能上荣于头目，故眩晕时作。

二、病机

眩晕之病因虽有上述多种，但其基本病理变化，不外虚实两端。虚者为髓海不足，或气血亏虚，清窍失养；实者为风、火、痰、瘀扰乱清空。本病的病位在于头窍，其病变脏腑与肝、脾、肾三脏相关。肝乃风木之脏，其性主动主升，若肝肾阴亏，水不涵木，阴不维阳，阳亢于上，或气火暴升，上扰头目，则发为眩晕。脾为后天之本，气血生化之源，若脾胃虚弱，气血亏虚，清窍失养，或脾失健运，痰浊中阻，或风阳夹痰，上扰清空，均可发为眩晕。肾主骨生髓，脑为髓海，肾精亏虚，髓海失充，亦可发为眩晕。

眩晕的病性以虚者居多，气虚血亏、髓海空虚、肝肾不足所导致的眩晕多属虚证；因痰浊中阻、瘀血阻络、肝阳上亢所导致的眩晕属实证或本虚标实证。风、火、痰、瘀是眩晕的常见病理因素。

在眩晕的病变过程中，各个证候之间相互兼夹或转化。如脾胃虚弱，气血亏虚而生眩晕，而脾虚又可聚湿生痰，二者相互影响，临床上可以表现为气血亏虚兼有痰湿中阻的证候。如痰湿中阻，郁久化热，形成痰火为患，甚至火盛伤阴，形成阴亏于下，痰火上蒙的复杂局面。再如肾精不足，本属阴虚，若阴损及阳，或精不化气，可以转为肾阳不足或阴阳两虚之证。此外，风阳每夹有痰火，肾虚可以导致肝旺，久病入络形成瘀血，故临床常形成虚实夹杂之证候。若中年以上，阴虚阳亢，风阳上扰，往往有中风晕厥的可能。

【诊查要点】

一、诊断依据

1. 头晕目眩，视物旋转，轻者闭目即止，重者如坐车船，甚则仆倒。
2. 严重者可伴有头痛、项强、恶心呕吐、眼球震颤、耳鸣耳聋、汗出、面色苍白等表现。
3. 多有情志不遂、年高体虚、饮食不节、跌仆损伤等病史。

二、病证鉴别

1. 眩晕与中风

中风以猝然昏仆，不省人事，口舌歪斜，半身不遂，失语，或不经昏仆，仅以㖞僻不遂为特征。中风昏仆与眩晕之甚者相似，眩晕之甚者亦可仆倒，但无半身不遂及不省人事、口舌歪斜诸症。也有部分中风病人，以眩晕、头痛为其先兆表现，故临证当注意中风与眩晕的区别与联系。

2. 眩晕与厥证

厥证以突然昏仆，不省人事，四肢厥冷为特征，发作后可在短时间内苏醒。严重者可一厥不复而死亡。眩晕严重者也有欲仆或晕旋仆倒的表现，但眩晕病人无昏迷、不省人事的表现。

三、相关检查

测血压、查心电图、超声心动、检查眼底、肾功能等，有助于明确诊断高血压病及高血压危象和低血压。查颈椎 X 线片，经颅多普勒检查有助于诊断椎 - 基底动脉供血不足、颈椎病、脑动脉硬化，必要时作 CT 及 MRI 以进一步明确诊断。检查电测听、脑干诱发电位等，有助于诊断梅尼埃综合征。检查血常规及血液系统检验有助于诊断贫血。

【辨证论治】

一、辨证要点

1. 辨相关脏腑

眩晕病在清窍，但与肝、脾、肾三脏功能失调密切相关。肝阳上亢之眩晕兼见头胀痛、面色潮红、急躁易怒、口苦脉弦等症状。脾胃虚弱，气血不足之眩晕，兼有纳呆、乏力、面色㿠白等症状。脾失健运，痰湿中阻之眩晕，兼见纳呆呕恶、头痛、苔腻诸症。肾精不足之眩晕，多兼有腰酸腿软、耳鸣如蝉等症。

2. 辨标本虚实

凡病程较长，反复发作，遇劳即发，伴两目干涩，腰膝酸软，或面色㿠白，神疲乏力，脉细或弱者，多属虚证，由精血不足或气血亏虚所致。凡病程短，或突然发作，眩晕重，视物旋转，伴呕恶痰涎，头痛，面赤，形体壮实者，多属实证。其中，痰湿所致者，头重昏蒙，胸闷呕恶，苔腻脉滑；瘀血所致者，头昏头痛，痛点固定，唇舌紫暗，舌有瘀斑；肝阳风火所致者，眩晕，面赤，烦躁，口苦，肢麻震颤，甚则昏仆，脉弦有力。

二、治疗原则

眩晕的治疗原则是补虚泻实，调整阴阳。虚者当滋养肝肾，补益气血，填精生髓。实证当平肝潜阳，清肝泻火，化痰行瘀。

三、证治分类

1. 肝阳上亢证

眩晕，耳鸣，头目胀痛，口苦，失眠多梦，遇烦劳郁怒而加重，甚则仆倒，颜面潮红，急躁易怒，肢麻震颤，舌红苔黄，脉弦或数。

证机概要：肝阳风火，上扰清窍。

治法：平肝潜阳，清火息风。

代表方：天麻钩藤饮加减。本方功用平肝潜阳，清火息风，可用于肝阳偏亢，风阳上扰而导致的眩晕。

常用药：天麻、石决明、钩藤平肝潜阳息风；牛膝、杜仲、桑寄生补益肝肾；黄芩、山栀、菊花清肝泻火；白芍柔肝滋阴。

若肝火上炎，口苦目赤，烦躁易怒者，酌加龙胆草、丹皮、夏枯草；若肝肾阴虚较甚，目涩耳鸣，腰酸膝软，舌红少苔，脉弦细数者，可酌加枸杞子、首乌、生地、麦冬、玄参；若见目赤便秘，可选加大黄、芒硝或当归龙荟丸以通腑泄热，若眩晕剧烈，兼见手足麻木或震颤者，加羚羊角、石决明、生龙骨、生牡蛎、全蝎、蜈蚣等镇肝息风，清热止痉。

2. 气血亏虚证

眩晕动则加剧，劳累即发，面色㿠白，神疲乏力，倦怠懒言，唇甲不华，发色不泽，心悸少寐，纳少腹胀，舌淡苔薄白，脉细弱。

证机概要：气血亏虚，清阳不展，脑失所养。

治法：补益气血，调养心脾。

代表方：归脾汤加减。本方功用补益气血，健脾养心，主治因心脾两虚，气血不足而导致的眩晕等。

常用药：党参、白术、黄芪益气健脾；当归、熟地、龙眼肉、大枣补血生血养心；茯苓、炒扁豆补中健脾；远志、枣仁养血安神。

若中气不足，清阳不升，兼见气短乏力，纳少神疲，便溏下坠，脉象无力者，可合用补中益气汤；若自汗时出，易于感冒，当重用黄芪，加防风、浮小麦益气固表敛汗；若脾虚湿盛，腹泻或便溏，腹胀纳呆，舌淡舌胖，边有齿痕，可酌加薏苡仁、炒扁豆、泽泻等，当归宜炒用；若兼见形寒肢冷，腹中隐痛，脉沉者，可酌加桂枝、干姜以温中助阳；若血虚较甚，面色㿠白，唇舌色淡者，可加阿胶、紫河车粉（冲服）；兼见心悸怔忡，少寐健忘者，可加柏子仁、合欢皮、夜交藤养心安神。

3. 肾精不足证

眩晕日久不愈，精神萎靡，腰酸膝软，少寐多梦，健忘，两目干涩，视力减退；或遗精滑泄，耳鸣齿摇；或颧红咽干，五心烦热，舌红少苔，脉细数；或面色㿠白，形寒肢冷，舌淡嫩，苔白，脉弱尺甚。

证机概要：肾精不足，髓海空虚，脑失所养。

治法：滋养肝肾，益精填髓。

代表方：左归丸加减。本方滋阴补肾，填精补髓，主治因肾精不足，髓海失养而导致的眩晕。

常用药：熟地、山萸肉、山药滋阴补肾；龟板、鹿角胶、紫河车滋肾助阳，益精填髓；杜仲、枸杞子、菟丝子补益肝肾；牛膝强肾益精。

若阴虚火旺，症见五心烦热，潮热颧红，舌红少苔，脉细数者，可选加鳖甲、龟板、知母、黄柏、丹皮、地骨皮等；若肾失封藏固摄，遗精滑泄者，可酌加芡实、莲须、桑螵蛸等；若兼失眠，多梦，健忘诸症，加阿胶、鸡子黄、酸枣仁、柏子仁等交通心肾，养心安神。

若阴损及阳，肾阳虚明显，表现为四肢不温，形寒怕冷，精神萎靡，舌淡脉沉者，或予右归丸温补肾阳，填精补髓，或酌配巴戟天、仙灵脾、肉桂。若兼见下肢浮肿，尿少等症，可加桂枝、茯苓、泽泻等温肾利水；若兼见便溏，腹胀少食，可加白术、茯苓以健脾止泻。

4. 痰湿中阻证

眩晕，头重昏蒙，或伴视物旋转，胸闷恶心，呕吐痰涎，食少多寐，舌苔白腻，脉濡滑。

证机概要：痰浊中阻，上蒙清窍，清阳不升。

治法：化痰祛湿，健脾和胃。

代表方：半夏白术天麻汤加减。本方燥湿化痰，平肝息风，用于治疗脾虚湿盛，风痰上扰之眩晕。

常用药：半夏、陈皮健脾燥湿化痰；白术、苡仁、茯苓健脾化湿；天麻化痰息风，止头眩。

若眩晕较甚，呕吐频作，视物旋转，可酌加代赭石、竹茹、生姜、旋覆花以镇逆止呕；若脘闷纳呆，加砂仁、白蔻仁等芳香和胃；若兼见耳鸣重听，可酌加郁金、菖蒲、葱白以通阳开窍；若痰郁化火，头痛头胀，心烦口苦，渴不欲饮，舌红苔黄腻，脉弦滑者，宜用黄连温胆汤清化痰热。

5. 瘀血阻窍证

眩晕，头痛，兼见健忘，失眠，心悸，精神不振，耳鸣耳聋，面唇紫暗，舌暗有瘀斑，脉涩或细涩。

证机概要：瘀血阻络，气血不畅，脑失所养。

治法：祛瘀生新，活血通窍。

代表方：通窍活血汤加减。本方活血化瘀，通窍止痛，用于治疗跌仆外伤，瘀阻头窍而导致的眩晕、头痛诸症。

常用药：川芎、赤芍、桃仁、红花活血化瘀，通窍止痛；白芷、菖蒲、老葱通窍理气，温经止痛；当归养血活血；地龙、全蝎善入经络，镇痉祛风。

若兼见神疲乏力，少气自汗等症，加入黄芪、党参益气行血；若兼畏寒肢冷，感寒加重，可加附子、桂枝温经活血。

【预防调护】

预防眩晕之发生，应避免和消除能导致眩晕发生的各种内、外致病因素。要适当锻炼，增强体质；保持情绪稳定，防止七情内伤；注意劳逸结合，避免体力和脑力的过度劳累；饮食有节，防止暴饮暴食，过食肥甘醇酒及过咸伤肾之品，尽量戒烟戒酒。

眩晕发病后要及时治疗，注意休息，严重者当卧床休息；注意饮食清淡，保持情绪稳定，避免突然、剧烈的体位改变和头颈部运动，以防眩晕症状的加重，或发生昏仆。有眩晕史的病人，当避免剧烈体力活动，避免高空作业。

【结　语】

眩晕是以目眩、头晕为主要特征的一类疾病。本病的病因有饮食不节、情志不遂、体虚年高、跌仆损伤等多种因素。本病的病变部位主要在清窍，病变脏腑与肝、脾、肾三脏有关。多属本虚证或本虚标实之证，常见病证有肝阳上亢、肾精不足、气血亏虚、痰浊内蕴、瘀血阻络五种，各证候之间又常可出现转化，或不同证候相兼出现。如肝阳上亢可兼肝肾阴虚，气血亏虚可夹痰浊中阻，血虚可兼肝阳上亢等。针对本病各证候的不同，治疗可根据标本缓急分别采取平肝、息风、潜阳、清火、化痰、化瘀等法以治其标，补益气血、滋补肝肾等法以治其本。

【临证备要】

1. 眩晕从肝论治。经曰："诸风掉眩，皆属于肝"，肝木旺，风气甚，则头目眩晕，故眩晕之病与肝关系最为密切。其病位虽主要在肝，但由于病人体质因素及病机演变的不同，可表现肝阳上亢、内风上旋，水不涵木、虚阳上扰，阴血不足、血虚生风，肝郁化火、火性炎上等不同的证候，因此，临证之时，当根据病机的异同择用平肝、柔肝、养肝、疏肝、清肝诸法。

2. 警惕"眩晕乃中风之渐"。眩晕一证在临床较为多见，其病变以虚实夹杂为主，其中因肝肾阴亏，肝阳上亢而导致的眩晕最为常见，此型眩晕若肝阳暴亢，阳亢化风，可夹痰夹火，窜走经隧，病人可以出现眩晕头胀，面赤头痛，肢麻震颤，甚则昏倒等症状，当警惕有发生中风的可能。必须严密监测血压、神志、肢体肌力、感觉等方面的变化，以防病情突变。还应嘱咐病人忌恼怒急躁，忌肥甘醇酒，按时服药，控制血压，定期就诊，监测病情变化。

3. 部分病人可配合手法治疗。部分眩晕病人西医诊断属椎-基底动脉供血不足，检查多发现有颈椎病的表现，临证除给予药物治疗外，还可以适当配合手法治疗，以缓解颈椎病的症状。还应嘱病人注意锻炼颈肩部肌肉，避免突然、剧烈地改变头部体位。避免高空作业。

【医案选读】

病案一

苏某，女，36岁。初诊：1971年12月6日。

素有高血压，头目晕眩，夜寐时手足麻木，且有重感，脉弦苔净。以疏肝平潜为治。

桑寄生9g 钩藤12g 珍珠母15g 代赭石12g 八月札9g 柴胡4.5g 制香附9g 旋覆花9g（包） 乌药6g 5剂。

复诊：12月12日。素有高血压（200/135mmHg），头眩，近日感脘腹部作胀，手足麻，脉微弦，苔薄。以疏理为治。

旋覆花9g（包） 代赭石12g 蔻仁3g（杵） 川朴4.5g 白芍9g 大腹皮9g 柴胡4.5g 制香附9g 沉香曲12g 焦大曲12g 5剂。

三诊：12月20日。药后血压略平（160mmHg），面色较红，腹脘气滞感，嗳气，脉微弦而数，苔光质暗红。以平降为主。

夏枯草24g 益母草15g 钩藤9g 焦山栀9g 珍珠母30g 白芍9g 桑寄生12g 代赭石12g 炙龟板15g 马蹄决明12g 5剂。

（田元祥等编．内科疾病名家验案评析·心血管疾病分册·何任医案．中国中医药出版社．2000）

病案二

李某，男，57岁，1961年4月17日初诊。

自1952年起头晕，如坐舟车，感觉周身环境转动，呕吐，血压低，耳鸣如蝉声，于1953～1957年均同样发作过，西医检查有内耳平衡失调，诊为梅尼埃综合征。近2月来头昏头晕，不能久看书，稍久则头痛头晕加重，胃部不适，有欲吐之感，并摇晃欲倒，食纳减退，嗳气，矢气多，大便正常，皮肤发痒，西医诊为荨麻疹，影响睡眠，噩梦多，小便稍频，有少许痰，有时脱肛，脉弦细无力，舌淡无苔。根据脉症，中医认为属中虚脾弱夹痰，兼心气不宁，治宜益中气，调脾胃，佐以宁心理痰。用补中益气汤加味。

炙黄芪四钱，党参三钱，柴胡八分，升麻八分，白术二钱，当归一钱五分，陈皮一钱五分，炙甘草一钱，茯苓二钱，炒远志一钱，法半夏一钱，生姜三片，大枣三枚。服5剂，隔天1剂。

5月12日二诊：诸症见轻，由于看报稍久，6天前严重失眠，大便有时燥，近日二便尚调，脉迟滑，舌正中心苔薄黄腻，似有食滞之象，仍拟前法。原方黄芪改二钱，加枣仁二钱，焦山楂一钱。

5月31日三诊：服药后自觉见效，食欲及睡眠好转，二便调，精神佳，看书写字较前久些，小便正常，脉虚，舌正无苔。改心脾肝并调，予补中益气丸八两，每早服二钱，归脾丸八两，每晚服二钱，感冒时停服。药后失眠，头晕消失。

（高辉远等整理．蒲辅周医案·眩晕．人民卫生出版社．1972）

【文献摘要】

《灵枢·海论》："脑为髓之海，其输上在于其盖，下在风府。……髓海有余，则轻劲多力，自过其度；髓海不足，则脑转耳鸣，胫酸眩冒，目无所见，懈怠安卧。"

《丹溪心法·头眩》："头眩，痰夹气虚并火，治痰为主，夹补气药及降火药。无痰则不作眩，痰因火动。"

《景岳全书·眩运》："丹溪则曰无痰不能作眩，当以治痰为主，而兼用它药。余则曰无虚不能作眩，当以治虚为主，而酌兼其标。"

《证治汇补·卷之四》："以肝上连目系而应于风，故眩为肝风，然亦有因火、因痰、因虚、因暑、因湿者。"

第七节 中 风

中风是以猝然昏仆，不省人事，半身不遂，口眼歪斜，语言不利为主症的病证。病轻者可无昏仆而仅见半身不遂及口眼歪斜等症状。

由于本病发生突然，起病急骤，"如矢石之中的，若暴风之疾速。"临床见症不一，变化多端而速疾，有晕仆、抽搐，与自然界"风性善行而数变"的特征相似，故古代医家取类比象而名之为"中风"；又因其发病突然，亦称之为"卒中"。至于《伤寒论》所说之"中风"，乃外感病中的太阳表虚之证，与本节所述不可混淆。

《内经》中无中风的病名，但有关中风的论述较详。在病名方面，依据症状表现和发病阶段不同而有不同的名称。如在卒中昏迷期间称为仆击、大厥、薄厥；半身不遂者则有偏枯、偏风、身偏不用、风痱等病名。在病因方面，认识到感受外邪，烦劳暴怒可以诱发本病。如《灵枢·刺节真邪》篇云："虚邪偏客于身半，其入深，内居营卫，营卫稍衰则真气去，邪气独留，发为偏枯。"《素问·生气通天论》云："阳气者，大怒则形气绝，而血菀于上，使人薄厥。"《素问·调经论》云："血之与气，并走于上，则为大厥，厥则暴死，气复返则生，不返则死。"此外，还认识到本病的发生与体质、饮食有密切的关系。如《素问·通评虚实论》曾经明确指出："……仆击，偏枯……肥贵人则膏粱之疾也。"这些论述为后世临床的发展奠定了基础。

在《内经》理论指导下，历代医家对中风的病因病机和治法作了进一步的探讨和发挥。大体可划分为两个阶段。在唐宋以前，以"外风"学说为主，多从"内虚邪中"立论。如《灵枢》所说"真气去，邪气独留"；东汉·张仲景认为"络脉空虚"，风邪入中是本病发生的主因，并以邪中深浅、病情轻重而分为中经中络、中脏中腑。在治疗上，主要以疏风散邪，扶助正气为法，《千金方》小续命汤和《素问病机气宜保命集》大秦艽汤，均为代表方。唐宋以后，特别是金元时期，突出以"内风"立论，是中风病因学说的一大转折。如张元素认为病因是热，他说："风本生于热，以热为本，以风为标。"刘河间则主"心火暴盛"。李东垣认为属"正气自虚"。《医学发明·中风有三》说："中风者，非外来风邪，乃本气自病也。凡人年逾四旬，多有此疾。"朱丹溪主张"湿痰生热"，《丹溪心法·论中风》指出："东南之人，多是湿土生痰，痰生热，热生风也"。元代王履提出"真中"、"类中"病名。《医经溯洄集·中风辨》指出："因于风者，真中风也；因于火、因于气、因于湿者，类中风，而非中风也。"其后，明代张景岳认为本病与外风无关，而倡导"非风"之说，并提出"内伤积损"的论点。《景岳全书·非风》言："非风一症，即时人所谓中风症也。此症多见卒倒，卒倒多由昏愦，本皆内伤积损颓败而然，原非外感风寒所致"。同代医家李中梓将中风中脏腑明确分为闭、脱二证。至清代叶天士始明确以"内风"立论，《临证指南医案·中风》进一步阐明了"精血衰耗，水不涵木……肝阳偏亢，内风时起"的发病机理，并提出滋液息风，补阴潜阳，以及开闭、固脱等法。王清任指出中风半身不遂，偏身麻木是由于"气虚血瘀"所致，立补阳还五汤治疗偏瘫，至今仍为临床常用。近代医家张伯龙、张山雷等总结前人经验，进一步探讨发病机理，认识到本病的发生主要在于肝阳化风，气血并逆，直冲犯脑。至此对中风的病因病机和治法认识渐趋深化。

根据中风的临床表现特征，西医学中的急性脑血管疾病与之相近，包括缺血性中风和出血性中风，如短暂性脑缺血发作、局限性脑梗死、原发性脑出血和蛛网膜下腔出血等，均可参照本节进行辨证论治。

【病因病机】

本病多是在内伤积损的基础上，复因劳逸失度、情志不遂、饮酒饱食或外邪侵袭等触发，引起脏腑阴阳失调，血随气逆，肝阳暴张，内风旋动，夹痰夹火，横窜经脉，蒙蔽神窍，从而发生猝然昏仆、半身不遂诸症。

一、病因

1. 内伤积损

素体阴亏血虚，阳盛火旺，风火易炽，或年老体衰，肝肾阴虚，肝阳偏亢，复因将息失宜，致使阴虚阳亢，气血上逆，上蒙神窍，突发本病。

2. 劳欲过度

《素问·生气通天论》说："阳气者，烦劳则张。"烦劳过度，耗气伤阴，易使阳气暴张，引动风阳上旋，气血上逆，壅阻清窍；纵欲过度，房事不节，亦能引动心火，耗伤肾水，水不制火，则阳亢风动。

3. 饮食不节

嗜食肥甘厚味、辛香炙煿之物，或饮酒过度，致使脾失健运，聚湿生痰，痰湿生热，热极生风，终致风火痰热内盛，窜犯络脉，上阻清窍。此即《丹溪心法·论中风》所言："湿土生痰，痰生热，热生风也。"

4. 情志所伤

五志过极，心火暴甚，可引动内风而发卒中，其中以郁怒伤肝为多。平素忧郁恼怒，情志不畅，肝气不舒，气郁化火，则肝阳暴亢，引动心火，气血上冲于脑，神窍闭阻，遂致卒倒无知。或长期烦劳过度，精神紧张，虚火内燔，阴精暗耗，日久导致肝肾阴虚，阳亢风动。此外，素体阳盛，心肝火旺之青壮年，亦有遇怫郁而阳亢化风，以致突然发病者。

5．气虚邪中

气血不足，脉络空虚，尤其在气候突变之际，风邪乘虚入中，气血痹阻，或痰湿素盛，形盛气衰，外风引动内风，痰湿闭阻经络，而致㖞僻不遂。

二、病机

中风的形成虽有上述各种原因，但其基本病机总属阴阳失调，气血逆乱。病位在心脑，与肝肾密切相关。《素问·脉要精微论》说："头者，精明之府。"李时珍在《本草纲目》中亦指出脑为"元神之府"。"精明"、"元神"均指主宰精神意识思维活动功能而言，因此可以认为神明为心脑所主。病理基础则为肝肾阴虚。因肝肾之阴下虚，则肝阳易于上亢，复加饮食起居不当，情志刺激或感受外邪，气血上冲于脑，神窍闭阻，故猝然昏仆，不省人事。病理因素主要为风、火、痰、气、瘀，其形成与脏腑功能失调有关。如肝肾阴虚，阳亢化火生风，或五志化火动风。脾失健运，痰浊内生，或火热炼液为痰。暴怒血菀于上，或气虚无力推动，皆可致瘀血停滞。四者之间可互相影响或兼见同病，如风火相扇，痰瘀互结等。严重时风阳痰火与气血阻于脑窍，横窜经络，出现昏仆、失语、㖞僻不遂。

病理性质多属本虚标实。肝肾阴虚，气血衰少为致病之本，风、火、痰、气、瘀为发病之标，两者可互为因果。发病之初，邪气鸱张，风阳痰火炽盛，气血上菀，故以标实为主；如病情剧变，在病邪的猛烈攻击下，正气急速溃败，可以正虚为主，甚则出现正气虚脱。后期因正气未复而邪气独留，可留后遗症。

由于病位浅深、病情轻重的不同，中风又有中经络和中脏腑之别。轻者中经络，重者中脏腑。若肝风夹痰，横窜经络，血脉瘀阻，气血不能濡养机体，则见中经络之证，表现为半身不遂，口眼歪斜，不伴神志障碍；若风阳痰火蒙蔽神窍，气血逆乱，上冲于脑，则见中脏腑重证，络损血溢，瘀阻脑络，而致猝然昏倒，不省人事。因邪正虚实的不同，而有闭脱之分及由闭转脱的演变。闭证之中腑者，因肝阳暴亢或痰热腑实，风痰上扰，见㖞僻不遂，神志欠清，大便不通；中脏者，风阳痰火内闭神窍，脑络瘀阻，则见昏仆，不省人事，肢体拘急等症。因于痰火瘀热者，为阳闭；因于痰浊瘀阻者为阴闭。若风阳痰火炽盛，进一步耗灼阴精，阴虚及阳，阴竭阳亡，阴阳离决，则出现脱证，表现为口开目合，手撒肢冷，气息微弱等虚脱症状。由此可见，中风的发生，病机虽然复杂，但归纳起来不外虚（阴虚、血虚）、火（肝火、心火）、风（肝风、外风）、痰（风痰、湿痰）、气（气逆、气滞）、血（血瘀）六端。

恢复期因气血失调，血脉不畅而后遗经络形证。中脏腑者病情危重，但经积极抢救治疗，往往可使病人脱离危险，神志渐趋清醒，但因肝肾阴虚，气血亏损未复，风、火、痰、瘀之邪留滞经络，气血运行不畅，而仍留有半身不遂，口歪或不语等后遗症，一般恢复较难。

【诊查要点】

一、诊断依据

1. 具有突然昏仆，不省人事，半身不遂，偏身麻木，口眼歪斜，言语謇涩等特定的临床表现。轻症仅见眩晕，偏身麻木，口眼歪斜，半身不遂等。

2. 多急性起病，好发于 40 岁以上年龄。

3. 发病之前多有头晕、头痛、肢体一侧麻木等先兆症状。

4. 常有眩晕、头痛、心悸等病史，病发多有情志失调、饮食不当或劳累等诱因。

二、病证鉴别

1. 中风与口僻

口僻俗称吊线风，主要症状是口眼歪斜，但常伴耳后疼痛，口角流涎，言语不清，而无半身不遂或神志障碍等表现，多因正气不足，风邪入脉络，气血痹阻所致，不同年龄均可罹患。

2. 中风与厥证

厥证也有突然昏仆、不省人事之表现，一般而言，厥证神昏时间短暂，发作时常伴有四肢逆冷，移时多可自行苏醒，醒后无半身不遂、口眼㖞斜、言语不利等表现。

3. 中风与痉证

痉证以四肢抽搐、项背强直，甚至角弓反张为主症，发病时也可伴有神昏，需与中风闭证相鉴别。但痉证之神昏多出现在抽搐之后，而中风患者多在起病时即有神昏，而后可以出现抽搐。痉证抽搐时间长，中风抽搐时间短。痉证患者无半身不遂、口眼㖞斜等症状。

4. 中风与痿证

痿证可以有肢体瘫痪，活动无力等类似中风之表现；中风后半身不遂日久不能恢复者，亦可见肌肉瘦削，筋脉弛缓，两者应予以区别。但痿证一般起病缓慢，以双下肢瘫痪或四肢瘫痪，或肌肉萎缩，筋惕肉瞤为多见；而中风的肢体瘫痪多起病急骤，且以偏瘫不遂为主。痿证起病时无神昏，中风则常有不同程度的神昏。

5. 中风与痫证

痫证发作时起病急骤，突然昏仆倒地，与中风相似。但痫证为阵发性神志异常的疾病，卒发仆地时常口中作声，如猪羊啼叫，四肢频抽而口吐白沫；中风则仆地无声，一般无四肢抽搐及口吐涎沫的表现。痫证之神昏多为时短暂，移时可自行苏醒，醒后一如常人，但可再发；中风患者昏仆倒地，其神昏症状严重，持续时间长，难以自行苏醒，需及时治疗方可逐渐清醒。中风多伴有半身不遂、口眼㖞斜等症，亦与痫证不同。

三、相关检查

中风与西医急性脑血管病相近，临床可作脑脊液、眼底及 CT、MRI 等检查。短暂性脑缺血发作检查无明显异常。局限性脑梗死，患者脑脊液压力不高，常见在正常范围，蛋白质含量可高。头颅 CT 和 MRI 可显示梗死区。出血性中风在起病后 1 周 CT 能正确诊断大脑内直径在 1 厘米或更大的血肿。对于脑干内小的血肿或血块已变为和脑组织等密度时，MRI 的诊断比 CT 可靠。原发性蛛网膜下腔出血主要原因为动脉瘤破裂和动静脉血管畸形，早期 CT 扫描，可显示破裂附近脑池或脑裂内有无凝血块，脑内或硬膜下血肿及是否合并脑出血。MRI 对原发性蛛网膜下腔出血的诊断并不可靠，无 CT 条件下，可谨慎进行脑脊液检查。

【辨证论治】

一、辨证要点

1．辨中经络、中脏腑

中经络者虽有半身不遂、口眼㖞斜、语言不利，但意识清楚；中脏腑则昏不知人，或神志昏糊、迷蒙，伴见肢体不用。

2．中脏腑辨闭证与脱证

闭证属实，因邪气内闭清窍所致，症见神志昏迷、牙关紧闭、口噤不开、两手握固、肢体强痉等。脱证属虚，乃为五脏真阳散脱，阴阳即将离决之候，临床可见神志昏愦无知、目合口开、四肢松懈瘫软、手撒肢冷汗多、二便自遗、鼻息低微等。此外，还有阴竭阳亡之分，并可相互关联。闭证常见于骤起，脱证则由闭证恶变转化而成。并可见内闭外脱之候。

3．闭证当辨阳闭和阴闭

阳闭有瘀热痰火之象，如身热面赤、气粗鼻鼾、痰声如拽锯、便秘溲黄、舌苔黄腻、舌绛干，甚则舌体卷缩，脉弦滑而数。阴闭有寒湿痰浊之征，如面白唇紫、痰涎壅盛、四肢不温、舌苔白腻、脉沉滑等。

4．辨病期

根据病程长短，分为三期。急性期为发病后二周以内，中脏腑可至一个月；恢复期指发病二周后或一个月至半年内；后遗症期指发病半年以上。

二、治疗原则

中经络以平肝息风，化痰祛瘀通络为主。中脏腑闭证，治当息风清火，豁痰开窍，通腑泄热；脱证急宜救阴回阳固脱；对内闭外脱之证，则须醒神开窍与扶正固脱兼用。恢复期及后遗症期，多为虚实兼夹，当扶正祛邪，标本兼顾，平肝息风，化痰祛瘀与滋养肝肾，益气养血并用。

三、证治分类

（一）中经络

1．风痰入络证

肌肤不仁，手足麻木，突然发生口眼㖞斜，语言不利，口角流涎，舌强语謇，甚则半身不遂，或兼见手足拘挛，关节酸痛等症，舌苔薄白，脉浮数。

证机概要：脉络空虚，风痰乘虚入中，气血闭阻。

治法：祛风化痰通络。

代表方：真方白丸子加减。本方化痰通络，用于治疗风痰入客经络，症见口眼㖞斜，舌强不语，手足不遂等症。

常用药：半夏、南星、白附子祛风化痰；天麻、全蝎息风通络；当归、白芍、鸡血藤、豨莶草养血祛风。

语言不清者，加菖蒲、远志祛痰宣窍；痰瘀交阻，舌紫有瘀斑，脉细涩者，可酌加丹参、桃仁、红花、赤芍等活血化瘀。

2. 风阳上扰证

平素头晕头痛，耳鸣目眩，突然发生口眼㖞斜，舌强语謇，或手足重滞，甚则半身不遂等症，舌质红苔黄，脉弦。

证机概要：肝火偏旺，阳亢化风，横窜络脉。

治法：平肝潜阳，活血通络。

代表方：天麻钩藤饮加减。本方平肝息风镇潜，用于阳亢风动，晕眩，肢麻等症。

常用药：天麻、钩藤平肝息风；珍珠母、石决明镇肝潜阳；桑叶、菊花清肝泄热；黄芩、山栀清肝泻火；牛膝活血化瘀，引气血下行。

夹有痰浊，胸闷，恶心，苔腻，加陈胆星、郁金；头痛较重，加羚羊角、夏枯草以清肝息风；腿足重滞，加杜仲、寄生补益肝肾。

3. 阴虚风动证

平素头晕耳鸣，腰酸，突然发生口眼㖞斜，言语不利，手指瞤动，甚或半身不遂，舌质红，苔腻，脉弦细数。

证机概要：肝肾阴虚，风阳内动，风痰瘀阻经络。

治法：滋阴潜阳，息风通络。

代表方：镇肝息风汤加减。本方既补肝肾之阴，又能息风潜阳，用于阴虚风动之眩晕，头痛，舌强，肢颤等。

常用药：白芍、天冬、玄参、枸杞子滋阴柔肝息风；龙骨、牡蛎、龟板、代赭石镇肝潜阳；牛膝、当归活血化瘀，且引血下行；天麻、钩藤平肝息风。

痰热较重，苔黄腻，泛恶，加胆星、竹沥、川贝母清热化痰；阴虚阳亢，肝火偏旺，心中烦热，加栀子、黄芩清热除烦。

（二）中腑脏

1. 闭证

（1）痰热腑实证

素有头痛眩晕，心烦易怒，突然发病，半身不遂，口舌㖞斜，舌强语謇或不语，神识欠清或昏糊，肢体强急，痰多而黏，伴腹胀，便秘，舌质暗红，或有瘀点瘀斑，苔黄腻，脉弦滑或弦涩。

证机概要：痰热阻滞，风痰上扰，腑气不通。

治法：通腑泄热，息风化痰。

代表方：桃仁承气汤加减。本方功能通腑泄热，顺降气血，治疗腑热内结，腹胀便秘等症，可用于中风急性期痰热腑实之证。

常用药：桃仁、大黄、芒硝、枳实通腑泄热，凉血化瘀；陈胆星、黄芩、全瓜蒌清热化痰；桃仁、赤芍、丹皮凉血化瘀；牛膝引气血下行。

头痛，眩晕严重者，加钩藤、菊花、珍珠母平肝降逆；烦躁不安，彻夜不眠，口干，舌红，加生地、沙参、夜交藤养阴安神。

（2）痰火瘀闭证

突然昏仆，不省人事，牙关紧闭，口噤不开，两手握固，大小便闭，肢体强痉，面赤身热，气粗口臭，躁扰不宁，苔黄腻，脉弦滑而数。

证机概要：肝阳暴张，阳亢风动，痰火壅盛，气血上逆，神窍闭阻。

治法：息风清火，豁痰开窍。

代表方：羚角钩藤汤加减。本方功能凉肝息风，清热化痰，养阴舒筋，用于风阳上扰，蒙蔽清窍而见眩晕、痉厥和抽搐等症者。另可服至宝丹或安宫牛黄丸以清心开窍。亦可用醒脑静或清开灵注射液静脉滴注。

常用药：羚羊角（或山羊角）、钩藤、珍珠母、石决明平肝息风；胆星、竹沥、半夏、天竺黄、黄连清热化痰；石菖蒲、郁金化痰开窍。

若痰热阻于气道，喉间痰鸣辘辘，可服竹沥水、猴枣散以豁痰镇惊；肝火旺盛，面红目赤，脉弦劲有力，宜酌加龙胆草、山栀、夏枯草、代赭石、磁石等清肝镇摄之品；腑实热结，腹胀便秘，苔黄厚，宜加生大黄、元明粉、枳实；痰热伤津，舌质干红，苔黄糙者，宜加沙参、麦冬、石斛、生地。

（3）痰浊瘀闭证

突然昏仆，不省人事，牙关紧闭，口噤不开，两手握固，肢体强痉，大小便闭，面白唇暗，静卧不烦，四肢不温，痰涎壅盛，苔白腻，脉沉滑缓。

证机概要：痰浊偏盛，上壅清窍，内蒙心神，神机闭塞。

治法：化痰息风，宣郁开窍。

代表方：涤痰汤加减。本方化痰开窍，用于痰蒙心窍，神志呆滞不清者。另可用苏合香丸宣郁开窍。

常用药：半夏、茯苓、橘红、竹茹化痰；郁金、石菖蒲、胆星豁痰开窍；天麻、钩藤、僵蚕息风化痰。

兼有动风者，加天麻、钩藤以平息内风；有化热之象者，加黄芩、黄连；见戴阳证者，属病情恶化，宜急进参附汤、白通加猪胆汁汤救治。

2．脱证（阴竭阳亡）

突然昏仆，不省人事，目合口张，鼻鼾息微，手撒肢冷，汗多，大小便自遗，肢体软瘫，舌痿，脉细弱或脉微欲绝。

证机概要：正不胜邪，元气衰微，阴阳欲绝。

治法：回阳救阴，益气固脱。

代表方：参附汤合生脉散加味。参附汤补气回阳，用于阳气衰微，汗出肢冷欲脱；生脉散益气养阴，用于津气耗竭。两方同用功能益气回阳，救阴固脱，主治阴竭阳亡之证。亦可用参麦注射液或生脉注射液静脉滴注。

常用药：人参、附子补气回阳；麦冬、五味子、山萸肉滋阴敛阳。

阴不恋阳，阳浮于外，津液不能内守，汗泄过多者，可加龙骨、牡蛎敛汗回阳；阴精耗伤，舌干，脉微者，加玉竹、黄精以救阴护津。

（三）恢复期

中风病急性阶段经抢救治疗，若神志渐清，痰火渐平，饮食稍进，渐入恢复期，但后遗症有半身不遂、口歪、语言謇涩或失音等。此时仍须积极治疗并加强护理。

针灸与药物治疗并进，可以提高疗效。药物治疗根据病情可采用标本兼顾或先标后本等治法。治标宜搜风化痰，通络行瘀；肝阳偏亢者，可采用平肝潜阳法。治本宜补益气血，滋养肝肾或阴阳并补。

1．风痰瘀阻证

口眼歪斜，舌强语謇或失语，半身不遂，肢体麻木，苔滑腻，舌暗紫，脉弦滑。

证机概要：风痰阻络，气血运行不利。

治法：搜风化痰，行瘀通络。

代表方：解语丹加减。本方祛风化痰活络，治风痰阻于廉泉，舌强不语等。

常用药：天麻、胆星、天竺黄、半夏、陈皮息风化痰；地龙、僵蚕、全蝎搜风通络；远志、菖蒲化痰宣窍，豨莶草、桑枝、鸡血藤、丹参、红花祛风活血通络。

痰热偏盛者，加全瓜蒌、竹茹、川贝母清化痰热；兼有肝阳上亢，头晕头痛，面赤，苔黄舌红，脉弦劲有力，加钩藤、石决明、夏枯草平肝息风潜阳；咽干口燥，加天花粉、天冬养阴润燥。

2．气虚络瘀证

肢体偏枯不用，肢软无力，面色萎黄，舌质淡紫或有瘀斑，苔薄白，脉细涩或细弱。

证机概要：气虚血瘀，脉阻络痹。

治法：益气养血，化瘀通络。

代表方：补阳还五汤加减。本方益气养血，化瘀通络，适用于中风恢复阶段，气虚血滞，而无风阳痰热表现之半身不遂，口眼歪斜，或语言謇涩之证。

常用药：黄芪补气以养血；桃仁、红花、赤芍、归尾、川芎养血活血，化瘀通经；地龙、牛膝引血下行，通络。

血虚甚，加枸杞、首乌藤以补血；肢冷，阳失温煦，加桂枝温经通脉；腰膝酸软，加川断、桑寄生、杜仲以壮筋骨，强腰膝。

3．肝肾亏虚证

半身不遂，患肢僵硬，拘挛变形，舌强不语，或偏瘫，肢体肌肉萎缩，舌红脉细，或舌淡红，脉沉细。

证机概要：肝肾亏虚，阴血不足，筋脉失养。

治法：滋养肝肾。

代表方：左归丸合地黄饮子加减。左归丸功专滋补肝肾真阴，用于精血不足，不能荣养筋脉，腰膝酸软，肢体不用等症；地黄饮子功能滋肾阴，补肾阳，开窍化痰，用于下元虚衰，虚火上炎，痰浊上泛所致之舌强不语，足废不用等症。

常用药：干地黄、首乌、枸杞、山萸肉补肾益精；麦冬、石斛养阴生津；当归、鸡血藤养血和络。

加减：若腰酸腿软较甚，加杜仲、桑寄生、牛膝补肾壮腰；肾阳虚，加巴戟天、苁蓉补肾益精，附子、肉桂温补肾阳；夹有痰浊，加菖蒲、远志、茯苓化痰开窍。

【预防调护】

关于中风的预防问题，在祖国医学也早有论述。如朱丹溪提出："眩晕者，中风之渐也。"元·罗天益在《卫生宝鉴·中风门》也提到："凡人初觉大指、次指麻木不仁或不用者，三年中有中风之疾也。"明·李用粹在《证治汇补·预防中风》中也强调："平人手指麻木，不时眩晕，乃中风先兆，须预防之。宜慎起居，节饮食，远房帏，调情志。"以上论述均表明，应识别中风先兆，及时处理，以预防中风发生。平时在饮食上宜食清淡易消化之物，忌肥甘厚味、动风、辛辣刺激之品，并禁烟酒，要保持心情舒畅，做到起居有常，饮食有节，避免疲劳，以防止卒中和复中。

既病之后，应加强护理。遇中脏腑昏迷时，须密切观察病情变化，注意面色、呼吸、汗出等变化，以防向闭脱转化。加强口腔护理，及时清除痰涎，喂服或鼻饲中药时应少量多次频服。恢复期要加强偏瘫肢体的被动活动，进行各种功能锻炼，并配合针灸、推拿、理疗、按摩等。偏瘫严重者，防止患肢受压而发生变形。语言不利者，宜加强语言训练。长期卧床者，保护局部皮肤，防止发生褥疮。

【结　语】

中风病多见于中年以上患者，以发病突然，昏倒不省人事，口眼歪斜，半身不遂，或仅有口歪，半身不遂，或语言不利为临床特征。

中风的形成，有原始病因和诱发因素。原始病因以情志不调，久病体虚，饮食不节，素体阳亢为主。诱发因素主要为烦劳、恼怒、醉饱无常、气候变化等。病位在脑，涉及到心、肝、肾。病理基础为肝肾阴虚，病理因素为肝风、痰火和血瘀。病机主要为阴阳失调，气血逆乱，上冲于脑。轻者中经络，重者中脏中腑。中脏又有闭脱之分，闭证邪势盛，多见痰火内闭；脱证正气虚，可致阴竭阳亡。

中经络的治疗，一般宜平肝息风，化痰通络。中腑宜通腑泄热。中脏之闭证治宜息风清火，豁痰开窍；脱证治宜救阴回阳固脱。恢复阶段以经络病变为主，应配合针灸治疗，使直接作用于经络，同时加强功能锻炼，促进恢复。临床有少数中经络患者，突然半身不遂，口眼歪斜，并见恶寒发热，骨节酸痛，肢体拘急，舌苔薄白等症，属络脉空虚，风邪侵袭所致；或原系阴虚阳亢，痰湿内盛之体，复加外感风邪而发病。治以祛风通络，佐以扶正。

【临证备要】

1. 结合辨病，掌握其预后。脑出血急性期，绝大多数表现为中脏的风阳痰火闭证，或中腑之腑实瘀热证，有的可表现为脱象。中经络的重证，多为脑梗死、脑血管痉挛。如见风阳痰火证，虽然神志清楚，仍应防其病情恶化，临证时须严密观察。

2. 正确使用通下之法。中腑因瘀热内阻，腑气不通，邪热上扰，神机失用，应及时使用通腑泄热之法，有助于邪从下泄。中脏阳闭证，风阳痰火炽盛，内闭神机，有时因邪热搏结，亦可出现腹满、便秘，小溲不通，苔黄腻，脉弦实有力，亦应配入通下之法，使大便畅通，痰热下泄，则神识可清，危象可解。但正虚明显，元气欲脱者忌用。

3. 出血性中风可配凉血化瘀法。脑出血或蛛网膜下腔出血，可参照血证有关内容。其出血的机理多有瘀热搏结，络伤血溢，临床有时可见面唇青紫，舌绛或紫黯，可配合凉血化瘀止血法，以犀角地黄汤为基础方治疗，以行瘀热，有助止血，但应注意活血而不破血、动血。

4. 中风后遗症口眼歪斜的治法。中风后遗口眼歪斜多由风痰阻于络道所致，治宜祛风、除痰、通络，方用牵正散。方中白附子祛风、化痰、通络；僵蚕、全蝎息风、化痰、镇痉。本方用散剂吞服较用汤剂疗效为佳。口眼𥆧动者加天麻、钩藤、石决明以平肝息风；枸杞子、山萸肉补肾益精；麦冬、石斛养阴生津；当归、鸡血藤养血和络。

【医案精选】

病案一

叔子静，素无疾。每日余集亲友小酌，叔亦在座。吃饭至第二碗仅半，头忽垂，筷亦落。同座问曰：醉也？不应。又问：骨鲠耶？亦不应。细视之，目闭而口流涎，群起扶之别座，则颈已歪，脉已绝，痰声起，不知人矣。取至宝丹灌之，始不受，再灌而咽下。少顷，开目，问扶者曰：此何地也？因告之故。曰：我欲归。扶之坐舆内以归。处以祛风、消痰、安神之品，明日已能起，惟软弱无力耳，以后亦不复发。此总名卒中，亦有食厥，亦有痰厥，亦有气厥，病因不同，如药不预备，则一时闭塞，周时而死。如更以参、附等药助火助痰，则无一生者。及其死也，则以为病本不治，非温补之误，举世皆然也。

（王新华等编. 中医历代医话选·中风. 江苏科学技术出版社. 1990）

病案二

黄某，女，54岁。初诊：1976年10月14日。

素有高血压病史，旬日前突然类中，经中西医结合抢救好转。刻下：神志时清时昧，右半身不遂，言语謇涩，便秘，脉弦小，舌质红少津。肾阴不足，水不涵木，风阳陡动，夹痰热内阻，上蒙心窍，仿地黄饮子之意。

处方：大生地18克　北沙参18克　麦冬15克　川石斛（先煎）18克　甜苁蓉12克　朱远志6克　丹参12克　炒槐花12克　天竺黄9克　广郁金9克　细石菖蒲9克　6剂。

二诊：10月20日。神志已清，右半身稍能活动，略能进食，但言语尚謇涩，舌红脉细。风阳渐平，肾阴损伤未复，痰热已有化机，再守原意增损。前方去广郁金、天竺黄，加大地龙 6 克。12 剂。

三诊：11 月 6 日。右半身活动日见好转，言语謇涩亦渐清晰，纳增，二便正常，舌红已润，脉细。肾阴损伤渐复，风阳痰热亦得平化，续予调补心肾。

大生地 12 克　北沙参 18 克　麦冬 15 克　川石斛（先煎）18 克　甜苁蓉 12 克　制首乌 15 克　朱茯苓 9 克　朱远志 6 克　丹参 12 克　炒枣仁 9 克　淮小麦 30 克　怀牛膝 9 克　14 剂。

上方服完，言语已清，右半肢体已能活动，且可扶杖行走，舌红润，脉细小。类中在恢复之中，仍应前法调理以善后。

（严世芸等整理. 张伯臾医案·类中. 上海科学技术出版社. 1979）

病案三

刘某，男，40 岁。初诊：1966 年 12 月 21 日。

沉溺酒色，自恃饮食肥美，视眩晕为小疾，未予介意。今日晨起，突然跌仆神昏，举家惊慌，邀余往诊。症见神志恍惚，面色苍白，呼吸低微，畏寒肢冷，小便失遗，言语喃喃不清，左半身不遂，脉来沉细。

辨证治疗：沉脉主里，细为血少气衰，结合诸症分析，显系精气亏虚，肾气下脱之候。治以温肾回阳，益气固脱。方遵救脱汤加减。

处方：党参 30 克　附子 15 克　肉桂 3 克　五味子 9 克　黄芪 25 克　白术 12 克　熟地 25 克　炙甘草 6 克　益智仁 12 克

二诊：12 月 22 日。昨服上方，阳气来复，身温肢暖，精神好转，夜间安寐，脉来较前有力。上方去附子、肉桂继进。

三诊：12 月 25 日。上方服 3 剂，脉来较前冲和，惟患侧手肢仍感乏力。必服集灵膏（化为汤剂）。

处方：生熟地（各）30 克　天门冬 25 克　麦冬 18 克　枸杞子 25 克　党参 12 克　怀牛膝 25 克　仙灵脾 12 克　当归 12 克　桑寄生 25 克　水煎服。

上方加减，服药 20 余剂，诸症平复，恢复半日工作。

（孙朝宗. 孙鲁川医案·中风. 山东科学技术出版社. 1982）

【文献摘要】

《素问·风论》："风之伤人……发为偏枯。"

《金匮要略·中风历节病脉证并治》："寸口脉浮而紧，紧则为寒，浮则为虚，寒虚相搏，邪在皮肤；浮者血虚，络脉空虚；贼邪不泻，或左或右；邪气反缓，正气即急，正气引邪，喎僻不遂。邪在于络，肌肤不仁；邪在于经，即重不胜；邪入于腑，即不识人；邪入于脏，舌即难言，口吐涎。"

《河间六书·素问玄机原病式·火类》："暴病暴死，火性疾速故也。斯由平日衣服饮食，安处动止，精魂神志，性情好恶，不循其宜而失其常，久则气变兴衰而为病也。或心火暴盛而肾水衰弱不能制之，热气怫郁，心神昏冒，则筋骨不用，卒倒而无所知，是为僵仆也。甚则……热盛而生涎，至极则死；微则发过如故；至微者，但眩瞑而已，俗云暗风。由火甚制金，不能平木，故风木自甚也。"

《医经溯洄集·中风辨》："中风者，非外来风邪，乃本气自病也。凡人年逾四旬，气衰之际，或因忧喜忿怒，伤其气者，多有此疾。壮岁之时无有也，若肥盛则间有之，亦是形盛气衰而如此。""……殊不知因于风者，真中风也。因于火、因于气、因于湿者，类中风，而非中风也。辨之为风，则从昔人以治。辨之为火、气、湿，则从三子以治，如此庶乎析理明而用法当矣。"

《景岳全书·非风》："凡非风口开眼闭，手撒遗尿，吐沫直视，声如鼾睡，昏沉不醒，肉脱筋痛之极，发直摇头上窜，面赤如妆，或头重，面鼻山根青黑，汗缀如珠，痰声辘辘者皆不治。非风之脉，迟缓可生，急数弦大者死。"

《临证指南医案·中风》华岫云按："今叶氏发明内风，乃身中阳气之变动。肝为风脏，因精血衰耗，水不涵木，木少滋养，故肝阳偏亢，内风时起，治以滋液息风，濡养营络，补阴潜阳。……或风阳上僭，痰火阻窍，神识不清，则有至宝丹芳香宣窍，或辛凉清上痰火。……至于审证之法，有身体缓纵不收，耳聋目瞀，口开眼合，撒手遗尿，失音鼾睡，此本实先拔，阴阳枢纽不交，与暴脱无异，并非外中之风，乃纯虚证也。故先生急用大剂参附以回阳，恐纯刚难受，必佐阴药，以挽回万一。若肢体拘挛，半身不遂，口眼㖞斜，舌强言謇，二便不爽，此本体先虚，风阳夹痰火壅塞，以致营卫脉络失和，治法急则先用开关，继则益气养血，佐以消痰清火，宣通经隧之药，气充血盈，脉络通利，则病可痊愈。"

第八节 瘿 病

瘿病是以颈前喉结两旁结块肿大为主要临床特征的一类疾病。古籍中有称瘿、瘿气、瘿瘤、瘿囊、影袋等名者。

早在公元前3世纪，我国已有关于瘿病的记载。战国时期的《庄子·德充符》即有"瘿"的病名。而《吕氏春秋·季春纪》所说的"轻水所，多秃与瘿人"不仅记载了瘿病的存在，而且观察到瘿的发病与地理环境密切相关。《诸病源候论·瘿候》认为："诸山水黑土中，出泉流者，不可久居，常食令人作瘿病，动气增患"。指出瘿病的病因主要是情志内伤及水土因素。《千金要方》及《外台秘要》记载了数十个治疗瘿病的方剂，其中常用的药物有海藻、昆布、羊靥、鹿靥等药，表明此时对含碘药物及用甲状腺作脏器疗法已有相当认识。《圣济总录·瘿瘤门》从病因角度对瘿病进行了分类，"石瘿、泥瘿、劳瘿、忧瘿、气瘿是为五瘿。石与泥则因山水饮食而得之；忧、劳、气则本于七情"。《三因极一病证方论·瘿瘤证治》提出瘿病可分为石瘿、肉瘿、筋瘿、血瘿、气瘿。《本草纲目》明确指出黄药子有"凉血降火，消瘿解毒"的功效。《外科正宗·瘿瘤论》认为："夫人生瘿瘤之症，非阴阳正气结肿，乃五脏瘀血、浊气、痰滞而成"，指出瘿瘤主要由气、痰、瘀壅结而成，采用的主要治法是"行散气血"、"行痰顺气"、"活血散坚"，该书所载的海藻玉壶汤等方，至今仍为临床所习用。《杂病源流犀烛·颈项病源流》指出瘿又称为瘿气、影袋，多因气血凝滞，日久渐结而成。

现代医学的以甲状腺肿大为主要临床表现的疾病可参照本节辨证论治，如单纯性甲状腺肿、甲状腺功能亢进症、甲状腺炎、甲状腺腺瘤、甲状腺癌等。

【病因病机】

瘿病的病因主要是情志内伤、饮食及水土失宜，但也与体质因素有密切关系。基本病机是气滞、痰凝、血瘀壅结颈前。

一、病因

1. 情志内伤

忿郁恼怒或忧愁思虑日久，使肝气失于条达，气机郁滞，则津液不得正常输布，易于凝聚成痰，气滞痰凝，壅结颈前，则形成瘿病。正如《诸病源候论·瘿候》说："瘿者，由忧恚气结所生"，"动气增患"。《重订严氏济生方·瘿瘤论治》说："夫瘿瘤者，多由喜怒不节，忧思过度，而成斯疾焉。大抵人之气血，循环一身，常欲无滞留之患，调摄失宜，气凝血滞，为瘿为瘤。"

2. 饮食及水土失宜

饮食失调，或居住在高山地区，水土失宜，一是影响脾胃的功能，使脾失健运，不能运化水湿，聚而生痰；二是影响气血的正常运行，致气滞、痰凝、血瘀壅结颈前则发为瘿病。《圣济总录》所谓的"泥瘿"即由此所致。《诸病源候论·瘿候》谓"饮沙水"、"诸山水黑土中"容易发生瘿病。《杂病源流犀烛·颈项病源流》也说："西北方依山聚涧之民，食溪谷之水，受冷毒之气，其间妇女，往往生结囊如瘿。"均说明瘿病的发生与水土因素有密切关系。

3. 体质因素

妇女的经、孕、产、乳等生理特点与肝经气血有密切关系，遇有情志、饮食等致病因素，常引起气郁痰结、气滞血瘀及肝郁化火等病理变化，故女性易患瘿病。另外，素体阴虚之人，痰气郁滞之后易于化火，更加伤阴，常使病机复杂，病程缠绵。

二、病机

气滞、痰凝、血瘀壅结颈前是瘿病的基本病机，初期多为气机郁滞，津凝痰聚，痰气搏结颈前所致，日久引起血脉瘀阻，气、痰、瘀三者合而为患。

本病的病变部位主要在肝脾，与心有关。肝郁则气滞，脾伤则气结，气滞则津停，脾虚则酿生痰湿，痰气交阻，血行不畅，则气、血、痰壅结而成瘿病。瘿病日久，在损伤肝阴的同时，也会伤及心阴，出现心悸、烦躁、脉数等症。

瘿病的病理性质以实证居多，久病由实致虚，可见气虚、阴虚等虚候或虚实夹杂之候。

在本病的病变过程中，常发生病机转化。如痰气郁结日久可化火，形成肝火亢盛证；火热内盛，耗伤阴津，导致阴虚火旺之候，其中以心肝阴虚最为常见；气滞或痰气郁结日久，则深入血分，血液运行不畅，形成痰结血瘀之候。重症患者则阴虚火旺的各种症状常随病程的延长而加重，当出现烦躁不安、谵妄神昏、高热、大汗、脉疾等症状时，为病情危重的表现。若肿块在短期内迅速增大，质地坚硬，结节高低不平者，可能恶变，预后不佳。

【诊查要点】

一、诊断依据

1. 瘿病以颈前喉结两旁结块肿大为临床特征，可随吞咽动作而上下移动。初作可如樱桃或指头大小，一般生长缓慢。大小程度不一，大者可如囊如袋，触之多柔软、光滑，病程日久则质地较硬，或可扪及结节。

2. 多发于女性，常有饮食不节、情志不舒的病史，或发病有一定的地区性。

3. 早期多无明显的伴随症状，发生阴虚火旺的病机转化时，可见低热、多汗、心悸、眼突、手抖、多食易饥、面赤、脉数等表现。

二、病证鉴别

1. 瘿病与瘰疬

瘿病与瘰疬均可在颈项部出现肿块，但二者的具体部位及肿块的性状不同，瘿病肿块在颈部正前方，肿块一般较大。正如《外台秘要·瘿病》说："瘿病喜当颈下，当中央不偏两边也"。瘰疬的病变部位在颈项的两侧或颔下，肿块一般较小，每个约黄豆大，个数多少不等，如《素问病机气宜保命集·瘰疬论》说："夫瘰疬者，经所谓结核是也。或在耳前后，连及颐颔，下连缺盆，皆为瘰疬。"《外科正宗·瘰疬论》言："瘰疬者，累累如贯珠，连接三五枚"。

2. 瘿病与消渴

瘿病中的阴虚火旺证型，应注意与消渴病鉴别。消渴病以多饮、多食、多尿为主要临床表现，三消的症状常同时并见，尿中常有甜味，而颈部无瘿肿。瘿病中的阴虚火旺证虽有多食易饮，但无多饮、多尿等症，而以颈前有瘿肿为主要特征，并伴有烦热心悸，急躁易怒，眼突，脉数等症。

3. 瘿囊与瘿瘤

瘿囊颈前肿块较大，两侧比较对称，肿块光滑，柔软，主要病机为气郁痰阻，若日久兼瘀血内停者，局部可出现结节。

瘿瘤表现为颈前肿块偏于一侧，或一侧较大，或两侧均大，瘿肿大小如桃核，质较硬。病情严重者，肿块迅速增大，质地坚硬，表面高低不平。主要病机为气滞、痰结、血瘀。

三、相关检查

根据病情可选择相关检查。血清总三碘甲状腺原氨酸（TT_3）和总甲状腺素（TT_4），血清游离三碘甲状腺原氨酸（FT_3）和游离甲状腺素（FT_4），血清促甲状腺激素释放激素（TRH）兴奋试验，TSH，甲状腺摄[131]碘率，甲状腺B超和甲状腺核素扫描检查，抗甲状腺球蛋白抗体、抗微粒体抗体、抗核抗体等检查有助于甲状腺疾病的诊断及鉴别诊断。

【辨证论治】

一、辨证要点

本病的辨证需辨明在气在血、火旺与阴伤的不同及病情的轻重。

1. 辨在气与在血

颈前肿块光滑，柔软，属气郁痰阻，病在气分；病久肿块质地较硬，甚则质地坚硬，表面高低不平，属痰结血瘀，病在血分。

2. 辨火旺与阴伤

本病常表现为肝火旺盛及阴虚火旺之证。如兼见烦热，易汗，性情急躁易怒，眼球突出，手指颤抖，面部烘热，口苦，舌红苔黄，脉数者，为火旺；如见心悸不宁，心烦少寐，易出汗，手指颤动，两目干涩，头晕目眩，倦怠乏力，舌红，脉弦细数者，为阴虚。

二、治疗原则

治疗以理气化痰，消瘿散结为基本治则。瘿肿质地较硬及有结节者，配合活血化瘀；火郁阴伤而表现阴虚火旺者，以滋阴降火为主。

三、证治分类

1. 气郁痰阻证

颈前喉结两旁结块肿大，质软不痛，颈部觉胀，胸闷，喜太息，或兼胸胁窜痛，病情常随情志波动，苔薄白，脉弦。

证机概要：气机郁滞，痰浊壅阻，凝结颈前。

治法：理气舒郁，化痰消瘿。

代表方：四海舒郁丸。本方功能理气解郁，化痰软坚，消瘿散结；适用于瘿病早期由痰气郁结所致者。

常用药：昆布、海带、海藻、海螵蛸、海蛤壳、浙贝母化痰软坚，消瘿散结；郁金、青木香、青陈皮疏肝理气，桔梗载诸药上行兼以利咽。

肝气不舒明显而见胸闷、胁痛者，加柴胡、枳壳、香附、延胡索、川楝子；咽部不适，声音嘶哑者，加桔梗、牛蒡子、木蝴蝶、射干利咽消肿。

2. 痰结血瘀证

颈前喉结两旁结块肿大，按之较硬或有结节，肿块经久未消，胸闷，纳差，舌质暗或紫，苔薄白或白腻，脉弦或涩。

证机概要：痰气交阻，血脉瘀滞，搏结成瘿。

治法：理气活血，化痰消瘿。

代表方：海藻玉壶汤。本方既能理气化痰消瘿，又能养血活血，适用于气滞、痰阻、血瘀壅结颈前所致的瘿病。

常用药：海藻、昆布、海带化痰软坚，消瘿散结；青皮、陈皮、半夏、胆南星、浙贝母、连翘、甘草理气化痰散结；当归、赤芍、川芎、丹参养血活血。

胸闷不舒加郁金、香附、枳壳理气开郁；郁久化火而见烦热、舌红苔黄、脉数者，加夏枯草、丹皮、玄参、栀子；纳差、便溏者，加白术、茯苓、山药健脾益气；结块较硬或有结节者，可酌加黄药子、三棱、莪术、露蜂房、僵蚕、穿山甲等，以增强活血软坚，消瘿散结的作用；若结块坚硬且不可移者，可酌加土贝母、莪术、山慈菇、天葵子、半枝莲、犀黄丸等以散瘀通络，解毒消肿。本型多由气郁痰阻证发展而来，一般需较长时间服药，方可取效。

3. 肝火旺盛证

颈前喉结两旁轻度或中度肿大，一般柔软光滑，烦热，容易出汗，性情急躁易怒，眼球突出，手指颤抖，面部烘热，口苦，舌质红，苔薄黄，脉弦数。

证机概要：痰气交阻，气郁化火，壅结颈前。

治法：清肝泄火，消瘿散结。

代表方：栀子清肝汤合消瘰丸加减。栀子清肝汤清肝泻火，适用于肝郁化火之瘿病；消瘰丸清热化痰，软坚散结，适用于痰结化热之瘿病。

常用药：柴胡疏肝解郁；栀子、丹皮清泄肝火；当归养血活血；白芍柔肝；配合牛蒡子散热利咽消肿；生牡蛎、浙贝母化痰软坚散结；玄参滋阴降火。

肝火旺盛，烦躁易怒，脉弦数者，可加龙胆草、黄芩、青黛、夏枯草；手指颤抖者，加石决明、钩藤、白蒺藜、天麻平肝息风；兼见胃热内盛而见多食易饥者，加生石膏、知母；火郁伤阴，阴虚火旺而见烦热，多汗，消瘦乏力，舌红少苔，脉细数等症者，可用二冬汤合消瘰丸加减。

4. 心肝阴虚证

颈前喉结两旁结块或大或小，质软，病起较缓，心悸不宁，心烦少寐，易出汗，手指颤动，眼干，目眩，倦怠乏力，舌质红，苔少或无苔，舌体颤动，脉弦细数。

证机概要：气火内结日久，心肝之阴耗伤。

治法：滋阴降火，宁心柔肝。

代表方：天王补心丹或一贯煎加减。天王补心丹滋阴清热，宁心安神，适用于心阴亏虚为主者；一贯煎养阴疏肝，适用于肝阴亏虚兼肝气郁结者。

常用药：以生地、沙参、玄参、麦冬、天冬养阴清热；人参、茯苓益气宁心；当归、枸杞子养肝补血；丹参、酸枣仁、柏子仁、五味子、远志养心安神；川楝子疏肝理气；桔梗载诸药上行兼以利咽。

虚风内动，手指及舌体颤抖者，加钩藤、白蒺藜、鳖甲、白芍；脾胃运化失调致大便稀溏，便次增加者，加白术、薏仁、怀山药、麦芽；肾阴亏虚而见耳鸣、腰酸膝软者，酌加龟板、桑寄生、牛膝、女贞子；病久正气伤耗，精血不足，而见消瘦乏力，妇女月经量少或经闭，男子阳痿者，可酌加黄芪、太子参、山茱萸、熟地、枸杞子、制首乌等。

【预防调护】

因水土失宜所致者，应注意饮食调摄，在容易发生缺碘性甲状腺肿的地区，可经常食用海带，使用加碘食盐（食盐中加入万分之一的碘化钠或碘化钾）。患者应保持精神愉快，防止情志内伤。在病程中，要密切观察瘿肿的形态、大小、质地软硬及活动度等方面的变化。如瘿肿经治不消，增大变硬，应高度重视，防止恶变。

【结　语】

瘿病以颈前喉结两旁结块肿大为基本临床特征，主要由情志内伤，饮食及水土失宜引起，并与体质有密切关系。气滞、痰凝、血瘀壅结颈前是瘿病的基本病理。临床常见证型有气滞痰阻、痰结血瘀、肝火旺盛、心肝阴虚四种，以上四种证候之间常发生转化，气郁痰阻证可进一步发展为痰结血瘀证，气郁化火则形成肝火旺盛证，火旺日久伤阴则为心肝阴虚证。在病变发生发展过程中，火旺及阴虚常相兼出现。对于前两种证候的瘿病，治疗一般均以理气化痰、活血软坚、消瘿散结为主；对后两种证候的瘿病，则应重在滋阴降火。对本病的预防应防止情志内伤并注意饮食调摄。

【临证备要】

1. 瘿病与现代医学的甲状腺疾病有关，临证时甲状腺疾病无论有无甲状腺肿大，皆可参照本节辨证论治。如部分甲状腺功能亢进病人，甲状腺并不肿大，但表现为肝火亢盛证，后期表现为阴虚火旺证，可按照本病的上述两型辨证论治。

2. 瘿病的病变是一个动态变化的过程，随着病机的转化，在不同的病变阶段具有不同的病机特点。因此，在治疗上应根据不同的病机施以相应的治法及用药。如火盛，宜清热泄火，药用丹皮、栀子、生石膏、黄连、黄芩、青黛、夏枯草、元参等；如痰凝，宜化痰散结，药用海藻、昆布、浙贝母、海蛤壳、陈皮、半夏、茯苓、制南星、瓜蒌、生牡蛎等；如血瘀，宜活血软坚，药用当归、赤芍、川芎、桃仁、三棱、莪术、丹参、炮山甲等。本病后期，多出现由实转虚，如阴伤，宜养阴生津，药用生地、元参、麦冬、天冬、沙参、白芍、五味子、石斛等；如气虚，宜益气健脾，药用黄芪、党参、白术、茯苓、山药、黄精等；气阴两虚者，药用黄芪、太子参、麦冬、五味子、黄精、玉竹、女贞子等。

3. 瘿病早期出现眼突者，证属肝火痰气凝结，应治以化痰散结，清肝明目，药用夏枯草、生牡蛎、菊花、青葙子、蒲公英、石决明。后期出现眼突者，为脉络涩滞，瘀血内阻所致，应治以活血散瘀，益气养阴，药用丹参、赤芍、泽兰、生牡蛎、山慈菇、黄芪、枸杞子、谷精草等。

4. 中医学的许多消瘿散结的药物，如四海舒郁丸中的海带、海藻、海螵蛸、海蛤壳等药物的含碘量都较高，临证时须注意，若患者确系碘缺乏引起的单纯性甲状腺肿大，此类药物可以大量使用，若属甲状腺功能亢进之症，则使用时需慎重。

5. 黄药子具有消瘿散结、凉血降火之功效，治疗痰结血瘀证和肝火旺盛证时可配合应用。但黄药子有小毒，长期服用对肝脏损害较大，必须慎用，用量一般不宜超过10克。

【医案选读】

病案一

叶某，女，36 岁。1974 年 9 月初诊。

诉甲状腺右侧有一鸽蛋大小的肿块，按之质偏硬，表面光滑，边缘清楚，至某医院检查诊断为甲状腺腺瘤，需手术治疗。因有顾虑而来我院要求中药治疗。

诊查：经常低热不退，精神疲惫，心情急躁，动辄烦躁易怒，胃纳不佳，月经不调，经来腹胀腹痛，腰际酸楚。苔薄腻，脉细弦。

辨证：证属肝气郁结化火，灼伤津液，痰火胶结致成肿核。

治法：治用海藻玉壶汤和内消瘰疬丸加减。

处方：夏枯草24g，昆布24g，海藻12g，水红花子12g，生黄芪12g，玄参12g，煅牡蛎24g，象贝母3g，炒白术9g，香附12g，天龙2条。7 剂。

二诊：服上方药后肿块未见改变，动辄烦躁易怒，颧红肢麻。苔薄，脉弦。法以消肿软坚化痰，佐以滋阴降火。原方加丹皮10g，六味地黄丸12g（分吞）。7 剂。

三诊：药后肿块稍有柔软，胃纳较佳。苔薄，脉弦。仍宗上法加减。原方加橘皮叶各6g，苦桔梗6g，减去炒白术。14 剂。

四诊：药后烦躁易怒，颧红肢麻均有好转，肿块也稍有缩小。前方见效，再宗上意治之。原方加黄药子12g，去香附。14 剂。

五诊：患者低热已退，甲状腺右侧肿块明显缩小，惟睡眠不熟。苔薄，脉弦。前方既效，毋庸改弦易辙。原方加茯苓12g，夜交藤24g。14 剂。

嗣后患者以原方续服药二十余剂，至1974 年12 月复诊时肿块基本消失。随访3 年，身体健康，甲状腺腺瘤一直没有复发。

（董建华等主编. 中国现代名中医医案精华·钱伯文医案. 北京出版社. 1990）

病案二

张某，女，37 岁。初诊：1975 年 2 月 17 日。

主诉：病员于 1974 年 10 月发现颈前正中隆起，并有心累心跳症状，心率每分钟 110 次左右，出汗甚多，两手发颤，食量增大，但体重反而下降。经某医院进行甲状腺吸^{131}碘功能试验，吸碘功能为76%，确诊为甲状腺功能亢进。经过一段时间治疗，心率已控制在每分钟 80~90 次，出汗、多食情况亦有所改善。但颈前正中部位突起更甚，约有鸡蛋大，中微凹陷，皮色如常，头部和足部有明显浮肿，性急易怒，口干少津，体倦乏力，易患感冒。以后辗转求医，均未见好转，经人介绍来我处求诊。

诊查：诊得脉象弦细，舌质暗红无苔。

治法：宜暂从开郁调肝、软坚消瘿议治，待邪气稍减，再议扶正之法。处方：刺蒺藜12g，丹皮9g，枳壳9g，白芍12g，青皮9g，郁金9g，花粉12g，牡蛎12g，浙贝母9g，夏枯草15g，玄参9g，甘草3g。

上方加减续服药三十余剂，颈下包块已开始缩小，性急易怒情况亦有改善。口中仍觉干燥，两手有麻木感。脉象不弦而细，并有短暂间歇，时发心累，肢体困倦。病员于 1969 年曾患肾盂肾炎，目前尚有水肿、腰痛情况。看来胸中郁结稍疏，理应扶正为主。证属心肾气阴两亏之象，故用六味地黄丸合生脉散，加消瘰药。

处方：生地 9g，丹皮 9g，菟丝子 12g，茯苓 9g，泽泻 9g，牡蛎 12g，浙贝母 9g，玄参 9g，党参 9g，麦冬 9g，五味子 6g，山药 12g。

上方加减续服药八十余剂，颈下包块已全部消散，水肿亦有消退，眠食俱佳，精神转旺，体重增加。11 月初经某医院复查，吸碘功能由 76% 下降到 30%。目前只是在劳动后尚觉腰部胀痛，脚部尚有微肿，要求续服中药以巩固之。

处方：党参 12g，白术 9g，茯苓 9g，熟地 12g，枣皮 9g，泽泻 9g，山药 12g，丹皮 9g，补骨脂 9g，杜仲 9g，狗脊 9g，桑枝 30g。

续服上方药多剂，情况已基本正常。偶因它病来诊，始终未见反复。随访至 1977 年 1 月，均一直坚持全天工作。

（董建华等主编. 中国现代名中医医案精华·李斯炽医案. 北京出版社. 1990）

【文献摘要】

《诸病源候论·瘿候》："瘿者，由忧恚气结所生，亦曰饮沙水，沙随气入于脉，搏颈下而成之。初作与瘿核相似，而当颈下也，皮宽不急，垂搥搥然是也。恚气结成瘿者，但垂核搥搥无脉也。饮沙水成瘿者，有核瘰瘰无根，浮动在皮中"。

《外台秘要·瘿病方》："《小品》瘿病者，始作与瘿核相似，其瘿病喜当颈下，当中央不偏两边也。"

《儒门事亲·瘿》："夫瘿囊肿闷，稽叔夜《养生论》云：颈如险而瘿，水土之使然也，可用人参化瘿丹，服之则消也。又以海带、海藻、昆布三味，皆海中之物，但得三味，投之于水瓮中，常食亦可消矣。"

第九节   疟   疾

疟疾是感受疟邪引起的以寒战、壮热、头痛、汗出、休作有时为临床特征的一类疾病。本病常发生于夏秋季节，但其他季节亦可发生。

我国人民对疟疾的认识甚早，远在殷墟甲骨文中就有"疟"字的记载。而疟疾之名，则首见于《内经》，《内经》对其病因、证候、治法作了详细的讨论。《素问·疟论》指出疟疾的病因是"疟气"，"夫疟气者，并于阳则阳胜，并于阴则阴胜，阴胜则寒，阳胜则热"。该篇还描述了疟疾发作的典型症状："疟之始发也，先起于毫毛，伸欠乃作，寒栗鼓颔，腰脊俱痛，寒去则内外皆热，头痛如破，渴欲冷饮"。在治疗时机选择上，《素问·刺疟》提出："凡治疟，先发如食顷，乃可以治，过之则失时也"。《神农本草经》明确记载常山及蜀漆有治疟的功效。《金匮要略·疟病脉证并治》篇阐述了瘅疟、温疟、牝疟等各种不同类型疟疾的辨证论治，并指出疟久不愈，可以形成痞块，称为"疟母"，其所列之鳖甲煎丸至今仍为临床所习用。

晋代《肘后备急方·治寒热诸疟》认为其病因是感受山岚瘴毒之气，并明确提出青蒿为治疟要药。隋代《诸病源候论》提出间日疟和劳疟病名。该书《劳疟候》指出："凡疟积久不瘥者，则表里俱虚，客邪未散，真气不复，故疾虽暂间，小劳便发"。《备急千金要方》除制定以常山、蜀漆为主药的截疟诸方外，还用马鞭草治疟。宋代《三因极一病证方论·疟病不内外因证治》指明"疫疟"的特点："一岁之间，长幼相若，或染时行，变成寒热，名曰疫疟"。

明·张景岳进一步肯定疟疾因感受疟邪所致，而非痰食引起。《质疑录·论无痰作疟》说："疟邪随人身之卫气出入，故有迟早、一日、间日之发，而非痰之可以为疟也"。其治疗多用柴胡等和解法。吴有性在所著《温疫论》中制定"达原饮"，用槟榔、厚朴、草果等"使邪气溃散，速离募原"。

根据本病的临床特点，与西医学中疟疾密切相关。至于非感受"疟邪"而表现为寒热往来，似疟非疟的类疟疾患，如回归热、黑热病、病毒性感染以及部分血液系统疾病等，亦可参照本节辨治，但在辨病诊断上应加以鉴别。

【病因病机】

一、病因

本病的发生，主要是感受"疟邪"，但其发病与正虚抗邪能力下降有关，诱发因素则与外感风寒、暑湿，饮食劳倦有关，其中尤以暑湿诱发为最多。夏秋暑湿当令之际，正是蚊毒疟邪肆虐之时，若人体被疟蚊叮咬，则疟邪入侵致病。因饮食所伤，脾胃受损，痰湿内生；或起居失宜，劳倦太过，元气耗伤，营卫空虚，疟邪乘袭，即可发病。

二、病机

疟疾的病位总属少阳，故历来有"疟不离少阳"之说。感邪之后，邪伏半表半里，出入营卫之间，邪正交争，则疟病发作；疟邪伏藏，则发作休止。发作时，邪入与营阴相争，卫阳一时不能外达，则毛孔收缩，肌肤粟起而恶寒；其后，邪出与卫阳相搏，热盛于肌表，故又转为高热；迨正胜邪却，则疟邪伏藏，不与营卫相搏，汗出热退，症状解除。至于休作时间的长短，与疟邪伏藏的深浅有一定关系，如每日发、间日发者，邪留尚浅；三日发者，则邪留较深。

由于感受时邪不一，或体质有所差异，可表现不同的病理变化。一般以寒热休作有时的正疟，临床最为多见。如素体阳虚寒盛，或感受寒湿诱发，则表现为寒多热少的寒疟或但寒不热之"牝疟"。素体阳热偏盛，或感受暑热诱发，多表现为热多寒少之温疟。因感受山岚瘴毒之气而发者为瘴疟，可以出现神昏谵语、痉厥等危重症状，甚至发生内闭外脱的严重后果。若疫毒热邪深重，内陷心肝，则为热瘴；因湿浊蒙蔽心神者，则为冷瘴。

本病总因感受疟邪所致，故病理性质以邪实为主。但疟邪久留，屡发不已，气血耗伤，不时寒热，可成为遇劳即发的劳疟。或久疟不愈，气血瘀滞，痰浊凝结，壅阻于左胁下而形成疟母。且常兼有气血亏虚之象，表现为邪实正虚。

【诊查要点】

一、诊断依据

1. 发作时寒战，高热，汗出热退，每日或隔日或三日发作一次，伴有头痛身楚，恶心呕吐等症。

2. 多发于夏秋季节和流行地区，或输入过疟疾患者的血液，反复发作后可出现脾脏肿大。

二、病证鉴别

1. 疟疾与风温发热

风温初起，邪在卫分时，可见寒战发热，多伴有咳嗽气急、胸痛等肺系症状；疟疾则以寒热往来，汗出热退，休作有时为特征，无肺系症状。在发病季节上，风温多见于冬春，疟疾常发于夏秋。

2. 疟疾与淋证发热

淋证初起，湿热蕴蒸，邪正相搏，亦常见寒战发热，但多兼小便频急，滴沥刺痛，腰部酸胀疼痛等症，可与疟疾作鉴别。

3. 寒疟、温疟和瘴疟

疟发寒重热轻，或但寒不热者，为偏于寒盛，属于寒疟；热重寒轻，或但热不寒者，为偏于热盛，属于温疟；如高热不退，头痛甚则出现惊厥，抽搐，颈项强直，昏迷等症，为邪入心肝的危重症，多属疫疟（瘴疟）。

三、相关检查

典型疟疾发作时，血液涂片或骨髓片可找到疟原虫，血白细胞总数正常或偏低。如果周围血象白细胞总数升高，血尿和脑脊液中发现回归热病原体，有助于回归热的诊断。周围血象全血细胞减少，骨髓或肿大的淋巴结穿刺液作涂片染色找到利杜体有助于黑热病的诊断。血白细胞总数及中性粒细胞均显著增加，痰直接涂片可见致病细菌，X 线检查可见肺病炎症征象，有助于细菌性肺炎的诊断。尿常规及中段尿检查，镜下每高倍视野白细胞在 5 个以上，或见白细胞管型，血白细胞总数及中性粒细胞增加，尿培养菌落计数大于 $10^5/ml$ 有助于泌尿系感染的诊断。

【辨证论治】

一、辨证要点

疟疾的辨证应根据病情的轻重，寒热的偏盛，正气的盛衰及病程的久暂，区分正疟、温疟、寒疟、瘴疟、劳疟的不同。

二、治疗原则

疟疾的治疗以祛邪截疟为基本治则，区别寒与热的偏盛进行处理。如温疟兼清，寒疟兼温，瘴疟宜解毒除瘴，劳疟则以扶正为主，佐以截疟。如属疟母，又当祛瘀化痰软坚。

三、证治分类

1．正疟

发作症状比较典型，常先有呵欠乏力，继则寒战鼓颔，寒罢则内外皆热，头痛面赤，口渴引饮，终则遍身汗出，热退身凉，每日或间一两日发作一次，寒热休作有时，舌红，苔薄白或黄腻，脉弦。

证机概要：疟邪伏于少阳，与营卫相搏，正邪交争。

治法：祛邪截疟，和解表里。

代表方：柴胡截疟饮或截疟七宝饮加减。两方均有祛邪截疟作用。但前方兼能和解表里，导邪外出，主治疟疾寒热往来，休作有时；后方偏重化痰散结，理气和中，用于疟疾痰湿困中，恶心较著，舌苔浊腻者。

常用药：柴胡、黄芩和解少阳；常山、草果、槟榔、半夏化痰截疟；生姜、红枣调和营卫，兼顾胃气。

痰湿偏重，胸闷腹胀，舌苔白腻，酌加厚朴、苍术、陈皮；烦渴，苔黄，脉弦数者，去生姜、大枣，加石膏、花粉清热生津。

2．温疟

发作时热多寒少，汗出不畅，头痛，骨节酸痛，口渴引饮，便秘尿赤，舌红苔黄，脉弦数。

证机概要：阳热素盛，疟邪与营卫相搏，热炽于里。

治法：清热解表，和解祛邪。

代表方：白虎加桂枝汤或白虎加人参汤加减。两方均系白虎汤加味而成，具有清热祛邪作用。但前方兼有疏表散寒作用，适用于温疟而有外邪束表，骨节酸痛者；后方加人参益气生津，适用于温疟热势较盛，津气两伤，热多寒少，或但热不寒者。

常用药：生石膏、知母、黄芩清泄邪热；柴胡、青蒿、桂枝和解疏表；常山截疟祛邪。

表邪已解，里热较盛，发热，汗多，无骨节酸痛者，去桂枝；热势较盛而气津两伤者，去桂枝，加人参、北沙参；津伤较著，口渴引饮者，酌加生地、麦冬、石斛、玉竹。

3．寒疟

发作时热少寒多，口不渴，胸闷脘痞，神疲体倦，舌苔白腻，脉弦。

证机概要：素体阳虚，疟邪入侵，寒湿内盛。

治法：和解表里，温阳达邪。

代表方：柴胡桂枝干姜汤合截疟七宝饮加减。前方功能和解表里，温阳达邪，用于寒多热少或但寒不热之寒疟。后方具有截疟化痰，运脾和胃作用，用于痰湿偏盛之疟疾。

常用药：柴胡、黄芩和解少阳；桂枝、干姜、甘草温阳达邪；常山、草果、槟榔、厚朴、青皮、陈皮散寒燥湿，化痰截疟。

但寒不热者，去黄芩苦寒之品；寒郁日久化热，心烦口干，去桂枝、草果，加石膏、知母。

4. 瘴疟

（1）热瘴

热甚寒微，或壮热不寒，头痛，肢体烦疼，面红目赤，胸闷呕吐，烦渴饮冷，大便秘结，小便热赤，甚至神昏谵语，舌质红绛，苔黄腻或垢黑，脉洪数或弦数。

证机概要：瘴毒内盛，热邪内陷心包。

治法：解毒除瘴，清热保津。

代表方：清瘴汤加减。本方清热解毒，除瘴截疟，用于热瘴热甚寒微或壮热不寒者。

常用药：黄芩、黄连、知母、银花、柴胡清热解毒除瘴；常山、青蒿截疟祛邪；半夏、竹茹和胃化痰；碧玉散清利湿热。

壮热烦渴者去半夏，加生石膏清热泻火；热盛津伤，口渴心烦，舌干红少津者，酌加生地、玄参、石斛、玉竹；神昏痉厥，高热不退者，急用紫雪丹清心开窍。

（2）冷瘴

寒甚热微，或但寒不热，或呕吐腹泻，甚则嗜睡不语，神志昏蒙，舌苔厚腻色白，脉弦。

证机概要：瘴毒内盛，湿浊蒙蔽心窍。

治法：解毒除瘴，芳化湿浊。

代表方：加味不换金正气散。本方燥湿化浊，除瘴截疟，用于冷瘴见有寒甚热微或但寒不热、呕吐腹泻者。

常用药：苍术、厚朴、陈皮、藿香、半夏、佩兰、荷叶燥湿化浊，健脾理气；槟榔、草果截疟除湿；石菖蒲豁痰宣窍。

嗜睡昏蒙者，可加服苏合香丸芳香开窍；呕吐较著，可吞服玉枢丹以辟秽和中止呕。

5. 劳疟

疟疾迁延日久，每遇劳累辄易发作，发时寒热较轻，面色萎黄，倦怠乏力，短气懒言，纳少自汗，舌质淡，脉细弱。

证机概要：疟邪久留，气血耗伤。

治法：益气养血，扶正祛邪。

代表方：何人饮加减。本方功能补气养血，用于气血亏虚，久疟不已，面色萎黄，倦怠之证。

常用药：何首乌、人参、白术、当归、白芍补益气血；陈皮理气和中；生姜、红枣调和营卫；青蒿、常山祛邪截疟。

气虚较著，倦怠自汗者，可加黄芪、浮小麦；偏于阴虚，下午或夜晚见低热，舌质红绛者，加生地、鳖甲、白薇；如胸闷脘痞，大便稀溏，舌苔浊腻者，去首乌，加姜半夏、草果芳化湿浊。

此外，久疟不愈，痰浊瘀血互结，左胁下形成痞块，此即《金匮要略》所称之疟母。治宜软坚散结，祛瘀化痰，方用鳖甲煎丸。兼有气血亏虚者，配合八珍汤或十全大补汤，以扶正祛邪。

【预防调护】

本病为蚊虫传播，故应加强灭蚊、防蚊措施。疟疾发作期应卧床休息。寒战时加盖衣被，注意保暖，多饮热开水；发热时减去衣被。如高热不退，可予冷敷，或针刺合谷、曲池等穴。瘴疟神志昏迷者，应加强护理，注意观察病人体温、脉搏、呼吸、血压和神志变化，予以适当处理。汗出后用温水擦身，换去湿衣，避免吹风。服药宜在疟发前2小时，发作时不宜服药或进食。饮食以易于消化、富有营养之流质或半流质为宜。久疟要注意休息，加强饮食调补，如多进食瘦肉、猪肝、桂圆、红枣等。有疟母者，可食用甲鱼滋阴软坚，有助于痞块的消散。

【结　语】

疟疾是以寒战、壮热、头痛、汗出、休作有时为临床特征的疾病。病因为感受疟邪，并与正虚有关。病机多为疟邪伏于半表半里，邪正相争，则寒热发作；正胜邪却，则寒热休止。其临床表现，若寒热休作有时者为正疟；热多寒少或但热不寒属温疟；寒多热少或但寒不热属寒疟；瘴毒内盛，病势严重，多伴神志障碍者属瘴疟；疟邪久留，耗伤气血，遇劳即发者为劳疟；疟久不愈，血瘀痰凝，结于胁下，则为疟母。

治疗原则为祛邪截疟，并根据疟疾的不同证候论治。如温疟兼清；寒疟兼温；瘴疟宜解毒除瘴；劳疟则以扶正为主，佐以截疟；如属疟母，又当祛瘀化痰，软坚散结。

【临证备要】

1. 疟邪伏藏于半表半里，属少阳经脉部位，故历来有"疟不离少阳"之说。在治疗上，一般多使用柴胡之剂，但必须辨证，不能见到疟疾一概使用之，临床应掌握寒热往来的症状特点使用为宜。

2. 疟疾的治疗可在辨证的基础上选加截疟药物，常用的如常山、青蒿、槟榔、马鞭草、豨莶草、乌梅等。此外，服药时间一般以疟发前2小时为宜。若在疟发之际服药，容易发生呕吐不适，且难以控制发作。

3. 瘴疟来势凶猛，病情险恶，治疗宜重视解毒除瘴。如出现神昏谵语，痉厥抽风等严重症状时，宜早投清心开窍药物，必要时进行中西医结合治疗。

4. 近年来，对疟疾有关的理、法、方、药进行了系统的发掘整理和临床研究，从而使中医关于疟疾的理论更为充实和丰富。在疟疾的防治工作中，开展了关于青蒿素治疗疟疾的研究，证实其作用效果优于氯喹，这一科研成果，显示和发扬了中医治疗疟疾的优势。

【医案选读】

病案一

杨右　三日疟已延半载，发时寒战壮热，历十小时始衰，纳食渐少，面色萎黄，脉象沉弦无力，苔薄腻。此正气已虚，邪伏三阴，营卫循序失司，缠绵之症。姑拟扶正达邪，用阳和阴。

潞党参一钱五分，柴胡八分，生甘草六分，仙半夏二钱，川桂枝六分，熟附片一钱，炙鳖甲四钱，青蒿梗一钱五分，鹿角霜三钱，茯苓三钱，陈皮一钱，焦谷芽四钱，生姜二片，红枣四枚。

二诊　前方服六剂，寒热即止，接服六君子汤，加草果、姜、枣。

（武进县医学会编. 丁甘仁医案·疟疾案. 江苏科学技术出版社. 1988）

病案二

陈某，女，34岁，寒热1周，每日下午先寒战，后高热，至夜汗出热衰，胸闷，呕吐痰涎，头痛，口干而黏，喜热饮而饮不多，大便溏，舌苔黏腻，脉濡数。查血涂片，找到间日疟原虫。疟邪踞于少阳，痰湿内蕴，治以和解截疟，仿小柴胡汤、截疟七宝饮加减。

处方：柴胡、炒常山、槟榔、青蒿、法半夏各9g，知母、黄芩各6g，草果3g，青皮、乌梅各4.5g，川桂枝3g，生姜1片。

一日服2剂，翌日疟仍作，但自觉寒热减轻，继服即不再发，7天后复查，疟原虫阴性。

（江苏新医学院中医内科教研组编. 中医内科学·疟疾. 江苏人民出版社. 1977）

【文献摘要】

《素问·金匮真言论》："秋善病风疟。"

《素问·疟论》："夫风之与疟也，相似同类，而风独常在，疟得有时而休者，何也？岐伯曰：风气独留其处，故常在；疟气随经络沉以内薄，故卫气应乃作。"

《金匮要略·疟病脉证并治》："温疟者，其脉如平，身无寒但热，骨节疼烦，时呕，白虎加桂枝汤主之。""疟多寒者，名曰牝疟，蜀漆散主之。"

《普济方·诸疟门》："劳疟者，以久疟不瘥，气血俱虚，故虽间歇，劳动则发，故谓之劳疟。邪气日深，真气愈耗，表里既虚，故食减肌瘦，色悴力劣，而寒热如故也。"

《医学纲目·疟寒热》："卫与邪相并，则病作；与邪相离，则病休。其并于阴则寒，并于阳则热；离于阴则寒已，离于阳则热已。至次日又集而并合，则复病也。"

《景岳全书·瘴气》："人谓岭南水泉草木地气之毒，故凡往来岭南之人及宦而至者，无不病瘴而至危殆者也。又谓土人生长其间，与水土之气相习，外人入南必一病，但有轻重之异。若从而与之俱化，则免矣。"

《症因脉治·疟疾总论》："瘴疟之症，疟发之时，神识昏迷，狂妄多言，或声音哑嗄。""瘴气入人脏腑，血聚上焦，败血瘀于心窍，毒涎聚于肝脾，则瘴毒疟疾之症作矣。"

第五章

肾系病证

肾藏精，为人体生长、发育、生殖之源，生命活动之根，故称先天之本。由于肾所藏之精是机体生长、发育和生殖的主要物质基础，因此肾的藏精功能减退，不仅可因精关不固而致遗精、早泄，还可由于精气不足而影响机体的生殖能力，导致阳痿、不育。

肾主水液，在调节人体水液平衡方面起着极为重要的作用。若肾中精气的蒸腾气化失司，可导致水液的运化障碍，出现水肿、癃闭等病证；肾与膀胱相通，若肾与膀胱的气化失司，水道不利，可导致小便频急、淋沥不尽、尿道涩痛的淋证。

根据肾的生理功能和病机变化特点，我们将水肿、癃闭、淋证、阳痿、遗精、早泄等归属于肾系病证。

此外，肾与其他脏腑的关系也非常密切，肾阴亏虚，水不涵木，肝阳上亢，可致眩晕；肾水不足，阴不济阳，虚火上越，心肾不交，可致心悸、不寐；肾不纳气，气不归原，可致哮喘；肾阳虚衰，火不暖土，可致五更泄泻；肾精亏损，脑髓失充，可致健忘、痴呆，依据其病证整体相关性，分别隶属于各个脏腑系统。临证时，应注意脏腑之间的关联，随证处理。

第一节　水　　肿

水肿是体内水液潴留，泛滥肌肤，表现以头面、眼睑、四肢、腹背，甚至全身浮肿为特征的一类病证。

本病在《内经》中称为"水"，并根据不同症状分为"风水"、"石水"、"涌水"。《灵枢·水胀》对其症状作了详细的描述，如"水始起也，目窠上微肿，如新卧起之状，其颈脉动，时咳，阴股间寒，足胫肿，腹乃大，其水已成矣。以手按其腹，随手而起，如裹水之状，此其候也。"至于其病因病机，《素问·水热穴论》指出："勇而劳甚，则肾汗出，肾汗出逢于风，内不得入于脏腑，外不得越于皮肤，客于玄府，行于皮里，传为胕肿"。"故其本在肾，其末在肺。"《素问·至真要大论》又指出："诸湿肿满，皆属于脾"。可见在《内经》时代，对水肿病的发病已认识到与肺、脾、肾有关。对于水肿的治疗，《素问·汤液醪醴论》提出"平治于权衡，去菀陈莝……开鬼门，洁净府"的治疗原则，这一原则，一直沿用至今。汉代张仲景对水肿的分类较《内经》更为详细，在《金匮要略·水气病脉证并治》以表里上下为纲，分为风水、皮水、正水、石水、黄汗五种类型。该书又根据五脏发病的机制及证候将水肿分为心水、肝水、肺水、脾水、肾水。在治疗上又提出了发汗、利尿两大原则："诸有水者，腰以下肿，当利小便，腰以上肿，当发汗乃愈。"唐代孙思邈对于水肿的认识续有阐发，在《备急千金要方·水肿》中首次提出了水肿必须忌盐，并指出水肿有五不治。唐代以后，对水肿的分类、论治继有发展。宋代严用和将水肿分为阴水、阳水两大类。《济生方·水肿门》说："阴水为病，脉来沉迟，色多青白，不烦不渴，小便涩少而清，大腹多泄……阳水为病，脉来沉数，色多黄赤，或烦或渴，小便赤涩，大便多闭。"这一分类法，区分了虚实两类不同性质的水肿，为其后水肿病的临床辨证奠定了基础。对于水肿的治疗，严用和又倡导温脾暖肾之法，在前人汗、利、攻的基础上开创了补法。此后，《仁斋直指方·虚肿方论》创用活血利水法治疗瘀血水肿。明代李梴《医学入门·水肿》提出疮毒致水肿的病因学说，对水肿的认识日趋成熟。

水肿是多种疾病的一个症状，包括西医学中肾性水肿、心性水肿、肝性水肿、营养不良性水肿、功能性水肿、内分泌失调引起的水肿等。本节论及的水肿主要以肾性水肿为主，包括急慢性肾小球肾炎、肾病综合征、继发性肾小球疾病等。肝性水肿，是以腹水为主症，属于鼓胀范畴。其他水肿的辨治，可以参照本节内容。

【病因病机】

水肿一证，其病因有风邪袭表、疮毒内犯、外感水湿、饮食不节及禀赋不足、久病劳倦，形成本病的机理为肺失通调，脾失转输，肾失开阖，三焦气化不利。

一、病因

1. 风邪袭表

风为六淫之首，每夹寒夹热，风寒或风热之邪，侵袭肺卫，肺失通调，风水相搏，发为水肿。此即《景岳全书·肿胀》篇所言："凡外感毒风，邪留肌肤，则亦能忽然浮肿。"

2. 疮毒内犯

肌肤患痈疡疮毒，火热内攻，损伤肺脾，致津液气化失常，发为水肿。《济生方·水肿》云："年少血热生疮，变为水，肿满，烦渴，小便少，此为热肿。"正是指这种病因而言。

3. 外感水湿

久居湿地，冒雨涉水，湿衣裹身时间过久，水湿内侵，困遏脾阳，脾胃失其升清降浊之能，水无所制，发为水肿。正如《医宗金鉴·水气病脉证》曰："皮水，外无表证，内有水湿也。"

4. 饮食不节

过食肥甘，嗜食辛辣，久则湿热中阻，损伤脾胃；或因生活饥馑，营养不足，脾气失养，以致脾运不健，脾失转输，水湿壅滞，发为水肿。如《景岳全书·水肿》篇所言："大人小儿素无脾虚泄泻等证，而忽而通身浮肿，或小便不利者，多以饮食失节，或湿热所致。"

5. 禀赋不足，久病劳倦

先天禀赋薄弱，肾气亏虚，膀胱开合不利，气化失常，水泛肌肤，发为水肿。或因劳倦过度，纵欲无节，生育过多，久病产后，损伤脾肾，水湿输布失常，溢于肌肤，发为水肿。

二、病机

水不自行，赖气以动，水肿一证，是全身气化功能障碍的一种表现。具体而言，水肿发病的基本病理变化为肺失通调，脾失转输，肾失开阖，三焦气化不利。其病位在肺、脾、肾，而关键在肾。病理因素为风邪、水湿、疮毒、瘀血。肺主一身之气，有主治节、通调水道、下输膀胱的作用。风邪犯肺，肺气失于宣畅，不能通调水道，风水相搏，发为水肿。脾主运化，有布散水精的功能。外感水湿，脾阳被困，或饮食劳倦等损及脾气，造成脾失转输，水湿内停，乃成水肿。肾主水，水液的输化有赖于肾阳的蒸化、开阖作用。久病劳欲，损及肾脏，则肾失蒸化，开阖不利，水液泛滥肌肤，则为水肿。诚如《景岳全书·肿胀》篇指出："凡水肿等证，乃肺、脾、肾三脏相干之病。盖水为至阴，故其本在肾；水化于气，故其标在肺；水惟畏土，故其制在脾。今肺虚则气不化精而化水，脾虚则土不制水而反克，肾虚则水无所主而妄行。"

由于致病因素及体质的差异，水肿的病理性质有阴水、阳水之分，并可相互转换或夹杂。阳水属实，多由外感风邪、疮毒、水湿而成，病位在肺、脾。阴水属虚或虚实夹杂，多由饮食劳倦、禀赋不足、久病体虚所致，病位在脾、肾。阳水迁延不愈，反复发作，正气渐衰，脾肾阳虚，或因失治、误治，损伤脾肾，阳水可转为阴水。反之，阴水复感外邪，或饮食不节，使肿势加剧，呈现阳水的证候，而成本虚标实之证。其次，水肿各证之间亦互有联系。阳水的风水相搏之证，若风去湿留，可转化为水湿浸渍证。

水湿浸渍证由于体质差异，湿有寒化、热化之不同。湿从寒化，寒湿伤及脾阳，则变为脾阳不振之证，甚者脾虚及肾，又可成为肾阳虚衰之证。湿从热化，可转为湿热壅盛之证。湿热伤阴，则可表现为肝肾阴虚之证。此外，肾阳虚衰，阳损及阴，又可导致阴阳两虚之证。最后，水肿各证，日久不退，水邪壅阻经隧，络脉不利，瘀阻水停，则水肿每多迁延不愈。

水肿转归，一般而言，阳水易消，阴水难治。阳水患者如属初发年少，体质尚好，脏气未损，治疗及时，则病可向愈。此外，因生活饥馑、饮食不足所致水肿，在饮食条件改善后，水肿也可望治愈。若先天禀赋不足，或它病久病，或得病之后拖延失治，导致正气大亏，肺、脾、肾三脏功能严重受损，后期还可影响到心、肝，则难向愈。若水邪壅盛或阴水日久，脾肾衰微，水气上犯，则可出现水邪凌心犯肺之重证。若病变后期，肾阳衰败，气化不行，浊毒内闭，是由水肿发展为关格。若肺失通调，脾失健运，肾失开阖，致膀胱气化无权，可见小便点滴或闭塞不通，则是水肿转为癃闭。若阳损及阴，造成肝肾阴虚，肝阳上亢，则可兼见眩晕之证。

【诊查要点】

一、诊断要点

1. 水肿先从眼睑或下肢开始，继及四肢全身。
2. 轻者仅眼睑或足胫浮肿，重者全身皆肿；甚则腹大胀满，气喘不能平卧；更严重者可见尿闭或尿少，恶心呕吐，口有秽味，鼻衄牙宣，头痛，抽搐，神昏谵语等危象。

3. 可有乳蛾、心悸、疮毒、紫癜以及久病体虚病史。

二、病证鉴别

1. 水肿与鼓胀

二病均可见肢体水肿，腹部膨隆。鼓胀的主症是单腹胀大，面色苍黄，腹壁青筋暴露，四肢多不肿，反见瘦削，后期或可伴见轻度肢体浮肿。而水肿则头面或下肢先肿，继及全身，面色㿠白，腹壁亦无青筋暴露。鼓胀是由于肝、脾、肾功能失调，导致气滞、血瘀、水湿聚于腹中。水肿乃肺、脾、肾三脏气化失调，而导致水液泛滥肌肤。

2. 水肿阳水和阴水

水肿可分为阳水与阴水。阳水病因多为风邪、疮毒、水湿。发病较急，每成于数日之间，肿多由面目开始，自上而下，继及全身，肿处皮肤绷急光亮，按之凹陷即起，兼有寒热等表证，属表、属实，一般病程较短，《金匮要略》之风水、皮水多属此类。阴水病因多为饮食劳倦，先天或后天因素所致的脏腑亏损。发病缓慢，肿多由足踝开始，自下而上，继及全身，肿处皮肤松弛，按之凹陷不易恢复，甚则按之如泥，属里、属虚或虚实夹杂，病程较长，《金匮要略》之正水、石水多属此类。

三、相关检查

水肿病人一般可先检查血常规、尿常规、肾功能、肝功能（包括血浆蛋白）、心电图、肝肾B超。如怀疑心性水肿可再查心脏超声、胸片，明确心功能级别。肾性水肿可再查24小时尿蛋白总量、蛋白电泳、血脂、补体C_3、C_4、免疫球蛋白、抗核抗体、双链DNA抗体、SM抗体、T_3、T_4、FT_3、FT_4。肾穿刺活检有助于明确病理类型，鉴别原发性或继发性肾脏疾病。

【辨证论治】

一、辨证要点

水肿病证首先须辨阳水、阴水，区分其病理属性。阳水属实，由风、湿、热、毒诸邪导致水气的潴留；阴水多属本虚标实，因脾肾虚弱，而致气不化水，久则可见瘀阻水停。其次应辨病变之脏腑，在肺、脾、肾、心之差异。最后，对于虚实夹杂，多脏共病者，应仔细辨清本虚标实之主次。

二、治疗原则

发汗、利尿、泻下逐水为治疗水肿的三条基本原则，具体应用视阴阳虚实不同而异。阳水以祛邪为主，应予发汗、利水或攻逐，同时配合清热解毒、理气化湿等法；阴水当以扶正为主，健脾温肾，同时配以利水、养阴、活血、祛瘀等法。对于虚实夹杂者，则当兼顾，或先攻后补，或攻补兼施。

三、证治分类

（一）阳水

1. 风水相搏证

眼睑浮肿，继则四肢及全身皆肿，来势迅速，多有恶寒，发热，肢节酸楚，小便不利等症。偏于风热者，伴咽喉红肿疼痛，舌质红，脉浮滑数。偏于风寒者，兼恶寒，咳喘，舌苔薄白，脉浮滑或浮紧。

证机概要：风邪袭表，肺气闭塞，通调失职，风遏水阻。

治法：疏风清热，宣肺行水。

代表方：越婢加术汤加减。本方有宣肺清热、祛风利水之功效，主治风水夹热之水肿证。

常用药：麻黄、杏仁、防风、浮萍疏风宣肺；白术、茯苓、泽泻、车前子淡渗利水；石膏、桑白皮、黄芩清热宣肺。

风寒偏盛，去石膏，加苏叶、桂枝、防风祛风散寒；若风热偏盛，可加连翘、桔梗、板蓝根、鲜芦根，以清热利咽，解毒散结；若咳喘较甚，可加杏仁、前胡，以降气定喘；如见汗出恶风，卫阳已虚，则用防己黄芪汤加减，以益气行水；若表证渐解，身重而水肿不退者，可按水湿浸渍证论治。

2. 湿毒浸淫证

眼睑浮肿，延及全身，皮肤光亮，尿少色赤，身发疮痍，甚则溃烂，恶风发热，舌质红，苔薄黄，脉浮数或滑数。

证机概要：疮毒内归脾肺，三焦气化不利，水湿内停。

治法：宣肺解毒，利湿消肿。

代表方：麻黄连翘赤小豆汤合五味消毒饮加减。前方宣肺利尿，治风水在表之水肿；后方清解热毒，治疮毒内归之水肿。二方合用共起宣肺利水，清热解毒之功，主治痈疡疮毒或乳蛾红肿而诱发的水肿。

常用药：麻黄、杏仁、桑白皮、赤小豆宣肺利水；银花、野菊花、蒲公英、紫花地丁、紫背天葵清热解毒。

脓毒甚者，当重用蒲公英、紫花地丁清热解毒；湿盛糜烂者，加苦参、土茯苓；风盛者，加白鲜皮、地肤子；血热而红肿，加丹皮、赤芍；大便不通，加大黄、芒硝；症见尿痛、尿血，乃湿热之邪下注膀胱，伤及血络，可酌加凉血止血之品，如石韦、大蓟、荠菜花等。

3. 水湿浸渍证

全身水肿，下肢明显，按之没指，小便短少，身体困重，胸闷，纳呆，泛恶，苔白腻，脉沉缓，起病缓慢，病程较长。

证机概要：水湿内侵，脾气受困，脾阳不振。

治法：运脾化湿，通阳利水。

代表方：五皮饮合胃苓汤加减。前方理气化湿利水；后方通阳利水，燥湿运脾。两方合用共起运脾化湿，通阳利水之功，主治水湿困遏脾阳，阳气尚未虚损，阳不化湿所致的水肿。

常用药：桑白皮、陈皮、大腹皮、茯苓皮、生姜皮化湿行水；苍术、厚朴、陈皮、草果燥湿健脾；桂枝、白术、茯苓、猪苓、泽泻温阳化气行水。

外感风邪，肿甚而喘者，可加麻黄、杏仁宣肺平喘；面肿，胸满，不得卧，加苏子、葶苈子降气行水；若湿困中焦，脘腹胀满者，可加川椒目、大腹皮、干姜温脾化湿。

4．湿热壅盛证

遍体浮肿，皮肤绷急光亮，胸脘痞闷，烦热口渴，小便短赤，或大便干结，舌红，苔黄腻，脉沉数或濡数。

证机概要：湿热内盛，三焦壅滞，气滞水停。

治法：分利湿热。

代表方：疏凿饮子加减。本方功用泻下逐水，疏风发表，主治水湿壅盛，表里俱病的阳水实证。

常用药：羌活、秦艽、防风、大腹皮、茯苓皮、生姜皮疏风解表，发汗消肿，使在表之水从汗而疏解；猪苓、茯苓、泽泻、木通、椒目、赤小豆、黄柏清热利尿消肿；商陆、槟榔、生大黄通便逐水消肿。

腹满不减，大便不通者，可合己椒苈黄丸，以助攻泻之力，使水从大便而泄；若肿势严重，兼见喘促不得平卧者，加葶苈子、桑白皮泻肺利水；若湿热久羁，亦可化燥伤阴，症见口燥咽干，可加白茅根、芦根，不宜过用苦温燥湿、攻逐伤阴之品。

（二）阴水

1．脾阳虚衰证

身肿日久，腰以下为甚，按之凹陷不易恢复，脘腹胀闷，纳减便溏，面色不华，神疲乏力，四肢倦怠，小便短少，舌质淡，苔白腻或白滑，脉沉缓或沉弱。

证机概要：脾阳不振，运化无权，土不制水。

治法：健脾温阳利水。

代表方：实脾饮加减。本方功效健运脾阳，以利水湿，适用于脾阳不足伴有湿困脾胃的水肿。

常用药：干姜、附子、草果、桂枝温阳散寒利水；白术、茯苓、炙甘草、生姜、大枣健脾补气；茯苓、泽泻、车前子、木瓜利水消肿；木香、厚朴、大腹皮理气行水。

气虚甚，症见气短声弱者，可加人参、黄芪以健脾益气；若小便短少，可加桂枝、泽泻，以助膀胱气化而行水。

又有水肿一证，由于长期饮食失调，脾胃虚弱，精微不化，而见遍体浮肿，面色萎黄，晨起头面较甚，动则下肢肿胀，能食而疲倦乏力，大便如常或溏，小便反多，舌苔薄腻，脉软弱，与上述水肿不同。此由脾气虚弱，气失舒展，不能运化水湿所致。治宜益气健脾，行气化湿，不宜分利伤气，可用参苓白术散加减。浮肿甚，大便溏薄，可加黄芪、桂枝益气通阳，或加补骨脂、附子温肾助阳。并适当注意营养，可用黄豆、花生佐餐，作为辅助治疗，多可调治而愈。

2. 肾阳衰微证

水肿反复消长不已，面浮身肿，腰以下甚，按之凹陷不起，尿量减少或反多，腰酸冷痛，四肢厥冷，怯寒神疲，面色㿠白，甚者心悸胸闷，喘促难卧，腹大胀满，舌质淡胖，苔白，脉沉细或沉迟无力。

证机概要：脾肾阳虚，水寒内聚。

治法：温肾助阳，化气行水。

代表方：济生肾气丸合真武汤加减。济生肾气丸温补肾阳，真武汤温阳利水，二方合用适用于肾阳虚损，水气不化而致的水肿。

常用药：附子、肉桂、巴戟肉、仙灵脾温补肾阳；白术、茯苓、泽泻、车前子通利小便；牛膝引药下行。

小便清长量多，去泽泻、车前子，加菟丝子、补骨脂以温固下元。若症见面部浮肿为主，表情淡漠，动作迟缓，形寒肢冷，治以温补肾阳为主，方用右归丸加减。病至后期，因肾阳久衰，阳损及阴，可导致肾阴亏虚，出现肾阴虚为主的病证，如水肿反复发作，精神疲惫，腰酸遗精，口渴干燥，五心烦热，舌红，脉细弱等。治当滋补肾阴为主，兼利水湿，但养阴不宜过于滋腻，以防伤害阳气，反助水邪。方用左归丸加泽泻、茯苓、冬葵子等。肾虚肝旺，头昏头痛，心慌腿软，肢眴者，加鳖甲、牡蛎、杜仲、桑寄生、野菊花、夏枯草。如病程缠绵，反复不愈，正气日衰，复感外邪，证见发热恶寒，肿势增剧，小便短少，此为虚实夹杂，本虚标实之证，治当急则治标，先从风水论治，但应顾及正气虚衰一面，不可过用解表药，以越婢汤为主，酌加党参、菟丝子等补气温肾之药，扶正与祛邪并用。

3. 瘀水互结证

水肿延久不退，肿势轻重不一，四肢或全身浮肿，以下肢为主，皮肤瘀斑，腰部刺痛，或伴血尿，舌紫暗，苔白，脉沉细涩。

证机概要：水停湿阻，气滞血瘀，三焦气化不利。

治法：活血祛瘀，化气行水。

代表方：桃红四物汤合五苓散。前方活血化瘀，后方通阳行水，适用于水肿兼夹瘀血者或水肿久病之患者。

常用药：当归、赤芍、川芎、丹参养血活血；益母草、红花、凌霄花、路路通、桃仁活血通络；桂枝、附子通阳化气；茯苓、泽泻、车前子利水消肿。

全身肿甚，气喘烦闷，小便不利，此为血瘀水盛，肺气上逆，可加葶苈子、川椒目、泽兰以逐瘀泻肺；如见腰膝酸软，神疲乏力，乃为脾肾亏虚之象，可合用济生肾气丸以温补脾肾，利水肿；对气阳虚者，可配黄芪、附子益气温阳以助化瘀行水之功。

对于久病水肿者，虽无明显瘀阻之象，临床上亦常合用益母草、泽兰、桃仁、红花等药，以加强利尿消肿的效果。

【预防调护】

避免风邪外袭，病人应注意保暖；感冒流行季节，外出戴口罩，避免去公共场所；居室宜通风；平时应避免冒雨涉水，或湿衣久穿不脱，以免湿邪外侵。注意调摄饮食。肿势重者应予无盐饮食，轻者予低盐饮食（每日食盐量 3～4 克），若因营养障碍而致水肿者，不必过于忌盐，饮食应富含蛋白质，清淡易消化。劳逸结合，调畅情志。树立战胜疾病的信心。

水肿病人长服肾上腺糖皮质激素者，皮肤容易生痤疮，应避免抓搔肌肤，以免皮肤感染。对长期卧床者，皮肤外涂滑石粉，经常保持干燥，并定时翻身，以免褥疮发生，加重水肿的病情。每日记录水液的出入量。若每日尿量少于 500 毫升时，要警惕癃闭的发生。此外，患者应坚持治疗，定期随访。

【结　语】

水肿是指体内水液潴留，泛滥肌肤，表现以头面、眼睑、四肢、腹背，甚至全身浮肿为特征的一类病证。病因有风邪袭表、疮毒内犯、外感水湿、饮食不节及禀赋不足、久病劳倦。形成本病的机理为肺失通调，脾失转输，肾失开合，三焦气化不利。临床辨证以阴阳为纲，分清病因、病位，还须注意寒热、虚实的错杂与转化。治疗方法，阳水应发汗、利水、或攻逐，以祛邪为主，同时配合清热解毒、健脾理气等法；阴水当温肾健脾，以扶正为主，同时配以利水、养阴、活血、祛瘀等法。对于虚实夹杂者，或先攻后补，或攻补兼施，须视证的性质、轻重、转变趋势而灵活应用。各种治法中尤应慎用攻逐法，以免伤正。一般而言，阳水易消，阴水难治。由于疮毒内侵及饮食不足所致水肿，治疗得当，水肿可望治愈。若阴水日久，导致正气大亏，肺、脾、肾三脏功能严重受损，则难向愈，且常易转变为关格、癃闭、胸痹、心悸、眩晕等证。

【临证备要】

1. 提高临诊辨证能力：水肿病证，病因繁杂，病理变化复杂多变，累及脏腑众多，因此，正确辨证尤为重要。掌握不同病因致病特点，以及不同脏腑病损的证候特征，有利于提高临床辨证能力。一般而言，水肿头面为主，恶风头痛者，多属风；水肿下肢为主，纳呆身重者，多属湿；水肿而伴有咽痛溲赤者，多属热；因疮痍、猩红赤斑而致水肿者，多属疮毒。若水肿较甚，咳喘较急，不能平卧者，病变部位多在肺；水肿日久，纳食不佳，四肢无力，苔腻身重者，病变部位多在脾；水肿反复，腰膝酸软，耳鸣眼花者，病变部位多在肾；水肿下肢明显，心悸怔忡，胸闷烦躁，甚则不能平卧者，病变部位多在心。对于几个病因夹杂，多个脏腑同病者，须结合病史及水肿病机传变规律综合分析。

2. 正确使用攻下逐水法：攻下逐水法是治疗阳水的一种方法，即《内经》"去菀陈莝"之意。只宜用于病初体实肿甚，正气尚旺，用发汗、利水法无效，症见全身高度浮肿，气喘，心悸，腹水，小便不利，脉沉而有力者。使用该法，宜抓住时机，以逐水为急，使水邪从大小便而去，可用十枣汤治疗，但应中病即止，以免过用伤正。俟水退后，即行调补脾胃，以善其后。病至后期，脾肾两亏而水肿甚者，逐水峻药应慎用。

3. 活血化瘀利水法的应用：水与血生理上皆属于阴，相互倚行，互宅互生。病理状态下，水病可致血瘀，瘀血可致水肿。水肿日久，水湿停积，一则久病入络，气机不利，血流不畅，成为瘀血。二则脏腑阳气受损，血失温运而水液滞留。对于此类水肿，单纯采用发汗、利水、行气、温阳之法，往往水肿难除，如化瘀得当，则水肿自消。因此应用活血化瘀利水法，往往是提高水肿疗效的重要环节。临证选方，对湿热瘀积之水肿，可选用三妙丸合血府逐瘀汤，以清热利湿，祛瘀利水。对寒湿瘀结之水肿，可用麻黄附子细辛汤合桃红四物汤，以散寒除湿，逐瘀消肿。气虚阳微，瘀水交阻之水肿，用附桂八味丸合桃红四物汤加黄芪，以温阳益气，通瘀利水。肝肾阴虚之水肿，方用六味地黄丸合桃红四物汤加鸡血藤、桑寄生，以滋阴养血，化瘀行水。

4. 慎用肾毒性药物：水肿病久，脾肾多虚，分清泌浊功能失司，湿浊、水毒、瘀血内停，西医检查大多伴有肾功能下降。对于此类病人，若因治疗它病，而使用抗生素等药物时，须考虑到药物对肾脏的毒副作用，做到合理选择品种，合理调整剂量及用药时间。此外，近年研究发现，含有马兜铃酸的中药如马兜铃、关木通、木防己、益母草等亦有一定肾毒性，对水肿病人应避免大剂量、长时间使用，详见"癃闭"节。

5. 及时治疗水肿的严重变证：水肿诸型，久治不愈，或误治失治，都可发展成脾肾衰败，或湿浊蕴结不泄，气机逆乱的各种严重变证。若不及时救治，均可危及生命。临证应不失时机，力挽危局。水肿的严重变证主要有：①水毒内阻，胃失和降：本证多由湿热壅塞及通降受阻发展而来。症见神昏嗜睡，泛恶呕吐，口有尿味，不思纳食，小便短少，甚或二便不通，舌苔浊腻，脉细数。治宜通腑泄浊，和胃降逆。方用黄连温胆汤加大黄、石菖蒲。②水凌心肺，阳气衰微：本证多由阳虚水泛发展而来。症见心悸胸闷，喘促难卧，咳吐清涎，手足肿甚，舌淡胖，脉沉细而数。治宜通阳泄浊，温振心阳。方用真武汤合黑锡丹。③虚风扰动，神明不守：本证是由肾精内竭、肝风内动发展而来。症见头晕头痛，步履漂浮，肢体微颤等。治宜息风潜阳，补元固本。方用大补元煎合羚角钩藤汤。④邪毒内闭，元神涣散：本证多由各型阴水迁延不愈发展而来。症见神昏肢冷，面色晦滞，泛恶口臭，二便不通，肌衄牙宣，舌红绛，苔焦黄，脉细数。治宜清热解毒，通窍泄浊。方用安宫牛黄丸或紫雪丹口服，大黄煎液保留灌肠。

【医案选读】

病案一

薛二小姐 复病寒热渐退，面浮肢肿，大腹胀满，稍有咳嗽，舌苔微黄，脉象濡滑。因饮食不节，脾弱欠运，水谷之湿蕴于募原，水湿不得从膀胱下出也，还虑增剧。姑拟开鬼门，洁净府，使水湿内外分消。

川桂枝五分　炒黄芩八分　连皮苓四钱　地枯萝三钱　生熟苡仁各三钱　猪苓三钱
福泽泻一钱五分　枯碧竹三钱　陈广皮一钱　大腹皮二钱　水炙桑皮二钱　光杏仁三钱
淡姜皮五分　冬瓜子皮各三钱

二诊　复病寒热以退，面浮肢肿，胸闷纳少，舌苔灰黄，脉象濡数。因饮食不慎，湿热内阻，脾胃运化失常，今宜疏运分消。

清水豆卷四钱　连皮苓四钱　陈皮一钱　生熟苡仁各三钱　大腹皮二钱　通草八分　地枯萝三钱　枯碧竹三钱　杜赤豆一两　炒谷麦芽各三钱　冬瓜子皮各三钱

三诊　面浮肢肿，渐见轻减，胸闷，纳谷不香，蒂丁下坠。蕴湿痰热未除，肺胃肃运无权，再拟肃运分消。

连皮苓四钱　生苡仁四钱　光杏仁三钱　大贝母三钱　甜甘草八分　泽泻一钱五分　陈广皮一钱　大腹皮二钱　藏青果一钱　水炙桑叶皮各一钱五分　冬瓜子皮各三钱

（沈仲理主编. 丁甘仁临证医集·肿胀. 上海中医药大学出版社. 2000）

病案二

李某，男，42 岁。1982 年 12 月 12 日就诊，住院号 60090。

患者于 1982 年 2 月因发热、咽痛后出现全身高度浮肿，24 小时尿蛋白定量 7.56g，血浆蛋白浓度明显降低，白、球蛋白之比为 1.2∶2.1，诊断为慢性肾炎肾病型。外院用大量强的松、环磷酰胺、潘生丁、肝素、左旋咪唑等西药治疗近 9 个月，未能见效，乃于 12 月 12 日收住本院。患者面色无华，精神委顿，胸闷腹胀，遍身高度水肿，按之没指，呼吸不利，难以平卧，腹胀大，叩之声实，阴囊呈高度水肿，伴有严重胸水、腹水征。舌质淡，脉沉细而涩。按气虚阳衰，水湿泛滥论治，并加用西药速尿、肝素等治疗，冀脾旺清升，阳运阴消。不料经治 2 周，水肿毫不减退，且伴恶心呕吐，食欲不振，血液检查 3P 试验呈强阳性，白、球蛋白之比为 1.4∶1.4，总胆固醇 670mg%，尿纤维蛋白降解产物 21μg/ml，血液呈高凝状态。此乃气虚无力运行，血液凝涩成瘀，改用益气活血化瘀法，同时停用西药，观察疗效。

处方：黄芪 30g，丹参 30g，赤芍 15g，桃仁 20g，红花 10g，川牛膝 20g，益母草 60g。另：水蛭粉 4.5g，温开水送下，日服 2 次。

上方服 3 剂后水肿明显减退，1 周后阴囊水肿消失，恶心、呕吐亦除，纳食渐增，复查尿纤维蛋白降解产物下降为 10.7μg/ml，24 小时尿蛋白定量下降为 4.45g，病情好转，于 6 月 9 日出院，继续门诊治疗。

（田元祥等编. 内科疾病名家验案评析·泌尿系统疾病. 中国中医药出版社. 2000）

病案三

徐某，女，6 岁半。初诊：1965 年 12 月 25 日。

3 个月前腹部生疮疖，继则面目浮肿，低热逗留。尿检有蛋白、红细胞，住某医院诊断为急性肾炎，治疗好转出院。不久，症状复又出现，于 12 月 25 日来诊。当时食欲不振，小便黄赤。

诊查：舌质偏绛，苔淡黄，脉细。尿检：红细胞（＋＋），白细胞（＋＋）。

辨证：疮毒内攻，湿热蕴于肾经而发。

治法：疏达清里，佐以渗利湿热。

处方：净麻黄 0.9g　连翘 3g　饭赤豆（杵）12g　青蒿 9g　炒生地 4.5g　云茯苓 9g　鲜芦根 90g　玉米须 15g　生草梢 1.5g　血余炭（包）4.5g

二诊：12 月 30 日。症状减轻，纳谷得增。守原意，原方生地改 12g。

三诊：1966 年 1 月 8 日。精神好转，胃纳较香，小便转清，惟左侧乳蛾肿痛。尿检：红细胞少许，白细胞 0~2。风热为患，治以清咽解毒，渗利湿热为法。

处方：黑玄参 4.5g　麦门冬 9g　玉桔梗 2.4g　炒牛蒡 9g　济银花 4.5g　生苡米 4.5g　南沙参 9g　鲜芦根 60g　荷叶 4.5g　玉米须 15g　血余炭（包）4.5g

上方调治半月，症状消失，尿检正常。

（张小萍等编.中医内科医案精选·肾膀胱病证.上海中医药大学出版社.2001）

【文献摘要】

《金匮要略·水气病脉证并治》："风水，其脉自浮，外证骨节疼痛，恶风。皮水，其脉亦浮，外证跗肿，按之没指，不恶风，其腹如鼓，不渴，当发其汗。正水，其脉沉迟，外证自喘。石水，其脉自沉，外证腹满不喘。"

《备急千金要方·水肿》："一、面肿苍黑，是肝败不治；二、掌肿无纹理，是心败不治；三、腰肿无纹理，是肺损不治；四、阴肿不起者，是肾败不治；五、脐满反肿者，是脾败不治。"

《丹溪心法·水肿》："水肿因脾虚不能制水，水渍妄行，当以参、术补脾，使脾气得实，则自健运，自能升降运动其枢机，则水自行。"

《景岳全书·水肿》："肿胀之病，原有内外之分。验之病情，则惟在气水二字足以尽之。故凡治此症者，不在气分，则在水分，能辨此二者而知其虚实，无余蕴矣。病在气分，则当以治气为主；病在水分，则当以治水为主。然水气本为同类，故治水者，当兼理气，以水行气亦行也。此中玄妙，难以尽言。"

《医门法律·水肿》："经谓之二阳结谓之消，三阴结谓之水。……三阴者，手足太阴脾肺二脏也。胃为水谷之海，水病莫不本之于胃，经乃以属之脾肺者，何耶？使足太阴脾足以转输水精于上，手太阴肺足以通调水道于下，海不扬波矣。惟脾肺二脏之气，结而不行，后乃胃中之水日蓄，浸灌表里，无所不到也。是则脾肺之权，可不伸耶？然其权尤重于肾，肾者，胃之关也，肾司开阖，肾气从阳则开，阳太盛则关门大开，水直下而为消，肾气从阴则阖，阴太盛则关门常阖，水不通为肿。经又以肾本肺标，相输俱受为言，然则水病，以脾、肺、肾为三纲矣。"

第二节 淋 证

淋证是指以小便频数短涩，淋沥刺痛，小腹拘急引痛为主症的病证。

淋之名称，始见于《内经》，《素问·六元正纪大论》称本病为"淋"、"淋閟"。淋者，淋沥不尽，如雨淋而下；閟，通秘，不通之意也。指出了淋证为小便淋沥不畅，甚或闭阻不通之病证。汉代张仲景在《金匮要略·五脏风寒积聚病脉证并治》中称其为"淋秘"，将其病机归为"热在下焦"，并在《金匮要略·消渴小便不利淋病脉证并治》中对本病的症状作了描述："淋之为病，小便如粟状，小腹弦急，痛引脐中。"说明淋证是以小便淋沥不爽，尿道刺痛为主症。《中藏经》根据淋证临床表现不同，提出了淋有冷、热、气、劳、膏、砂、虚、实八种，乃为淋证临床分类的雏形。隋唐时期，许多医家对淋证的分类及病机又有了进一步的认识。巢元方在《诸病源候论·诸淋病候》中对淋证的病机进行了高度概括，他指出："诸淋者，由肾虚而膀胱热故也。"这种以肾虚为本，膀胱热为标的淋证病机分析，成为多数医家临床诊治淋证的主要依据。巢氏在归纳了淋证病机共性的同时，还对诸淋各自不同的病机特性进行了探讨，如："热淋者，三焦有热，气搏于肾，流入于胞而成淋也"，"石淋者，淋而出石也，肾主水，水结则化为石，故肾客砂石，肾虚为热所乘"，"膏淋者……此肾虚不能制于肥液"。唐宋时期，淋证的分类更趋完善。唐代《千金要方》、《外台秘要》将淋证归纳为石、气、膏、劳、热五淋，宋代《济生方》又分为气、石、血、膏、劳淋五种。上述两种五淋所指的内容，其差异在于血淋与热淋的有无，但六种淋证均为临床常见者。明清时期，对淋证辨证论治的认识，又有很大的提高。张景岳在《景岳全书·淋浊》中提出：淋证初起，虽多因于热，但由于治疗及病情变化各异，又可转为寒、热、虚等不同证型，从而倡导"凡热者宜清，涩者宜利，下陷者宜升提，虚者宜补，阳气不固者宜温补命门"的治疗原则。清·尤在泾在《金匮翼·诸淋》中说："初则热淋、血淋，久则煎熬水液，稠浊如膏、如砂、如石也。"说明各种淋证可相互转化，或同时存在。并且强调治疗石淋、膏淋要"开郁行气，破血滋阴"，对临床确有指导意义。至此，对淋证的认识日趋全面。

根据本病的临床表现，类似于西医学所指的急、慢性尿路感染，泌尿道结核，尿路结石，急、慢性前列腺炎，乳糜尿以及尿道综合征等病，凡是具有淋证特征者，均可参照本节内容辨证论治。

【病因病机】

淋证的病因可归结为外感湿热、饮食不节、情志失调、禀赋不足或劳伤久病四个方面。其主要病机为湿热蕴结下焦，肾与膀胱气化不利。

一、病因

1. 外感湿热

因下阴不洁，秽浊之邪从下侵入机体，上犯膀胱，或由小肠邪热、心经火热、下肢丹毒等它脏外感之热邪传入膀胱，发为淋证。

2. 饮食不节

多食辛热肥甘之品，或嗜酒太过，脾胃运化失常，积湿生热，下注膀胱，乃成淋证。正如严用和《济生方·淋闭论治》云："此由饮酒房劳，或动役冒热，或饮冷逐热，或散石发动，热结下焦，遂成淋闭；亦有温病后，余热不散，霍乱后，当风取凉，亦令人淋闭。"正是说明了淋证的发病多由湿热而致。其湿热可来源于外感，亦可由饮食不当而自生。

3. 情志失调

情志不遂，肝气郁结，膀胱气滞，或气郁化火，气火郁于膀胱，导致淋证。《医宗必读·淋证》言："妇女多郁，常可发为气淋和石淋。"清代《冯氏锦囊秘录·杂证大小合参》说："《内经》言淋，无非湿与热而已；然有因忿怒，气动生火者。"说明情志不节亦是淋证的病因之一。

4. 禀赋不足或劳伤久病

禀赋不足，肾与膀胱先天畸形，或久病缠身，劳伤过度，房事不节，多产多育，或久淋不愈，耗伤正气，或妊娠、产后脾肾气虚，膀胱容易感受外邪，而致本病。

二、病机

淋证的成因虽有内、外因之分，但其基本病理变化为湿热蕴结下焦，肾与膀胱气化不利。其病位在膀胱与肾。肾者主水，维持机体水液代谢。膀胱者州都之官，有贮尿与排尿功能。两者脏腑表里相关，经脉相互络属，共主水道，司决渎。当湿热等邪蕴结膀胱，或久病脏腑功能失调，均可引起肾与膀胱气化不利，而致淋证。由于湿热导致病理变化的不同，及累及脏腑器官之差异，临床上乃有六淋之分。若湿热客于下焦，膀胱气化不利，小便灼热刺痛，则为热淋；若膀胱湿热，灼伤血络，迫血妄行，血随尿出，以至小便涩痛有血，乃成血淋；若湿热久蕴，熬尿成石，遂致石淋；若湿热蕴久，阻滞经脉，脂液不循常道，小便浑浊不清，而为膏淋；若肝气失于疏泄，气火郁于膀胱，则为气淋；若久淋不愈，湿热留恋膀胱，由腑及脏，继则由肾及脾，脾肾受损，正虚邪弱，遂成劳淋；若肾阴不足，虚火扰动阴血，亦为血淋；若肾虚下元不固，不能摄纳精微脂液，亦为膏淋；若中气不足，气虚下陷，膀胱气化无权，亦成气淋。可见淋证的发生除膀胱与肾外，还与肝脾相关联。其病理因素主要为湿热之邪。

淋证的病理性质有实、有虚，且多见虚实夹杂之证。初起多因湿热为患，正气尚未虚损，故多属实证。但淋久湿热伤正，由肾及脾，每致脾肾两虚，而由实转虚。如邪气未尽，正气渐伤，或虚体受邪，则成虚实夹杂之证。常见阴虚夹湿热，气虚夹水湿等。因此淋证多以肾虚为本，膀胱湿热为标。淋证虽有六淋之分，但各种淋证间存在着一定的联系。表现在转归上，首先是虚实之间的转化。如实证的热淋、血淋、气淋可转化为虚证的劳淋。反之虚证的劳淋，亦可能兼夹实证的热淋、血淋、气淋。而当湿热未尽，正气已伤，处于实证向虚证的移行阶段，则表现为虚实夹杂的证候。此外在气淋、血淋、膏淋等淋证本身，这种虚实互相转化的情况也同样存在。而石淋由实转虚时，由于砂石未去，则表现为正虚邪实之证。其次是某些淋证间的相互转换或同时并见。前者如热淋转为血淋，热淋也可诱发石淋。后者如在石淋的基础上，再发生热淋、血淋，或膏淋并发热淋、血淋等。在虚证淋证的各种证型之间，则可表现为彼此参差互见，损及多脏的现象。

淋证的预后往往与其类型及病情轻重有关。初起者，病情尚轻，治疗得当，多易治愈。但热淋、血淋有时可发生热毒入血，出现高热神昏等重笃证候。若病久不愈，或反复发作，不仅可转为劳淋，甚则转变成水肿、癃闭、关格等证，或肾虚肝旺，成为头痛、眩晕。石淋因结石过大，阻塞水道亦可成水肿、癃闭、关格。膏淋日久，精微外泄，可致消瘦乏力，气血大亏，终成虚劳病证。

【诊查要点】

一、诊断依据

1. 小便频数，淋沥涩痛，小腹拘急引痛，为各种淋证的主症，是诊断淋证的主要依据。但还需根据各种淋证的不同临床特征，确定不同的淋证类型。
2. 病久或反复发作后，常伴有低热、腰痛、小腹坠胀、疲劳等。

3. 多见于已婚女性，每因疲劳、情志变化、不洁房事而诱发。

二、病证鉴别

1. 淋证与癃闭

二者都有小便量少，排尿困难之症状，但淋证尿频而尿痛，且每日排尿总量多为正常，癃闭则无尿痛，每日排尿量少于正常，严重时甚至无尿。诚如《医学心悟·小便不通》所说："癃闭与淋证不同，淋则便数而茎痛，癃闭则小便点滴而难出。"但癃闭复感湿热，常可并发淋证，而淋证日久不愈，亦可发展成癃闭。

2. 血淋与尿血

血淋与尿血都有小便出血，尿色红赤，甚至溺出纯血等症状。其鉴别的要点是有无尿痛。尿血多无疼痛之感，虽亦间有轻微的胀痛或热痛，但终不若血淋的小便滴沥而疼痛难忍，故一般以痛者为血淋，不痛者为尿血。

3. 膏淋与尿浊

膏淋与尿浊在小便浑浊症状上相似，但后者在排尿时无疼痛滞涩感，可资鉴别。即如《临证指南医案·淋浊》所言："大凡痛则为淋，不痛为浊。"

4. 六种淋证

六种淋证均有小便频涩，滴沥刺痛，小腹拘急引痛。此外各种淋证又有不同的特殊表现。热淋起病多急骤，小便赤热，溲时灼痛，或伴有发热，腰痛拒按。石淋以小便排出砂石为主症，或排尿时突然中断，尿道窘迫疼痛，或腰腹绞痛难忍。气淋小腹胀满较明显，小便艰涩疼痛，尿后余沥不尽。血淋为溺血而痛。膏淋证见小便浑浊如米泔水或滑腻如膏脂。劳淋小便不甚赤涩，溺痛不甚，但淋沥不已，时作时止，遇劳即发。

三、相关检查

淋证患者一般可先查尿常规。如尿中白细胞增多为主，多考虑泌尿道感染及炎症，可作中段尿细菌培养、尿亚硝酸盐试验等。此外，疑及泌尿道结核，应查尿沉渣找结核杆菌，做结核菌素试验等。考虑为前列腺炎可能者，可作肛门指检前列腺及前列腺液常规检查。疑为非感染性膀胱炎者，可查膀胱镜。尿中红细胞增多为主者，多见于泌尿道结石、膀胱癌，应查泌尿道B超，静脉肾盂造影，腹部平片，尿中找脱落细胞，做膀胱镜等。尿浑浊怀疑乳糜尿者应查尿乙醚试验，必要时淋巴管造影摄片检查。各项检查无异常者，多为尿道综合征。

【辨证论治】

一、辨证要点

淋证有六淋之分，证情有虚有实，且多虚实夹杂，各种淋证又常易转化。临床辨证首先应别六淋之类别，其次，须辨证候之虚实，虚实夹杂者，须分清标本虚实之主次，证情之缓急，最后须辨明各淋证的转化与兼夹。

二、治疗原则

实则清利，虚则补益，为淋证的基本治则。具体而言，实证以膀胱湿热为主者，治宜清热利湿；以热灼血络为主者，治以凉血止血；以砂石结聚为主者，治以通淋排石；以气滞不利为主者，治以利气疏导。虚证以脾虚为主者，治以健脾益气；以肾虚为主者，治宜补虚益肾。同时正确掌握标本缓急，在淋证治疗中尤为重要。对虚实夹杂者，又当通补兼施，审其主次缓急，兼顾治疗。

三、证治分类

1. 热淋

小便频数短涩，灼热刺痛，溺色黄赤，少腹拘急胀痛，或有寒热，口苦，呕恶，或有腰痛拒按，或有大便秘结，苔黄腻，脉滑数。

证机概要：湿热蕴结下焦，膀胱气化失司。

治法：清热利湿通淋。

方药：八正散加减。本方有清热解毒，利湿通淋功能，适用于湿热熏蒸下焦之热淋。

常用药：瞿麦、萹蓄、车前子、滑石、萆薢利湿通淋；大黄、黄柏、蒲公英、紫花地丁清热解毒。

伴寒热、口苦、呕恶者，可加黄芩、柴胡以和解少阳；若大便秘结、腹胀者，可重用生大黄、枳实以通腑泄热；若阳明热证，加知母、石膏清气分之热；若热毒弥漫三焦，用黄连解毒汤合五味消毒饮以清热泻火解毒；若气滞者，加青皮、乌药；若湿热伤阴者去大黄，加生地黄、知母、白茅根以养阴清热。

2. 石淋

尿中夹砂石，排尿涩痛，或排尿时突然中断，尿道窘迫疼痛，少腹拘急，往往突发，一侧腰腹绞痛难忍，甚则牵及外阴，尿中带血，舌红，苔薄黄，脉弦或带数。

证机概要：湿热蕴结下焦，尿液煎熬成石，膀胱气化失司。

治法：清热利湿，排石通淋。

代表方：石韦散加减。本方清热利湿，排石通淋，适用于各种石淋。

常用药：瞿麦、萹蓄、通草、滑石清热利湿通淋；金钱草、海金沙、鸡内金、石韦排石化石；穿山甲、虎杖、王不留行、牛膝活血软坚；青皮、乌药、沉香理气导滞。

腰腹绞痛者，加芍药、甘草以缓急止痛；若尿中带血，可加小蓟草、生地黄、藕节以凉血止血，去山甲、王不留行；小腹胀痛加木香、乌药行气通淋；伴有瘀滞，舌质紫者，加桃仁、红花、炮山甲、皂角刺，加强破气活血，化瘀散结作用。石淋日久，证见神疲乏力，少腹坠胀者，为虚实夹杂，当标本兼顾，补中益气汤加金钱草、海金沙、冬葵子益气通淋；腰膝酸软，腰部隐痛者，加杜仲、续断、补骨脂补肾益气；形寒肢冷，夜尿清长，加巴戟肉、肉苁蓉、肉桂以温肾化气；舌红，口干，肾阴亏耗者，配生熟地黄、麦冬、鳖甲滋养肾阴。

伴有湿热见症时，参照热淋治疗。绞痛缓解，多无明显自觉症状，可常用金钱草煎汤代茶。若结石过大，阻塞尿路，肾盂严重积水者，宜手术治疗。

3. 血淋

小便热涩刺痛，尿色深红，或夹有血块，疼痛满急加剧，或见心烦，舌尖红，苔黄，脉滑数。

证机概要：湿热下注膀胱，热甚灼络，迫血妄行。

治法：清热通淋，凉血止血。

代表方：小蓟饮子加减。本方清热通淋，凉血止血，用于湿热炽盛，损伤血络而致的血淋。

常用药：小蓟、生地黄、白茅根、旱莲草凉血止血；木通、生草梢、山栀、滑石清热泻火通淋；当归、蒲黄、土大黄、三七、马鞭草通络止血。

有瘀血征象，加三七、牛膝、桃仁以化瘀止血；若出血不止，可加仙鹤草、琥珀粉以收敛止血；若久病肾阴不足，虚火扰动阴血，症见尿色淡红，尿痛涩滞不显著，腰膝酸软，神疲乏力者，宜滋阴清热，补虚止血，用知柏地黄丸加减；肾阴亏耗严重者，加熟地黄、麦冬、鳖甲、旱莲草滋养肾阴；若久病脾虚气不摄血，症见神疲乏力，面色少华者，用归脾汤加仙鹤草、泽泻、滑石益气养血通淋。

4. 气淋

郁怒之后，小便涩滞，淋沥不宣，少腹胀满疼痛，苔薄白，脉弦。

证机概要：气机郁结，膀胱气化不利。

治法：理气疏导，通淋利尿。

代表方：沉香散加减。本方用于肝郁气滞的气淋。

常用药：沉香、青皮、乌药、香附疏肝理气；石韦、滑石、冬葵子、车前子利水通淋。

少腹胀满，上及于胁者，加川楝子、小茴香、广郁金以疏肝理气；兼有瘀滞者，加红花、赤芍、益母草活血化瘀行水。

5. 膏淋

小便浑浊，乳白或如米泔水，上有浮油，置之沉淀，或伴有絮状凝块物，或混有血液、血块，尿道热涩疼痛，尿时阻塞不畅，口干，苔黄腻，舌质红，脉濡数。

证机概要：湿热下注，阻滞络脉，脂汁外溢。

治法：清热利湿，分清泄浊。

代表方：程氏萆薢分清饮加减。本方清利湿热，分清泄浊，用于湿热下注的膏淋。

常用药：萆薢、石菖蒲、黄柏、车前子清热利湿；飞廉、水蜈蚣、向日葵心分清泌浊；莲子心、连翘心、丹皮、灯心清心泄热。

小腹胀，尿涩不畅，加台乌药、青皮疏利肝气；伴有血尿，加小蓟、藕节、白茅根凉血止血；小便黄赤，热痛明显，加甘草梢、竹叶、通草清心导火；兼肝火者，配龙胆草、山栀泻肝清火，导热下行；病久湿热伤阴，加生地、麦冬、知母滋养肾阴。

膏淋病久不已，反复发作，淋出如脂，涩痛不甚，形体日见消瘦，头昏无力，腰膝酸软，舌淡，苔腻，脉细无力，此为脾肾两虚，气不固摄，用膏淋汤补脾益肾固涩。偏于脾虚中气下陷者，配用补中益气汤。偏于肾阴虚者，配用七味都气丸。偏于肾阳虚者，用金匮肾气丸加减。伴有血尿者加仙鹤草、阿胶补气摄血。夹瘀者，加参三七、当归活血通络。

6. 劳淋

小便不甚赤涩，溺痛不甚，但淋沥不已，时作时止，遇劳即发，腰膝酸软，神疲乏力，病程缠绵，舌质淡，脉细弱。

证机概要：湿热留恋，脾肾两虚，膀胱气化无权。

治法：补脾益肾。

代表方：无比山药丸加减。本方健脾益肾，用于久淋造成脾肾两虚的劳淋。

常用药：党参、黄芪、怀山药、莲子肉补气健脾；茯苓、薏苡仁、泽泻、扁豆衣化湿利水；山茱萸、菟丝子、芡实、金樱子、煅牡蛎益肾固摄。

中气下陷，症见少腹坠胀，尿频涩滞，余沥难尽，不耐劳累，面色㿠白，少气懒言，舌淡，脉细无力，可用补中益气汤加减。若肾阴虚，舌红苔少，加生熟地黄、龟板滋养肾阴；阴虚火旺，面红烦热，尿黄赤伴有灼热不适者，可用知柏地黄丸滋阴降火；低热者，加青蒿、鳖甲清虚热养肾阴；肾阳虚，加附子、肉桂、鹿角片、巴戟天等温补肾阳。

【预防与调护】

1. 注意外阴清洁，不憋尿，多饮水，每2~3小时排尿一次，房事后即行排尿，防止秽浊之邪从下阴上犯膀胱。妇女在月经期、妊娠期、产后更应注意外阴卫生，以免虚体受邪。

2. 养成良好的饮食起居习惯，饮食宜清淡，忌肥腻辛辣酒醇之品。

3. 避免纵欲过劳，保持心情舒畅，以提高机体抗病能力。

【结语】

淋证是以小便频数、淋沥刺痛、小腹拘急引痛为主症的疾病。根据病因和症状特点不同，可分为热淋、血淋、石淋、气淋、膏淋、劳淋六证。淋证的基本病机为湿热蕴结下焦，肾与膀胱气化不利。病理因素为湿热。病位在膀胱与肾。病理性质初病多实，久则转虚，或虚实夹杂。辨证时首辨淋证类别，再审证候虚实，三别标本缓急。初起湿热蕴结，膀胱气化失司者属实，治以清热利湿通淋；病久脾肾两亏，膀胱气化无权者属虚，治宜培补脾肾；虚实夹杂者，宜标本兼治。并根据各个淋证的特征，或参以止血，或辅以行气，或配以排石，或佐以泄浊等。淋证的预后，热淋、血淋、石淋初起，病情轻者一般预后良好，若处理不当可致热毒入营血；或久淋不愈，脾肾两虚，发为劳淋；甚者脾肾衰败，成为水肿、癃闭、关格；或肾虚肝旺，成为头痛、眩晕；或石阻水道，出现水气上凌心肺等重证。膏淋久延可致消瘦乏力，气血两虚之证。

【临证备要】

1. 掌握复杂病证的辨证论治：淋证是内科常见病证，临床病人病情复杂多样。同一患者常可发生数种淋证并存，虚实夹杂，甚或兼夹消渴、水肿、癃闭等证。辨证时，既要掌握淋证共性，又要熟悉各淋证的特征，通过病因分析，虚实判别，正确分辨各种淋证兼夹、转化。应用实验室检查作为辅助，明确病因、病机、病位、虚实以及标本缓急。

2. 正确采用急则治标、缓则治本的治疗原则：如劳淋兼夹热淋，劳淋为本，热淋为标，正虚为本，湿热为标，考虑湿热已上升为主要矛盾，诊疗时应以治热淋为急务，采用清热解毒、利尿通淋之治则，待湿热已清，转以扶正为主。另一方面，如有对本证影响不大的兼证存在时，还应抓住主要矛盾。以石淋兼夹血淋而言，石淋是病因，属本证，血淋是石淋的兼证，属标证，如若血淋不严重，不上升为主要矛盾时，治疗仍应以排石通淋为主，止血为辅。只有做到本证除，才能达到标证愈。但出血量多时又当治血为先。因此临证抓住主要矛盾是治疗的关键。

3. 正确认识淋证"忌汗"、"忌补"之说：淋证的治法，古有忌汗、忌补之说，如《金匮要略·消渴小便不利淋病脉证并治》说："淋家不可发汗。"《丹溪心法·淋》说："最不可用补气之药，气得补而愈胀，血得补而愈涩，热得补而愈盛。"验之临床实际，未必都是如此。淋证往往有畏寒发热，此并非外邪袭表，而是湿热熏蒸，邪正相搏，或因湿热郁于少阳所致，发汗解表，自非所宜。因淋证多属膀胱有热，阴液常感不足，而辛散发表，用之不当，不仅不能退热，反有劫伤营阴之弊。若淋证确由外感诱发，或淋家新感外邪，症见恶寒发热、鼻塞流涕、咳嗽咽痛者，仍可适当配合运用辛凉解表之剂。因淋家膀胱有热，阴液不足，即使感受寒邪，亦容易化热，宜避免辛温之品。至于淋家忌补之说，是指实热之证而言，诸如脾虚中气下陷，肾虚下元不固，自当运用健脾益气、补肾固涩等法治之，不必有所禁忌。

4. 治疗当博采古今有效方药：在淋证治疗中，应博采古今有效之方法。对热淋，其主要病理因素是湿热，但在临床，还可见肝经火旺及心火偏盛者，治疗上以八正散为基础方外，还可配合龙胆泻肝汤或导赤散加减用药。对石淋的治疗，使用利水通淋、排石消坚的中药外，加用行气活血、化瘀软坚中药，疗效更佳。实验研究表明：穿山甲片、王不留行、当归、桃仁等中药具有使结石变脆的药理作用；大黄、川芎、牛膝可增强输尿管蠕动，促进结石排出。因此对于石淋日久不愈者，或石淋兼有瘀象者，可在石韦散的基础上配以理气活血化瘀之品。

【医案选读】

病案一

朱某，女，32岁，工人。

1983年7月因左肾结石，于某院切开取石。1988年以来自觉腰腹部疼痛并出现血尿，经腹部平片检查诊为左肾复发结石1.1cm×1.5cm。同年10月住某院行碎石治疗2次，拍片复查，结石已碎解，呈颗粒状，但未排出。当月转中医结石专科门诊治疗。阅片见左肾区散在的结石并肾盂积水。近月来肾绞痛发作，腰腹胀痛，时有刺痛，小便涩滞不畅，脓血尿，有时尿痛，舌质稍紫，有瘀点，脉弦涩。证属气滞血瘀，以理气化瘀，通淋排石治之。

金钱草30克，海金沙30克，三棱12克，莪术12克，琥珀末6克，乳香6克，没药6克，怀牛膝15克，蜂房30克，青陈皮各10克，桃杏仁各10克，穿山甲12克，石韦30克，白芷2克。

服8剂后，诸症消失，经复查平片结石阴影消失。嘱其饮淡茶水，并服用防石汤。

（田元祥等编. 内科疾病名家验案评析·肾石病. 中国中医药出版社. 2000）

病案二

陈某，女，28 岁，门诊号：72/109008。初诊：1973 年 4 月 24 日。

患乳糜尿已 7 月余，尿浑，赤白相杂，甚则如膏，头晕，腰酸乏力，脉虚弦，舌淡红。尿检：蛋白（＋＋），红细胞（＋＋＋＋），找到脂肪滴。脾肾两虚，湿热下注，膀胱气化失司，脂液制约无权，下流则成膏淋。拟调补脾肾而化湿热。

党参 12 克　黄芪 12 克　炒白术 9 克　粉萆薢 12 克　炒知柏各 6 克　制熟地 15 克　小蓟草 30 克　茜草 12 克　墨旱莲 12 克　威喜丸(分吞)9 克　15 剂。

二诊：5 月 10 日。小便浑浊已减，有不爽感，头晕、腰酸较轻，脉沉细，舌红润。湿热渐化未清，仍应前法出入。

党参 12 克　黄芪 12 克　炒白术 9 克　制熟地 15 克　怀山药 12 克　粉萆薢 12 克　小蓟草 30 克　墨旱莲 15 克　泽泻 12 克　益母草 15 克　威喜丸(分吞)9 克　14 剂。

三诊：5 月 19 日。尿清，头晕腰酸亦减，脉弦细苔薄，膏淋已瘥，尿检：蛋白阴性，红细胞未见，脂肪滴未见。仍宜培补脾肾以善后。

党参 15 克　黄芪 12 克　炒白术 9 克　制熟地 15 克　怀山药 12 克　山萸肉 9 克　枸杞子 9 克　潼白蒺藜各 9 克　菟丝子 12 克　威喜丸(分吞)9 克　7 剂。

（张小萍等编. 中医内科医案精选·肾膀胱病证. 上海中医药大学出版社. 2001）

【文献摘要】

《中藏经·论淋沥小便不利》："五脏不通，六腑不和，三焦痞涩，营卫耗失。……砂淋者，腹脐中隐痛，小便难，其痛不可忍，须臾，从小便中下如砂石之类。虚伤真气，邪热渐增，结聚而成砂。又如似水煮盐，火大水少，盐渐成石之类。……非一时而作也，盖远久乃发，成即五岁，败即三年，壮人五载，祸必至矣。宜乎急攻。八淋之中，惟此最危。"

《金匮翼·诸淋》："清热利小便，只能治热淋、血淋而已。其膏、砂、石淋，必须开郁行气，破血滋阴方可。"

《张氏医通·淋》："石淋，须清其积热，涤其砂石，宜麦冬、木通、冬葵子、滑石、车前子、连翘、瞿麦、知母。又加味葵子茯苓散，专治石淋之圣药。""劳淋，有脾肾之分。劳于脾者，宜补中益气汤加车前、泽泻；劳于肾者，宜六味汤加麦冬、五味子。""血淋，须看血色，分冷热。色鲜紫者为实热，以生牛膝为主，兼用车前子、山栀、生地、犀角、桃仁、藕节；血虚而热者，用生地、黄芩、阿胶、柏叶；若色淡者，属肾与膀胱虚冷也，宜六味丸加肉桂；若尺脉沉弦而数者，必有蓄瘀，宜犀角地黄加紫菀、牛膝。燥利耗气之类禁用。""气淋，宜沉香、肉桂、茯苓、泽泻，佐以木通、瞿麦、葵子、山栀、石韦。实则气滞不通，脐下妨闷，服利药不效者，沉香降气，四磨汤选用。""膏淋，精溺俱出，小便阻塞，欲出不能而痛，宜茯苓、秋石、海金沙、泽泻、滑石；如不甚痛者，须固涩其精，宜鹿角霜、苁蓉、菟丝子、莲须、芡实、山药，或桑螵蛸、菟丝子等份，蜜丸，服后，以六味地黄丸合聚精丸调补。""热淋，烦渴引饮，宜导赤散加黄芩；躁热不渴，宜滋肾丸，或淡竹叶煎汤调辰砂益元散。"

附　尿浊

尿浊是以小便浑浊，白如泔浆，尿时无涩痛不利感为主症的疾患。西医学中的乳糜尿，多属本病范围。

本病的病机不外乎湿热下注，脾肾亏虚。多由过食肥甘油腻食物，脾失健运，酿湿生热，或某些疾病（如血丝虫病）病后，湿热余邪未清，蕴结下焦，清浊相混，而成尿浊。或热盛灼络，络损血溢，则尿浊伴血。如久延不愈，或屡经反复，湿热邪势虽衰，但精微下泄过多，导致脾肾两伤，脾虚中气下陷，肾虚固摄无权，封藏失职，病情更为缠绵。此外，脾肾气虚阳衰，气不摄血，或阴虚火旺，伤络血溢，还可引起尿浊夹血。多食肥腻（动植物脂肪、蛋白类）食物，或劳累过度，可使本病加重或复发。

本病初起以湿热为多，属实证，治宜清热利湿。病久则脾肾亏虚，治宜培补脾肾，固摄下元。虚实夹杂者，应标本兼顾。

1．湿热下注证

小便浑浊，色白或黄或红，或夹凝块，上有浮油，或伴血块，或尿道有灼热感，口苦，口干，舌质红，苔黄腻，脉濡数。

证机概要：过食肥甘，中焦湿热，脾失升降，清浊不分。

治法：清热利湿，分清泄浊。

代表方：程氏萆薢分清饮加减。本方清利湿热，分清泄浊，用于脾胃湿热下注膀胱的尿浊。

常用药：萆薢、石菖蒲、黄柏、茵陈、滑石、车前子清热利湿泄浊；莲子心、连翘心、丹皮、灯心健脾清心。

小腹胀，尿涩不畅，加台乌药、青皮、郁金疏利肝气；伴有血尿，加小蓟、藕节、白茅根凉血止血。

2．脾虚气陷证

尿浊反复发作，日久不愈，状如白浆，小腹坠胀，神倦无力，面色无华，劳累或进食油腻则发作加重，舌淡苔白，脉虚软。

证机概要：病久脾虚气陷，精微下泄。

治法：健脾益气，升清固摄。

代表方：补中益气汤加减。本方补中益气，升清降浊，用于中气下陷，精微下泄之尿浊。

常用药：党参、黄芪、白术补益中气；山药、益智仁、金樱子、莲子、芡实健脾固摄；升麻、柴胡升清降浊。

尿浊夹血，加藕节、阿胶、旱莲草补气摄血；若见肢冷便溏，可加附子、炮姜温补脾阳。

3．肾虚不固证

尿浊日久不愈，小便乳白如脂膏，精神萎靡，消瘦无力，腰膝酸软，头晕耳鸣。偏于阴虚者，烦热，口干，舌质红，脉细数；偏于阳虚者，面色㿠白，形寒肢冷，舌质淡红，脉沉细。

证机概要：肾失固摄，脂液下漏。

治法：偏肾阴虚者，宜滋阴益肾；偏于阳虚者，宜温肾固摄。

代表方：偏肾阴虚者，用知柏地黄丸加减；偏肾阳虚者，鹿茸固涩丸加减。前方滋养肾阴，用于肾阴不足之尿浊；后方温肾固摄，用于肾阳虚衰的尿浊。

常用药：熟地黄、山药、山茱萸、枸杞子滋养肾阴；鹿茸、附子、菟丝子、肉桂、补骨脂温补肾阳；桑螵蛸、龙骨、益智仁、芡实收敛固摄；茯苓、泽泻利湿健脾。

尿浊夹血者，加阿胶、生地黄、旱莲草养血止血；兼夹湿热者，加知母、黄柏清化湿热；兼有脾气不足者，加黄芪、党参、白术健脾益气。

上述诸证型的治疗，不论虚实，均可加用玉米须、马鞭草、飞廉、葵花心以增强疗效。

第三节 癃 闭

癃闭是以小便量少，排尿困难，甚则小便闭塞不通为主症的一种病证。其中小便不畅，点滴而短少，病势较缓者称为癃；小便闭塞，点滴不通，病势较急者称为闭。《证治准绳·闭癃》说："闭癃合而言之一病也，分而言之有暴久之殊。盖闭者暴病，为溺闭，点滴不出，俗名小便不通是也；癃者久病，溺癃淋沥，点滴而出，一日数十次或百次。"由此可见，癃与闭都是指排尿困难，二者只是在程度上有差别，因此多合称为癃闭。

癃闭之名，首见于《内经》，该书称其为"癃闭"或"闭癃"，对其病因、病机、病位都作了较为详细的论述。《素问·五常政大论》说："其病癃闭，邪伤肾也。"《灵枢·五味》曰："酸走筋，多食之，令人癃。"明确指出癃闭的病因在于外邪伤肾和饮食不节。并认为本病的病机为膀胱及三焦气化不利，病位在膀胱。张仲景的《伤寒论》与《金匮要略》有关淋病和小便不利的记载中包含癃闭的内容，为癃闭的辨证论治奠定了基础。在小便不利的论述中，提出其病因病机主要有膀胱气化不利、水湿互结、瘀血夹热及脾肾两虚等。对其治疗，因气机不利者，用五苓散；因水热互结者，用猪苓汤；因瘀血夹热者，用蒲灰散或滑石白鱼散；因脾肾两虚而夹湿者，用茯苓戎盐汤。隋唐至宋元时期，对癃闭的认识又有了进一步的提高，特别在治疗方法上得到了极大的丰富。巢元方在《诸病源候论》中认为小便不通和小便难因于肾与膀胱有热，因热的程度不同，而导致小便不通与小便难。孙思邈在《千金要方》中载有治小便不通方剂十三首，特别值得指出的是，在该书中载有用导尿术治小便不通的方法，这是世界上最早关于导尿术的记载。王焘在《外台秘要》中载有用盐及艾灸等外治法治疗癃闭的论述。朱丹溪在辨证施治的基础上，运用探吐法来治疗小便不通，并将探吐一法譬之滴水之器，闭其上窍，则下窍不通，开其上窍则下窍必利。明代张景岳开始将癃闭与淋证分开论治，并将癃闭的病因病机归为四个方面，即：热结膀胱，热闭气化，热居肝肾；败精槁血，阻塞水道；真阳下竭，气虚不化；肝强气逆，气实而闭。其对气虚不化及阴虚不能化阳所致癃闭的治法有独到见解，到清代对本病的认识渐臻完备，对其治疗更为详尽。李用粹在《证治汇补·癃闭》中指出："一身之气关于肺，肺清则气行，肺浊则气壅，故小便不通，由肺气不能宣布者居多，宜清金降气为主，并参它症治之。若肺燥不能生水，当滋肾涤热。夫滋肾涤热，名为正治；清金润燥，名为隔二之治；燥脾健胃，名为隔三之治。又有水液只渗大肠，小肠因而燥竭者，分利而已；有气滞不通，水道因而闭塞者，顺气为急。实热者，非咸寒则阴无以化；虚寒者，非温补则阳无以生；痰闭者，吐提可法；瘀血者，疏导兼行；脾虚气陷者，升提中气；下焦阳虚者，温补命门。"理法精当，殊堪效法。

根据本病的临床表现，类似于西医学中各种原因引起的尿潴留及无尿症，如神经性尿闭、膀胱括约肌痉挛、尿道结石、尿路肿瘤、尿道损伤、尿道狭窄、前列腺增生症、脊髓炎等病所出现的尿潴留以及肾功能不全引起的少尿、无尿症。对上述疾病，可参照本节内容辨证论治，同时还应注意结合辨病求因治疗。

【病因病机】

癃闭的病因主要有外邪侵袭、饮食不节、情志内伤、瘀浊内停、体虚久病五种。基本病理机制为膀胱气化功能失调。

一、病因

1. 外邪侵袭

下阴不洁，湿热秽浊之邪上犯膀胱，膀胱气化不利则为癃闭；或湿热毒邪犯肺，热邪壅滞，肺气闭塞，水道通调失司，不能下输膀胱；亦有因燥热犯肺，肺燥津伤，水源枯竭，而成癃闭。诚如《证治汇补·癃闭》所言："有热结下焦，壅塞胞内，而气道涩滞者，有肺中伏热，不能生水而气化不施者，均可致癃闭。"

2. 饮食不节

久嗜醇酒、肥甘、辛辣之品，导致脾胃运化功能失常，内湿自生，酿湿生热，阻滞于中，下注膀胱，气化不利，乃成癃闭；或饮食不足，饥饱失调，脾胃气虚，中气下陷，无以气化则生癃闭。此即《灵枢·口问》所谓："中气不足，溲便为之变。"

3. 情志内伤

惊恐、忧思、郁怒、紧张引起肝气郁结，疏泄失司，从而影响三焦水液的运送及气化功能，导致水道通调受阻，形成癃闭。正如《灵枢·经脉》所云："肝足厥阴之脉……是主肝所生病者……遗溺，闭癃。"

4. 瘀浊内停

瘀血败精阻塞于内，或痰瘀积块，或砂石内生，尿路阻塞，小便难以排出，即成癃闭。如《景岳全书·癃闭》言："或以败精，或以槁血，阻塞水道而不通也。"

5. 体虚久病

年老体弱或久病体虚，可致肾阳不足，命门火衰，所谓"无阳则阴无以生"，致膀胱气化无权，而溺不得生；或因久病、热病，耗损津液，导致肾阴不足，所谓"无阴则阳无以化"，乃致水府枯竭而无尿。

二、病机

癃闭虽病因多端，但基本病理变化为膀胱气化功能失调，其病位主要在膀胱与肾。《素问·灵兰秘典论》说："膀胱者，州都之官，津液藏焉，气化则能出焉。"明确指出膀胱的生理功能为贮藏尿液，排尿则依靠其气化功能。故《素问·宣明五气论》又说："膀胱不利为癃。"阐明了膀胱气化失调是癃闭的基本病机。但人体小便的通畅，有赖于三焦气化的正常，而三焦气化主要依靠肺的通调，脾的转输，肾的气化来维持，又需要肝的疏泄来协调。故肺、脾、肾、肝功能失调，亦可致癃闭。肾主水，与膀胱相表里，共司小便，体内水液的分布与排泄，主要依赖肾的气化。此外膀胱的气化，亦受肾气所主，肾与膀胱气化正常，则膀胱开阖有度，小便藏泄有序。若肾阳不足，命门火衰，气化不及州都，则膀胱气化无权，亦可发生癃闭。此外，肺位上焦，为水之上源；脾居中焦，为水液升降之枢纽；肝主疏泄，协调三焦气机之通畅。如肺热壅盛，气不布津，通调失职，或热伤肺津，肾失滋源；又如湿热壅阻，下注膀胱，或中气不足，升降失度；再若肝气郁结，疏泄不及；以及砂石、痰浊、瘀血阻塞尿路，均可导致膀胱气化失常，而成本病。由此可见，癃闭的病位虽在膀胱，但与肺、脾、肾、肝密切相关。其病理因素有湿热、热毒、气滞及痰瘀。

由于癃闭的病因不同，故其病理性质有虚实之分。膀胱湿热，肺热气壅，肝郁气滞，尿路阻塞，以致膀胱气化不利者为实证。脾气不升，肾阳衰惫，导致膀胱气化无权者为虚证。但各种原因引起的癃闭，常互相关联，或彼此兼夹。如肝郁气滞，可以化火伤阴；若湿热久恋，又易灼伤肾阴；肺热壅盛，损津耗液严重，则水液无以下注膀胱；脾肾虚损日久，可致气虚无力运化而兼夹气滞血瘀，均可表现为虚实夹杂之证。

癃闭的预后及转归，取决于病情的轻重和是否及时有效的治疗。若病情轻浅，病邪不盛，正气尚无大伤，且救治及时者，则可见尿量逐渐增多，此为好转的标志，可能获得痊愈。若病情深重，正气衰惫，邪气壅盛者，则可由"癃"至"闭"，变证迭生。尿闭不通，水气内停，上凌心肺，并发喘证、心悸。水液潴留体内，溢于肌肤则伴发水肿。湿浊上逆犯胃，则成呕吐。脾肾衰败，气化不利，湿浊内壅，则可导致关格，其预后多差。诚如《景岳全书·癃闭》所言："小水不通是为癃闭，此最危最急症也，水道不通，则上侵脾胃而为胀，外侵肌肉而为肿，泛及中焦则为呕，再及上焦则为喘。数日不通，则奔迫难堪，必致危殆。"

【诊查要点】

一、诊断依据

1. 起病急骤或逐渐加重，主症为小便不利，点滴不畅，甚或小便闭塞，点滴全无，每日尿量明显减少。

2. 触叩小腹部可发现膀胱明显膨隆等水蓄膀胱证候，或查膀胱内无尿液，甚或伴有水肿、头晕、喘促等肾元衰竭证候。

3. 多见于老年男性或产后妇女及腹部手术后患者，或患有水肿、淋证、消渴等病，迁延日久不愈之病人。

二、病证鉴别

1．癃闭与淋证

癃闭与淋证均属膀胱气化不利，故皆有排尿困难，点滴不畅的证候。但癃闭无尿道刺痛，每日尿量少于正常，甚或无尿排出，而淋证则小便频数短涩，滴沥刺痛，欲出未尽，而每日排尿量正常。正如《医学心悟·小便不通》所言："癃闭与淋证不同，淋则便数而茎痛，癃闭则小便点滴而难通。"但淋证日久不愈，可发展成癃闭，而癃闭感受外邪，常可并发淋证。

2．癃闭与水肿

癃闭与水肿临床都表现为小便不利，小便量少，但水肿是体内水液潴留，泛溢于肌肤，引起头面、眼睑、四肢浮肿，甚者伴有胸、腹水，并无水蓄膀胱之证候，而癃闭多不伴有浮肿，部分患者还兼有小腹胀满膨隆，小便欲解不能，或点滴而出的水蓄膀胱之证，可资鉴别。

3．癃闭与关格

二者主症都有小便量少或闭塞不通，但关格常由水肿、淋证、癃闭等经久不愈发展而来，是小便不通与呕吐并见的病证，常伴有皮肤瘙痒，口中尿味，四肢搐搦，甚或昏迷等症状。而癃闭不伴有呕吐，部分病人有水蓄膀胱之证候，以此可资鉴别。但癃闭进一步恶化，可转变为关格。

三、相关检查

癃闭病证首先应通过体格检查与膀胱 B 超判断有否尿潴留，有尿潴留者，再作尿流动力学检查，以明确有否机械性尿路阻塞。有尿路阻塞者，再通过肛指检查、前列腺 B 超、尿道及膀胱造影 X 线摄片、前列腺癌特异性抗原等检查以明确尿路阻塞的病因，如前列腺肥大、前列腺癌、尿道结石、尿道外伤性狭窄等。无尿路阻塞的尿潴留者考虑脊髓炎、神经性膀胱，可相应做神经系统检查。对无尿潴留的癃闭者应考虑肾衰竭，可进一步查血肌酐、尿素氮、血常规、血钙、磷、B 超、X 线摄片等，帮助鉴别急性或慢性肾衰竭。如属前者，还需查尿比重、尿渗透压、尿钠浓度、尿钠排泄分数、静脉肾盂造影等以鉴别肾前、肾性或肾后性急性肾衰。慢性肾衰者还应进一步检查以明确慢性肾衰的病因。

【辨证论治】

一、辨证要点

癃闭的辨证首先要判别病之虚实。实证当辨湿热、浊瘀、肺热、肝郁之偏胜；虚证当辨脾、肾虚衰之不同，阴阳亏虚之差别。其次要了解病情之缓急，病势之轻重。水蓄膀胱，小便闭塞不通为急病；小便量少，但点滴能出，无水蓄膀胱者为缓证。由"癃"转"闭"为病势加重，由"闭"转"癃"为病势减轻。

二、治疗原则

以"腑以通为用"为原则，但通利之法，又因证候虚实之不同而异。实证者宜清邪热，利气机，散瘀结；虚证者宜补脾肾，助气化，不可不经辨证，滥用通利小便之法。对于水蓄膀胱之急症，应配合针灸、取嚏、探吐、导尿等法急通小便。

三、证治分类

1. 膀胱湿热证

小便点滴不通，或量极少而短赤灼热，小腹胀满，口苦口黏，或口渴不欲饮，或大便不畅，舌质红，苔黄腻，脉数。

证机概要：湿热壅结下焦，膀胱气化不利。

治法：清利湿热，通利小便。

代表方：八正散加减。本方有清热利湿、通利小便的功能，适用于湿热蕴结膀胱之排尿不畅，小便黄赤灼热等症。

常用药：黄柏、山栀、大黄、滑石清热利湿；瞿麦、萹蓄、茯苓、泽泻、车前子通利小便。

舌苔厚腻者，可加苍术、黄柏以加强清化湿热；若兼心烦、口舌生疮糜烂者，可合导赤散以清心火，利湿热；若湿热久恋下焦，导致肾阴灼伤而出现口干咽燥，潮热盗汗，手足心热，舌光红，可改用滋肾通关丸加生地黄、车前子、牛膝等，以滋肾阴，清湿热，而助气化；若因湿热蕴结三焦，气化不利，小便量极少或无尿，面色晦滞，胸闷烦躁，恶心呕吐，口中有尿臭，甚则神昏谵语，宜用黄连温胆汤加车前子、通草、制大黄等，以降浊和胃，清热利湿。

2. 肺热壅盛证

小便不畅或点滴不通，咽干，烦渴欲饮，呼吸急促，或有咳嗽，舌红，苔薄黄，脉数。

证机概要：肺热壅盛，失于肃降，不能通调水道，无以下输膀胱。

治法：清泄肺热，通利水道。

代表方：清肺饮加减。本方清肺泄热利水，适用于热壅肺气，气不布津之癃闭。

常用药：黄芩、桑白皮、鱼腥草清泄肺热；麦冬、芦根、天花粉、地骨皮清肺生津养阴；车前子、茯苓、泽泻、猪苓通利小便。

有鼻塞、头痛、脉浮等表证者，加薄荷、桔梗宣肺解表；肺阴不足者加沙参、黄精、石斛；大便不通者，加大黄、杏仁以通腑泄热；心烦、舌尖红者，加黄连、竹叶清心火；兼尿赤灼热、小腹胀满者，合八正散上下并治。

3. 肝郁气滞证

小便不通或通而不爽，情志抑郁，或多烦善怒，胁腹胀满，舌红，苔薄黄，脉弦。

证机概要：肝气失于疏泄，三焦气机失宣，膀胱气化不利。

治法：疏利气机，通利小便。

代表方：沉香散加减。本方疏达肝气，活血行水，适用于气机郁滞所致的癃闭。

常用药：沉香、橘皮、柴胡、青皮、乌药疏肝理气；当归、王不留行、郁金行下焦气血；石韦、车前子、冬葵子、茯苓通利小便。

若肝郁气滞症状严重者，可合六磨汤以增强其疏肝理气的作用；若气郁化火，而见舌红、苔薄黄，可加丹皮、山栀以清肝泻火。

4. 浊瘀阻塞证

小便点滴而下，或尿如细线，甚则阻塞不通，小腹胀满疼痛，舌紫暗，或有瘀点，脉涩。

证机概要：瘀血败精，阻塞尿路，水道不通。

治法：行瘀散结，通利水道。

代表方：代抵当丸加减。本方活血化瘀散结，适用于瘀血阻塞尿道所致的癃闭。

常用药：当归尾、山甲片、桃仁、莪术活血化瘀；大黄、芒硝、郁金通瘀散结；肉桂、桂枝助膀胱气化。

瘀血现象较重，可加红花、川牛膝以增强其活血化瘀作用；若病久气血两虚，面色不华，宜益气养血行瘀，可加黄芪、丹参、当归之类；若尿路有结石，可加金钱草、海金沙、冬葵子、瞿麦、石韦以通淋排石利尿；若一时性小便不通，胀闭难忍，可加麝香 0.09 ~ 0.15 克装胶囊内吞服。

5. 脾气不升证

小腹坠胀，时欲小便而不得出，或量少而不畅，神疲乏力，食欲不振，气短而语声低微，舌淡，苔薄脉细。

证机概要：脾虚运化无力，升清降浊失职。

治法：升清降浊，化气行水。

代表方：补中益气汤合春泽汤加减。前方益气升清，用于中气下陷所致诸症；后方益气通阳利水，用于气阳虚损，不能化水，口渴而小便不利之证。二方合用益气升清，通阳利水，适用于中气下陷之癃闭。

常用药：人参、党参、黄芪、白术益气健脾；桂枝、肉桂通阳以助膀胱气化；升麻、柴胡升提中气；茯苓、猪苓、泽泻、车前子利水渗湿。

气虚及阴，脾阴不足，清气不升，气阴两虚，证见舌红苔少，可改用参苓白术散；若脾虚及肾，可合济生肾气丸以温补脾肾，化气利水。

6. 肾阳衰惫证

小便不通或点滴不爽，排出无力，面色㿠白，神气怯弱，畏寒肢冷，腰膝冷而酸软无力，舌淡胖，苔薄白，脉沉细或弱。

证机概要：肾中阳气虚衰，气化不及州都。

治法：温补肾阳，化气利水。

代表方：济生肾气丸加减。本方温肾通阳，化气行水，适用于肾阳不足，气化无权之癃闭。

常用药：附子、肉桂、桂枝温肾通阳；地黄、山药、山茱萸补肾滋阴；车前子、茯苓、泽泻利尿。

形神委顿，腰脊酸痛，为精血俱亏，病及督脉，多见于老人，治宜香茸丸补养精血，助阳通窍；若因肾阳衰惫，命火式微，致三焦气化无权，浊阴内蕴，小便量少，甚至无尿、呕吐、烦躁、神昏者，治宜千金温脾汤合吴茱萸汤，以温补脾肾，和胃降逆。

【预防与调护】

1. 锻炼身体，增强抵抗力，起居生活要有规律，避免久坐少动。

2. 保持心情舒畅，消除紧张情绪，切忌忧思恼怒。

3. 消除外邪入侵和湿热内生的有关因素，如过食肥甘、辛辣、醇酒，或忍尿，纵欲过度等。

4. 积极治疗淋证、水肿、尿路肿块、结石等疾患。

5. 尿潴留需进行导尿患者，必须严格执行规范操作。保留导尿管病人，应经常保持会阴部卫生，鼓励病人多饮水，保证病人每日尿量在 2500 毫升以上，且宜每 4 小时开放一次。当病人能自动解出小便时，尽快拔除导尿管。

【结　语】

癃闭是指小便量少，排尿困难，甚则小便闭塞不通为主症的病证。基本病理变化为膀胱气化功能失调，且与肺、脾、肾、肝、三焦有密切关系。临床辨证首先要抓住主症，辨证求因；其次要根据证候区分虚实，掌握病情之缓急，病势之轻重。治疗原则应以通利为法。膀胱湿热、肺热壅盛、肝郁气滞、浊瘀阻塞所致膀胱气化不利者属实证，当清湿热，利气机，散瘀结，以通水道；中气下陷、肾阳虚衰而致膀胱气化无权者属虚证，宜补脾肾，助气化，气化则水行；对虚实夹杂者，应标本同治，切忌一味利尿。对水蓄膀胱之急症，内服药缓不济急，应速用导尿、针灸等各种外治法急通小便。

癃闭病机转化迅速，病情稍有延误，常易并发水肿、喘促、心悸甚或关格等危重病证，临证应正确、及时诊治，以防变证的发生。

【临证备要】

1. 急则治标，缓则治本：癃闭为临床最为急重的病证之一。水蓄膀胱，欲排不能，小腹胀痛难忍，甚是急迫；小便不通，水毒蓄于内，可致肿胀、喘促、心悸、关格等危重变证。因此，癃闭的治疗，必须急则治标，缓则治本。治标之法有二：其一，对水蓄膀胱之证，内服药缓不济急，可急用导尿、针灸、少腹及会阴部热敷等法，急通小便。其二，对膀胱无尿之危证，可用中药灌肠方〔生大黄 30 克（后下），生牡蛎 30 克（先下），六月雪 30 克，丹参 30 克，浓煎约 120 毫升〕，高位保留灌肠，约 2 小时后，用 300～500 毫升清水，清洁灌肠，每日 1 次，10 日为一疗程。此法可从大便排出水毒。但只能治其标证，一旦尿出，或水毒症情有所缓解后，应立即针对不同病因，或排石，或祛瘀，或疏肝，或温补脾肾，缓图其本，防止其旧病复发，死灰复燃。

2. 下病上治，欲降先升：中医学认为小便的排泄，除了肾的气化外，尚需依赖肺的通调，脾的转输，因而本病还与肺、脾有关。当急性尿潴留，小便涓滴不下时，常可在原方基础上稍加开宣肺气、升提中气之桔梗、杏仁、紫菀、升麻、柴胡等，此为下病上治，提壶揭盖，升清降浊之法。除了内服药外，应用取嚏法、探吐法均是取其旨意。

3. 谨防个别中药的肾毒性：关木通、木防己、马兜铃、益母草是中医治疗肾病的常用中药，若大剂量或长时期使用均可产生明显的肾毒性，可用通草代替木通，或避免大剂量、长时间使用。建议木通用量 5 克以内，防己用量 5～10 克，益母草用量 10～15 克。因上述药物的肾毒性存在个体差异性，因此即使在小剂量使用过程中，亦应密切监测肾功能。对癃闭伴血钾高的患者，应慎用含钾高的中药，如牛膝、杏仁、桃仁等。

4. 水蓄膀胱急症处理：对于水蓄膀胱之急症，为图速效，以防水毒上泛之各种变证的出现，可用以下诸法速通小便，以解燃眉之急。

（1）取嚏或探吐法：打喷嚏或呕吐，能开肺气，举中气，而通下焦之气，是一种简单而有效的通利小便的方法。其方法是用消毒棉签，向鼻中取嚏或喉中探吐；也可用皂角末 0.3～0.6 克，吹鼻取嚏。

（2）外敷法：①独头蒜头 1 个，栀子 3 枚，盐少许，捣烂，摊纸贴脐部，良久可通。②食盐 250 克，炒热，布包熨脐腹，冷后再炒热敷之。

（3）流水诱导法：使病人听到水声，即可有尿意，而随之排出小便。此法适用于神经官能症病人所引起的尿闭。

（4）导尿法：若经上述治疗无效，而小腹胀满特甚，叩触小腹膀胱区呈浊音，当用导尿法，以缓其急。

【医案选读】

病案一

王左　三焦者，决渎之官，水道出焉。上焦不宣，则下焦不通，以肺为水之上源，不能通调水道，下输膀胱也。疏其源则流自洁，开其上而下自通，譬之沉竹管于水中，一指遏其上窍，则滴水不坠，去其指则管无余水矣，治癃闭不当如是乎？

苦桔梗一钱　带皮杏仁三钱　赤茯苓三钱　六一散（包）三钱　炙升麻八分　黑山栀一钱五分　黄柏（盐水炒）一钱　知母（盐水炒）一钱　肉桂心（饭丸吞服）二分　土牛膝根三钱　鲜车前草汁二两　鲜藕汁二两（二味炖温冲服）

（沈仲理主编. 丁甘仁临证医集·癃闭. 上海中医药大学出版社. 2000）

病案二

郭某，男，34 岁，工人。1975 年 9 月 10 日就诊。

该患因被制砖机绞伤左下肢，股骨和胫腓骨骨折，住院 2 天后突感头晕乏力，食少纳呆，恶心呕吐。诊见：面色㿠白，精神萎靡，气短喘促，全身浮肿，两腿肿势按之没指，舌暗紫，边有瘀点，苔灰腻而干，脉沉涩。查体：体温 36℃，脉搏 115 次/分，呼吸 28 次/分，血压 11/7.8kPa。血检：白细胞 17.5×10^9/L，中性 0.86，淋巴 0.14，血钾 5.5mmol/L，二氧化碳结合力 15.8mmol/L。肾功能：尿比重 1.026，尿素氮 29.5mmol/L，肌酐 4.2mg/dl。尿量 200ml/d，尿常规：蛋白（++++），红细胞 6～10/mm³，白细胞 4～8/mm³，颗粒管型 3～5 个。

诊断：急性肾衰竭。证属瘀血凝滞，败精阻塞之癃闭。治以逐瘀散结，通腑泻浊，清利水道。用血府逐瘀汤加减，即：当归20克，白茅根、桃仁各25克，川芎8克，赤芍、桔梗、红花、枳实、柴胡、大黄各10克，甘草5克，丹参30克，瞿麦15克，大腹皮50克，天麻10克，半夏8克。水煎服。服2剂，尿量达1000~1600ml/日，浮肿减，呕吐止，喘促平。去天麻、半夏，加黄芪35克，继服8剂，神清纳香寐安，面色红润，浮肿消退，尿量正常，经各项理化检查均无异常发现。病愈后随访3年未见复发。

（田元祥等编. 内科疾病名家验案评析·泌尿系统疾病. 中国中医药出版社. 2000）

【文献摘要】

《素问·宣明五气》："膀胱不利为癃，不约为遗溺。"

《灵枢·本输》："三焦者……实则闭癃，虚则遗溺。遗溺则补之，闭癃则泻之。"

《诸病源候论·小便不通论》："小便不通，由膀胱与肾俱有热故也。……热入于胞，热气大盛，故结涩令小便不通。"

《千金要方·卷二十·膀胱腑》："胞囊者，肾膀胱候也，贮津液并尿。若脏中热病者，胞涩，小便不通……为胞屈僻，津液不通，以葱叶除尖头，内阴茎孔中深三寸，微用口吹之，胞胀，津液大通，即愈。"

《丹溪心法·小便不通》："小便不通有气虚、血虚、有痰、风闭、实热。……气虚，用参芪、升麻等，先服后吐，或参、芪药中探吐之；血虚，四物汤，先服后吐，或芎归汤中探吐亦可；痰多，二陈汤，先服后吐；若痰气闭塞，二陈汤加木通、香附探吐之。"

《景岳全书·癃闭》："当辨其脏气之寒热，若素无内热之气者，是必阳虚无疑也，或病未至甚，需常用左归、右归、六味、八味等汤丸，或壮水以分清，或益火以化气，随宜用之，自可渐杜其源。"对真阴败绝而致的癃闭则"治宜补阴抑阳，以化阴煎之类主之。或偏于阳亢而水不制火者，如东垣之用滋肾丸亦可。"

《谢映庐医案·癃闭门》："小便之通与不通，全在气之化与不化，然而气化二字难言之矣。有因湿热郁闭而气不化者，用五苓、八正、禹功、舟车之剂，清热导湿而化之；有因上窍闭而下窍之气不化者，用搐鼻法、探吐法，是求北风开南牖之义，通其上窍而化之；有因阴无阳而阴不生者，用八味丸、肾气汤，引入肾命，熏蒸而化之；有因无阴而阳无以化者，用六味丸、滋肾丸，壮水制阳光而化之；有因中气下陷而气虚不化，补中益气，升举而化之；有因冷结关元而气凝不化，真武汤、苓姜术桂之类，开冰解冻，通阳泄浊而化之；有因脾虚而九窍不和者，理中汤、七味白术散之类，扶土利水而化之。古法森立，难以枚举，总之，治病必求其本。"

附 关格

关格是以脾肾虚衰，气化不利，浊邪壅塞三焦，而致小便不通与呕吐并见为临床特征的危重病证。分而言之，小便不通谓之关，呕吐时作称之格。多见于水肿、淋证、癃闭的晚期。

关格的发生多由多种疾病反复不愈，迁延日久而引起。基本病理变化为脾肾衰惫，气化不利，湿浊毒邪内蕴三焦。病理性质为本虚标实，脾肾虚衰为本，湿浊毒邪为标。初起时，病在脾肾，病至后期可损及多个脏器。若肾阳衰竭，寒水上犯，凌心射肺，久则转变为心悸、胸痹；若阳损及阴，肾阴亏耗，肝阳上亢，内风自生，则可有眩晕、中风；若浊邪内盛，内陷心包，而成昏迷、谵妄。

关格的辨证，应首辨脾肾虚损程度，次辨浊邪之性质，再辨是否累及它脏。治疗宜攻补兼施，标本兼顾。

1. 脾肾阳虚，湿浊内蕴证

小便短少，色清，甚则尿闭，面色晦滞，形寒肢冷，神疲乏力，浮肿腰以下为主，纳差，腹胀，泛恶呕吐，大便溏薄，舌淡体胖，边有齿印，苔白腻，脉沉细。

治法：温补脾肾，化湿降浊。

代表方：温脾汤合吴茱萸汤加减。

常用药：附子、干姜、仙灵脾温补肾阳；人参、白术、茯苓益气健脾；姜半夏、陈皮、制大黄、六月雪化湿降浊；吴茱萸、生姜降逆止呕。

若水气凌心者，应加用己椒苈黄丸；尿少或小便不通者，可合用滋肾通关丸，以滋肾阴，助气化；皮肤瘙痒者，加用土茯苓、地肤子、白鲜皮燥湿止痒。

2. 肝肾阴虚，肝风内动证

小便短少，呕恶频作，头晕头痛，面部烘热，腰膝酸软，手足抽搐，舌红，苔黄腻，脉弦细。

治法：滋补肝肾，平肝息风。

代表方：杞菊地黄丸合羚角钩藤汤加减。

常用药：熟地黄、山药、山茱萸、枸杞子滋补肝肾；羚羊角、钩藤、石决明平肝息风；贝母、竹茹、胆南星、竹沥化痰止呕；制大黄、败酱草、六月雪降浊解毒。

大便秘结，可加用生大黄以通腑降浊。若风阳内动，导致中风者，按中风论治。

3. 肾气衰微，邪陷心包证

无尿或少尿，全身浮肿，面白唇暗，四肢厥冷，口中尿臭，神识昏蒙，循衣摸床，舌卷缩，淡胖，苔白腻或灰黑，脉沉细欲绝。

治法：温阳固脱，豁痰开窍。

代表方：急用参附汤合苏合香丸，继用涤痰汤。

常用药：人参、附子回阳固脱；胆南星、石菖蒲、半夏、竹茹豁痰开窍；苏合香丸开窍醒神。

若昏迷不醒，可静脉滴注醒脑静开窍醒神；若狂躁痉厥，可服紫雪丹；若心阳欲脱，用参附龙牡汤。

此外，关格病人，还可用灌肠法加强通腑降浊解毒作用。

第四节 阳 痿

阳痿是指成年男子性交时，由于阴茎痿软不举，或举而不坚，或坚而不久，无法进行正常性生活的病证。但对发热、过度劳累、情绪反常等因素造成的一时性阴茎勃起障碍，不能视为病态。

阳痿病证首载于《内经》，《灵枢·邪气脏腑病形》篇称阳痿为"阴痿"，《素问·痿论》中又称"宗筋弛纵"和"筋痿"。该书认为虚劳与邪热是引起阳痿的主要原因。《素问·五常政大论》曰："气大衰而不起不用。"《灵枢·经筋》指出："热则筋弛纵不收，阴痿不用。"隋唐宋时代的医家对阳痿的发生，多认为由劳伤、肾虚所致。如《诸病源候论·虚劳阴痿候》认为："劳伤于肾，肾虚不能荣于阴器，故萎弱也。"再如《重订济生方·虚损论治》又说："五劳七伤，真阳衰惫……阳事不举。"因此，在治疗上亦以温肾壮阳为主。明代对阳痿成因的认识更加深入，提出郁火、湿热、情志所伤亦可致阳痿。如《明医杂著·卷三》所言："男子阴茎不起，古方多云命门火衰，精气虚冷，固有之矣。然亦有郁火甚而致痿者。"再如《景岳全书·阳痿》认为："亦有湿热炽盛，以至宗筋弛纵。"在治疗方面，张景岳提出对命门火衰所致阳痿者用右归丸、赞育丸、石刻安肾丸；血气薄弱者宜左归丸、斑龙丸、全鹿丸；思虑、惊恐导致脾肾亏损者必须培养心脾，充养胃气；湿热者须清火以坚肾。清代《杂病源流犀烛·前阴后阴源流》中又称："有失志之人，抑郁伤肝，肝木不能疏达，亦致阴痿不起。"清代医家又主张对肝郁所致者用达郁汤，心火抑郁而不开者运用启阳娱心丸。可见对阳痿的认识已经比较全面，对其治疗也已从审因论治的原则出发。

根据本病的临床特点，西医学中各种功能及器质性疾病造成的阳痿，可参照本节辨证论治。

【病因病机】

本病的病因主要有劳伤久病，饮食不节，七情所伤，外邪侵袭。基本病机为肝、肾、心、脾受损，经脉空虚，或经络阻滞，导致宗筋失养而发为阳痿。

一、病因

1. 禀赋不足，劳伤久病

先天不足或恣情纵欲，房事过度，或手淫、早婚，均可造成精气虚损，命门火衰而致阳事不举。此外久病劳伤，损及脾胃，气血化源不足，可致宗筋失养而成阳痿。诚如《类证治裁·阳痿》所言："阳之痿多由色欲竭精，或思虑劳神，或恐惧伤肾，或先天禀弱，或后天食少……而致阳痿者。"

2. 七情失调

情志不遂，思欲过度，忧思郁怒，则肝失疏泄，宗筋所聚无能，乃成阳痿。或过思多虑，损伤心脾，气血不足，宗筋失养；或大惊卒恐，伤于心肾，气机逆乱，气血不达宗筋，不能作强，则阳事不举。此即《景岳全书·阳痿》所云："凡思虑焦劳，忧郁太过者，多致阳痿"，"凡惊恐不释者，亦致阳痿"。

3. 饮食不节

过食醇酒厚味，脾胃运化失常，聚湿生热，湿热下注肝肾，经络阻滞，气血不荣宗筋，乃成阳痿。

4. 外邪侵袭

久居湿地或湿热外侵，蕴结肝经，下注宗筋，或寒湿伤阳，阳为阴遏，发为阳痿。

二、病机

阳痿的原因虽然众多，其基本病机为肝、肾、心、脾受损，气血阴阳亏虚，阴络失荣；或肝郁湿阻，经络失畅导致宗筋不用而成。肝主筋，足厥阴肝经绕阴器而行；肾藏精，主生殖，开窍于二阴；脾之经筋皆聚于阴器。宗筋作强有赖于肝、肾、脾精血之濡养。心乃君主之官，情欲萌动，阳事之举，必赖心火之先动。肾虚精亏，真阳衰微，则宗筋无以作强。肝失疏泄，气机阻滞，血不达宗筋，则宗筋不聚。脾失运化，气血生化乏源，宗筋失养。忧虑伤心，心血暗耗，则心难行君主之令，从而阴茎痿软而不举。故阳痿之病位在宗筋，病变脏腑主要在于肝、肾、心、脾。

阳痿的病理性质，有虚实之分，且多虚实相兼。肝郁不舒，湿热下注属实，多责之于肝；命门火衰，心脾两虚，惊恐伤肾属虚，多与心、脾、肾有关。若久病不愈，常可因实致虚。如湿热下注，湿阻阳气，可致脾肾阳虚之证；湿热灼伤阴精，或肝郁化火伤及肝肾，而成肝肾阴虚之证。此外，虚损之脏腑因功能失调，各种病理产物产生，可因虚致实。如脾虚痰湿内生，或久病入络夹瘀，可致脾虚夹湿夹痰、肾虚夹痰夹瘀之证。此外，心、脾、肾虚损之阳痿，常因欲求不遂，抑郁不欢，久之大多兼夹肝郁不舒之实证，以至病情更加错综复杂。

本病之预后，视不同病机与病情轻重不同而异，大多预后良好。恣情纵欲或思虑过度而致命门火衰，气血亏损者，适当治疗与调养，精血自能恢复。对肝郁、惊恐、湿热而致气机不畅，气机逆乱，经络阻遏者，当各种病理因素去除后，病情亦可向愈。但对先天不足，天癸缺失，或久病痰瘀闭阻经络者，则预后大多不良。

【诊查要点】

一、诊断依据

1. 成年男子性交时，阴茎痿而不举，或举而不坚，或坚而不久，无法进行正常性生活。但须除外阴茎发育不良引起的性交不能。

2. 常有神疲乏力，腰酸膝软，畏寒肢冷，夜寐不安，精神苦闷，胆怯多疑，或小便不畅，滴沥不尽等症。

3. 本病常有房劳过度，手淫频繁，久病体弱，或有消渴、惊悸、郁证等病史。

二、病证鉴别

阳痿与早泄：阳痿是指欲性交时阴茎不能勃起，或举而不坚，或坚而不久，不能进行正常性生活的病证，而早泄是同房时，阴茎能勃起，但因过早射精，射精后阴茎痿软的病证。二者在临床表现上有明显差别，但在病因病机上有相同之处。若早泄日久不愈，可进一步导致阳痿，故阳痿病情重于早泄。

三、相关检查

阳痿在西医学上有精神性与器质性之别，除常规检查尿常规、前列腺液、血脂外，还可做夜间阴茎勃起试验，以鉴别精神性与器质性疾病。如属后者应查血糖、睾酮、促性腺激素等，检查有无内分泌疾病。还需作多普勒超声、阴茎动脉测压等，确定有否阴茎血流障碍。排除上述病证后，酌情可查肌电图、脑电图以了解是否属神经性疾患。

【辨证论治】

一、辨证要点

因本病有虚有实，亦有虚实夹杂者，故首先当辨虚实。标实者需区别气滞、湿热；本虚者应辨气血阴阳虚损之差别，病变脏器之不同；虚实夹杂者，先别虚损之脏器，后辨夹杂之病邪。

二、治疗原则

实证者，肝郁宜疏通，湿热应清利；虚证者，命门火衰宜温补，结合养精，心脾血虚当调养气血，佐以温补开郁；虚实夹杂者需标本兼顾。

三、证治分类

1. 命门火衰证

阳事不举，或举而不坚，精薄清冷，神疲倦怠，畏寒肢冷，面色㿠白，头晕耳鸣，腰膝酸软，夜尿清长，舌淡胖，苔薄白，脉沉细。

证机概要：命门火衰，精气虚冷，宗筋失养。

治法：温肾壮阳。

代表方：赞育丸加减。本方功效温补肾阳，兼以滋养肾阴，适用于真火不足，阳虚精衰之证。

常用药：巴戟天、肉桂、仙灵脾、韭菜子壮命门之火；熟地黄、山茱萸、枸杞子、当归滋阴养血，从阴求阳。

滑精频繁，精薄精冷，可加覆盆子、金樱子、益智仁补肾固精；若火衰不甚，精血薄弱，可予左归丸治疗。

2. 心脾亏虚证

阳痿不举，心悸，失眠多梦，神疲乏力，面色萎黄，食少纳呆，腹胀便溏，舌淡，苔薄白，脉细弱。

证机概要：心脾两虚，气血乏源，宗筋失养。

治法：补益心脾。

代表方：归脾汤加减。本方有益气健脾，养心补血作用，适用于心脾不足，气血虚弱之证。

常用药：党参、黄芪、白术、茯苓补气助运；当归、熟地黄、枣仁、远志养血安神；仙灵脾、补骨脂、九香虫、阳起石温补肾阳；木香、香附理气解郁。

夜寐不酣，可加夜交藤、合欢皮、柏子仁养心安神；若胸脘胀满，泛恶纳呆，属痰湿内盛者，加用半夏、川朴、竹茹以燥湿化痰。

3. 肝郁不舒证

阳事不起，或起而不坚，心情抑郁，胸胁胀痛，脘闷不适，食少便溏，苔薄白，脉弦。

证机概要：肝郁气滞，血行不畅，宗筋所聚无能。

治法：疏肝解郁。

代表方：逍遥散加减。本方理气开郁，养血健脾，适用于肝气郁结，气机阻滞之证。

常用药：柴胡、香附、郁金、川楝子疏肝理气；当归、白芍、生地黄、枸杞养血柔肝；白术、茯苓、甘草健脾助运。

见口干口苦，急躁易怒，目赤尿黄，此为气郁化火，可加丹皮、山栀、龙胆草以泻肝火；若气滞日久，兼有血瘀之证，可加川芎、丹参、赤芍药以活血化瘀。

4. 惊恐伤肾证

阳痿不振，心悸易惊，胆怯多疑，夜多噩梦，常有被惊吓史，苔薄白，脉弦细。

证机概要：惊恐伤肾，肾精破散，心气逆乱，气血不达宗筋。

治法：益肾宁神。

代表方：启阳娱心丹加减。本方有益肾壮阳，疏郁宁神作用，适用于恐惧伤肾，心肾亏虚证。

常用药：人参、菟丝子、当归、白芍益肾补肝壮胆；远志、茯神、龙齿、石菖蒲宁心安神；柴胡、香附、郁金理气疏郁。

惊悸不安，梦中惊叫者，可加青龙齿、灵磁石以重镇安神；久病入络，经络瘀阻者，可加蜈蚣、露蜂房、丹参、川芎通络化瘀。

5. 湿热下注证

阴茎痿软，阴囊潮湿，瘙痒腥臭，睾丸坠胀作痛，小便赤涩灼痛，胁胀腹闷，肢体困倦，泛恶口苦，舌红苔黄腻，脉滑数。

证机概要：湿热下注肝经，宗筋经络失畅。

治法：清利湿热。

代表方：龙胆泻肝汤加减。本方清热利湿，泻肝坚阴，适用于湿热下注肝经之证。

常用药：龙胆草、丹皮、山栀、黄芩清肝泻火；木通、车前子、泽泻、土茯苓清利湿热；柴胡、香附疏肝理气；当归、生地黄、牛膝凉血坚阴。

阴部瘙痒，潮湿重者，可加地肤子、苦参、蛇床子以燥湿止痒；若湿盛，困遏脾肾阳气者，可用右归丸合平胃散；若湿热久恋，灼伤肾阴，阴虚火旺者，可合用知柏地黄丸以滋阴降火。

【预防调护】

1. 节制性欲，切忌恣情纵欲，房事过频，手淫过度，宜清心寡欲，摒除杂念，怡情养心。

2. 不应过食醇酒肥甘，避免湿热内生，壅塞经络，造成阳痿。

3. 积极治疗易造成阳痿的原发病，如糖尿病、动脉硬化、甲状腺功能亢进、皮质醇增多症等。

4. 情绪低落，焦虑惊恐是阳痿的重要诱因。精神抑郁是阳痿患者难以治愈的主要因素。因此调畅情志，怡悦心情，防止精神紧张是预防及调护阳痿的重要环节。

【结　语】

阳痿是指青壮年阴茎痿软，或举而不坚，或坚而不久，不能进行正常性生活而言。其病因有禀赋不足、劳伤久病，或七情失调、过食肥甘、湿热内侵等。基本病理变化为肝、肾、心、脾受损，经络空虚，或经络失畅，导致宗筋失养而成。临床辨证，应辨清病情之虚实，病损之脏腑，虚实之夹杂。实证当疏利。肝郁不疏者，宜疏肝解郁；湿热下注者，宜清利湿热。虚证应补益。命门火衰者宜温补下元；心脾血虚者宜补益心脾；惊恐伤肾宜益肾宁神。虚实夹杂可先治标后治本，亦可标本同治。

【临证备要】

1. 重视肝郁在阳痿发病中的重要性：从唐代以后历代医家均认为疲劳过度、房事太过是阳痿发病的主要病因。但是在现代社会，房劳损伤所致阳痿者已显著减少。相反，由于生活节奏快，社会竞争强烈，工作压力大，致使精神紧张，情志内伤，肝气郁结引起的阳痿日见增多，即所谓"因郁致痿"。因此，要充分认识肝郁在阳痿发病中的普遍性，重视解郁在阳痿治疗中的重要性。

2. 用药不应过于温补：对于阳痿，不少医家多从温肾壮阳论治，滥用温补之品的现象严重，有的非但疗效不佳，反而造成肾阴耗伤，湿热内生的状况。故用药应水中补火，或补中有清，寓清于补，乃可使火水得其养。具体而言，在温肾药的使用上应选用温而不燥，或燥性较小的血肉有情之品，如巴戟肉、肉苁蓉、菟丝子、鹿角胶，并加用黄精、熟地等从阴引阳。此外，入肝肾之经的牛膝等，以及在阳痿治疗中有一定疗效的药物，如蜈蚣、细辛、灵芝的适当选用，有利于提高疗效。

3. 提倡多种疗法的综合应用：在阳痿的治疗中，许多方法对阳痿都有不同程度的疗效，多种疗法的综合治疗有利于提高疗效。①心理疗法：用心理暗示疗法治疗恐惧伤肾、肝郁不疏的阳痿，往往有奇效，同时对其他证型的阳痿亦有一定疗效。②针灸法：选关元、阳关、然谷、复溜、足三里、三阴交为主穴，每日 1 次，每次 3~5 穴，10 次为一疗程。其他尚有气功、按摩、中药外洗剂等方法，治疗阳痿亦有一定疗效。

【医案选读】

病案一

王某，男，34 岁，干部，从事写作。平素性功能正常，于 3 年前，因写一份材料，劳思多日，昼夜冥想，终于在 1 周后完成，但突然出现阳痿，当时亦未求治，1 月后恢复正常。至此每因思虑劳作，过于疲倦时，总要出现阳痿，适当休息后，又恢复正常。患者求医时已是第四次发病，神情忧郁，疑有大病在身，曾求医按阳痿证服药治疗，均未见效。常觉精神疲倦，记忆力锐减，失眠多梦，食欲不佳，血色不华，脉细无力，舌淡苔白。证见一派心脾不足之象，虽有阳痿，乃其标也，故拟补益心脾之方。

人参 10 克　生黄芪 20 克　怀山药 20 克　莲肉 10 克　五味子 10 克　远志 10 克　仙灵脾 12 克　巴戟天 15 克　肉苁蓉 10 克　阳起石 10 克　3 剂。

又给病人心理上作了安慰，说明此非大病，劝其不必过虑，很快可以治愈，并针足三里、神门、肾俞、次髎各一次。

二诊：服药 3 剂，行房时阴茎有所勃起，但举而不坚，服药初效，说明对证尚可。查病人诸症存在，脉与前同，惟精神较前振奋，原方不更，再连服 5 剂。

三诊：连日来见效甚著，房事基本正常，仍有失眠、多梦、食欲欠佳之象，还需治本以巩固前效，原方又加合欢皮 30 克，珍珠母 20 克，薏苡仁 10 克，鸡内金 10 克，再进 3 剂。

针神门、足三里各 1 次，此后患者再未来诊，半年后相遇，述说一切均已正常。

（张小萍等编. 中医内科医案精选·肾膀胱病证. 上海中医药大学出版社. 2001）

病案二

李某，男，26 岁，农民。

初诊：1982 年 12 月 8 日。

患者连年高考落第，情怀抑郁，精神不振，肢体倦怠，脘闷不舒，嗳气频仍，纳少不馨，失眠多梦，心悸不宁。舌质淡，苔薄白，脉弦细。今年 10 月 1 日结婚，婚后即发现房事无能，更增苦恼。某医院曾予肌注"丙睾"，疗效不著而求诊于余。先予针刺治疗，取穴关元、三阴交、命门、肾俞等，亦未见显效。遂改投疏肝理气解郁之剂。用柴胡疏肝散加减。

春柴胡 10 克　炒枳壳 10 克　大川芎 8 克　大白芍 10 克　制香附 10 克　黄郁金 10 克　青陈皮各 8 克　炒白术 10 克　朱茯苓 12 克　炒枣仁 12 克　炙甘草 6 克

12 月 14 日复诊：服上方 5 剂后，饮食增加，精神较好，心悸、失眠等症状显著好转，阳事易举，欲念时起。嘱暂避房事，原方继服。

12 月 20 日路遇，患者曰：隐疾已瘥。去年岁末随访，已得一子。

（张小萍等编. 中医内科医案精选·肾膀胱病证. 上海中医药大学出版社. 2001）

【文献摘要】

《素问·痿论》："思想无穷，所愿不得，意淫于外，入房太甚，宗筋弛纵，发为筋痿"。

《景岳全书·阳痿》："命门火衰，精气虚寒而阳痿者宜右归丸、赞育丸、石刻安肾丸之类主之，若火不甚衰而只因血气薄弱者宜左归丸、斑龙丸、全鹿丸主之。"

《明医杂著·卷三》："阴茎属肝之经络。盖肝者木也，如木得湛露则森立，遇酷暑则萎悴。"

《临证指南医案·阳痿》："男子以八为数，年逾六旬，而阳事痿者，理所当然也。若过此犹能生育者，此先天禀厚，所谓阳常有余也。若夫少壮及中年患此，则有色欲伤及肾肝而致者。先生立法，非峻补真元不可。盖因阳气既伤，真阴必损，若纯乎刚热燥涩之补，必有偏胜之害，每兼血肉温润之平缓调之。亦有因恐惧而得者，盖恐则伤肾，恐则气下，治宜固肾，少佐升阳。有因思虑烦劳而成者，则心、脾、肾兼治。有郁损生阳者，必从胆治。盖经云：凡十一脏皆取决于胆。又云：少阳为枢。若得胆气舒展，何郁之有？更有湿热为患者，宗筋必弛纵而不坚举，治用苦味坚阴，淡渗祛湿，湿去热清，而病退矣。又有阳明虚，则宗筋纵。盖胃为水谷之海，纳食不旺，精气必虚，况男子外肾，其名为势，若谷气不充，欲求其势之雄壮坚举，不亦难乎？治惟有通补阳明而已。"

第五节　遗　精

遗精是指不因性生活而精液遗泄的病证。其中因梦而遗精的称"梦遗"，无梦而遗精，甚至清醒时精液流出的谓"滑精"。必须指出，凡成年未婚男子，或婚后夫妻分居，长期无性生活者，一月遗精 1~2 次属生理现象。如遗精次数过多，每周 2 次以上，或清醒时流精，并有头昏，精神萎靡，腰腿酸软，失眠等症，则属病态。

本病记载首见于《内经》，该书称遗精病为"精自下"，并对起病原因、兼见证候，均有阐述。《灵枢·本神》篇指出："心怵惕思虑则伤神，神伤则恐惧，流淫而不止。恐惧而不解则伤精，精伤骨酸痿厥，精时自下。"明确指出遗精与情志内伤有密切关系。汉代张仲景在《金匮要略》中称本病为"失精"，认为本病是由虚劳所致，对其证候亦有诸多描述。《金匮要略·血痹虚劳病脉证并治》中记载："夫失精家，少腹弦急，阴头寒，目眩，发落"，"梦失精，四肢酸痛，手足烦热，咽干口燥"。在治疗方面，所立桂枝牡蛎汤调和阴阳，潜镇摄纳，为心肾不交、失精遗泄之证初立楷模。隋唐时期，巢元方和孙思邈分别称遗精为"尿精"、"梦泄精"及"梦泄"，并进一步认识到本病的病机由肾虚而致。如《诸病源候论·虚劳失精候》云："肾气虚损，不能藏精，故精漏失。"又《诸病源候论·虚劳溢精见闻精出候》说："肾气虚弱，故精溢也。见闻感触，则动肾气。肾藏精，今虚弱不能制于精，故因见闻而精溢出也。"巢氏之说为后世肾虚遗精的理论奠定了基础。宋代以后，随着对遗精认识的日渐深入，明确将遗精从虚劳肾虚门类分离，作为独立的病证。《普济本事方》正式提出遗精和梦遗的名称。在病机上除将梦遗归为下元虚惫外，还提出经络壅滞，欲动心邪，并分立补肾、清心、利湿诸治法。《济生方》更强调"心肾不交"在本病病机上占绝大多数。《济生方·白浊赤浊遗精论治》论及遗精白浊的病机时指出："心火炎上而不息，肾水散漫而无归，上下不得交养"，因此在治法上主张："肾病者当禁固之，心病者当安宁之。"金元时期，朱丹溪除了将遗精分为梦遗与滑精外，还倡"相火"导致遗精理论，指出："肝与肾皆有相火，每因心火动则相火亦动。"明·方隅继相火之说后，在《医林绳墨·梦遗精滑》中认为："梦遗精滑，湿热之乘"，进一步充实了遗精的病机理论。在此基础上，后世医家在治疗上提出了滋阴降火、补脾化湿、清利湿热、益气升提治则，并认识到不同脏器病损所致的遗精需分而治之。诚如《证治准绳·遗精》所说："独肾泄，治其肾；由它脏而致肾之泄者，则两治之。在它脏自泄者治其本脏，必察其四属以求其治。"

根据本病临床表现，西医学中的神经衰弱、神经官能症、前列腺炎、精囊炎，或包皮过长、包茎等疾患，造成以遗精为主要症状者，与本病类似，可参阅本节内容辨证治疗。

【病因病机】

本病的发生，多由劳心太过，欲念不遂，饮食不节，恣情纵欲诸多因素而致。其基本病机为肾失封藏，精关不固。

一、病因

1. 劳心太过

凡情志失调，劳神太过，则心阳独亢，心阴被灼，心火不能下交于肾，肾水不能上济于心，心肾不交，水亏火旺，扰动精室而遗精。诚如《折肱漫录·遗精》所云："梦遗之证……大半起于心肾不交。"此外又有思虑太甚，损伤心脾，导致脾气下陷，气不摄精，产生遗精者。此即《景岳全书·遗精》所言："有因用心思索过度辄遗者，此中气有不足，心脾之虚陷也。"

2. 欲念不遂

少年气盛，情动于中，或心有恋慕，所欲不遂，或壮夫久旷，思慕色欲，皆令心动神摇，君相火旺，扰动精室而遗精。清·尤怡《金匮翼·梦遗滑精》说："动于心者，神摇于上，则精遗于下也"，所指的就是这种情况。

3. 饮食不节

醇酒厚味，损伤脾胃，湿热内生，蕴而生热，湿热扰动精室，或郁于肝胆，迫精下泄均可致遗精。正如《张氏医通·遗精》所谓："脾胃湿热之人，及饮酒厚味太过，与酒客辈，痰火为映，多致不梦而遗泄。"

4. 恣情纵欲

青年早婚，房事过度，或少年无知，频犯手淫，或醉而入房，纵欲无度，日久肾虚精脱，或相火扰动精室，或肾不固精乃成遗精。如《证治要诀·遗精》所言："有色欲过度，而滑泄不禁者。"

二、病机

遗精的基本病理变化总属肾失封藏，精关不固。其病位在肾，与心、肝、脾三脏密切相关。肾为封藏之本，受五脏六腑之精而藏之，正常情况下肾精不会外泄。如肾脏自病，或其他因素影响肾之封藏功能，则精关不固，精液外泄，发生遗精。精之藏制虽在肾，但精之主宰则在心，心为君主之官，主神明，性欲之萌动，精液之蓄泄，无不听命于心，神安才可精固。若劳心太过，心有欲念，以至君火摇于上，心失主宰，则精自遗。肝肾内寄相火，相火因肾精的涵育而守位听命，其系上属于心。若君火妄动，相火随而应之，势必影响肾之封藏。故君相火旺，或心、肝、肾阴虚火旺，皆可扰动精室而成遗泄。脾主运化，为气血生化之源，水谷入胃，脾气散精，下归于肾，则为肾中所藏精髓。若久嗜醇酒厚味，脾胃湿热内生，下扰精室，则迫精外泄；抑或劳倦思虑，脾气下陷，气不摄精而成遗精。由上可知，遗精一病虽为肾病，但与心、肝、脾、肾相关，其病理因素不外乎湿与火。

遗精的病理性质有虚实之别，且多虚实夹杂。因君相火旺、湿热下注，扰动精室，精关不固而遗者多属实；肾脏亏损，封藏失职，精关不固而泄者多属虚。初起多因于火旺、湿热，以实证为主，久病则相火、湿热灼伤肾阴，而致肾阴亏虚，甚或阴损及阳而成阴阳两虚，肾阳衰惫等各种虚证。且在病理演变过程中往往出现阴虚火旺、阴虚湿热等虚实夹杂之证。

遗精病证虽病及多个脏器，但初起大多轻浅，若调理得当，多可痊愈。若是讳疾忌医，久病不治，或调治不当，日久肾精耗伤，阴阳俱虚，或命门火衰，下元衰惫，则会转变成早泄、阳痿、不育或虚劳等证。

【诊查要点】

一、诊断依据

1. 男子梦中遗精，每周超过 2 次以上；或清醒时，不因性生活而排泄精液者。
2. 常伴有头昏、精神萎靡、腰腿酸软、失眠等症。
3. 本病常有恣情纵欲，情志内伤，久嗜醇酒厚味等病史。

二、病证鉴别

1. 遗精与早泄

遗精是指没有进行性交的情况下，精液流出，而早泄是性交时精液过早泄出，而影响性生活。诚如《沈氏尊生书》所描述："未交即泄，或乍交即泄。"明确指出了早泄的特征，以此可资与遗精鉴别。

2. 遗精与走阳

走阳是指性交时，精泄不止。如《医宗必读·遗精》所言："有久旷之人，或纵欲之人，与女交合，泄而不止，谓之走阳。"遗精是没有同房而精液流出，两者不难区别。

3. 遗精与精浊

遗精与精浊都是尿道有白色分泌物流出，流出物均来自于精室。但精浊常在大便时或排尿终了时发生，尿道口有米泔样或糊状分泌物溢出，并伴有茎中作痒作痛，而遗精多发生于梦中或情欲萌动时，不伴有疼痛。

三、相关检查

遗精一证在西医学中常可伴见于多种器质性疾病中。为查明病因，体格检查有无包茎、包皮过长、包皮垢刺激。直肠指诊、前列腺 B 超、前列腺液常规检查有助于前列腺疾病的诊断。精液抗原检查可帮助发现精囊炎。

【辨证论治】

一、辨证要点

遗精辨证，首应辨明虚实，可从病之新久浅深判别：新病梦遗有虚有实，多虚实参见；久病精滑虚多实少；湿热下注常多为实证。其次，需审查脏腑病位。用心过度，邪念妄想梦遗者，多责于心；精关不固，无梦滑泄者，多由于肾。此外，对肾虚不藏者还应辨别阴阳。

二、治疗原则

实证以清泄为主，依其君火、相火、湿热的不同，或清或泄；虚证宜用补涩为要，针对脏腑阴阳不同，分别治以滋阴温肾，调补心脾，固涩精关为宜；虚实夹杂者，应虚实兼顾。久病入络夹瘀者，可佐以活血通络。

三、证治分类

1. 君相火旺证

少寐多梦，梦则遗精，阳事易举，心中烦热，头晕目眩，口苦胁痛，小溲短赤，舌红，苔薄黄，脉弦数。

证机概要：君火妄动，相火随之，迫精妄泄。

治法：清心泄肝。

代表方：黄连清心饮合三才封髓丹加减。前方清心泄火为主，兼以养心安神，适用于心火偏亢扰动精室者。后方宁心滋肾，承制相火，适用于相火妄动，水不济火之遗精。

常用药：黄连、山栀、灯心清心火；知母、黄柏、丹皮泄相火；生地黄、熟地黄、天门冬滋水养阴；远志、枣仁、茯神养心安神。

心肾不交，火灼心阴者，可用天王补心丹加石菖蒲、莲子心以滋阴安神。若久遗伤肾，阴虚火旺者，可用知柏地黄丸加减，或用大补阴丸，滋阴泄火。若梦遗日久，烦躁失眠，心神不宁或心悸易惊，可予安神定志丸加减以宁心安神。

2. 湿热下注证

遗精时作，小溲黄赤，热涩不畅，口苦而腻，舌质红，苔黄腻，脉濡数。

证机概要：湿热蕴滞，下扰精室。

治法：清热利湿。

代表方：程氏萆薢分清饮加减。本方清化湿热，通利湿浊，适用于脾胃湿热下扰精室而成的遗精。

常用药：萆薢、黄柏、茯苓、车前子清热利湿；莲子心、石菖蒲、丹参清心安神；白术、薏苡仁健脾化湿。

湿热下注肝经，症见阴囊湿痒，小溲短赤，口苦胁痛，可用龙胆泻肝汤以清热利湿。若兼见胸腹脘闷，口苦或淡，渴不欲饮，头晕肢困，饮食不馨，可用苍术二陈汤加黄柏、升麻、柴胡以升清化湿。此外，湿热久恋，耗伤肾阴，形成湿热夹阴虚者，应标本同治，用药宜化湿不伤阴，养阴不恋湿。

3. 劳伤心脾证

劳则遗精，失眠健忘，心悸不宁，面色萎黄，神疲乏力，纳差便溏，舌淡苔薄，脉弱。

证机概要：心脾两虚，气虚神浮，气不摄精。

治法：调补心脾，益气摄精。

代表方：妙香散加减。本方益气生精，养心安肾，适用于心脾气虚，气不摄精的遗精。

常用药：人参、黄芪、山药益气生精；茯神、远志清心调神；木香、桔梗、升麻理气升清。

若中气下陷明显者，可用补中益气汤加减；若心脾血虚显著者，可改用归脾汤治疗；若脾虚日久损及肾阳虚损者，宜脾肾双补。

4. 肾气不固证

多为无梦而遗，甚则滑泄不禁，精液清稀而冷，形寒肢冷，面色㿠白，头昏目眩，腰膝酸软，阳痿早泄，夜尿清长，舌淡胖，苔白滑，脉沉细。

证机概要：肾元虚衰，封藏失职，精关不固。

治法：补肾固精。

代表方：金锁固精丸加减。本方有固肾摄精之功效，适用于肾虚不固之遗精、滑精。

常用药：沙苑子、杜仲、菟丝子、山药补肾益精；莲须、龙骨、牡蛎涩精止遗；金樱子、芡实、莲子、山茱萸补肾涩精。

肾阳虚为主，症见滑泄久遗，阳痿早泄，阴部有冷感，可加鹿角霜、肉桂、锁阳等加强温肾之力；若以肾阴虚为主，症见眩晕，耳鸣，五心烦热，形瘦盗汗，舌红少苔，脉细数者，酌加熟地黄、枸杞子、龟板、阿胶等以滋养肾阴；当阴损及阳，或阳损及阴，肾中阴阳两虚者，可合用右归丸以温润固本。

【预防调护】

1. 注意精神调养，排除杂念，清心寡欲。
2. 避免过度脑力劳动，做到劳逸结合，丰富文体活动，适当参加体力劳动。
3. 注意生活起居，节制性欲，戒除手淫，夜晚进食不宜过饱，睡前用温水洗脚，被褥不宜过厚、过暖，衬裤不宜过紧，养成侧卧习惯。

4. 少食醇酒厚味及辛辣刺激性食品。

【结　语】

遗精是不因性生活而精液遗泄的病证。多因劳心太过，欲念不遂，饮食不节，恣情纵欲等引起，基本病机为肾失封藏，精关不固。病变脏腑责之于肾、脾、心、肝。临床辨证应分清虚实或虚实夹杂。始病时以君相火旺、心肾不交为多，病机虚实参见，治宜清心安神，疏泄相火为先；湿热扰肾，肾气不藏，病机多为实证，应导湿利肾；气虚下陷，不能摄精，宜予升清益气；久遗伤肾，下元滑脱，多由以上各型转化而成，其虚明显，当补虚固本，收摄精关。常用治法是"上则清心安神；中则调其脾胃，升举阳气；下则益肾固精。"

【临证备要】

1. 君相火动，心肾不交之遗精，临床较为多见，病由心而起，在治疗的同时亦特别注意调摄心神，排除妄念。用药不宜过于苦泄，以免伤及阴液，可在清泄中酌加养阴之剂。

2. 湿热下注之遗精，不宜过早固涩，以免恋邪。若精滑致虚，需视虚实、先后酌情施治，不宜专事涩摄。其次，用药勿太寒凉和滋腻，以防苦寒败胃，不利脾胃亏弱之体，且火湿互因，早施滋腻，恐碍湿的泄化。

3. 久遗不愈者，常有痰瘀滞留精道，瘀阻精窍的病理改变，可酌情用化痰祛瘀通络之变法治疗，往往可收到奇效。对于这种患者，临证辨证时不一定囿于舌紫脉涩，应抓住有忍精史，手淫过频，少腹、会阴部及睾丸坠胀疼痛，射精不畅，射精痛，精液黏稠或有硬颗粒状物夹杂其中等特点综合分析。

【医案选读】

病案一

郭某，男，23岁，农民。

遗精8年，在河北省邯郸市等医院诊断为慢性前列腺炎，服用奥复星、阿奇霉素等抗生素未得到控制。

初诊：遗精5~6天一次，严重时1天一次，尿频，后尿道疼痛，小腹胀痛，腰酸不适，睾丸发凉，头痛（两颞部），寐差，舌质淡红，苔薄黄，脉弦滑。前列腺指诊：偏大，质偏硬，压痛。前列腺液常规：pH值6.7，白细胞满视野/HP，卵磷脂小体（+）。

西医诊断：慢性前列腺炎。

中医诊断：遗精（热毒内蕴，瘀浊阻滞）。

治法：清热解毒，祛瘀排浊。

处方：当归贝母苦参丸加味。

当归10克　浙贝母10克　苦参10克　虎杖15克　败酱草15克　冬瓜仁15克　鸡内金10克　乌药10克　黄柏10克

二诊（1997年7月20日）：服上方14剂，患者遗精1次，梦交、尿频、后尿道疼痛明显减轻，小腹不胀，头不痛，腰仍感不适，睾丸发凉，寐可，舌淡红，苔薄黄，脉弦。继以前方。

三诊（1997 年 8 月 4 日）：服上方 14 剂，患者遗精未作，诸症明显缓解，偶有小腹胀及腰不适，舌质淡，苔薄黄，脉弦。前列腺液常规：pH 7.1，白细胞 10～15/HP，卵磷脂小体（＋）。继用上方，巩固疗效。

〔骆斌等. 王琦治疗遗精的思路与经验. 北京中医药大学学报 1998；21（4）：43〕

医案二

刘左 胸脘胀闷，食入难化，甚则泛唾白沫，且有头眩，不时遗泄。脾肾两亏，精关不固，湿痰逗留中焦，宜和中化饮而摄精关。

生白术二钱 云茯苓三钱 仙半夏钱半 陈广皮一钱 带壳砂仁（后下）八分 潼白蒺藜（各）钱半 黑豆衣三钱 煅牡蛎（先煎）三钱 花龙骨（先煎）三钱 炙远志一钱 沉香曲（包）三钱 白莲须钱半 佛手八分

另：五倍子一两，生晒，研细粉，每用二分，用津唾做丸，每晚塞脐中，外以无药膏盖之，每晚换一次，以一月为度。

（沈仲理主编. 丁甘仁临证医集·遗泄. 上海中医药大学出版社. 2000）

【文献摘要】

《灵枢·经筋》："足厥阴之筋，其病……阴器不用，伤于内则不起，伤于寒则阴缩入，伤于热则纵挺不收。"

《格致余论·阳有余阴不足论》："主闭藏者，肾也；司疏泄者，肝也。二脏皆有相火，而其系上属于心。心君火也，为物所感则易动也，心火动则相火亦动，动则精自走，相火翕然而起，虽不交合亦暗流而疏泄矣。"

《景岳全书·遗精论治》："治遗精法，凡心火甚者，当清心降火；相火盛者，当壮水滋阴；气陷者，当升举；滑泄者，当固涩；湿热相乘者，当分利；虚寒冷利者，当温补下元；元阳不足，精气两虚，当专培根本。"

《医家四要·七种遗精分虚分实》："遗精有七，有用心过度，心不摄肾而遗者，有思欲不遂而遗者，有贪色过度而精滑者，有肾虚不固而常渗者，此皆无梦而遗，为虚证也……又有因相火动而梦遗者，为虚中之实证也……又有壮年久旷而精溢出者……又有饮酒厚味，痰火湿热扰动而精出者……此二者，皆实证也。以上共为七证，当分虚实而治，庶几不成。"

附 早泄

早泄是指房事时过早射精而影响正常性交而言，是男子性机能障碍的常见病证，多与遗精、阳痿相伴出现。

早泄多由情志内伤，湿热侵袭，纵欲过度，久病体虚所致。其基本病机为肾失封藏，精关不固。病位在肾，并与心脾相关。病理性质虚多实少，虚实夹杂证候亦在临床常见。辨证应分清虚实，辨别病位。治疗原则，虚证者宜补脾肾为主，或滋阴降火，或温肾填精，或补益心脾，佐以固涩。实证者宜清热利湿，清心降火。慎用补涩，忌苦寒太过，以防恋邪或伤及脾胃。

1. 肝经湿热证

泄精过早，阴茎易举，阴囊潮湿，瘙痒坠胀，口苦咽干，胸胁胀痛，小便赤涩，舌红，苔黄腻，脉弦滑。

治法：清泻肝经湿热。

代表方：龙胆泻肝汤加减。

常用药：龙胆草、山栀、黄芩清泄肝火；泽泻、木通、黄柏、车前子清利湿热；柴胡、乌药疏肝理气；当归、生地黄柔肝坚阴。

2. 阴虚火旺证

过早泄精，性欲亢进，头晕目眩，五心烦热，腰膝酸软，时有遗精，舌红，少苔，脉细数。

治法：滋阴降火。

代表方：知柏地黄丸加减。

常用药：知母、黄柏、丹皮清降相火；生地黄、山茱萸、枸杞子、龟板滋水养阴；金樱子、芡实、龙骨益肾固精。

3. 心脾亏损证

早泄，神疲乏力，形体消瘦，面色少华，心悸怔忡，食少便溏，舌淡脉细。

治法：补益心脾。

代表方：归脾汤加减。

常用药：党参、黄芪、白术、炙甘草益气健脾；当归、生地黄、桂圆肉养血；枣仁、茯神、远志宁神；木香理气；山茱萸、龙骨、金樱子益肾固精。

4. 肾气不固证

早泄遗精，性欲减退，面色㿠白，腰膝酸软，夜尿清长，舌淡苔薄，脉沉弱。

治法：益肾固精。

代表方：金匮肾气丸加减。

常用药：熟地黄、山药、山茱萸补肾阴；附子、肉桂助阳；龙骨、金樱子、芡实涩精。

第六章

气血津液病证

气与血是人体生命活动的动力源泉，又是脏腑功能活动的产物。脏腑的生理现象、病理变化，均以气血为重要的物质基础。津液是人体正常水液的总称，也是维持人体生理活动的重要物质。津液代谢失常多继发于脏腑病变，而它又会反过来加重脏腑病变，使病情进一步发展。气血津液的运行失常或生成不足，是气血津液病证的基本病机。

气血津液病证是指在外感或内伤等病因的影响下，引起气、血、津、液的运行失常，输布失度，生成不足，亏损过度，从而导致的一类病证。内科的多种病证均不同程度地与气血津液有关，本章着重讨论病机与气、血、津、液密切关联的病证，包括气机郁滞引起的郁证，血溢脉外引起的血证，水液停聚引起的痰饮，阴津亏耗引起的消渴，津液外泄过度引起的自汗、盗汗，气血阴阳亏虚或气血水湿郁遏引起的内伤发热，气血阴阳亏损，日久不复引起的虚劳，气虚痰湿偏盛引起的肥胖，以及正虚邪结，气、血、痰、湿、毒蕴结引起的癌病等。

此外，积聚、瘿病亦与气滞、血瘀、痰凝密切有关，但本书按脏腑分类归入肝胆病证一章；水肿虽系水液停聚体内所致，但因其病位主要在肾，故本书将其列在肾系病证一章，临证应联系互参。

第一节 郁 证

郁证是由于情志不舒、气机郁滞所致，以心情抑郁、情绪不宁、胸部满闷、胁肋胀痛，或易怒喜哭，或咽中如有异物梗塞等症为主要临床表现的一类病证。

《内经》无郁证病名，但有关于五气之郁的论述。如《素问·六元正纪大论》说："郁之甚者，治之奈何"，"木郁达之，火郁发之，土郁夺之，金郁泄之，水郁折之"。并有较多关于情志致郁的论述。如《素问·举痛论》说："思则心有所存，神有所归，正气留而不行，故气结矣"。《灵枢·本神》说："愁忧者，气闭塞而不行"。《素问·本病论》说："人忧愁思虑即伤心"，"人或恚怒，气逆上而不下，即伤肝也"。《金匮要略·妇人杂病脉证并治》记载了属于郁证的脏躁及梅核气两种病证，并观察到这两种病证多发于女性，所提出的治疗方药沿用至今。《诸病源候论·结气候》说："结气病者，忧思所生也。心有所存，神有所止，气留而不行，故结于内。"指出忧思会导致气机郁结。金元时代，开始比较明确地把郁证作为一个独立的病证加以论述。如元代《丹溪心法·六郁》已将郁证列为一个专篇，提出了气、血、火、食、湿、痰六郁之说，创立了六郁汤、越鞠丸等相应的治疗方剂。明代《医学正传》首先采用郁证这一病证名称。自明代之后，已逐渐把情志之郁作为郁证的主要内容。如《古今医统大全·郁证门》说："郁为七情不舒，遂成郁结，既郁之久，变病多端。"《景岳全书·郁证》将情志之郁称为因郁而病，着重论述了怒郁、思郁、忧郁三种郁证的证治。《临证指南医案·郁》所载的病例，均属情志之郁，治则涉及疏肝理气、苦辛通降、平肝息风、清心泻火、健脾和胃、活血通络、化痰涤饮、益气养阴等法，用药清新灵活，颇多启发，并且充分注意到精神治疗对郁证具有重要的意义，认为"郁证全在病者能移情易性"。王清任对郁证中血行郁滞的病机作了必要的强调，对于活血化瘀法在治疗郁证中的应用作出了贡献。

综上可知，郁有广义狭义之分。广义的郁，包括外邪、情志等因素所致的郁在内。狭义的郁，即单指情志不舒为病因的郁。明代以后的医籍中记载的郁证，多单指情志之郁而言。

根据郁证的临床表现及其以情志内伤为致病原因的特点，主要见于西医学的神经衰弱、癔症及焦虑症等。另外，也见于更年期综合征及反应性精神病。当这些疾病出现郁证的临床表现时，可参考本节辨证论治。

【病因病机】

郁证的病因总属情志所伤，发病与肝的关系最为密切，其次涉及心、脾。肝失疏泄、脾失健运、心失所养、脏腑阴阳气血失调是郁证的主要病机。

一、病因

1. 情志失调

七情过极，刺激过于持久，超过机体的调节能力，导致情志失调，尤以悲忧恼怒最易致病。若恼怒伤肝，肝失条达，气失疏泄，而致肝气郁结。气郁日久化火，则为火郁；气滞血瘀则为血郁；谋虑不遂或忧思过度，久郁伤脾，脾失健运，食滞不消而蕴湿、生痰、化热等，则又可成为食郁、湿郁、痰郁、热郁。

2. 体质因素

原本肝旺，或体质素弱，复加情志刺激，肝郁抑脾，饮食渐减，生化乏源，日久必气血不足，心脾失养，或郁火暗耗营血，阴虚火旺，心病及肾，而致心肾阴虚。如《杂病源流犀烛·诸郁源流》所说："诸郁，脏气病也，其源本于思虑过深，更兼脏气弱，故六郁之病生焉。"

二、病机

郁证成因主要为七情所伤，情志不遂，或郁怒伤肝，导致肝气郁结而为病，故病位主要在肝，但可涉及心、脾、肾。肝喜条达而主疏泄，长期肝郁不解，情怀不畅，肝失疏泄，可引起五脏气血失调。肝气郁结，横逆乘土，则出现肝脾失和之证。肝郁化火，可致心火偏亢。忧思伤脾，思则气结，既可导致气郁生痰，又可因生化无源，气血不足，而形成心脾两虚或心神失养之证。更有甚者，肝郁化火，火郁伤阴，心失所养，肾阴被耗，还可出现阴虚火旺或心肾阴虚之证。

由于本病始于肝失条达，疏泄失常，故以气机郁滞不畅为先。气郁则湿不化，湿郁则生痰，而致痰气郁结；气郁日久，由气及血而致血郁，又可进而化火等，但均以气机郁滞为病理基础。

病理性质初起多实，日久转虚或虚实夹杂。本病虽以气、血、湿、痰、火、食六郁邪实为主，但病延日久则易由实转虚，或因火郁伤阴而导致阴虚火旺、心肾阴虚之证；或因脾伤气血生化不足，心神失养，而导致心脾两虚之证。如《类证治裁·郁证》说："七情内起之郁，始而伤气，继必及血，终乃成劳。"

本病虽然预后一般良好，但必须重视情志调护，避免精神刺激，防其病情反复波动，迁延难愈。

【诊查要点】

一、诊断要点

1. 以忧郁不畅，情绪不宁，胸胁胀满疼痛为主要临床表现，或有易怒易哭，或有咽中如有炙脔，吞之不下，咯之不出的特殊症状。

2. 患者大多数有忧愁、焦虑、悲哀、恐惧、愤懑等情志内伤的病史。并且郁证病情的反复常与情志因素密切相关。

3. 多发于青中年女性。无其他病证的症状及体征。

二、病证鉴别

1. 郁证梅核气与虚火喉痹

梅核气多见于青中年女性，因情志抑郁而起病，自觉咽中有物梗塞，但无咽痛及吞咽困难，咽中梗塞的感觉与情绪波动有关，在心情愉快、工作繁忙时，症状可减轻或消失，而当心情抑郁或注意力集中于咽部时，则梗塞感觉加重。虚火喉痹则以青中年男性发病较多，多因感冒，长期吸烟饮酒及嗜食辛辣食物而引发，咽部除有异物感外，尚觉咽干、灼热、咽痒，咽部症状与情绪无关，但过度辛劳或感受外邪则易加剧。

2. 郁证梅核气与噎膈

梅核气应当与噎膈相鉴别。梅核气的诊断要点如上所述。噎膈多见于中老年人，男性居多，梗塞的感觉主要在胸骨后的部位，吞咽困难的程度日渐加重，作食管检查常有异常发现。

3. 郁证脏躁与癫证

脏躁多发于青中年妇女，在精神因素的刺激下呈间歇性发作，在不发作时可如常人。而癫证则多发于青壮年，男女发病率无显著差别，病程迁延，心神失常的症状极少自行缓解。

三、相关检查

结合病情作相关的检查，常无异常发现。如以咽部症状为主要表现时，需作咽部的检查。有吞之不下，咯之不出的症状时，可作食道的 X 线及内窥镜检查。脏躁的临床表现与西医的癔症关系密切，主要需与精神分裂症相鉴别，后者具有思维障碍、知觉障碍和性格改变等症状，如被控制感，被洞悉感，幻听，原发性妄想等。

【辨证论治】

一、辨证要点

1. 辨明受病脏腑与六郁

郁证的发生主要为肝失疏泄，脾失健运，心失所养，应依据临床症状，辨明其受病脏腑侧重之差异。郁证以气郁为主要病变，但在治疗时应辨清六郁。一般说来，气郁、血郁、火郁主要关系于肝；食郁、湿郁、痰郁主要关系于脾；而虚证则与心的关系最为密切。

2. 辨别证候虚实

实证病程较短，表现精神抑郁，胸胁胀痛，咽中梗塞，时欲太息，脉弦或滑；虚证则病已久延，症见精神不振，心神不宁，心慌，虚烦不寐，悲忧善哭，脉细或细数等。

二、治疗原则

理气开郁、调畅气机、怡情易性是治疗郁病的基本原则。正如《医方论·越鞠丸》方解中说："凡郁病必先气病，气得疏通，郁于何有？"对于实证，首当理气开郁，并应根据是否兼有血瘀、火郁、痰结、湿滞、食积等而分别采用活血、降火、祛痰、化湿、消食等法。虚证则应根据损及的脏腑及气血阴精亏虚的不同情况而补之，或养心安神，或补益心脾，或滋养肝肾。对于虚实夹杂者，则又当视虚实的偏重而虚实兼顾。

三、证治分类

1. 肝气郁结证

精神抑郁，情绪不宁，胸部满闷，胁肋胀痛，痛无定处，脘闷嗳气，不思饮食，大便不调，苔薄腻，脉弦。

证机概要：肝郁气滞，脾胃失和。

治法：疏肝解郁，理气畅中。

代表方：柴胡疏肝散加减。本方具有疏肝理气，活血止痛的功效，适用于肝郁不舒之证。

常用药：柴胡、香附、枳壳、陈皮疏肝解郁，理气畅中；郁金、青皮、苏梗、合欢皮调气解郁；川芎理气活血；芍药、甘草柔肝缓急。

肝气犯胃，胃失和降，而见嗳气频作，脘闷不舒者，可加旋覆花、代赭石、法半夏和胃降逆；兼有食滞腹胀者，可加神曲、麦芽、山楂、鸡内金消食化滞；肝气乘脾而见腹胀、腹痛、腹泻者，可加苍术、厚朴、茯苓、乌药健脾化湿，理气止痛；兼有血瘀而见胸胁刺痛，舌质有瘀点瘀斑，可加当归、丹参、郁金、红花活血化瘀。

2. 气郁化火证

性情急躁易怒，胸胁胀满，口苦而干，或头痛，目赤，耳鸣，或嘈杂吞酸，大便秘结，舌质红，苔黄，脉弦数。

证机概要：肝郁化火，横逆犯胃。

治法：疏肝解郁，清肝泻火。

代表方：丹栀逍遥散加减。本方由逍遥散加丹皮、栀子而成，具有疏肝解郁，清泻肝火的功效，适用于肝郁化火之证。

常用药：柴胡、薄荷、郁金、制香附疏肝解郁；当归、白芍养血柔肝；白术、茯苓健脾祛湿；丹皮、栀子清肝泻火。

热势较甚，口苦，大便秘结者，可加龙胆草、大黄泻热通腑；肝火犯胃而见胁肋疼痛，口苦，嘈杂吞酸，嗳气，呕吐者，可加黄连、吴茱萸（即左金丸）清肝泻火，降逆止呕；肝火上炎而见头痛，目赤，耳鸣者，加菊花、钩藤、刺蒺藜清热平肝；热盛伤阴，而见舌红少苔，脉细数者，可去原方中当归、白术、生姜之温燥，酌加生地、麦冬、山药滋阴健脾，或改用滋水清肝饮养阴清火。

3. 痰气郁结证

精神抑郁，胸部闷塞，胁肋胀满，咽中如有物梗塞，吞之不下，咯之不出，苔白腻，脉弦滑。本证亦即《金匮要略·妇人杂病脉证并治》所说"妇人咽中如有炙脔，半夏厚朴汤主之"之症。《医宗金鉴·诸气治法》将本证称为"梅核气"。

证机概要：气郁痰凝，阻滞胸咽。

治法：行气开郁，化痰散结。

代表方：半夏厚朴汤加减。本方行气开郁，降逆化痰，自《金匮要略》以来，即将本方作为治疗本证的主要方剂。

常用药：厚朴、紫苏理气宽胸，开郁畅中；半夏、茯苓、生姜化痰散结，和胃降逆。

湿郁气滞而兼胸脘痞闷，嗳气，苔腻者，加香附、佛手片、苍术理气除湿；痰郁化热而见烦躁，舌红苔黄者，加竹茹、瓜蒌、黄芩、黄连清化痰热；病久入络而有瘀血征象，胸胁刺痛，舌质紫暗或有瘀点瘀斑，脉涩者，加郁金、丹参、降香、姜黄活血化瘀。

4. 心神失养证

精神恍惚，心神不宁，多疑易惊，悲忧善哭，喜怒无常，或时时欠伸，或手舞足蹈，骂詈喊叫等，舌质淡，脉弦。此种证候多见于女性，常因精神刺激而诱发。临床表现多种多样，但同一患者每次发作多为同样几种症状的重复。《金匮要略·妇人杂病脉证并治》将此种证候称为"脏躁"。

证机概要：营阴暗耗，心神失养。

治法：甘润缓急，养心安神。

代表方：甘麦大枣汤加减。本方养心安神，和中缓急，自《金匮要略》以来，即将本方作为治疗本证的主要方剂。

常用药：甘草甘润缓急；小麦味甘微寒，补益心气；大枣益脾养血；郁金、合欢花解郁安神。

血虚生风而见手足蠕动或抽搐者，加当归、生地、珍珠母、钩藤养血息风；躁扰失眠者，加酸枣仁、柏子仁、茯神、制首乌等养心安神；表现喘促气逆者，可合五磨饮子开郁散结，理气降逆。

5．心脾两虚证

多思善疑，头晕神疲，心悸胆怯，失眠健忘，纳差，面色不华，舌质淡，苔薄白，脉细。

证机概要：脾虚血亏，心失所养。

治法：健脾养心，补益气血。

代表方：归脾汤加减。本方补气生血，健脾养心，是治心脾两虚证的首选方剂。

常用药：党参、茯苓、白术、甘草、黄芪、当归、龙眼肉等益气健脾生血；酸枣仁、远志、茯苓养心安神；木香、神曲理气醒脾。

心胸郁闷，情志不舒者，加郁金、佛手片理气开郁；头痛，加川芎、白蒺藜活血祛风而止痛。

6．心肾阴虚证

情绪不宁，心悸，健忘，失眠，多梦，五心烦热，盗汗，口咽干燥，舌红少津，脉细数。

证机概要：阴精亏虚，阴不涵阳。

治法：滋养心肾。

代表方：天王补心丹合六味地黄丸加减。前方滋阴降火，养心安神，后方滋补肾阴，合用适宜于心肾阴虚之心悸，失眠，腰酸，遗泄。

常用药：地黄、怀山药、山茱萸、天冬、麦冬、玄参滋心肾；西洋参、茯苓、五味子、当归益气养血；柏子仁、酸枣仁、远志、丹参养心安神；丹皮凉血清热。

心肾不交而见心烦失眠，多梦遗精者，可合交泰丸（黄连、肉桂）交通心肾；遗精较频者，可加芡实、莲须、金樱子补肾固涩。

【预防调护】

1．正确对待各种事物，避免忧思郁怒，防止情志内伤，是防治郁证的重要措施。

2．医务人员深入了解病史，详细进行检查，用诚恳、关怀、同情、耐心的态度对待病人，取得患者的充分信任，在郁证的治疗及护理中具有重要作用。

3．对郁证患者，应做好精神治疗的工作，使病人能正确认识和对待疾病，增强治愈疾病的信心，并解除情志致病的原因，以促进郁证的完全治愈。

【结　语】

郁证的病因是情志内伤，其病理变化与心、肝、脾有密切关系。初病多实，以六郁见证为主，其中以气郁为病变的基础，病久则由实转虚，引起心、脾、肝、肾气血阴精的亏损，而成为虚证类型。临床上虚实互见的类型亦较为多见。郁证的主要临床表现为心情抑郁，情绪不宁，胸胁胀满疼痛，或咽中如有异物梗塞，或时作悲伤哭泣。辨证可分为实证和虚证两类。实证类型以气机郁滞为基本病变，治疗以疏肝理气解郁为主。气郁化火者，配合清肝泻火；气郁夹痰，痰气交阻者，配合化痰散结；气病及血，气郁血瘀者，配合活血化瘀；兼有湿滞者，配合健脾燥湿或芳香化湿；夹食积者，配合消食和胃。虚证宜补，针对病情分别采用养心安神、补益心脾、滋养肝肾等法。虚实互见者，则当虚实兼顾。郁证的各种证候之间有一定的内在联系，认识证候间的关系，对指导临床具有实际意义。郁证的预后一般良好。结合精神治疗及解除致病原因，对促进痊愈具有重要作用。

【临证备要】

1. 郁字有积、滞、蕴等含义。郁证由精神因素所引起，以气机郁滞为基本病变，是内科病证中最为常见的一种。据统计，类属郁证的病例，约占综合性医院内科门诊人数的10%左右。据抽样统计，在内科住院病例中，有肝郁证表现者约占21%左右。郁证的中医药疗效良好，应充分发挥中医药治疗本病证的优势。

2. 由于本证主要由精神因素所引起，精神治疗对于本证具有重要意义。如《临证指南医案》所说："郁证全在病者能移情易性"。努力解除致病原因，使病人正确认识和对待自己的疾病，增强治愈疾病的信心，保持心情舒畅，避免不良的精神刺激，对促进疾病的好转乃至痊愈都甚有裨益。

3. 郁证一般病程较长，用药不宜峻猛。在实证的治疗中，应注意理气而不耗气，活血而不破血，清热而不败胃，祛痰而不伤正；在虚证的治疗中，应注意补益心脾而不过燥，滋养肝肾而不过腻。正如《临证指南医案·郁》华岫云按语指出，治疗郁证"不重在攻补，而在乎用苦泄热而不损胃，用辛理气而不破气，用滑润濡燥涩而不滋腻气机，用宣通而不揠苗助长"。

4. 心失所养，心神惑乱可出现多种多样的临床表现。在发作时，可根据具体病情选用适当的穴位进行针刺治疗，并结合语言暗示、诱导，对控制发作，解除症状，常能收到良好效果。一般病例可针刺内关、神门、后溪、三阴交等穴位。伴上肢抽动者，配曲池、合谷；伴下肢抽动者，配阳陵泉、昆仑；伴喘促气急者，配膻中。

【医案选读】

病案一

张某，男，42岁。初诊：1964年5月27日。

1年前自觉咽喉不舒畅，渐有梗阻之象，继则食道天突穴处似有阻物，咯之不出，咽之不下，数医院皆疑为肿瘤，心情更加忧郁。据述有的中医认为系工作繁忙，劳累致虚，服中药200多剂，病情未见改善。自觉梗阻之物增大如鸡子，妨碍吞咽，甚则微痛，不能吃硬的食物，大便秘结，不思饮食，胸部不适，平时常有头晕头痛，形体渐瘦，故特至北京诊治。在某医院检查已除外食道癌，惟十二指肠有痉挛现象，自觉症状依然如上。近4日未大便，脘腹胀满，嗳气厌食，得矢气较舒，睡眠不实，多梦，小便黄，脉沉弦迟，舌质正红，苔薄白带秽。综合脉证，病属气滞热郁，三焦不利，治宜开胸降逆。

处方：全瓜蒌15g，薤白9g，法半夏9g，黄连3g，炒枳实3g，郁李仁6g，川厚朴4.5g，降香3g，路路通6g，姜黄3g。3剂。

再诊：1964年6月1日。服药后喉部堵塞感减轻，肠鸣，矢气多，腹胀减轻，食欲好转，大便日一次，量少成形，睡眠略安，脉沉弦有力，舌质正常，秽腻苔减。续调三焦，宣通郁热，原方加通草 3g，续服 5 剂。

此后于 1964 年 6 月 6 日三诊，1964 年 6 月 8 日四诊，根据病情药味略有加减，进药 10 剂之后，精神转佳，患者自觉病除八九，脉缓有力，舌质正常。郁热已解，肠胃渐和，嘱改善性情急躁，并继服越鞠丸 1 个月善后。

（高辉远等整理. 中国中医研究院主编. 蒲辅周医案. 人民卫生出版社. 1972）

病案二

李某，女，48 岁。初诊：1975 年 5 月 17 日。

近年来头痛持续不已，剧痛时引起泛恶，抑郁不乐，急躁易怒，多疑，精神恍惚，耳中时闻语言声，听后更增烦闷，有时悲伤欲哭，睡眠甚差，噩梦引起惊恐，耳鸣头昏，腰酸，白带甚多，神疲乏力，面色无华，舌苔薄腻，脉细数。长期服用镇静剂，效果不显。以上诸症，由于思虑忧愁过度，耗伤心气，兼有肝郁气滞，风阳上扰所致。治拟养心安神，疏肝解郁。炙甘草 9g，淮小麦 30g，大枣 5 枚，郁金 9g，菖蒲 9g，陈胆星 9g，铁落 60g（先煎），夜交藤 30g，蝎蜈片 6 片（分 2 次吞服），7 剂。

二诊：1975 年 5 月 24 日。月经来潮，性情急躁，头痛较以往经期减轻，余症如前。日前小便频急而痛，尿常规检查见白细胞满视野，曾服西药抗菌药片，胃中不舒，现已停服。原方去大枣、菖蒲，加黄芩、知母，7 剂。

患者于 1975 年 5 月 31 日来院三诊，1975 年 6 月 7 日四诊，1975 年 6 月 14 日五诊，1975 年 6 月 21 日六诊，每次均以初诊的处方为基础稍加化裁，每次服药 7 剂。经一个多月的治疗，头痛、心烦、梦多等症均明显减轻，平时已未闻耳语，仅安静时偶有出现，睡眠改善，日夜可睡 9 小时，情绪开朗，脉细，苔薄腻。

（上海中医学院附属龙华医院. 黄文东医案·郁证. 上海人民出版社. 1979）

【文献摘要】

《灵枢·口问》："悲哀愁忧则心动，心动则五脏六腑皆摇。"

《金匮要略·妇人杂病脉证并治》："妇人脏躁，喜悲伤欲哭，像如神灵所作，数欠伸，甘麦大枣汤主之"。"妇人咽中如有炙脔，半夏厚朴汤主之"。

《丹溪心法·六郁》："气血冲和，万病不生，一有怫郁，诸病生焉。故人身诸病，多生于郁。"

《景岳全书·郁证》："凡五气之郁，则诸病皆有，此因病而郁也。至若情志之郁，则总由乎心，此因郁而病也"。"初病而气结为滞者，宜顺宜开。久病而损及中气者，宜修宜补。然以情病者非情不解"。

《证治汇补·郁证》："郁病虽多，皆因气不周流，法当顺气为先，开提为次，至于降火、化痰、消积，犹当分多少治之。"

《医林改错·血府逐瘀汤所治之症目》："瞀闷，即小事不能开展，即是血瘀"。"急躁，平素和平，有病急躁，是血瘀"。"俗言肝气病，无故爱生气，是血府血瘀"。

《类证治裁·郁证》："七情内起之郁，始而伤气，继必及血，终乃成劳。主治宜苦辛凉润宣通。"

第二节 血 证

凡血液不循常道，或上溢于口鼻诸窍，或下泄于前后二阴，或渗出于肌肤，所形成的一类出血性疾患，统称为血证。在古代医籍中，亦称为血病或失血。

早在《内经》即对血的生理及病理有较深入的认识。有关篇章对血溢、血泄、衄血、咳血、呕血、溺血、溲血、便血等病证作了记载，并对引起出血的原因及部分血证的预后有所论述。《金匮要略·惊悸吐衄下血胸满瘀血病脉证治》将数种血证与有关病证列为一个篇章，并最早记载了泻心汤、柏叶汤、黄土汤等治疗吐血、便血的方剂，沿用至今。《诸病源候论·血病诸候》将血证称为血病，对各种血证的病因病机作了较详细的论述。《备急千金要方》收载了一些较好的治疗血证的方剂，至今仍广泛应用的犀角地黄汤即首载于该书。《济生方·失血论治》认为失血可由多种原因导致，"所致之由，因大虚损，或饮酒过度，或强食过饱，或饮啖辛热，或忧思恚怒"，而对血证的病机，则强调因于热者多。《素问玄机原病式·热类》亦认为失血主要由热盛所致。《医学正传·血证》率先将各种出血病证归纳在一起，并以"血证"之名概之。自此之后，血证之名即为许多医家所采用。《先醒斋医学广笔记·吐血》提出了著名的治吐血三要法，强调了行血、补肝、降气在治疗吐血中的重要作用。《景岳全书·血证》对血证的内容作了比较系统的归纳，将引起出血的病机提纲挈领地概括为"火盛"及"气虚"两个方面。《血证论》是论述血证的专书，对各种血证的病因病机、辨证论治均有许多精辟论述，该书所提出的止血、消瘀、宁血、补血的治血四法，确实是通治血证之大纲。

血证的范围相当广泛，凡以出血为主要临床表现的内科病证，均属本证的范围。本节讨论内科常见的鼻衄、齿衄、咳血、吐血、便血、尿血、紫斑等血证。

西医学中多种急慢性疾病所引起的出血，包括多系统疾病有出血症状者，以及造血系统病变所引起的出血性疾病，均可参考本节辨证论治。

【病因病机】

血证可由感受外邪、情志过极、饮食不节、劳倦过度、久病或热病等多种原因所导致。而其病机可以归结为火热熏灼、迫血妄行及气虚不摄、血溢脉外两类。

一、病因

1. 感受外邪

外邪侵袭，或因热病损伤脉络而引起出血，其中以热邪及湿热所致者为多。如风、热、燥邪损伤上部脉络，则引起衄血、咳血、吐血；热邪或湿热损伤下部脉络，则引起尿血、便血。

2. 情志过极

情志不遂，恼怒过度，肝气郁结化火，肝火上逆犯肺则引起衄血、咳血，肝火横逆犯胃则引起吐血。

3. 饮食不节

饮酒过多以及过食辛辣厚味，滋生湿热，热伤脉络，引起衄血、吐血、便血；或损伤脾胃，脾胃虚衰，血失统摄，而引起吐血、便血。

4. 劳欲体虚

神劳伤心，体劳伤脾，房劳伤肾，劳欲过度，或久病体虚，导致心、脾、肾气阴的损伤。若损伤于气，则气虚不能摄血，以致血液外溢而形成衄血、吐血、便血、紫斑；若损伤于阴，则阴虚火旺，迫血妄行而致衄血、尿血、紫斑。

5. 久病之后

久病导致血证的机理主要有三个方面：久病使阴精伤耗，以致阴虚火旺，迫血妄行而致出血；久病使正气亏损，气虚不摄，血溢脉外而致出血；久病入络，使血脉瘀阻，血行不畅，血不循经而致出血。

二、病机

当各种原因导致脉络损伤或血液妄行时，就会引起血液溢出脉外而形成血证。正如《三因极一病证方论·失血叙论》说："夫血犹水也，水由地中行，百川皆理，则无壅决之虞。血之周流于人身荣、经、府、俞，外不为四气所伤，内不为七情所郁，自然顺适。万一微爽节宣，必致壅闭，故血不得循经流注，荣养百脉，或泣或散，或下而亡返，或逆而上溢，乃有吐、衄、便、利、汗、痰诸证生焉。"

各种原因导致出血，其共同的病机可以归结为火热熏灼、迫血妄行及气虚不摄、血溢脉外两类。正如《景岳全书·血证》说："血本阴精，不宜动也，而动则为病。血主营气，不宜损也，而损则为病。盖动者多由于火，火盛则逼血妄行；损者多由于气，气伤则血无以存。"在火热之中，又有实火及虚火之分，外感风热燥火，湿热内蕴，肝郁化火等，均属实火，而阴虚火旺之火，则属虚火。气虚之中，又有仅见气虚，和气损及阳，阳气亦虚之别。

从证候的虚实来说，由气火亢盛所致者属于实证；由阴虚火旺及气虚不摄所致者，则属于虚证。实证和虚证虽各有其不同的病因病机，但在疾病发展变化的过程中，又常发生实证向虚证的转化。如开始为火盛气逆，迫血妄行，但在反复出血之后，则会导致阴血亏损，虚火内生；或因出血过多，血去气伤，以致气虚阳衰，不能摄血。因此，在有的情况下，阴虚火旺及气虚不摄，既是引起出血的病理因素，又是出血所导致的结果。

此外，出血之后，已离经脉而未排出体外的血液，留积体内，蓄结而为瘀血，瘀血又会妨碍新血的生长及气血的正常运行，使出血反复难止。

血证的预后，主要与下述三个因素有关：一是引起血证的原因。一般来说，外感易治，内伤难愈，新病易治，久病难疗。二是与出血量的多少密切有关。出血量少者病轻，出血量多者病重，甚至形成气随血脱的危急重证。三是与兼见症状有关。出血而伴有发热、咳喘、脉数等症者，一般病情较重。正如《景岳全书·血证》说："凡失血等证，身热脉大者难治，身凉脉静者易治，若喘咳急而上气逆，脉见弦紧细数，有热不得卧者死。"

【诊查要点】

一、诊断依据

血证具有明显的证候特征，即表现血液或从口、鼻，或从尿道、肛门，或从肌肤而外溢。出血是一个常见的重要主症，辨治的中心，患者及家属一般均对此高度重视，快速求医诊疗。

1. 鼻衄

凡血自鼻道外溢而非因外伤、倒经所致者，均可诊断为鼻衄。

2. 齿衄

血自齿龈或齿缝外溢，且排除外伤所致者，即可诊断为齿衄。

3. 咳血

血由肺、气道而来，经咳嗽而出，或觉喉痒胸闷，一咯即出，血色鲜红，或夹泡沫，或痰血相兼，痰中带血。多有慢性咳嗽、痰喘、肺痨等病史。

4. 吐血

发病急骤，吐血前多有恶心、胃脘不适、头晕等症。血随呕吐而出，常伴有食物残渣等胃内容物，血色多为咖啡色或紫暗色，也可为鲜红色，大便色黑如漆，或呈暗红色。有胃痛、胁痛、黄疸、癥积等病史。

5. 便血

大便色鲜红、暗红或紫暗，甚至黑如柏油样，次数增多。有胃肠或肝病病史。

6. 尿血

小便中混有血液或夹有血丝，排尿时无疼痛。

7. 紫斑

肌肤出现青紫斑点，小如针尖，大者融合成片，压之不退色。紫斑好发于四肢，尤以下肢为甚，常反复发作。重者可伴有鼻衄、齿衄、尿血、便血及崩漏。小儿及成人皆可患此病，但以女性为多见。

二、病证鉴别

（一）鼻衄

1. 内科鼻衄与外伤鼻衄

因碰伤、挖鼻等引起血管破裂而致鼻衄者，出血多在损伤的一侧，且经局部止血治疗不再出血，没有全身症状，与内科所论鼻衄有别。

2. 内科鼻衄与经行衄血

经行衄血又名倒经、逆经，其发生与月经周期有密切关系，多于经行前期或经期出现，与内科所论鼻衄机理不同。

（二）齿衄

齿衄与舌衄：齿衄为血自齿缝、牙龈溢出；舌衄为血出自舌面，舌面上常有如针眼样出血点，与齿衄不难鉴别。

（三）咳血

1．咳血与吐血

咳血与吐血血液均经口出，但两者截然不同。咳血是血由肺来，经气道随咳嗽而出，血色多为鲜红，常混有痰液，咳血之前多有咳嗽、胸闷、喉痒等症状，大量咳血后，可见痰中带血数天，大便一般不呈黑色。吐血是血自胃而来，经呕吐而出，血色紫暗，常夹有食物残渣，吐血之前多有胃脘不适或胃痛、恶心等症状，吐血之后无痰中带血，但大便多呈黑色。

2．咳血与口腔出血

鼻咽部、齿龈及口腔其他部位出血的患者，常为纯血或随唾液而出，血量少，并有口腔、鼻咽部病变的相应症状可寻，可与咳血相区别。

（四）吐血

吐血与鼻腔、口腔及咽喉出血：吐血经呕吐而出，血色紫暗，夹有食物残渣，常有胃病史。鼻腔、口腔及咽喉出血，血色鲜红，不夹食物残渣，在五官科作有关检查即可明确具体部位。

（五）便血

1．便血与痢疾

痢疾初起有发热、恶寒等症，其便血为脓血相兼，且有腹痛、里急后重、肛门灼热等症。便血无里急后重，无脓血相兼，与痢疾不同。

2．便血与痔疮

痔疮属外科疾病，其大便下血特点为便时或便后出血，常伴有肛门异物感或疼痛，作肛门直肠检查时，可发现内痔或外痔，与内科所论之便血不难鉴别。

3．远血与近血

便血之远近是指出血部位距肛门的远近而言。远血其病位在胃、小肠（上消化道），血与粪便相混，血色如黑漆色或黯紫色。近血来自乙状结肠、直肠、肛门（下消化道），血便分开，或是便外裹血，血色多鲜红或黯红。

4．肠风与脏毒

两者均属便血。肠风血色鲜泽清稀，其下如溅，属风热为患。脏毒血色黯浊黏稠，点滴不畅，因湿热（毒）所致。

（六）尿血

1．尿血与血淋

血淋与尿血均表现为血由尿道而出，两者以小便时痛与不痛为其鉴别要点，不痛者为尿血，痛（滴沥刺痛）者为血淋。

2．尿血与石淋

两者均有血随尿出。但石淋尿中时有砂石夹杂，小便涩滞不畅，时有小便中断，或伴腰腹绞痛等症，若砂石从小便排出则痛止，此与尿血不同。

（七）紫斑

1. 紫斑与出疹

紫斑与出疹均有局部肤色的改变，紫斑呈点状者需与出疹的疹点区别。紫斑隐于皮内，压之不退色，触之不碍手；疹高出于皮肤，压之退色，摸之碍手。且二者成因、病位均有不同。

2. 紫斑与温病发斑

紫斑与温病发斑在皮肤表现的斑块方面，有时虽可类似，但两者病情、病势、预后迥然有别。温病发斑发病急骤，常伴有高热烦躁、头痛如劈、昏狂谵语、四肢抽搐、鼻衄、齿衄、便血、尿血、舌质红绛等，病情险恶多变。杂病发斑（紫斑）一般不如温病发斑急骤，常有反复发作史，也有突然发生者，虽时有热毒亢盛表现，但一般舌不红绛，不具有温病传变急速的特点。

3. 紫斑与丹毒

丹毒属外科皮肤病，以皮肤色红如红丹得名，轻者压之退色，重者压之不退色，但其局部皮肤灼热肿痛，与紫斑有别。

（八）血证主要类证的鉴别

血证以出血为突出表现，随其病因、病位的不同，原有疾病的不同，症状及体征有火热亢盛、阴虚火旺及气虚不摄之分，所以掌握这三种证候的特征，对于血证的辨证论治具有重要意义。

1. 热盛迫血证

多发生在血证的初期，大多起病较急，出血的同时，伴有发热，烦躁，口渴欲饮，便秘，尿黄，舌质红，苔黄少津，脉弦数或滑数等症。

2. 阴虚火旺证

一般起病较缓，或由热盛迫血证迁延转化而成。表现为反复出血，伴有口干咽燥，颧红，潮热盗汗，头晕耳鸣，腰膝酸软，舌质红，苔少，脉细数等症。

3. 气虚不摄证

多见于病程较长，久病不愈的出血患者。表现为起病较缓，反复出血，伴有神情倦怠，心悸，气短懒言，头晕目眩，食欲不振，面色苍白或萎黄，舌质淡，脉弱等症。

三、相关检查

对每一位血证患者应将红细胞、血红蛋白、白细胞计数及分类、血小板计数作为必须进行的检查，在此基础上根据各种血证的不同情况进行相应的检查。必要时尚需进行骨髓穿刺，以协助诊断。

咳血：实验室检查，如血沉、痰培养细菌、痰检查抗酸杆菌及脱落细胞，以及胸部X线检查、支气管镜检或造影、胸部CT等，有助于进一步明确咳血的病因。

吐血：纤维胃镜、上消化道钡餐造影、B型超声波、胃液分析等检查可进一步明确引起吐血的病因。

便血：呕吐物及大便潜血试验，大便常规检查，直肠指检，直肠乙状结肠镜检查等，有助于进一步明确便血的病因。

尿血：小便常规为尿血时必须进行的检查，另可根据情况进一步作尿液细菌学检查，泌尿系 X 线检查，膀胱镜检查等。

紫斑：血、尿常规，大便潜血试验，血小板计数，出凝血时间，血管收缩时间，凝血酶原时间，毛细血管脆性试验等为常需进行的检查，有助于明确出血的病因，帮助诊断。

【辨证论治】

一、辨证要点

1．辨病证的不同

血证具有明确而突出的临床表现——出血，一般不易混淆。但由于引起出血的原因以及出血部位的不同，应注意辨清不同的病证。如从口中吐出的血液，有吐血与咳血之分；小便出血有尿血与血淋之别；大便下血则有便血、痔疮之异。应根据临床表现、病史等加以鉴别。

2．辨脏腑病变之异

同一血证，可以由不同的脏腑病变而引起。例如同属鼻衄，但病变脏腑有在肺、在胃、在肝的不同；吐血有病在胃及病在肝之别；齿衄有病在胃及在肾之分；尿血则有病在膀胱、肾或脾的不同。

3．辨证候之虚实

一般初病多实，久病多虚；由火热迫血所致者属实，由阴虚火旺，气虚不摄，甚至阳气虚衰所致者属虚。

二、治疗原则

治疗血证，应针对各种血证的病因病机及损伤脏腑的不同，结合证候虚实及病情轻重而辨证论治。《景岳全书·血证》说："凡治血证，须知其要，而血动之由，惟火惟气耳。故察火者但察其有火无火，察气者但察其气虚气实，知此四者而得其所以，则治血之法无余义矣。"概而言之，对血证的治疗可归纳为治火、治气、治血三个原则。

1．治火

火热熏灼，损伤脉络，是血证最常见的病机，应根据证候虚实的不同，实火当清热泻火，虚火当滋阴降火，并应结合受病脏腑的不同，分别选用适当的方药。

2．治气

气为血帅，气能统血，血与气休戚相关，故《医贯·血证论》说："血随乎气，治血必先理气。"对实证当清气降气，虚证当补气益气。

3．治血

《血证论·吐血》说："存得一分血，便保得一分命。"要达到治血的目的，最主要的是根据各种证候的病因病机进行辨证论治，其中包括适当地选用凉血止血、收敛止血或祛瘀止血的方药。

三、分证论治

以下分别叙述鼻衄、齿衄、咳血、吐血、便血、尿血、紫斑七个血证的辨证论治。

（一）鼻衄

鼻腔出血，称为鼻衄，它是血证中最常见的一种。鼻衄多由火热迫血妄行所致，其中以肺热、胃热、肝火为常见，但也可因阴虚火旺所致。另有少数病人，可由正气亏虚，血失统摄引起。

鼻衄可因鼻腔局部疾病及全身疾病而引起。内科范围的鼻衄主要见于某些传染病、发热性疾病、血液病、风湿热、高血压、维生素缺乏症、化学药品及药物中毒等引起的鼻出血。至于鼻腔局部病变引起的鼻衄，一般属于五官科的范畴。

1. 热邪犯肺证

鼻燥衄血，口干咽燥，或兼有身热，恶风，头痛，咳嗽，痰少等症，舌质红，苔薄，脉数。

证机概要：燥热伤肺，血热妄行，上溢清窍。

治法：清泄肺热，凉血止血。

代表方：桑菊饮加减。本方疏散风热，宣肺止咳，适用于热邪犯肺的鼻衄，恶风发热，咳嗽等症。

常用药：桑叶、菊花、薄荷、连翘辛凉轻透，宣散风热；桔梗、杏仁、甘草宣降肺气，利咽止咳；芦根清热生津；丹皮、茅根、旱莲草、侧柏叶凉血止血。

肺热盛而无表证者，去薄荷、桔梗，加黄芩、栀子清泄肺热；阴伤较甚，口、鼻、咽干燥显著者，加玄参、麦冬、生地养阴润肺。

2. 胃热炽盛证

鼻衄，或兼齿衄，血色鲜红，口渴欲饮，鼻干，口干臭秽，烦躁，便秘，舌红，苔黄，脉数。

证机概要：胃火上炎，迫血妄行。

治法：清胃泻火，凉血止血。

代表方：玉女煎加减。本方滋阴清胃泻火，适用于胃热炽盛的鼻衄，或兼齿衄，头痛，牙痛，烦热口渴，舌红，苔黄等症。

常用药：石膏、知母清胃泻火；地黄、麦冬养阴清热；牛膝引血下行；大蓟、小蓟、白茅根、藕节凉血止血。

热势甚者，加山栀、丹皮、黄芩清热泻火；大便秘结，加生大黄通腑泻热；阴伤较甚，口渴，舌红苔少，脉细数者，加天花粉、石斛、玉竹养胃生津。

3. 肝火上炎证

鼻衄，头痛，目眩，耳鸣，烦躁易怒，两目红赤，口苦，舌红，脉弦数。

证机概要：火热上炎，迫血妄行，上溢清窍。

治法：清肝泻火，凉血止血。

代表方：龙胆泻肝汤加减。本方清泻肝胆火热，适用于肝火上炎的鼻衄。

常用药：龙胆草、柴胡、栀子、黄芩清肝泻火；木通、泽泻、车前子清利湿热；生地、当归、甘草滋阴养血；白茅根、蒲黄、大蓟、小蓟、藕节凉血止血。

若阴液亏耗，口鼻干燥，舌红少津，脉细数者，可去车前子、泽泻、当归，酌加玄参、麦冬、女贞子、旱莲草滋阴凉血止血；阴虚内热，手足心热，加玄参、龟板、地骨皮、知母滋阴清热。

4. 气血亏虚证

鼻衄，或兼齿衄、肌衄，神疲乏力，面色㿠白，头晕，耳鸣，心悸，夜寐不宁，舌质淡，脉细无力。

证机概要：气虚不摄，血溢清窍，血去气伤，气血两亏。

治法：补气摄血。

代表方：归脾汤加减。本方补气生血，健脾养心，适用于吐血，衄血，神疲乏力，心悸气短，面色苍白，舌淡，脉细等症。

常用药：党参、茯苓、白术、甘草补气健脾；当归、黄芪益气生血；酸枣仁、远志、龙眼肉补心益脾，安神定志；木香理气醒脾；阿胶、仙鹤草、茜草养血止血。

对以上各种证候的鼻衄，除内服汤药治疗外，鼻衄当时，应结合局部用药治疗，以期及时止血。可选用：①局部用云南白药止血；②用棉花蘸青黛粉塞入鼻腔止血；③用湿棉条蘸塞鼻散（百草霜 15 克，龙骨 15 克，枯矾 60 克，共研极细末）塞鼻等。

（二）齿衄

齿龈出血称为齿衄，又称为牙衄、牙宣。以阳明经脉入于齿龈，齿为骨之余，故齿衄主要与胃肠及肾的病变有关。

齿衄可由齿龈局部病变或全身疾病所引起。内科范围的齿衄，多由血液病、维生素缺乏症及肝硬化等疾病所引起。至于齿龈局部病变引起的齿衄，一般属于口腔科范围。

1. 胃火炽盛证

齿衄，血色鲜红，齿龈红肿疼痛，头痛，口臭，舌红，苔黄，脉洪数。

证机概要：胃火内炽，循经上犯，灼伤血络。

治法：清胃泻火，凉血止血。

代表方：加味清胃散合泻心汤加减。前方清胃凉血，后方泻火解毒，二方合用，有较强的清胃泻火，凉血止血的作用。

常用药：生地、丹皮、水牛角清热凉血；大黄、黄连、黄芩、连翘清热泻火；当归、甘草养血和中；白茅根、大蓟、小蓟、藕节凉血止血。

烦热，口渴者，加石膏、知母清热除烦。

2. 阴虚火旺证

齿衄，血色淡红，起病较缓，常因受热及烦劳而诱发，齿摇不坚，舌质红，苔少，脉细数。

证机概要：肾阴不足，虚火上炎，络损血溢。

治法：滋阴降火，凉血止血。

代表方：六味地黄丸合茜根散加减。前方滋阴补肾，后方养阴清热，凉血止血，合用于阴虚火旺的血证。

常用药：熟地黄、山药、山茱萸、茯苓、丹皮、泽泻养阴补肾，滋阴降火；茜草根、黄芩、侧柏叶凉血止血；阿胶养血止血。

可酌加白茅根、仙鹤草、藕节以加强凉血止血的作用。虚火较甚而见低热、手足心热者，加地骨皮、白薇、知母清退虚热。

（三）咳血

血由肺及气管外溢，经口而咳出，表现为痰中带血，或痰血相兼，或纯血鲜红，间夹泡沫，均称为咳血，亦称为嗽血或咯血。

咳血见于多种疾病，许多杂病及温热病都会引起咳血。内科范围的咳血，主要见于呼吸系统的疾病，如支气管扩张症、急性气管－支气管炎、慢性支气管炎、肺炎、肺结核、肺癌等。其中由肺结核、肺癌所致者，尚需参阅本书的肺痨及肺癌两节。温热病中的风温、暑温都会导致咳血，详见《温病学》有关内容。

1. 燥热伤肺证

喉痒咳嗽，痰中带血，口干鼻燥，或有身热，舌质红，少津，苔薄黄，脉数。

证机概要：燥热伤肺，肺失清肃，肺络受损。

治法：清热润肺，宁络止血。

代表方：桑杏汤加减。本方清宣肺热，肃肺止咳，适用于燥热伤肺的咳嗽，口鼻干燥，痰黏带血，舌红少津等症。

常用药：桑叶、栀子、淡豆豉清宣肺热；沙参、梨皮养阴清热；贝母、杏仁肃肺止咳；白茅根、茜草、藕节、侧柏叶凉血止血。

兼见发热，头痛，咳嗽，咽痛等症，为风热犯肺，加银花、连翘、牛蒡子以辛凉解表，清热利咽；津伤较甚，而见干咳无痰，或痰黏不易咯出，苔少，舌红乏津者，可加麦冬、玄参、天冬、天花粉等养阴润燥；痰热蕴肺，肺络受损，症见发热，面红，咳嗽，咳血，咳痰黄稠，舌红，苔黄，脉数者，可加桑白皮、黄芩、知母、山栀、大蓟、小蓟、茜草等，以清肺化痰，凉血止血；热势较甚，咳血较多者，加连翘、黄芩、白茅根、芦根，冲服三七粉。

2. 肝火犯肺证

咳嗽阵作，痰中带血或纯血鲜红，胸胁胀痛，烦躁易怒，口苦，舌质红，苔薄黄，脉弦数。

证机概要：木火刑金，肺失清肃，肺络受损。

治法：清肝泻火，凉血止血。

代表方：泻白散合黛蛤散加减。前方清泻肺热，后方泻肝化痰，合用并加止血药适用于肝火犯肺的咳血。

常用药：青黛、黄芩清肝凉血；桑白皮、地骨皮清泻肺热；海蛤壳、甘草清肺化痰；旱莲草、白茅根、大小蓟凉血止血。

肝火较甚，头晕目赤，心烦易怒者，加丹皮、栀子清肝泻火。若咳血量较多，纯血鲜红，可用犀角地黄汤加三七粉冲服，以清热泻火，凉血止血。

3．阴虚肺热证

咳嗽痰少，痰中带血，或反复咳血，血色鲜红，口干咽燥，颧红，潮热盗汗，舌质红，脉细数。

证机概要：虚火灼肺，肺失清肃，肺络受损。

治法：滋阴润肺，宁络止血。

代表方：百合固金汤加减。本方养阴润肺止咳，适用于阴虚肺热的咳嗽痰少，痰中带血，口燥咽干，潮热，颧红等。

常用药：百合、麦冬、玄参、生地、熟地滋阴清热，养阴生津；当归、白芍柔润养血；贝母、甘草肃肺化痰止咳；白及、藕节、白茅根、茜草止血。

本证可合用十灰散凉止血。反复及咳血量多者，加阿胶、三七养血止血；潮热，颧红者，加青蒿、鳖甲、地骨皮、白薇等清退虚热；盗汗加糯稻根、浮小麦、五味子、牡蛎等收敛固涩。

（四）吐血

血由胃来，经呕吐而出，血色红或紫黯，常夹有食物残渣，称为吐血，亦称为呕血。

古代曾将吐血之有声者称为呕血，无声者称为吐血。但从临床实际情况看，两者不易严格区别，且在治疗上亦无区分的必要；正如《医碥·吐血》说："吐血即呕血。旧分无声曰吐，有声曰呕，不必。"

吐血主要见于上消化道出血，其中以消化性溃疡出血及肝硬化所致的食管、胃底静脉曲张破裂最多见，其次见于食管炎，急、慢性胃炎，胃黏膜脱垂症等，以及某些全身性疾病（如血液病、尿毒症、应激性溃疡）引起的出血。

1．胃热壅盛证

脘腹胀闷，嘈杂不适，甚则作痛，吐血色红或紫黯，常夹有食物残渣，口臭，便秘，大便色黑，舌质红，苔黄腻，脉滑数。

证机概要：胃热内郁，热伤胃络。

治法：清胃泻火，化瘀止血。

代表方：泻心汤合十灰散加减。前方清胃泻火；后方清热凉血，收涩止血，为治疗血证的常用方剂。两方合用适于胃热壅盛的吐血。

常用药：黄芩、黄连、大黄苦寒泻火；丹皮、栀子清热凉血；大蓟、小蓟、侧柏叶、茜草根、白茅根清热凉血止血；棕榈皮收敛止血。且大蓟、小蓟、茜草根、大黄、丹皮等药均兼有活血化瘀的作用，故有止血而不留瘀的优点。

胃气上逆而见恶心呕吐者，可加代赭石、竹茹、旋覆花和胃降逆；热伤胃阴而表现口渴、舌红而干、脉象细数者，加麦冬、石斛、天花粉养胃生津。

2．肝火犯胃证

吐血色红或紫黯，口苦胁痛，心烦易怒，寐少梦多，舌质红绛，脉弦数。

证机概要：肝火横逆，胃络损伤。

治法：泻肝清胃，凉血止血。

代表方：龙胆泻肝汤加减。本方清肝泄热，清利湿热，适用于肝火犯胃的吐血。

常用药：龙胆草、柴胡、黄芩、栀子清肝泻火；泽泻、木通、车前子清热利湿；生地、当归滋阴养血；白茅根、藕节、旱莲草、茜草凉血止血。

胁痛甚者，加郁金、制香附理气活络定痛；血热妄行，吐血量多，加犀角、赤芍清热凉血止血。

3. 气虚血溢证

吐血缠绵不止，时轻时重，血色暗淡，神疲乏力，心悸气短，面色苍白，舌质淡，脉细弱。

证机概要：中气亏虚，统血无权，血液外溢。

治法：健脾益气摄血。

代表方：归脾汤加减。本方补气生血，健脾养心，适用于吐血，便血，神疲气短，心悸乏力，舌淡脉细等。

常用药：党参、茯苓、白术、甘草补气健脾；当归、黄芪益气生血；木香理气醒脾；阿胶、仙鹤草养血止血；炮姜炭、白及、乌贼骨温经固涩止血。

若气损及阳，脾胃虚寒，症见肤冷、畏寒、便溏者，治宜温经摄血，可改用柏叶汤。方中以侧柏叶凉血止血，艾叶、炮姜炭温经止血，童便化瘀止血，共奏温经止血之效。

应高度重视吐血预后的严重性。上述三种证候的吐血，若出血过多，导致气随血脱，表现面色苍白、四肢厥冷、汗出、脉微等症者，亟当用独参汤等益气固脱，并结合西医方法积极救治。

（五）便血

便血系胃肠脉络受损，出现血液随大便而下，或大便呈柏油样为主要临床表现的病证。

便血均由胃肠之脉络受损所致。内科杂病的便血主要见于胃肠道的炎症、溃疡、肿瘤、息肉、憩室炎等。

1. 肠道湿热证

便血色红黏稠，大便不畅或稀溏，或有腹痛，口苦，舌质红，苔黄腻，脉濡数。

证机概要：湿热蕴结，脉络受损，血溢肠道。

治法：清化湿热，凉血止血。

代表方：地榆散合槐角丸加减。两方均能清热化湿，凉血止血，但两方比较，地榆散清化湿热之力较强，而槐角丸则兼能理气活血，可根据临床需要酌情选用或合用。

常用药：地榆、茜草、槐角凉血止血；栀子、黄芩、黄连清热燥湿，泻火解毒；茯苓淡渗利湿；防风、枳壳、当归疏风理气活血。

若便血日久，湿热未尽而营阴已亏，应清热除湿与补益阴血双管齐下，虚实兼顾，扶正祛邪，可酌情选用清脏汤或脏连丸。

2. 气虚不摄证

便血色红或紫黯，食少，体倦，面色萎黄，心悸，少寐，舌质淡，脉细。

证机概要：中气亏虚，气不摄血，血溢胃肠。

治法：益气摄血。

代表方：归脾汤加减。本方补气生血，健脾养心，适用于气虚不摄的血证。

常用药：党参、茯苓、白术、甘草补气健脾；当归、黄芪益气生血；酸枣仁、远志、龙眼肉补心益脾，安神定志；木香理气醒脾；阿胶、槐花、地榆、仙鹤草养血止血。

中气下陷，神疲气短，肛坠，加柴胡、升麻、黄芪益气升陷。

3．脾胃虚寒证

便血紫黯，甚则黑色，腹部隐痛，喜热饮，面色不华，神倦懒言，便溏，舌质淡，脉细。

证机概要：中焦虚寒，统血无力，血溢胃肠。

治法：健脾温中，养血止血。适用于脾阳不足的便血、吐血、四肢不温，面色萎黄、舌淡、脉沉细者。

代表方：黄土汤加减。本方温阳健脾，养血止血。适用于脾阳不足的便血，吐血，四肢不温，面色萎黄，舌淡脉细者。

常用药：灶心土、炮姜温中止血；白术、附子、甘草温中健脾；地黄、阿胶养血止血；黄芩苦寒坚阴，起反佐作用；白及、乌贼骨收敛止血；三七、花蕊石活血止血。

阳虚较甚，畏寒肢冷者，去黄芩、地黄之苦寒滋润，加鹿角霜、炮姜、艾叶等温阳止血。

轻症便血应注意休息，重症者则应卧床。可根据病情进食流质、半流质或无渣饮食。应注意观察便血的颜色、性状及次数。若出现头昏、心慌、烦躁不安、面色苍白、脉细数等症状，常为大出血的征兆，应积极救治。

（六）尿血

小便中混有血液，甚或伴有血块的病证，称为尿血。随出血量多少的不同，而使小便呈淡红色、鲜红色，或茶褐色。

以往所谓尿血，一般均指肉眼血尿而言。但随着检测手段的发展，出血量微少，用肉眼不易观察到而仅在显微镜下才能发现红细胞的"镜下血尿"，现在也应包括在尿血之中。

尿血是一种比较常见的病证。西医学所称的尿路感染、肾结核、肾小球肾炎、泌尿系肿瘤，以及全身性疾病，如血液病、结缔组织疾病等出现的血尿，均可参考本节辨证论治。

1．下焦湿热证

小便黄赤灼热，尿血鲜红，心烦口渴，面赤口疮，夜寐不安，舌质红，脉数。

证机概要：热伤阴络，血渗膀胱。

治法：清热利湿，凉血止血。

代表方：小蓟饮子加减。本方清热利水，凉血止血，适用于尿血鲜红，小便频数，灼热黄赤。

常用药：小蓟、生地、藕节、蒲黄凉血止血；栀子、木通、竹叶清热泻火；滑石、甘草利水清热，导热下行；当归养血活血。

热盛而心烦口渴者，加黄芩、天花粉清热生津；尿血较甚者，加槐花、白茅根凉血止血；尿中夹有血块者，加桃仁、红花、牛膝活血化瘀；大便秘结，酌加大黄通腑泻热。

2．肾虚火旺证

小便短赤带血，头晕耳鸣，神疲，颧红潮热，腰膝酸软，舌质红，脉细数。

证机概要：虚火内炽，灼伤脉络。

治法：滋阴降火，凉血止血。

代表方：知柏地黄丸加减。本方滋阴降火，适用于肾虚火旺的尿血，骨蒸潮热，盗汗梦遗，腰膝酸软。

常用药：地黄、淮山药、山茱萸、茯苓、泽泻、丹皮滋补肾阴，"壮水之主，以制阳光"；知母、黄柏滋阴降火；旱莲草、大蓟、小蓟、藕节、蒲黄凉血止血。

颧红潮热者，加地骨皮、白薇清退虚热。

3. 脾不统血证

久病尿血，甚或兼见齿衄、肌衄，食少，体倦乏力，气短声低，面色不华，舌质淡，脉细弱。

证机概要：中气亏虚，统血无力，血渗膀胱。

治法：补中健脾，益气摄血。

代表方：归脾汤加减。本方补气生血，健脾养心，适用于脾不统血的尿血。

常用药：党参、茯苓、白术、甘草补气健脾；当归、黄芪益气生血；酸枣仁、远志、龙眼肉补心益脾，安神定志；木香理气醒脾；熟地、阿胶、仙鹤草、槐花等养血止血。

气虚下陷而且少腹坠胀者，可加升麻、柴胡，配合原方中的党参、黄芪、白术，以起到益气升阳的作用。

4. 肾气不固证

久病尿血，血色淡红，头晕耳鸣，精神困惫，腰脊酸痛，舌质淡，脉沉弱。

证机概要：肾虚不固，血失藏摄。

治法：补益肾气，固摄止血。

代表方：无比山药丸加减。本方补肾固摄，适用于肾气不固所致的尿血，腰膝酸软，头晕耳鸣。

常用药：熟地、山药、山茱萸、怀牛膝补肾益精；肉苁蓉、菟丝子、杜仲、巴戟天温肾助阳；茯苓、泽泻健脾利水；五味子、赤石脂益气固涩；仙鹤草、蒲黄、槐花、紫珠草等止血。

尿血较重者，可再加牡蛎、金樱子、补骨脂等固涩止血；腰脊酸痛，畏寒神怯者，加鹿角片、狗脊温补督脉。

（七）紫斑

血液溢出于肌肤之间，皮肤表现青紫斑点或斑块的病证，称为紫斑，亦有称为肌衄者。外感温毒所致的则称葡萄疫。如《医宗金鉴·失血总括》说："皮肤出血曰肌衄。"《医学入门·斑疹》说："内伤发斑，轻如蚊迹疹子者，多在手足，初起无头痛身热，乃胃虚火游于外。"《外科正宗·葡萄疫》说："感受四时不正之气，郁于皮肤不散，结成大小青紫斑点，色若葡萄，发在遍体头面……邪毒传胃，牙根出血，久则虚人，斑渐方退。"

多种外感及内伤的原因都会引起紫斑。外感温热病热入营血所出现的发斑，可参阅《温病学》有关内容。本节主要讨论内科杂病范围的紫斑。

内科杂病的紫斑，常见于西医学的原发性血小板减少性紫癜及过敏性紫癜。此外，药物、化学和物理因素等引起的继发性血小板减少性紫癜，亦可参考本节辨证论治。

1. 血热妄行证

皮肤出现青紫斑点或斑块，或伴有鼻衄、齿衄、便血、尿血，或有发热，口渴，便秘，舌质红，苔黄，脉弦数。

证机概要：热壅经络，迫血妄行，血溢肌腠。

治法：清热解毒，凉血止血。

代表方：十灰散加减。本方清热凉血止血，并兼有化瘀止血的作用，适用于血热妄行之紫斑，咳血，衄血，面赤，身热，舌绛等。

常用药：大蓟、小蓟、侧柏叶、茜草根、白茅根清热凉血止血；棕榈皮收敛止血；丹皮、栀子清热凉血；大黄通腑泻热。

热毒炽盛，发热，出血广泛者，加生石膏、龙胆草、紫草，冲服紫雪丹；热壅胃肠，气血郁滞，症见腹痛、便血者，加白芍、甘草、地榆、槐花，缓急止痛，凉血止血；邪热阻滞经络，兼见关节肿痛者，酌加秦艽、木瓜、桑枝等舒筋通络。

2. 阴盛火旺证

皮肤出现青紫斑点或斑块，时发时止，常伴鼻衄、齿衄或月经过多，颧红，心烦，口渴，手足心热，或有潮热，盗汗，舌质红，苔少，脉细数。

证机概要：虚火内炽，灼伤脉络，血溢肌腠。

治法：滋阴降火，宁络止血。

代表方：茜根散加减。本方养阴清热，凉血止血，适用于阴虚火旺所致的紫斑。

常用药：茜草根、黄芩、侧柏叶清热凉血止血；生地、阿胶滋阴养血止血；甘草和中解毒。

阴虚较甚者，可加玄参、龟板、女贞子、旱莲草养阴清热止血；潮热可加地骨皮、白薇、秦艽清退虚热。

若表现肾阴亏虚而火热不甚，症见腰膝酸软，头晕乏力，手足心热，舌红少苔，脉细数者，可改用六味地黄丸滋阴补肾，酌加茜草根、大蓟、槐花、紫草等凉血止血，化瘀消斑。

3. 气不摄血证

反复发生肌衄，久病不愈，神疲乏力，头晕目眩，面色苍白或萎黄，食欲不振，舌质淡，脉细弱。

证机概要：中气亏虚，统摄无力，血溢肌腠。

治法：补气摄血。

代表方：归脾汤加减。本方补气生血，健脾养心，适用于气不摄血引起的紫斑。

常用药：党参、茯苓、白术、甘草补气健脾；当归、黄芪益气生血；酸枣仁、远志、龙眼肉补心益脾，安神定志；木香理气醒脾；仙鹤草、棕榈炭、地榆、蒲黄、茜草根、紫草止血消斑。

若兼肾气不足而见腰膝酸软者，可加山茱萸、菟丝子、续断补益肾气。

上述各种证候的紫斑，兼有齿衄且较甚者，可合用漱口药：生石膏30克，黄柏15克，五倍子15克，儿茶6克，浓煎漱口，每次5~10分钟。

【预防调护】

1. 注意饮食有节，起居有常，劳逸适度。宜进食清淡、易于消化、富有营养的食物，如新鲜蔬菜、水果、瘦肉、蛋类等，忌食辛辣香燥、油腻炙煿之品，戒除烟酒。

2. 避免情志过极。对血证患者要注意精神调摄，消除其紧张、恐惧、忧虑等不良情绪。

3. 注意休息。重者应卧床休息，严密观察病情的发展和变化，若出现头昏、心慌、汗出、面色苍白、四肢湿冷、脉芤或细数等，应及时救治，以防产生厥脱之证。

4. 吐血量大或频频吐血者，应暂予禁食，并应积极治疗引起血证的原发疾病。

【结　语】

血证以血液不循常道，溢于体外为共同特点。随出血部位的不同，常见的血证有鼻衄、齿衄、咳血、吐血、便血、尿血、紫斑等多种。外感、内伤的多种病因均会导致血证。其基本病机可以归纳为火热熏灼及气虚不摄两大类。在火热之中有实火、虚火之分；在气虚之中有气虚和气损及阳之别。治疗血证主要应掌握治火、治气、治血三个基本原则。实火当清热泻火，虚火当滋阴降火；实证当清气降气，虚证当补气益气；各种血证均应酌情选用凉血止血、收敛止血或活血止血的药物。严密观察病情，做好调摄护理，对促进血证的治愈有重要意义。

【临证备要】

血证是涉及多个脏腑组织，而临床又极为常见的一类病证。它既可以单独出现，又常伴见其他病证的过程中。中医学对血证具有系统而有特色的理论认识，积累了丰富的临床经验，具有重要的临床指导意义。

1. 在中医学对血证的特色理论中，缪希雍的"治吐血三要法"及唐容川的"治血四法"尤其值得重视。明代缪希雍《先醒斋医学广笔记·吐血》强调了行血、补肝、降气在治疗吐血中的重要作用，提出了"宜行血不宜止血"、"宜补肝不宜伐肝"、"宜降气不宜降火"的治吐血三要法。从历史的角度看，这是对吐血治法的新发展，并带有补偏救弊的性质。因此，对文中的"不宜"二字，不能把它绝对化，应根据病情辩证地对待行血－止血、补肝－伐肝、降气－降火这三对治法。清代唐容川在《血证论》中提出止血、消瘀、宁血、补虚的治血四法。唐氏认为吐血之时"惟以止血为第一要法。血止之后，其离经而未吐出者，是为瘀血，既与好血不相合，反与好血不相能……必亟为消除，以免后来诸患，故以消瘀为第二治法。止吐消瘀之后，又恐血再潮动，则须用药安之，故以宁血为第三法。邪之所凑，其正必虚，去血既多，阴无有不虚者矣，阴者阳之守，阴虚则阳无所附，久且阳随而亡，故又以补虚为收功之法。四者乃通治血证之大纲。"止、消、宁、补治血四法，确实是通治血证之大纲，值得临床借鉴参考。

2. 由于中医内科的血证至少包括鼻衄、齿衄、咳血、吐血、便血、尿血、紫斑七个病证，更见于西医学的百余种疾病，故在血证的诊断和治疗过程中，于辨证论治的同时，应与西医学的辨病相结合，以提高疗效。

3. 据临床观察，火热与瘀血是鼻出血的主要原因，祛瘀凉血是常用的治法。而在辨证的基础上加川牛膝、白茅根、仙鹤草等，可以起到引血归经、活血止血的作用。

4. 在急性上消化道出血（可表现为吐血及便血）的现代治疗中，大黄、白及、云南白药、三七、地榆等药常被选用。尤其是大黄，其疗效确切，安全无毒。现代药理研究证实，大黄具有多方面的止血作用。因此治疗急性上消化道出血，大黄常作为首选药物。可用粉剂，每次 3~5 克，每日 4 次，温水调服；或将大黄粉调成糊剂，冷冻，以不凝为度，用量及次数同上。

5. 近年来多种论著对尿血的病因病机看法较为一致，认为主要有热、湿、瘀、虚，尤以前三者多见。清热利湿、凉血止血，滋阴降火、养血止血，补脾固肾、益气摄血三法为治疗尿血重要治法。临床用药方面，白茅根、小蓟、石韦、琥珀等药，既有止血作用，又可利小便，可酌情选用。

【医案选读】

病案一

鄢某，女，50 岁。咳嗽咯血，常因感冒诱发，时发时止，反复 5 年，经检查无肺结核病，近因感冒又咳嗽咯血，面部浮肿，午后低热，头晕目眩，胸闷短气，心烦盗汗，咽喉干燥，大便干结，小便黄少。察其舌红少苔，脉细而数。以肺主气，外合皮毛，肺气清肃则能宣发卫气行于体表，以御外邪，若肺气不足则易受外邪侵袭。本例由于反复发作，导致气阴两虚，虚火内炽，灼伤肺络而咯血。治宜养阴润肺止血。生地 10g，百合 15g，麦冬 10g，玄参 10g，川贝母 6g，当归 10g，赤芍 10g，沙参 15g，白及 6g，旱莲草 3g，黄芩 10g，甘草 6g，5 剂，日服 1 剂。

二诊：咳嗽咯血减轻，胸闷气短好转，二便正常，余症同前。原方再服 10 剂。

三诊：咳嗽咯血均止，仍有头晕目眩，低热不退，口苦咽干，食少神疲等症，劳累后面部浮肿，四肢无力。舌红苔白，脉沉细弦。可知脾失健运，气阴难复，采用健脾益气，以善其后。党参 12g，白术 10g，茯苓 10g，莲肉 12g，山药 10g，百合 12g，熟地 12g，砂仁 6g，炙草 6g，10 剂。

按：本例咳嗽咯血，应属于肺阴不足，阴虚火旺而动血。然肺之所以虚，又由于脾虚不能运化水谷之精微以上荣于肺。肺气虚衰，卫外力弱，不耐风寒，反复发作。故先养阴、润肺、敛血为治，后用健脾益气，"培土生金"之法，疗效巩固。

（湖南省中医药研究所编著．湖南省老中医医案选·张海清．湖南科学技术出版社．1981）

病案二

朱某，男，62 岁。平素嗜酒，近来疲劳过度，饮酒过多，突然吐血，经某医院检查为"上消化道出血"，决定手术，而家属和病人要求中药治疗。当时患者除吐血外，有胃胀腹满，口渴，欲冷饮，大便二日未行，小便黄等症，察其舌红苔黄腻，脉滑数。此因胃中积热，灼伤络脉，血外溢而吐，兼见一派胃热证候，法当苦寒泄热，凉血止血。方用泻心汤加味。川黄连 6g，淡黄芩 12g，生大黄 6g，小生地 15g，粉丹皮 10g，全当归 6g，生白及 6g，藕节炭 10g，白茅根 20g，三七粉 2g。将黄连等 7 味煎取浓汁，大黄、白及、三七研末调入，少量多次慢慢咽下。1 剂后，吐血渐止，原方继服 2 剂。

二诊：血止，大便通畅，小便稍黄，但精神倦怠，口渴，苔黄，脉滑。此为胃中余热未尽，气阴受伤。原方去大黄、黄连、黄芩，加麦冬、玉竹、玄参各 12g，以甘寒养阴，5 剂。

三诊：口不渴，思食少，苔薄白，脉沉缓。用益气养阴和胃，促使气阴恢复。党参 12g，淮山药 12g，白术 6g，莲肉 12g，玉竹 10g，麦冬 10g，生地 12g，当归 10g，枳壳 6g，甘草 6g。10 剂，平复。

按：本例为饮酒过多，湿热内蕴，热伤胃络，迫血上行。胃主受纳，喜润恶燥，胃中热甚，则失和降而上逆，急宜苦寒泻火，折其上炎之势。吐血止后，即宜减去大黄等苦寒之品，若过用苦寒，反使胃中气阴难复。

（湖南省中医药研究所编著. 湖南省老中医医案选·张海清. 湖南科学技术出版社. 1981）

病案三

苗某，女，58 岁。患者大便后流鲜血，或无大便亦流鲜血，每次流血量约 1~2 茶碗之多，每日 2~3 次，已二十余日。两少腹隐痛，自觉头晕心慌，气短自汗，脸肿，饮食尚可，素有失眠及关节疼痛，月经已停经 2 年。脉沉数，舌微淡，无苔。《内经》谓："结阴者便血一升，再结二升，三结三升。"以阴气内结，不得外行，血无所秉，渗入肠间。今去血过多，治宜温养脾肾，方用《金匮要略》黄土汤加味。熟地 30g，白术 18g，炙甘草 18g，附子 9g，黄芩 6g，阿胶 15g，侧柏叶 9g，黄土 60g，用开水泡黄土，澄清取水煎药，服 2 剂。

复诊：服上方已有好转，昨日大便 3 次，只有 1 次流血，今日又便后流血 1 次，仍有心跳气短，已无头晕及自汗，饮食尚可，眠佳，舌无苔，脉仍沉数，原方再服 3 剂。

三诊：便血已很少，心跳气短亦减，苔薄微黄，脉沉数。此证血虽渐止，但日久伤血，中气亦伤，仍宜益气滋阴补血以资善后。黄芪 15g，当归 6g，地黄 12g，阿胶 9g，甘草 6g，地榆 6g，侧柏叶 6g，黄芩 4.5g，炒槐花 6g，地骨皮 6g，5 剂。

3 个月后随访，未再便血，心跳气短亦较前好转。

（高辉远等整理，中医研究院主编. 蒲辅周医案. 人民卫生出版社. 1973）

【文献摘要】

《灵枢·百病始生》："阳络伤则血外溢，血外溢则衄血；阴络伤则血内溢，血内溢则后血。"

《素问·大奇论》："脉至而搏，血衄身热者死。"

《金匮要略·惊悸吐衄下血胸满瘀血病脉证治》："心气不足，吐血，衄血，泻心汤主之。"

《太平圣惠方·治尿血诸方》："夫尿血者，是膀胱有客热，血渗于脬故也。血得热而妄行，故因热流散，渗于脬内而尿血也。"

《三因极一病证方论·失血叙论》："夫血犹水也，水由地中行，百川皆理，则无壅决之虞。血之周流于人身荣、经、府、俞，外不为四气所伤，内不为七情所郁，自然顺适，万一微爽节宣，必致壅闭，故血不得循经流注，荣养百脉，或注或散，或下而亡返，或逆而上溢，乃有吐、衄、便、利、汗、痰诸证生焉。"

《济生方·血病门》："夫血之妄行也，未有不因热之所发，盖血得热则淖溢，血气俱热，血随气上，乃吐衄也。"

《医学正传·血证》："从胃而上溢于口者，曰呕血"。"咳血嗽血者出于肺也"。

《先醒斋医学广笔记·吐血》："吐血三要法：宜行血不宜止血。血不行经络者，气逆上壅也，行血则血循经络，不止自止。止之则血凝，血凝则发热恶食，病日痼矣。宜补肝不宜伐肝。经曰：五脏者，藏精气而不泻者也。肝为将军之官，主藏血。吐血者，肝失其职也。养肝则肝气平而血有所归，伐之则肝虚不能藏血，血愈不止矣。宜降气不宜降火。气有余即是火，气降即火降，火降则气不上升，血随气行，无溢出上窍之虞矣。降火必用寒凉之剂，反伤胃气，胃气伤则脾不能统血，血愈不能归经矣。"

《景岳全书·血证》："血从齿缝牙龈中出者为齿衄，此手足阳明二经及足少阴肾家之病。盖手阳明入下齿中，足阳明入上齿中，又肾主骨，齿者骨之所终也。此虽为齿病，然血出于经，则惟阳明为最"。"便血之与肠澼，本非同类，盖便血者，大便多实而血自下也，肠澼者，因泻痢而见脓血，即痢疾也"。

第三节　痰　饮

痰饮是指体内水液输布、运化失常，停积于某些部位的一类病证。痰，古通"淡"，是指水一类的可以"淡荡流动"的物质。饮也是指水液，作为致病因素，则是指病理性质的液体。为此，古代所称的"淡饮"、"流饮"，实均指痰饮而言。

《内经》无"痰"之证，而有"饮"、"饮积"之说。如《素问·经脉别论》曰："饮入于胃，游溢精气，上输于脾，脾气散精，上归于肺，通调水道，下输膀胱，水精四布，五经并行。"论述了正常的水液代谢。《素问·至真要大论》说："太阴在泉……湿淫所胜……民病积饮心痛。"《素问·气交变大论》又说："岁土太过，雨湿流行，肾水受邪，甚则饮发，中满食减。"《素问·至真要大论》又云："太阴之胜……饮发于中"。《素问·六元正纪大论》曰："土郁之发，民病饮发湿下"等，认为脾肾功能失调，湿邪淫溢，可发生停饮之病。这些论述，是对痰饮认识的开端，又为后世痰饮学说的形成和发展奠定了理论基础。

汉·张仲景《金匮要略》始有"痰饮"名称，并立专篇加以论述，有广义、狭义之分。广义痰饮包括痰饮、悬饮、溢饮、支饮四类，是诸饮的总称。其中狭义的痰饮，则是指饮停胃肠之证。该篇提出"用温药和之"的治疗原则，至今仍为临床遵循。

隋唐至金元，有痰证、饮证之分，逐渐发展了痰的病理学说，提出"百病兼痰"的论点，对临床实践有十分重要的指导价值。孙思邈《千金方·痰饮第六》有五饮之说："夫五饮者，由饮酒后及伤寒饮冷水过多所致。"立论悉本仲景，而治法方药则颇有发明，如治胸中痰澼，用吐法以祛其邪；治"澼饮停结，满闷目暗"，用中军侯黑丸（芫花、巴豆、杏仁、桂心、桔梗）以温下。严用和提出"气滞"可以生痰饮。如《济生方·痰饮论治》中说："人之气道，贵乎顺，顺则津液流通，决无痰饮之患，调摄失宜，气道闭塞，水饮停膈。"从气与水的关系来论述本病的病机，明确阐明了气滞津凝则生痰饮，甚为精辟。杨仁斋所著《仁斋直指方》首先将饮与痰的概念作了明确的区分，提出饮清稀而痰稠浊。清·叶天士总结前人治疗痰饮病的经验，重视脾、肾，提出了"外饮治脾，内饮治肾"的大法。

本节讨论以《金匮要略》痰饮病内容为主。四饮的临床表现多端，与西医学中的慢性支气管炎、支气管哮喘、渗出性胸膜炎、慢性胃炎、心力衰竭、肾炎水肿等均有较密切联系。

【病因病机】

痰饮的成因为外感寒湿、饮食不当或劳欲所伤，以致肺、脾、肾三脏功能失调，水谷不得化为精微输布全身，津液停积为患。

一、病因

1. 外感寒湿

因气候湿冷，或冒雨涉水，坐卧湿地，寒湿之邪侵袭肌表，困遏卫阳，致使肺不能宣布水津，脾无以运化水湿，水津停滞，积而成饮。

2. 饮食不当

凡暴饮过量，恣饮冷水，进食生冷；或炎夏受热以及饮酒后，因热伤冷，冷热交结，中阳被遏，脾失健运，湿从内生，水液停积而为痰饮。如《金匮要略·痰饮咳嗽病脉证并治》篇说："夫病人饮水多，必暴喘满；凡食少饮多，水停心下，甚者则悸，微者短气。"

3. 劳欲体虚

劳倦、纵欲太过，或久病体虚，伤及脾肾之阳，水液失于输化，亦可停而成饮。若体虚气弱，或劳倦太过之人，一旦伤于水湿，更易停蓄为病。如《儒门事亲·饮当去水温补转剧论》认为"人因劳役远来，乘困饮水，脾胃力衰"，亦为饮停之因素。

二、病机

正常生理情况下，水液的输布排泄，主要依靠三焦的气化作用和肺、脾、肾的功能活动。三焦气化失宣是形成痰饮的主要病机。三焦司全身的气化，为内脏的外府，运行水谷津液的通道，气化则水行。若三焦失通失宣，阳虚水液不运，必致水饮停积为患。如《圣济总录·痰饮统论》说："三焦者，水谷之道路，气之所终始也。三焦调通，气脉平匀，则能宣通水液，行入于经，化而为血，灌溉周身。若三焦气塞，脉道壅闭，则水饮停积，不得宣行，聚成痰饮。"若联系到五脏，痰饮之生成则与肺、脾、肾功能失调有关。肺居上焦，主气，肺气有宣发肃降，通调水道的作用。若因肺气失宣，通调失司，津液失于布散，则聚为痰饮。脾居中州，而脾主运化，有运输水谷精微之功能。若因湿邪困脾，或脾虚不运，均可使水谷精微不归正化，聚为痰湿。肾为水脏，处下焦，主水液的气化，有蒸化水液、分清泌浊的职责。若肾气肾阳不足，蒸化失司，水湿泛滥，亦可导致痰饮内生。三脏之中，脾运失司，首当其冲。因脾阳虚，则上不能输精以养肺，水谷不归正化，反为痰饮而干肺；下不能助肾以制水，水寒之气反伤肾阳，由此必致水液内停中焦，流溢各处，波及五脏。

本病的病理性质，则总属阳虚阴盛，输化失调，因虚致实，水饮停积为患。虽然间有因时邪与里水相搏，或饮邪久郁化热，表现饮热相杂之候，但究属少数。水饮属于阴类，非阳不运。若阳气虚衰，气不化津，则阴邪偏盛，寒饮内停。饮邪具有流动之性，饮留胃肠，则为痰饮；饮流胁下，则为悬饮；饮流肢体，则为溢饮；聚于胸肺，则为支饮。故中阳素虚，脏气不足，实是发病的内在病理基础。

痰饮之病，主要为肺、脾、肾三脏气化功能失常所致，若施治得法，一般预后尚佳。若饮邪内伏或久留体内，其病势多缠绵难愈，且易因感外邪或饮食不当而诱发。《金匮要略》根据脉诊推断痰饮病的预后，认为久病正虚而脉弱，是脉证相符，可治；如脉反实大而数是正衰邪盛，病为重危之候；脉弦而数亦为难治之症，因饮为阴邪，脉当弦或沉，如弦而数乃脉证相反之征。

【诊查要点】

一、诊断依据

应根据四饮的不同临床特征确定诊断。

1. 痰饮

心下满闷，呕吐清水痰涎，胃肠沥沥有声，形体昔肥今瘦，属饮停胃肠。

2. 悬饮

胸胁饱满，咳唾引痛，喘促不能平卧，或有肺痨病史，属饮流胁下。

3. 溢饮

身体疼痛而沉重，甚则肢体浮肿，当汗出而不汗出，或伴咳喘，属饮溢肢体。

4. 支饮

咳逆倚息，短气不得平卧，其形如肿，属饮邪支撑胸肺。

二、病证鉴别

1. 悬饮与胸痹

两者均有胸痛。但胸痹为胸膺部或心前区闷痛，且可引及左侧肩背或左臂内侧，常于劳累、饱餐、受寒、情绪激动后突然发作，历时较短，休息或用药后得以缓解；而悬饮为胸胁胀痛，持续不解，多伴咳唾，转侧、呼吸时疼痛加重，肋间饱满，并有咳嗽、咳痰等肺系证候。

2. 溢饮与风水证

水肿之风水相搏证，可分为表实、表虚两个类型。表实者，水肿而无汗，身体疼重，与水泛肌表之溢饮基本相同。如见肢体浮肿而汗出恶风，则属表虚，与溢饮有异。

3. 支饮、伏饮与肺胀、喘证、哮病

上述病证均有咳逆上气，喘满，咳痰等表现。但肺胀是肺系多种慢性疾患日久积渐而成；喘证是多种急慢性疾病的重要主症；哮病是呈反复发作的一个独立疾病；支饮是痰饮的一个类型，因饮邪支撑胸肺而致；所谓伏饮，是指伏而时发的饮证。其发生、发展、转归均有不同，但其间亦有一定联系。如肺胀在急性发病阶段，可以表现支饮证候；喘证的肺寒、痰饮两证，又常具支饮特点；哮病又属于伏饮范围。

三、相关检查

四饮所涉及的疾病颇多，临证应注意结合有关检查。如胸部 X 线及 B 超探查表明有胸腔积液，胸水常规比重大于 1.018，蛋白含量大于 2.5%，细胞计数以淋巴细胞为主，有助于渗出性胸膜炎的诊断。胃镜检查胃黏膜有炎症、充血、糜烂，或有腺体萎缩，幽门螺旋杆菌阳性，有助于慢性胃炎的诊断。有心功能不全的临床表现，肺毛细血管楔嵌压（PCWP）增高，或颈静脉压增高，有助于左心衰或右心衰的诊断。尿常规检查有血尿、蛋白尿，尿沉渣发现有多量红细胞、白细胞、透明管型和颗粒管型，有助于急性肾小球肾炎的诊断。

【辨证论治】

一、辨证要点

1. 辨标本的主次

掌握阳虚阴盛，本虚标实的特点。本虚为阳气不足，标实指水饮留聚。无论病之新久，都要根据症状辨别二者主次。

2. 辨病邪的兼夹

痰饮虽为阴邪，寒证居多，但亦有郁久化热者；初起若有寒热见症，为夹表邪；饮积不化，气机升降受阻，常兼气滞。

二、治疗原则

痰饮的治疗以温化为原则。因饮为阴邪，遇寒则聚，得温则行。通过温阳化气，可杜绝水饮之生成。故《金匮要略·痰饮咳嗽病脉证并治》篇提出："病痰饮者，当以温药和之。"同时还当根据表里虚实的不同，采取相应的处理。水饮壅盛者，应祛饮以治标；阳微气虚者，宜温阳以治本；在表者，当温散发汗；在里者，应温化利水；正虚者补之；邪实者攻之；如属邪实正虚，则当消补兼施；饮热相杂者，又当温清并用。

三、分证论治

（一）痰饮

多由素体脾虚，运化不健，复加饮食不当，或为外湿所伤而致脾阳虚弱，饮留胃肠引起。

1. 脾阳虚弱证

胸胁支满，心下痞闷，胃中有振水音，脘腹喜温畏冷，泛吐清水痰涎，饮入易吐，口渴不欲饮水，头晕目眩，心悸气短，食少，大便或溏，形体逐渐消瘦，舌苔白滑，脉弦细而滑。

证机概要：脾阳虚弱，饮停于胃，清阳不升。

治法：温脾化饮。

代表方：苓桂术甘汤合小半夏加茯苓汤加减。前方温脾阳，利水饮，用于胸胁支满，目眩，气短；后方和胃降逆，用于水停心下，脘痞，呕吐，眩悸。

常用药：桂枝、甘草辛甘化阳，通阳化气；白术、茯苓健脾渗湿；半夏、生姜和胃降逆。

水饮内阻，清气不升而见眩冒、小便不利者，加泽泻、猪苓；脘部冷痛，吐涎沫，为寒凝气滞，饮邪上逆，酌配干姜、吴茱萸、川椒目、肉桂；心下胀满者，加枳实以开痞。

2. 饮留胃肠证

心下坚满或痛，自利，利后反快，虽利，心下续坚满，或水走肠间，沥沥有声，腹满，便秘，口舌干燥，舌苔腻，色白或黄，脉沉弦或伏。

证机概要：水饮壅结，留于胃肠，郁久化热。

治法：攻下逐饮。

代表方：甘遂半夏汤或己椒苈黄丸加减。前方攻守兼施，因势利导，用于水饮在胃；后方苦辛宣泄，前后分消，用于水饮在肠，饮郁化热之证。

常用药：甘遂、半夏逐饮降逆；白芍、蜂蜜酸甘缓中，以防伤正；甘草与甘遂相反相激，祛逐留饮；大黄、葶苈，攻坚决壅，泻下逐水；防己、椒目辛宣苦泄，导水利尿。

饮邪上逆，胸满者加枳实、厚朴以泄满，但不能图快一时，攻逐太过，损伤正气。

（二）悬饮

多因素体不强，或原有其他慢性疾病，肺虚卫弱，时邪外袭，肺失宣通，饮停胸胁，络气不和。如若饮阻气郁，久则可以化火伤阴或耗损肺气。在病程发生发展中，可见如下证型。

1. 邪犯胸肺证

寒热往来，身热起伏，汗少，或发热不恶寒，有汗而热不解，咳嗽，痰少，气急，胸胁刺痛，呼吸、转侧疼痛加重，心下痞硬，干呕，口苦，咽干，舌苔薄白或黄，脉弦数。

证机概要：邪犯胸肺，枢机不利，肺失宣降。

治法：和解宣利。

代表方：柴枳半夏汤加减。本方功能和解清热，宣肺利气，涤饮开结，用于悬饮初期出现寒热往来，胸胁闷痛等。

常用药：柴胡、黄芩清解少阳；瓜蒌、半夏、枳壳宽胸化痰开结；青皮、赤芍理气和络止痛；桔梗、杏仁宣肺止咳。

痰饮内结，肺气失肃，见咳逆气急，加白芥子、桑白皮；胁痛甚者，加郁金、桃仁、延胡索以通络止痛；心下痞硬，口苦，干呕，加黄连，与半夏、瓜蒌合伍以苦辛开痞散结；身热盛汗出，咳嗽气粗，去柴胡，加麻黄、杏仁、石膏以清热宣肺化痰。

2. 饮停胸胁证

胸胁疼痛，咳唾引痛，痛势较前减轻，而呼吸困难加重，咳逆气喘，息促不能平卧，或仅能偏卧于停饮的一侧，病侧肋间胀满，甚则可见病侧胸廓隆起，舌苔白，脉沉弦或弦滑。

证机概要：饮停胸胁，脉络受阻，肺气郁滞。

治法：泻肺祛饮。

代表方：椒目瓜蒌汤合十枣汤或控涎丹加减。三方均为攻逐水饮之剂。椒目瓜蒌汤主泻肺降气化痰；十枣汤和控涎丹攻逐水饮，用于形体壮实，积饮量多者。

常用药：葶苈子、桑白皮泻肺逐饮；苏子、瓜蒌皮、杏仁、枳壳降气化痰；川椒目、茯苓、猪苓、泽泻、冬瓜皮、车前子利水导饮；甘遂、大戟、芫花攻逐水饮。

如用十枣汤或控涎丹峻下逐水，剂量均从小量递增，一般连服 3～5 日，必要时停两三日再服。必须注意顾护胃气，中病即止，如药后出现呕吐、腹痛、腹泻过剧，应减量或停服。

痰浊偏盛，胸部满闷，舌苔浊腻者，加薤白、杏仁；如水饮久停难去，胸胁支满，体弱，食少者，加桂枝、白术、甘草等通阳健脾化饮，不宜再予峻攻；若见络气不和之候，可同时配合理气和络之剂，以冀气行水行。

3. 络气不和证

胸胁疼痛，如灼如刺，胸闷不舒，呼吸不畅，或有闷咳，甚则迁延，经久不已，阴雨更甚，可见病侧胸廓变形，舌苔薄，质黯，脉弦。

证机概要：饮邪久郁，气机不利，络脉痹阻。

治法：理气和络。

代表方：香附旋覆花汤加减。本方功能理气化饮和络，用于咳嗽、痰少、胸痛属络脉痹阻者。

常用药：旋覆花、苏子降气化痰；柴胡、香附、枳壳疏肝理气解郁；郁金、延胡索利气通络；当归、赤芍、沉香行瘀通络。

痰气郁阻，胸闷苔腻者，加瓜蒌、枳壳豁痰开痹；久痛入络，痛势如刺者，加桃仁、红花、乳香、没药以行气活血和络；饮留不净者，胁痛迁延，经久不已，可加通草、路路通、冬瓜皮等以祛饮通络。

4. 阴虚内热证

咳呛时作，咯吐少量黏痰，口干咽燥，或午后潮热，颧红，心烦，手足心热，盗汗，或伴胸胁闷痛，病久不复，形体消瘦，舌质偏红，少苔，脉小数。

证机概要：饮阻气郁，化热伤阴，阴虚肺燥。

治法：滋阴清热。

代表方：沙参麦冬汤合泻白散加减。前方清肺润燥，养阴生津，用于干咳，痰少，口干，舌质红；后方清肺降火，用于咳呛气逆，肌肤蒸热。

常用药：沙参、麦冬、玉竹、白芍、天花粉养阴生津；桑白皮、桑叶、地骨皮、甘草清肺降火止咳。

阴虚内热，潮热显著，可加鳖甲、功劳叶以清虚热；虚热灼津为痰，肺失宣肃而见咳嗽，可加百部、川贝母；痰阻气滞，络脉失畅，见胸胁闷痛，酌加瓜蒌皮、枳壳、广郁金、丝瓜络；日久积液未尽，加牡蛎、泽泻利水化饮；兼有神疲，气短，易汗，面色㿠白者，酌加太子参、黄芪、五味子益气敛液。本证须防迁延日久，趋向劳损之途。

（三）溢饮

多因外感风寒，玄府闭塞，以致肺脾输布失职，水饮流溢四肢肌肉，寒水相杂为患。如宿有寒饮，复加外寒客表而致者，多属表里俱寒；若饮邪化热，可见饮溢体表而热郁于里之候。

表寒里饮证

身体沉重而疼痛，甚则肢体浮肿，恶寒，无汗，或有咳喘，痰多白沫，胸闷，干呕，口不渴，苔白，脉弦紧。

证机概要：肺脾失调，寒水内留，泛溢肢体。

治法：发表化饮。

代表方：小青龙汤加减。本方发表散寒，温肺化饮，用于表寒里饮所致的恶寒发热，无汗，四肢沉重，甚则肢体微肿者。

常用药：麻黄、桂枝解表散寒；半夏、干姜、细辛温化寒饮；五味子温敛肺气；白芍、炙甘草甘缓和中，缓和麻、桂辛散太过。

表寒外束，内有郁热，伴有发热，烦躁，苔白而兼黄，加石膏以清泄内热；若表寒之象已不著者，改用大青龙汤以发表清里；水饮内聚而见肢体浮肿明显，尿少者，可配茯苓、猪苓、泽泻；饮邪犯肺，喘息痰鸣不得卧者，加杏仁、射干、葶苈子。

（四）支饮

多由受寒饮冷，饮邪留伏，或因久咳致喘，迁延反复伤肺，肺气不能布津，阳虚不运，饮邪留伏，支撑胸膈，上逆迫肺。此证多呈发作性，在感寒触发之时，以邪实为主，缓解期以正虚为主。

1. 寒饮伏肺证

咳逆喘满不得卧，痰吐白沫量多，经久不愈，天冷受寒加重，甚至引起面浮跗肿。或平素伏而不作，遇寒即发，发则寒热，背痛，腰痛，目泣自出，身体振振眴动。舌苔白滑或白腻，脉弦紧。

证机概要：寒饮伏肺，遇感引动，肺失宣降。

治法：宣肺化饮。

代表方：小青龙汤加减。本方有温里发表之功，用于支饮遇寒触发，表寒里饮之证。

常用药：麻黄、桂枝、干姜、细辛温肺散寒化饮；半夏、厚朴、苏子、杏仁、甘草化痰利气；伍入五味子温敛肺气。

无寒热、身痛等表证，见动则喘甚，易汗，为肺气已虚，可改用苓甘五味姜辛汤，不宜再用麻黄、桂枝表散；若饮多寒少，外无表证，喘咳痰稀或不得息，胸满气逆，可用葶苈大枣泻肺汤加白芥子、莱菔子以泻肺通饮；饮邪壅实，咳逆喘急，胸痛烦闷，加甘遂、大戟峻逐水饮，以缓其急。

邪实正虚，饮郁化热，喘满胸闷，心下痞坚，烦渴，面色黧黑，苔黄而腻，脉沉紧，或经吐下而不愈者，当行水散结，补虚清热，用木防己汤加减；水邪结实者，去石膏加茯苓、芒硝导水破结；若痰饮久郁化为痰热，伤及阴津，咳喘咳痰稠厚，口干咽燥，舌红少津，脉细滑数，用麦门冬汤加瓜蒌、川贝母、木防己、海蛤粉养肺生津，清化痰热。

2. 脾肾阳虚证

喘促动则为甚，心悸，气短，或咳而气怯，痰多，食少，胸闷，怯寒肢冷，神疲，少腹拘急不仁，脐下动悸，小便不利，足跗浮肿，或吐涎沫而头目昏眩，舌体胖大，质淡，苔白润或腻，脉沉细而滑。

证机概要：支饮日久，脾肾阳虚，饮凌心肺。

治法：温脾补肾，以化水饮。

代表方：金匮肾气丸合苓桂术甘汤加减。二方均能温阳化饮，但前方补肾，后方温脾，主治各异，二方合用，温补脾肾，以化水饮，用于喘促，气短，胸闷，怯寒肢冷，心悸气短者。

常用药：桂枝、附子温阳化饮；黄芪、怀山药、白术、炙甘草补气健脾；苏子、干姜、款冬花化饮降逆；钟乳石、沉香、补骨脂、山萸肉补肾纳气。

痰涎壅盛，食少痰多，可加半夏、陈皮化痰和中；水湿偏盛，足肿，小便不利，四肢沉重疼痛，可加茯苓、泽泻以利水湿；脐下悸，吐涎沫，头目昏眩，是饮邪上逆，虚中夹实之候，可用五苓散化气行水。

【预防调护】

凡有痰饮病史者，平时应避免风寒湿冷，注意保暖；饮食宜清淡，忌甘肥生冷之物；戒烟酒；注意劳逸适度，以防诱发。

【结　语】

痰饮是体内水液不得输化，停聚在某些部位而形成的一类病证。痰饮有广义、狭义之分。广义的痰饮为诸饮之总称，可根据饮停部位再分为痰饮、悬饮、溢饮、支饮四种，狭义者仅为四饮中的痰饮。本病病机主要为中阳素虚，复加外感寒湿，或为饮食、劳欲所伤，致使三焦气化失常，肺、脾、肾通调、转输、蒸化无权，阳虚阴盛，津液停聚而成。

辨证应先从部位分别四饮：痰饮病在胃肠，悬饮病在胁下，溢饮外溢肌表，支饮病在胸肺等。其次抓住体虚邪实的特点，分清标本虚实的主次。

治疗应以温化为原则。因痰饮总属阳虚阴盛，本虚标实，故有治标、治本、善后调理等区别。其中发汗、利水、攻逐为治标之法，只可权宜用之；健脾、温肾为治本之法，亦用作善后调理。

【临证备要】

1. 一般而论，痰饮为阴盛阳虚、本虚标实之候，治疗以温化为大法。健脾、温肾为其正治，发汗、利水、攻逐，乃属治标的权宜之法，待水饮渐去，仍当温补脾肾，扶正固本，以杜水饮生成之源。若痰饮壅盛，其证属实，可相机采用攻下逐饮、理气分消等法以祛其邪，继则扶脾固肾以治其本。至于脾肾阳虚之微饮，则以扶正为首务，略参化饮之品。

2. 痰饮停积，影响气机升降，久郁又可化热，故本病有夹气滞、夹热的不同。饮邪内蓄，复感外邪，易诱发而使证情加剧。故治疗本病，应注意辨明有无兼夹，施治方可中的。

3. 痰饮的转归，主要表现为脾病及肺、脾病及肾、肺病及肾。若肾虚开阖不利，痰饮也可凌心、射肺、犯脾。另一方面，痰饮多为慢性病，病程日久，常有寒热虚实之间的相互转化。而且饮积可以生痰，痰瘀互结，证情更加缠绵。故应注意对本病的早期治疗。

【医案选读】

病案一

俞右。暴寒外束，痰饮内聚，支塞于肺，肃降失司，气喘咳嗽大发，故日夜不能平卧，形寒怯冷，纳少泛恶，苔白腻，脉浮弦而滑。拟小青龙汤加减，疏解外邪，温化痰饮。

蜜炙麻黄四分　川桂枝八分　云苓三钱　姜半夏二钱　五味子四分　淡干姜四分　炙苏子二钱　光杏仁三钱　熟附片一钱　鹅管石（煅）一钱　哮吼紫金丹二粒（另吞）　连服两天。

二诊：服小青龙汤两剂，气喘咳嗽，日中大减，夜则依然，纳少泛恶，苔薄腻，脉弦滑。夜为阴盛之时，饮邪窃居阳位，阻塞气机，肺胃下降之令失司。再以温化饮邪，肃降肺气。

川桂枝八分　云苓三钱　姜半夏二钱　橘红一钱　五味子四分　淡干姜四分　水炙远志五分　光杏仁三钱　炙苏子五钱　旋覆花（包）五钱　熟附片一钱　鹅管石（煅）一钱

三诊：气喘咳嗽，夜亦减轻，泛恶亦止，惟痰饮根株已久，一时难以骤化，脾为生痰之源，肺为贮痰之器，今拟理脾肃肺，温化痰饮。

原方去旋覆花、远志二味，加生白术五钱，炒补骨脂五钱。

（武进县医学会编. 丁甘仁医案·卷四. 江苏科学技术出版社. 1988）

病案二

某左。痰饮由脾传肺，肺病作咳，累及其肾，渐增气急，吐痰，厚薄不定，小溲赤，脉濡弦，大便溏，腿足肿，舌垢，口渴不多饮。气不至故燥，中无阳故不渴，胃纳不开，渐至脏真竭，最虑腹满增喘。

金水六君煎丸七钱（包）　淡芩炭一钱半　冬花三钱　胡桃肉三枚　煅白石英五钱　川贝三钱　冬瓜子七钱　竹茹三钱　盐半夏一钱半　海蛤粉七钱（包）　茯苓四钱　玉蝴蝶五分　通草一钱半　谷芽五钱

（曹鸣高审订. 吴门曹氏三代医验集·曹沧洲医案. 江苏科学技术出版社. 1988）

【文献摘要】

《金匮要略·痰饮咳嗽病脉证并治》："问曰：夫饮有四，何谓也？师曰：有痰饮，有悬饮，有溢饮，有支饮。问曰：四饮何以为异？师曰：其人素盛今瘦，水走肠间，沥沥有声，谓之痰饮。饮后水流在胁下，咳唾引痛，谓之悬饮。饮水流行，归于四肢，当汗出而不汗出，身体疼重，谓之溢饮。咳逆倚息，短气不得卧，其形如肿，谓之支饮。"

《儒门事亲·饮当去水温补转剧论》："此论饮之所得，其来有五：有愤郁而得之者，有困乏而得之者，有思虑而得之者，有痛饮而得之者，有热时伤冷而得之者。饮证虽多，无出于此。"

《证治要诀·停饮伏痰》："故善治痰者，不治痰而治气，气顺则一身之津液，亦随气而顺矣。……病痰饮而变生诸证，不当为诸证牵掣，妄言作名，且以治饮为先，饮消则诸证自愈。"

《医门法律·痰饮门》："《金匮》即从水精不四布，五经不并行之处，以言其患。……浅者在于躯壳之内，脏腑之外。……一由胃而下流于肠，一由胃而旁流于胁，一由胃而外出于四肢，一由胃而上入于胸膈，始先不觉，日积月累，水之精华，转为混浊，于是遂成痰饮。必先团聚于呼吸大气难到之处，故由肠而胁，而四肢，至渐渍于胸膈，其势愈逆矣。痰饮之患，未有不从胃起者矣。"

《医门法律·痰饮留伏论》："虚寒痰饮，少壮十中间见一二，老人小儿，十中常见四五。若果脾胃虚寒，饮食不思，阴气痞塞，呕吐涎沫者，宜温其中。真阳虚者，更补其下，清上诸药不可用也。"

《景岳全书·痰饮》："痰之与饮，虽曰同类，而实有不同也。盖饮为水液之属，凡呕吐清水及胸腹膨满，吞酸嗳腐，渥渥有声等证，此皆水谷之余停积不行，是即所谓饮也。若痰有不同于饮者，饮清澈而痰稠浊，饮惟停积肠胃而痰则无处不到。水谷不化而停为饮者，其病全由脾胃；无处不到而化为痰者，凡五脏之伤皆能致之。故治此者，当知所辨，而不可不察其本也。"

《临证指南医案·痰饮》邹滋九按语："总之痰饮之作，必由元气亏乏及阴盛阳衰而起，以致津液凝滞，不能输布，留于胸中。水之清者，悉变为浊，水积阴则为饮，饮凝阳则为痰……阳盛阴虚则水气凝而为痰，阴盛阳虚则水气溢而为饮。"

第四节　消　渴

消渴是以多饮、多食、多尿、乏力、消瘦，或尿有甜味为主要临床表现的一种疾病。

在世界医学史中，中医学对本病的认识最早，且论述甚详。消渴之名，首见于《素问·奇病论》，根据病机及症状的不同，《内经》还有消瘅、肺消、膈消、消中等名称的记载，认为五脏虚弱，过食肥甘，情志失调是引起消渴的原因，而内热是其主要病机。汉·张仲景《金匮要略》有专篇讨论，并最早提出治疗方药，主方有白虎加人参汤、肾气丸等。隋·巢元方《诸病源候论·消渴候》论述其并发症说："其病变多发痈疽。"《外台秘要·消中消渴肾消》引《古今录验》说："渴而饮水多，小便数……甜者，皆是消渴病也。"又说："每发即小便至甜"，"焦枯消瘦"，对消渴的临床特点作了明确的论述。刘河间对其并发症作了进一步论述，《宣明论方·消渴总论》说：消渴一证"可变为雀目或内障"。元·张子和《儒门事亲·三消论》说："夫消渴者，多变聋盲、疮癣、痤痱之类"，"或蒸热虚汗，肺痿劳嗽"。明·戴思恭《证治要诀》明确提出上、中、下之分类。《证治准绳·消瘅》在前人论述的基础上，对三消的临床分类作了规范，"渴而多饮为上消（经谓膈消），消谷善饥为中消（经谓消中），渴而便数有膏为下消（经谓肾消）"。明清及其之后，对消渴的治疗原则及方药，有了更为广泛深入的研究。

根据消渴病的临床特征，主要是指西医学的糖尿病。它如尿崩症等，如具有多尿、烦渴的临床特点，与消渴病有某些相似之处者，亦可参考本节辨证论治。

【病因病机】

消渴病的病因比较复杂，禀赋不足、饮食失节、情志失调、劳欲过度等原因均可导致消渴。消渴病变的脏腑主要在肺、胃、肾，其病机主要在于阴津亏损，燥热偏胜，而以阴虚为本，燥热为标，两者互为因果。

一、病因

1. 禀赋不足

早在春秋战国时代，即已认识到先天禀赋不足，是引起消渴病的重要内在因素。《灵枢·五变》说："五脏皆柔弱者，善病消瘅。"其中尤以阴虚体质最易罹患。

2. 饮食失节

长期过食肥甘，醇酒厚味，辛辣香燥，损伤脾胃，致脾胃运化失职，积热内蕴，化燥伤津，消谷耗液，发为消渴。早在《素问·奇病论》即说："此肥美之所发也，此人必数食甘美而多肥也，肥者令人内热，甘者令人中满，故其气上溢，转为消渴。"

3. 情志失调

长期过度的精神刺激，如郁怒伤肝，肝气郁结，或劳心竭虑，营谋强思等，以致郁久化火，火热内燔，消灼肺胃阴津而发为消渴。正如《临证指南医案·三消》说："心境愁郁，内火自燃，乃消证大病。"

4. 劳欲过度

房事不节，劳欲过度，肾精亏损，虚火内生，则火因水竭益烈，水因火烈而益干，终致肾虚肺燥胃热俱现，发为消渴。如《外台秘要·消渴消中》说："房室过度，致令肾气虚耗故也，下焦生热，热则肾燥，肾燥则渴。"

二、病机

消渴的病机主要在于阴津亏损，燥热偏胜，而以阴虚为本，燥热为标。两者互为因果，阴愈虚则燥热愈盛，燥热愈盛则阴愈虚。病变的脏腑主要在肺、胃、肾，尤以肾为关键。三脏之中，虽有所偏重，但往往又互相影响。

肺主气，为水之上源，敷布津液。肺受燥热所伤，则津液不能敷布而直趋下行，随小便排出体外，故小便频数量多；肺不布津则口渴多饮。正如《医学纲目·消瘅门》说："盖肺藏气，肺无病则气能管摄津液之精微，而津液之精微者收养筋骨血脉，余者为溲。肺病则津液无气管摄，而精微者亦随溲下，故饮一溲二。"

胃主腐熟水谷，脾主运化，为胃行其津液。脾胃受燥热所伤，胃火炽盛，脾阴不足，则口渴多饮，多食善饥；脾气虚不能转输水谷精微，则水谷精微下流注入小便，故小便味甘；

水谷精微不能濡养肌肉，故形体日渐消瘦。

肾为先天之本，主藏精而寓元阴元阳。肾阴亏虚则虚火内生，上燔心肺则烦渴多饮，中灼脾胃则胃热消谷。肾失濡养，开阖固摄失权，则水谷精微直趋下泄，随小便而排出体外，故尿多味甜。

消渴病虽有在肺、胃、肾的不同，但常常互相影响。如肺燥津伤，津液失于敷布，则脾胃不得濡养，肾精不得滋助；脾胃燥热偏盛，上可灼伤肺津，下可耗伤肾阴；肾阴不足则阴虚火旺，亦可上灼肺胃，终致肺燥胃热肾虚，故"三多"之症常可相互并见。故《临证指南医案·三消》邹滋九按语说："三消一证，虽有上、中、下之分，其实不越阴亏阳亢，津涸热淫而已"。

消渴病日久，则易发生以下两种病变：一是阴损及阳，阴阳俱虚，消渴虽以阴虚为本，燥热为标，但由于阴阳互根，阳生阴长，若病程日久，阴伤气耗，阴损及阳，则致阴阳俱虚，其中以肾阳虚及脾阳虚较为多见。严重者可因阴液极度耗损，虚阳浮越，而见烦躁、头痛、呕恶、呼吸深快等症，甚则出现昏迷、肢厥、脉细欲绝等阴竭阳亡危象。二是病久入络，血脉瘀滞。消渴病是一种病及多个脏腑的疾病，影响气血的正常运行，且阴虚内热，耗伤津液，亦使血行不畅而致血脉瘀滞。血瘀是消渴病的重要病机之一，且消渴病多种并发症的发生也与血瘀密切有关。

消渴病常病及多个脏腑，病变影响广泛，未及时医治以及病情严重的患者，常可并发多种病证。如肺失滋养，日久可并发肺痨；肾阴亏损，肝失濡养，肝肾精血不能上承于耳目，则可并发白内障、雀目、耳聋；燥热内结，营阴被灼，脉络瘀阻，蕴毒成脓，则发为疮疖痈疽；阴虚燥热，炼液成痰，以及血脉瘀滞，痰瘀阻络，脑脉闭阻或血溢脉外，发为中风偏瘫；阴损及阳，脾肾衰败，水湿潴留，泛滥肌肤，则发为水肿。

【诊查要点】

一、诊断依据

1. 口渴多饮、多食易饥、尿频量多、形体消瘦或尿有甜味等具有特征性的临床症状，是诊断消渴病的主要依据。

2. 有的患者"三多"症状不著，但若于中年之后发病，且嗜食膏粱厚味、醇酒炙煿，以及病久并发眩晕、肺痨、胸痹心痛、中风、雀目、疮痈等病证者，应考虑消渴的可能性。

3. 由于本病的发生与禀赋不足有较为密切的关系，故消渴病的家族史可供诊断参考。

二、病证鉴别

1. 消渴与口渴症

口渴症是指口渴饮水的一个临床症状，可出现于多种疾病过程中，尤以外感热病为多见。但这类口渴各随其所患病证的不同而出现相应的临床症状，不伴多食、多尿、尿甜、瘦削等消渴的特点。

2. 消渴与瘿病

瘿病中气郁化火、阴虚火旺的类型，以情绪激动，多食易饥，形体日渐消瘦，心悸，眼突，颈部一侧或两侧肿大为特征。其中的多食易饥、消瘦，类似消渴病的中消，但眼球突出，颈前瘿肿有形则与消渴有别，且无消渴病的多饮、多尿、尿甜等症。

三、相关检查

查空腹、餐后 2 小时血糖和尿糖，尿比重，葡萄糖耐量试验等，有助于明确辨病诊断。

病情较重时，尚需查血尿素氮、肌酐，以了解肾功能情况；查血酮，以了解有无酮症酸中毒；查二氧化碳结合力及血钾、钠、钙、氯化物等，以了解酸碱平衡及电解质情况。

【辨证论治】

一、辨证要点

1. 辨病位

消渴病的"三多"症状，往往同时存在，但根据其程度的轻重不同，而有上、中、下三消之分，及肺燥、胃热、肾虚之别。通常对以肺燥为主，多饮症状较突出者，称为上消；以胃热为主，多食症状较为突出者，称为中消；以肾虚为主，多尿症状较为突出者，称为下消。

2. 辨标本

本病以阴虚为主，燥热为标，两者互为因果。常因病程长短及病情轻重的不同，而阴虚和燥热之表现各有侧重。一般初病多以燥热为主，病程较长者则阴虚与燥热互见，日久则以阴虚为主，进而由于阴损及阳，导致阴阳俱虚。

3. 辨本症与并发症

多饮、多食、多尿和乏力、消瘦为消渴病本症的基本临床表现，而易发生诸多并发症为本病的另一特点。本症与并发症的关系，一般以本症为主，并发症为次。多数患者，先见本症，随病情的发展而出现并发症。但亦有少数患者与此相反，如少数中老年患者，"三多"及消瘦的本症不明显，常因痈疽、眼疾、心脑病证等为线索，最后确诊为本病。

二、治疗原则

本病的基本病机是阴虚为本，燥热为标，故清热润燥、养阴生津为本病的治疗大法。《医学心悟·三消》说："治上消者，宜润其肺，兼清其胃"；"治中消者，宜清其胃，兼滋其肾"；"治下消者，宜滋其肾，兼补其肺"，可谓深得治疗消渴之要旨。

由于本病常发生血脉瘀滞及阴损及阳的病变，以及易并发痈疽、眼疾、劳嗽等症，故还应针对具体病情，及时合理地选用活血化瘀、清热解毒、健脾益气、滋补肾阴、温补肾阳等治法。

三、证治分类

（一）上消

肺热津伤证

口渴多饮，口舌干燥，尿频量多，烦热多汗，舌边尖红，苔薄黄，脉洪数。

证机概要：肺脏燥热，津液失布。

治法：清热润肺，生津止渴。

代表方：消渴方加减。本方清热降火，生津止渴，适用于消渴肺热津伤之证。

常用药：天花粉、葛根、麦冬、生地、藕汁生津清热，养阴增液；黄连、黄芩、知母清热降火。

若烦渴不止，小便频数，而脉数乏力者，为肺热津亏，气阴两伤，可选用玉泉丸或二冬汤。玉泉丸中，以人参、黄芪、茯苓益气，天花粉、葛根、麦冬、乌梅、甘草等清热生津止渴。二冬汤中，重用人参益气生津，天冬、麦冬、天花粉、黄芩、知母清热生津止渴。二方同中有异，前者益气作用较强，而后者清热作用较强，可根据临床需要选用。

（二）中消

1. 胃热炽盛证

多食易饥，口渴，尿多，形体消瘦，大便干燥，苔黄，脉滑实有力。

证机概要：胃火内炽，胃热消谷，耗伤津液。

治法：清胃泻火，养阴增液。

代表方：玉女煎加减。本方清胃滋阴，适用于消渴胃热阴虚，多食易饥，口渴等症。

常用药：生石膏、知母、黄连、栀子清胃泻火；玄参、生地黄、麦冬滋肺胃之阴；川牛膝活血化瘀，引热下行。

大便秘结不行，可用增液承气汤润燥通腑，"增水行舟"，待大便通后，再转上方治疗。本证亦可选用白虎加人参汤。方中以生石膏、知母清肺胃，除烦热，人参益气扶正，甘草、粳米益胃护津，共奏益气养胃，清热生津之效。

2. 气阴亏虚证

口渴引饮，能食与便溏并见，或饮食减少，精神不振，四肢乏力，体瘦，舌质淡红，苔白而干，脉弱。

证机概要：气阴不足，脾失健运。

治法：益气健脾，生津止渴。

代表方：七味白术散加减。本方益气健脾生津，适用于消渴之津气亏虚者，《医宗金鉴》等书将本方列为治消渴的常用方之一。并可合生脉散益气生津止渴。

常用药：黄芪、党参、白术、茯苓、怀山药、甘草益气健脾；木香、藿香醒脾行气散津；葛根升清生津；天冬、麦冬养阴生津。

肺有燥热加地骨皮、知母、黄芩清肺；口渴明显加天花粉、生地养阴生津；气短汗多加五味子、山萸肉敛气生津；食少腹胀加砂仁、鸡内金健脾助运。

（三）下消

1. 肾阴亏虚证

尿频量多，混浊如脂膏，或尿甜，腰膝酸软，乏力，头晕耳鸣，口干唇燥，皮肤干燥，瘙痒，舌红苔少，脉细数。

证机概要：肾阴亏虚，肾失固摄。

治法：滋阴固肾。

代表方：六味地黄丸加减。本方滋养肾阴，适用于消渴肾阴亏虚之证。

常用药：熟地黄、山萸肉、枸杞子、五味子固肾益精；怀山药滋补脾阴，固摄精微；茯苓健脾渗湿；泽泻、丹皮清泄火热。

阴虚火旺而烦躁，五心烦热，盗汗，失眠者，可加知母、黄柏滋阴泻火；尿量多而混浊者，加益智仁、桑螵蛸等益肾缩尿；气阴两虚而伴困倦，气短乏力，舌质淡红者，可加党参、黄芪、黄精益气。

若烦渴，头痛，唇红舌干，呼吸深快，阴伤阳浮者，用生脉散加天门冬、鳖甲、龟板等育阴潜阳；如见神昏、肢厥、脉微细等阴竭阳亡危象者，可合参附龙牡汤益气敛阴，回阳救脱。

2. 阴阳两虚证

小便频数，混浊如膏，甚至饮一溲一，面容憔悴，耳轮干枯，腰膝酸软，四肢欠温，畏寒肢冷，阳痿或月经不调，舌苔淡白而干，脉沉细无力。

证机概要：阴损及阳，肾阳衰微，肾失固摄。

治法：滋阴温阳，补肾固涩。

代表方：金匮肾气丸加减。方中以六味地黄丸滋阴补肾，并用附子、肉桂以温补肾阳。主治阴阳两虚，尿频量多，腰酸腿软，形寒，面色黧黑等症。《医贯·消渴论》对本方在消渴病中的应用作了较好的阐述："盖因命门火衰，不能蒸腐水谷，水谷之气，不能熏蒸上润乎肺，如釜底无薪，锅盖干燥，故燥。至于肺亦无所禀，不能四布水津，并行五经，其所饮之水，未经火化，直入膀胱，正谓饮一升溲一升，饮一斗溲一斗，试尝其味，甘而不咸可知矣。故用附子、肉桂之辛热，壮其少火，灶底加薪，枯笼蒸溽，槁禾得雨，生意维新。"

常用药：熟地黄、山萸肉、枸杞子、五味子固肾益精；怀山药滋补脾阴，固摄精微；茯苓健脾渗湿；附子、肉桂温肾助阳。

尿量多而混浊者，加益智仁、桑螵蛸、覆盆子、金樱子等益肾收摄；身体困倦，气短乏力者，可加党参、黄芪、黄精补益正气；阳痿加巴戟天、淫羊藿、肉苁蓉；阳虚畏寒者，可酌加鹿茸粉0.5克冲服，以启动元阳，助全身阳气之生化。

消渴多伴有瘀血的病变，故对于上述各种证型，尤其是对于舌质紫暗，或有瘀点瘀斑，脉涩或结或代，及兼见其他瘀血证候者，均可酌加活血化瘀的方药，如丹参、川芎、郁金、红花、泽兰、鬼箭羽、山楂等，或配用降糖活血方（方中用丹参、川芎、益母草活血化瘀，当归、赤白芍养血活血，木香行气导滞，葛根生津止渴）。

消渴容易发生多种并发症，应在治疗本病的同时，积极治疗并发症。白内障、雀盲、耳聋，主要病机为肝肾精血不足，不能上承耳目所致，宜滋补肝肾，益精补血，可用杞菊地黄丸或明目地黄丸。对于并发疮毒痈疽者，则治宜清热解毒，消散痈肿，用五味消毒饮。在痈疽的恢复阶段，则治疗上要重视托毒生肌。并发肺痨、水肿、中风者，则可参考有关章节辨证论治。

【预防调摄】

1. 本病除药物治疗外，注意生活调摄具有十分重要的意义。正如《儒门事亲·三消之说当从火断》说："不减滋味，不戒嗜欲，不节喜怒，病已而复作。能从此三者，消渴亦不足忧矣。"其中，尤其是节制饮食，具有基础治疗的重要作用。在保证机体合理需要的情况下，应限制粮食、油脂的摄入，忌食糖类，饮食宜以适量米、麦、杂粮，配以蔬菜、豆类、瘦肉、鸡蛋等，定时定量进餐。

2. 戒烟酒、浓茶及咖啡等。

3. 保持情志平和，制定并实施有规律的生活起居制度。

【结　语】

消渴是以多饮、多食、多尿及消瘦为临床特征的一种慢性疾病。前三个症状，也是作为上消、中消、下消临床分类的侧重症状。其病位主要在肺、胃（脾）、肾，尤与肾的关系最为密切。在治疗上，以清热润燥、养阴生津为基本治则，对上、中、下消有侧重润肺、养胃（脾）、益肾之别。但上、中、下三消之间有着十分密切的内在联系，其病机性质是一致的，正如《圣济总录·消渴门》所说："原其本则一，推其标有三。"由于消渴易发生血脉瘀滞、阴损及阳的病变，及发生多种并发症，故应注意及时发现、诊断和治疗。

【临证备要】

1. 消渴病是现代社会中发病率甚高的一种疾病，尤以中老年发病较多。"三多"和消瘦的程度，是判断病情轻重的重要标志。早期发现、坚持长期治疗、生活规律、重视饮食控制的患者，其预后较好。儿童患本病者，大多病情较重。并发症是影响病情、损伤患者劳动力和危及患者生命的重要因素，故应十分注意及早防治各种并发症。

2. 消渴病起病缓慢，以多饮、多食、多尿、倦怠乏力、形体消瘦，或尿有甜味为其证候特征。但患者"三多"症状的显著程度有较大的差别。消渴病的多尿，表现为排尿次数增多，尿量增加。有的患者是因夜尿增多而发现本病。与多尿同时出现的是多饮，喝水量及次数明显增多。多食易饥，食量超出常人，但患者常感疲乏无力，日久则形体消瘦。但现代的消渴患者，有的则在较长时间内表现为形体肥胖。

3. 控制饮食，对于本病的治疗有极为重要的意义，少数患者经过严格而合理的饮食控制，即能收到良好的效果。中医药在改善症状，防治并发症等方面均有较好的疗效。

4. 较多医疗单位临床观察及实验研究认为，瘀血是贯穿糖尿病发病始终的重要病机。因此，可以在原有消渴病机"阴虚为本，燥热为标"的基础上，补充"瘀血为患"。当今在糖尿病的治疗中，活血化瘀治法得到了广泛的重视和运用。

5. 血管损害是糖尿病多种并发症的病理基础，如糖尿病眼底病变、糖尿病脑血管病变、糖尿病心血管病变、糖尿病肾病等，其中医病机以血脉涩滞，瘀血痹阻为核心，活血化瘀是防治糖尿病并发症的关键。对于消渴病的多种并发症，可以辨证施治为主，适当配伍活血化瘀药物或方剂，以期提高疗效。

【医案选读】

病案一

翁某，女，35岁。初诊：1972年3月9日。

去年起，渴欲饮水，尿多，近年来入暮嗌干，每天饮水10磅左右，喜冷饮，大便干燥，二三日一下，心悸，自汗以颜面部为甚。脉微弱，舌质红，苔黄厚。以滋阴为治。党参18g，山萸肉9g，山药24g，干地黄15g，知母9g，生黄芪9g，天花粉12g，枸杞子15g，甘露消毒丹12g（包煎），天冬12g，麦冬12g，4剂。

复诊：3月18日。渴欲饮水，喜冷饮，自汗以颜面部为甚，大便干燥，心悸，泛呕，脉微弱，苔黄厚。原意加减。北沙参9g，麦冬12g，枸杞子9g，地黄12g，麻仁9g，淮小麦30g，稽豆衣15g，山萸肉9g，五味子2.4g，乌梅炭4.5g，党参15g，左金丸3g（分吞），4剂。

三诊：4月1日。药后饮水较减，颜面汗较少，大便间日下，泛呕已解，脉较有力，苔尚厚。仍守原法。党参24g，乌梅6g，淡竹叶9g，北沙参12g，麦冬12g，地黄12g，淮小麦30g，山萸肉9g，五味子4.5g，麻仁9g，玉泉散15g（包煎）。4剂。

（浙江中医学院《何任医案选》整理组. 何任医案选. 浙江科学技术出版社. 1981）

病案二

曾某，男，47岁，干部。

近二月来多饮、多食、多尿，形体日渐消瘦，病情日益加剧，饮不止渴，尿频量多，白天20余次，夜间10余次，经医院检查：血糖测定240mg%，尿糖（卌），尿比重1.023，尿酮体定性阳性。诊断为"糖尿病"，要求服中药治疗。

初诊：口渴引饮，饮不止渴，小便频数，形瘦，面色不华，神疲体倦，舌质红，舌苔黄腻，脉濡数。辨证属消渴。治宜清热燥湿，润肺生津。玄参15g，生地15g，麦冬15g，天花粉12g，苍术10g，怀山药15g，覆盆子12g，知母10g。

二诊：服前方30剂后，口渴减轻，苔腻渐退，脉转和缓。原方苍术减为5g，加生黄芪12g。

三诊：前方服后，颇觉舒适。效不更方，继续坚持。历时4个月，口渴得止，尿量正常，尿糖阴性，血糖测定94mg%，均属正常。嘱其节制饮食，杜其复发。

（湖南省中医药研究所编. 湖南省老中医医案选·刘甫白. 湖南科技出版社. 1981）

【文献摘要】

《素问·通评虚实论》："凡治消瘅、仆击、偏枯、痿厥，气满发逆，肥贵人，则膏粱之疾也。"

《灵枢·五变》："五脏皆柔弱者，善病消瘅。"

《景岳全书·三消干渴》："凡治消之法，最当先辨虚实。若察其脉证，果为实火致耗津液者，但去其火则津液自生，而消渴自止。若由真水不足，则悉属阴虚，无论上、中、下，急宜治肾，必使阴气渐充，精血渐复，则病必自愈。若但知清火，则阴无以生，而日见消败，益以困矣。"

《医学心悟·三消》："三消之症，皆燥热结聚也。大法治上消者，宜润其肺，兼清其胃，二冬汤主之；治中消者，宜清其胃，兼滋其肾，生地八物汤主之；治下消者，宜滋其肾，兼补其肺，地黄汤、生脉散并主之。夫上消清胃者，使胃火不得伤肺也；中消滋肾者，使相火不得攻胃也；下消清肺者，滋上源以生水也。三消之治，不必专执本经，而滋其化源，则病易瘥矣。"

《临证指南医案·三消》邹滋九按语："如病在中上者，膈膜之地而成燎原之场，即用景岳之玉女煎，六味之加二冬、龟甲、旱莲，一以清阳明之热，以滋少阴，一以救心肺之阴，而下顾真液。如元阳变动而为消铄者，即用河间之甘露饮，生津清热，润燥养阴，甘缓和阳是也。至于壮水以制阳光，则有六味之补三阴，而加车前、牛膝导引肝肾。斟酌变通，斯诚善矣。"

第五节 自汗、盗汗

自汗、盗汗是指由于阴阳失调，腠理不固，而致汗液外泄失常的病证。其中，不因外界环境因素的影响，而白昼时时汗出，动辄益甚者，称为自汗；寐中汗出，醒来自止者，称为盗汗，亦称为寝汗。《明医指掌·自汗盗汗心汗证》对自汗、盗汗的名称作了恰当的说明："夫自汗者，朝夕汗自出也。盗汗者，睡而出，觉而收，如寇盗然，故以名之。"

早在《内经》即对汗的生理及病理有了一定的认识，明确指出汗液为人体津液的一种，并与血液有密切关系，所谓血汗同源。故血液耗伤的人，不可再发其汗。并明确指出生理性的出汗与气温高低及衣着厚薄有密切关系。如《灵枢·五癃津液别》说："天暑衣厚则腠理开，故汗出……天寒则腠理闭，气湿不行，水下留于膀胱，则为溺与气。"在出汗异常的病证方面，谈到了多汗、寝汗、绝汗等。汉·张仲景《金匮要略·水气病脉证并治》首先记载了盗汗的名称，并认为由虚劳所致者较多。宋·陈无择《三因极一病证方论·自汗论治》对自汗、盗汗作了鉴别："无问昏醒，浸浸自出者，名曰自汗；或睡着汗出，即名盗汗，或云寝汗。若其饮食劳役，负重涉远，登顿疾走，因动汗出，非自汗也。"并指出其他疾病中表现的自汗，应着重针对病源治疗，谓："历节、肠痈、脚气、产褥等病，皆有自汗，治之当推其所因为病源，无使混滥"。朱丹溪对自汗、盗汗的病理属性作了概括，认为自汗属气虚、血虚、湿、阳虚、痰；盗汗属血虚、阴虚。明·张景岳《景岳全书·汗证》对汗证作了系统的整理，认为一般情况下自汗属阳虚，盗汗属阴虚。但"自汗盗汗亦各有阴阳之证，不得谓自汗必属阳虚，盗汗必属阴虚也"。清·叶天士《临证指南医案·汗》谓："阳虚自汗，治宜补气以卫外；阴虚盗汗，治当补阴以营内。"王清任在《医林改错·血府逐瘀汤所治之症目》中补充了针对血瘀所致自汗、盗汗的治疗方药。

自汗、盗汗作为症状，既可单独出现，也常伴见于其他疾病过程中。本节着重讨论单独出现的自汗盗汗。至于由其他疾病引起者，在治疗原发疾病的基础上，可参考本节辨证论治。

又有少数人由于体质关系，平素易于出汗，而不伴有其他症状者，则不属本节讨论范围。正如《笔花医镜·盗汗自汗》说："盗汗为阴虚，自汗为阳虚，然亦有禀质如此，终岁习以为常，此不必治也。"

西医学中的甲状腺功能亢进、自主神经功能紊乱、风湿热、结核病等所致的自汗、盗汗亦可参考本节辨证论治。

【病因病机】

出汗为人体的生理现象。在天气炎热、穿衣过厚、饮用热汤、情绪激动、劳动奔走等情况下，出汗量增加，此属正常现象。外感病邪在表时，出汗又是驱邪的一个途径，需要发汗以解表。

自汗、盗汗的病因主要有病后体虚、表虚受风、思虑烦劳过度、情志不舒、嗜食辛辣五个方面。其病机主要是阴阳失调，腠理不固，以致汗液外泄失常。

一、病因

1．病后体虚

素体薄弱，病后体虚，或久患咳喘，耗伤肺气，肺与皮毛相表里，肺气不足之人，肌表疏松，表虚不固，腠理开泄而致自汗。或因表虚卫弱，复加微受风邪，导致营卫不和，卫外失司，而致汗出。

2．情志不调

思虑烦劳过度，损伤心脾，血不养心，心不敛营，则汗液外泄。或因耗伤阴精，虚火内生，阴津被扰，不能自藏而汗泄。亦有因忿郁恼怒，气机郁滞，肝郁化火，火热逼津外泄，而致自汗盗汗者。

3．嗜食辛辣

嗜食辛辣厚味，或素体湿热偏盛，以致湿热内盛，邪热郁蒸，津液外泄而致汗出增多。

二、病机

汗由津液化生而成。上述几方面的病因，归纳言之，主要是通过以下两方面的原因而形成汗证：一是肺气不足或营卫不和，以致卫外失司而津液外泄；二是由于阴虚火旺或邪热郁蒸，逼津外泄。病机总属阴阳失调，腠理不固，营卫失和，汗液外泄失常。

病理性质有虚实之分，但虚多实少，一般自汗多为气虚，盗汗多为阴虚。属实证者，多由肝火或湿热郁蒸所致。虚实之间每可兼见或相互转化，如邪热郁蒸，久则伤阴耗气，转为虚证；虚证亦可兼有火旺或湿热。虚证自汗日久可伤阴，盗汗久延则伤阳，以致出现气阴两虚或阴阳两虚之候。

汗为心之液，由精气所化，不可过泄。若汗证持续时间较长，常发生精气耗伤的病变，以致出现神情倦怠，肢软乏力，不思饮食等症。

单独出现的自汗、盗汗，一般预后良好，经过治疗大多可在短期内治愈或好转。伴见于其他疾病过程中的自汗，尤其是盗汗，则病情往往较重，治疗时应着重针对原发疾病，且常需待原发疾病好转、痊愈，自汗、盗汗才能减轻或消失。

【诊查要点】

一、诊断依据

1. 不因外界环境影响，在头面、颈胸，或四肢、全身出汗者，昼日汗出溱溱，动则益甚为自汗，睡眠中汗出津津，醒后汗止为盗汗。

2. 除外其他疾病引起的自汗、盗汗。作为其他疾病过程中出现的自汗、盗汗，因疾病不同，各具有该疾病的症状及体征，且出汗大多不居于突出地位。

3. 有病后体虚、表虚受风、思虑烦劳过度、情志不舒、嗜食辛辣等易于引起自汗、盗汗的病因存在。

二、病证鉴别

1. 自汗、盗汗与脱汗

脱汗表现为大汗淋漓，汗出如珠，常同时出现声低息微，精神疲惫，四肢厥冷，脉微欲绝或散大无力，多在疾病危重时出现，为病势危急的征象，故脱汗又称为绝汗。其汗出的情况及病情的程度均较自汗、盗汗为重。

2. 自汗、盗汗与战汗

主要出现于急性热病过程中，表现为突然恶寒战栗，全身汗出，发热，口渴，烦躁不安，为邪正交争的征象。若汗出之后，热退脉静，气息调畅，为正气拒邪，病趋好转。与阴阳失调、营卫不和之自汗、盗汗迥然有别。

3. 自汗、盗汗与黄汗

黄汗汗出色黄，染衣着色，常伴见口中黏苦，渴不欲饮，小便不利，苔黄腻，脉弦滑等湿热内郁之症。可以为自汗盗汗中的邪热郁蒸型，但汗出色黄的程度较重。

三、相关检查

作血沉、抗"O"、T_3、T_4、基础代谢、胸部X线摄片、痰涂片等检查，以排除风湿热、甲状腺功能亢进、肺痨等疾病引起的出汗增多。

【辨证论治】

一、辨证要点

应着重辨明阴阳虚实。一般来说，汗证属虚者多。自汗多属气虚不固，盗汗多属阴虚内热。但因肝火、湿热等邪热郁蒸所致者，则属实证。病程较久或病重者，会出现阴阳虚实错杂的情况。自汗久则可以伤阴，盗汗久则可以伤阳，出现气阴两虚或阴阳两虚之证。

二、治疗原则

虚证当根据证候的不同而治以益气、养阴、补血、调和营卫；实证当清肝泄热，化湿和营；虚实夹杂者，则根据虚实的主次而适当兼顾。此外，由于自汗、盗汗均以腠理不固、津液外泄为共同病变，故可酌加麻黄根、浮小麦、糯稻根、五味子、瘪桃干、牡蛎等固涩敛汗之品，以增强止汗的功能。

三、分证论治

1. 肺卫不固证

汗出恶风，稍劳汗出尤甚，或表现半身、某一局部出汗，易于感冒，体倦乏力，周身酸楚，面色㿠白少华，苔薄白，脉细弱。

证机概要：肺气不足，表虚失固，营卫不和，汗液外泄。

治法：益气固表。

代表方：桂枝加黄芪汤或玉屏风散加减。两方均能补气固表止汗，但前方能调和营卫，适用于表虚卫弱、营卫不和引起的汗证。后方补肺益气，固表止汗，适用于表虚不固的汗证。

常用药：桂枝温经解肌，白芍和营敛阴，两药合用，一散一收，调和营卫；生姜、大枣、甘草，辛温和中；黄芪益气固表，少佐防风达表。

气虚甚加党参、白术健脾补肺；兼有阴虚，而见舌红、脉细数者，加麦冬、五味子养阴敛汗；兼阳虚者，加附子温阳敛汗；汗多者加浮小麦、糯稻根、龙骨、牡蛎固涩敛汗；如半身或局部出汗者，可配合甘麦大枣汤甘润以缓急。

2. 心血不足证

自汗或盗汗，心悸少寐，神疲气短，面色不华，舌质淡，脉细。

证机概要：心血耗伤，心液不藏。

治法：养血补心。

代表方：归脾汤加减。本方益气生血，健脾养心，适用于心血不足引起的汗证。

常用药：人参、黄芪、白术、茯苓益气健脾；当归、龙眼肉补血养血；酸枣仁、远志养心安神；五味子、牡蛎、浮小麦收涩敛汗。

血虚甚者，加制首乌、枸杞子、熟地补益精血。

3. 阴虚火旺证

夜寐盗汗，或有自汗，五心烦热，或兼午后潮热，两颧色红，口渴，舌红少苔，脉细数。

证机概要：虚火内灼，逼津外泄。

治法：滋阴降火。

代表方：当归六黄汤加减。本方具有滋阴清热，固表止汗的功效，适用于阴虚火旺引起的汗证。

常用药：当归、生地黄、熟地黄滋阴养血，壮水之主，以制阳光；黄连、黄芩、黄柏苦寒清热，泻火坚阴；五味子、乌梅敛阴止汗。

汗出多者，加牡蛎、浮小麦、糯稻根固涩敛汗；潮热甚者，加秦艽、银柴胡、白薇清退虚热；兼气虚者，加黄芪益气固表。

以阴虚为主，而火热不甚，潮热、脉数等不显著者，可改用麦味地黄丸补益肺肾，滋阴清热。

4. 邪热郁蒸证

蒸蒸汗出，汗黏，汗液易使衣服黄染，面赤烘热，烦躁，口苦，小便色黄，舌苔薄黄，脉象弦数。

证机概要：湿热内蕴，逼津外泄。

治法：清肝泄热，化湿和营。

代表方：龙胆泻肝汤加减。本方清肝泻火，清利湿热，适用于邪热郁蒸所致的汗证。

常用药：龙胆草、黄芩、栀子、柴胡清肝泄热；泽泻、木通、车前子清利湿热；当归、生地滋阴养血和营；糯稻根清热利湿，敛阴止汗。

里热较甚，小便短赤者，加茵陈清解郁热。湿热内蕴而热势不盛，面赤烘热、口苦等症不显著者，可改用四妙丸清热除湿。方中以黄柏清热，苍术、薏苡仁除湿，牛膝通利经脉。

【预防调摄】

1. 加强体育锻炼，注意劳逸结合，避免思虑烦劳过度，保持精神愉快，少食辛辣厚味，是预防自汗、盗汗的重要措施。

2. 汗出之时，腠理空虚，易于感受外邪，故当避风寒，以防感冒。汗出之后，应及时用干毛巾将汗擦干。

3. 出汗多者，需经常更换内衣，并注意保持衣服、卧具干燥清洁。

【结 语】

不因天暑、衣厚、劳作及其他疾病，而白昼时时汗出者，称为自汗；寐中汗出，醒来自止者，称为盗汗。自汗多由气虚不固，营卫不和；盗汗多因阴虚内热。由邪热郁蒸所致者，则属实证。益气固表、养血补心、滋阴降火、清化湿热，是治疗自汗、盗汗的主要治法，可在辨证方药的基础上酌加固涩敛汗之品，以提高疗效。

【临证备要】

1. 本节所讨论的汗证是指不因其他疾病（如发热等）的影响，而以汗出过度为主要表现的自汗、盗汗，其临床特征是：①自汗表现为白昼时时汗出，动则益甚，常伴有气虚不固的症状；盗汗表现为寐中汗出，醒后即止，常伴者阴虚内热的症状。②无其他疾病的症状及体征。

2. 自汗、盗汗是临床杂病中较为常见的一个病证，多与心悸、失眠、眩晕、耳鸣等病症同时并见，也是虚劳、痨瘵、失血、妇人产后血虚等病证中的一个常见症状。中医对其有比较系统、完整的认识，若辨证用药恰当，一般均有良好的疗效。

3. 一般情况下，自汗多属气虚，盗汗多属阴虚，但也有阳虚盗汗，阴虚自汗，因而必须四诊合参，才能辨证准确。而且临床上还有由瘀血引起自汗盗汗的情况。如《医林改错·血府逐瘀汤所治之症目》说："竟有用补气、固表、滋阴、降火，服之不效，而反加重者，不知血瘀亦令人自汗、盗汗，用血府逐瘀汤。"现在，活血化瘀法在汗证的治疗中渐受重视。

【医案选读】

病案一

李某，男，46岁。于1972年8月11日就诊。患者项部自汗，竟日淋漓不止，频频作拭，颇感苦恼。脉浮缓无力，汗自出。分析病情，项部是太阳经所过，长期汗出，系经气向上冲逆，持久不愈，必致虚弱。投以张仲景之桂枝龙骨牡蛎汤，和阳降逆，协调营卫，收敛浮越之气，先服4剂，自汗止，再服4剂，以巩固疗效。

（中医研究院主编. 岳美中医案集. 人民卫生出版社. 1978）

病案二

叶某，女，17岁，学生。

初诊：1975年1月23日。自幼即患盗汗，平时傍晚面部升火，手心灼热，寐中出汗，胃纳甚差，每餐进食二两，多食即腹胀，嗳气，大便干燥，二三日一次，口干黏而苦。舌苔薄腻，脉细数。胸透：两肺无明显病变，心膈无异常。治拟滋阴清热，润燥通腑。元参12g，北沙参12g，制川军6g，知母12g，瓜蒌皮9g，大腹皮9g，青陈皮各9g，佛手6g，6剂。

二诊：1月30日。大便已润，略有泛恶，入暮升火，手心汗出而凉，口微苦。再守原意。原方去北沙参，制川军改为4.5g，加地骨皮12g，6剂。

三诊：2月6日。面部升火烘热已减，盗汗已少，胃纳渐香，午餐可进三两，但大便干结不爽。苔薄腻，脉细。阴液渐复，内热渐清，肠燥未润。再予滋阴降火润腑之法。元参12g，北沙参12g，制川军6g，知母12g，瓜蒌皮9g，大腹皮9g，地骨皮12g，白薇12g，青陈皮各9g，7剂。

（上海中医学院附属龙华医院. 黄文东医案·盗汗. 上海人民出版社. 1977）

【文献摘要】

《素问·宣明五气》："五脏化液，心为汗。"

《灵枢·决气》："腠理发泄，汗出溱溱，是谓津。"

《灵枢·营卫生会》："夺血者无汗，夺汗者无血。"

《素问·脏气法时论》："肾病者……寝汗出，憎风。"

《素问·脉要精微论》："肺脉……其软而散者，当病灌汗。"

《金匮要略·血痹虚劳病脉证并治》："男子平人，脉虚弱细微者，喜盗汗也。"

《济生方·诸汗门》："人之气血，应乎阴阳，和则平，偏则病。阴虚阳必凑，故发热自汗；阳虚阴必乘，故发厥、自汗。又况伤风、中暑、伤湿、喜怒、惊悸、房室、虚劳、历节、肠痈、痰饮、产褥等病，皆能致之。"

《医学正传·汗证》："若夫自汗与盗汗者，病似而实不同也。其自汗者，无时而濈濈然出，动则为甚，属阳虚，胃气之所司也；盗汗者，寝中而通身如浴，觉来方知，属阴虚，营血之所主也。大抵自汗宜补阳调卫，盗汗宜补阴降火。"

《景岳全书·汗证》："收汗止汗之剂，如麻黄根、浮小麦、乌梅、北五味、小黑豆、龙骨、牡蛎之属，皆可随宜择用。"

《医宗必读·汗》："心之所藏，在内者为血，在外者为汗。汗者心之液也，而肾主五液，故汗证未有不由心肾虚而得者。"

《证治汇补·汗病》："火热自汗必燥热；伤湿自汗，困倦身重，天阴转甚……伤风自汗，头疼身热，咳嗽，烦闷，鼻流清涕；伤暑自汗，身热口渴，烦躁面垢；痰证自汗，头眩，呕逆，胸满吐痰。"

《医碥·汗》："汗者，水也，肾之所主也。内藏则为液，上升则为津，下降则为尿，外泄则为汗。"

第六节　内伤发热

内伤发热是指以内伤为病因，脏腑功能失调，气、血、阴、阳失衡为基本病机，以发热为主要临床表现的病证。一般起病较缓，病程较长，热势轻重不一，但以低热为多，或自觉发热而体温并不升高。

早在《内经》即有关于内伤发热的记载，其中对阴虚发热的论述较详。汉·张仲景《金匮要略·血痹虚劳病脉证并治》以小建中汤治疗手足烦热，可谓是后世甘温除热治法的先声。宋·王怀隐《太平圣惠方·第二十九卷》治疗虚劳热的柴胡散、生地黄散、地骨皮散等方剂，在处方的配伍组成方面，为后世治疗阴虚发热提供了借鉴。宋·钱乙《小儿药证直诀》在《内经》五脏热病学说的基础上，提出了五脏热证的用方，钱氏并将肾气丸化裁为六味地黄丸，为阴虚内热的治疗提供了一个重要的方剂。金元李东垣对气虚发热的辨证及治疗做出了重要的贡献，以其所拟定的补中益气汤作为治疗的主要方剂，使甘温除热的治法具体化。李氏在《内外伤辨惑论》里，对内伤发热与外感发热的鉴别作了详细的论述。朱丹溪对阴虚发热有较多的论述，强调保养阴精的重要性。《景岳全书·寒热》对内伤发热的病因作了比较详细的论述，特别对阳虚发热的认识，足以补前人之所未及，其用右归饮、理中汤、大补元煎、六味回阳饮等作为治疗阳虚发热的主要方剂，值得参考。明·秦景明《症因脉治·内伤发热》最先明确提出"内伤发热"这一病证名称，拟定的气虚柴胡汤及血虚柴胡汤，可供治疗气虚发热及血虚发热参考。清·李用粹《证治汇补·发热》将外感发热以外的发热分为郁火发热、阳郁发热、骨蒸发热、内伤发热（主要指气虚发热）、阳虚发热、阴虚发热、血虚发热、痰证发热、伤食发热、瘀血发热、疮毒发热共11种，对发热的类型进行了详细的归纳。《医林改错》及《血证论》二书对瘀血发热的辨证及治疗作出了重要贡献。

凡是不因感受外邪所导致的发热，均属内伤发热的范畴。西医学所称的功能性低热，肿瘤、血液病、结缔组织疾病、内分泌疾病及部分慢性感染性疾病所引起的发热，和某些原因不明的发热，具有内伤发热的临床表现时，均可参照本节辨证论治。

【病因病机】

引起内伤发热的病因主要是久病体虚、饮食劳倦、情志失调及外伤出血，其病机主要为气、血、阴、阳亏虚，以及气、血、湿等郁结壅遏而致发热两类。

一、病因

1. 久病体虚

由于久病或原本体虚，失于调理，以致机体的气、血、阴、阳亏虚，阴阳失衡而引起发热。若中气不足，阴火内生，可引起气虚发热；久病心肝血虚，或脾虚不能生血，或长期慢性失血，以致血虚阴伤，无以敛阳，导致血虚发热；素体阴虚，或热病日久，耗伤阴液，或治病过程中误用、过用温燥药物，导致阴精亏虚，阴衰则阳盛，水不制火，而导致阴虚发热。寒证日久，或久病气虚，气损及阳，脾肾阳气亏虚，虚阳外浮，导致阳虚发热。

2. 饮食劳倦

由于饮食失调，劳倦过度，使脾胃受损，水谷精气不充，以致中气不足，阴火内生，或脾虚不能化生阴血，而引起发热。若脾胃受损，运化失职，以致痰湿内生，郁而化热，进而引起湿郁发热。

3. 情志失调

情志抑郁，肝气不能条达，气郁化火，或恼怒过度，肝火内盛，导致气郁发热。正如《丹溪心法·火》所概括的"凡气有余便是火"。情志失调亦是导致瘀血发热的原因之一。每在气机郁滞的基础上，日久不愈，则使血行瘀滞而导致血瘀发热。

4. 外伤出血

外伤以及出血等原因导致发热主要有两个方面：一是外伤以及出血使血循不畅，瘀血阻滞经络，气血壅遏不通，因而引起瘀血发热。二是外伤以及血证时出血过多，或长期慢性失血，以致阴血不足，无以敛阳而引起血虚发热。

二、病机

上述病因引起内伤发热的病机，大体可归纳为虚、实两类。由气郁化火、瘀血阻滞及痰湿停聚所致者属实，其基本病机为气、血、湿等郁结，壅遏化热而引起发热。由中气不足、血虚失养、阴精亏虚及阳气虚衰所致者属虚。其基本病机是气、血、阴、阳亏虚，或因阴血不足，阴不配阳，水不济火，阳气亢盛而发热，或因阳气虚衰，阴火内生，阳气外浮而发热。总属脏腑功能失调，阴阳失衡所导致。

本病病机比较复杂，可由一种也可由多种病因同时引起发热，如气郁血瘀、气阴两虚、气血两虚等。久病往往由实转虚，由轻转重，其中以瘀血病久，损及气、血、阴、阳，分别兼见气虚、血虚、阴虚或阳虚，而成为虚实兼夹之证的情况较为多见。其他如气郁发热日久伤阴，则转化为气郁阴虚之发热；气虚发热日久，病损及阳，阳气虚衰，则发展为阳虚发热。

内伤发热的预后，与起病的原因、患者的身体状况有密切关系。据临床观察，大部分内伤发热，经过适当的治疗及护理，均可治愈。少数患者病情缠绵，病程较长，需经一定时间的治疗方能获得明显疗效。而兼夹多种病证，病情复杂，以及体质极度亏虚的患者，则其疗效及预后均较差。脉诊对病情的判断有较大的意义，如《张氏医通·热》说："热而脉静者难治，脉盛汗出不解者死，脉虚热不止者死，脉弱四肢厥，不欲见人，食不入，利下不止者死。"

【诊查要点】

一、诊断依据

1. 内伤发热起病缓慢，病程较长，多为低热，或自觉发热，而体温并不升高，表现为高热者较少。不恶寒，或虽有怯冷，但得衣被则温。常兼见头晕、神疲、自汗、盗汗、脉弱等症。
2. 一般有气、血、阴、阳亏虚或气郁、血瘀、湿阻的病史，或有反复发热史。
3. 无感受外邪所致的头身疼痛、鼻塞、流涕、脉浮等症。

二、病证鉴别

内伤发热与外感发热：内伤发热的诊断要点已如上述，而外感发热表现的特点是：因感受外邪而起，起病较急，病程较短，发热初期大多伴有恶寒，其恶寒得衣被而不减。发热的热度大多较高，发热的类型随病种的不同而有所差异。初起常兼有头身疼痛、鼻塞、流涕、咳嗽、脉浮等表证。外感发热由感受外邪，正邪相争所致，属实证者居多。

三、相关检查

发热，尤其是较长时间的慢性发热涉及多个病种，必要时可作有关的实验室检查，以进一步协助诊断。血、尿、粪三项常规检查，血沉测定，心电图以及 X 线胸部透视或摄片应作为慢性发热时必须进行的检查。怀疑结缔组织疾病时，作链球菌溶血素"O"效价测定、血中狼疮细胞检查以及有关血清免疫学检查。怀疑肝脏疾病时，作常规肝功能检查。怀疑甲状腺疾病时，作基础代谢检查。有未能解释原因的严重贫血时，须作骨髓象检查。

【辨证论治】

一、辨证要点

1. 辨证候虚实

应依据病史、症状、脉象等辨明证候的虚实，这对治疗原则的确定具有重要意义。由气郁、血瘀、痰湿所致的内伤发热属实；由气虚、血虚、阴虚、阳虚所致的内伤发热属虚。若邪实伤正及因虚致实，表现虚实夹杂证候者，应分析其主次。

2. 辨病情轻重

病程长久，热势亢盛，持续发热或反复发作，经治不愈，胃气衰败，正气虚甚，兼夹症多，均为病情较重的表现。反之则病情较轻。若内脏无实质性病变，仅属一般体虚所致者，病情亦轻。

二、治疗原则

根据证候、病机的不同而分别采用有针对性的治法。属实者，治宜解郁、活血、除湿为主，适当配伍清热。属虚者，则应益气、养血、滋阴、温阳，除阴虚发热可适当配伍清退虚热的药物外，其余均应以补为主。对虚实夹杂者，则宜兼顾之。正如《景岳全书·火证》说："实火宜泻，虚火宜补，固其法也。然虚中有实者，治宜以补为主，而不得不兼乎清；……若实中有虚者，治宜以清为主而酌兼乎补。"

三、证治分类

1. 阴虚发热证

午后潮热，或夜间发热，不欲近衣，手足心热，烦躁，少寐多梦，盗汗，口干咽燥，舌质红，或有裂纹，苔少甚至无苔，脉细数。

证机概要：阴虚阳盛，虚火内炽。

治法：滋阴清热。

代表方：清骨散加减。本方具有清虚热，退骨蒸的功效，为治疗阴虚发热的常用方剂。

常用药：银柴胡、知母、胡黄连、地骨皮、青蒿、秦艽清退虚热，鳖甲滋阴潜阳。

盗汗较甚者，可去青蒿，加牡蛎、浮小麦、糯稻根固表敛汗；阴虚较甚者，加玄参、生地、制首乌滋养阴精；失眠者，加酸枣仁、柏子仁、夜交藤养心安神；兼有气虚而见头晕气短、体倦乏力者，加太子参、麦冬、五味子益气养阴。

2. 血虚发热证

发热，热势多为低热，头晕眼花，身倦乏力，心悸不宁，面白少华，唇甲色淡，舌质淡，脉细弱。

证机概要：血虚失养，阴不配阳。

治法：益气养血。

代表方：归脾汤加减。本方具有补气生血，健脾养心的功效，适用于心脾气血不足之发热。

常用药：黄芪、党参、茯苓、白术、甘草益气健脾；当归、龙眼肉补血养血；酸枣仁、远志养心安神；木香健脾理气。

血虚较甚者，加熟地、枸杞子、制首乌补益精血；发热较甚者，可加银柴胡、白薇清退虚热；由慢性失血所致的血虚，若仍有少许出血者，可酌加三七粉、仙鹤草、茜草、棕榈炭等止血；脾虚失健，纳差腹胀者，去黄芪、龙眼肉，加陈皮、神曲、谷麦芽等健脾助运。

3. 气虚发热证

发热，热势或低或高，常在劳累后发作或加剧，倦怠乏力，气短懒言，自汗，易于感冒，食少便溏，舌质淡，苔白薄，脉细弱。

证机概要：中气不足，阴火内生。

治法：益气健脾，甘温除热。

代表方：补中益气汤加减。本方具有益气升阳，调补脾胃的功效，适用于气虚发热证，是甘温除热的代表方剂。

常用药：黄芪、党参、白术、甘草益气健脾；当归养血活血；陈皮理气和胃；升麻、柴胡既能升举清阳，又能透泄热邪。

自汗较多者，加牡蛎、浮小麦、糯稻根固表敛汗；时冷时热，汗出恶风者，加桂枝、芍药调和营卫；脾虚夹湿，而见胸闷脘痞，舌苔白腻者，加苍术、茯苓、厚朴健脾燥湿。

4. 阳虚发热证

发热而欲近衣，形寒怯冷，四肢不温，少气懒言，头晕嗜卧，腰膝酸软，纳少便溏，面色㿠白，舌质淡胖，或有齿痕，苔白润，脉沉细无力。

证机概要：肾阳亏虚，火不归原。

治法：温补阳气，引火归原。

代表方：金匮肾气丸加减。本方具有温补肾阳的功效，适用于阳虚发热证。本方虽为温阳剂，但方中却配伍了养阴药，其意义在于阴阳相济。

常用药：附子、桂枝温补阳气；山茱萸、地黄补养肝肾；山药、茯苓补肾健脾；丹皮、泽泻清泄肝肾。

短气甚者，加人参补益元气；阳虚较甚者加仙茅、仙灵脾温肾助阳；便溏腹泻者，加白术、炮干姜温运中焦。

5. 气郁发热证

发热多为低热或潮热，热势常随情绪波动而起伏，精神抑郁，胁肋胀满，烦躁易怒，口干而苦，纳食减少，舌红，苔黄，脉弦数。

证机概要：气郁日久，化火生热。

治法：疏肝理气，解郁泻热。

代表方：丹栀逍遥散加减。本方由逍遥散加丹皮、栀子而成，具有疏肝解郁，清热泻火的功效，适用于气郁发热证。

常用药：丹皮、栀子清肝泄热；柴胡、薄荷疏肝解热；当归、白芍养血柔肝；白术、茯苓、甘草培补脾土。

气郁较甚，可加郁金、香附、青皮理气解郁；热象较甚，舌红口干，便秘者，可去白术，加龙胆草、黄芩清肝泻火；妇女若兼月经不调，可加泽兰、益母草活血调经。

6. 痰湿郁热证

低热，午后热甚，心内烦热，胸闷脘痞，不思饮食，渴不欲饮，呕恶，大便稀薄或黏滞不爽，舌苔白腻或黄腻，脉濡数。

证机概要：痰湿内蕴，壅遏化热。

治法：燥湿化痰，清热和中。

代表方：黄连温胆汤合中和汤加减。前方理气化痰，燥湿清热，适用于痰湿郁而化热之证；后方清热燥湿，理气化痰，适用于湿痰气热证。

常用药：半夏、厚朴燥湿化痰；枳实、陈皮理气和中；茯苓、通草、竹叶清热利湿；黄连清热除烦。

呕恶加竹茹、藿香、白蔻仁和胃泄浊；胸闷、苔腻加郁金、佩兰芳化湿邪；湿热阻滞少阳枢机，症见寒热如疟，寒轻热重，口苦呕逆者，加青蒿、黄芩清解少阳。

7. 血瘀发热证

午后或夜晚发热，或自觉身体某些部位发热，口燥咽干，但不多饮，肢体或躯干有固定痛处或肿块，面色萎黄或晦暗，舌质青紫或有瘀点、瘀斑，脉弦或涩。

证机概要：血行瘀滞，瘀热内生。

治法：活血化瘀。

代表方：血府逐瘀汤加减。本方具有活血化瘀，行气止痛的功效，适用于血瘀气滞所致的胸痛、头痛、发热等证。

常用药：当归、川芎、赤芍药、地黄养血活血；桃仁、红花、牛膝活血祛瘀；柴胡、枳壳、桔梗理气行气。

发热较甚者，可加秦艽、白薇、丹皮清热凉血；肢体肿痛者，可加丹参、郁金、延胡索活血散肿定痛。

【预防调护】

恰当的调摄护理对促进内伤发热的好转、治愈具有积极意义。内伤发热患者应注意休息，发热体温高者应卧床。部分长期低热的患者，在体力许可的情况下，可作适当户外活动。要保持乐观情绪，饮食宜进清淡、富于营养而又易于消化之品。由于内伤发热的患者常卫表不固而有自汗、盗汗，故应注意保暖、避风，防止感受外邪。

【结　语】

凡由情志不舒、饮食失调、劳倦过度、久病伤正等导致脏腑功能失调，阴阳失衡所引起的发热称为内伤发热。内伤发热一般起病较缓，病程较长，或有反复发热的病史。临床多表现为低热，但有时也可以是高热，亦有少数患者自觉发热或五心烦热，而体温并不升高。一般发热而不恶寒，或虽感怯冷但得衣被则冷感减轻或消失。发热持续，或时作时止，或作有定时。发热的同时多伴有头晕、神疲、自汗盗汗、脉弱无力等症。气滞、血瘀、痰湿郁结，壅遏化热，以及气、血、阴、阳亏虚发热，是内伤发热的两类病机。前者属实，后者属虚。在治疗上，实热宜泻，虚热宜补，并应根据证候的不同而采用解郁泻热、活血化瘀、化痰燥湿、甘温除热、益气养血、滋阴清热、引火归原等治法，对虚实夹杂者，当分清主次，适当兼顾。

【临证备要】

1. 内伤发热是与外感发热相对应的一类发热，可见于多种疾病中，临床比较多见。中医对内伤发热有一套颇具特色的理论认识及治疗方药，且对多数患者具有较好的疗效。因内伤发热主要由于气、血、痰湿的郁滞壅遏，或气、血、阴、阳的亏损失调所导致，故在发热的同时，分别伴有气滞、血瘀、湿郁或气虚、血虚、阴虚、阳虚的症状，这是掌握内伤发热辨证及治疗的关键。

2. 《医学心悟·火字解》将外邪引起的发热称为"贼火"，认为"贼可驱而不可留"，由久病伤正、情志不舒、饮食失调、劳倦过度等引起的内伤发热称为"子火"，"子可养而不可害"。这对于掌握外感发热与内伤发热在性质及治法上的根本区别甚有裨益。内伤发热以属虚者为多，除气郁化火及痰湿蕴热者可配合清热除湿外，一般均应针对病情补益气血阴阳，以促进脏腑功能及阴阳平衡的恢复，切不可一见发热，便用发散解表及苦寒泻火之剂，以致耗气伤阴或伤败脾胃。

3. 甘温除热法源于《内经》，创于东垣，为中医治疗气虚发热的有效方法。西医学所称的功能性发热多见于女性，体质偏弱，常兼有多汗、怕冷、心悸、失眠等气血不足的症状，中医理论认为气血相关，阴阳互根，血虚者多兼气虚，阳虚为气虚之极，阳虚者必见气虚。故对于相当部分的功能性发热在甘温除热法的基础上，针对病情加减化裁，常能收到较好的效果。

【医案选读】

病案一

郭某，女，40岁。因久患低烧症于1973年6月17日初诊。

3年来下午低烧，常达37.7℃~38.8℃，每到夜间两腿发麻，精神委顿不振，经西医检查原因未明，久治无效。脉细稍数，左关稍弦，舌无苔略红。有阴虚肝阳旺现象，投予都气丸加柴、芍、桂，以滋肾调肝。

生地黄24g，山茱萸12g，怀山药12g，丹皮12g，泽泻9g，茯苓9g，柴胡9g，五味子6g，白芍9g，肉桂6g，水煎服，嘱进7剂。

6月26日二诊：低烧下降到37℃，嘱再服前方十余剂，以巩固疗效。

（中医研究院主编. 岳美中医案集. 人民卫生出版社. 1978）

病案二

沈某，女，28岁。1974年5月5日初诊。

半年前患有肾盂肾炎，已好转，惟时有低热，唇干而裂，鼻衄咽干，便艰，纳滞，以养阴清热为治。

天冬9g，麦冬9g，石斛9g，玄参9g，生地15g，白茅根30g，知母6g，瓜蒌仁9g，淡竹叶9g，神曲9g，甘露消毒丹15g（包煎），5剂。

6月2日复诊：纳滞已展，低热亦有好转。效不更方，原意续进。

原方去甘露消毒丹，加沙参9g，鸡内金9g，炒谷芽15g，炒麦芽15g，7剂。

6月24日三诊：上方连服14剂，低热已除，纳展，要求再服几剂调治。

天冬9g，麦冬9g，玄参9g，石斛9g，瓜蒌仁9g，生地12g，淡竹叶9g，5剂。

（浙江中医学院《何任医案选》整理组. 何任医案选. 浙江科学技术出版社. 1981）

【文献摘要】

《金匮要略·血痹虚劳病脉证并治》："虚劳里急，悸，衄，腹中痛，梦失精，四肢酸疼，手足烦热，咽干口燥，小建中汤主之。"

《诸病源候论·虚劳热候》："虚劳而热者，是阴气不足，阳气有余，故内外生于热，非邪气从外来乘也。"

《医学入门·发热》："内伤劳役发热，脉虚而弱，倦怠无力，不恶寒，乃胃中真阳下陷，内生虚热，宜补中益气汤。"

《景岳全书·寒热》："阴虚之热者，宜壮水以平之；无根之热者，宜益火以培之。"

《医门法律·虚劳论》："血痹则新血不生，并素有之血，亦瘀积不行，血瘀则荣虚，荣虚则发热。"

《医学心悟·火字解》："外火，风、寒、暑、湿、燥、火及伤热饮食，贼火也，贼可驱而不可留。内火，七情色欲，劳役耗神，子火也，子可养而不可害"。"养子火有四法：一曰达：……所谓木郁则达之，如逍遥散之类是也；二曰滋：……所谓壮水之主，以镇阳光，如六味汤之类是也；三曰温：……经曰劳者温之，又曰甘温能除大热，如补中益气之类是也；四曰引：……以辛热杂于壮水药中，导之下行，所谓导龙入海，引火归原，如八味汤之类是也"。

《证治汇补·发热》："血虚发热，一切吐衄便血，产后崩漏，血虚不能配阳，阳亢发热者，治宜养血。"

《证治汇补·发热》："阳虚发热，有肾虚水冷，火不归经，游行于外而发热。"

《医林改错·血府逐瘀汤所治之症目》："身外凉，心里热，故名灯笼病，内有瘀血。认为虚热，愈补愈瘀；认为实火，愈凉愈凝"。"晚发一阵热，每晚内热，兼皮肤热一时。"

《医林改错·气血合脉说》："后半日发烧，前半夜更甚，后半夜轻，前半日不烧，此是血府血瘀。血瘀之轻者，不分四段，惟日落前后烧两时；再轻者，或烧一时。此内烧兼身热而言。"

第七节　虚　劳

虚劳又称虚损，是以脏腑亏损，气血阴阳虚衰，久虚不复成劳为主要病机，以五脏虚证为主要临床表现的多种慢性虚弱证候的总称。

历代医籍对虚劳的论述甚多。《素问·通评虚实论》所说的"精气夺则虚"可视为虚证的提纲。而《素问·调经论》所谓"阳虚则外寒，阴虚则内热"，进一步说明虚证有阴虚、阳虚的区别，并指明阴虚、阳虚的主要特点。《难经·十四难》论述了"五损"的症状，上损及下，下损及上的病势传变，并提出治疗大法。如"损其肺者益其气，损其心者调其荣卫，损其脾者调其饮食，适其寒温，损其肝者缓其中，损其肾者益其精。"《金匮要略·血痹虚劳病脉证并治》首先提出了虚劳的病名，详述证因脉治，分阳虚、阴虚、阴阳两虚三类，治疗重在温补脾肾，并提出扶正祛邪，祛瘀生新等治法，首倡补虚不忘治实的治疗要点。《诸病源候论·虚劳病诸候》比较详细地论述了虚劳的原因及各类症状，对五劳、六极、七伤的具体内容作了说明。五劳指心劳、肝劳、肺劳、脾劳、肾劳；七伤指大饱伤脾，大怒气逆伤肝，强力举重，久坐湿地伤肾，形寒，寒饮伤肺，忧愁思虑伤心，风雨寒暑伤形，大恐惧不节伤志；六极指气极、血极、筋极、骨极、肌极、精极五脏虚损至极所表现的病证。金元以后，对虚劳的理论认识及临床治疗都有较大的发展。如李东垣重视脾胃，长于甘温补中。朱丹溪重视肝肾，善用滋阴降火。明代张景岳对阴阳互根的理论作了深刻的阐发，提出"阴中求阳，阳中求阴"的治则，在治疗肾阴虚、肾阳虚的理论及方药方面有新的发展。李中梓《医宗必读》强调脾、肾在虚劳中的重要性。汪绮石《理虚元鉴》为虚劳专书，对虚劳的病因、病机、治疗、预防及护理均有较好的论述。清代吴澄的《不居集》对虚劳的资料作了比较系统的汇集整理，是研究虚劳的一部有价值的参考书。

虚劳涉及的内容很广，可以说是中医内科中范围最广的一个病证。凡属多种慢性虚弱性疾病，发展至严重阶段，以脏腑气血阴阳亏损为主要表现的病证，均属于本病证的范围。

西医学中多个系统的多种慢性消耗性和功能衰退性疾病，出现类似虚劳的临床表现时，均可参照本节辨证论治。

【病因病机】

一、病因

导致虚劳的原因甚多。《理虚元鉴·虚证有六因》说："有先天之因，有后天之因，有痘疹及病后之因，有外感之因，有境遇之因，有医药之因"，对引起虚劳的原因作了比较全面的归纳，表明多种病因作用于人体，引起脏腑气血阴阳的亏虚，日久不复，均可成为虚劳。概言之，不外先天、后天两大因素。结合临床所见，引起虚劳的病因主要有以下五个方面。

1. 禀赋薄弱，素质不强

因父母体弱多病，年老体衰，孕育不足，胎中失养，或生后喂养失当，水谷精气不充，均可导致先天不足，体质薄弱，易于罹患疾病，并在病后易于久虚不复，使脏腑气血阴阳亏虚日甚，而成为虚劳。

2. 烦劳过度，损伤五脏

烦劳过度，因劳致虚，日久成损。尤以劳神过度及恣情纵欲较为多见。忧郁思虑，积思不解，所欲未遂等劳伤心神，易使心失所养，脾失健运，心脾损伤，气血亏虚成劳。而早婚多育，房事不节，频犯手淫等，易使肾精亏虚，肾气不足，久则阴阳亏损。

3. 饮食不节，损伤脾胃

暴饮暴食，饥饱不调，食有偏嗜，营养不良，饮酒过度等原因，均会导致脾胃损伤，不能化生水谷精微，气血来源不充，脏腑经络失于濡养，日久形成虚劳。

4. 大病久病，失于调理

大病，邪气过盛，脏气损伤，耗伤气血阴阳，正气短时难以恢复，加之病后失于调养，每易发展成劳。久病迁延失治，日久不愈，病情传变日深，损耗人体的气血阴阳，或产后失于调理，正虚难复，均可演变为虚劳。

5. 误治失治，损耗精气

由于诊断有误，或选用治法、药物不当，以致精气损伤，既延误治疗，又使阴精或阳气受损，从而导致虚劳。

总之，幼年患虚劳者多以先天为主因，因虚而致病；成年以后患病，多属后天失养，劳伤过度，久病体虚成劳。

二、病机

虚劳虽有因虚致病，因病成劳，或因病致虚，久虚不复成劳的不同，而其病理性质，主要为气、血、阴、阳的亏虚，病损主要在五脏。由于虚损的病因不一，往往首先导致相关某脏气、血、阴、阳的亏损，但由于五脏互关，气血同源，阴阳互根，所以在病变过程中常互相影响。一脏受病，累及它脏，气虚不能生血，血虚无以生气；气虚者，日久阳也渐衰；血虚者，日久阴也不足；阳损日久，累及于阴；阴虚日久，累及于阳，以致病势日渐发展，而病情趋于复杂。

病变涉及五脏，尤以脾肾为主。因脾肾为先后天之本，五脏有相互滋生和制约的整体关系，在病理情况下可以互为影响转化。故《难经》有"上损及下，下损及上"的论点。具体来说，因为虚劳的成因不一，损伤的脏器各有不同，相互之间的影响转化也因此而异，如《医宗金鉴》说："阳虚外寒损肺经，阴虚内热从肾损，饮食劳倦自脾成。"同时，当多脏同病时，由于病情不同，仍有主次之分，亦有始终仅见某一脏器病变，而不病及它脏者。

从阴阳气血的虚损与五脏病变的关系来说，虽然五脏各有阴阳气血，但在生理和病理方面，尚有各自的特殊性，因此，五脏阴阳气血的损伤，也各有不同的重点。一般来说，气虚以肺、脾为主，但病重者每可影响心、肾；血虚以心、肝为主，并与脾之化源不足有关；阴虚以肾、肝、肺为主，涉及心、胃；阳虚以脾、肾为主，重者每易影响到心。

虚劳一般病程较长，多为久病痼疾，症状逐渐加重，短期不易康复。其转归及预后，与体质的强弱，脾肾的盛衰，能否解除致病原因，以及是否得到及时、正确的治疗、护理等因素有密切关系。脾肾未衰，元气未败，形气未脱，饮食尚可，无大热，或虽有热而治之能解，无喘息不续，能受补益等，为虚劳的顺证表现，其预后较好。反之，形神衰惫，肉脱骨痿，不思饮食，泄泻不止，喘急气促，发热难解，声哑息微，或内有实邪而不任攻，或诸虚并集而不受补，舌质淡胖无华或光红如镜，脉象急促细弦或浮大无根，为虚劳的逆证表现，其预后不良。

【诊查要点】

一、诊断依据

1. 多见形神衰败，身体羸瘦，大肉尽脱，食少厌食，心悸气短，自汗盗汗，面容憔悴，或五心烦热，或畏寒肢冷，脉虚无力等症。若病程较长，久虚不复，症状可呈进行性加重。

2. 具有引起虚劳的致病因素及较长的病史。

3. 排除类似病证。应着重排除其他病证中的虚证。

二、病证鉴别

1. 虚劳与肺痨

在唐代以前，尚未将这两种病证加以区分，一般都统括在虚劳之内。宋代以后，对虚劳与肺痨的区别有了明确的认识。两者鉴别的要点是：肺痨系正气不足而被痨虫侵袭所致，主要病位在肺，具有传染性，以阴虚火旺为其病理特点，以咳嗽、咳痰、咯血、潮热、盗汗、消瘦为主要临床症状；而虚劳则由多种原因所导致，久虚不复，病程较长，无传染性，以脏腑气、血、阴、阳亏虚为其基本病机，分别出现五脏气、血、阴、阳亏虚的多种症状。

2. 虚劳与其他疾病的虚证

虚劳与内科其他病证中的虚证在临床表现、治疗方药方面有类似之处，两者主要区别有二：①虚劳的各种证候，均以出现一系列精气亏虚的症状为特征，而其他病证的虚证则各以其病证的主要症状为突出表现。例如：眩晕一证的气血亏虚型，虽有气血亏虚的症状，但以眩晕为最突出、最基本的表现；水肿一证的脾阳不振型，虽有脾阳亏虚的症状，但以水肿为最突出、最基本的表现。②虚劳一病程较长，程度更重，往往涉及多脏甚至整体。其他病证中的虚证虽然也以久病属虚者为多，但亦有病程较短而呈现虚证者，且病变脏器单一。例如泄泻一证的脾胃虚弱型，以泄泻伴有脾胃亏虚的症状为主要表现。

三、相关检查

虚劳涉及的病种甚多，有必要结合病人的具体情况，针对主症有选择地做相应的检查，以便重点掌握病情。

一般常选用血常规、血生化、心电图、X线摄片、免疫功能测定等检查。特别要结合原发病做相关检查。

【辨证论治】

一、辨证要点

1. 辨别五脏气血阴阳亏虚

虚劳的证候虽多，但总不离乎五脏，而五脏之辨，又不外乎气、血、阴、阳，故对虚劳的辨证应以气、血、阴、阳为纲，五脏虚候为目。正如《杂病源流犀烛·虚损痨瘵源流》说："五脏虽分，而五脏所藏无非精气，其所以致损者有四，曰气虚，曰血虚，曰阳虚，曰阴虚"，"气血阴阳各有专主，认得真确，方可施治"。由于气血同源，阴阳互根，五脏相关，所以各种原因所致的虚损往往互相影响，由一虚渐致两虚，由一脏而累及它脏，使病情趋于复杂和严重，辨证时应加注意。

2. 辨有无兼夹病证

虚劳一般均有较长的病程，辨证论治时还应注意有无兼夹病证，尤其应注意下述三种情况：

（1）因病致虚、久虚不复者，应辨明原有疾病是否还继续存在。如因热病、寒病或瘀结致虚者，原发疾病是否已经治愈。

（2）有无因虚致实的表现。如因气虚运血无力，形成瘀血；脾气虚不能运化水湿，以致水湿内停等。

（3）是否兼夹外邪。虚劳之人由于卫外不固，易感外邪为患，且感邪之后不易恢复，治疗用药也与常人感邪有所不同。

二、治疗原则

对于虚劳的治疗，根据"虚则补之"、"损者益之"的理论，当以补益为基本原则。在进行补益的时候，一是必须根据病理属性的不同，分别采取益气、养血、滋阴、温阳的治疗方药；二是要密切结合五脏病位的不同而选方用药，以加强治疗的针对性。

同时应注意以下三点：①重视补益脾肾在治疗虚劳中的作用。以脾胃为后天之本，为气血生化之源，脾胃健运，五脏六腑、四肢百骸方能得以滋养。肾为先天之本，寓元阴元阳，为生命的本元。重视补益脾肾，先后天之本不败，则能促进各脏虚损的恢复。②对于虚中夹实及兼感外邪者，当补中有泻，扶正祛邪。从辨证的关系看，祛邪亦可起到固护正气的作用，防止因邪恋而进一步损伤正气。③虚劳既可因虚致病，亦可因病致虚，因此，应辨证结合辨病，针对不同疾病的特殊性，一方面补正以复其虚，一方面求因以治其病。

三、证治分类

虚劳的证候虽繁，但总不离乎五脏，而五脏之伤，又不外乎阴、阳、气、血，因此现以气、血、阴、阳为纲，五脏虚证为目，分类列述其证治。

（一）气虚

面色㿠白或萎黄，气短懒言，语声低微，头昏神疲，肢体无力，舌苔淡白，脉细软弱。

1. 肺气虚证

咳嗽无力，痰液清稀，短气自汗，声音低怯，时寒时热，平素易于感冒，面白。

证机概要：肺气不足，表虚不固。

治法：补益肺气。

代表方：补肺汤加减。本方补益肺气，肃肺止咳，适用于肺气虚短气息促，咳嗽无力者。

常用药：人参、黄芪、沙参益气补肺；熟地、五味子、百合益肾敛肺。

自汗较多者，加牡蛎、麻黄根固表敛汗；若气阴两虚而兼见潮热、盗汗者，加鳖甲、地骨皮、秦艽等养阴清热。

若气虚卫弱，外邪入侵，寒热，身重，头目眩冒，表现正虚感邪者，当扶正祛邪，仿《金匮要略》薯蓣丸意，佐以防风、豆卷、桂枝、生姜、杏仁、桔梗。

2. 心气虚证

心悸，气短，劳则尤甚，神疲体倦，自汗。

证机概要：心气不足，心失所养。

治法：益气养心。

代表方：七福饮加减。本方补益气血，宁心安神，适用于心气不足者。

常用药：人参、白术、炙甘草益气养心；熟地、当归滋补阴血；酸枣仁、远志宁心安神。

自汗多者，可加黄芪、五味子益气固摄；饮食少思，加砂仁、茯苓开胃健脾。

3. 脾气虚证

饮食减少，食后胃脘不舒，倦怠乏力，大便溏薄，面色萎黄。

证机概要：脾虚失健，生化乏源。

治法：健脾益气。

代表方：加味四君子汤加减。本方益气健脾除湿，适用于脾气亏虚而夹湿者。

常用药：人参、黄芪、白术、甘草益气健脾；茯苓、扁豆健脾除湿。

胃失和降而兼见胃脘胀满，嗳气呕吐者，加陈皮、半夏和胃理气降逆；食少运迟而见脘闷腹胀，嗳气，苔腻者，加神曲、麦芽、山楂、鸡内金消食健胃；气虚及阳，脾阳渐虚而兼见腹痛即泻，手足欠温者，加肉桂、炮姜温中散寒。

若中气不足，气虚下陷，脘腹坠胀，气短，脱肛者，可改用补中益气汤补气升陷。

4. 肾气虚证

神疲乏力，腰膝酸软，小便频数而清，白带清稀，舌质淡，脉弱。

证机概要：肾气不充，腰督失养，固摄无权。

治法：益气补肾。

代表方：大补元煎加减。本方补益肾气，适用于肾气不足之证。

常用药：人参、山药、炙甘草益气固肾；杜仲、山茱萸温补肾气；熟地、枸杞子、当归补养精血。

神疲乏力甚者，加黄芪益气；尿频较甚及小便失禁者，加菟丝子、五味子、益智仁补肾固摄；脾失健运而兼见大便溏薄者，去熟地、当归，加肉豆蔻、补骨脂温补固涩。

在气、血、阴、阳的亏虚中，气虚是临床最常见的一类，其中尤以肺、脾气虚为多见，而心、肾气虚亦不少。肝病而出现神疲乏力，食少便溏，舌质淡，脉弱等气虚症状时，多在治肝的基础上结合脾气亏虚论治。

（二）血虚

面色淡黄或淡白无华，唇、舌、指甲色淡，头晕目花，肌肤枯糙，舌质淡红苔少，脉细。

1. 心血虚证

心悸怔忡，健忘，失眠，多梦，面色不华。

证机概要：心血亏虚，心失所养。

治法：养血宁心。

代表方：养心汤加减。本方益气生血，养心安神，适用于心血虚证。

常用药：人参、黄芪、茯苓、五味子、甘草益气生血；当归、川芎、柏子仁、酸枣仁、远志养血宁心；肉桂、半夏曲温中健脾，以助气血之生化。

失眠、多梦较甚，可加合欢花、夜交藤养心安神。

脾血虚常与心血虚同时并见，故临床常称心脾血虚。除前述的养心汤外，归脾汤为补脾与养心并进，益气与养血相融之剂，具有补益心脾、益气摄血的功能，是治疗心脾血虚的常用方剂。

2. 肝血虚证

头晕，目眩，胁痛，肢体麻木，筋脉拘急，或筋惕肉瞤，妇女月经不调甚则闭经，面色不华。

证机概要：肝血亏虚，筋脉失养。

治法：补血养肝。

代表方：四物汤加减。本方补血调血，加味后适用于肝血虚证。

常用药：熟地、当归补血养肝；芍药、川芎和营调血；黄芪、党参、白术补气生血。

血虚甚者，加制首乌、枸杞子、鸡血藤增强补血养肝的作用；胁痛，加丝瓜络、郁金、香附理气通络；目失所养，视物模糊，加楮实子、枸杞子、决明子养肝明目。

若干血瘀结，新血不生，羸瘦，腹满，腹部触有癥块，硬痛拒按，肌肤甲错，状如鱼鳞，妇女经闭，两目黯黑，舌有青紫瘀点、瘀斑，脉细涩者，可同服大黄䗪虫丸祛瘀生新。

心主血，脾统血，肝藏血，故血虚之中以心、脾、肝的血虚较为多见。

（三）阴虚

面颧红赤，唇红，低烧潮热，手足心热，虚烦不安，盗汗，口干，舌质光红少津，脉细数无力。

1. 肺阴虚证

干咳，咽燥，甚或失音，咯血，潮热，盗汗，面色潮红。

证机概要：肺阴亏虚，肺失清润。

治法：养阴润肺。

代表方：沙参麦冬汤加减。本方滋养肺胃，生津润燥，适用于肺胃阴虚之证。

常用药：沙参、麦冬、玉竹滋养肺阴；天花粉、桑叶、甘草清热润燥。

咳嗽甚者，加百部、款冬花肃肺止咳；咯血，加白及、仙鹤草、小蓟凉血止血；潮热，加地骨皮、银柴胡、秦艽、鳖甲养阴清热；盗汗，加五味子、乌梅、瘪桃干敛阴止汗。

2. 心阴虚证

心悸，失眠，烦躁，潮热，盗汗，或口舌生疮，面色潮红。

证机概要：心阴亏耗，心失濡养。

治法：滋阴养心。

代表方：天王补心丹加减。本方益气滋阴，养心安神，适用于心阴虚证。

常用药：生地、玄参、麦冬、天冬养阴清热；人参、茯苓、五味子、当归益气养血；丹参、柏子仁、酸枣仁、远志养心安神。

火热偏盛而见烦躁不安，口舌生疮者，去当归、远志之辛温，加黄连、木通、淡竹叶清心泄火，导热下行；潮热，加地骨皮、银柴胡清退虚热；盗汗，加牡蛎、浮小麦敛汗止汗。

3. 脾胃阴虚证

口干唇燥，不思饮食，大便燥结，甚则干呕，呃逆，面色潮红。

证机概要：脾胃阴伤，失于濡养。

治法：养阴和胃。

代表方：益胃汤加减。本方养阴和胃，适用于脾胃阴虚之证。

常用药：沙参、麦冬、生地、玉竹滋阴养液；白芍、乌梅、甘草酸甘化阴；谷芽、鸡内金、玫瑰花醒脾健胃。

口干唇燥，津亏较甚者，加石斛、花粉滋养胃阴；不思饮食甚者，加麦芽、扁豆、山药益胃健脾；呃逆，加刀豆、柿蒂、竹茹降逆止呃；大便干结，用蜂蜜润肠通便。

4. 肝阴虚证

头痛，眩晕，耳鸣，目干畏光，视物不明，急躁易怒，或肢体麻木，筋惕肉瞤，面潮红。

证机概要：阴虚阳亢，上扰清空。

治法：滋养肝阴。

代表方：补肝汤加减。本方养血柔肝，滋养肝阴，适用于肝阴虚证。

常用药：地黄、当归、芍药、川芎养血柔肝；木瓜、甘草酸甘化阴；山茱萸、首乌滋养肝阴。

头痛、眩晕、耳鸣较甚，或筋惕肉瞤，为风阳内盛，加石决明、菊花、钩藤、刺蒺藜平肝息风潜阳；目干涩畏光，或视物不明者，加枸杞子、女贞子、草决明养肝明目；急躁易怒，尿赤便秘，舌红脉数者，为肝火亢盛，加夏枯草、丹皮、栀子清肝泻火。

5. 肾阴虚证

腰酸，遗精，两足痿弱，眩晕，耳鸣，甚则耳聋，口干，咽痛，颧红，舌红，少津，脉沉细。

证机概要：肾精不足，失于濡养。

治法：滋补肾阴。

代表方：左归丸加减。本方滋补肾阴，适用于肾阴虚证。

常用药：熟地、龟板胶、枸杞、山药、菟丝子、牛膝滋补肾阴；山茱萸、鹿角胶温补肾气，助阳生阴。

遗精，加牡蛎、金樱子、芡实、莲须固肾涩精；潮热，口干咽痛，脉数，为阴虚火旺，去鹿角胶、山茱萸，加知母、黄柏、地骨皮滋阴泻火。

五脏的阴虚在临床上均较常见，而以肾、肝、肺为主，且以肝肾为根本。

（四）阳虚

面色苍白或晦暗，怕冷，手足不温，出冷汗，精神疲倦，气息微弱，或有浮肿，下肢为甚，舌质胖嫩，边有齿印，苔淡白而润，脉细微、沉迟或虚大。

1. 心阳虚证

心悸，自汗，神倦嗜卧，心胸憋闷疼痛，形寒肢冷，面色苍白。

证机概要：心阳不振，心气亏虚，运血无力。

治法：益气温阳。

代表方：保元汤加减。本方益气温阳，适用于阳虚气弱之证。

常用药：人参、黄芪益气扶正；肉桂、甘草、生姜温通阳气。

心胸疼痛者，酌加郁金、川芎、丹参、三七活血定痛；形寒肢冷，为阳虚较甚，酌加附子、巴戟、仙茅、仙灵脾、鹿茸温补阳气。

2. 脾阳虚证

面色萎黄，食少，形寒，神倦乏力，少气懒言，大便溏薄，肠鸣腹痛，每因受寒或饮食不慎而加剧。

证机概要：中阳亏虚，温煦乏力，运化失常。

治法：温中健脾。

代表方：附子理中汤加减。本方益气温中健脾，适用于脾阳虚证。

常用药：党参、白术、甘草益气健脾；附子、干姜温中祛寒。

腹中冷痛较甚，为寒凝气滞，可加高良姜、香附或丁香、吴茱萸温中散寒，理气止痛；食后腹胀及呕逆者，为胃寒气逆，加砂仁、半夏、陈皮温中和胃降逆；腹泻较甚，为阳虚寒甚，加肉豆蔻、补骨脂、苡仁温补脾肾，涩肠除湿止泻。

3. 肾阳虚证

腰背酸痛，遗精，阳痿，多尿或不禁，面色苍白，畏寒肢冷，下利清谷或五更泻泄，舌质淡胖，有齿痕。

证机概要：肾阳亏虚，失于温煦，固摄无权。

治法：温补肾阳。

代表方：右归丸加减。本方温补肾阳，适用于肾阳虚证。

常用药：附子、肉桂温补肾阳；杜仲、山茱萸、菟丝子、鹿角胶温补肾气；熟地、山药、枸杞、当归补益精血，滋阴以助阳。

遗精，加金樱子、桑螵蛸、莲须，或金锁固精丸以收涩固精；脾虚以致下利清谷者，减去熟地、当归等滋腻滑润之品，加党参、白术、苡仁益气健脾，渗湿止泻；命门火衰以致五更泄泻者，合四神丸温脾暖肾，固肠止泻；阳虚水泛以致浮肿、尿少者，加茯苓、泽泻、车前子，或合五苓散利水消肿；肾不纳气而见喘促短气，动则更甚者，加补骨脂、五味子、蛤蚧补肾纳气。

阳虚常由气虚进一步发展而成，阳虚则生寒，症状比气虚重，并出现里寒的症状。阳虚之中，以心、脾、肾的阳虚为多见。由于肾阳为人身之元阳，所以心脾之阳虚日久，亦必病及于肾，而出现心肾阳虚或脾肾阳虚的病变。

为了便于辨证和治疗，将虚劳归纳为气、血、阴、阳亏虚四类，但临床常有错杂互见的情况。一般来说，病程短者，多伤及气血，可见气虚、血虚及气血两虚之证；病程长者，多伤及阴阳，可见阴虚、阳虚及阴阳两虚之证。而气血与阴阳的亏虚既有联系，又有区别。津液精血都属于阴的范畴，但血虚与阴虚的区别在于：血虚主要表现血脉不充，失于濡养的症状，如面色不华，唇舌色淡，脉细弱等；阴虚则多表现阴虚生内热的症状，如五心烦热，颧红，口干咽燥，舌红少津，脉细数等。阳虚可以包括气虚在内，且阳虚往往是由气虚进一步发展而成。气虚表现短气乏力，自汗，食少，便溏，舌淡，脉弱等症；阳虚则症状进一步加重，且出现阳虚里寒的症状，如倦怠嗜卧，形寒肢冷，肠鸣泄泻，舌质淡胖，脉虚弱或沉迟等。

虚劳的治疗应从多方面着手，除药物外，气功、针灸、推拿、食疗等均可配合使用。

【预防调护】

1. 消除及避免引起虚劳的病因是预防虚劳的根本措施。

2. 避风寒，适寒温。虚劳过程中，感受外邪，耗伤正气，通常是病情恶化的重要原因；而虚劳病人由于正气不足，卫外不固，又容易招致外邪入侵。故应注意冷暖，避风寒，适寒温，尽量减少伤风感冒。

3. 调饮食，戒烟酒。人体气血全赖水谷以资生，故调理饮食对虚劳至关重要，一般以富于营养，易于消化，不伤脾胃为原则。对辛辣厚味，过分滋腻，生冷不洁之物，则应少食甚至禁食。吸烟嗜酒有损正气，应该戒除。

4. 慎起居，适劳逸。生活起居要有规律，做到动静结合，劳逸适度。根据自己体力的情况，可适当参加户外散步，气功锻炼，打太极拳等活动。病情轻者，可适当安排工作和学习。适当节制房事。

5. 舒情志，少烦忧。过分的情志刺激，易使气阴伤耗，是促使病情加重的重要原因之一。而保持情绪稳定，舒畅乐观，则有利于虚劳的康复。

【结　语】

虚劳是多种慢性衰弱性证候的总称，其范围相当广泛。禀赋薄弱，劳倦过度，饮食损伤，久病失治等多种原因均会导致虚劳，其共同点是久虚不复而成劳。五脏功能衰退，气、血、阴、阳亏损，是虚劳的基本病机。辨证应以气、血、阴、阳为纲，五脏虚证为目。由于气血同源，阴阳互根，五脏相关，故应同时注意气血阴阳相兼为病及五脏之间的相互影响。"虚则补之"，补益是治疗虚劳的基本原则，应根据病理属性的不同，分别采用益气、养血、滋阴、温阳的治法，并结合五脏病位的不同而选方用药，以加强治疗的针对性。对于虚中夹实及兼感外邪者，治疗当补中有泻，补泻兼施，防止因邪恋而进一步耗伤正气。做好调摄护理，对虚劳的康复具有重要意义。

【临证备要】

1. 注意结合相关检查：虚劳是气血津液病证甚至是整个中医内科病证中涉及脏腑及表现证候最多的一种病证，涉及西医学的多种疾病。由于病种的不同，其病情演变、治疗效果、发展预后等有较大的区别，有必要结合临床实际情况，进行相关的检查，以便全面地掌握病情，加强治疗的针对性，提高疗效。

2. 对虚劳的辨证，既应以气血阴阳为纲，五脏虚候为目，提纲挈领，但由于气血同源，阳阳互根，五脏相关，在病理情况下，往往互相影响，由一虚而渐至多虚，由一脏而累及它脏，使证候趋于复杂，临证必须有机联系，方能灵活应用。如气阴耗伤，肺肾气虚，心脾（气血）两虚，肝肾阴虚，脾肾阳虚，心肾阳虚，阴阳两虚等。

3. 补血需兼补气：补血养血是治疗血虚的治则，但由于血为气之母，故血虚均会伴有不同程度的气虚症状，所以补血不宜单用补血药，应适当配伍补气药，以达到益气生血的目的，当归补血汤即是益气生血的应用范例。正如《脾胃论》说："血不自生，须得生阳气之药，血自旺矣"。黄芪、人参、党参、白术等药，为常选用的益气（进而生血）之药。

4. 在补阴补阳中，注意阴阳互根：阴虚应补阴，阳虚应补阳，这是一般常规。但须注意"阴阳互根"的问题。正如《景岳全书·新方八略》说："善补阳者，必于阴中求阳，则阳得阴助而生化无穷；善补阴者，必于阳中求阴，则阴得阳升而泉源不竭。"张景岳所制滋肾阴的左归丸及温肾阳的右归丸正体现了这一治疗原则。两方的大部分组成药物相同，均有补阳的菟丝子和鹿角胶，即是取其"阴中求阳"和"阳中求阴"之意。当然，左归丸中更有龟板胶滋阴，而右归丸中则有桂、附温阳。

5. 充分重视食补：虚劳的病程一般比较长，搞好护理对促进虚劳的好转乃至痊愈具有十分重要的意义。其中，应高度重视发挥饮食的补益作用，进食富于营养而易于消化的食物，以保证气血的化生。阳虚患者忌食寒凉，宜温补类食物；阴虚患者忌食燥热，宜淡薄滋润类食物。

【医案选读】

病案一

陈某，女，20岁。1974年12月27日初诊。

面色无华，头晕耳鸣，腰酸，月经落后一周，量不多，此外无出血现象，咽喉疼痛，大便不成形，食欲不振。舌质淡，苔薄白，脉细。患者自幼贫血，来院门诊治疗已半年余，服调补气血之剂效果不明显。血色素3.3克%，红细胞136万/毫米^3，白细胞5200/毫米^3，血小板6.5万/毫米^3，网织红细胞0.5%，西医诊为"溶血性贫血"。证属脾肾俱虚，阳不生阴，与一般气血虚者不同。治以补养脾肾，助阳生阴。党参12g，白术12g，茯苓9g，炙甘草6g，当归9g，白芍9g，生熟地各9g，川芎6g，川断12g，仙灵脾9g，巴戟天9g，仙鹤草30g，红枣5枚。5剂。

1975年1月5日二诊：面色渐转红润，精神较振，胃纳已增，二便正常，略有腰酸。舌淡，苔薄润，脉细。原方继服，另加服黄芪片。

1975年1月13日三诊：一般情况均有改善，面有华色，唇渐红，胃纳佳，二便调。舌苔薄润，脉细。7剂。原方继服，

1975年1月28日四诊：情况较好，血象亦有明显改善。血色素7.7克%，红细胞295万/毫米^3，白细胞5000/毫米^3，血小板9.8万/毫米^3，网织红细胞2%。再守原意加减化裁。

（上海中医学院附属龙华医院. 黄文东医案·虚劳三例. 上海人民出版社. 1977）

病案二

万某，男，27岁。1961年4月4日会诊。

住某医院诊为"慢性髓性白血病"，面色苍白，头晕，左偏头痛，胸膺闷痛，牙龈渗血，有时低烧，纳少，大便正常。舌质淡，苔薄腻，脉沉细弦。属血瘀虚劳，治宜益气补血，通络消瘀。生黄芪八钱，当归尾二钱，党参五钱，苏木二钱，生龟板五钱，生鳖甲五钱，石决明五钱，地骨皮三钱，丹皮二钱，干地黄四钱，阿胶四钱。

5月4日复诊：低烧退，头晕减轻，胸闷痛已去，大便偏稀。原方去地骨皮。

5月23日三诊：口干欲饮，烦不能眠，皮肤易出血，小便黄。脉左沉细弱，右弦细数，

舌苔薄黄燥。属阴虚血热，治宜益气凉血养阴。犀角粉（冲服）四分（现一般用水牛角代，但需加大剂量），生地黄四钱，白芍三钱，丹皮二钱，玉竹五钱，玄参三钱，麦冬三钱，山萸肉三钱，石斛五钱，阿胶三钱（烊化）。水煎，童便200毫升兑服，日三次。

6月4日四诊：出血现象有好转，睡眠亦较好。脉略缓，苔减。仍宜益气养血，通络化瘀。党参五钱，苏木三钱，黄芪五钱，归尾二钱，丹皮二钱，生地六钱，龟板五钱，鳖甲五钱，地榆三钱，地骨皮三钱，炙甘草三钱。

6月11日五诊：牙龈已不出血，皮肤出血点亦少，精神好转，饮食增加。燥苔退，脉沉微缓有力。原方续服。

（中医研究院. 蒲辅周医疗经验·医案·血痹虚劳. 人民卫生出版社. 1976）

病案三

孙某，女，30岁，教师。1977年8月11日初诊。

患者自2年前即患神经衰弱，继之因妊娠毒血症剖宫产后经常胃脘不适，纳差失眠，心慌气短，少气懒言，善太息，经常头晕健忘。舌淡少苔，脉细无力，偶有肢热，汗出，便溏。处方：党参12g，白术9g，黄芪15g，当归9g，茯苓15g，远志3g，酸枣仁15g，广木香6g，龙眼肉12g，合欢皮30g，川楝子6g。

至10月22日，此方加减服用六十余剂，上述诸症基本消失，惟脉仍细弱，又以上方两剂共为细末，炼蜜为丸，每丸重10g，早晚各服1丸为其善后。

（张小萍，陈明人主编. 中医内科医案精选·虚劳. 上海中医药大学出版社. 2001）

【文献摘要】

《素问·阴阳应象大论》："形不足者，温之以气；精不足者，补之以味。"

《诸病源候论·虚劳病诸候》："夫虚劳者，五劳、六极、七伤是也。"

《景岳全书·虚损》："病之虚损，变态不同，因有五劳七伤，证有营卫脏腑。然总之则人赖以生者，惟此精气，而病为虚损者，亦惟此精气。气虚者，即阳虚也；精虚者，即阴虚也。"

《景岳全书·新方八略》："善补阳者，必于阴中求阳，则阳得阴助而生化无穷；善补阴者，必于阳中求阴，则阴得阳升而泉源不竭。"

《医宗必读·虚劳》："夫人之虚，不属于气，即属于血，五脏六腑，莫能外焉。而独举脾肾者，水为万物之元，土为万物之母，二脏安和，一身皆治，百疾不生。"

《理虚元鉴·治虚有三本》："治虚有三本，肺、脾、肾是也。肺为五脏之天，脾为百骸之母，肾为性命之根，治肺、治脾、治肾，治虚之道毕矣。"

《不居集·上集·卷十》："虚劳日久，诸药不效，而所赖以无恐者，胃气也。盖人之一身，以胃气为主，胃气旺则五脏受荫，水精四布，机运流通，饮食渐增，津液渐旺，以致充血生精，而复其真阴之不足。"

第八节 肥 胖

肥胖是由于多种原因导致体内膏脂堆积过多，体重异常增加，并伴有头晕乏力、神疲懒言、少动气短等症状的一类病证。

历代医籍对肥胖病的论述非常多。对本病的最早记载见于《内经》，《素问·异法方宜论》曰："其民华食而脂肥。"《素问·通评虚实论》曰："甘肥贵人，则膏粱之疾也。"《素问·奇病论》曰："此人必数食甘美而多肥也。"说明肥胖的发生与过食肥甘、先天禀赋等多种因素有关。同时指出养生必须注意形体的肥瘦，《素问·八正神明论》曰："故养神者，必知形之肥瘦。"后世医家在此基础上认识到肥胖的病机还与气虚、痰湿、七情及地理环境等因素有关，如《景岳全书·杂证谟·非风》认为肥人多气虚，《丹溪心法》、《医门法律》认为肥人多痰湿。在治疗方面，《丹溪心法·中湿》认为肥胖应从湿热及气虚两方面论治。《石室秘录·肥治法》认为治痰须补气兼消痰，并补命火，使气足而痰消。此外，前人还认识到肥胖与其他多种病证有关，如《女科切要》中指出："肥白妇人，经闭而不通者，必是痰湿与脂膜壅塞之故也。"

现代医学的单纯性（体质性）肥胖病、继发性肥胖病（如继发于下丘脑及垂体病、胰岛病及甲状腺功能低下等的肥胖病），可参照本节治疗。

【病因病机】

肥胖多因年老体弱、过食肥甘、缺乏运动、先天禀赋等导致气虚阳衰、痰湿瘀滞形成。

一、病因

1. 年老体弱

肥胖的发生与年龄有关，40 岁以后明显增高。这是由于中年以后，人体的生理机能由盛转衰，脾的运化功能减退，又过食肥甘，运化不及，聚湿生痰，痰湿壅结，或肾阳虚衰，不能化气行水，酿生水湿痰浊，故而肥胖。

2. 饮食不节

暴饮暴食，食量过大，或过食肥甘，长期饮食不节，一方面可致水谷精微在人体内堆积成为膏脂，形成肥胖；另一方面也可损伤脾胃，不能布散水谷精微及运化水湿，致使湿浊内生，蕴酿成痰，痰湿聚集体内，使人体臃肿肥胖。

3. 缺乏运动

长期喜卧好坐，缺乏运动，则气血运行不畅，脾胃呆滞，则运化失司，水谷精微失于输布，化为膏脂痰浊，聚于肌肤、脏腑、经络而致肥胖。妇女在妊娠期或产后由于营养过多，活动减少，亦容易发生。

4. 先天禀赋

《内经》即认识到肥胖与人的体质有关，现代已明确认识到，肥胖的发生具有家族性。阳热体质，胃热偏盛者，食欲亢进，食量过大，脾运不及，可致膏脂痰湿堆积，而成肥胖。

此外，肥胖的发生还与性别、地理环境等因素有关，由于女性活动量较男性少，故女性肥胖者较男性为多。

二、病机

病机总属阳气虚衰、痰湿偏盛。脾气虚弱则运化转输无力，水谷精微失于输布，化为膏脂和水湿，留滞体内而致肥胖；肾阳虚衰，则血液鼓动无力，水液失于蒸腾气化，致血行迟缓，水湿内停，而成肥胖。

病位主要在脾与肌肉，与肾虚关系密切，亦与心肺的功能失调及肝失疏泄有关。

本病多属本虚标实之候。本虚多为脾肾气虚，或兼心肺气虚；标实为痰湿膏脂内停，或兼水湿、血瘀、气滞等，临床常有偏于本虚及标实之不同。前人有"肥人多痰"、"肥人多湿"、"肥人多气虚"之说，即是针对其不同病机而言。

本病病变过程中常发生病机转化，一是虚实之间的转化，如食欲亢进，过食肥甘，湿浊积聚体内，化为膏脂，湿浊化热，胃热滞脾，形成肥胖，但长期饮食不节，可损伤脾胃，致脾虚不运，甚至脾病及肾，导致脾肾两虚，从而由实证转为虚证；而脾虚日久，运化失常，湿浊内生，或土壅木郁，肝失疏泄，气滞血瘀，或脾病及肾，肾阳虚衰，不能化气行水，可致水湿内停，泛溢于肌肤，阻滞于经络，使肥胖加重，从而由虚证转为实证或虚实夹杂之证。二是各种病理产物之间也可发生相互转化，主要表现为痰湿内停日久，阻滞气血运行，可致气滞或血瘀。而气滞、痰湿、瘀血日久，常可化热，而成郁热、痰热、湿热、瘀热。三是肥胖病变日久，常变生它病。《内经》中已经认识到肥胖与消瘅等病证有关，极度肥胖者，常易合并消渴、头痛、眩晕、胸痹、中风、胆胀、痹证等。

【诊查要点】

一、诊断依据

1. 有饮食过多，恣食肥甘厚味等不良饮食习惯，或缺乏运动，或有肥胖家族史。
2. 体重明显超过标准体重，或有身体沉重、头晕乏力、行动迟缓，甚或动则喘促等症状。
3. 排除水肿等器质性病变。

二、病证鉴别

1. 肥胖与水肿

水肿严重时，体重亦增加，也可出现肥胖的伴随症状，但水肿以颜面及四肢浮肿为主，严重者可见腹部胀满，全身皆肿，与本病症状有别。

水肿经治疗病理性水湿排出体外后，体重可迅速减轻，降至正常，肥胖患者体重减轻则相对较缓。

2．肥胖与黄胖

黄胖由肠道寄生虫与食积所致，以面部黄胖肿大为特征，与肥胖迥然有别。

三、相关检查

肥胖病人应测量身高、体重、腹围、腰围、血压，进行血脂、血糖、血清胰岛素、皮质醇、睾酮、黄体生成素等检查。必要时做头颅 X 线摄片，或头颅、双肾上腺 CT 扫描，测定 T_3、T_4、TSH，以明确肥胖病因。

【辨证论治】

一、辨证要点

1．辨标本虚实

本病多为标实本虚之候。本虚要辨明气虚，还是阳虚。标实要辨明痰湿、水湿及瘀血之不同。

2．辨明脏腑病位

肥胖病有在脾、在肾、在心肺的不同，临证时需加详辨。肥胖病变与脾关系最为密切，临床症见身体重着，神疲乏力，腹大胀满，头沉胸闷，或有恶心，痰多者，病变主要在脾。病久累及于肾，症见腰膝酸软疼痛，动则气喘，嗜睡，形寒肢冷，下肢浮肿，夜尿频多。病在心肺者，则见心悸气短，少气懒言，神疲自汗等。

二、治疗原则

针对肥胖本虚标实的特点，治疗当以补虚泻实为原则。补虚常用健脾益气；脾病及肾，结合益气补肾。泻实常用祛湿化痰，结合行气、利水、消导、通腑、化瘀等法，以祛除体内病理性痰浊、水湿、瘀血、膏脂等。其中祛湿化痰法是治疗本病的最常用方法，贯穿于本病治疗过程的始终。

三、分证论治

1．胃热滞脾证

多食，消谷善饥，形体肥胖，脘腹胀满，面色红润，心烦头昏，口干口苦，胃脘灼痛，嘈杂，得食则缓。舌红苔黄腻，脉弦滑。

证机概要：胃热脾湿，精微不化，膏脂瘀积。

治法：清胃泻火，佐以消导。

代表方：小承气汤合保和丸加减。前方通腑泄热，行气散结，用于胃肠有积热，热邪伤津而见肠中有燥屎者；后方重在消食导滞，用于食积于胃而见胃气不和者。两方合用，有清热泻火、导滞化积之功，使胃热除，脾湿化，水谷精微归于正化。

常用药：大黄泻热通便；连翘、黄连清胃泻火；枳实、厚朴行气散结；山楂、神曲、莱菔子消食导滞；陈皮、半夏理气化痰和胃；茯苓健脾利湿。

肝胃郁热，症见胸胁苦满，烦躁易怒，口苦舌燥，腹胀纳呆，月经不调，脉弦，可加柴胡、黄芩、栀子；肝火致便秘者，加更衣丸。食积化热，形成湿热，内阻肠胃，而致脘腹胀满，大便秘结，或泄泻，小便短赤，苔黄腻，脉沉有力，可用枳实导滞丸或木香槟榔丸。湿热郁于肝胆，可用龙胆泻肝汤。风火积滞壅积肠胃，表里俱实者，可用防风通圣散。

2. 痰湿内盛证

形盛体胖，身体重着，肢体困倦，胸膈痞满，痰涎壅盛，头晕目眩，口干而不欲饮，嗜食肥甘醇酒，神疲嗜卧。苔白腻或白滑，脉滑。

证机概要：痰湿内盛，困遏脾运，阻滞气机。

治法：燥湿化痰，理气消痞。

代表方：导痰汤加减。本方燥湿化痰和胃，理气开郁消痞，适用于痰湿内盛，气机壅滞之肥胖。

常用药：半夏、制南星、生姜燥湿化痰和胃；橘红、枳实理气化痰；冬瓜皮、泽泻淡渗利湿；决明子通便；莱菔子消食化痰；白术、茯苓健脾化湿；甘草调和诸药。

湿邪偏盛者，可加苍术、薏苡仁、赤小豆、防己、车前子；痰湿化热，症见心烦少寐，纳少便秘，舌红苔黄，脉滑数，可酌加竹茹、浙贝母、黄芩、黄连、瓜蒌仁等，并以胆南星易制南星；痰湿郁久，壅阻气机，以致痰瘀交阻，伴见舌暗或有瘀斑者，可酌加当归、赤芍、川芎、桃仁、红花、丹参、泽兰等。

3. 脾虚不运证

肥胖臃肿，神疲乏力，身体困重，胸闷脘胀，四肢轻度浮肿，晨轻暮重，劳累后明显，饮食如常或偏少，既往多有暴饮暴食史，小便不利，便溏或便秘。舌淡胖，边有齿印，苔薄白或白腻，脉濡细。

证机概要：脾胃虚弱，运化无权，水湿内停。

治法：健脾益气，渗利水湿。

代表方：参苓白术散合防己黄芪汤加减。前方健脾益气渗湿，适用于脾虚不运之肥胖；后方益气健脾利水，适用于气虚水停之肥胖。两方相合，健脾益气作用加强，恢复脾的运化功能，以杜生湿之源，同时应用渗湿利水之品，祛除水湿以减肥。

常用药：党参、黄芪、茯苓、白术、大枣健脾益气；桔梗性上浮，兼益肺气；山药、扁豆、薏苡仁、莲子肉渗湿健脾；陈皮、砂仁理气化滞，醒脾和胃；防己、猪苓、泽泻、车前子利水渗湿。

脾虚水停，肢体肿胀明显者，加大腹皮、桑白皮、木瓜，或加入五皮饮；腹胀便溏者，加厚朴、陈皮、广木香以理气消胀；腹中畏寒者，加肉桂、干姜等以温中散寒。

4. 脾肾阳虚证

形体肥胖，颜面虚浮，神疲嗜卧，气短乏力，腹胀便溏，自汗气喘，动则更甚，畏寒肢冷，下肢浮肿，尿昼少夜频。舌淡胖，苔薄白，脉沉细。

证机概要：脾肾阳虚，气化不行，水饮内停。

治法：温补脾肾，利水化饮。

代表方：真武汤合苓桂术甘汤加减。前方温阳利水，适用于肾阳虚衰，水气内停之肥胖；后方健脾利湿，温阳化饮，适用于脾虚湿聚饮停之肥胖。两方合用，共奏温补脾肾，利水化饮之功。

常用药：附子、桂枝补脾肾之阳，温阳化气；茯苓、白术健脾利水化饮；白芍敛阴；甘草和中；生姜温阳散寒。

气虚明显，伴见气短、自汗者，加人参、黄芪；水湿内停明显，症见尿少浮肿，加五苓散，或泽泻、猪苓、大腹皮；若见畏寒肢冷者，加补骨脂、仙茅、仙灵脾、益智仁，并重用肉桂、附子以温肾祛寒。

临床本型肥胖多兼见合并症，如胸痹、消渴、眩晕等，遣方用药时亦可参照相关疾病辨证施治。

【预防调护】

肥胖对人体健康危害极大，一旦形成本病，治疗一般不易。对本病积极预防非常必要，应积极主动，持之以恒，坚持治疗。本病患者饮食宜清淡，忌肥甘醇酒厚味，多食蔬菜、水果等富含纤维、维生素的食物，适当补充蛋白质，宜低糖、低脂、低盐；养成良好的饮食习惯，忌多食、暴饮暴食，忌食零食；必要时有针对性地配合药膳疗法或针灸疗法。适当参加体育锻炼或体力劳动，如根据情况可选择散步、快走、慢跑、骑车、爬楼等，也可做适当的家务等体力劳动。运动不可太过，以防难以耐受，贵在持之以恒。减肥须循序渐进，使体重逐渐减轻，接近正常体重，不宜骤减，以免损伤正气，降低体力。

【结　语】

肥胖是以体重异常增加，身肥体胖，并多伴有头晕乏力、神疲懒言、少动气短等症状的一类病证。多由年老体弱、过食肥甘、缺乏运动、先天禀赋等原因导致，其病机总属脾肾气虚、痰湿偏盛。肥胖的病位主要在脾与肌肉，与肾气虚关系密切，亦与心肺的功能失调有关。肥胖多为本虚标实之候，虚实之间、各种病理产物之间常发生相互转化，病久还可变生消渴、头痛、眩晕、胸痹、中风、胆胀、痹证等疾病，因此必须积极治疗。临证时要辨明标本虚实、脏腑病位，以补虚泻实为原则，治本用补益脾肾，治标常用祛湿化痰，结合行气、利水、消导、通腑、化瘀等法。在药物治疗的同时，积极进行饮食调摄及体育锻炼，以提高疗效。

【临证备要】

1. 肥胖常可兼血瘀，尤其是痰湿体质者，痰湿阻滞气机，气滞则血瘀，血行不畅，瘀血内停，形成气滞血瘀证。症见形体丰满，面色紫红或暗红，胸闷胁胀，心烦易怒，夜寐不安或夜不能寐，大便秘结，舌暗红或有瘀点瘀斑，或舌下脉络怒张，苔薄白或薄黄，脉沉细或涩。治以活血祛瘀，行气散结，方用血府逐瘀汤合失笑散加减。气滞明显者，见胸闷，脘腹胀满，加郁金、厚朴、陈皮、莱菔子；兼肝胆郁热内结，见心烦易怒，口干口苦，目黄，胁痛，便秘，加大黄、龙胆草、栀子、黄芩；湿热明显，兼见纳呆脘痞，舌暗红苔黄腻，加金钱草、泽泻、茵陈、栀子、虎杖等。本证也可选用桃核承气汤、桂枝茯苓丸等。

2. 肥胖之属于痰湿、气滞、血瘀者常可化热，进而伤阴，病至后期可表现为阴虚阳亢证者，症见体胖，情绪急躁，易怒，食欲旺盛，头晕胸闷，大便干结，舌质红，苔少，脉弦细数，治以镇肝息风汤加减。

3. 研究表明，具有减肥作用的中药有何首乌、荷叶、茶叶、菟丝子、枸杞子、玉竹、地黄、山楂、莱菔子、栀子、防己、泽泻、赤小豆、薏苡仁、猪苓、茯苓、陈皮、半夏、大腹皮、白术、牵牛子、黄芪、柴胡、菊花、茵陈、大黄、芦荟、女贞子、旱莲草、苍术、灵芝、夏枯草、三棱、丹参、魔芋、决明子、番泻叶、冬瓜皮、车前子、芒硝、麻仁、昆布、海藻、螺旋藻等，临证时在辨证论治的基础上，可酌情选用。

4. 饮食控制，加强体育锻炼，是治疗和预防肥胖的有效措施，应注意坚持。但饮食节制不宜过度，以免因摄入过少对身体造成不良损害。同时，治疗肥胖，亦不可过用泻药，以免损伤脾胃，带来不良后果。

【医案选读】

病案一

董某，女，38 岁。1978 年 7 月 10 日初诊。

诉五六载来形体逐渐肥胖，并伴眩晕、闭经、漏乳等症，至 1976 年底体重增至 88 公斤。于 1978 年 7 月 10 日来诊。患者形体呈均匀性肥胖，眩晕耳鸣，步履不实，时欲倾跌，肢体重滞不利，手握不紧，心悸间作，咯吐大量白色稠黏细沫痰，痰出则神清气爽，口干欲饮，月经常延期或闭，舌苔腻，脉象沉滑。辨证属水谷成痰，痰凝气滞血瘀。治以运脾燥湿化痰，执中央以运上下。

处方：炒苍术 6g，炒白术 6g，法半夏 9g，陈皮 6g，茯苓 15g，黑豆皮 9g，生苡仁 12g，石菖蒲 3g，竹茹 9g，荷叶 15g，梗通草 3g。

服药 17 剂，形肥减，腹围小，眩悸均轻，大便三四日一行，月汛后期旬日来潮，量较多，5 天告尽，咳痰减而不已，质稠黏，苔脉同前。拟初议增其制，参入活血通瘀。

处方：制半夏 9g，茯苓 12g，陈皮 5g，炒枳壳 9g，竹茹 6g，风化硝（分冲）4g，全瓜蒌 12g，大麻仁 12g，川贝母 5g，桃仁 6g，石菖蒲 3g，荷叶 15g。

连投药 24 剂，体重已降至 76.5 公斤，肢体灵活，两手伸摄自如，体力增加。又间断服用上方药 30 剂，最后来诊，已无不适。

（董建华等主编. 中国现代名中医医案精华·周筱斋医案. 北京出版社. 1990）

病案二

李某，女，29 岁。1980 年 4 月 23 日初诊。

肥胖 2 年余，伴头晕头痛，咽喉干涩，五心烦热，日食 1.5 斤，倦怠乏力。诊查：对称性肥胖，体重 92 公斤，身高 1.72 米，血压 130/90mmHg，皮肤色暗无紫纹，心肺（−），下肢轻度凹陷性浮肿。舌苔薄黄，舌质暗红，脉象沉细。辨证：肝肾阴虚，湿阻血瘀。为肥胖病。治法：滋阴活血，祛湿清热。处方：蒸首乌 20g，枸杞子 15g，丹参 20g，丹皮 10g，赤芍 15g，莪术 10g，桃仁 9g，郁金 10g，山楂 15g，内金 10g，草决明 15g，荷叶 30g，泽泻 12g，琥珀 3g（分二次冲服）。

上方药服 35 剂，体重下降至 85.5 公斤，减少 6.5 公斤。头晕头痛、咽喉干涩、五心烦热等症消失，饮食减少，日食 1 斤左右，面色红润，四肢有力。继以原方减鸡内金、草决明、荷叶、琥珀，加云苓 20g，薏仁 30g，节菖蒲 10g，以巩固疗效。

（董建华等主编. 中国现代名中医医案精华·李振华医案. 北京出版社. 1990）

【文献摘要】

《素问·奇病论》："此肥美之所发也，此人必数食甘美而多肥也，肥者令人内热，甘者令人中满，故其气上溢，转为消渴。"

《素问·阴阳应象大论》："年四十，而阴气自半也，起居衰矣。年五十，体重，耳目不聪明矣。"

《丹溪心法·中湿》："凡肥人沉困怠惰，是湿热，宜苍术、茯苓、滑石。凡肥白之人，沉困怠惰，是气虚，宜二术、人参、半夏、草果、厚朴、芍药。"

《景岳全书·杂证谟·非风》："何以肥人反多气虚？……肥人者，柔胜于刚，阴胜于阳者也，且肉以血成，总皆阴类，故肥人多有气虚之证。"

《石室秘录·肥治法》："肥人多痰，乃气虚也，虚则气不能运行，故痰生之，则治痰焉可独治痰哉？必须补其气，而后兼消其痰为得耳。然而气之补法，又不可纯补脾胃之土，而当兼补其命门之火，盖火能生土，而土自生气，气足而痰自消，不治痰正所以治痰也。"

第九节　癌　病

癌病是多种恶性肿瘤的总称，以脏腑组织发生异常增生为其基本特征。临床表现主要为肿块逐渐增大，表面高低不平，质地坚硬，时有疼痛，发热，并常伴见纳差，乏力，日渐消瘦等全身症状。

远在殷墟甲骨文就有"瘤"的记载。《说文解字》："瘤，肿也，从病，留声"。《圣济总录》说："瘤之为义，留滞不去也。"对瘤的含义作了精辟的解释。而"癌"字首见于宋·东轩居士所著的《卫济宝书》（公元1171年），该书将"癌"作为痈疽五发之一。在中医学著作中，较多地结合各种癌病的临床特点而予以相应的命名，如甲状腺癌类属于"石瘿"，肝癌类属于"肝积"等。也有一些现代癌症在古代未作特殊命名，可根据癌症的临床表现参见相关病证的中医理论与实践。

中医古籍对一些癌病的临床表现、病因病机、治疗、预后、预防等均有所记载，至今仍有重要的参考价值。如《素问·玉机真脏论》说："大骨枯槁，大肉陷下，胸中气满，喘息不便，内痛引肩项，身热，脱肉破䐃，真脏见，十月之内死。"所述症状类似肺癌晚期临床表现，并明确指出预后不良。清·祁坤《外科大成·论痔漏》说："锁肛痔，肛门内外如竹节锁紧，形如海蜇，里急后重，便粪细而带扁，时流臭水，此无治法。"上述症状的描述与直肠癌基本相符。对癌病的病因病机多认为是由于阴阳失调，七情郁结，脏腑受损等原因，导致气滞血瘀，久则成为"癥瘕"、"积聚"。如《诸病源候论·积聚病诸候》说："诸脏受邪，初未能成积聚，留滞不去，乃成积聚"。关于癌病的治疗，中医学著作中论述更多，有内治与外治，单方与复方，药物与手术等丰富多彩的治疗方法。明·张景岳《景岳全书·积聚》说："凡积聚之治，如经之云者，亦既尽矣。然欲总其要，不过四法，曰攻，曰消，曰散，曰补，四者而已。"对积聚之治法作了高度概括。唐代《晋书》中说："初帝目有瘤疾，使医割之"，为我国手术治疗癌病的最早记载。

癌病是一种难治性疾病，目前已认识到癌病是一类全身性疾病的局部表现，任何单一手段的局部治疗，均难以彻底治愈。中医药治疗癌病以扶正祛邪为指导思想，中西医结合治疗可以取长补短，充分发挥各种治疗方法在癌病各阶段中的作用，可起到提高疗效或减毒增效的作用，能改善症状，提高生存质量，延长生存期。

目前癌病又是一种常见病、多发病，本节着重介绍脑瘤、肺癌、肝癌、大肠癌、肾癌和膀胱癌。此外，食道癌、胃癌、甲状腺癌等病分别与噎膈、胃痛、瘿病等病证有关，可适当参考。

【病因病机】

癌病是发生于五脏六腑、四肢百骸的一类恶性疾病。多由于正气内虚，感受邪毒，情志怫郁，饮食损伤，宿有旧疾等因素，使脏腑功能失调，气血津液运行失常，产生气滞、血瘀、痰凝、湿浊、热毒等病理变化，蕴结于脏腑组织，相互搏结，日久积渐而成的一类恶性疾病。

一、病因

癌病的病因尚未完全明了，但据癌病的起病经过及临床表现，其发生与外在的六淫邪毒，内在的七情怫郁、饮食失调、宿有旧疾或久病伤正、年老体衰等有密切关系。

1. 六淫邪毒

外感六淫之邪，或工业废气、石棉、煤焦烟炱、放射性物质等邪毒之气入侵，若正气不能抗邪，则致客邪久留，脏腑气血阴阳失调，而致气滞、血瘀、痰浊、热毒等病变，久则可形成结块。

2. 七情怫郁

情志不遂，气机郁结，久则导致气滞血瘀，或气不布津，久则津凝为痰，血瘀、痰浊互结，渐而成块。正如《类证治裁·郁证》说："七情内起之郁，始而伤气，继必及血"。

3. 饮食失调

嗜好烟酒辛辣腌炸烧烤，损伤脾胃，脾失健运，正气亏虚，气虚血瘀。如《读医随笔·承制生化论》说："气虚不足以推血，则血必有瘀"。或正气亏虚，易感外邪或易致客邪久留。另一方面，脾失健运，不能升清降浊，敷布运化水湿，则痰湿内生。正如《医宗必读·痰饮》所说："脾土虚弱，清者难升，浊者难降，留中滞膈，淤而成痰"。

4. 宿有旧疾

机体脏腑阴阳的偏盛偏衰，气血功能紊乱，如治不得法或失于调养，病邪久羁，损伤正气，或正气本虚，驱邪无力，加重或诱发气、痰、食、湿、水、血等凝结阻滞体内，邪气壅结成块。

5. 久病伤正、年老体衰

正气内虚，脏腑阴阳气血失调，是罹患癌病的主要病理基础。正如《医宗必读·积聚》所说："积之成者，正气不足，而后邪气踞之"。久病体衰，正气亏虚，气虚血瘀；或生活失于调摄，劳累过度，气阴耗伤，外邪每易乘虚而入，客邪留滞不去，气机不畅，终致血行瘀滞，结而成块。

二、病机

癌病的形成虽有上述多种因素，但其基本病理变化为正气内虚，气滞、血瘀、痰结、湿聚、热毒等相互纠结，日久积滞而成有形之肿块。

病理属性总属本虚标实。多是因虚而得病，因虚而致实，是一种全身属虚，局部属实的疾病。初期邪盛而正虚不显，故以气滞、血瘀、痰结、湿聚、热毒等实证为主。中晚期由于癌瘤耗伤人体气血津液，故多出现气血亏虚、阴阳两虚等病机转变，由于邪愈盛而正愈虚，本虚标实，病变错综复杂，病势日益深重。不同的癌病其病机上又各有特点。脑瘤的本虚以肝肾亏虚、气血两亏多见，标实以痰浊、瘀血、风毒多见；肺癌之本虚以阴虚、气阴两虚多见，标实以气阻、瘀血、痰浊多见；大肠癌的本虚则以脾肾双亏、肝肾阴虚为多见，标实以湿热、瘀毒多见；肾癌及膀胱癌的本虚以脾肾两虚、肝肾阴虚多见，标实以湿热蕴结、瘀血内阻多见。

不同的癌病其病变部位不同，脑瘤病位在脑，肺癌病位在肺，大肠癌病位在肠，肾癌及膀胱癌病位在肾与膀胱。但由于肝主疏泄，条达气机，脾为气血生化之源，肾主髓，藏元阴元阳，故上述癌病的发生发展，与肝、脾、肾的关系也较为密切。

【诊查要点】

一、脑瘤

脑瘤是颅内肿瘤的简称，指生长于颅腔内的新生物，以头痛、呕吐、视力下降、感觉障碍、运动障碍、人格障碍等为主要临床表现。脑瘤可发生于任何年龄，但以 20～40 岁者最多。一般为缓慢起病，症状的演变以月、年计。转移性脑瘤的发展较快，病情的变化以日、周计。根据脑瘤的临床表现，中医古籍有关脑瘤的论述散见于"头痛"、"眩晕"、"呕吐"等病证中。

（一）诊断依据

1. 患者有头痛、呕吐、视力障碍等临床表现。

2. 随脑组织受损部位的不同而有相应的局部症状，有助于定位诊断。如大脑额叶前部肿瘤可见精神障碍，出现性格改变，进行性痴呆，癫痫发作等；额下回后部肿瘤可出现运动性失语；额叶后部中央前回运动区受压则产生对侧偏瘫。大脑顶叶部肿瘤以感觉障碍为主，感觉定位和感觉区别的能力消失。大脑颞叶部肿瘤则以听觉障碍为主。大脑枕叶部肿瘤定位征为视野缺损。胼胝体部肿瘤精神症状明显。中脑部肿瘤早期易出现脑积水，而发生头痛、视盘水肿及呕吐等。小脑部肿瘤以运动失调为特征。桥脑部肿瘤则以交叉性偏瘫、交叉性感觉麻木及眼球垂直性震颤与眼外展麻痹为特征。

（二）病证鉴别

1. 脑瘤与脑血管疾病

部分脑瘤患者可见颅内压增高、偏瘫，应注意与脑血管疾病相鉴别。脑血管疾病多见于老年人，常有高血压和动脉硬化病史，多突然出现昏迷，可有颅内压增高症状和偏瘫。CT、MRI 有助于鉴别。

2. 脑瘤与癫痫

脑瘤患者可以有症状性癫痫，常伴有颅内压增高的症状（如头痛、呕吐、视力下降等）和其他局灶性症状（如精神障碍、感觉障碍、运动障碍等）持续存在。原发性癫痫通常缺少局灶性脑症状，发作过后多无明显症状。CT、MRI 有助于鉴别。

（三）相关检查

CT、MRI 探查肿瘤的部位、大小及浸润情况，是目前诊断脑瘤的主要手段。

二、肺癌

肺癌又称原发性支气管肺癌，为最常见的恶性肺肿瘤。肿瘤细胞源于支气管黏膜或腺体，常有区域性淋巴结转移和血行播散。早期常有刺激性咳嗽、痰中带血。进展速度与细胞生物学特性有关。肺癌是常见的恶性肿瘤之一，发病率居全部肿瘤的第一或第二位，且有逐年增高的趋势。发病年龄多在 40 岁以上，男性发病率高于女性，但近年来女性发病率上升特别快，男女两性发病比例逐步缩小（约为 2∶1）。5 年生存率约为 8% ~ 13%。根据肺癌的临床表现，中医古籍有关肺癌的论述散见于"肺积"、"咳嗽"、"咯血"、"胸痛"等病证中。

（一）诊断依据

1. 近期发生的呛咳，顽固性干咳持续数周不愈，或反复咯血痰，或不明原因的顽固性胸痛、气急、发热，或伴消瘦、疲乏等。

2. 多发生于年龄在 40 岁以上，有长期吸烟史的男性。

（二）病证鉴别

1. 肺癌与肺痨

肺痨与肺癌均有咳嗽、咯血、胸痛、发热、消瘦等症状，两者很容易混淆，应注意鉴别。肺痨多发生于青壮年，而肺癌好发于 40 岁以上的中老年男性。部分肺痨患者的已愈合的结核病灶所引起的肺部瘢痕可恶变为肺癌。肺痨经抗痨治疗有效，肺癌经抗痨治疗病情无好转。借助肺部 X 线检查、痰结核菌检查、痰脱落细胞学检查、纤维支气管镜检查等，有助于两者的鉴别。

2. 肺癌与肺痈

肺痈患者也可有发热、咳嗽、咳痰的临床表现，应注意鉴别。典型的肺痈是急性发病，高热，寒战，咳嗽，咳吐大量脓臭痰，痰中可带血，伴有胸痛；肺癌发病较缓，热势一般不高，呛咳，咳痰不爽或痰中带血，伴见神疲乏力、消瘦等全身症状。肺癌患者在感受外邪时，也可出现高热、咳嗽加剧等症，此时更应详细询问病史，四诊合参，并借助肺部 X 线检查、痰和血的病原体检查、痰脱落细胞学检查等实验室检查加以鉴别。

3．肺癌与肺胀

肺胀是多种慢性肺系疾患反复发作，迁延不愈所致的慢性肺部疾病。病程长达数年，反复发作，多发生于 40 岁以上人群，以咳嗽、咳痰、喘息、胸部膨满为主症；肺癌则起病较为隐匿，以咳嗽、咯血、胸痛、发热、气急为主要临床表现，伴见消瘦、乏力等全身症状，借助肺部 X 线检查、痰脱落细胞学检查等不难鉴别。

（三）相关检查

1．胸部 X 线检查、CT、支气管碘油造影，有助于肺癌的早期诊断。

2．痰脱落细胞学检查是早期诊断肺癌的简单而有效的方法，阳性率在 80% 左右，多次检查阳性率可提高。

3．纤维支气管镜检查，可确定病变性质及做病理检查，是确诊肺癌的重要方法。

三、肝癌

原发性肝癌起源于肝细胞或肝内胆管细胞，简称肝癌。我国肝癌约 80% 为肝细胞癌。肝癌是我国常见恶性肿瘤之一。据统计，肝癌死亡率在恶性肿瘤死亡顺位中，城市为第二位，仅次于肺癌；农村为第二位，仅次于胃癌。我国每年约 11 万人死于肝癌，约占全世界肝癌死亡数的 45%。肝癌可发生于任何年龄，但以 31 ~ 50 岁为最多，男女之比约为 1:1 ~ 4:1。早期切除的远期疗效较好，但大多数肝癌患者在确诊时已属晚期，手术机会多已错过，所能采用的现代综合治疗方法常限制在放化疗和免疫治疗上，而放化疗对本病的治疗毒副反应大，适应证则减少，疗效也差。目前采用中医药治疗是本病的主要治疗手段之一。根据肝癌的临床表现，中医古籍有关肝癌的论述散见于"肥气"、"积气"、"积证"等病证中。

（一）诊断依据

1．不明原因的右胁不适或疼痛，原有肝病症状加重伴全身不适、胃纳减退、乏力、体重减轻等均应纳入检查范围。

2．右胁部肝脏进行性肿大，质地坚硬而拒按，表面有结节隆起，为有诊断价值的体征，但已属中晚期。

（二）病证鉴别

1．肝癌与黄疸

黄疸以目黄、身黄、小便黄为主，主要病机为湿浊阻滞，胆液不循常道外溢而发黄，起病有急缓，病程有长短，黄疸色泽有明暗，以利湿解毒为治疗原则。而肝癌以右胁疼痛、肝脏进行性肿大、质地坚硬、腹胀大、乏力、形体逐渐消瘦为特征，中晚期可伴有黄疸，此时，黄疸仅视为一个症状而不是独立的病种，以扶正（补益气血）祛邪（疏肝理气、活血化瘀、清热利湿、泻火解毒、消积散结等）、标本兼顾为治疗原则，并需结合西医抗癌治疗。此外，结合血清总胆红素、尿胆红素、直接胆红素测定及血清谷丙转氨酶、甲胎球蛋白、肝区 B 超、CT 扫描等以明确诊断。

2. 肝癌与鼓胀

肝癌失治，晚期伴有腹水的患者可有腹胀大、皮色苍黄、脉络暴露的症状而为鼓胀，属于鼓胀的一种特殊类型。肝癌所致之鼓胀，病情危重，预后不良，在鼓胀辨证论治的基础上，需结合西医抗癌治疗。可结合实验室检查明确诊断，协助治疗。

（三）相关检查

肝区 B 超、CT 扫描、MRI、肝穿刺、血清学检查（如甲胎球蛋白等）等，有助于明确诊断。

四、大肠癌

大肠癌包括结肠癌与直肠癌，是常见的消化道恶性肿瘤，以排便习惯与粪便性状改变，腹痛，肛门坠痛，里急后重，甚至腹内结块，消瘦为主要临床表现。在北美、西欧各国大肠癌的发病率仍有上升趋势，居全部癌病死亡原因中的第二位。近 30 年来我国的发病率也不断上升。近年大肠癌根治术后 5 年生存率为 50% 左右。根据其发病及临床特征分析，中医古籍有关大肠癌的论述散见于"肠积"、"积聚"、"癥瘕"、"肠覃"、"肠风"、"脏毒"、"下痢"、"锁肛痔"等病证中。

（一）诊断依据

凡 30 岁以上的患者有下列症状时需高度重视，考虑有大肠癌的可能：①近期出现持续性腹部不适，隐痛，胀气，经一般治疗症状不缓解；②无明显诱因的大便习惯改变，如腹泻或便秘等；③粪便带脓血、黏液或血便，而无痢疾、肠道慢性炎症等病史；④结肠部位出现肿块；⑤原因不明的贫血或体重减轻。

（二）病证鉴别

1. 大肠癌与痢疾

痢疾与大肠癌在腹痛、泄泻、里急后重、排脓血便等临床症状上有相似点，要注意区别。痢疾是以腹痛腹泻，里急后重，排赤白脓血便为主要临床表现的具有传染性的外感疾病。一般发病较急，常以发热伴有呕吐开始，继则腹痛腹泻、里急后重、排赤白脓血便为突出的临床特征，其腹痛多呈阵发性，常在腹泻后减轻，腹泻次数可达每日 10～20 次，粪便呈胶冻状、脓血状。而大肠癌起病较为隐匿，早期症状多较轻或不明显，中晚期伴见明显的全身症状，如神疲倦怠、消瘦等，腹痛常为持续性隐痛，常见腹泻，但每日次数不多，泄泻与便秘交替出现是其特点。此外，实验室检查对明确诊断具有重要价值，如血常规、大便细菌培养、大便隐血试验、直肠指诊、全结肠镜检查等。

2. 大肠癌与痔疾

痔疾也常见大便带血、肛门坠胀或异物感的临床表现，应注意区别。痔疾属外科疾病，起病缓，病程长，一般不伴有全身症状，其大便下血特点为便时或便后出血，常伴有肛门坠胀或异物感，多因劳累、过食辛辣等而诱发或加重。直肠指诊、直肠镜等检查有助于明确诊断。

（三）相关检查

出现上述临床表现时，应详细询问病史，全面体检，并及时进行直肠指诊、全结肠镜检查、钡灌肠 X 线检查、血清癌胚及肠癌相关抗原测定、直肠内超声扫描、CT 等检查以明确诊断。

五、肾癌、膀胱癌

肾癌是泌尿系统常见的肿瘤，以血尿、腰痛、肿块、消瘦乏力等为主要临床表现。男性多于女性，40 ~ 60 岁多发。根据肾癌的起病及临床表现，中医古籍有关肾癌的论述散见于"尿血"、"腰痛"等病证中。

膀胱癌是泌尿系统常见的肿瘤，以血尿、尿频、尿急、尿痛、排尿困难、发热消瘦、恶病质等为主要临床表现。男性多于女性，50 ~ 70 岁多发。中医古籍有关膀胱癌的论述散见于"尿血"、"血淋"、"癃闭"等病证中。

（一）诊断依据

肾癌早期常无症状，晚期部分患者可有典型的三联症：血尿、腰部疼痛、上腹或腰部肿块。膀胱癌典型临床表现为血尿、尿急、尿频、尿痛，或持续性尿意感。

（二）病证鉴别

1. 肾癌与多囊肾

多囊肾常有腰、腹疼痛，血尿或蛋白尿，出现肾功能障碍和高血压的患者较多，往往合并其他多囊脏器。B 超、CT、MRI 有助于鉴别诊断。

2. 肾癌、膀胱癌与泌尿系结石

泌尿系结石多有急性疼痛，可伴见尿血，B 超、腹部 X 线等有助于诊断。

3. 肾癌、膀胱癌与肾及膀胱结核

肾及膀胱结核也常有尿路刺激征，尿血，脓尿，并伴低热、盗汗、消瘦等症状，尿中查到结核杆菌。抗痨治疗有效。

（三）相关检查

尿检查可见肉眼血尿及镜下血尿；尿脱落细胞学检查对诊断早期肾癌、膀胱癌有一定价值；B 超、CT、MRI 可确定病变部位、大小及浸润情况等。此外，膀胱镜检查也是确诊膀胱癌的重要方法。

上述癌病的诊断中，各种癌病的细胞学分类诊断，如肺癌的鳞状上皮细胞癌、小细胞癌、腺癌等，虽属西医学范畴，但它对估计病情、判断预后、选择治疗方案等有重要意义，所以也应尽可能了解癌病细胞学性质，结合患者的全身情况、肿瘤发展情况等，以合理安排综合治疗方案。

【辨证论治】

一、辨证要点

临床首先应辨各种癌病的脏腑病位；辨病邪的性质，分清痰结、湿聚、气滞、血瘀、热毒的不同，以及有否兼夹；辨标本虚实，分清虚实标本的主次；辨脏腑阴阳，分清受病脏腑气血阴阳失调的不同；辨病程的阶段，明确患者处于早、中、晚期的不同，以选择适当的治法和估计预后。

二、治疗原则

癌病属于正虚邪实，邪盛正衰的一类疾病，所以治疗的基本原则是扶正祛邪，攻补兼施。要结合病史、病程、四诊及实验室检查等临床资料，综合分析，辨证施治，做到"治实当顾虚，补虚勿忘实"。初期邪盛正虚不明显，当先攻之；中期宜攻补兼施；晚期正气大伤，不耐攻伐，当以补为主，扶正培本以抗邪气。扶正之法主要是根据正虚侧重的不同，并结合主要病变脏腑而分别采用补气、补血、补阴、补阳的治法；祛邪主要针对病变采用理气、除湿、化痰散结、活血化瘀、清热解毒等法，并应适当配伍有抗肿瘤作用的中药。早期发现、早期诊断、早期治疗对预后有积极意义。做好预防对减少发病有重要意义。既病之后加强饮食调养，调畅情志，注意休息，有利于癌病的康复。

三、证治分类

（一）脑瘤

1. 痰瘀阻窍证

头晕头痛，项强，目眩，视物不清，呕吐，失眠健忘，肢体麻木，面唇暗红或紫暗，舌质紫暗或瘀点或有瘀斑，脉涩。

证机概要：痰瘀互结，蔽阻清窍。

治法：息风化痰，祛瘀通窍。

代表方：通窍活血汤加减。本方有活血通窍的功效，适用于瘀血阻窍证。

常用药：石菖蒲芳香开窍；桃仁、红花、川芎、赤芍、三七活血化瘀；白芥子、胆南星化痰散结。

呕吐者，加竹茹、姜半夏和胃止呕；失眠者，加酸枣仁、夜交藤养心安神。

2. 风毒上扰证

头痛头晕，耳鸣目眩，视物不清，呕吐，面红目赤，失眠健忘，肢体麻木，咽干，大便干燥，重则抽搐，震颤，或偏瘫，或角弓反张，或神昏谵语，项强，舌质红或红绛，苔黄，脉弦。

证机概要：阳亢化风，热毒内炽，上扰清窍。

治法：平肝潜阳，清热解毒。

代表方：天麻钩藤饮合黄连解毒汤加减。前方清肝息风，清热活血，补益肝肾，适用于肝阳偏亢者；后方清热泻火，凉血解毒，适用于火热邪毒炽盛之病证。

常用药：天麻、钩藤、石决明平肝潜阳；山栀、黄芩、黄连、黄柏泻火解毒；牛膝引血下行；杜仲、桑寄生补益肝肾；夜交藤、茯神安神定志。

阳亢风动之势较著者，加代赭石、生龙骨、生牡蛎，重镇潜阳，镇息肝风；大便干燥者，加番泻叶、火麻仁，通腑泄热。

3．阴虚风动证

头痛头晕，神疲乏力，虚烦不宁，肢体麻木，语言謇涩，颈项强直，手足蠕动或震颤，口眼㖞斜，偏瘫，口干，小便短赤，大便干，舌质红，苔薄，脉弦细或细数。

证机概要：肝肾阴亏，虚风内动。

治法：滋阴潜阳息风。

代表方：大定风珠加减。本方具有滋液填阴，育阴潜阳息风的功能，适用于脑瘤阴虚风动者。

常用药：阿胶、熟地、白芍滋养肝肾之阴；龟板、鳖甲、牡蛎育阴潜阳息风；钩藤、僵蚕息风止痉。

虚热之象著者，加青蒿、白薇清退虚热；大便秘结者，加火麻仁、郁李仁润肠通便。

（二）肺癌

1．瘀阻肺络证

咳嗽不畅，胸闷气憋，胸痛有定处，如锥如刺，或痰血暗红，口唇紫暗，舌质暗或有瘀点、瘀斑，苔薄，脉细弦或细涩。

证机概要：气滞血瘀，痹阻于肺。

治法：行气活血，散瘀消结。

代表方：血府逐瘀汤加减。本方有活血化瘀，理气止痛的功效，适用于肺癌瘀阻肺络者。

常用药：桃仁、红花、川芎、赤芍、牛膝活血化瘀；当归、熟地养血活血；柴胡、枳壳疏肝理气；甘草调和诸药。

胸痛明显者，可配伍香附、延胡索、郁金等理气通络，活血定痛；若反复咯血，血色暗红者，可去桃仁、红花，加蒲黄、三七、藕节、仙鹤草、茜草根祛瘀止血；瘀滞化热，耗伤气津，见口干舌燥者，加沙参、天花粉、生地、玄参、知母等，清热养阴生津；食少、乏力、气短者，加黄芪、党参、白术，益气健脾。

2．痰湿蕴肺证

咳嗽咳痰，气憋，痰质稠黏，痰白或黄白相兼，胸闷胸痛，纳呆便溏，神疲乏力，舌质淡，苔白腻，脉滑。

证机概要：脾湿生痰，痰湿蕴肺。

治法：健脾燥湿，行气祛痰。

代表方：二陈汤合栝蒌薤白半夏汤加减。二陈汤燥湿化痰；栝蒌薤白半夏汤宽胸散结。适用于痰浊中阻，咳嗽痰多，胸闷胸痛之证。

常用药：陈皮、法半夏、茯苓理气燥湿化痰；瓜蒌、薤白行气祛痰，宽胸散结；紫菀、款冬花止咳化痰。

若见胸脘胀闷、喘咳较甚者，可加用葶苈大枣泻肺汤以泻肺行水；痰郁化热，痰黄稠黏难出者，加海蛤壳、鱼腥草、金荞麦根、黄芩、栀子清化痰热；胸痛甚，且瘀象明显者，加川芎、郁金、延胡索行瘀止痛；神疲、纳呆者，加党参、白术、鸡内金健运脾气。

3. 阴虚毒热证

咳嗽无痰或少痰，或痰中带血，甚则咯血不止，胸痛，心烦寐差，低热盗汗，或热势壮盛，久稽不退，口渴，大便干结，舌质红，舌苔黄，脉细数或数大。

证机概要：肺阴亏虚，热毒炽盛。

治法：养阴清热，解毒散结。

代表方：沙参麦冬汤合五味消毒饮加减。前方养阴清热，适用于肺阴亏虚者；后方以清热解毒为主，适用于热毒炽盛者。

常用药：沙参、玉竹、麦冬、甘草、桑叶、天花粉养阴清热；金银花、野菊花、蒲公英、紫花地丁、紫背天葵清热解毒散结。

若见咯血不止，可选加白及、仙鹤草、茜草根、三七凉血止血，收敛止血；低热盗汗，加地骨皮、白薇、五味子，育阴清热敛汗；大便干结，加全瓜蒌、火麻仁润燥通便。

4. 气阴两虚证

咳嗽痰少，或痰稀，咳声低弱，气短喘促，神疲乏力，面色㿠白，形瘦恶风，自汗或盗汗，口干少饮，舌质红或淡，脉细弱。

证机概要：气虚阴伤，肺痿失用。

治法：益气养阴。

代表方：生脉散合百合固金汤加减。前方益气生津，适用于气阴两伤者；后方养阴清热，润肺化痰，适用于肺虚阴伤而有热者。

常用药：人参大补元气；麦冬养阴生津；五味子敛补肺津；生地、熟地、玄参滋阴补肾；当归、芍药养血平肝；百合、麦冬、甘草润肺止咳；桔梗止咳祛痰。

气虚症状明显者，加生黄芪、太子参、白术等益气补肺健脾；咳痰不利，痰少而黏者，加贝母、百部、杏仁利肺化痰。若肺肾同病，阴损及阳，出现以阳气虚衰为突出临床表现时，可选用右归丸温补肾阳。

上述证候中，如合并有上腔静脉压迫综合征，出现颜面、胸膺上部青紫水肿，声音嘶哑，头痛晕眩，呼吸困难，甚至昏迷的严重症状，危重者可在短期内死亡。中医治疗从瘀血、水肿论治，活血化瘀，利水消肿，可使部分病人缓解。常用方剂如通窍活血汤、五苓散、五皮饮、真武汤等。压迫症状较轻者，可在辨证施治方药中，酌加葶苈子、猪苓、生麻黄、益母草等泻肺除壅，活血利水。

（三）肝癌

1. 肝气郁结证

右胁部胀痛，右胁下肿块，胸闷不舒，善太息，纳呆食少，时有腹泻，月经不调，舌苔薄腻，脉弦。

证机概要：肝气不舒，气机郁结。

治法：疏肝健脾，活血化瘀。

代表方：柴胡疏肝散加减。本方疏肝理气，散结止痛。

常用药：柴胡、枳壳、香附、陈皮疏肝理气；川芎、赤芍活血化瘀；甘草调和诸药。

疼痛较明显者，可加郁金、延胡索以活血定痛。已出现胁下肿块者，加莪术、桃仁、半夏、浙贝母等破血逐瘀，软坚散结。纳呆食少者，加党参、白术、薏苡仁、神曲等开胃健脾。

2. 气滞血瘀证

右胁疼痛较剧，如锥如刺，入夜更甚，甚至痛引肩背，右胁下结块较大，质硬拒按，或同时见左胁下肿块，面色萎黄而暗，倦怠乏力，脘腹胀满，甚至腹胀大，皮色苍黄，脉络暴露，食欲不振，大便溏结不调，月经不调，舌质紫暗，有瘀点瘀斑，脉弦涩。

证机概要：气滞血瘀，结为癥块，不通则痛。

治法：行气活血，化瘀消积。

代表方：复元活血汤加减。

常用药：桃仁、红花、大黄活血祛瘀；当归活血补血；三棱、莪术、延胡索、郁金、水蛭活血定痛，化瘀消积；穿山甲疏通肝络；柴胡疏肝理气；甘草缓急止痛，调和诸药。可酌加或配用鳖甲煎丸或大黄䗪虫丸，以消癥化积。

若转为鼓胀之腹胀大，皮色苍黄，脉络暴露者，加甘遂、大戟、芫花攻逐水饮，或改用调营饮活血化瘀，行气利水。

3. 湿热聚毒证

右胁疼痛，甚至痛引肩背，右胁部结块，身黄目黄，口干口苦，心烦易怒，食少厌油，腹胀满，便干溲赤，舌质红，苔黄腻，脉弦滑或滑数。

证机概要：湿邪化热，聚而为毒。

治法：清热利胆，泻火解毒。

代表方：茵陈蒿汤加减。

常用药：茵陈、栀子、大黄清热除湿，利胆退黄；白花蛇舌草、黄芩、蒲公英清热泻火解毒。

疼痛明显者，加柴胡、香附、延胡索疏肝理气，活血止痛。

4. 肝阴亏虚证

胁肋疼痛，胁下结块，质硬拒按，五心烦热，潮热盗汗，头晕目眩，纳差食少，腹胀大，甚则呕血、便血、皮下出血，舌红少苔，脉细而数。

证机概要：病程较久，阴血暗耗，肝阴亏虚。

治法：养血柔肝，凉血解毒。

代表方：一贯煎加减。

常用药：生地、当归、枸杞滋养肝肾阴血；沙参、麦冬滋养肺胃之阴；川楝子疏肝解郁。

出血者，加仙鹤草、白茅根、牡丹皮清热凉血止血。出现黄疸者，可合茵陈蒿汤清热利胆退黄。

肝阴虚日久，累及肾阴，而见阴虚症状突出者，加生鳖甲、生龟板、女贞子、旱莲草滋肾阴，清虚热。肾阴虚日久常可阴损及阳而见肾之阴阳两虚，临床见形寒怯冷、腹胀大、水肿、腰酸膝软等症，可用金匮肾气丸温补肾阳为主方加减化裁。

若合并血证、黄疸、昏迷或转为鼓胀者，可参照有关章节进行辨证论治，病情危重者尚须中西医结合救治。

（四）大肠癌

1. 湿热郁毒证

腹部阵痛，便中带血或黏液脓血便，里急后重，或大便干稀不调，肛门灼热，或有发热、恶心、胸闷、口干、小便黄等症，舌质红，苔黄腻，脉滑数。

证机概要：肠腑湿热，灼血为瘀，热盛酿毒。

治法：清热利湿，化瘀解毒。

代表方：槐角丸加减。本方有清热燥湿，泻火解毒，凉血止血，疏风理气之功，适用于湿热下注，瘀毒互结之大肠癌。

常用药：槐角、地榆、侧柏叶凉血止血；黄芩、黄连、黄柏清热燥湿，泻火解毒；荆芥、防风、枳壳疏风理气；当归尾活血祛瘀。

腹痛较著者可加香附、郁金，行气活血定痛；大便脓血黏液，泻下臭秽，为热毒炽盛，加白头翁、败酱草、马齿苋以清热解毒，散血消肿。

2. 瘀毒内阻证

腹部拒按，或腹内结块，里急后重，大便脓血，色紫暗，量多，烦热口渴，面色晦暗，或有肌肤甲错，舌质紫暗或有瘀点、瘀斑，脉涩。

证机概要：瘀血内结，瘀滞化热，热毒内生。

治法：活血化瘀，清热解毒。

代表方：膈下逐瘀汤加减。本方有活血通经，化瘀止痛，理气的功效，适用于瘀血痹阻重者。由于瘀血常壅遏化热，故适当配伍清热解毒之品。

常用药：桃仁、红花、五灵脂、延胡索、丹皮、赤芍、当归、川芎活血通经，化瘀止痛；香附、乌药、枳壳调理气机；黄连、黄柏、败酱草，清热解毒；甘草调和诸药。

3. 脾肾双亏证

腹痛喜温喜按，或腹内结块，下利清谷或五更泄泻，或见大便带血，面色苍白，少气无力，畏寒肢冷，腰酸膝冷，苔薄白，舌质淡胖，有齿痕，脉沉细弱。

证机概要：脾肾气虚，气损及阳。

治法：温阳益精。

代表方：大补元煎加减。本方健脾益气，补肾填精，适用于脾肾精气亏虚。

常用药：人参、山药、黄芪健脾益气；熟地、杜仲、枸杞子、山茱萸补肾填精；肉苁蓉、巴戟天温肾助阳。

如下利清谷、腰酸膝冷之症突出，可配四神丸以温补脾肾，涩肠止泻，药用补骨脂、肉豆蔻、吴茱萸、五味子。

4. 肝肾阴虚证

腹痛隐隐，或腹内结块，便秘，大便带血，腰膝酸软，头晕耳鸣，视物昏花，五心烦热，口咽干燥，盗汗，遗精，月经不调，形瘦纳差，舌红少苔，脉弦细数。

证机概要：肝肾阴伤，阴虚火旺。

治法：滋肾养肝。

代表方：知柏地黄丸加减。本方滋补肝肾，清泻虚火，适用于肝肾阴虚，兼有火旺者。

常用药：熟地、山茱萸、山药、泽泻、丹皮、茯苓滋补肝肾；知母、黄柏清泻虚火。

便秘者，加火麻仁、郁李仁润肠通便；大便带血，加三七、茜草、仙鹤草化瘀止血；遗精，加芡实、金樱子益肾固精；月经不调者，加香附、当归理气活血调经。

（五）肾癌、膀胱癌

肾癌、膀胱癌的中医分型论治有共同之处，故合并在一起介绍。

1. 湿热蕴毒证

腰痛，腰腹坠胀不适，尿血，尿急，尿频，尿痛，发热，消瘦，纳差，舌红苔黄腻，脉濡数。

证机概要：湿热蕴结下焦，膀胱气化不利。

治法：清热利湿，解毒通淋。

代表方：八正散或龙胆泻肝汤加减。前方清热利尿通淋，适用于下焦热盛者；后方清热利湿之力均较强，适用于湿热俱盛者。

常用药：瞿麦、萹蓄、车前子、泽泻、芒硝清热利尿通淋；连翘、龙胆草、栀子、黄芩清热解毒利湿；当归、生地养血益阴；柴胡疏肝理气；甘草调和诸药。

尿血者，酌加小蓟、白茅根、仙鹤草，清热凉血止血；腰痛甚者，酌加郁金、三七，活血定痛。

2. 瘀血内阻证

面色晦暗，腰腹疼痛，甚则腰腹部肿块，尿血，发热，舌质紫暗或有瘀点、瘀斑，苔薄白，脉涩。

证机概要：瘀血蓄结，壅阻气机。

治法：活血化瘀，理气散结。

代表方：桃红四物汤加减。本方活血化瘀之力较强，适用于瘀血内阻者。

常用药：桃仁、红花、川芎、当归活血化瘀；白芍、熟地养血生新；香附、木香、枳壳理气散结。

血尿较著者，酌减破血逐瘀的桃仁、红花，加三七、花蕊石化瘀止血；发热者，加丹皮、丹参清热凉血。

3. 脾肾两虚证

腰痛，腹胀，尿血，腰腹部肿块，纳差，呕恶，消瘦，气短乏力，便溏，畏寒肢冷，舌质淡，苔薄白，脉沉细。

证机概要：脾肾气虚，气损及阳。

治法：健脾益肾，软坚散结。

代表方：大补元煎加减。本方健脾益气，补肾填精，适用于脾肾不足者。

常用药：人参、山药、黄芪健脾益气；熟地、杜仲、枸杞子、山茱萸补肾填精；海藻、昆布软坚散结。

尿血者，酌加仙鹤草、血余炭收敛止血；畏寒肢冷、便溏者，可合附子理中汤温中健脾，药用炮附子、党参、白术、炮姜、炙甘草。

4. 阴虚内热证

腰痛，腰腹部肿块，五心烦热，口干，小便短赤，大便秘结，消瘦乏力，舌质红，苔薄黄少津，脉细数。

证机概要：肝肾阴亏，虚火内生。

治法：滋阴清热，化瘀止痛。

代表方：知柏地黄丸加减。本方滋补肝肾，清泻虚火，适用于肝肾阴亏，虚火内生者。

常用药：熟地、山茱萸、山药、泽泻、丹皮、茯苓滋补肝肾；知母、黄柏清泻虚火；延胡索、郁金活血化瘀止痛。

尿血，加三七、茜草、仙鹤草化瘀止血；便秘者，加火麻仁、郁李仁润肠通便；心悸失眠者，加酸枣仁、柏子仁、五味子养心安神；遗精，加芡实、金樱子益肾固精；月经不调者，加香附、当归理气活血调经。

【预防调护】

癌病的病因尚未完全明了，但精血不足，脏气亏虚，气血阴阳失调，加之外邪入侵，是重要的致病因素，故保养精气，劳逸结合，养成良好的生活、饮食习惯，戒烟，保持心情愉快，加强必要的防护措施，对预防本病有重要的意义。此外，加强普查工作能早期发现、早期诊断和早期治疗，也是防治癌病的重要手段。

既病之后，应做到早期发现，早期诊断，早期治疗。要使患者树立战胜疾病的信心，积极配合治疗，起居有节，调畅情志，宜进易于消化而富于营养的食物，禁食辛辣腌炸、海膻发物，适当参加锻炼。

【结　语】

癌病是在脏腑阴阳气血失调的基础上，六淫邪毒入侵，并与气、痰、湿、瘀、热等搏结积聚而成。古代医家对癌病早有认识，但由于受历史条件的限制，少有专门著述，而散见于"癥瘕"、"瘿瘤"、"积聚"、"血证"等病证中。本节对脑瘤、肺癌、大肠癌、肾癌及膀胱癌的病因病机、诊查要点、辨证论治作了扼要阐述。病机重点是本虚标实，本虚为脏腑气血阴阳的亏虚，标实为气滞、瘀血、痰浊、热毒互结，聚结成块。治疗原则当扶正祛邪，攻补兼施。

癌病的预后一般较差，但近年来通过大量临床研究、实验研究，运用中医的理论进行辨证论治，并在癌病的不同阶段，采用中西医相结合的方法，对于提高疗效，减少毒副反应，提高生存质量，延长生存期等都取得了一些成果，值得进一步总结、研究。

【临证备要】

1. 癌病治疗中的攻补关系：本病患者就诊多属中晚期，本虚标实突出，患者局部有有形之包块，治疗时多用活血化瘀、化痰散结、理气行气之法；另一方面，多有脏腑阴阳气血之不足，故补益气血阴阳，扶正以抗邪，也实属必要。临证可根据病情采用先攻后补，或先补后攻，或攻补兼施等方法。同时，应把顾护胃气的指导思想贯穿于治疗的始终，以期调理脾胃，滋养气血生化之源，扶助正气。

2. 关于配合西医治疗：中医药配合手术、化疗、放疗治疗癌症，有提高疗效，或减毒增效的作用。①癌症患者手术后，常出现一些全身症状，如发热、盗汗或自汗、纳差、神疲乏力等。中药可补气生血，使免疫功能尽快恢复，同时又有直接的抗癌作用。因此，加用中药可使机体较快恢复，预防和控制由于手术所致的对癌细胞的刺激增殖作用。常以健脾益气，滋阴养血为治法，代表方如参苓白术散、八珍汤、十全大补汤、六味地黄丸等。②癌病放化疗的患者，常出现消化障碍、骨髓抑制、机体衰弱及炎症反应等毒副反应，中医辨证分型以阴虚毒热、气血损伤、脾胃虚弱、肝肾亏虚等为常见，常用治法为清热解毒、生津润燥、补益气血、健脾和胃、滋补肝肾，代表方如黄连解毒汤、沙参麦冬汤、圣愈汤、香砂六君子汤、左归丸、右归丸等。

3. 关于抗癌中药的应用：经过现代药理及临床研究筛选出的一些具有抗肿瘤作用的中药，可以在辨证论治的基本上配伍使用，以期提高疗效。如清热解毒类的白花蛇舌草、半边莲、半枝莲、藤梨根、龙葵、蚤休、蒲公英、野菊花、苦参、青黛等；活血化瘀类的莪术、三棱、丹参、桃仁、穿山甲、鬼箭羽、大黄、紫草、延胡索、郁金等；化痰散结类的瓜蒌、贝母、南星、半夏、杏仁、百部、马兜铃、海蛤壳、牡蛎、海藻等；利水渗湿类的猪苓、泽泻、防己、土茯苓、瞿麦、菝葜、萆薢等。特别是虫类攻毒药的应用，其抗癌祛毒作用应予重视，如蟾皮、蜈蚣、蜂房、全蝎、土鳖虫、蛴螬等，可辨证选用。

【医案选读】

病案一

陈某，男，14岁，学生，1995年10月27日初诊。

患者1994年11月因头晕头痛，经核磁共振（MRI）检查诊断为"四叠体肿瘤"，接受γ刀治疗半年，病情未能控制，头痛加剧，双眼睑下垂，复视，眼球转动亦受限，复查MRI显示肿瘤体积增大，于1995年5月在上海某医院手术治疗，1个月后复查MRI提示有80%肿瘤被切除。但临床症状始终未见改善，故慕名前来求治。

刻诊：头晕头痛，两眼睑下垂，上抬无力，视物复视，耳鸣，听力明显下降，时有恶心，口干，饥饿多食，形体肥胖，大便欠实，日行2次。舌质暗红，苔薄腻，脉细滑数。又因输血感染丙型肝炎，谷丙转氨酶增高（125IU/L）。辨证属肝肾亏虚，气阴不足，痰瘀上蒙，清阳不展。治宜滋补肝肾，益气养阴，化痰祛瘀。

药用：生黄芪15g，葛根15g，天门冬12g，枸杞子10g，川石斛12g，天花粉12g，炙僵蚕10g，陈胆星10g，生牡蛎25g（先煎），炙蜈蚣2条，炮山甲10g（先煎），山慈菇10g，海藻10g，露蜂房10g，漏芦12g，白花蛇舌草25g。另用炙马钱子粉每次0.25g，每日2次，吞服。

服药1个月，头晕头痛显减，听力已有改善，恶心、口干消失，惟时有右侧头角疼痛，左耳闭气，左目复视，胸部分流手术切口胀痛，右腰背疼痛，腹胀而隐痛，大便欠实，日行2次。舌质暗红，苔薄黄腻，脉细滑。复查谷丙转氨酶已降至70 IU/L。治宗原意，参入运脾利湿之法，以增强化瘀通络之功。原方去石斛，加茯苓10g，泽兰10g，泽泻15g，炙水蛭

5g。加用参三七粉每次 1.5g，每日 2 次吞服。

继服 1 个月，头痛、手术切口痛、腰背痛及腹痛悉除，左耳闭气消失，左目复视减轻，复查肝功能正常。其后坚持调治，病情稳定，整体情况良好，精神状态基本正常，听力恢复，眼睑下垂、左目复视明显改善，能完成主要课程学习，并能参加适当的体育活动。1996年 7 月 11 日、1998 年 3 月 15 日两次 MRI 复查结果均提示：脑实质形态、大小正常，未见异常强化影，四叠体术后改变，无肿瘤复发征象。

（单书健等编. 古今名医临证金鉴·肿瘤卷·周仲瑛. 中国中医药出版社. 1999）

病案二

梁某，男，73 岁。

1996 年 1 月，因咳嗽，胸痛，纳差，乏力数月，服用一般治咳嗽的中西药物无效，在医院作详细检查后诊断为肺癌（鳞癌）。在知道肺癌的诊断后，因患者年事已高，本人及家属均不愿接受手术治疗，故主要以化疗及中药进行治疗。患者症见胸痛，尤以左胸上部为剧，咳嗽，吐少量黏痰，短气乏力，动则尤甚，纳差，舌质红，苔少，脉细数。辨证属气阴亏虚，肺络瘀阻，肺失清肃。治以益气养阴，肃肺止咳，化瘀散结。

处方：生黄芪 15 克，党参 15 克，麦冬 12 克，玄参 12 克，丹参 12 克，延胡索 9 克，前胡 12 克，矮茶风 12 克，半枝莲 12 克，藤梨根 12 克，苡仁 15 克，建曲 12 克。每 2 日煎服 1 剂。

半月后胸痛、咳嗽、咳痰等症状均有减轻，乏力有所改善，可至室外散步。以上方为基础加减化裁，结合化疗，已治疗 3 个月，病情稳定。

（邱德文等主编. 中国名老中医药专家学术经验集（第五集）·极力倡导活血化瘀的中医内科学家李明富. 贵州科学技术出版社. 1999）

病案三

黄某，男，58 岁。1978 年 5 月 8 日初诊。

于 1977 年 12 月以无痛性血尿，于某医学院一院作膀胱镜检查诊为膀胱肿瘤，行膀胱部切除手术，病理切片为膀胱移行上皮乳头癌Ⅱ级。手术后曾在当地服过中药。半年后于1978 年 5 月 5 日膀胱镜检查为复发，并作电灼处理。初诊脉濡微数，苔薄。以扶正祛邪为主。处以：太子参 12g，茯苓 12g，白术 12g，炙甘草 9g，淡竹叶 6g，白花蛇舌草 9g，薏苡仁 30g，黄柏 4.5g，六味地黄丸（包煎）30g。以上方为基础，适当作一些加减：在扶正方面增加或更用党参、沙参、黄芪、天冬、平地木、黄精、红枣、炙鳖甲等；在抗癌方面酌加猪苓、半枝莲等。治疗 3 个月后作膀胱镜检查，未见肿瘤复发，半年后又作检查，亦未见复发。以后隔日服用上方，并每日煮食薏米仁 30g 不间断，已恢复全日工作。

（史宇广等主编. 当代名医临证精华·肿瘤专辑·何任. 中医古籍出版社. 1992）

【文献摘要】

《灵枢·五变》："人之善病肠中积聚者，何以候之？少俞答曰：皮肤薄而不泽，肉不坚而淖泽，如此则肠胃恶，恶则邪气留止，积聚乃伤。"

《难经·论五脏积病》："肺之积名曰息贲，在右胁下，覆大如杯。久不已，令人洒淅寒热，喘咳，发肺壅。"

《圣济总录·积聚门》："癥瘕癖结者，积聚之异名也。"

《济生方·下痢》："大便下血，血清而色鲜者，肠风也；浊而色黯者，脏毒也。"

《丹溪心法·痰》："凡人身上中下有块者，多是痰……痰夹瘀血，遂成窠囊。"

《景岳全书·积聚》："治积之要，在知攻补之宜，而攻补之宜，当于孰缓孰急中辨之。"

《杂病源流犀烛·积聚癥瘕痃癖痞源流》："邪积胸中，阻塞气道，气不宣通，为痰，为食，为血，皆得与正相搏，邪既胜，正不得而制之，遂结成形而有块。"

《医林改错·膈下逐瘀汤所治之症目》："无论何处，皆有气血……气无形不能结块，结块者，必有形之血也。血受寒则凝结成块，血受热则煎熬成块。"

第七章

肢体经络病证

肢体经络病证是由于外感或内伤等因素，导致机体病变，出现肢体经络相关症状，甚或肢体功能障碍、结构失常的一类疾病。肢体即四肢和外在的躯体，与经络相连，具有防御外邪，保护内在脏腑组织的作用，在生理上以通利为顺，在病理上因瘀滞或失养而为病。

经络是经脉和络脉的总称。经脉纵行人体上下，沟通脏腑表里；络脉横行经脉之间，交错分布在全身各处。《灵枢·海论》篇说："经脉者，内属于脏腑，外络于肢节。"揭示了经络与人体的有机联系。《灵枢·本脏》篇云："经脉者，可以行气血而营阴阳，濡筋骨利关节者也。"概括了经络的功能作用。经络在人体，内联五脏六腑，外络四肢百骸，是沟通内外，联系上下，运行气血，输布营养，维持机体生命活动的网络系统。经络与脏腑、骨骼、筋脉、肌表等有机相连，既是躯体各部的联络系统，运行气血的循环系统，主束骨而利关节的运动系统，又是疾病传变的反应系统，抗御外邪的防卫系统。在病理状态下，经络受邪，痹阻不通；脏腑戕伤，脉络受病，均可导致疾病的发生。

肢体经络病证涉及范围较广，本章仅就痹证、痉证、痿证、颤证、腰痛展开讨论。而与经络肢体相关的其他病证，将在本书相关章节或其他学科中讨论。

第一节 痹 证

痹证是由于风、寒、湿、热等邪气闭阻经络，影响气血运行，导致肢体筋骨、关节、肌肉等处发生疼痛、重着、酸楚、麻木，或关节屈伸不利、僵硬、肿大、变形等症状的一种疾病。轻者病在四肢关节肌肉，重者可内舍于脏。

中医文献中有关痹证的论述相当丰富。《内经》不仅提出了痹之病名，而且对其病因病机、证候分类以及转归、预后等均作了较详细的论述。如《素问·痹论》指出："风、寒、湿三气杂至，合而为痹。其风气胜者为行痹，寒气胜者为痛痹，湿气胜者为着痹也。"《素问·四时刺逆从论》云："厥阴有余病阴痹，不足病热痹"。因感邪季节、患病部位及临床症状的不同，《内经》又有五痹之分。《素问·痹论》曰："以冬遇此者为骨痹，以春遇此者为筋痹，以夏遇此者为脉痹，以至阴遇此者为肌痹，以秋遇此者为皮痹。"《素问·痹论》还以整体观阐述了痹与五脏的关系："五脏皆有合，病久而不去者，内舍于其合也。故骨痹不已，复感于邪，内舍于肾。筋痹不已，复感于邪，内舍于肝。脉痹不已，复感于邪，内舍于心。肌痹不已，复感于邪，内舍于脾。皮痹不已，复感于邪，内舍于肺"。并在预后方面指出："其入脏者死，其留连筋骨者痛久，其留连皮肤者易已。"

历代医家根据疾病的不同症状特点，赋予不同的病名，在治法方药上亦渐趋丰富。张仲景《金匮要略》有湿痹、血痹、历节之名，其中历节病的特点是遍历关节疼痛，所创桂枝芍药知母汤、乌头汤等方，至今仍为临床常用。巢元方《诸病源候论》又称为"历节风"；王焘《外台秘要》述其症状痛如虎咬，昼轻夜重，而称"白虎病"；严用和《济生方》则称"白虎历节"；朱丹溪《格致余论》又称"痛风"；王肯堂《证治准绳》对膝关节肿大者称为"鹤膝风"，手指关节肿大者称为"鼓槌风"；李中梓《医宗必读·痹》阐明"治风先治血，血行风自灭"的治则；叶天士对痹久不愈，邪入于络，用活血化瘀法治疗，并重用虫类药剔络搜风，对临床均有较大指导意义。

西医学中风湿性关节炎、类风湿性关节炎、反应性关节炎、肌纤维炎、强直性脊柱炎、痛风、增生性骨关节炎等出现痹证的临床表现时，均可参考本节内容辨证论治。

【病因病机】

痹证的发生与体质因素、气候条件、生活环境及饮食等有密切关系。正虚卫外不固是痹证发生的内在基础，感受外邪是痹证发生的外在条件。邪气痹阻经脉为其病机根本，病变多累及肢体筋骨、肌肉、关节，甚则影响脏腑。

一、病因

1. 外因

（1）**感受风寒湿邪**：久居潮湿之地、严寒冻伤、贪凉露宿、睡卧当风、暴雨浇淋、水中作业或汗出入水等，外邪注于肌腠经络，滞留于关节筋骨，导致气血痹阻而发为风寒湿痹。由于感受风寒湿邪各有所偏盛，而有行痹、痛痹、着痹之别。若素体阳气偏盛，内有蓄热，复感风寒湿邪，可从阳化热；或风寒湿痹经久不愈，亦可蕴而化热。

（2）**感受风湿热邪**：久居炎热潮湿之地，外感风湿热邪，袭于肌腠，壅于经络，痹阻气血经脉，滞留于关节筋骨，发为风湿热痹。

2. 内因

（1）**劳逸不当**：劳欲过度，将息失宜，精气亏损，卫外不固；或激烈活动后体力下降，防御机能降低，汗出肌疏，外邪乘袭。

（2）**久病体虚**：老年体虚，肝肾不足，肢体筋脉失养；或病后、产后气血不足，腠理空疏，外邪乘虚而入。如《济生方·痹》所云："皆因体虚，腠理空疏，受风寒湿气而成痹也。"

此外，恣食甘肥厚腻或酒热海腥发物，导致脾运失健，湿热痰浊内生；或跌仆外伤，损及肢体筋脉，气血经脉痹阻，亦与痹证发生有关。

二、病机

风、寒、湿、热、痰、瘀等邪气滞留肢体筋脉、关节、肌肉，经络闭阻，不通则痛，是痹证的基本病机。患者平素体虚，阳气不足，卫外不固，腠理空虚，易为风、寒、湿、热之邪乘虚侵袭，痹阻筋脉、肌肉、骨节，而致营卫行涩，经络不通，发生疼痛、肿胀、酸楚、麻木，或肢体活动欠利。外邪侵袭机体，可因人的禀赋素质不同而有寒热转化。素体阳气偏盛，内有蓄热者，感受风寒湿邪，易从阳化热，而成为风湿热痹。阳气虚衰者，寒自内生，复感风寒湿邪，从阴化寒，而成为风寒湿痹。

病初以邪实为主，邪在经脉，累及筋骨、肌肉、关节。邪痹经脉，络道阻滞，影响气血津液运行输布，血滞为瘀，津停为痰，痰浊瘀血在疾病的发展过程中起着重要作用。痹病日久，耗伤气血，损及肝肾，病理性质虚实相兼；部分患者肝肾气血大伤，而筋骨肌肉疼痛酸楚症状较轻，呈现以正虚为主的虚痹。此外，风寒湿热之邪也可由经络内舍脏腑，出现相应的脏腑病变。因此，痹证日久，容易出现下述三种病理变化，一是风寒湿痹或热痹日久不愈，气血运行不畅日甚，瘀血痰浊阻痹经络，出现皮肤瘀斑、关节周围结节、关节肿大畸形、屈伸不利等症；二是病久使正气耗伤，呈现不同程度的气血亏损或肝肾不足证候；三是痹证日久不愈，病邪由经络而累及脏腑，出现脏腑痹的证候。其中以心痹较为多见，《素问·痹论》："心痹者，脉不通，烦则心下鼓，暴上气而喘。"临床常见心烦、惊悸，动则喘促，甚则下肢水肿，不能平卧等症状。

【诊查要点】

一、诊断依据

1. 临床表现为肢体关节、肌肉疼痛，屈伸不利，或疼痛游走不定，甚则关节剧痛、肿大、强硬、变形。
2. 发病及病情的轻重常与劳累以及季节、气候的寒冷、潮湿等天气变化有关，某些痹证的发生和加重可与饮食不当有关。
3. 本病可发生于任何年龄，但不同年龄的发病与疾病的类型有一定的关系。

二、病证鉴别

痹证与痿证的鉴别：痹证是由风、寒、湿、热之邪流注肌腠经络，痹阻筋脉关节而致。鉴别要点首先在于痛与不痛，痹证以关节疼痛为主，而痿证则为肢体力弱，无疼痛症状；其次要观察肢体的活动障碍，痿证是无力运动，痹证是因痛而影响活动；再者，部分痿证病初即有肌肉萎缩，而痹证则是由于疼痛甚或关节僵直不能活动，日久废而不用导致肌肉萎缩。

三、相关检查

病变相关部位的骨关节 X 线和 CT 等影像学检查常有助于本病的诊断和了解骨关节疾病的病变部位与损伤程度。实验室检查如抗溶血性链球菌"O"、红细胞沉降率、C 反应蛋白、黏蛋白、血清免疫球蛋白、类风湿因子、血清抗核抗体、血清蛋白电泳、血尿酸盐以及关节镜等检查，有助于西医相关疾病的诊断与鉴别诊断。心电图、有关血清酶及心脏彩色超声多普勒等检查可帮助判别痹证是否内舍入心。

【辨证论治】

一、辨证要点

痹证的辨证,一是要辨邪气的偏盛,二是要辨别虚实。临床痹痛游走不定者为行痹,属风邪盛;痛势较甚,痛有定处,遇寒加重者为痛痹,属寒邪盛;关节酸痛、重着、漫肿者为着痹,属湿邪盛;关节肿胀,肌肤焮红,灼热疼痛为热痹,属热邪盛。关节疼痛日久,肿胀局限,或见皮下结节者为痰;关节肿胀,僵硬,疼痛不移,肌肤紫暗或瘀斑等为瘀。一般说来,痹证新发,风、寒、湿、热之邪明显者为实;痹证日久,耗伤气血,损及脏腑,肝肾不足为虚;病程缠绵,日久不愈,常为痰瘀互结,肝肾亏虚之虚实夹杂证。

二、治疗原则

痹证以风、寒、湿、热、痰、瘀痹阻经络气血为基本病机,其治疗应以祛邪通络为基本原则,根据邪气的偏盛,分别予以祛风、散寒、除湿、清热、化痰、行瘀,兼顾"宣痹通络"。

痹证的治疗,治风宜重视养血活血,即所谓"治风先治血,血行风自灭";治寒宜结合温阳补火,即所谓"阳气并则阴凝散";治湿宜结合健脾益气,即所谓"脾旺能胜湿,气足无顽麻"。久痹正虚者,应重视扶正,补肝肾、益气血是常用之法。

三、证治分类

1. 风寒湿痹

（1）行痹

肢体关节、肌肉疼痛酸楚,屈伸不利,可涉及肢体多个关节,疼痛呈游走性,初起可见有恶风、发热等表证。舌苔薄白,脉浮或浮缓。

证机概要:风邪兼夹寒湿,留滞经脉,闭阻气血。

治法:祛风通络,散寒除湿。

代表方:防风汤加减。本方有发散风寒、祛湿通络作用,适用于痹证风邪偏盛,游走性关节疼痛。

常用药:防风、麻黄、桂枝、葛根祛风散寒,解肌通络止痛;当归养血活血通络;茯苓、生姜、大枣、甘草健脾渗湿,调和营卫。

腰背酸痛为主者,多与肾气虚有关,加杜仲、桑寄生、淫羊藿、巴戟天、续断等补肾壮骨;若见关节肿大,苔薄黄,邪有化热之象者,宜寒热并用,投桂枝芍药知母汤加减。

（2）痛痹

肢体关节疼痛,痛势较剧,部位固定,遇寒则痛甚,得热则痛缓,关节屈伸不利,局部皮肤或有寒冷感。舌质淡,舌苔薄白,脉弦紧。

证机概要:寒邪兼夹风湿,留滞经脉,闭阻气血。

治法:散寒通络,祛风除湿。

代表方：乌头汤加减。本方重在温经散寒止痛，适用于痹证寒邪偏盛，关节疼痛明显。

常用药：制川乌、麻黄温经散寒，通络镇痛；芍药、甘草、蜂蜜缓急止痛；黄芪益气固表，利血通痹。

若寒湿甚者，制川乌可改用生川乌或生草乌；关节发凉，疼痛剧烈，遇冷更甚，加附子、细辛、桂枝、干姜、全当归，温经散寒，通脉止痛。

（3）着痹

肢体关节、肌肉酸楚、重着、疼痛，肿胀散漫，关节活动不利，肌肤麻木不仁。舌质淡，舌苔白腻，脉濡缓。

证机概要：湿邪兼夹风寒，留滞经脉，闭阻气血。

治法：除湿通络，祛风散寒。

代表方：薏苡仁汤加减。本方有健脾祛湿，发散风寒的作用，适用于痹证湿邪偏盛，关节疼痛肿胀重着。

常用药：薏苡仁、苍术、甘草益气健脾除湿；羌活、独活、防风祛风除湿；麻黄、桂枝、制川乌温经散寒，祛湿止痛；当归、川芎养血活血通脉。

关节肿胀甚者，加萆薢、五加皮以利水通络；若肌肤麻木不仁，加海桐皮、豨莶草以祛风通络；小便不利，浮肿，加茯苓、泽泻、车前子以利水祛湿；痰湿盛者，加半夏、南星。

久痹风、寒、湿偏盛不明显者，可选用蠲痹汤作为治疗风寒湿痹基本方剂，该方具有益气和营，祛风胜湿，通络止痛之功效，临证可根据感受外邪偏盛情况随证加减。

2. 风湿热痹

游走性关节疼痛，可涉及一个或多个关节，活动不便，局部灼热红肿，痛不可触，得冷则舒，可有皮下结节或红斑，常伴有发热、恶风、汗出、口渴、烦躁不安等全身症状。舌质红，舌苔黄或黄腻，脉滑数或浮数。

证机概要：风湿热邪壅滞经脉，气血闭阻不通。

治法：清热通络，祛风除湿。

代表方：白虎加桂枝汤合宣痹汤加减。前方以清热宣痹为主，适用于风湿热痹，热象明显者；后方重在清热利湿，宣痹通络，适用于风湿热痹，关节疼痛明显者。

常用药：生石膏、知母、黄柏、连翘清热除烦；桂枝疏风解肌通络；防己、杏仁、薏苡仁、滑石、赤小豆、蚕砂清利湿热，通络宣痹。

皮肤有红斑者，加丹皮、赤芍、生地、紫草以清热凉血，活血化瘀；发热、恶风、咽痛者，加荆芥、薄荷、牛蒡子、桔梗疏风清热，解毒利咽；热盛伤阴，症见口渴心烦者，加元参、麦冬、生地以清热滋阴生津。如热毒炽盛，化火伤津，深入骨节，而见关节红肿，触之灼热，疼痛剧烈如刀割，筋脉拘急抽挛，入夜尤甚，壮热烦渴，舌红少津，脉弦数，宜清热解毒，凉血止痛，可选用五味消毒饮合犀黄丸。

3. 痰瘀痹阻证

痹证日久，肌肉关节刺痛，固定不移，或关节肌肤紫暗、肿胀，按之较硬，肢体顽麻或重着，或关节僵硬变形，屈伸不利，有硬结、瘀斑，面色黯黧，眼睑浮肿，或胸闷痰多。舌质紫暗或有瘀斑，舌苔白腻，脉弦涩。

证机概要：痰瘀互结，留滞肌肤，闭阻经脉。

治法：化痰行瘀，蠲痹通络。

代表方：双合汤加减。本方有活血化瘀、祛痰通络作用，适用于痰瘀痹阻筋脉，关节重着疼痛者。

常用药：桃仁、红花、当归、川芎、白芍活血化瘀，通络止痛；茯苓、半夏、陈皮、白芥子、竹沥、姜汁健脾化痰。

痰浊滞留，皮下有结节者，加胆南星、天竺黄；瘀血明显，关节疼痛、肿大、强直、畸形，活动不利，舌质紫暗，脉涩，可加莪术、三七、地鳖虫；痰瘀交结，疼痛不已者，加穿山甲、白花蛇、全蝎、蜈蚣、地龙搜剔络道；有痰瘀化热之象者，加黄柏、丹皮。

4. 肝肾亏虚证

痹证日久不愈，关节屈伸不利，肌肉瘦削，腰膝酸软，或畏寒肢冷，阳痿，遗精，或骨蒸劳热，心烦口干。舌质淡红，舌苔薄白或少津，脉沉细弱或细数。

证机概要：肝肾不足，筋脉失于濡养、温煦。

治法：培补肝肾，舒筋止痛。

代表方：独活寄生汤加减。本方有益肝肾、补气血、祛风湿、止痹痛作用。

常用药：独活、防风、秦艽、细辛、肉桂祛风除湿，散寒止痛；人参、茯苓、甘草、当归、地黄、芍药补益气血；杜仲、牛膝、桑寄生补养肝肾。

肾气虚，腰膝酸软，乏力较著，加鹿角霜、续断、狗脊；阳虚，畏寒肢冷，关节疼痛拘急，加附子、干姜、巴戟天，或合用阳和汤加减；肝肾阴亏，腰膝疼痛，低热心烦，或午后潮热，加龟板、熟地、女贞子，或合用河车大造丸加减。痹久内舍于心，心悸、短气，动则尤甚，面色少华，舌质淡，脉虚数或结代，可用炙甘草汤加减。

痹证常缠绵难愈，需长期治疗，可将药物做成膏剂、丸剂、散剂、冲剂、胶囊、酒剂等，便于病人持久服药。除内服药物治疗外，可配合针灸、推拿、膏药外敷。温热疗法、光线疗法、体育疗法等也有较好疗效。

【预防调护】

本病发生多与气候和生活环境有关，平素应注意防风、防寒、防潮，避免居暑湿之地。特别是居住寒冷地区或气候骤变季节，应注意保暖，免受风寒湿邪侵袭。劳作运动汗出肌疏之时，切勿当风贪凉，乘热浴冷。内衣汗湿应及时更换，垫褥、被子应勤洗勤晒。居住和作业地方保持清洁和干燥。平时应注意生活调摄，加强体育锻炼，增强体质，有助于提高机体对病邪的抵御能力。

痹证初发，应积极治疗，防止病邪传变。病邪入脏，病情较重者应卧床休息。行走不便者，应防止跌仆，以免发生骨折。长期卧床者，既要保持病人肢体的功能位，有利于关节功能恢复，还要经常变换体位，防止褥疮发生。久病患者，往往情绪低落，容易产生焦虑心理和消化机能低下，因此，保持病人乐观心境和摄入富于营养、易于消化的饮食，有利于疾病的康复。

【结　语】

痹证是临床常见的病证，其发生与体质因素、气候条件、生活环境有密切关系。正虚卫外不固是痹证发生的内在基础，感受外邪为引发本病的外在条件。风、寒、湿、热、痰、瘀等邪气滞留机体筋脉、关节、肌肉，经络闭阻，不通则痛是痹证的基本病机。临床辨证应根据热象之有无，首先辨清风寒湿痹与热痹。风寒湿痹中，风邪偏盛者为行痹，寒邪偏盛者为痛痹，湿邪偏盛者为着痹。其治疗原则是祛风、散寒、除湿、清热和舒经通络。病久耗伤气血，则注意调气养血，补益肝肾；痰瘀相结，当化痰行瘀，畅达经络；若寒热并存，虚实夹杂者，当明辨标本虚实而兼顾之。

本病预后与感邪的轻重、患者体质的强弱、治疗是否及时以及病后颐养等因素密切相关。一般来说，痹证初发，正气尚未大虚，病邪轻浅，采取及时有效的治疗，多可痊愈。若虽初发而感邪深重，或痹证反复发作，或失治、误治等，往往可使病邪深入，由肌肤而渐至筋骨脉络，甚至损及脏腑，病情缠绵难愈，预后较差。

【临证备要】

1. 止痛药物应用：祛风散寒止痛：适用于外感风寒之邪，痹阻经脉而致关节疼痛，常用药物如羌活、独活、白芷、威灵仙、秦艽、细辛、川椒、桂枝等。祛风药物多为辛温香燥之品，易伤阴耗血，用药当中病即止，阴血不足者当慎用或禁用。清热消肿止痛：适用于湿热蕴结，痹阻经络，流注关节，或热毒炽盛，脏腑气机失宣，热壅血瘀，导致关节疼痛、肿胀等，常用药物如金银花、连翘、黄柏、丹皮、土茯苓、薏苡仁、泽泻、草薢、木防己等。此类药物多苦寒，有伤阳败胃之弊，脾胃虚寒者当慎用。活血化瘀止痛：适用于瘀血阻滞筋脉引起关节疼痛，常用药物如丹参、红花、赤芍、三七、川芎、三棱、莪术、桃仁、水蛭等。此类药物易耗血动血，有出血倾向者当慎用。补虚止痛：适应于痹证日久，阴虚血少，筋脉失养，"不荣则痛"，常用药物如鸡血藤、当归、熟地、丹参、芍药、甘草等。此类药物多属甘味滋补之品，有腻滞脾胃，妨碍脾胃运化之弊，脾虚便溏者，宜配合健脾助运药物。搜风止痛法：适用于痹证久病入络，抽掣疼痛，肢体拘挛者，多用虫类搜风止痛药物，深入隧络，攻剔痼结之痰瘀，以通经达络止痛，常用药物如全蝎、蜈蚣、地龙、水蛭、穿山甲、白花蛇、乌梢蛇、露蜂房等。这些药物多偏辛温，作用较猛，也有一定毒性，故用量不可太大，不宜久服，中病即止。其中全蝎、蜈蚣二味可焙干研末吞服，既可减少药物用量，又能提高临床疗效。

2. 辨病位用药：辨病位用药是根据痹证的病位不同，在辨证的基础上有针对性地使用药物，以提高治疗效果。痹在上肢可选用片姜黄、羌活、桂枝以通经达络，祛风胜湿；下肢疼痛者可选用独活、川牛膝、木瓜以引药下行；痹证累及颈椎，出现颈部僵硬不适，疼痛，左右前后活动受限者，可选用葛根、伸筋草、桂枝、羌活以舒筋通络，祛风止痛；痹证腰部疼痛、僵硬，弯腰活动受限者，可选用桑寄生、杜仲、巴戟天、淫羊藿、蠮虫以补肾强腰，化瘀止痛；痹证两膝关节肿胀，或有积液者，可用土茯苓、车前子、薏苡仁、猫爪草以清热利湿，消肿止痛；痹证四肢小关节疼痛、肿胀、灼热者，可选用土贝母、猫眼草、蜂房、威灵仙以解毒散结，消肿止痛。

3. 有毒中药的应用：在痹证的治疗中，风寒湿痹疼痛剧烈者，常用附子、川乌、草乌等祛风除湿，温经止痛的药物。此类药物生用毒性大，一般需经炮制，内服常用量为 5～12 克，用量宜从小剂量开始递增，适量为度，不可久服。应用时可文火久煎，或与甘草同煎，有缓解毒性作用。服药后出现唇舌发麻、头晕、心悸、恶心、脉迟等中毒反应，即应停服，并用绿豆甘草汤频饮，无效或危重者，按药物中毒急救处理。

雷公藤苦寒，有祛风除湿、舒筋活血功效。近年用于类风湿性关节炎、系统性红斑狼疮、强直性脊柱炎等疾病收到良好效果。本品有大毒，内服宜慎，常用 10～15 克，并去皮根心，先煎 1 小时。雷公藤提取物临床效果亦佳。副作用主要是胃肠道反应、肝损害、白细胞及血小板减少、头昏、心悸、心律失常、女子闭经等，应注意观察。副作用明显时，应停用并对症处理。

马前子苦寒，有大毒，功能强筋通络，消肿止痛。临床多用于风湿痹痛，肢体瘫痪。炮制后入丸散，内服 0.2～0.6 克，大剂量 0.9 克。本品有大毒，不宜多服、久服。中毒反应为头昏头痛、烦躁不安、颈项强硬、角弓反张，甚则昏迷死亡。

4. "痛风"病名中医文献早有记载，该病属痹证范畴，又称白虎历节，亦有认为属痛痹或风痹。西医"痛风"是指嘌呤代谢紊乱引起的尿酸过高并沉积于关节、软组织、骨骼、肾脏等处所致的疾病。临床多见下肢足趾关节红肿疼痛，常在夜间发作，久病可有关节畸形，临床可参照痹证内容辨证施治。朱丹溪《格致余论·痛风》提出："彼病风者，大率因血受热，已自沸腾，其后或涉水，或立湿地，或偏取凉，或卧湿地，寒凉外搏，热血得寒，污浊凝涩，所以作痛，夜则痛甚，行于阴也。"认为本病是自身血分受热，再感风寒湿所发，与一般痹证先外受六淫不同，其描述与西医"痛风"相近。针对西医痛风病的病理特点，可使用凉血、清热、祛风、除湿泄浊等治法。此外，患者应注意控制食用高嘌呤食物，如动物内脏、鱼虾海味、豆制品等，宜忌酒，避免吹风受寒及过度劳累。

【医案选读】

病案一

孙某，男，31 岁。1 周来高热不解（体温 39.6℃），四肢关节酸楚，两膝关节灼热红肿，疼痛而强硬，屈伸不利，甚则不能下床活动，汗出，口渴，纳呆，苔黄燥，脉滑数。血沉 78 毫米/小时，抗"O"833 单位，血白细胞 15.0×10^9/L，中性 0.85。曾用青霉素、柴胡注射液等无效。证属感受风邪，入里化热，流注经络关节，诊为热痹，治拟清热通络宣痹，佐以疏风胜湿，予清热宣痹汤加减，药用生石膏 30 克（先下），知母 10 克，天花粉 30 克，桂枝 10 克，忍冬藤 30 克，威灵仙 30 克，豨莶草 15 克，黄柏 10 克，薏苡仁 15 克，甘草 3 克。

服 3 剂后，热势渐挫（体温 37.8℃），关节疼痛亦随体温下降而减轻，口仍渴，此邪热未彻，继进前方加防己 15 克。服 5 剂热退，关节肿痛亦基本好转，惟膝关节活动仍感不利，原方去威灵仙，加当归、赤芍、川牛膝，调理 2 周，复查血沉、抗"O"已正常。后用养血补气通络药 10 剂以善后，半年后追访已参加工作。

（吴大真等. 现代名中医内科绝技·张浠虬·清热宣痹汤治愈热痹. 科学技术文献出版社. 1993）

病案二

任某，男，48 岁，工人。1971 年 10 月 28 日初诊。

主诉：关节疼痛，肿大变形，僵化，肢体不能自由活动已 1 年有余。

病史：1970 年 9 月间，因挖地道而长时间在地下劳动。一日，突然高烧 40℃ 以上，继而出现左膝、左踝关节红肿疼痛，行走不便。虽经治约半年，但病情日渐加重。两手腕、食指关节亦相继红肿疼痛、变形、僵化，活动严重受限，晨起伸不开。两膝关节肿大、变形，不能自由屈伸，左腿较重，两踝关节肿大如脱。经某医学院附属医院检查，诊断为类风湿性关节炎（当时血沉 55 毫米/小时），即转该院中医科诊治，服中药 80 剂，症状未见改善，血沉增快（118 毫米/小时），遂来我院就医。

现症：除上述两膝、两踝及两手腕、指关节肿大、变形、疼痛，不能自由活动外，两髋关节亦强直僵化，固定成一种位置（大腿与躯干呈 120°，不能屈伸），两肩、肘关节亦僵化，不能活动，故来诊时需人背抬。有间断发热，身体畏冷，心中烦热，食欲不振，时有恶心，大便每日 1～2 次，小便黄赤。舌苔白腻，脉象弦数。经我院放射科 X 线拍片，仍诊断为类风湿性关节炎。

辨证：地下环境寒湿，久处其地，而风寒湿之邪侵袭致痹。寒湿最易伤肾，肾虚不能御邪，寒湿乘袭深侵，肾主骨，寒邪入骨，久久留舍，骨失所养，则可致骨质变形，节挛筋缩，肢体不能屈伸，脚肿如脱，温温欲吐，而呈现尪羸之状。脉证合参，诊为尪痹。目前虽有标热之象，但实质仍为寒。

治法：补肾祛寒，散风活络。

处方：补肾祛寒治尪汤加减。

制附片 10 克　骨碎补 12 克　桂枝 10 克　炙虎骨 6.25 克（另煎对入）　赤白芍各 10 克　麻黄 6 克　知母 10 克　防风 12 克　威灵仙 12 克　白术 10 克　炙山甲 10 克　生姜 10 克　甘草 6 克　水煎服，6 剂。

药后诸症均减轻，仍守上方又加伸筋草 30 克，虎骨改为 12 克，嘱可常服。

至 1972 年 3 月 10 日来诊时，已能自己行走，不用拐杖。

〔焦树德. 诊治类风湿关节炎的体会. 中医杂志 1982；23（1）：16～19〕

【文献摘要】

《素问·长刺节论》："病在筋，筋挛节痛，不可以行，名曰筋痹……病在肌肤，肌肤尽痛，名曰肌痹……病在骨，骨重不可举，骨髓酸痛，寒气至，名曰骨痹"。

《医宗必读·痹》："治外者，散邪为急，治脏者，养正为先。治行痹者，散风为主，御寒利湿仍不可废，大抵参以补血之剂，盖治风先治血，血行风自灭也。治痛痹者，散寒为主，疏风燥湿仍不可缺，大抵参以补火之剂，非大辛大温，不能释其凝寒之害也。治着痹者，利湿为主，祛风解寒亦不可缺，大抵参以补脾补气之剂，盖土强可以胜湿，而气足自无顽麻也。"

《类证治裁·痹证》："诸痹……良由营卫先虚，腠理不密，风寒湿乘虚内袭。正气为邪阻，不能宣行，因而留滞，气血凝涩，久而成痹。"

《张氏医通·臂痛》："臂痛者，有六道经络，各加引经药乃验……臂臑之前廉痛者属阳明，升麻、白芷、干姜为引药；后廉属太阳，藁本、羌活；外廉属少阳，柴胡、连翘；内廉属厥阴，柴胡、当归；内前廉属太阴，升麻、白芷、葱白；内后廉属少阴，细辛、当归"。

《张氏医通·腿痛》："腿痛亦属六经，前廉为阳明，白芷、升麻、干葛为引药；后廉太阳，羌活、防风；外廉少阳，柴胡、羌活；内廉厥阴，青皮、吴茱萸；内前廉太阴，苍术、白芍；内后廉少阴，独活、泽泻"。

《医宗金鉴·痿痹辨似》："痿痹之证，今人多为一病，以其相类也。然痿病两足痿软不痛，痹病通身肢节疼痛。但观古人治痿，皆不用风药，则可知痿多虚，痹多实，而所因有别也。"

第二节　痉　证

痉证是以项背强直，四肢抽搐，甚至口噤、角弓反张为主要临床表现的一种病证，古亦称为"痓"。

《内经》对痉证的病因以外邪立论为主，如《素问·至真要大论》认为："诸痉项强，皆属于湿"，"诸暴强直，皆属于风。"《灵枢·经筋》也说："经筋之病，寒则反折筋急。"《素问·骨空论》又说："督脉为病，脊强反折。"《素问·气厥论》载有"柔痓"之病名，由"肺移热于肾，传为柔痓"。《金匮要略》在继承《内经》理论的基础上，明确了外感表实无汗为刚痉，表虚有汗为柔痉，并认为表证过汗，风寒误下，疮家误汗以及产后血虚，汗出中风等误治、失治也可以致痉，其有关伤亡津液而致痉的认识，不仅是对《内经》理论的发挥，同时也丰富了对内伤致痉的认识。巢元方《诸病源候论·风痉候》描述痉证的症状为"口噤不开，背强而直，如发痫状"。朱丹溪《医学明理·痉门论》指出："方书皆谓感受风湿而致，多用风药，予细详之，恐仍未备，当作气血内虚，外物干之所致。"认为痉证也可由于气血亏虚所致，切不可作风治而专用"风药"。张景岳《景岳全书·痉证》说："凡属阴虚血少之辈，不能养营筋脉，以致搐挛僵仆者，皆是此证。如中风之有此者，必以年力衰残，阴之败也；产妇之有此者，必以去血过多，冲任竭也；疮家之有此者，必以血随脓出，营气涸也……凡此之类，总属阴虚之证。"强调阴虚精血亏损致痉。

清代，随着温病学说的发展，对痉证的认识日趋完善。华岫云在《临证指南医案·肝风》按语中，首先阐述了痉证和肝脏的关系，他认为："肝为风木之脏，因有相火内寄，体阴用阳，其性刚，主动主升……倘精液有亏，肝阴不足，血燥生热，热则风阳上升，窍络阻塞，头目不清，眩晕跌仆，甚则痉疯厥矣"。清·吴鞠通则进一步将痉证概括为虚、实、寒、热四大纲领，他在《温病条辨·痉有寒热虚实四大纲论》中说："六淫致病，实证也；产后亡血，病久致痉，风家误下，温病误汗，疮家发汗者，虚痉也。风寒、风湿致痉者，寒证也；风温、风热、风暑、燥火致痉者，热痉也。"王清任《医林改错》提出了气虚血瘀可以致痉。

中医学里尚有"瘛疭"一证，瘛，即抽搐。清·张璐《张氏医通·瘛疭》说："瘛者，筋脉拘急也；疭者，筋脉弛纵也，俗谓之抽。"吴鞠通《温病条辨·痉病瘈疭总论》中又说："痉者，强直之谓，后人所谓角弓反张，古人所谓痉也。瘈者，蠕动引缩之谓，后人所谓抽掣、搐搦，古人所谓瘈也。"可见瘈疭既可为痉证的症状之一，也可单独出现而为病。

西医学中各种原因引起的热性惊厥以及某些中枢神经系统病变，如流行性脑脊髓膜炎、流行性乙型脑炎、中毒性脑病、脑脓肿、脑寄生虫病、脑血管疾病等出现痉证表现，符合本病临床特征者均可参照本节辨证论治。

【病因病机】

痉证的病因病机，归纳起来，可分为外感和内伤两个方面。外感由于感受风、寒、湿、热之邪，壅阻经络，气血不畅，或热盛动风而致痉。内伤是肝肾阴虚，肝阳上亢，阳亢化风而致痉，或阴虚血少，筋脉失养，虚风内动而致痉。

一、病因

1．感受外邪

外感风、寒、湿邪，壅阻脉络，以致气血运行不利，筋脉失养，拘挛抽搐而成痉；外感温热之邪，或寒邪郁而化热，邪热消灼津液，筋脉失于濡养；或热病邪入营血，引动肝风，扰乱神明，而发为痉证。

2．久病过劳

久病不愈，气血耗伤，气虚血行不畅，瘀血内阻，血虚则不能濡养筋脉；久病脏腑功能失调，或脾虚不化水湿，或肝火灼伤津液，或肺热蒸灼津液等，皆能产生痰浊，痰浊阻滞经脉，筋脉失养而致痉。先天禀赋不足，操劳过度，情志不畅，久之致肝肾阴虚，阴不制阳，水不涵木，肝阳上亢，阳亢化风而致痉。

3．误治或失治

误用或过用汗、吐、下法，如表证过汗及产后失血，风寒误下，疮家误汗等，导致阴精耗散；汗证、血证、体虚等病证失治，伤精损液，导致津伤液脱，亡血失精，筋脉失养，均可致痉证发生。

二、病机

痉证病在筋脉，属肝所主，筋脉有约束联系和保护骨节肌肉的作用，依赖肝血的濡养而保持刚柔相兼之性。如阴血不足，肝失濡养，筋脉刚劲太过，失却柔和之性，则发为痉证。病变脏腑除肝之外，尚与心、脾、胃、肾等脏腑密切相关。如热陷心包，逆乱神明，或脾失健运，痰浊阻滞，或胃热腑实，阴津耗伤，或肾精不足，阴血亏虚等，均与痉证发生有关。

痉证的病理性质有虚实两方面，虚为脏腑虚损，阴阳、气血、津液不足，实者为邪气壅盛。外感风、寒、湿、热致痉者，病理性质以实为主。内伤久病、误治失治所致者病理性质以虚为主。邪气往往伤正，常呈虚实夹杂。如热盛伤津，经脉失养；瘀血痰浊，阻滞经脉。

痉证的病理变化主要在于阴虚血少，筋脉失养。外感因风、寒、湿邪壅阻经络，气血不运，阴血不得濡养筋脉；或热盛伤津，阴血亏乏，筋脉失于濡养。内伤由亡血、过汗、误治失治，或久病伤正，导致阴亏血少，筋脉失养，发为痉证。故《医学原理·痉门》认为痉证"虽有数因不同，其于津亏血少，无以滋荣经脉则一。"

本证预后由于病因不同，差异甚大。一般而言，危重者多，如救治不当，可以危及生命，或后遗头痛、痴呆、痫证诸疾。

【诊查要点】

一、诊断依据

1. 多突然起病，以项背强急，四肢抽搐，甚至角弓反张为其证候特征。
2. 部分危重病人可有神昏谵语等意识障碍。
3. 发病前多有外感或内伤等病史。

二、病证鉴别

1. 痉证与痫证

痫证是一种发作性的神志异常的疾病，其大发作的特点为突然仆倒，昏不知人，口吐涎沫，两目上视，四肢抽搐，或口中如作猪羊声，大多发作片刻即自行苏醒，醒后如常人。鉴别要点是：痫证多为突然发病，其抽搐、痉挛症状发作片刻可自行缓解，既往有类似发病史；痉证的抽搐、痉挛发作多呈持续性，不经治疗难以自行恢复，痉证多有发热、头痛等伴发症状。

2. 痉证与中风

中风以突然昏仆，不省人事，或不经昏仆，而表现为以半身不遂，口舌歪斜为主要特点。痉证以项背强急，四肢抽搐，无偏瘫症状为临床特点。

3. 痉证与颤证

颤证是一种慢性疾病过程，以头颈、手足不自主颤动、振摇为主要症状，手足颤抖动作幅度小，频率较快，多呈持续性，无发热、神昏等症状。痉证肢体抽搐幅度大，抽搐多呈持续性，有时伴短阵性间歇，手足屈伸牵引，弛纵交替，部分病人可有发热，两目上视，神昏等症状，再结合病史分析，二者不难鉴别。

4. 痉证与破伤风

破伤风古称"金疮痉"，现属外科疾病范畴。因金疮破伤，伤口不洁，感受风毒之邪致痉，临床表现为项背强急，四肢抽搐，角弓反张，发痉多始于头面部，肌肉痉挛，口噤，苦笑面容，逐渐延及四肢或全身，病前有金疮破伤，伤口不洁病史，可与痉证鉴别。

三、相关检查

痉证项背强急较甚者多与西医学中的脑膜刺激征相似，四肢抽搐、角弓反张是中枢神经系统受到损害的临床表现，见于多种神经系统疾病和各种原因引起的脑膜炎、脑炎、高热惊厥、肝性脑病、尿毒症以及脑寄生虫病。临证应根据不同疾病进行相关的检查，如感染性疾病可行血常规、细菌学检查，以明确感染的性质。进行脑 CT、MRI 等影像学检查及肝肾功能等检查，有助于一般内科疾病和神经系统疾病的鉴别诊断。进行脑部影像学检查和脑脊液检查，有助于明确神经系统疾病的病变部位与病变性质。

【辨证论治】

一、辨证要点

1.辨外感与内伤

在临床辨证中，首先要根据痉证的特征，确定病人是属于外感致痉，还是内伤致痉。外感致痉多有恶寒、发热、脉浮等表证。内伤发痉则多无恶寒、发热。

2.辨虚证与实证

颈项强直，牙关紧闭，角弓反张，四肢抽搐频繁有力而幅度较大者，多属实证，多由外感或瘀血、痰浊所致。手足蠕动，或抽搐时休时止，神疲倦怠，多属虚证，多由内伤气血阴津不足所致。

二、治疗原则

痉证治疗原则为急则治其标，缓则治其本。治标应舒筋解痉。感受风、寒、湿、热之邪而致痉者，祛风散寒，清热祛湿，择而用之。肝经热盛者，治以清肝潜阳，息风镇痉；阳明热盛者，治以清泄胃热，存阴止痉；心营热盛者，治以清心凉血，开窍止痉；瘀血内阻而致痉者，治以活血化瘀，通窍止痉；痰浊阻滞而致痉者，治以祛风豁痰，息风镇痉。治本以养血滋阴为主，舒筋止痉为主。津伤血少在痉证的发病中具有重要作用，所以滋养营阴是痉证的重要治疗方法。

此外，各个证候之间，有时可以错杂出现，例如热邪中夹痰浊，气血亏虚又感外邪等，应明辨虚实，标本兼顾，有常有变，灵活运用。

三、证治分类

1.邪壅经络证

头痛，项背强直，恶寒发热，无汗或汗出，肢体酸重，甚至口噤不能语，四肢抽搐。舌苔薄白或白腻，脉浮紧。

证机概要：风寒湿邪侵于肌表，壅滞经络。

治法：祛风散寒，燥湿和营。

代表方：羌活胜湿汤加减。本方有祛风、散寒、燥湿、解肌和营作用，适用于风寒湿邪阻滞经脉，四肢抽搐，项强头痛。

常用药：羌活、独活、防风、藁本、川芎、蔓荆子祛风胜湿；葛根、白芍、甘草解肌和营，缓急止痉。

若寒邪较甚，项背强急，肢痛拘挛，无汗，病属刚痉，治宜解肌发汗，以葛根汤为主方，葛根、麻黄、桂枝、生姜温经散寒，解肌止痉，芍药、甘草、大枣酸甘缓急，调和营卫。

若风邪偏盛，项背强急，发热不恶寒，汗出，头痛，病属柔痉，治宜和营养津，以栝蒌桂枝汤为主方，方用桂枝汤调和营卫，解表散邪，栝楼根清热生津、和络柔筋。

湿热偏盛，筋脉拘急，胸脘痞闷，身热，渴不欲饮，溲短赤，苔黄腻，脉滑数，用三仁汤加地龙、丝瓜络、威灵仙，清热化湿，通经和络。

2．肝经热盛证

高热头痛，口噤龂齿，手足躁动，甚则项背强急，四肢抽搐，角弓反张。舌质红绛，舌苔薄黄或少苔，脉弦细而数。

证机概要：邪热炽盛，动风伤津，筋脉失和。

治法：清肝潜阳，息风镇痉。

代表方：羚角钩藤汤加减。本方有平肝息风，清热止痉作用，适用治肝经热盛，热极动风证。

常用药：水牛角、钩藤、桑叶、菊花凉肝息风止痉；川贝母、竹茹清热化痰以通络；茯神宁神定志；白芍、生地、甘草酸甘化阴，补养肝血，缓急止痉。

口苦苔黄，加龙胆草、栀子、黄芩清肝热，泄肝火；口干渴甚者，加生石膏、花粉、麦冬以甘寒清热生津止渴；痉证反复发作，加全蝎、蜈蚣、僵蚕、蝉衣，息风止痉；神昏痉厥者，选用安宫牛黄丸、局方至宝丹或紫雪丹，清心泄热，开窍醒神，息风定痉，其中安宫牛黄丸清热解毒力胜，至宝丹开窍醒神作用强，紫雪丹则长于息风镇静止痉。

3．阳明热盛证

壮热汗出，项背强急，手足挛急，口噤龂齿，甚则角弓反张，腹满便结，口渴喜冷饮。舌质红，苔黄燥，脉弦数。

证机概要：阳明胃热亢盛，腑气不通，热盛伤津，筋脉失养。

治法：清泄胃热，增液止痉。

代表方：白虎汤合增液承气汤加减。前方清泄阳明实热；后方滋阴增液，泄热通便。二方合用有泄热通腑，存阴止痉作用，适用于阳明热盛，热结阴亏痉证。

常用药：生石膏、知母、玄参、生地、麦冬清热养阴生津，濡润筋脉；大黄、芒硝软坚润燥，荡涤胃腑积热；粳米、甘草和胃养阴。

热邪伤津而无腹实证者，可用白虎加人参汤，以清热救津；抽搐甚者，加天麻、地龙、全蝎、菊花、钩藤等息风止痉之品；热甚烦躁者，加淡竹叶、栀子、黄芩清心泻火除烦；热甚动血，斑疹显现，舌质红绛，加水牛角、生地、丹皮。

4．心营热盛证

高热烦躁，神昏谵语，项背强急，四肢抽搐，甚则角弓反张。舌质红绛，苔黄少津，脉细数。

证机概要：热入心营，扰动神明，灼伤阴津，筋脉失养。

治法：清心透营，开窍止痉。

代表方：清营汤加减。本方有清心凉血解毒，泄热养阴作用，适用于温邪传营，热伤营阴证。

常用药：水牛角、莲子心、淡竹叶、连翘清心泄热，凉血解毒；玄参、生地、麦冬滋阴养津。

高热烦躁明显，加丹皮、栀子、生石膏、知母；四肢抽搐，角弓反张，加全蝎、蜈蚣、僵蚕、蝉衣等凉肝息风止痉之品；伴有神昏谵语，躁动不安，四肢挛急抽搐，角弓反张，酌情选用安宫牛黄丸、至宝丹或紫雪丹；肢体抽搐无力，面色苍白，四肢厥冷，气短汗出，舌淡，脉细弱，证属亡阳脱证，当予急服独参汤、生脉散。

5. 痰浊阻滞证

头痛昏蒙，神识呆滞，项背强急，四肢抽搐，胸脘满闷，呕吐痰涎。舌苔白腻，脉滑或弦滑。

证机概要：痰浊中阻，上蒙清窍，经络阻塞，筋脉失养。

治法：豁痰开窍，息风止痉。

代表方：导痰汤加减。本方有运脾豁痰作用。适用于脾不化湿，痰浊壅阻证。

常用药：半夏、石菖蒲、陈皮、胆南星、姜汁、竹沥豁痰化浊开窍；枳实、茯苓、白术健脾化湿；全蝎、地龙、蜈蚣息风止痉。

言语不利者，加白芥子、远志以祛痰开窍醒神；胸闷甚者，加瓜蒌、郁金理气行滞宽胸；痰郁化热者，身热，烦躁，舌苔黄腻，脉滑数，加瓜蒌、黄芩、天竺黄、竹茹、青礞石；痰浊上壅，蒙蔽清窍，突然昏厥抽搐，可急用竹沥加姜汁冲服安宫牛黄丸。

6. 阴血亏虚证

项背强急，四肢麻木，抽搦或筋惕肉𬛕，直视口噤，头目昏眩，自汗，神疲气短，或低热。舌质淡或舌红无苔，脉细数。

证机概要：失血或伤津，阴血亏耗，筋脉失养。

治法：滋阴养血，息风止痉。

代表方：四物汤合大定风珠加减。前方以补血为主，用治血虚血滞，筋脉失养证；后方滋液育阴，柔肝息风，适用于热灼真阴，阴血亏虚，虚风内动证。

常用药：生熟地、白芍、麦门冬、阿胶、五味子、当归、麻子仁补血滋阴柔肝；生龟板、生鳖甲、生牡蛎息风止痉；鸡子黄养阴宁心。

阴虚内热，手足心烦者，加白薇、青蒿、黄连、淡竹叶；抽动不安，心烦失眠者，加栀子、夜交藤、炒枣仁、生龙骨、生牡蛎；阴虚多汗，时时欲脱者，加人参、沙参、麦冬、五味子；气虚自汗，卫外不固，加黄芪、浮小麦；久病，阴血不足，气虚血滞，瘀血阻络，加黄芪、丹参、川芎、赤芍、鸡血藤，或用补阳还五汤加减；虚风内动，肢体拘急挛缩，重用养阴润筋之品，加全蝎、天麻、钩藤。

【预防调护】

1. 劳逸结合，积极锻炼身体，增强体质，防止外邪侵袭和外伤感染。一旦感受外邪，要进行积极有效的治疗，避免邪壅经络。若感受热邪，热盛于里，应及时清解并注意固护阴津。

2. 痉证发病前往往有先兆表现，应密切观察，及时处理。如发现双目不瞬，眼球活动不灵活，口角肌肉抽动，即可用全蝎、僵蚕等止痉药物研粉顿服，或配合针刺治疗，防止痉证发作。

3. 痉证病人多属急重症，病床要平整松软，并设床栏，发病时应尽量减少搬动病人。居室要安静，减少噪音刺激，应有专人护理。急性发作时注意保护舌体和防止窒息，保持呼吸道通畅，清除假牙及呼吸道异物，以防堵塞气道。对频繁肢体抽动者，要避免强行按压和捆绑，防止骨折。因高热而痉，要给予降温。在发作停止后，治疗和护理工作要合理地集中安排，有利于病人安静休养，减少痉证发作。

【结　语】

痉证是以项背强急，四肢抽搐，甚则角弓反张为主要特征的急性病。《内经》曾以外邪立论，《金匮要略》又分刚痉、柔痉。后世医家结合临床实践，又提出内伤致痉理论。其发病原因，外则风、寒、湿、热之邪，内则脏腑失调、气血亏虚、痰阻血瘀而筋脉失养。根据痉证的临床特点，一般不难作出诊断。本病应与痫证、厥证、中风、破伤风、颤证等病证相鉴别。

痉证治疗的原则是急则舒筋解痉以治其标，缓则扶正益损以治其本。同时，必须辨明外感与内伤、虚证与实证，切勿滥用潜镇息风之品。一般来说，外感发痉多属实证，治当先祛其邪，如属风寒湿邪，宜祛风、散寒、除湿；若邪热炽盛，热动肝风，风火相扇，宜清热息风止痉；若热邪入里而实热内结，消灼阴液致痉者，宜泄热存阴止痉；热入心营，扰动神明，宜清心透营止痉；痰浊壅阻经脉，蒙蔽清窍，宜息风止痉，豁痰开窍。内伤发痉，多属虚证，重在治本扶正，临证当辨其损及脏腑而调之，若属伤津脱液，阴血亏虚者，当增液、养阴、补血为主。临证中还当根据病理转化而兼顾其变证。

痉证多起病急，变化较快。外感发痉，属邪实正盛，若能迅速祛散外邪，痉证得以控制，则预后较好。内伤发痉，多虚中夹实，治疗较为困难，应细察病机，审慎调治。古代医家根据临床经验，认为痉证若见有口张目瞪、昏昧无知，或见有戴眼反折、遗尿，或见有汗出如油如珠等，均属预后不良的征象。

【临床备要】

1. 详辨外感与内伤、虚证与实证。外感发痉多属实证，内伤发痉多为虚证，另外可从其发作的程度、频度、幅度辨别虚实。在治疗上，外感者，当先祛其邪，宜祛风、散寒、除湿；若邪热入里，消灼津液，当泄热存阴。内伤者，在临床上属阴伤血少者为多见，所以其治疗以滋阴养血为大法。此外，肝主筋，主风主动，故痉证治疗，在辨证用药的基础上，常酌加天麻、钩藤、石决明、代赭石、蜈蚣、全蝎等平肝息风止痉之品。

2. 结合辨病治疗。痉证常常是一种临床危急重症的表现，大多发病较急，变化迅速，预后较差。因此，除必要的对症处理外，其关键在于对原发疾病的治疗，应尽快明确诊断，进行有效的病因治疗。例如对各种高热致痉，应积极查找引起高热的原因，并针对原发疾病采取有效的防治措施。流行性乙型脑炎、流行性脑脊髓膜炎等各种急性热病在疾病的发展过程中，均可出现项背强急、四肢抽搐、角弓反张等痉证的表现，此时应充分发挥中西医各自的优势，积极治疗其原发病，防止病情恶化。

3. 痉证发病常有先兆，应积极采取措施预防。一旦发生痉证，则应积极救治，以挽救病人的生命。病情较轻者，可根据辨证给以相应的方药口服，如病情较重、较急者，则应立即选用紫雪丹、羚羊角粉，并采取相应的急救措施，以免贻误病情。

【医案选读】

病案一

董姓女，1 岁半，1951 年 8 月 13 日初诊。

病史：患儿于 8 月 9 日开始高热，精神萎靡，不思饮食，时有呕逆，曾呕吐两次，呈喷射性，于 11 日急诊入某医院，经检查为流行性乙型脑炎。治疗未效，病势反进，壮热无汗，四肢厥冷，体温持续在 39.5℃～40.5℃，嗜睡，躁动不安，不进饮食，小便短赤，大便不行，并时有阵发性抽风，发作时四肢抽搐，两眼上翻，呼吸闭止，口唇青紫。因病情日趋重笃，家长乃携患儿于 13 日来诊。

检查：患儿神愦，眼闭，唇青，呼吸短促，四肢厥冷，舌质绛，舌苔黄厚少津，指纹紫红透过命关，脉浮数。

辨证：暑热亢盛，内动肝风，气营两燔，邪传心包。

治法：清营解表，透邪涤暑，清心开窍，平肝息风。

处方：钩藤二钱　薄荷一钱半　生石膏八钱（捣）　金银花二钱　石菖蒲二钱（捣）生滑石三钱（捣）　石斛二钱　香薷一钱半　全蝎一钱半（捣）　蝉衣一钱半　甘草一钱　淡竹叶一钱半　灯心五分　煎两遍约 150 毫升，第一次喂下后，待 20 分钟，喂大米汤少许，过半小时后，再喂第二次药，取汗。

另仿至宝丹、珠黄散、镇痉散、撮风散等方义，配清热镇痉药粉一料。

牛黄一钱　朱砂三分　全蝎三钱　琥珀六分　蜈蚣七条（隔纸炙）　羚羊角粉一钱半　羚羊角骨二钱　犀角一钱　天竺黄一钱半　僵蚕一钱半　熊胆五分　麝香三分　共为细粉。服用法：每次服二分，一天三至四次。

13 日晚 7 点二诊：药后全身微汗出，体温稍退，已能吃奶，仍嗜睡，偶有抽风，大便仍未解，舌苔脉象同前，指纹红色，退至气关，病势已见好转。为其改方，清热凉血，息风止痉，荡涤阳明热结。

钩藤二钱　生石膏八钱（研细粉）　石斛三钱　生滑石三钱　石菖蒲二钱（捣）　全蝎一钱（去刺捣）　酸枣仁二钱（捣）　玄参二钱　大黄二钱　香薷一钱半　枳实三钱　白豆蔻一钱半　犀角一钱　甘草一钱　灯心五分　玄明粉二钱（分冲）　煎两遍约 150 毫升，分两次服，并继服清热镇痉药粉四次。

14 日三诊：体温降至 38℃，抽风已止，大便已解，下黑粪块二次，稀黑粪三次，神识已清，能认父母，稍能进食，舌苔略退，稍干少津，脉仍有数象。

大热已减，腑气已通，余焰未尽，津液亏损。再改方，清泄余热，养阴生津。

钩藤二钱　生石膏五钱（研）　生滑石三钱（研）　石菖蒲二钱（捣）　石斛三钱　麦冬四钱　川贝一钱半　人参一钱　白芍一钱半　甘草八分　全蝎一钱（捣）　灯心五分

继服上方两付，脉静身凉而愈，无后遗症。

（戴岐等. 刘惠民医案选·神经精神科. 山东科学技术出版社. 1978）

病案二

陶某，女，7岁。

发热数日，忽然昏迷不醒，目闭不开，两手拘急厥冷，牙关紧闭，角弓反张，二便秘涩。诊视脉伏不应指，口噤，舌不易察，面色晦滞，手压其腹则反张更甚，其腹必痛。《金匮要略》："痉为病，胸满口噤，卧不著席，脚挛急，必齘齿，可与大承气汤。"此为厥深热深，议用急下存阴法。

炒枳实 5 克　制厚朴 5 克　锦纹黄（泡）10 克　玄明粉（泡）10 克

复诊：抉齿连续灌服，服药后一时许，扰动不安，呻吟一声，泻下黏液夹血的粪便极多，痉止厥回。更进一剂，热退神清，但口渴甚，腹部阵痛拒按，显然"胃家实"也。

杭白芍 10 克　炒山栀 5 克　淡黄芩 5 克　川黄连 3 克　炒枳实 5 克　牡丹皮 5 克　天花粉 7 克　锦纹黄（泡）7 克　飞滑石 10 克　粉甘草 3 克

复诊方服至 3 剂，渴止，二便畅利而愈。

（李聪甫. 李聪甫医案·痉证. 湖南科学技术出版社. 1979）

【文献摘要】

《金匮要略·痉湿暍病脉证并治》："太阳病，发热无汗，反恶寒者，名曰刚痉。太阳病，发热汗出，而不恶寒，名曰柔痉。""太阳病，其证备，身体强，几几然，脉反沉迟，此为痉。栝蒌桂枝汤主之。""太阳病，无汗，而小便反少，气上冲胸，口噤不得语，欲作刚痉，葛根汤主之。""痉为病，胸满口噤，卧不着席，脚挛急，必齘齿，可与大承气汤。"

《金匮要略方论本义·痉病总论》："脉者人之正气正血所行之道路也，杂错乎邪风、邪湿、邪寒，则脉行之道路必阻塞壅滞，而拘急蜷挛之证见矣。"

《诸病源候论·产后中风痉候》："产后中风痉者，因产伤动血脉，脏腑虚竭，饮食未复，未满日月，荣卫虚伤，风气得入五脏，伤太阳之经，复感寒湿，寒搏于筋则发痉，其状口急噤，背强直，摇头耳鸣，腰为反折，须臾十发，气急如绝，汗出如雨，手拭不及者，皆死。"

《三因极一病证方论》："夫人之筋，各随经络结束于身。血气内虚，外为风、寒、湿、热之所中，则痉。"

《景岳全书·杂证谟·痉病》："愚谓痉之为病，强直反张病也。其病在筋脉，筋脉拘急，所以反张。其病在血液，血液枯燥，所以筋挛。""痉之为病，即《内经》之痓病也，以痓作痉，盖传写之误耳。其证则脊背反张，头摇口噤，戴眼项强，四肢拘急，或见身热足寒，恶寒面赤之类皆是也。"

《温热经纬·薛生白湿热病篇》："湿热证，三四日即口噤，四肢牵引拘急，甚则角弓反张，此湿热侵入经络脉隧中。""伤寒之痉自外来，证属太阳，治以散外邪为主。湿热之痉自内出，波及太阳，治以息内风为主。"

《医林改错·论抽风不是风》："项背反张，四肢抽搐，手足握固，乃气虚不固肢体也；两目天吊，口噤不开，乃气虚不上升也……元气既虚，必不能走于血管，血管无气，必停留而瘀。"

第三节 痿 证

痿证是指肢体筋脉弛缓，软弱无力，不能随意运动，或伴有肌肉萎缩的一种病证。临床以下肢痿弱较为常见，亦称"痿躄"。"痿"是指机体痿弱不用，"躄"是指下肢软弱无力，不能步履之意。

《内经》对本病论述颇详，阐述了痿证的病因病机、病证分类及治疗原则。《素问·痿论》指出本病的主要病机是"肺热叶焦"，肺燥不能输精于五脏，因而五体失养，肢体痿软。还将痿证分为皮、脉、筋、骨、肉五痿，以示病情的浅深轻重以及与五脏的关系。在发病原因上，《素问·痿论》指出了"热伤五脏"、"思想无穷"、"焦虑太过"、"有渐于湿"及远行劳倦、房劳太过等，《素问·生气通天论》又指出："因于湿，首如裹，湿热不攘，大筋软短，小筋弛长，软短为拘，弛长为痿。"认为湿热也是痿证成因之一。在治疗上，《素问·痿论》提出"治痿者独取阳明"的基本原则。

隋唐至北宋时期，将痿列入风门，较少进行专题讨论。直到金元，张子和《儒门事亲·风痹痿厥近世差互说》把风、痹、厥与痿证进行了鉴别，强调"痿病无寒"，认为痿证的病机是"由肾水不能胜心火，心火上铄肺金。肺金受火制，六叶皆焦，皮毛虚弱，急而薄者，则生痿躄"。其临床表现"四末之疾，动而或痉者为风，不仁或痛者为痹，弱而不用者为痿，逆而寒热者为厥，此其状未尝同也"。朱丹溪承张子和之说，力纠"风痿混同"之弊，提出了"泻南方，补北方"的治疗原则，"泻南方则肺金清而东方不实……补北方则心火降而西方不虚"，在具体辨证方面又有湿热、湿痰、气虚、瘀血之别，对后世影响颇深。

明清以后对痿证的辨证论治日趋完善。《景岳全书·痿论》指出，痿证实际上并非尽是阴虚火旺，认为"元气败伤则精虚不能灌溉，血虚不能营养者，亦不少矣，若概从火论，则恐真阳衰败，及土衰水涸者有不能堪，故当酌寒热之浅深，审虚实之缓急，以施治疗，庶得治痿之全。"《临证指南医案·痿》邹滋九指出本病为"肝肾肺胃四经之病"。

根据本病的临床表现，西医学中多发性神经炎、运动神经元疾病、脊髓病变、重症肌无力、周期性麻痹等表现为肢体痿软无力，不能随意运动者，均可参照本节辨证论治。

【病因病机】

痿证形成的原因颇为复杂。外感温热毒邪，内伤情志、饮食劳倦、先天不足、房事不节、跌打损伤以及接触神经毒性药物等，均可致使五脏受损，精津不足，气血亏耗，肌肉筋脉失养，而发为痿证。

一、病因

1. 感受温毒

温热毒邪内侵，或病后余邪未尽，低热不解，或温病高热持续不退，皆令内热燔灼，伤津耗气，肺热叶焦，津伤失布，不能润泽五脏，五体失养而痿弱不用。

2. 湿热浸淫

久处湿地或涉水冒雨，感受外来湿邪，湿热浸淫经脉，营卫运行受阻，或郁遏生热，或痰热内停，蕴湿积热，导致湿热相蒸，浸淫筋脉，气血运行不畅，致筋脉失于滋养而成痿。正如《素问·痿论》所言："有渐于湿，以水为事，若有所留，居处相湿，肌肉濡渍，痹而不仁，发为肉痿。"

3. 饮食毒物所伤

素体脾胃虚弱或饮食不节，劳倦思虑过度，或久病致虚，中气受损，脾胃受纳、运化、输布水谷精微的功能失常，气血津液生化之源不足，无以濡养五脏，以致筋骨肌肉失养；脾胃虚弱，不能运化水湿，聚湿成痰，痰湿内停，客于经脉；或饮食不节，过食肥甘，嗜酒辛辣，损伤脾胃，运化失职，湿热内生，均可致痿。此外，服用或接触毒性药物，损伤气血经脉，经气运行不利，脉道失畅，亦可致痿。

4. 久病房劳

先天不足，或久病体虚，或房劳太过，伤及肝肾，精损难复；或劳役太过而伤肾，耗损阴精，肾水亏虚，筋脉失于灌溉濡养。

5. 跌仆瘀阻

跌打损伤，瘀血阻络，新血不生，经气运行不利，脑失神明之用，发为痿证；或产后恶露未尽，瘀血流注于腰膝，以致气血瘀阻不畅，脉道不利，四肢失其濡润滋养。

二、病机

痿证病变部位在筋脉肌肉，但根柢在于五脏虚损。肺主皮毛，脾主肌肉，肝主筋，肾主骨，心主血脉，五脏病变，皆能致痿，上述各种致病因素，耗伤五脏精气，致使精血津液亏损。而五脏受损，功能失调，生化乏源，又加重了精血津液的不足，筋脉肌肉因之失养而弛纵，不能束骨而利关节，以致肌肉软弱无力，消瘦枯萎，发为痿证。

痿证病变累及五脏，且常常相互传变。如肺热叶焦，精津失其宣布，久则五脏失濡而致痿；热邪内盛，肾水下亏，水不制火，则火灼肺金，又可加重肺热津伤；脾气虚而不运与湿热蕴积也可互为因果；湿热亦能下注于肾，伤及肾阴；温热毒邪，灼伤阴津，或湿热久稽，化热伤津，易致阴津耗损；脾胃虚弱，运化无力，又可津停成痰，痹阻经脉；肝肾阴虚，虚火内炽，灼伤津液，而致津亏血瘀，脉络失畅，致使病程缠绵难愈。

一般而言，本病以热证、虚证为多，虚实夹杂者亦不少见。外感温邪、湿热所致者，病初阴津耗伤不甚，邪热偏重，故属实证；但久延肺胃津伤，肝肾阴血耗损，则由实转虚，或虚实夹杂。内伤致病，脾胃虚弱，肝肾亏损，病久不已，气血阴精亏耗，则以虚证为主，但可夹湿、夹热、夹痰、夹瘀，表现本虚标实之候。故临床常呈现因实致虚、因虚致实和虚实错杂的复杂病机。

久痿虚极，脾肾精气虚败，病情危笃。足少阴脉贯行舌根，足太阴脉上行夹咽，连舌本，散于舌下。脾肾精气虚损则舌体失去支持，脾气虚损，无力升清，肾气虚衰，宗气不足，可见舌体瘫软，呼吸和吞咽困难等凶险之候。

【诊查要点】

一、诊断依据

1. 肢体筋脉弛缓不收，下肢或上肢，一侧或双侧，软弱无力，甚则瘫痪，部分病人伴有肌肉萎缩。

2. 由于肌肉痿软无力，可有睑废，视歧，声嘶低喑，抬头无力等症状，甚则影响呼吸、吞咽。

3. 部分病人发病前有感冒、腹泻病史，有的病人有神经毒性药物接触史或家族遗传史。

二、病证鉴别

1. 痿证与偏枯

偏枯亦称半身不遂，是中风症状，病见一侧上下肢偏废不用，常伴有语言謇涩、口眼歪斜，久则患肢肌肉枯瘦，其瘫痪是由于中风而致，二者临床不难鉴别。

2. 痿证与痹证

痹证后期，由于肢体关节疼痛，不能运动，肢体长期废用，亦有类似痿证之瘦削枯萎者。但痿证肢体关节一般不痛，痹证则均有疼痛，其病因病机、治法也不相同，应予鉴别。

三、相关检查

痿证与西医学中神经肌肉系统的许多疾病有关。检测血液中血清谷草转氨酶（AST）、谷丙转氨酶（ALT）、乳酸脱氢酶（LDH）、醛缩酶、肌酸磷酸肌酶（CPK）的含量以及尿中肌酸排泄量，有助于鉴别痿证肌肉萎缩的病因；脑脊液检查、肌电图检查、肌肉活组织检查等，有助于对与痿证有关的神经系统疾病的定位定性诊断；测定血中乙酰胆碱受体抗体，对神经、肌肉接头部位疾病有较高的诊断价值。CT、MRI 检查有助于疾病的鉴别诊断。

【辨证论治】

一、辨证要点

痿证辨证，重在辨脏腑病位，审标本虚实。

痿证初起，症见发热，咳嗽，咽痛，或在热病之后出现肢体软弱不用者，病位多在肺；凡见四肢痿软，食少便溏，面浮，下肢微肿，纳呆腹胀，病位多在脾胃；凡以下肢痿软无力明显，甚则不能站立，腰脊酸软，头晕耳鸣，遗精阳痿，月经不调，咽干目眩，病位多在肝肾。

痿证以虚为本，或本虚标实。因感受温热毒邪或湿热浸淫者，多急性发病，病程发展较快，属实证。热邪最易耗津伤正，故疾病早期就常见虚实错杂。内伤积损，久病不愈，主要为肝肾阴虚和脾胃虚弱，多属虚证，但又常兼夹郁热、湿热、痰浊、瘀血，而虚中有实。跌打损伤，瘀阻脉络或痿证日久，气虚血瘀，也属常见。

二、治疗原则

痿证的治疗，虚证宜扶正补虚为主，肝肾亏虚者，宜滋养肝肾；脾胃虚弱者，宜益气健脾。实证宜祛邪和络，肺热伤津者，宜清热润燥；湿热浸淫者，宜清热利湿；瘀阻脉络者，宜活血行瘀。虚实兼夹者，又当兼顾之。《内经》提出"治痿者独取阳明"，是指从补脾胃、清胃火、祛湿热以滋养五脏的一种重要措施。

【证治分类】

1. 肺热津伤证

发病急，病起发热，或热后突然出现肢体软弱无力，可较快发生肌肉瘦削，皮肤干燥，心烦口渴，咳呛少痰，咽干不利，小便黄赤或热痛，大便干燥。舌质红，苔黄，脉细数。

证机概要：肺燥伤津，五脏失润，筋脉失养。

治法：清热润燥，养阴生津。

代表方：清燥救肺汤加减。本方有清热润燥，养阴宣肺作用，适用于温燥伤肺，气阴两伤之证。

常用药：北沙参、西洋参、麦冬、生甘草甘润生津养阴；阿胶、胡麻仁养阴血以润燥；生石膏、桑叶、苦杏仁、炙枇杷叶清热宣肺。

身热未退，高热，口渴有汗，可重用生石膏，加银花、连翘、知母以清气分之热，解毒祛邪；咳嗽痰多，加瓜蒌、桑白皮、川贝母宣肺清热化痰；咳呛少痰，咽喉干燥，加桑白皮、天花粉、芦根以润肺清热。

身热已退，兼见食欲减退、口干咽干较甚，此胃阴亦伤，宜用益胃汤加石斛、薏苡仁、山药、麦芽。

2. 湿热浸淫证

起病较缓，逐渐出现肢体困重，痿软无力，尤以下肢或两足痿弱为甚，兼见微肿，手足麻木，扪及微热，喜凉恶热，或有发热，胸脘痞闷，小便赤涩热痛。舌质红，舌苔黄腻，脉濡数或滑数。

证机概要：湿热浸渍，壅遏经脉，营卫受阻。

治法：清热利湿，通利经脉。

代表方：加味二妙散加减。本方清利湿热，补肾通脉，用于湿热内盛，兼见虚火之痿证。

常用药：苍术、黄柏清热燥湿；萆薢、防己、薏苡仁渗湿分利；蚕砂、木瓜、牛膝利湿，通经活络；龟板滋阴益肾强骨。

湿邪偏盛，胸脘痞闷，肢重且肿，加厚朴、茯苓、枳壳、陈皮以理气化湿；夏令季节，加藿香、佩兰芳香化浊，健脾祛湿；热邪偏盛，身热肢重，小便赤涩热痛，加忍冬藤、连翘、公英、赤小豆清热解毒利湿；湿热伤阴，兼见两足焮热，心烦口干，舌质红或中剥，脉细数，可去苍术，重用龟板，加元参、山药、生地；若病史较久，兼有瘀血阻滞者，肌肉顽痹不仁，关节活动不利或有痛感，舌质紫暗，脉涩，加丹参、鸡血藤、赤芍、当归、桃仁。

3. 脾胃虚弱证

起病缓慢，肢体软弱无力逐渐加重，神疲肢倦，肌肉萎缩，少气懒言，纳呆便溏，面色㿠白或萎黄无华，面浮。舌淡苔薄白，脉细弱。

证机概要：脾虚不健，生化乏源，气血亏虚，筋脉失养。

治法：补中益气，健脾升清。

代表方：参苓白术散合补中益气汤加减。参苓白术散健脾益气利湿，用于脾胃虚弱，健运失常，水湿内盛者；补中益气汤健脾益气养血，用于脾胃虚弱，中气不足，气血亏虚者。

常用药：人参、白术、山药、扁豆、莲肉、甘草、大枣补脾益气；黄芪、当归益气养血；薏苡仁、茯苓、砂仁、陈皮健脾理气化湿；升麻、柴胡升举清阳；神曲消食行滞。

脾胃虚者，易兼夹食积不运，当健脾助运，导其食滞，酌佐谷麦芽、山楂、神曲；气血虚甚者，重用黄芪、党参、当归，加阿胶；气血不足兼有血瘀，唇舌紫黯，脉兼涩象者，加丹参、川芎、川牛膝；肥人痰多或脾虚湿盛，可用六君子汤加减。

4. 肝肾亏损证

起病缓慢，渐见肢体痿软无力，尤以下肢明显，腰膝酸软，不能久立，甚至步履全废，腿胫大肉渐脱，或伴有眩晕耳鸣，舌咽干燥，遗精或遗尿，或妇女月经不调。舌红少苔，脉细数。

证机概要：肝肾亏虚，阴精不足，筋脉失养。

治法：补益肝肾，滋阴清热。

代表方：虎潜丸加减。本方滋阴降火，强壮筋骨，用于治疗肝肾阴亏有热之痿证。

常用药：虎骨（用狗骨代）、牛膝壮筋骨利关节；熟地、龟板、知母、黄柏填精补髓，滋阴补肾，清虚热；锁阳温肾益精；当归、白芍药养血柔肝；陈皮、干姜理气温中和胃，既防苦寒败胃，又使滋补而不滞。

病久阴损及阳，阴阳两虚，兼有神疲，怯寒怕冷，阳痿早泄，尿频而清，妇女月经不调，脉沉细无力，不可过用寒凉以伐生气，去黄柏、知母，加仙灵脾、鹿角霜、紫河车、附子、肉桂，或服用鹿角胶丸、加味四斤丸；若证见面色无华或萎黄，头昏心悸，加黄芪、党参、首乌、龙眼肉、当归以补气养血；腰脊酸软，加续断、补骨脂、狗脊补肾壮腰；热甚者，可去锁阳、干姜，或服用六味地黄丸加牛骨髓、鹿角胶、枸杞子滋阴补肾，以去虚火；阳虚畏寒，脉沉弱，加右归丸加减。

5. 脉络瘀阻证

久病体虚，四肢痿弱，肌肉瘦削，手足麻木不仁，四肢青筋显露，可伴有肌肉活动时隐痛不适。舌痿不能伸缩，舌质暗淡或有瘀点、瘀斑，脉细涩。

病机概要：气虚血瘀，阻滞经络，筋脉失养。

治法：益气养营，活血行瘀。

代表方：圣愈汤合补阳还五汤加减。圣愈汤益气养血，用于气血亏虚，血行滞涩，经脉失养证；补阳还五汤补气活血通络，用于气虚无力推动血行，经脉瘀阻证。

常用药：人参、黄芪益气；当归、川芎、熟地、白芍养血和血；川牛膝、地龙、桃仁、红花、鸡血藤活血化瘀通脉。

手足麻木，舌苔厚腻者，加橘络、木瓜；下肢痿软无力，加杜仲、锁阳、桑寄生；若见肌肤甲错，形体消瘦，手足痿弱，为瘀血久留，可用圣愈汤送服大黄䗪虫丸，补虚活血，以丸图缓。

【预防调护】

痿证的发生常与居住湿地、感受温热湿邪有关，因此，避居湿地，防御外邪侵袭，有助于痿证的预防和康复。

病情危重，卧床不起，吞咽呛咳，呼吸困难者，要常翻身拍背，鼓励病人排痰，以防止痰湿壅肺和发生褥疮。对瘫痪者，应注意患肢保暖，保持肢体功能体位，防止肢体挛缩和关节僵硬，有利于日后功能恢复。由于肌肤麻木，知觉障碍，在日常生活与护理中，应避免冻伤或烫伤。

痿证病人常因肌肉无力，影响肢体功能活动，坐卧少动，气血运行不畅，加重肌肉萎缩等症状。因此，应提倡病人进行适当锻炼，对生活自理者，可打太极拳，做五禽戏。病情较重者，可经常用手轻轻拍打患肢，以促进肢体气血运行，有利于康复。

注意精神饮食调养。《素问·痿论》说："思想无穷，所愿不得，意淫于外，入房太甚，宗筋弛纵，发为筋痿"。因此，注意精神调养，清心寡欲，避免过劳，生活规律，饮食宜清淡富有营养，忌油腻辛辣，对促进痿证康复亦具重要意义。

【结　语】

痿证是指肢体痿弱无力，不能随意运动的一类病证。病因有外感与内伤两类。外感多由温热毒邪或湿热浸淫，耗伤肺胃津液而成。内伤多为饮食或久病劳倦等因素，损及脏腑，导致脾胃虚弱、肝肾亏损。本病以虚为本，或虚实错杂。临床虽以肺热津伤、湿热浸淫、脾胃虚弱、肝肾亏损、瘀阻络脉等证型常见，但各种证型之间常相互关联。如感受温热及湿热致痿，迁延日久可导致肝肾亏损；肝肾亏损，亦可阴损及阳，出现阳虚证候；经络是气血运行的通道，痿证日久，影响气血正常运行，经络瘀滞，使筋脉更失其濡养，而关节不利，肌肉萎缩明显。临床治疗时要结合标本虚实传变，扶正主要是调养脏腑，补益气血阴阳，祛邪重在清利湿热与温热毒邪。在治疗过程中还要兼顾运行气血，以通利经络，濡养筋脉。

痿证的预后与病因、病程有关。外邪致痿，务必及时救治，免成痼疾。多数早期急性病例，病情较轻浅，治疗效果较好，功能较易恢复；若失治或治之不当，以及内伤致病或慢性病例，病势缠绵，渐至于百节缓纵不收，脏气损伤加重，大多沉痼难治。年老体衰发病者，预后较差。

【临证备要】

1. 祛邪不可伤正，补益防止助邪。本病多属五脏内伤，精血受损，阴虚火旺。临床一般虚证居多，或虚实错杂，实证、寒证较少。因此，补虚要分清气虚还是阴虚，气虚治阳明，阴虚补肝肾。临证又有夹湿、夹热、夹痰、夹瘀者，治疗时还当配合利湿、清热、化痰、祛瘀等法。此外，本病常有湿热、痰湿为患，用苦寒、燥湿、辛温等药物时要注意祛邪勿伤正，时时注意护阴，补虚扶正时亦当防止恋邪助邪。

2. 重视调畅气血。痿证日久，坐卧少动，气血亏虚，运行不畅，因此，在治疗时，可酌情配合养血活血通脉之品，即如吴师机所言："气血流通即是补"。若元气亏损，气虚血滞成痿，又当补气化瘀。若因情欲太过而成痿者，必以调理气机为法，盖气化正常，气机畅顺，百脉皆通，其病可愈。

3. "治痿者独取阳明"。主要是指采用补益脾胃的方法治疗痿证。肺之津液来源于脾胃，肝肾的精血亦有赖于脾胃的生化，所以胃津不足者，宜养阴益胃，脾胃虚弱者，应益气健脾。脾胃功能健旺，饮食得增，气血津液充足，脏腑功能旺盛，筋脉得以濡养，有利于痿证恢复。其次，"独取阳明"尚包括祛除邪气，调理脾胃。如《灵枢·根结》指出："故痿疾者取之阳明，视有余不足，无所止息者，真气稽留，邪气居之也。"又《症因脉治·痿证论》指出："今言独取阳明者，以痿证及阳明实热致病耳……清除积热，则二便如常，脾胃清合，输化水谷，生精养血，主润宗筋，而利机关。"可见清阳明之热亦属"独取阳明"之范畴。对于"治痿独取阳明"，临床可以从以下三方面来理解：一是不论选方用药，针灸取穴，都应重视补益脾胃。二是"独取阳明"尚包括清胃火、祛湿热，以调理脾胃。三是临证时要重视辨证施治。

4. 配合针灸治疗。《素问·痿论》"各补其荥而通其俞，调其虚实，和其逆顺"是针刺治疗痿证的一个重要原则，为历代医家所重视。对痿证的治疗除内服药物外，还应配合针灸、推拿、气功等综合疗法，并应加强肢体活动，有助于提高疗效。

【医案选读】

病案一

任某，女，22岁。体质清瘦，一日，恶寒发热，骨节疼痛，初作感冒治，投以去参败毒散，服后，汗出，寒热退，而两足不能任身，自臀部以下痿软无力。

诊视脉象弦数，舌赤苔燥，大便秘结。此属阳明虚燥，宗筋失润，带脉不引，血不荣筋之痿证。当用东垣滋血润燥法。

当归身10克 杭白芍7克 肉苁蓉10克 火麻仁（捣）10克 郁李仁7克 苦杏仁7克 左秦艽7克 西枳壳5克 粉甘草3克 锦纹黄（酒制）10克 玄明粉（泡）10克

复诊：下褐色粪便如弹丸，膝略能移动。燥火将伏，营血渐滋，继续滋阳明，润宗筋。

生地黄10克 当归身10克 杭白芍10克 鲜石斛10克 肉苁蓉10克 北枸杞10克 麦门冬10克 宣百合10克 左秦艽7克 川牛膝7克 牡丹皮5克

服药二十余剂，两足履地如常，食纳增益。

（李聪甫. 李聪甫医案·痿证. 湖南科学技术出版社. 1979）

病案二

张某，女，27岁，成都市某幼儿园教师，1976年10月23日初诊。患者口干，眩晕，便秘，语音低微，行动需人扶持，稍一站立，即欲坐下。脉细数，舌质淡红，微有白腻苔。

已服补肾壮阳之剂及八味丸无效。仔细询问病史，患者因异位妊娠，生产时失血过多，渐致痿软。根据《内经》说："大经空虚，发为肌痹，传为脉痿。"考虑本病应属血虚致痿。朱丹溪说："痿之所不足，乃阴血也，而方悉是补阳补气之剂，宁免实实虚虚之患乎？"于是决定用养营和血法。处方：生地24克，当归12克，白芍15克，川芎6克，黄柏12克，苍术10克，龟板24克，苦参15克，前后计服30余剂，渐能行走。以后仍用原方，调理而愈。

〔江幼李. 痿证一得. 中医药学报 1985；（3）：20〕

【文献摘要】

《素问·痿论》："黄帝问曰：五脏使人痿，何也？岐伯对曰：肺主身之皮毛，心主身之血脉，肝主身之筋膜，脾主身之肌肉，肾主身之骨髓。故肺热叶焦，则皮毛虚弱急薄，著则生痿躄也。心气热，则下脉厥而上，上则下脉虚，虚则生脉痿，枢折挈，胫纵而不任地也。肝气热，则胆泄口苦，筋膜干，筋膜干则筋急而挛，发为筋痿。脾气热，则胃干而渴，肌肉不仁，发为肉痿。肾气热，则腰脊不举，骨枯而髓减，发为骨痿。……论言治痿者，独取阳明，何也？岐伯曰：阳明者，五脏六腑之海，主润宗筋，宗筋主束骨而利机关也。冲脉者，经脉之海也，主渗灌溪谷，与阳明合于宗筋，阴阳揔宗筋之会，会于气街，而阳明为之长，皆属于带脉而络于督脉，故阳明虚则宗筋纵，带脉不引，故足痿不用也。"

《诸病源候论·身体手足不随候》："手足不遂者，由体虚腠理开，风气伤于脾胃之经络也。足太阴为脾之经，脾与胃合；足阳明为胃之经，胃为水谷之海也。脾候身之肌肉，主为胃消行水谷之气，以养身体四肢。脾气弱，即肌肉虚，受风邪所侵，故不能为胃通行水谷之气，致四肢肌肉无所禀受。而风邪在经络，搏于阳经，气行则迟，关机缓纵，故令身体手足不遂也。"

《局方发挥》："诸痿生于肺热，只此一句便见治法大意，经曰：东方实，西方虚，泻南方，补北方。此固就生克言补泻，而大经大法不外于此……五行之中，惟火有二，肾虽有二，水居其一，阳常有余……故经曰：一水不胜二火……若嗜欲无节，则水失所养，火寡于畏而侮所胜，肺得火邪而热矣……肺受热则金失所养，木寡于畏而侮所胜，脾得木郁而伤矣，肺热则不能管摄一身，脾伤则四肢不能为用，诸痿之病作。泻南方则肺金清而东方不实，何脾伤之有？补北方则心火降而西方不虚，何肺热之有？故阳明实则宗筋润，能束骨而利机关矣。治痿之法，无出于此"。

《景岳全书·杂证谟·痿证》："痿证之义，《内经》言之详矣，观所列五脏之证，皆言为热，而五脏之证，又总于肺热叶焦，以致金燥水亏，乃成痿证。如丹溪之论治，诚得之矣，然细察经文，又曰：悲哀太甚则胞络绝，传为脉痿；思想无穷，所愿不得，发为筋痿；有渐于湿，以水为事，发为肉痿之类，则又非尽为火证，此其有余不尽之意，犹有可知。故因此而生火者有之，因此而败伤元气者亦有之。元气败伤，则精虚不能灌溉，血虚不能营养者，亦不少矣。若概从火论，则恐真阳亏败，及土衰水涸者，有不能堪。故当酌寒热之浅深，审虚实之缓急，以施治疗，庶得治痿之全矣"。

《证治汇补·痿躄》："湿痰痿者，肥盛之人，血气不能运动其痰，致湿痰内停，客于经脉，使腰膝麻痹，脉来沉滑，故膏粱酒湿之故，所谓土太过，令人四肢不用举是也。"

《临证指南医案·痿》邹滋九按："夫痿证之旨，不外乎肝、肾、肺、胃四经之病。盖肝主筋，肝伤则四肢不为人用，而筋骨拘挛；肾藏精，精血相生，精虚则不能灌溉诸末，血虚则不能营养筋骨；肺主气，为清高之脏，肺虚则高源化绝，化绝则水涸，水涸则不能濡润筋骨。阳明为宗筋之长，阳明虚则宗筋纵，宗筋纵则不能束筋骨以流利机关，此不能步履，痿弱筋缩之证作矣。"

第四节　颤　证

颤证是以头部或肢体摇动颤抖，不能自制为主要临床表现的一种病证。轻者表现为头摇动或手足微颤，重者可见头部振摇，肢体颤动不止，甚则肢节拘急，失去生活自理能力。本病又称"振掉"、"颤振"、"震颤"。

《内经》对本病已有认识。《素问·至真要大论》曰："诸风掉眩，皆属于肝。"《素问·脉要精微论》有"骨者，髓之府，不能久立，行则振掉，骨将惫矣"之论，《素问·五常政大论》又有"其病摇动"、"掉眩巅疾"、"掉振鼓栗"等描述，阐述了本病以肢体摇动为其主要症状，属风象，与肝、肾有关，为后世对颤证的认识奠定了基础。明代楼英《医学纲目·颤振》说："颤，摇也；振，动也。风火相乘，动摇之象，比之瘛疭，其势为缓。"还指出："风颤者，以风入于肝脏经络，上气不守正位，故使头招面摇，手足颤掉也"，"此证多由风热相合，亦有风寒所中者，亦有风夹湿痰者，治各不同也。"王肯堂《证治准绳·颤振》进而指出："此病壮年鲜有，中年以后乃有之，老年尤多。夫老年阴血不足，少水不能制盛火，极为难治"，"病之轻者，或可用补金平木、清痰调气之法，在人自斟酌之。中风手足弹掣，星附散、独活散、金牙酒，无热者宜之；摧肝丸，镇火平肝，消痰定颤，有热者宜之；气虚而振，参术汤补之；心虚而振，补心丸养之；夹痰，导痰汤加竹沥；老人战振，宜定振丸。"中肯地论述了本病的发病特点、预后和治疗。孙一奎《赤水玄珠·颤振门》又提出气虚、血虚均可引起颤证，治法为"气虚颤振，用参术汤"，"血虚而振，用秘方定心丸"。此外又指出："木火上盛，肾阴不充，下虚上实，实为痰火，虚则肾亏。"治法宜"清上补下"。至今上述治法仍有临床价值。迨至清代，张璐《张氏医通·颤振》在系统总结了前人经验的基础上，结合临床实践，对颤证的病因病机、辨证治疗及其预后有了较全面的阐述，认为本病多因风、火、痰、瘀、虚所致，并载列相应的治疗方药十余首，使本病的理法方药认识日趋充实。

根据本病的临床表现，西医学中震颤麻痹、肝豆状核变性、小脑病变的姿位性震颤、特发性震颤、甲状腺功能亢进等，凡具有颤证临床特征的锥体外系疾病和某些代谢性疾病，均可参照本节辨证论治。

【病因病机】

一、病因

1. 年老体虚

中年之后，脾胃渐损，肝肾亏虚，精气暗衰，筋脉失养；或禀赋不足，肾精虚损，脏气失调；或罹患沉疴，久病体弱，脏腑功能紊乱，气血阴阳不足，筋脉失养，虚风内动。

2. 情志过极

情志失调，郁怒忧思太过，脏腑气机失于调畅。郁怒伤肝，肝气郁结不畅，气滞而血瘀，筋脉失养；或肝郁化火生风，风阳暴张，窜经入络，扰动筋脉；若思虑太过，则损伤心脾，气血化源不足，筋脉失养；或因脾虚不运，津液失于输布，而聚湿生痰，痰浊流窜经络，扰动筋脉。

3. 饮食不节

恣食膏粱厚味或嗜酒成癖，损伤脾胃，聚湿生痰，痰浊阻滞经络而动风；或滋生内热，痰热互结，壅阻经脉而动风；或因饥饱无常，过食生冷，损伤脾胃，气血生化乏源，致使筋脉失养而发为颤证。

4. 劳逸失当

行役劳苦，动作不休，使肌肉筋膜损伤疲极；或房事劳欲太过，肝肾亏虚，阴血暗损，虚风内动；或贪逸少动，使气缓脾滞而气血日减，筋脉失于调畅而不得任持自主，发为颤证。

二、病机

颤证病在筋脉，与肝、肾、脾等脏关系密切。上述各种原因，导致气血阴精亏虚，不能濡养筋脉；或痰浊、瘀血壅阻经脉，气血运行不畅，筋脉失养；或热甚动风，扰动筋脉，而致肢体拘急颤动。

本病的基本病机为肝风内动，筋脉失养。"肝主身之筋膜"，为风木之脏，肝风内动，筋脉不能任持自主，随风而动，牵动肢体及头颈颤抖摇动。其中又有肝阳化风、血虚生风、阴虚风动、瘀血生风、痰热动风等不同病机。

肝肾乙癸同源，若水不涵木，肝肾交亏，肾虚髓减，脑髓不充，下虚则高摇。若脾胃受损，痰湿内生，土不栽木，亦可致风木内动。

本病的病理性质总属本虚标实。本为气血阴阳亏虚，其中以阴津精血亏虚为主；标为风、火、痰、瘀为患。标本之间密切联系，风、火、痰、瘀可因虚而生，诸邪又进一步耗伤阴津气血。风、火、痰、瘀之间也相互联系，甚至也可以互相转化，如阴虚、气虚可转为阳虚，气滞、痰湿也可化热等。颤证日久可导致气血不足，络脉瘀阻，出现肢体僵硬，动作迟滞乏力现象。

颤证的病理因素为风、火、痰、瘀。风以阴虚生风为主，也有阳亢风动或痰热化风者。痰或因脾虚不能运化水湿而成，或热邪煎熬津液所致。痰邪多与肝风或热邪兼夹为患，闭阻气机，致使肌肉筋脉失养，或化热生风致颤。火有实火、虚火之分。虚火为阴虚生热化火，实火为五志过极化火，火热耗灼阴津，扰动筋脉不宁。久病多瘀，瘀血常与痰浊并病，阻滞经脉，影响气血运行，致筋脉肌肉失养而病颤。

【诊查要点】

一、诊断依据

1. 头部及肢体颤抖、摇动，不能自制，甚者颤动不止，四肢强急。
2. 常伴动作笨拙，活动减少，多汗流涎，语言缓慢不清，烦躁不寐，神识呆滞等症状。
3. 多发生于中老年人，一般呈隐袭起病，逐渐加重，不能自行缓解。部分病人发病与情志有关，或继发于脑部病变。

二、病证鉴别

颤证与瘛疭的鉴别：瘛疭即抽搐，多见于急性热病或某些慢性疾病急性发作，抽搐多呈持续性，有时伴短阵性间歇，手足屈伸牵引，弛纵交替，部分病人可有发热，两目上视，神昏等症状；颤证是一种慢性疾病过程，以头颈、手足不自主颤动、振摇为主要症状，手足颤抖动作幅度小，频率较快，而无肢体抽搐牵引和发热、神昏等症状，再结合病史分析，二者不难鉴别。

三、相关检查

颅脑 CT、MRI 等影像学检查，有助于因脑部疾病引起颤证的诊断。眼底角膜色素环（K–F环）检查，血铜、尿铜的测定和肝功能的检查，有助于因铜代谢异常性疾病引起颤证的诊断；检测 T_3、T_4 及甲状腺机能，有助于内分泌疾病的诊断。

【辨证论治】

一、辨证要点

颤证首先要辨清标本虚实。肝肾阴虚、气血不足为病之本，属虚；风、火、痰、瘀等病理因素多为病之标，属实。

一般震颤较剧，肢体僵硬，烦躁不宁，胸闷体胖，遇郁怒而发者，多为实证；颤抖无力，缠绵难愈，腰膝酸软，体瘦眩晕，遇烦劳而加重者，多为虚证。但病久常标本虚实夹杂，临证需仔细辨别其主次偏重。

二、治疗原则

本病的初期，本虚之象并不明显，常见风火相扇、痰热壅阻之标实证，治疗当以清热、化痰、息风为主；病程较长，年老体弱，其肝肾亏虚、气血不足等本虚之象逐渐突出，治疗当滋补肝肾，益气养血，调补阴阳为主，兼以息风通络。由于本病多发于中老年人，多在本虚的基础上导致标实，因此治疗更应重视补益肝肾，治病求本。

三、证治分类

1．风阳内动证

肢体颤动粗大，程度较重，不能自制，眩晕耳鸣，面赤烦躁，易激动，心情紧张时颤动加重，伴有肢体麻木，口苦而干，语言迟缓不清，流涎，尿赤，大便干。舌质红，苔黄，脉弦。

证机概要：肝郁阳亢，化火生风，扰动筋脉。

治法：镇肝息风，舒筋止颤。

代表方：天麻钩藤饮合镇肝息风汤加减。前方具有平肝息风，清热安神作用，适用于肝阳上亢，震颤，烦躁，眩晕者；后方具有镇肝息风，育阴潜阳，舒筋止颤作用，适用于水不涵木，阳亢化风，风阳扰动筋脉之颤证。

常用药：天麻、钩藤、石决明、代赭石、生龙骨、生牡蛎镇肝息风止颤；生地黄、白芍、玄参、龟板、天门冬育阴清热，潜阳息风；怀牛膝、杜仲、桑寄生滋补肝肾；黄芩、山栀清热泻火；夜交藤、茯神宁心安神。

肝火偏盛，焦虑心烦，加龙胆草、夏枯草；痰多者加竹沥、天竺黄以清热化痰；肾阴不足，虚火上扰，眩晕耳鸣者，加知母、黄柏、牡丹皮；心烦失眠，加炒枣仁、柏子仁、丹参养血补心安神；颤动不止，加僵蚕、全蝎，增强息风活络止颤之力。

2．痰热风动证

头摇不止，肢麻震颤，重则手不能持物，头晕目眩，胸脘痞闷，口苦口黏，甚则口吐痰涎。舌体胖大，有齿痕，舌质红，舌苔黄腻，脉弦滑数。

证机概要：痰热内蕴，热极生风，筋脉失约。

治法：清热化痰，平肝息风。

代表方：导痰汤合羚角钩藤汤加减。前方祛痰行气，后方清热平肝息风，二方合用，清热化痰，平肝息风，适用于痰热内蕴，扰动肝风之颤证。

常用药：半夏、胆南星、竹茹、川贝母、黄芩清热化痰；羚羊角、桑叶、钩藤、菊花平肝息风止颤；生地、生白芍、甘草育阴清热，缓急止颤；橘红、茯苓、枳实健脾理气。

痰湿内聚，证见胸闷恶心，咯吐痰涎，苔厚腻，脉滑者，加煨皂角、白芥子以燥湿豁痰；震颤较重，加珍珠母、生石决明、全蝎；心烦易怒者，加天竺黄、牡丹皮、郁金；胸闷脘痞，加瓜蒌皮、厚朴、苍术；肌肤麻木不仁，加地龙、丝瓜络、竹沥；神识呆滞，加石菖蒲、远志。

3．气血亏虚证

头摇肢颤，面色㿠白，表情淡漠，神疲乏力，动则气短，心悸健忘，眩晕，纳呆。舌体胖大，舌质淡红，舌苔薄白滑，脉沉濡无力或沉细弱。

证机概要：气血两虚，筋脉失养，虚风内动。

治法：益气养血，濡养筋脉。

代表方：人参养荣汤加减。本方益气养血，补益心脾，用于气血不足，心脾两虚，虚风内动之颤证。

常用药：熟地、当归、白芍、人参、白术、黄芪、茯苓、炙甘草健脾益气养血；肉桂助阳，鼓舞气血生长；天麻、钩藤、珍珠母平肝息风止颤；五味子、远志养心安神。

气虚运化无力，湿聚成痰，应化痰通络止颤，加半夏、白芥子、胆南星；血虚心神失养，心悸，失眠，健忘，加炒枣仁、柏子仁；气虚血滞，肢体颤抖，疼痛麻木，加鸡血藤、丹参、桃仁、红花。

4. 髓海不足证

头摇肢颤，持物不稳，腰膝酸软，失眠心烦，头晕，耳鸣，善忘，老年患者常兼有神呆、痴傻。舌质红，舌苔薄白，或红绛无苔，脉象细数。

证机概要：髓海不足，神机失养，肢体筋脉失主。

治法：填精补髓，育阴息风。

代表方：龟鹿二仙膏合大定风珠加减。前方重在益气，填补精髓，适用于肾精亏损，神机失用，肢体震颤伴有智能障碍者；后方增液滋阴息风，用于热盛耗伤阴津，或肝肾阴虚，筋脉失养，虚风内动证。

常用药：龟板、鳖甲、生牡蛎、钩藤、鸡子黄、阿胶育阴潜阳，平肝息风；枸杞子、鹿角、熟地、生地、白芍、麦冬、麻仁补益肝肾，滋阴养血润燥；人参、山药、茯苓健脾益气，化生气血；五味子、甘草酸甘化阴以安神。

肝风甚，肢体颤抖，眩晕较著，加天麻、全蝎、石决明；阴虚火旺，兼见五心烦热，躁动失眠，便秘溲赤，加黄柏、知母、丹皮、元参；肢体麻木，拘急强直，加木瓜、僵蚕、地龙，重用白芍、甘草以舒筋缓急。

5. 阳气虚衰证

头摇肢颤，筋脉拘挛，畏寒肢冷，四肢麻木，心悸懒言，动则气短，自汗，小便清长或自遗，大便溏。舌质淡，舌苔薄白，脉沉迟无力。

证机概要：阳气虚衰，失于温煦，筋脉不用。

治法：补肾助阳，温煦筋脉。

代表方：地黄饮子加减。本方主要补肾助阳，以温煦筋脉，用于肾阳衰微，筋脉拘挛，颤抖不止。

常用药：附子、肉桂、巴戟天补肾温阳；山萸肉、熟地黄补肾填精；党参、白术、茯苓、生姜补气健脾，祛痰除湿；白芍、甘草缓急止颤。

大便稀溏者，加干姜、肉豆蔻温中健脾；心悸者加远志、柏子仁养心安神。

【预防调护】

预防颤证应注意生活调摄，保持情绪稳定，心情舒畅，避免忧思郁怒等不良精神刺激，饮食宜清淡而富有营养，忌暴饮暴食及嗜食肥甘厚味，戒除烟酒等不良嗜好。此外，避免中毒、中风、颅脑损伤对预防颤证发生有重要意义。

颤证病人生活要有规律，保持心情愉快和情绪稳定。平时注意加强肢体功能锻炼，适当参加力所能及的体育活动，如太极拳、八段锦、内养功等。病室应保持安静，通风好，温湿度宜人。对卧床不起的患者，注意帮助患者翻身，经常进行肢体按摩，以防发生褥疮，一旦发生褥疮，要及时处理，按时换药，保持创口干燥，使褥疮早日愈合。

【结　语】

本病是以头部或肢体摇动、颤抖为主要临床表现的病证。其常见原因有年老体虚、情志过极、饮食失宜、劳逸失当或其他慢性病证致使肝脾肾病损。肝藏血主筋，血虚筋脉失养，则风动而颤；脾为气血生化之源，主四肢、肌肉，脾虚则生化不足，不能濡养四肢筋脉；肾阳虚衰，筋脉失于温煦；肾虚精亏，筋脉失于润养，神机失用，而筋惕肉瞤，渐成颤证。治疗缓则以治本为主，急则以治标为主。治本予滋补肝肾，益气养血，调补阴阳；治标予息风、豁痰、化瘀。临床各种证型均可适当配伍息风止颤之品。风阳内动者，宜潜阳；痰热动风者，宜清热化痰息风；气血亏虚者，宜补益气血；髓海不足者，宜填精益髓；阳气虚衰者，宜补肾温阳。对本虚标实、虚实夹杂者，宜标本兼治，灵活变通。本病为难治病证，部分患者呈逐年加重倾向，因此，除药物治疗外，还应重视调摄。

【临证备要】

1. 颤证病在筋脉，与肝、脾、肾关系密切，肝风内动，筋脉失养是其基本病机。肝藏血主筋，脾为气血生化之源，主肌肉，肾藏精生髓，肝、脾、肾亏损，则阴精不足，筋脉失养而致肢体震颤，因此，养肝健脾益肾是治本之法。痰浊瘀血阻滞经脉，气血不畅，筋脉失养者，据"血行风自灭"之理，临证当用养血活血、化痰祛瘀通脉之品，对提高治疗效果有重要意义。

2. 颤证属"风病"范畴，临床对各证型的治疗均可在辨证的基础上配合息风之法，而清热、平肝、滋阴、潜阳等也常与息风相伍，常用的药物有钩藤、白蒺藜、天麻、珍珠母、生龙骨、生牡蛎、全蝎、蜈蚣、白僵蚕等。其中虫类药不但息风定颤，且有搜风通络之功。正如叶天士所言："久病邪正混处其间，草木不能见效，当以虫蚁疏通逐邪"。运用虫类药物，以焙研为末吞服为佳，入煎剂效逊。临床证明，羚羊角粉在颤证的治疗上有肯定的疗效，久颤不愈者可配合应用，但其价格较贵，临证可用山羊角代替。

3. 年高病久，治宜缓图。因老年体衰，加之震颤日久，脏腑气血失调，病理变化复杂，往往难以迅速收效，欲过分求速反易招致诸多变证，故治疗只宜缓缓图之，慎用耗伤气血阴阳等攻伐之品。如能减轻症状，控制发展，则应坚持治疗。

【医案选读】

病案一

李某，男，85岁。

震颤，四肢失灵活，右重，形胖痰甚，颜面青黄微浮，饮食尚可，二便调和。壮年饮酒过多，湿甚生痰，隧道寒凝，痹而不通，筋失濡养，以致震颤，手足运动失灵。六脉皆沉，是为六阴之脉，俗谓寒湿之体。舌质淡而不红，苔白而滑腻，也属痰湿之征。治宜温运中州，化痰柔筋，用导痰汤化裁。季秋之后，合苓桂术甘汤、四斤丸加减为丸，冀痰消筋柔，隧道畅通，营卫调和，震颤之患，可能减轻。处方：

茯苓 6 克　半夏 6 克　化橘红 4.5 克　炙甘草 3 克　姜制南星 4.5 克　炒白芥子 6 克　明天麻 6 克　钩藤 6 克　远志 3 克　生姜 3 片

丸药方：明天麻 120 克，淡苁蓉 120 克，香木瓜 120 克，川牛膝 120 克，前四味用米醋半斤浸一宿曝干，法半夏 60 克，云茯苓 60 克，化橘红 30 克，白芥子（炒香，研细）30 克，姜南星 30 克，熟附子 15 克，虎胫骨（另为细末）15 克，沉香（另为细末，勿用火烘）15 克，桂枝（去皮）30 克，生白术 30 克，甘草 15 克。共研为细末，和匀，炼蜜为丸，每丸重 6 克，早晚各服 1 丸，细嚼白汤下。

（中医研究院. 蒲辅周医疗经验·痰湿痹证震颤. 人民卫生出版社. 1976）

病案二

张某，男，73 岁。初诊：1991 年 6 月 15 日。

主诉：右手震颤 2 年余，伴反应迟钝半年。患者来诊时右手不停振掉，如搓丸数票。平时不能持筷拿物，经常打碎碗碟，行走不稳，起步维艰，两年来逐渐加重。精神不振，反应迟钝，近事过目即忘。腰酸足麻，小便淋沥，夜尿频多，面色黧红而枯槁。舌质暗红，苔薄黄，脉细滑。脑 CT 提示："脑萎缩、腔隙性脑梗死"；脑血流图示："两侧供血不平衡，左侧血流速度及流量下降，脑血管外周阻力增大"。患者高血压、高脂血症、糖尿病、腰椎病多年。

此乃高年体虚，多病交织，肝肾亏虚为本，风痰阻络为标。治当息风潜阳，化痰祛瘀，兼顾培补肝肾，方用：炙鳖甲 15 克（先煎），生石决明 30 克（先煎），牡蛎 25 克（先煎），炮山甲 10 克（先煎），炙水蛭 5 克，赤白芍各 12 克，炙僵蚕 10 克，广地龙 10 克，制首乌 12 克，大生地 12 克，制黄精 12 克，川石斛 10 克，怀牛膝 12 克。

服药 7 剂有效。服 2 个月再诊：原方去炮山甲，加枸杞子 10 克，加重培本之效。

又诊：服药 4 月来，精神良好，反应灵敏，舌色改善，面容亦稍丰泽，右手震颤明显减轻，有时已可不抖，生活亦已自理，惟有下肢仍有时麻木，二便正常，苔薄舌淡红，脉细滑。原法有效，因风象大减，转以培补肝肾为主，方用：大生地 15 克，制首乌 15 克，制黄精 10 克，枸杞子 10 克，赤白芍各 12 克，潼刺蒺藜各 10 克，黄芪 15 克，炙鳖甲 15 克（先煎），生石决明 30 克（先煎），制南星 10 克，水蛭 5 克，川芎 10 克，丹参 12 克。

又服 2 月，右手震颤基本消失，惟激动和紧张时仍抖。遂以本方稍事加减，予以巩固。连续服药近 5 年，震颤已完全不发，其他自觉症状也均消失，血压平稳，糖尿病等兼病也得到控制。

〔樊蓥. 周仲瑛治疗震颤麻痹的经验. 中医杂志　1996；37（11）：663〕

【文献摘要】

《素问·脉要精微论》："头者精明之府，头倾视深，精神将夺矣。背者胸中之府，背曲肩随，府将坏矣。腰者肾之府，转摇不能，肾将惫矣。……骨者髓之府，不能久立，行则振掉，骨将惫矣。"

《素问·至真要大论》："筋骨掉眩清厥，甚则入脾……头顶痛重而掉瘛尤甚，呕而密默，唾吐清液，甚则入肾，窍泻无度。""客胜则耳鸣掉眩，甚则咳；主胜则胸胁痛，舌难以言。""诸风掉眩，皆属于肝"。

《医宗己任编·战振栗》："大抵气血俱虚，不能养荣筋骨，故为之振摇不能主持也。""须大补气血，人参养荣汤或加味人参养荣汤；若身摇不得眠者，十味温胆汤倍加人参，或加味温胆汤。"

《医碥·颤振》："颤，摇也，振，战动也，亦风火摇撼之象。………风木盛则脾土虚，脾为四肢之本，四肢乃脾之末，故曰风淫末疾。风火盛而脾虚，则不能行其津液，而痰湿亦停聚，当兼去痰……风火交盛者，摧肝丸。气虚者，参术汤。心血虚，补心丸。夹痰者，导痰汤加竹沥。老人战振，定振丸。"

第五节　腰　　痛

腰痛又称"腰脊痛"，是指因外感、内伤或挫闪导致腰部气血运行不畅，或失于濡养，引起腰脊或脊旁部位疼痛为主要症状的一种病证。

腰痛一证在古代文献中早有论述。《素问·脉要精微论》载："腰者，肾之府，转摇不能，肾将惫矣"，首先提出了肾与腰部疾病的密切关系。《素问·刺腰痛论》根据经络循行，阐述了足三阴、足三阳以及奇经八脉为病所出现的腰痛病证，并介绍了相应的针灸治疗。《金匮要略·五脏风寒积聚病脉证并治》言："肾著之病，其人身体重，腰中冷，如坐水中……腰以下冷痛，腹重如带五千钱，甘姜苓术汤主之。"论述了寒湿腰痛的发病、症状与治法。《诸病源候论·腰背病诸候》认为，腰痛是由于"肾经虚，风冷乘之"，"劳损于肾，动伤经络，又为风冷所侵，血气击搏，故腰痛也。"在发病方面强调肾虚，风寒留着，劳役伤肾，坠堕伤腰及寝卧湿地等因素。《丹溪心法·腰痛》谓："腰痛主湿热，肾虚，瘀血，挫闪，有痰积"。《七松岩集·腰痛》指出："然痛有虚实之分，所谓虚者，是两肾之精神气血虚也，凡言虚证，皆两肾自病耳。所谓实者，非肾家自实，是两腰经络血脉之中，为风寒湿之所侵，闪肭挫气之所碍，腰内空腔之中为湿痰瘀血凝滞，不通而为痛，当依据脉证辨悉而分治之。"对腰痛常见的病因和虚实作了概括。《张氏医通》、《杂病源流犀烛》总结历代医家对腰痛的论述，归纳为风腰痛、寒腰痛、肾虚腰痛、气滞腰痛、瘀血腰痛等，使腰痛的辨治更为系统。对于腰痛治疗，清代李用粹《证治汇补·腰痛》指出："治惟补肾为先，而后随邪之所见者以施治，标急则治标，本急则治本，初痛宜疏邪滞，理经隧，久痛宜补真元，养血气。"这种分清标本先后缓急的治疗原则，在临床具有重要指导意义。

西医学的腰肌纤维炎、强直性脊柱炎、腰椎骨质增生、腰椎间盘病变、腰肌劳损等腰部病变以及某些内脏疾病，凡以腰痛为主要症状者，可参考本节辨证论治。如因外科、妇科疾患引起的腰痛，不属本节讨论范围。

【病因病机】

腰痛病因为内伤、外感与跌仆挫伤，基本病机为筋脉痹阻，腰府失养。内伤多责之禀赋不足，肾亏腰府失养；外感为风、寒、湿、热诸邪痹阻经脉，或劳力扭伤，气滞血瘀，经脉不通而致腰痛。

一、病因

1. 外邪侵袭

多由居处潮湿，或劳作汗出当风，衣着单薄，或冒雨着凉，或暑夏贪凉，腰府失护，风、寒、湿、热之邪乘虚侵入，阻滞经脉，气血运行不畅而发腰痛。湿性黏滞，所以感受外邪多离不开湿邪为患。

2. 体虚年衰

先天禀赋不足，加之劳役负重，或久病体虚，或年老体衰，或房事不节，以致肾之精气虚亏，腰府失养。诚如《景岳全书·杂证谟·腰痛》言："腰痛之虚证十居八九，但察其既无表邪，又无湿热，而或以年衰，或以劳苦，或以酒色斫丧，或七情忧郁所致者，则悉属真阴虚证。"

3. 跌仆闪挫

举重抬舁，暴力扭转，坠堕跌打，或体位不正，用力不当，屏气闪挫，导致腰部经络气血运行不畅，气血阻滞不通，瘀血留着而发生疼痛。

二、病机

腰为肾之府，由肾之精气所溉，肾与膀胱相表里，足太阳经过之，此外，任、督、冲、带诸脉，亦布其间，所以腰痛病变与肾脏及诸经脉相关。

外感腰痛的主要发病机理是外邪痹阻经脉，气血运行不畅。寒为阴邪，其性收敛凝闭，侵袭肌肤经络，郁遏卫阳，凝滞营阴，以致腰府气血不通；湿邪侵袭，其性重着、黏滞，留着筋骨肌肉，闭阻气血，可使腰府经气不运；热邪常与湿合，或湿蕴生热而滞于腰府，造成经脉不畅而生腰痛。

内伤腰痛多由肾精气亏虚，腰府失其濡养、温煦。精气亏虚则肾气不充，偏于阴虚则腰府不得濡养，偏于阳虚则腰府不得温煦，故发生腰痛。内伤不外乎肾虚，而风、寒、湿、热诸邪，常因肾虚而乘客，内外二因，相互影响，痹阻经脉，发生腰痛。诸如《杂病源流犀烛·腰脐病源流》说："腰痛，精气虚而邪客病也。"

经脉以通为常，跌仆挫扭，影响腰部气血运行，以致气滞血瘀，壅滞经络，凝涩血脉，不通而痛。诚如《景岳全书·杂证谟·腰痛》说："跌扑伤而腰痛者，此伤在筋骨而血脉凝滞也。"

【诊查要点】

一、诊断依据

1. 急性腰痛，病程较短，轻微活动即可引起一侧或两侧腰部疼痛加重，脊柱两旁常有明显的按压痛。

2. 慢性腰痛，病程较长，缠绵难愈，腰部多隐痛或酸痛。常因体位不当，劳累过度，天气变化等因素而加重。

3. 本病常有居处潮湿阴冷、涉水冒雨、跌仆挫闪或劳损等相关病史。

二、病证鉴别

1．腰痛与背痛、尻痛、胯痛

腰痛是指腰背及其两侧部位的疼痛，背痛为背脊以上部位疼痛，尻痛是尻骶部位的疼痛，胯痛是指尻尾以下及两侧胯部的疼痛，疼痛的部位不同，应予区别。

2．腰痛与肾痹

腰痛是以腰部疼痛为主；肾痹是指腰背强直弯曲，不能屈伸，行动困难而言，多由骨痹日久发展而成。

三、相关检查

腰痛是一种多病因疾病，进行血常规、抗溶血性链球菌"O"、红细胞沉降率、类风湿因子等检查，有助于风湿和类风湿等疾病的诊断；拍摄腰椎、骶髂关节 X 光或 CT 片有助于腰椎病变的诊断；部分内脏疾病也可引起腰痛，血、尿检查和泌尿系统影像学检查，有助于泌尿系统疾病的诊断；妇科检查可排除妇科疾病引起的腰痛。

【辨证论治】

一、辨证要点

腰痛病因主要为外感、内伤与跌仆闪挫。外感者，多起病较急，腰痛明显，常伴有外感症状；内伤者，多起病隐袭，腰部酸痛，病程缠绵，常伴有脏腑症状，多见于肾虚；跌仆闪挫者，起病急，疼痛部位固定，瘀血症状明显，常有外伤史可鉴。

二、治疗原则

腰痛治疗当分标本虚实。感受外邪属实，治宜祛邪通络，根据寒湿、湿热的不同，分别予以温散或清利；外伤腰痛属实，治宜活血祛瘀，通络止痛为主；内伤致病多属虚，治宜补肾固本为主，兼顾肝脾；虚实兼见者，宜辨主次轻重，标本兼顾。诚如《杂病源流犀烛》指出："肾虚，其本也；风、寒、湿、热、痰饮、气滞、血瘀、闪挫，其标也。或从标，或从本，贵无失其宜而已。"

三、证治分类

1．寒湿腰痛

腰部冷痛重着，转侧不利，逐渐加重，静卧病痛不减，寒冷和阴雨天则加重。舌质淡，苔白腻，脉沉而迟缓。

证机概要：寒湿闭阻，滞碍气血，经脉不利。

治法：散寒行湿，温经通络。

代表方：甘姜苓术汤加减。本方有温中、散寒、化湿作用，适用于寒湿闭阻经脉而致腰脊疼痛之证。

常用药：干姜、桂枝、甘草、牛膝温经散寒，通络止痛；茯苓、白术健脾渗湿；杜仲、桑寄生、续断补肾壮腰。

寒邪偏胜，腰部冷痛，拘急不舒，可加熟附片、细辛；若湿邪偏胜，腰痛重着，苔厚腻，可加苍术、薏苡仁；年高体弱或久病不愈，肝肾虚损，气血亏虚，而兼见腰膝酸软无力，脉沉弱等症，宜独活寄生汤加附子。

2. 湿热腰痛

腰部疼痛，重着而热，暑湿阴雨天气症状加重，活动后或可减轻，身体困重，小便短赤。苔黄腻，脉濡数或弦数。

证机概要：湿热壅遏，经气不畅，筋脉失舒。

治法：清热利湿，舒筋止痛。

代表方：四妙丸加减。本方有清利湿热，舒筋通络，强壮腰脊作用，适用于湿热壅遏，经脉不舒，腰脊疼痛。

常用药：苍术、黄柏、薏苡仁清利下焦湿热；木瓜、络石藤舒筋通络止痛；川牛膝通利筋脉，引药下行，兼能强壮腰脊。

小便短赤不利，舌质红，脉弦数，加栀子、萆薢、泽泻、木通以助清利湿热；湿热蕴久，耗伤阴津，腰痛，伴咽干，手足心热，治当清利湿热为主，佐以滋补肾阴，酌加生地、女贞子、旱莲草。选用药物要注意滋阴而不恋湿。

3. 瘀血腰痛

腰痛如刺，痛有定处，痛处拒按，日轻夜重，轻者俯仰不便，重则不能转侧。舌质暗紫，或有瘀斑，脉涩。部分病人有跌仆闪挫病史。

证机概要：瘀血阻滞，经脉痹阻，不通则痛。

治法：活血化瘀，通络止痛。

代表方：身痛逐瘀汤加减。本方有活血通络止痛作用，适用于腰部外伤，瘀血阻脉，腰痛如刺。

常用药：当归、川芎、桃仁、红花、䗪虫活血祛瘀，疏通经脉；香附、没药、五灵脂、地龙行气活血，通络止痛，祛瘀消肿；牛膝活血化瘀，引药下行，并能强壮腰脊。

兼有风湿者，肢体困重，阴雨天加重，加独活、秦艽、金毛狗脊；腰痛日久肾虚者，兼见腰膝酸软无力，眩晕，耳鸣，小便频数，加桑寄生、杜仲、续断、熟地黄；腰痛引胁，胸胁胀痛不适，加柴胡、郁金；有跌仆、扭伤、挫闪病史，加乳香、青皮行气活血止痛；瘀血明显，腰痛入夜更甚，加全蝎、蜈蚣、白花蛇等虫类药以通络止痛。

4. 肾虚腰痛

（1）肾阴虚

腰部隐隐作痛，酸软无力，缠绵不愈，心烦少寐，口燥咽干，面色潮红，手足心热。舌红少苔，脉弦细数。

证机概要：肾阴不足，不能濡养腰脊。

治法：滋补肾阴，濡养筋脉。

代表方：左归丸加减。本方有滋阴补肾，强壮腰脊作用，适用于肾阴亏虚，腰脊失于濡养，腰痛绵绵，五心烦热。

常用药：熟地黄、枸杞子、山萸肉、山药、龟板胶以滋补肾阴；菟丝子、鹿角胶、牛膝温肾壮腰，阳中求阴。

肾阴不足，常有相火偏亢，可酌情选用知柏地黄丸或大补阴丸加减化裁；虚劳腰痛，日久不愈，阴阳俱虚，阴虚内热者，可选用杜仲丸。

（2）肾阳虚

腰部隐隐作痛，酸软无力，缠绵不愈，局部发凉，喜温喜按，遇劳更甚，卧则减轻，常反复发作，少腹拘急，面色㿠白，肢冷畏寒。舌质淡，脉沉细无力。

证机概要：肾阳不足，不能温煦筋脉。

治法：补肾壮阳，温煦经脉。

代表方：右归丸加减。本方有补肾壮腰，温养命门火作用，适用于肾阳不足，筋脉失于温煦，腰痛绵绵，拘急肢冷。

常用药：肉桂、附子、鹿角胶、杜仲、菟丝子温阳补肾，强壮腰脊；熟地、山药、山萸肉、枸杞子滋阴益肾，阴中求阳。

肾虚及脾，脾气亏虚，证见腰痛乏力，食少便溏，甚或脏器下垂，应补肾为主，佐以健脾益气，升举清阳，加黄芪、党参、升麻、柴胡、白术。

如无明显阴阳偏盛者，可服用青娥丸，补肾治腰痛；房劳过度而致肾虚腰痛者，可用血肉有情之品调理，如河车大造丸、补髓丹等。

【预防调护】

预防腰痛，应注意在日常生活中要保持正确的坐、卧、行体位，劳逸适度，不可强力负重，避免腰部跌仆闪挫。避免坐卧湿地，暑季湿热郁蒸时，亦应避免夜宿室外，贪冷喜凉。涉水冒雨或身汗出后即应换衣擦身，或服用生姜红糖茶，以发散风寒湿邪。

急性腰痛，应及时治疗，愈后注意休息调养，以巩固疗效。慢性腰痛除药物治疗外，注意腰部保暖，或加用腰托固护，避免腰部损伤。避免劳欲太过，防止感受外邪，经常活动腰部，或进行腰部自我按摩、打太极拳等医疗体育活动，有助于腰痛的康复。

【结　语】

腰痛病因有外感、内伤、跌仆挫闪。其发病常以肾虚为本，感受外邪、跌仆挫闪为标。肾虚或为肾阳不足，或为阴精亏虚，腰府失养，属虚；寒湿、湿热、瘀血阻滞经脉，气血运行不畅，属实。实证延久可致正虚，虚证又易感邪致病。治疗时实证重在祛邪通脉活络，寒湿腰痛当温经散寒祛湿，湿热腰痛当清热利湿舒筋，瘀血腰痛当活血化瘀通络。虚证重在扶正，补肝肾、强腰脊、健脾气是常用治法。

腰痛日久，虚实夹杂，治疗应掌握标本虚实，选用祛邪和培本的方法。一般初起以祛邪为主，病久则予补益肝肾，健脾培本，或祛邪与扶正并用，以达到扶正祛邪的目的。

治疗本病，除内治外，尚可配合针灸、按摩、理疗、拔火罐、膏贴、药物熏洗等方法综合治疗，疗效较好。

【临证备要】

1. 善用活血化瘀药物。活血化瘀药可用于腰痛的不同证型，但疾病不同的阶段，所选取的药物和用量应有别。初发急性期，常选用小剂量的当归、川芎，养血和血，温通血脉；病情相对缓解期，可加重活血化瘀药物的剂量与作用；腰痛日久，屡次复发者，可活血化瘀配合搜风通络的药物，如桃仁、红花、三七、莪术、虻虫、水蛭、蜂房、全蝎、蜈蚣等。

2. 重视原发疾病的针对性治疗。腰痛的病因很多，外感、内伤、跌仆闪挫均属常见，腰痛又与许多疾病相关，因此临床既要辨证治疗，还要针对原发疾病，采用不同的治疗方法。如泌尿系统的感染、结石可引起腰痛，治疗可参考淋证等节，采用清热通淋排石治法；肝胆系统疾病、骨伤科疾病、妇科生殖系统疾病等，也可累及腰部，引起疼痛，治疗时首先应考虑原发疾病的治疗，切忌腰痛治腰，以免贻误病情。

3. 临证强调综合治疗。根据病情选用牵拉复位、推拿、针灸、拔罐、理疗、穴位注射、药物外敷、中药离子透入等方法，有助于疾病的治疗与康复。寒湿腰痛、肾虚腰痛、瘀血腰痛在内服药物的基础上，可配合熨法治疗，如将肉桂、吴萸、葱头、花椒四味捣匀，炒热，以绢帕裹包熨痛处，冷则再炒熨之，外用阿魏膏贴之，可提高治疗效果。

【医案选读】

病案一

李某，男，45岁，农民。1969年10月5日初诊。

腰痛，迄今7月，起因已忘却。检阅前服药方，有主发散风湿者，有主温补肾阳者，皆无效果。目前，腰痛时轻时重，轻则酸楚沉痛，重则状如锥刺，不敢俯仰，大便经常干燥。脉象沉涩，舌苔白薄，质暗有瘀血斑点。

辨证治疗："腰为肾之府"，痛如锥刺，不可俯仰，是为血瘀腰痛之候。脉来沉涩，舌有瘀斑，皆属血虚有瘀之象。发散风湿，耗散津液，反助血瘀益甚，瘀血不去，新血不生，补之足以为害也。今遵王清任身痛逐瘀汤合张寿甫活络效灵丹，复方调治。

处方：当归12克　桃仁9克　红花6克　赤芍9克　乳香、没药各6克　丹参25克　生地18克　怀牛膝12克　生大黄9克　水煎服。

10月8日二诊：上方连服3剂，腰痛非但不减反而痛甚，惟大便转润，其色黑褐，脉仍沉涩。便润色褐，腰痛甚，是血活瘀化之兆。继服上方，以待瘀化络通，自获效果。

10月15日三诊：上方连服6剂，腰痛十去六七，俯仰较前灵活，大便变黄。上方既效，继予原方3剂。

10月18日四诊：继服上方3剂，腰已不痛，惟腰间尚感酸楚，仍以原方加减。

处方：当归12克　丹参18克　骨碎补9克　狗脊12克　川续断18克　炒杜仲12克　桑寄生18克　鸡血藤25克　怀牛膝12克　水煎服。

患者又服6剂，诸症均愈。

（孙朝宗. 孙鲁川医案·腰痛. 山东科学技术出版社. 1982）

病案二

施某，男，50 岁。

患者腰疼痛已半年余，其痛悠悠，尚可忍耐。近则痛势加剧，腿足痿软无力，不能久立，更不耐远行，痛时喜手按摩，神倦气短，小溲清长，舌质淡，少苔，脉微弱无力。病属肾阳虚腰痛，治宜温补肾阳，拟肾气汤合青娥丸加减。

熟地 24 克　山药 12 克　净枣皮 12 克　丹皮 9 克　炒泽泻 9 克　白茯苓 12 克　肉桂末（分 3 次兑）3 克　熟附片 9 克（先煎 2 小时）　补骨脂 12 克　炒杜仲 24 克　胡桃肉 24 克　桑寄生 24 克　延胡索 12 克　3 剂，水煎，分 3 次服，每日 1 剂。

药后腰痛减，腿足较有力。嘱续服八味地黄丸以巩固疗效。

（熊寥笙．中医难症论治·腰痛．重庆出版社．1988）

【文献摘要】

《景岳全书·腰痛》："腰痛证凡悠悠戚戚，屡发不已者，肾之虚也；遇阴雨或久坐痛而重者，湿也；遇诸寒而痛，或喜暖而恶寒者，寒也；遇诸热而痛及喜寒而恶热者，热也；郁怒而痛者，气之滞也；忧愁思虑而痛者，气之虚也；劳动即痛者，肝肾之衰也。当辨其所因而治之。"

《医宗必读·腰痛》："《内经》言太阳腰痛者，外感六气也；言肾经腰痛者，内伤房欲也。假令作强伎巧之官，谨其闭蛰封藏之本，则州都之地，真气布护，虽六气苛毒，弗之能害。惟以欲竭其精，以耗散其真，则肾脏虚伤，膀胱之腑安能独足？于是六气乘虚侵犯太阳，故分别施治。有寒湿、有风、有热、有挫闪、有瘀血、有滞气、有痰积，皆标也。肾虚其本也。"

《临证指南医案·腰腿足痛》龚商年按语："夫内因治法，肾脏之阳有亏，则益火之本以消阴翳；肾脏之阴内夺，则壮水之源以制阳光。外因治法，寒湿伤阳者，用苦辛温，以通阳泻浊；湿郁生热者，用苦辛以胜湿通气。不内外因治法，劳役伤肾者，从先天后天同治；坠堕损伤者，辨伤之轻重与瘀之有无，或通或补。"

《医学心悟·腰痛》："腰痛拘急，牵引腿足，脉浮弦者，风也；腰冷如冰，喜得热手熨，脉沉迟或紧者，寒也，并用独活汤主之。腰痛如坐水中，身体沉重，腰间如带重物，脉濡细者，湿也，苍白二陈汤加独活主之。若腰重疼痛，腰间发热，痿软无力，脉弦数者，湿热也，恐成痿证，前方加黄柏主之。若因闪挫跌仆，瘀积于内，转侧如刀锥之刺，大便黑色，脉涩，或芤者，瘀血也，泽兰汤主之。走注刺痛，忽聚忽散，脉弦急者，气滞也，橘核丸主之。腰间肿，按之濡软不痛，脉滑者，痰也，二陈汤加白术、草薢、白芥子、竹沥、姜汁主之。腰痛似脱，重按稍止，脉细弱无力者，虚也，六君子汤加杜仲、续断主之。若兼阴冷，更佐以八味丸。大抵腰痛，悉属肾虚，既夹邪气，必须祛邪。如无外邪，则惟补肾而已。"

附录

中医内科学常用方剂

一 画

一贯煎(《柳洲医话》)　沙参　麦冬　当归　生地黄　枸杞子　川楝子

二 画

二冬膏(《中华人民共和国药典》)　天冬　麦冬

二冬汤(《医学心悟》)　天冬　麦冬　天花粉　黄芩　知母　甘草　人参　荷叶

二陈汤(《太平惠民和剂局方》)　半夏　陈皮　茯苓　炙甘草

二陈平胃散(《太平惠民和剂局方》)　半夏　茯苓　陈皮　甘草　苍术　川朴

二阴煎(《景岳全书》)　生地黄　麦冬　枣仁　生甘草　玄参　茯苓　黄连　木通
灯心　竹叶

二妙丸(《丹溪心法》)　黄柏　苍术

十灰散(《十药神书》)　大蓟　小蓟　侧柏叶　荷叶　茜草根　山栀　茅根　大黄
丹皮　棕榈皮

十枣汤(《伤寒论》)　芫花　甘遂　大戟　大枣

丁香散(《古今医统》)　丁香　柿蒂　炙甘草　高良姜

丁香柿蒂汤(《症因脉治》)　丁香　柿蒂　人参　生姜

丁香透膈汤(《医学入门》)　丁香　木香　麦芽　青皮　肉豆蔻　沉香　藿香　陈皮
厚朴　人参　茯苓　砂仁　香附　白术　生姜　大枣

七福饮(《景岳全书》)　熟地　当归　人参　白术　炙甘草　远志　杏仁

七味苍柏散(《医学入门》)　苍术　黄柏　杜仲　故纸　川芎　当归　白术

七味都气丸(《医宗己任编》)　地黄　山茱萸　山药　茯苓　丹皮　泽泻　五味子

七味白术散(《小儿药证直诀》)　人参　白茯苓　白术　甘草　藿香叶　木香　葛根

人参益气汤(《杂病源流犀烛》)　黄芪　人参　防风　升麻　地黄　川芎　炙甘草
五味子　肉桂

人参养荣汤(《太平惠民和剂局方》)　人参　熟地　当归　白芍　白术　茯苓　炙甘
草　黄芪　陈皮　五味子　桂心　炒远志

八珍汤(《正体类要》)　人参　白术　茯苓　甘草　当归　白芍药　川芎　熟地黄

生姜　大枣

八正散（《太平惠民和剂局方》）　木通　车前子　萹蓄　瞿麦　滑石　甘草梢　大黄
山栀　灯心

三　画

三拗汤（《太平惠民和剂局方》）　麻黄　杏仁　甘草　生姜

三仁汤（《温病条辨》）　杏仁　飞滑石　白通草　白蔻仁　竹叶　厚朴　生薏仁
半夏

三圣散（《儒门事亲》）　防风　瓜蒂　藜芦

三才封髓丹（《卫生宝鉴》）　天冬　熟地黄　人参　黄柏　砂仁　甘草

三子养亲汤（《韩氏医通》）　苏子　白芥子　莱菔子

三物备急丸（《金匮要略》）　大黄　干姜　巴豆

大补元煎（《景岳全书》）　人参　炒山药　熟地黄　杜仲　枸杞子　当归　山萸肉
炙甘草

大黄附子汤（《金匮要略》）　大黄　附子　甘草

大黄䗪虫丸（《金匮要略》）　䗪虫　干漆　干地黄　甘草　水蛭　芍药　杏仁　黄芩
桃仁　虻虫　蛴螬　大黄

大承气汤（《伤寒论》）　大黄　枳实　厚朴　芒硝

大补阴丸（《丹溪心法》）　知母　黄柏　熟地黄　龟板　猪骨髓

大柴胡汤（《伤寒论》）　柴胡　黄芩　半夏　枳实　白芍药　大黄　生姜　大枣

大建中汤（《金匮要略》）　川椒　干姜　人参　饴糖

大黄硝石汤（《金匮要略》）　大黄　黄柏　硝石　栀子

大定风珠（《温病条辨》）　白芍药　阿胶　生龟板　生地黄　火麻仁　五味子　生牡
蛎　麦冬　炙甘草　鸡子黄　生鳖甲

大青龙汤（《伤寒论》）　麻黄　桂枝　杏仁　甘草　石膏　生姜　大枣

川芎茶调散（《太平惠民和剂局方》）　川芎　荆芥　薄荷　羌活　细辛　白芷　甘草
防风

己椒苈黄丸（《金匮要略》）　防己　椒目　葶苈子　大黄

小青龙汤（《伤寒论》）　麻黄　桂枝　芍药　甘草　干姜　细辛　半夏　五味子

小青龙加石膏汤（《金匮要略》）　麻黄　桂枝　芍药　甘草　干姜　细辛　半夏　五
味子　生石膏

小半夏加茯苓汤（《金匮要略》）　半夏　生姜　茯苓

小承气汤（《伤寒论》）　大黄　枳实　厚朴

小半夏汤（《金匮要略》）　半夏　生姜

小建中汤（《伤寒论》）　桂枝　生姜　芍药　饴糖　炙甘草　大枣

小蓟饮子（《济生方》）　生地黄　小蓟　滑石　通草　炒蒲黄　藕节　当归　山栀
甘草　淡竹叶

四 画

天王补心丹（《校注妇人良方》）　人参　玄参　丹参　茯苓　五味子　远志　桔梗　当归　天冬　麦冬　柏子仁　酸枣仁　生地黄　朱砂

天台乌药散（《医学发明》）　乌药　木香　茴香　青皮　良姜　槟榔　川楝子　巴豆

天麻钩藤饮（《杂病证治新义》）　天麻　钩藤　生石决明　川牛膝　桑寄生　杜仲　山栀　黄芩　益母草　朱茯神　夜交藤

无比山药丸（《太平惠民和剂局方》）　山药　肉苁蓉　熟地黄　山茱萸　茯神　菟丝子　五味子　赤石脂　巴戟天　泽泻　杜仲　牛膝

开噤散（《医学心悟》）　人参　黄连　石菖蒲　丹参　石莲子　茯苓　陈皮　冬瓜子　陈米　荷叶蒂

木香顺气散（《沈氏尊生书》）　木香　青皮　橘皮　甘草　枳壳　川朴　乌药　香附　苍术　砂仁　桂心　川芎

木防己汤（《金匮要略》）　木防己　石膏　桂枝　人参

木香槟榔丸（《医方集解》）　木香　香附　青皮　陈皮　枳壳　黑丑　槟榔　黄连　黄柏　三棱　莪术　大黄　芒硝

不换金正气散（《太平惠民和剂局方》）　厚朴　藿香　甘草　半夏　苍术　陈皮　生姜　大枣

五磨饮子（《医方集解》）　乌药　沉香　槟榔　枳实　木香

五苓散（《伤寒论》）　桂枝　白术　茯苓　猪苓　泽泻

五生饮（《世医得效方》）　生南星　生半夏　生白附子　川乌　黑豆

五仁丸（《世医得效方》）　桃仁　杏仁　柏子仁　松子仁　郁李仁　橘皮

五汁安中饮（验方）　韭汁　牛乳　生姜汁　梨汁　藕汁

五皮饮（《中藏经》）　桑白皮　陈皮　生姜皮　大腹皮　茯苓皮

五味消毒饮（《医宗金鉴》）　金银花　野菊花　蒲公英　紫花地丁　紫背天葵

止嗽散（《医学心悟》）　紫菀　百部　荆芥　桔梗　甘草　陈皮　白前

止嗽定喘口服液（《中华人民共和国药典》）　麻黄　苦杏仁　甘草　石膏

中和汤（《丹溪心法》）　苍术　半夏　黄芩　香附

中满分消丸（《兰室秘藏》）　厚朴　枳实　黄连　黄芩　知母　半夏　陈皮　茯苓　猪苓　泽泻　砂仁　干姜　姜黄　人参　白术　炙甘草

少腹逐瘀汤（《医林改错》）　小茴香　干姜　延胡索　当归　川芎　官桂　赤芍　蒲黄　五灵脂　没药

六一散（《伤寒标本心法类萃》）　滑石　甘草

六君子汤（《校注妇人良方》）　人参　炙甘草　茯苓　白术　陈皮　制半夏　生姜　大枣

六味地黄丸（《小儿药证直诀》）　熟地黄　山药　茯苓　丹皮　泽泻　山萸肉

六磨汤（《证治准绳》）　沉香　木香　槟榔　乌药　枳实　大黄

牛黄清心丸 (《痘疹世医心法》)　　牛黄　朱砂　黄连　黄芩　山栀　郁金

化虫丸 (《太平惠民和剂局方》)　　鹤虱　槟榔　苦楝根皮　炒胡粉　枯矾

化肝煎 (《景岳全书》)　　丹皮　栀子　白芍　青皮　陈皮　泽泻　土贝母

化积丸 (《类证治裁》)　　三棱　莪术　阿魏　海浮石　香附　雄黄　槟榔　苏木　瓦楞子　五灵脂

月华丸 (《医学心悟》)　　沙参　麦冬　天冬　生地　熟地　阿胶　山药　茯苓　桑叶　菊花　獭肝　百部　三七　川贝母

丹参饮 (《时方歌括》)　　丹参　檀香　砂仁

丹栀逍遥散 (《医统》)　　丹皮　栀子　当归　白芍　柴胡　茯苓　白术　甘草　薄荷　生姜

乌头汤 (《金匮要略》)　　川乌　麻黄　芍药　黄芪　甘草

乌头桂枝汤 (《金匮要略》)　　桂枝　芍药　甘草　生姜　大枣　乌头

乌梅丸 (《伤寒论》)　　乌梅　细辛　干姜　当归　附子　川椒　桂枝　黄连　黄柏　人参

双合汤 (《杂病源流犀烛》)　　桃仁　红花　地黄　芍药　当归　川芎　半夏　茯苓　陈皮　甘草　白芥子　鲜竹沥　生姜汁

孔圣枕中丹 (《医方集解》)　　龟甲　远志　龙骨　石菖蒲

五　画

玉屏风散 (《世医得效方》)　　黄芪　白术　防风

玉真散 (《外科正宗》)　　防风　南星　白芷　天麻　羌活　白附子

玉枢丹 (《百一选方》)　　山慈菇　续随子　大戟　麝香　腰黄　朱砂　五倍子

玉女煎 (《景岳全书》)　　石膏　熟地黄　麦冬　知母　牛膝

玉泉丸 (《回春方》)　　黄连　干葛　天花粉　知母　麦门冬　人参　五味子　生地汁　莲肉　乌梅肉　当归　甘草　人乳汁　牛乳汁　甘蔗叶　梨汁　藕汁

正柴胡冲剂 (《中医方剂大辞典》)　　柴胡　防风　陈皮　芍药　甘草　生姜

正气天香散 (《保命歌括》)　　乌药　香附　陈皮　紫苏　干姜

石韦散 (《证治汇补》)　　石韦　冬葵子　瞿麦　滑石　车前子

龙胆泻肝丸 (《兰室秘藏》)　　龙胆草　泽泻　木通　车前子　当归　柴胡　生地 (近代方中有黄芩、栀子)

左归丸 (《景岳全书》)　　熟地黄　山药　山茱萸　菟丝子　枸杞子　川牛膝　鹿角胶　龟板胶

左金丸 (《丹溪心法》)　　黄连　吴茱萸

右归丸 (《景岳全书》)　　熟地黄　山药　山茱萸　枸杞子　杜仲　菟丝子　附子　肉桂　当归　鹿角胶

平喘固本汤 (验方)　　党参　五味子　冬虫夏草　胡桃肉　沉香　灵磁石　脐带　苏子　款冬花　法半夏　橘红

平胃散（《太平惠民和剂局方》）　苍术　厚朴　橘皮　甘草　生姜　大枣

平补镇心丹（《太平惠民和剂局方》）　龙齿　朱砂　人参　山药　肉桂　五味子　天冬　生地　熟地　远志　茯神　酸枣仁　茯苓　车前子

甘草干姜汤（《金匮要略》）　甘草　干姜

甘姜苓术汤（《金匮要略》）　甘草　干姜　茯苓　白术

甘遂半夏汤（《金匮要略》）　甘遂　半夏　芍药　甘草

甘露消毒丹（《温热经纬》）　滑石　茵陈　黄芩　石菖蒲　川贝母　木通　藿香　射干　连翘　薄荷　白蔻仁

甘麦大枣汤（《金匮要略》）　甘草　淮小麦　大枣

四神丸（《证治准绳》）　补骨脂　肉豆蔻　吴茱萸　五味子　生姜　大枣

四味回阳饮（《景岳全书》）　人参　制附子　炮姜　炙甘草

四君子汤（《太平惠民和剂局方》）　党参　白术　茯苓　甘草

四七汤（《太平惠民和剂局方》引《简易方》）　苏叶　制半夏　厚朴　茯苓　生姜　大枣

四海舒郁丸（《疡医大全》）　海蛤粉　海带　海藻　海螵蛸　昆布　陈皮　青木香

四苓散（《明医指掌》）　猪苓　泽泻　白术　茯苓

四物汤（《太平惠民和剂局方》）　当归　白芍药　川芎　熟地黄

四妙丸（《成方便读》）　苍术　黄柏　牛膝　薏苡仁

四逆散（《伤寒论》）　炙甘草　枳实　柴胡　白芍药

生脉地黄汤（《医宗金鉴》）　人参　麦冬　五味子　地黄　山萸肉　山药　茯苓　丹皮　泽泻

生脉散（《备急千金要方》）　人参　麦冬　五味子

生姜甘草汤（《备急千金要方》）　生姜　甘草　人参　大枣

生脉散（《医学启源》）　人参　麦冬　五味子

生铁落饮（《医学心悟》）　天冬　麦冬　贝母　胆星　橘红　远志　菖蒲　连翘　茯苓　茯神　玄参　钩藤　丹参　辰砂　生铁落

失笑散（《太平惠民和剂局方》）　蒲黄　五灵脂

代抵当汤（《证治准绳》）　大黄　归尾　生地黄　穿山甲　芒硝　桃仁　肉桂

白及枇杷丸（《证治要诀》）　白及　蛤粉炒阿胶　生地　藕节　枇杷叶

白金丸（《本事方》）　明矾　郁金

白头翁汤（《伤寒论》）　白头翁　秦皮　黄连　黄柏

白虎汤（《伤寒论》）　知母　石膏　甘草　粳米

白虎加人参汤（《伤寒论》）　知母　石膏　甘草　粳米　人参

白虎加桂枝汤（《金匮要略》）　知母　石膏　甘草　粳米　桂枝

半夏秫米汤（《内经》）　半夏　秫米

半夏白术天麻汤（《医学心悟》）　半夏　白术　天麻　橘红　茯苓　甘草　生姜　大枣

半夏泻心汤（《伤寒论》） 半夏 黄芩 干姜 人参 甘草 黄连 大枣

半夏厚朴汤（《金匮要略》） 半夏 厚朴 茯苓 生姜 紫苏

半硫丸（《太平惠民和剂局方》） 半夏 硫黄

归脾汤（《济生方》） 白术 茯神 黄芪 龙眼肉 酸枣仁 人参 木香 甘草 当归 远志 生姜 大枣

加减葳蕤汤（《通俗伤寒论》） 葳蕤 葱白 桔梗 白薇 豆豉 薄荷 炙甘草 大枣

加减泻白散（《医学发明》） 桑白皮 地骨皮 粳米 甘草 知母 黄芩 桔梗 青皮 陈皮

加味桔梗汤（《医学心悟》） 桔梗 甘草 贝母 橘红 银花 薏仁 葶苈子 白及

加味四物汤（《金匮翼》） 白芍 当归 生地 川芎 蔓荆子 菊花 黄芩 甘草

加减复脉汤（《温病条辨》） 炙甘草 大生地 生白芍 麦冬 阿胶 火麻仁

加味四斤丸（《三因极一病证方论》） 肉苁蓉 牛膝 菟丝子 木瓜 鹿茸 熟地 天麻 五味子

加味二妙散（《丹溪心法》） 黄柏 当归 苍术 牛膝 防己 草薢 龟板

加味四君子汤（《三因极一病证方论》） 人参 茯苓 白术 炙草 黄芪 白扁豆

加味不换金正气散（验方） 厚朴 苍术 陈皮 甘草 藿香 佩兰 草果 半夏 槟榔 菖蒲 荷叶

圣愈汤（《医宗金鉴》） 人参 黄芪 当归 白芍药 熟地黄 川芎

六 画

地黄饮子（《宣明论方》） 生地黄 巴戟天 山萸肉 石斛 肉苁蓉 五味子 肉桂 茯苓 麦冬 炮附子 石菖蒲 远志 生姜 大枣 薄荷

地榆散（验方） 地榆 茜根 黄芩 黄连 山栀 茯苓

百合固金汤（《医方集解》） 生地 熟地 麦冬 贝母 百合 当归 芍药 甘草 玄参 桔梗

芎芷石膏汤（《医宗金鉴》） 川芎 白芷 石膏 菊花 藁本 羌活

再造散（《伤寒六书》） 黄芪 人参 桂枝 甘草 熟附子 细辛 羌活 防风 川芎 煨生姜 大枣 炒芍药

芍药甘草汤（《伤寒论》） 芍药 甘草

芍药汤（《素问病机气宜保命集》） 黄芩 芍药 炙甘草 黄连 大黄 槟榔 当归 木香 肉桂

当归六黄汤（《兰室秘藏》） 当归 生地黄 熟地黄 黄连 黄芩 黄柏 黄芪

当归四逆汤（《伤寒论》） 当归 桂枝 芍药 细辛 炙甘草 大枣 通草

当归龙荟丸（《宣明论方》） 当归 龙胆草 栀子 黄连 黄芩 黄柏 大黄 青黛 芦荟 木香 麝香

当归补血汤（《内外伤辨惑论》） 黄芪 当归

回阳急救汤（《伤寒六书》）　附子　干姜　肉桂　人参　白术　茯苓　陈皮　甘草　五味子　半夏

如金解毒散（《景岳全书》）　桔梗　甘草　黄芩　黄柏　山栀　黄连

至宝丹（《太平惠民和剂局方》）　朱砂　麝香　安息香　金银箔　犀角　牛黄　琥珀　雄黄　玳瑁　龙脑

安宫牛黄丸（《温病条辨》）　牛黄　郁金　犀角　黄连　朱砂　冰片　珍珠　山栀　雄黄　黄芩　麝香　金箔衣

安神定志丸（《医学心悟》）　人参　茯苓　茯神　菖蒲　姜远志　龙齿

竹叶石膏汤（《伤寒论》）　竹叶　石膏　麦冬　人参　半夏　甘草　粳米

竹茹汤（《本事方》）　竹茹　半夏　干姜　甘草　生姜　大枣

朱砂安神丸（《医学发明》）　朱砂　黄连　炙甘草　生地　当归

华盖散（《太平惠民和剂局方》）　麻黄　桑白皮　紫苏子　杏仁　赤茯苓　陈皮　甘草

血府逐瘀汤（《医林改错》）　当归　生地黄　桃仁　红花　枳壳　赤芍药　柴胡　甘草　桔梗　川芎　牛膝

舟车丸（《景岳全书》）　甘遂　芫花　大戟　大黄　黑丑　木香　青皮　陈皮　轻粉　槟榔

交泰丸（《韩氏医通》）　黄连　肉桂

导赤散（《小儿药证直诀》）　生地黄　木通　竹叶　甘草

导痰汤（《校注妇人良方》）　半夏　陈皮　枳实　茯苓　甘草　制南星　生姜

阳和汤（《外科证治全生集》）　熟地黄　麻黄　鹿角胶　白芥子　肉桂　生甘草　炮姜炭

防己茯苓汤（《金匮要略》）　防己　桂枝　黄芪　茯苓　甘草

防己黄芪汤（《金匮要略》）　防己　黄芪　白术　甘草　生姜　大枣

防风汤（《宣明论方》）　防风　麻黄　秦艽　桂枝　葛根　当归　茯苓　甘草　生姜　大枣　杏仁　黄芩

防风通圣散（《宣明论方》）　防风　川芎　当归　芍药　大黄　芒硝　连翘　薄荷　麻黄　石膏　桔梗　黄芩　白术　栀子　荆芥穗　滑石　甘草　生姜

七　画

麦门冬汤（《金匮要略》）　麦冬　人参　半夏　甘草　粳米　大枣

麦味地黄汤（《医级》）　熟地黄　山萸肉　山药　丹皮　泽泻　茯苓　麦冬　五味子

杜仲丸（《医学入门》）　杜仲　龟板　黄柏　知母　枸杞子　五味子　当归　芍药　黄芪　故纸　猪脊髓

苍术二陈汤（《杂病源流犀烛》）　苍术　白术　茯苓　陈皮　甘草　半夏

苏子降气汤（《太平惠民和剂局方》）　苏子　橘皮　半夏　当归　前胡　厚朴　肉桂　甘草　生姜

苏合香丸(《太平惠民和剂局方》)　白术　青木香　犀角　香附　朱砂　诃子　檀香　安息香　沉香　麝香　丁香　荜茇　苏合香油　熏陆香　冰片

杞菊地黄丸(《医级》)　枸杞子　菊花　熟地黄　山茱萸　山药　泽泻　丹皮　茯苓

苇茎汤(《备急千金要方》)　苇茎　生薏仁　冬瓜子　桃仁

杏苏散(《温病条辨》)　苏叶　杏仁　前胡　半夏　茯苓　陈皮　桔梗　枳壳　生姜　大枣　甘草

杏苏二陈丸(验方)　杏仁　半夏　陈皮　茯苓　苏子　甘草

更衣丸(《先醒斋医学广笔记》)　芦荟　朱砂

吴茱萸汤(《伤寒论》)　吴茱萸　人参　生姜　大枣

还少丹(《医方集解》)　熟地　枸杞子　山萸肉　肉苁蓉　巴戟天　小茴香　杜仲　怀牛膝　楮实子　茯苓　山药　大枣　菖蒲　远志　五味子　人参

连朴饮(《霍乱论》)　黄连　厚朴　石菖蒲　制半夏　芦根　栀子　香豉

连理汤(《张氏医通》)　人参　白术　干姜　炙甘草　黄连　茯苓

牡蛎散(《太平惠民和剂局方》)　煅牡蛎　黄芪　麻黄根　浮小麦

羌活胜湿汤(《内外伤辨惑论》)　羌活　独活　川芎　蔓荆子　甘草　防风　藁木

沉香散(《金匮翼》)　沉香　石韦　滑石　当归　橘皮　白芍　冬葵子　甘草　王不留行

沙参麦冬汤(《温病条辨》)　沙参　麦冬　玉竹　桑叶　甘草　天花粉　生扁豆

沙参清肺汤(验方)　北沙参　生黄芪　太子参　合欢皮　白及　生甘草　桔梗　苡仁　冬瓜子

良附丸(《良方集腋》)　高良姜　香附

启膈散(《医学心悟》)　丹参　沙参　贝母　茯苓　郁金　荷叶蒂　砂仁壳　杵头糠

启阳娱心丹(《辨证录》)　茯苓　菖蒲　甘草　人参　远志　橘红　砂仁　柴胡　菟丝子　白术　生枣仁　当归　白芍　山药　神曲

补肺汤(《永类钤方》)　人参　黄芪　熟地　五味子　紫菀　桑白皮

补肝汤(《医宗金鉴》)　当归　白芍　川芎　熟地　酸枣仁　木瓜　炙甘草

补中益气汤(《脾胃论》)　人参　黄芪　白术　甘草　当归　陈皮　升麻　柴胡

补天大造丸(《医学心悟》)　人参　白术　当归　黄芪　枣仁　远志　芍药　山药　茯苓　枸杞　熟地　紫河车　龟板　鹿角

补络补管汤(《医学衷中参西录》)　牡蛎　龙骨　山萸肉　三七

补阳还五汤(《医林改错》)　当归尾　川芎　黄芪　桃仁　地龙　赤芍　红花

补气运脾汤(《统旨方》)　人参　黄芪　白术　茯苓　甘草　砂仁　陈皮　半夏　生姜　大枣

补血荣筋丸(《杏苑》)　肉苁蓉　牛膝　天麻　木瓜　鹿茸　熟地黄　菟丝子　五味子

补髓丹(《百一选方》)　杜仲　补骨脂　鹿茸　没药　胡桃肉

补阴益气煎(《景岳全书》)　人参　当归　山药　熟地黄　陈皮　炙甘草　升麻　柴

胡　生姜

何人饮（《景岳全书》）　何首乌　人参　当归　陈皮　生姜

身痛逐瘀汤（《医林改错》）　秦艽　川芎　桃仁　红花　甘草　羌活　没药　香附　五灵脂　牛膝　地龙　当归

龟鹿二仙胶（《医便》）　鹿角　龟板　人参　枸杞子

附子理中汤（《太平惠民和剂局方》）　炮附子　人参　白术　炮姜　炙甘草

附子粳米汤（《金匮要略》）　炮附子　粳米　半夏　甘草　大枣

附子理苓汤（《内经拾遗》）　人参　白术　干姜　甘草　黑附子　猪苓　泽泻　白术　茯苓　桂枝

妙香散（《沈氏尊生书》）　山药　茯苓　茯神　远志　黄芪　人参　桔梗　甘草　木香　辰砂　麝香

八　画

青麟丸（《邵氏经验良方》）　大黄　鲜侧柏叶　绿豆芽　黄豆芽　槐枝　桑叶　桃叶　柳叶　车前　鲜茴香　陈皮　荷叶　银花　苏叶　冬术　艾叶　半夏　厚朴　黄芩　香附　砂仁　甘草　泽泻　猪苓　牛乳　梨汁　姜汁　童便　陈酒　苏叶

青娥丸（《太平惠民和剂局方》）　补骨脂　杜仲　胡桃肉　大蒜头

枇杷叶膏（《中华人民共和国药典》）　枇杷叶

板蓝根冲剂（《中华人民共和国药典》）　板蓝根

苓桂术甘汤（《金匮要略》）　茯苓　桂枝　白术　甘草

苓甘五味姜辛汤（《金匮要略》）　茯苓　甘草　五味子　细辛　干姜

转呆丹（《辨证录》）　人参　当归　半夏　柴胡　附子　生酸枣仁　菖蒲　茯神　白芍　神曲　柏子仁　天花粉

肾气丸（《金匮要略》）　桂枝　附子　熟地黄　山萸肉　山药　茯苓　丹皮　泽泻

虎潜丸（《丹溪心法》）　龟板　黄柏　知母　熟地黄　白芍药　锁阳　陈皮　干姜　虎骨

明目地黄丸（《中药成方配本》）　熟地　黄肉　淮山药　丹皮　茯苓　泽泻　当归　白芍　杞子　白菊花　白蒺藜　石决明

河车大造丸（《扶寿精方》）　紫河车　熟地黄　杜仲　天门冬　麦门冬　龟板　黄柏　牛膝

泻心汤（《金匮要略》）　大黄　黄连　黄芩

泻白散（《小儿药证直诀》）　桑白皮　地骨皮　甘草　粳米

定喘汤（《摄生众妙方》）　白果　麻黄　桑白皮　款冬花　半夏　杏仁　苏子　黄芩　甘草

定痫丸（《医学心悟》）　天麻　川贝　胆南星　姜半夏　陈皮　茯神　丹参　麦冬　石菖蒲　远志　全蝎　僵蚕　琥珀　辰砂　茯苓　竹沥　生姜汁　甘草

实脾饮（《济生方》）　厚朴　白术　木瓜　木香　草果仁　大腹子　附子　白茯苓

干姜　甘草

知柏地黄丸（《医宗金鉴》）　知母　黄柏　熟地黄　山萸肉　山药　茯苓　丹皮　泽泻

金水六君煎（《景岳全书》）　当归　茯苓　半夏　熟地　陈皮　炙甘草

金铃子散（《素问病机气宜保命集》）　金铃子　延胡索

金锁固精丸（《医方集解》）　沙苑蒺藜　芡实　莲须　龙骨　牡蛎　莲肉

炙甘草汤（《伤寒论》）　炙甘草　人参　桂枝　生姜　阿胶　生地黄　麦冬　火麻仁　大枣

驻车丸（《备急千金要方》）　黄连　阿胶　当归　干姜

参苏饮（《太平惠民和剂局方》）　人参　紫苏叶　葛根　前胡　法半夏　茯苓　枳壳　橘红　桔梗　甘草　木香　生姜　大枣

参蛤散（《济生方》）　人参　蛤蚧

参附汤（《妇人良方》）　人参　熟附子　生姜　大枣

参苓白术散（《太平惠民和剂局方》）　人参　白术　茯苓　甘草　山药　莲肉　扁豆　砂仁　苡仁　桔梗

参茸地黄丸（成方）　人参　鹿茸　熟地黄　山茱萸　山药　茯苓　丹皮　泽泻

参附龙牡汤（验方）　人参　炮附子　龙骨　牡蛎

九　画

春泽汤（《医方集解》）　白术　桂枝　猪苓　泽泻　茯苓　人参

枳实薤白桂枝汤（《金匮要略》）　枳实　厚朴　薤白　桂枝　栝楼实

枳实导滞丸（《内外伤辨惑论》）　大黄　枳实　黄芩　黄连　神曲　白术　茯苓　泽泻

枳实消痞丸（《兰室秘藏》）　炙枳实　半夏　厚朴　黄连　干生姜　麦芽　白茯苓　白术　党参　炙甘草

枳术丸（《脾胃论》）　枳实　白术　荷叶

栀子柏皮汤（《伤寒论》）　栀子　甘草　黄柏

栀子清肝汤（《类证治裁》）　栀子　丹皮　柴胡　当归　白芍　茯苓　川芎　牛蒡子　甘草

荆防达表汤（《时氏处方》）　荆芥　防风　苏叶　白芷　橘红　杏仁　赤苓　生姜　葱头　炒建曲

荆防败毒散（《外科理例》）　荆芥　防风　羌活　独活　前胡　柴胡　桔梗　枳壳　茯苓　川芎　甘草

茵陈五苓散（《金匮要略》）　茵陈蒿　桂枝　茯苓　白术　泽泻　猪苓

茵陈术附汤（《医学心悟》）　茵陈蒿　白术　附子　干姜　炙甘草　肉桂

茵陈蒿汤（《伤寒论》）　茵陈蒿　栀子　大黄

茵栀黄注射液（《实用中成药手册》）　茵陈　山栀　黄芩

茜根散（《景岳全书》）　茜草根　黄芩　阿胶　侧柏叶　生地黄　甘草

柏叶汤（《金匮要略》）　侧柏叶　干姜　艾叶　马通汁

牵正散（《杨氏家藏方》）　白附子　僵蚕　全蝎

厚朴麻黄汤（《金匮要略》）　厚朴　麻黄　石膏　杏仁　半夏　五味子　干姜　细辛

胃苓汤（《丹溪心法》）　甘草　茯苓　苍术　陈皮　白术　肉桂　泽泻　猪苓　厚朴　生姜　大枣

香砂六君子汤（《古今名医方论》）　木香　砂仁　陈皮　半夏　党参　白术　茯苓　甘草

香茸丸（《证治准绳》）　麝香　鹿茸　麋茸　肉苁蓉　熟地黄　沉香　五味子　茯苓　龙骨

香苏散（《太平惠民和剂局方》）　香附　紫苏茎叶　陈皮　甘草

香附旋覆花汤（《温病条辨》）　生香附　旋覆花　苏子霜　苡仁　半夏　茯苓　橘皮

复元活血汤（《医学发明》）　柴胡　栝楼根　当归　红花　甘草　穿山甲　大黄　桃仁

顺气导痰汤（验方）　半夏　陈皮　茯苓　甘草　生姜　胆星　枳实　木香　香附

保真汤（《十药神书》）　人参　黄芪　白术　赤白茯苓　大枣　天冬　麦冬　生地　熟地　五味子　当归　赤白芍药　莲须　地骨皮　柴胡　陈皮　生姜　黄柏　知母　甘草　厚朴

保元汤（《博爱心鉴》）　人参　黄芪　肉桂　甘草　生姜

保和丸（《丹溪心法》）　山楂　六曲　半夏　茯苓　陈皮　连翘　莱菔子

独活寄生汤（《备急千金要方》）　独活　桑寄生　秦艽　防风　细辛　当归　芍药　川芎　干地黄　杜仲　牛膝　人参　茯苓　甘草　桂心

独参汤（《景岳全书》）　人参

济川煎（《景岳全书》）　当归　牛膝　肉苁蓉　泽泻　升麻　枳壳

济生肾气丸（《济生方》）　附子　车前子　山茱萸　山药　牡丹皮　牛膝　熟地黄　肉桂　白茯苓　泽泻

洗心汤（《辨证录》）　人参　甘草　半夏　陈皮　附子　茯神　生酸枣仁　神曲　菖蒲

养心汤（《证治准绳》）　黄芪　茯苓　茯神　当归　川芎　炙甘草　半夏曲　柏子仁　酸枣仁　远志　五味子　人参　肉桂

宣痹汤（《温病条辨》）　防己　杏仁　连翘　滑石　薏苡仁　半夏　蚕砂　赤小豆皮　栀子

祛风导痰汤（《中国医学大辞典》）　防风　羌活　茯苓　半夏　陈皮　甘草　南星　枳实　白术　姜汁　竹茹

神犀丹（《温热经纬》）　犀角　石菖蒲　黄芩　生地黄　金银花　金汁　连翘　板蓝根　豆豉　玄参　天花粉　紫草

十　画

秦艽鳖甲散（《卫生宝鉴》）　秦艽　鳖甲　柴胡　当归　地骨皮　青蒿　知母　乌梅

真武汤（《伤寒论》）　炮附子　白术　茯苓　芍药　生姜

真人养脏汤（《太平惠民和剂局方》）　诃子　罂粟壳　肉豆蔻　白术　人参　木香　肉桂　炙甘草　当归　白芍

真方白丸子（《瑞竹堂方》）　半夏　白附子　天南星　天麻　川乌　全蝎　木香　枳壳

桂枝茯苓丸（《金匮要略》）　桂枝　茯苓　芍药　丹皮　桃仁

桂枝甘草龙骨牡蛎汤（《伤寒论》）　桂枝　炙甘草　煅龙骨　煅牡蛎

桂枝甘草汤（《伤寒论》）　桂枝　甘草

桂枝芍药知母汤（《金匮要略》）　桂枝　芍药　炙甘草　麻黄　白术　知母　防风　炮附子　生姜

桂枝加黄芪汤（《金匮要略》）　桂枝　芍药　甘草　生姜　大枣　黄芪

桃仁红花煎（《素庵医案》）　丹参　赤芍　桃仁　红花　香附　延胡索　青皮　当归　川芎　生地

桃仁承气汤（《伤寒论》）　桃仁　大黄　桂枝　芒硝　甘草

桃花汤（《伤寒论》）　赤石脂　干姜　粳米

桃红四物汤（《医宗金鉴》）　桃仁　红花　当归　赤芍　熟地　川芎

桃红饮（《类证治裁》）　桃仁　红花　川芎　当归尾　威灵仙

桔梗杏仁煎（《景岳全书》）　桔梗　杏仁　甘草　银花　贝母　枳壳　红藤　连翘　夏枯草　百合　麦冬　阿胶

桔梗白散（《外台秘要》）　桔梗　贝母　巴豆

栝蒌薤白半夏汤（《金匮要略》）　栝蒌　薤白　半夏　白酒

栝蒌桂枝汤（《金匮要略》）　栝蒌根　桂枝　芍药　甘草　生姜　大枣

柴胡清骨散（《医宗金鉴》）　秦艽　鳖甲　柴胡　地骨皮　青蒿　知母　胡黄连　薤白　甘草　童便　猪脊髓　猪胆汁

柴胡疏肝散（《景岳全书》）　陈皮　柴胡　枳壳　芍药　炙甘草　香附　川芎

柴胡截疟饮（《医宗金鉴》）　柴胡　黄芩　人参　甘草　半夏　常山　乌梅　槟榔　桃仁　生姜　大枣

柴胡桂枝干姜汤（《伤寒论》）　柴胡　桂枝　干姜　黄芩　栝蒌根　牡蛎　炙甘草

柴枳半夏汤（《医学入门》）　柴胡　半夏　黄芩　瓜蒌仁　枳壳　桔梗　杏仁　青皮　甘草

蛇胆川贝散（《中华人民共和国药典》）　蛇胆汁　川贝母

蛇胆陈皮散（《中华人民共和国药典》）　蛇胆汁　陈皮（蒸）

脏连丸（《中药制剂手册》）　黄连　黄芩　赤芍　当归　阿胶珠　荆芥穗　炒槐花　地榆　槐角　地黄　猪大肠

皱肺丸（《百一选方》）　五味子　人参　桂枝　款冬花　紫菀　白石英　羖羊肺　杏仁

海藏紫菀散（《医学心悟》）　紫菀　知母　贝母　桔梗　阿胶　五味子　茯苓　甘草　人参

海藻玉壶汤（《医宗金鉴》）　海藻　昆布　海带　半夏　陈皮　青皮　连翘　象贝母　当归　川芎　独活　甘草

润肠丸（《沈氏尊生书》）　当归　生地　麻仁　桃仁　枳壳

涤痰汤（《济生方》）　制半夏　制南星　陈皮　枳实　茯苓　人参　石菖蒲　竹茹　甘草　生姜

消瘰丸（《医学心语》）　玄参　牡蛎　浙贝母

消渴方（《丹溪心法》）　黄连末　天花粉末　生地汁　藕汁　人乳汁　姜汁　蜂蜜

凉膈散（《太平惠民和剂局方》）　连翘　大黄　甘草　芒硝　栀子　黄芩　薄荷　竹叶　蜂蜜

益胃汤（《温病条辨》）　沙参　麦冬　生地　玉竹　冰糖

调胃承气汤（《伤寒论》）　大黄　甘草　芒硝

调营饮（《证治准绳》）　莪术　川芎　当归　延胡　赤芍药　瞿麦　大黄　槟榔　陈皮　大腹皮　葶苈　赤茯苓　桑白皮　细辛　官桂　炙甘草　姜　枣　白芷

射干麻黄汤（《金匮要略》）　射干　麻黄　细辛　紫菀　款冬花　半夏　五味子　生姜　大枣

逍遥散（《太平惠民和剂局方》）　柴胡　白术　白芍　当归　茯苓　生甘草　薄荷　煨姜

通窍活血汤（《医林改错》）　赤芍药　川芎　桃仁　红花　麝香　老葱　鲜姜　大枣　酒

通脉四逆汤（《伤寒论》）　生附子　干姜　炙甘草　葱白

通幽汤（《兰室秘藏》）　生地　熟地　当归　桃仁　红花　甘草　升麻

通瘀煎（《景岳全书》）　归尾　山楂　香附　红花　乌药　青皮　泽泻　木香

桑菊饮（《温病条辨》）　桑叶　菊花　薄荷　杏仁　桔梗　甘草　连翘　芦根

桑白皮汤（《景岳全书》）　桑白皮　半夏　苏子　杏仁　贝母　黄芩　黄连　山栀

桑杏汤（《温病条辨》）　桑叶　豆豉　杏仁　象贝母　南沙参　梨皮　山栀

十一画

理中汤（《伤寒论》）　人参　白术　干姜　甘草

菖蒲郁金汤（《温病条辨》）　石菖蒲　郁金　炒栀子　鲜竹叶　牡丹皮　连翘　灯心　木通　淡竹沥　紫金片

黄连温胆汤（《备急千金要方》）　半夏　陈皮　茯苓　甘草　枳实　竹茹　黄连　大枣

黄连阿胶汤（《伤寒论》）　黄连　黄芩　阿胶　白芍　鸡子黄

黄连解毒汤（《外台秘要》）　黄连　黄柏　黄芩　大黄

黄芪建中汤（《金匮要略》）　黄芪　桂枝　芍药　炙甘草　饴糖　大枣　生姜

黄芪汤（《金匮翼》）　黄芪　陈皮　火麻仁　白蜜

黄连清心饮（《沈氏尊生书》）　黄连　生地黄　当归　甘草　酸枣仁　茯神　远志　人参　莲子肉

黄芪鳖甲散（《卫生宝鉴》）　黄芪　鳖甲　天冬　地骨皮　秦艽　柴胡　紫菀　半夏　茯苓　知母　生地　白芍　桑白皮　人参　肉桂　桔梗　甘草

控涎丹（《三因极一病证方论》）　甘遂　大戟　白芥子

银翘散（《温病条辨》）　金银花　连翘　桔梗　薄荷　牛蒡子　竹叶　荆芥穗　豆豉　甘草　鲜芦根

麻黄汤（《伤寒论》）　麻黄　杏仁　桂枝　炙甘草

麻子仁丸（《伤寒论》）　麻子仁　芍药　枳实　大黄　厚朴　杏仁

麻黄连翘赤小豆汤（《伤寒论》）　麻黄　杏仁　生梓白皮　连翘　赤小豆　甘草　生姜　大枣

麻杏石甘汤（《伤寒论》）　麻黄　杏仁　石膏　甘草

旋覆代赭汤（《伤寒论》）　旋覆花　半夏　人参　代赭石　炙甘草　生姜　大枣

旋覆花汤（《金匮要略》）　旋覆花　新绛　葱

鹿角胶丸（《医学正传》）　鹿角胶　鹿角霜　熟地黄　川牛膝　白茯苓　菟丝子　人参　当归　白术　杜仲　虎胫骨　龟板

羚角钩藤汤（《通俗伤寒论》）　羚羊角　桑叶　川贝　鲜生地　钩藤　菊花　白芍药　生甘草　鲜竹茹　茯神

清金化痰汤（《统旨方》）　黄芩　山栀　桔梗　甘草　贝母　知母　麦冬　桑白皮　瓜蒌仁　橘红　茯苓

清肺饮（《证治汇补》）　茯苓　黄芩　桑白皮　麦冬　车前子　山栀　木通

清肺抑火丸（《中华人民共和国药典》）　黄芩　栀子　知母　浙贝母　黄柏　苦参　桔梗　前胡　天花粉　大黄

清燥汤（《脾胃论》）　苍术　白术　黄芪　白茯苓　黄连　橘皮　当归　生地　人参　甘草　黄柏　麦冬　神曲　猪苓　泽泻　升麻　柴胡　五味子

清燥救肺汤（《医门法律》）　桑叶　石膏　杏仁　甘草　麦冬　人参　阿胶　炒胡麻仁　炙枇杷叶

清中汤（《医学统旨》）　黄连　栀子　半夏　茯苓　陈皮　草豆蔻　甘草

清开灵（《新编中成药临床应用》）　胆酸　水牛角　黄芩苷　珍珠层粉　栀子　板蓝根　金银花

清瘴汤（验方）　青蒿　柴胡　茯苓　知母　陈皮　半夏　黄芩　黄连　枳实　常山　竹茹　益元散

清营汤（《温病条辨》）　犀角　生地　玄参　竹叶心　麦冬　丹参　黄连　银花　连翘

清瘟败毒饮（《疫疹一得》）　生石膏　生地　玄参　犀角　黄连　栀子　桔梗　知母　连翘　甘草　丹皮　鲜竹叶　黄芩

清暑益气汤（《温热经纬》）　西洋参　石斛　麦冬　黄连　竹叶　荷梗　知母　甘草　粳米　西瓜翠衣

清骨散（《证治准绳》）　柴胡　胡黄连　秦艽　鳖甲　地骨皮　青蒿　知母　甘草

清脏汤（《万病回春》）　当归　川芎　生地　白芍　黄连　黄芩　栀子　黄柏　地榆　槐角　柏叶　阿胶

萆薢分清饮（《医学心悟》）　萆薢　车前子　茯苓　莲子心　菖蒲　黄柏　丹参　白术

十二画

琥珀养心丹（《证治汇补》）　琥珀　龙齿　远志　牛黄　石菖蒲　茯神　人参　枣仁　生地黄　归身　黄连　柏子仁　朱砂　金箔

琼玉膏（《洪氏集验方》）　生地黄汁　茯苓　人参　白蜜

椒目瓜蒌汤（《医醇賸义》）　川椒目　瓜蒌仁　葶苈子　桑白皮　苏子　半夏　茯苓　橘红　蒺藜

葛根芩连汤（《伤寒论》）　葛根　炙甘草　黄芩　黄连

葛根汤（《伤寒论》）　葛根　麻黄　桂枝　生姜　炙甘草　芍药　大枣

葶苈大枣泻肺汤（《金匮要略》）　葶苈子　大枣

葱豉桔梗汤（《通俗伤寒论》）　葱白　豆豉　薄荷　连翘　栀子　竹叶　桔梗　甘草

越婢汤（《金匮要略》）　麻黄　石膏　甘草　大枣　生姜

越婢加半夏汤（《金匮要略》）　麻黄　石膏　生姜　大枣　甘草　半夏

越婢加术汤（《金匮要略》）　麻黄　石膏　甘草　大枣　白术　生姜

越鞠丸（《丹溪心法》）　川芎　苍术　香附　神曲　栀子

硝石矾石散（《金匮要略》）　硝石　矾石

紫雪丹（《外台秘要》）　寒水石　石膏　滑石　磁石　朱砂　玄参　羚羊角　犀角　丁香　麝香　升麻　沉香　青木香　甘草　朴硝　黄金　硝石

黑锡丹（《太平惠民和剂局方》）　黑锡　生硫黄　川楝子　胡芦巴　木香　附子（制）　肉豆蔻　补骨脂（盐水炒）　沉香　小茴香（盐水炒）　阳起石　肉桂

痛泻要方（《景岳全书》引刘草窗方）　白术　白芍　防风　炒陈皮

温胆汤（《备急千金要方》）　枳实　竹茹　半夏　陈皮　茯苓　甘草　生姜　大枣

温脾汤（《备急千金要方》）　附子　人参　大黄　甘草　干姜

滋水清肝饮（《医宗己任编》）　熟地黄　山茱萸　茯苓　归身　山药　丹皮　泽泻　柴胡　白芍　山栀　酸枣仁

滋肾通关丸（《兰室秘藏》）　知母　黄柏　肉桂

犀黄丸（《外科证治全生集》）　牛黄　麝香　没药　乳香　黄米饭

犀角地黄汤（《备急千金要方》）　犀角　生地黄　赤芍　丹皮

犀角散（《备急千金要方》）　犀角　黄连　升麻　山栀　茵陈

疏凿饮子（《济生方》）　商陆　茯苓　椒目　木通　泽泻　赤小豆　大腹皮　槟榔　羌活　秦艽　生姜皮

猴枣散（《古今名方》）　猴枣　羚羊角　月石　沉香　青礞石　川贝母　天竺黄　麝香

十三画

暖肝煎（《景岳全书》）　肉桂　小茴香　茯苓　乌药　枸杞子　当归　沉香　生姜

解语丹（《医学心悟》）　白附子　石菖蒲　远志　天麻　全蝎　羌活　南星　木香　甘草

新加香薷饮（《温病条辨》）　香薷　金银花　鲜扁豆花　厚朴　连翘

十四画

截疟七宝饮（《杨氏家藏方》）　常山　草果　厚朴　槟榔　青皮　陈皮　炙甘草

槐角丸（《丹溪心法》）　槐角　地榆　黄芩　当归　炒枳壳　防风

酸枣仁汤（《金匮要略》）　酸枣仁　知母　川芎　茯苓　甘草

膈下逐瘀汤（《医林改错》）　五灵脂　当归　川芎　桃仁　丹皮　京赤芍　延胡索　甘草　香附　红花　枳壳　乌药

膏淋汤（《医学衷中参西录》）　山药　芡实　龙骨　牡蛎　生地黄　党参　白芍

十五画

增液汤（《温病条辨》）　玄参　麦冬　生地

增液承气汤（《温病条辨》）　玄参　麦冬　生地　大黄　玄明粉

镇肝息风汤（《医学衷中参西录》）　怀牛膝　生赭石　生龙骨　生牡蛎　生龟板　生杭芍　玄参　天门冬　川楝子　生麦芽　茵陈　甘草

十六画

橘皮汤（《千金要方》）　橘皮　麻黄　柴胡　紫苏　杏仁　生姜　石膏

橘皮竹茹汤（《金匮要略》）　橘皮　竹茹　大枣　生姜　甘草　人参

薏苡仁汤（《类证治裁》）　薏苡仁　苍术　羌活　独活　防风　麻黄　桂枝　制川乌　当归　川芎　甘草　生姜

赞育丹（《景岳全书》）　熟地黄　当归　杜仲　巴戟肉　肉苁蓉　淫羊藿　蛇床子　肉桂　白术　枸杞子　仙茅　山茱萸　韭子　附子（或加人参、鹿茸）

薯蓣丸（《金匮要略》）　薯蓣　当归　桂枝　曲　干地黄　豆黄卷　甘草　人参　川芎　芍药　白术　麦门冬　杏仁　柴胡　桔梗　茯苓　阿胶　干姜　白蔹　防风　大枣

十七画以上

黛蛤散（《中药成方配本》） 青黛 海蛤壳

藿香正气散（《太平惠民和剂局方》） 藿香 厚朴 苏叶 陈皮 大腹皮 白芷 茯苓 白术 半夏曲 桔梗 甘草 生姜 大枣

藿朴夏苓汤（《湿温时疫治疗法》） 杜藿香 真川朴 姜半夏 光杏仁 白蔻仁 生苡米 带皮苓 猪苓 建泽泻 丝通草

鳖甲煎丸（《金匮要略》） 鳖甲 乌扇 黄芩 柴胡 鼠妇 干姜 大黄 芍药 桂枝 葶苈子 石韦 厚朴 丹皮 瞿麦 紫葳 半夏 人参 䗪虫 阿胶 蜂房 赤硝 蜣螂 桃仁

癫狂梦醒汤（《医林改错》） 桃仁 柴胡 香附 木通 赤芍 半夏 大腹皮 青皮 陈皮 桑白皮 苏子 甘草

蠲痹汤（《杨氏家藏方》） 酒当归 羌活 姜黄 炙黄芪 白芍 防风 生姜 甘草

参考书目

1　黄帝内经素问. 北京：人民卫生出版社. 1956
2　黄帝内经灵枢. 北京：人民卫生出版社. 1959
3　三国吴·吕广等注. 难经集注. 北京：人民卫生出版社. 1956
4　汉·张仲景. 仲景全书·伤寒论. 第4版. 北京：中医古籍出版社. 1997
5　汉·张仲景. 仲景全书·金匮要略. 第4版. 北京：中医古籍出版社. 1997
6　晋·王叔和. 脉经. 北京：人民卫生出版社. 1982
7　晋·皇甫谧. 黄帝针灸甲乙经. 北京：人民卫生出版社. 1956
8　晋·葛洪. 肘后备急方. 北京：人民卫生出版社. 1957
9　隋·巢元方. 诸病源候论. 北京：人民卫生出版社. 1982
10　唐·孙思邈. 千金翼方. 北京：人民卫生出版社. 1955
11　唐·王焘. 外台秘要. 北京：人民卫生出版社. 1955
12　宋·王怀隐，等. 太平圣惠方. 北京：人民卫生出版社. 1958
13　宋·陈师文，等. 太平惠民和剂局方. 北京：人民卫生出版社. 1959
14　宋·赵佶. 圣济总录. 北京：人民卫生出版社. 1982
15　宋·严用和. 济生方. 北京：人民卫生出版社. 1956
16　宋·许叔微. 普济本事方. 上海：上海科学技术出版社. 1959
17　宋·陈言. 三因极一病证方论. 北京：人民卫生出版社. 1957
18　宋·杨士瀛. 仁斋直指附遗方论. 台北：台北新文丰出版公司. 1982
19　宋·钱乙. 小儿药证直诀. 北京：人民卫生出版社. 1955
20　金·刘完素. 素问玄机原病式. 北京：人民卫生出版社. 1959
21　金·刘完素. 素问病机气宜保命集. 北京：人民卫生出版社. 1959
22　金·张从正. 儒门事亲. 重庆：科技文献出版社重庆分社. 1986
23　金·李东垣. 脾胃论. 北京：人民卫生出版社. 1957
24　金·李东垣. 兰室秘藏. 北京：人民卫生出版社. 1957
25　元·罗谦甫. 卫生宝鉴. 北京：人民卫生出版社. 1963
26　元·危亦林. 世医得效方. 上海：上海科学技术出版社. 1964
27　元·朱丹溪. 格致余论. 北京：人民卫生出版社. 1956
28　元·朱丹溪. 丹溪心法. 上海：上海科学技术出版社. 1959
29　明·戴元礼. 金匮钩玄. 北京：人民卫生出版社. 1980
30　明·戴元礼. 证治要诀. 上海：上海中华新教育社. 1925
31　明·虞抟. 医学正传. 北京：人民卫生出版社. 1981

32 明·楼英. 医学纲目. 北京：人民卫生出版社. 1987

33 明·王纶. 明医杂著. 上海：上海古籍书店. 1979

34 明·李时珍. 本草纲目. 北京：人民卫生出版社. 1957

35 明·李梴. 医学入门. 上海：上海校经山房. 1913

36 明·王肯堂. 证治准绳. 上海：上海科学技术出版社. 1959

37 明·张介宾. 景岳全书. 北京：中国中医药出版社. 1994

38 明·李中梓. 医宗必读. 上海：上海卫生出版社. 1958

39 明·秦景明. 症因脉治. 上海：上海卫生出版社. 1958

40 明·汪绮石. 理虚元鉴. 上海：上海科学技术出版社. 1959

41 明·胡慎柔. 慎柔五书. 上海：上海卫生出版社. 1958

42 明·龚廷贤. 寿世保元. 上海：上海科学技术出版社. 1959

43 明·龚廷贤. 万病回春. 上海：上海锦章书局. 1954

44 明·缪希雍. 先醒斋医学广笔记. 北京：人民卫生出版社. 1958

45 明·江瓘. 名医类案. 北京：人民卫生出版社. 1982

46 清·喻昌. 医门法律. 上海：上海卫生出版社. 1957

47 清·张璐. 张氏医通. 上海：上海科学技术出版社. 1963

48 清·李用粹. 证治汇补. 上海：上海卫生出版社. 1958

49 清·程钟龄. 医学心悟. 北京：人民卫生出版社. 1955

50 清·吴谦，等. 医宗金鉴. 北京：人民卫生出版社. 1957

51 清·叶天士. 临证指南医案. 上海：上海科学技术出版社. 1959

52 清·沈金鳌. 杂病源流犀烛. 北京：中国中医药出版社. 1994

53 清·吴鞠通. 温病条辨. 北京：人民卫生出版社. 1955

54 清·王清任. 医林改错. 上海：上海卫生出版社. 1956

55 清·林佩琴. 类证治裁. 上海：上海科学技术出版社. 1959

56 清·费伯雄. 医醇賸义. 上海：上海卫生出版社. 1958

57 清·尤怡. 医学读书记. 北京：人民卫生出版社. 1991

58 清·唐容川. 血证论. 北京：人民卫生出版社. 1990

59 张伯臾主编. 中医内科学. 上海：上海科学技术出版社. 1985

60 方药中主编. 实用中医内科学. 上海：上海科学技术出版社. 1985

61 王永炎等主编. 中医内科学. 北京：人民卫生出版社. 1999

62 董建华主编. 中国现代中医医案精华. 北京：北京出版社. 1990

63 国家中医药管理局《中华本草》编委会. 中华本草. 上海：上海科学技术出版社. 1999

64 彭怀仁主编. 中医方剂大辞典. 北京：人民卫生出版社. 1996

教材与教学配套用书

新世纪全国高等中医药院校规划教材

注：凡标○号者为"普通高等教育'十五'国家级规划教材"；凡标★号者为"普通高等教育'十一五'国家级规划教材"

（一）中医学类专业

1	中国医学史（常存库主编）○★	18	中医眼科学（曾庆华主编）○★
2	医古文（段逸山主编）○★	19	中医急诊学（姜良铎主编）○★
3	中医各家学说（严世芸主编）○★	20	针灸学（石学敏主编）○★
4	中医基础理论（孙广仁主编）○★	21	推拿学（严隽陶主编）○★
5	中医诊断学（朱文锋主编）○★	22	正常人体解剖学（严振国　杨茂有主编）★
6	内经选读（王庆其主编）○★	23	组织学与胚胎学（蔡玉文主编）○★
7	伤寒学（熊曼琪主编）○★	24	生理学（施雪筠主编）○★
8	金匮要略（范永升主编）★		生理学实验指导（施雪筠主编）
9	温病学（林培政主编）○★	25	病理学（黄玉芳主编）○★
10	中药学（高学敏主编）○★		病理学实验指导（黄玉芳主编）
11	方剂学（邓中甲主编）○★	26	药理学（吕圭源主编）
12	中医内科学（周仲瑛主编）○★	27	生物化学（王继峰主编）○★
13	中医外科学（李曰庆主编）★	28	免疫学基础与病原生物学（杨黎青主编）○★
14	中医妇科学（张玉珍主编）○★	29	诊断学基础（戴万亨主编）★
15	中医儿科学（汪受传主编）○★	30	西医外科学（李乃卿主编）★
16	中医骨伤科学（王和鸣主编）○★	31	内科学（徐蓉娟主编）○
17	中医耳鼻咽喉科学（王士贞主编）○★		

（二）针灸推拿学专业（与中医学专业相同的课程未列）

1	经络腧穴学（沈雪勇主编）○★	4	实验针灸学（李忠仁主编）○★
2	刺法灸法学（陆寿康主编）★	5	推拿手法学（王国才主编）○★
3	针灸治疗学（王启才主编）	6	针灸医籍选读（吴富东主编）★

（三）中药学类专业

1	药用植物学（姚振生主编）○★	7	中药药剂学（张兆旺主编）○★
	药用植物学实验指导（姚振生主编）	8	中药制剂分析（梁生旺主编）○
2	中医学基础（张登本主编）	9	中药制药工程原理与设备（刘落宪主编）★
3	中药药理学（侯家玉　方泰惠主编）○★	10	高等数学（周　喆主编）
4	中药化学（匡海学主编）○★	11	中医药统计学（周仁郁主编）
5	中药炮制学（龚千锋主编）★	12	物理学（余国建主编）
6	中药鉴定学（康廷国主编）★	13	无机化学（铁步荣　贾桂芝主编）★
	中药鉴定学实验指导（吴德康主编）		无机化学实验（铁步荣　贾桂芝主编）

14 有机化学（洪筱坤主编）★　　　　　16 分析化学（黄世德　梁生旺主编）

　　有机化学实验（彭松　林辉主编）　　　　分析化学实验（黄世德　梁生旺产编）

15 物理化学（刘幸平主编）　　　　　　17 医用物理学（余国建主编）

（四）中西医结合专业

1 中外医学史（张大庆　和中浚主编）　　　9 中西医结合传染病学（刘金星主编）

2 中西医结合医学导论（陈士奎主编）★　　10 中西医结合肿瘤病学（刘亚娴主编）

3 中西医结合内科学（蔡光先　赵玉庸主编）★　11 中西医结合皮肤性病学（陈德宇主编）

4 中西医结合外科学（李乃卿主编）★　　　12 中西医结合精神病学（张宏耕主编）★

5 中西医结合儿科学（王雪峰主编）★　　　13 中西医结合妇科学（尤昭玲主编）★

6 中西医结合耳鼻咽喉科学（田道法主编）★　14 中西医结合骨伤科学（石印玉主编）★

7 中西医结合口腔科学（李元聪主编）　　　15 中西医结合危重病学（熊旭东主编）★

8 中西医结合眼科学（段俊国主编）★　　　16 中西医结合肛肠病学（陆金根主编）

（五）护理专业

1 护理学导论（韩丽沙　吴　瑛主编）★　　12 外科护理学（张燕生　路　潜主编）

2 护理学基础（吕淑琴　尚少梅主编）　　　13 妇产科护理学（郑修霞　李京枝主编）

3 中医护理学基础（刘　虹主编）★　　　　14 儿科护理学（汪受传　洪黛玲主编）★

4 健康评估（吕探云　王　琦主编）　　　　15 骨伤科护理学（陆静波主编）

5 护理科研（肖顺贞　申杰主编）　　　　　16 五官科护理学（丁淑华　席淑新主编）

6 护理心理学（胡永年　刘晓虹主编）　　　17 急救护理学（牛德群主编）

7 护理管理学（关永杰　宫玉花主编）　　　18 养生康复学（马烈光　李英华主编）★

8 护理教育（孙宏玉　简福爱主编）　　　　19 社区护理学（冯正仪　王　珏主编）

9 护理美学（林俊华　刘　宇主编）★　　　20 营养与食疗学（吴翠珍主编）★

10 内科护理学（徐桂华主编）上册★　　　　21 护理专业英语（黄嘉陵主编）

11 内科护理学（姚景鹏主编）下册★　　　　22 护理伦理学（马家忠　张晨主编）★

（六）七年制

1 中医儿科学（汪受传主编）★　　　　　　10 中医养生康复学（王旭东主编）

2 临床中药学（张廷模主编）○★　　　　　11 中医哲学基础（张其成主编）★

3 中医诊断学（王忆勤主编）○★　　　　　12 中医古汉语基础（邵冠勇主编）★

4 内经学（王洪图主编）○★　　　　　　　13 针灸学（梁繁荣主编）○★

5 中医妇科学（马宝璋主编）○★　　　　　14 中医骨伤科学（施　杞主编）○★

6 温病学（杨　进主编）★　　　　　　　　15 中医医家学说及学术思想史（严世芸主编）○★

7 金匮要略（张家礼主编）★　　　　　　　16 中医外科学（陈红风主编）○★

8 中医基础理论（曹洪欣主编）○★　　　　17 中医内科学（田德禄主编）○★

9 伤寒论（姜建国主编）★　　　　　　　　18 方剂学（李　冀主编）○★

新世纪全国高等中医药院校创新教材（含五、七年制）

1 中医文献学（严季澜主编）★　　　　　　4 中医临床护理学（杨少雄主编）★

2 中医临床基础学（熊曼琪主编）　　　　　5 中医临床概论（金国梁主编）

3 中医内科急症学（周仲瑛　金妙文主编）★　6 中医食疗学（倪世美主编）

7 中医药膳学（谭兴贵主编）
8 中医统计诊断（张启明主编）
9 中医医院管理学（赵丽娟主编）
10 针刀医学（朱汉章主编）
11 杵针学（钟枢才主编）
12 解剖生理学（严振国 施雪筠主编）★
13 神经解剖学（白丽敏主编）
14 医学免疫学与微生物学（顾立刚主编）
15 人体形态学（李伊为主编）★
   人体形态学实验指导（李伊为主编）
16 细胞生物学（赵宗江主编）★
17 神经系统疾病定位诊断学（高玲主编）
18 西医诊断学基础（凌锡森主编）
19 医学分子生物学（唐炳华 王继峰主编）★
20 中西医结合康复医学（高根德主编）
21 人体机能学（张克纯主编）
   人体机能学实验指导（李斌主编）
22 病原生物学（伍参荣主编）
   病原生物学实验指导（伍参荣主编）
23 生命科学基础（王曼莹主编）
   生命科学基础实验指导（洪振丰主编）
24 应用药理学（田育望主编）
25 药事管理学（江海燕主编）
26 卫生管理学（景 琳主编）
27 卫生法学概论（郭进玉主编）
28 中药成分分析（郭 玫主编）
29 中药材鉴定学（李成义主编）
30 中药材加工学（龙全江主编）★
31 中药调剂与养护学（杨梓懿主编）
32 中药药效质量学（张秋菊主编）
33 中药拉丁语（刘春生主编）

34 针灸处方学（李志道主编）
35 中医气功学（刘天君主编）
36 微生物学（袁嘉丽 罗 晶主编）★
37 络病学（吴以岭主编）
38 中医美容学（王海棠主编）
39 线性代数（周仁郁主编）
40 伤寒论思维与辨析（张国骏主编）
41 药用植物生态学（王德群主编）
42 方剂学（顿宝生 周永学主编）
43 中医药统计学与软件应用（刘明芝 周仁郁主编）
44 局部解剖学（严振国主编）
45 中医药数学模型（周仁郁主编）
46 药用植物栽培学（徐 良主编）★
47 中西医学比较概论（张明雪主编）★
48 中药资源学（王文全主编）★
49 中医学概论（樊巧玲主编）★
50 中药化学成分波谱学（张宏桂主编）★
51 中药炮制学（蔡宝昌主编）★
52 人体解剖学（严振国主编）（英文教材）
53 中医内科学（高天舒主编）（英文教材）
54 方剂学（都广礼主编）（英文教材）
55 中医基础理论（张庆荣主编）（英文教材）
56 中医诊断学（张庆宏主编）（英文教材）
57 中药学（赵爱秋主编）（英文教材）
58 组织细胞分子学实验原理与方法
   （赵宗江主编）★
59 药理学实验教程（洪 缨主编）
60 医学美学教程（李红阳主编）
61 中医美容学（刘 宁主编）
62 中药化妆品学（刘华钢主编）
63 中药养护学（张西玲主编）

新世纪全国高等中医药院校规划教材配套教学用书

（一）习题集

1 医古文习题集（许敬生主编）
2 中医基础理论习题集（孙广仁主编）
3 中医诊断学习题集（朱文锋主编）
4 中药学习题集（高学敏主编）
5 中医外科学习题集（李曰庆主编）

6 中医妇科学习题集（张玉珍主编）
7 中医儿科学习题集（汪受传主编）
8 中医骨伤科学习题集（王和鸣主编）
9 针灸学习题集（石学敏主编）
10 方剂学习题集（邓中甲主编）

11 中医内科学习题集（周仲瑛主编）	32 药用植物学习题集（姚振生主编）
12 中国医学史习题集（常存库主编）	33 中药炮制学习题集（龚千锋主编）
13 内经选读习题集（王庆其主编）	34 中药药剂学习题集（张兆旺主编）
14 伤寒学习题集（熊曼琪主编）	35 中药制剂分析习题集（粱生旺主编）
15 金匮要略选读习题集（范永升主编）	36 中药化学习题集（匡海学主编）
16 温病学习题集（林培政主编）	37 中医学基础习题集（张登本主编）
17 中医耳鼻咽喉科学习题集（王士贞主编）	38 中药制药工程原理与设备习题集（刘落宪主编）
18 中医眼科学习题集（曾庆华主编）	39 经络腧穴学习题集（沈雪勇主编）
19 中医急诊学习题集（姜良铎主编）	40 刺法灸法学习题集（陆寿康主编）
20 正常人体解剖学习题集（严振国主编）	41 针灸治疗学习题集（王启才主编）
21 组织学与胚胎学习题集（蔡玉文主编）	42 实验针灸学习题集（李忠仁主编）
22 生理学习题集（施雪筠主编）	43 针灸医籍选读习题集（吴富东主编）
23 病理学习题集（黄玉芳主编）	44 推拿学习题集（严隽陶主编）
24 药理学习题集（吕圭源主编）	45 推拿手法学习题集（王国才主编）
25 生物化学习题集（王继峰主编）	46 中医药统计学习题集（周仁郁主编）
26 免疫学基础与病原生物学习题集（杨黎青主编）	47 医用物理学习题集（邵建华 侯俊玲主编）
27 诊断学基础习题集（戴万亨主编）	48 有机化学习题集（洪筱坤主编）
28 内科学习题集（徐蓉娟主编）	49 物理学习题集（章新友 顾柏平主编）
29 西医外科学习题集（李乃卿主编）	50 无机化学习题集（铁步荣 贾桂芝主编）
30 中医各家学说习题集（严世芸主编）	51 高等数学习题集（周 喆主编）
31 中药药理学习题集（黄国钧主编）	52 物理化学习题集（刘幸平主编）

（二）易学助考口袋丛书

1 中医基础理论（姜 惟主编）	14 病理学（黄玉芳主编）
2 中医诊断学（吴承玉主编）	15 中药化学（王 栋主编）
3 中药学（马 红主编）	16 中药炮制学（丁安伟主编）
4 方剂学（倪 诚主编）	17 生物化学（唐炳华主编）
5 内经选读（唐雪梅主编）	18 中药药剂学（倪 健主编）
6 伤寒学（周春祥主编）	19 药用植物学（刘合刚主编）
7 金匮要略（蒋 明主编）	20 内科学（徐蓉娟主编）
8 温病学（刘 涛主编）	21 诊断学基础（戴万亨主编）
9 中医内科学（薛博瑜主编）	22 针灸学（方剑乔主编）
10 中医外科学（何清湖主编）	23 免疫学基础与病原生物学（袁嘉丽 罗 晶主编）
11 中医妇科学（谈 勇主编）	24 西医外科学（曹 羽 刘家放主编）
12 中医儿科学（郁晓维主编）	25 正常人体解剖学（严振国主编）
13 中药制剂分析（张 梅主编）	

中医执业医师资格考试用书

1 中医执业医师医师资格考试大纲	3 中医执业医师医师资格考试习题集
2 中医执业医师医师资格考试复习指南	